IMUNOLOGIA

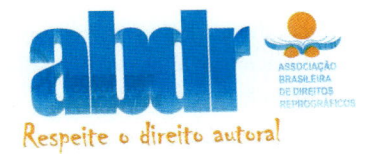

abdr
ASSOCIAÇÃO
BRASILEIRA
DE DIREITOS
REPROGRÁFICOS

Respeite o direito autoral!

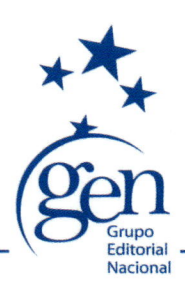

O GEN | Grupo Editorial Nacional – maior plataforma editorial brasileira no segmento científico, técnico e profissional – publica conteúdos nas áreas de ciências da saúde, exatas, humanas, jurídicas e sociais aplicadas, além de prover serviços direcionados à educação continuada e à preparação para concursos.

As editoras que integram o GEN, das mais respeitadas no mercado editorial, construíram catálogos inigualáveis, com obras decisivas para a formação acadêmica e o aperfeiçoamento de várias gerações de profissionais e estudantes, tendo se tornado sinônimo de qualidade e seriedade.

A missão do GEN e dos núcleos de conteúdo que o compõem é prover a melhor informação científica e distribuí-la de maneira flexível e conveniente, a preços justos, gerando benefícios e servindo a autores, docentes, livreiros, funcionários, colaboradores e acionistas.

Nosso comportamento ético incondicional e nossa responsabilidade social e ambiental são reforçados pela natureza educacional de nossa atividade e dão sustentabilidade ao crescimento contínuo e à rentabilidade do grupo.

IMUNOLOGIA

SEXTA EDIÇÃO

Richard Coico

Professor of Microbiology and Immunology
Temple University School of Medicine

Geoffrey Sunshine

Senior Scientist, Health Effects Institute,
and Lecturer, Tufts University School of Medicine

Traduzido por

Eiler Fritsch Toros

Doutora em Microbiologia e Imunologia pelo Instituto de
Microbiologia da Universidade Federal do Rio de Janeiro

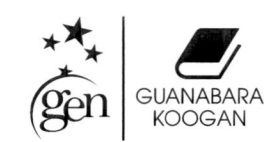

Os autores deste livro e a EDITORA GUANABARA KOOGAN LTDA. empenharam seus melhores esforços para assegurar que as informações e os procedimentos apresentados no texto estejam em acordo com os padrões aceitos à época da publicação, e todos os dados foram atualizados pelos autores até a data da entrega dos originais à editora. Entretanto, tendo em conta a evolução das ciências da saúde, as mudanças regulamentares governamentais e o constante fluxo de novas informações sobre terapêutica medicamentosa e reações adversas a fármacos, recomendamos enfaticamente que os leitores consultem sempre outras fontes fidedignas, de modo a se certificarem de que as informações contidas neste livro estão corretas e de que não houve alterações nas dosagens recomendadas ou na legislação regulamentadora.

Os autores e a editora empenharam-se para citar adequadamente e dar o devido crédito a todos os detentores dos direitos autorais de qualquer material utilizado neste livro, dispondo-se a possíveis acertos caso, inadvertidamente, a identificação de algum deles tenha sido omitida.

IMMUNOLOGY: A SHORT COURSE, SIXTH EDITION
Copyright © 2009 by John Wiley & Sons, Inc.
All Rights Reserved. This translation published under license.

Direitos exclusivos para a língua portuguesa
Copyright © 2010 by
EDITORA GUANABARA KOOGAN LTDA.
Uma editora integrante do GEN | Grupo Editorial Nacional

Reservados todos os direitos. É proibida a duplicação ou reprodução deste volume, no todo ou em parte, sob quaisquer formas ou por quaisquer meios (eletrônico, mecânico, gravação, fotocópia, distribuição na internet ou outros), sem permissão expressa da Editora.

Travessa do Ouvidor, 11
Rio de Janeiro – RJ – CEP 20040-040
Tels.: (21) 3543-0770/(11) 5080-0770 | Fax: (21) 3543-0896
www.grupogen.com.br | faleconosco@grupogen.com.br

Editoração Eletrônica: Nova Estrutura

CIP-BRASIL. CATALOGAÇÃO NA FONTE
SINDICATO NACIONAL DOS EDITORES DE LIVROS, RJ

C629i

Coico, Richard
Imunologia / Richard Coico, Geoffrey Sunshine; tradução Eiler Fritsch Toros. –
[Reimpr.]. – Rio de Janeiro□: Guanabara Koogan, 2019.
il.

Tradução de: Immunology: a short course, 6th ed.
Apêndice
Inclui bibliografia
ISBN 978-85-277-1663-5

1. Imunologia. I. Sunshine, Geoffrey. II. Título.

10-1432.	CDD: 616.079	
	CDU: 612.017	

05.04.10	12.04.10	018401

Para
Lisa, Jonathan e Jennifer
R.C.

Para
Ilene, Caroline, Alex e Pearl
G.C.

Ícones usados neste livro

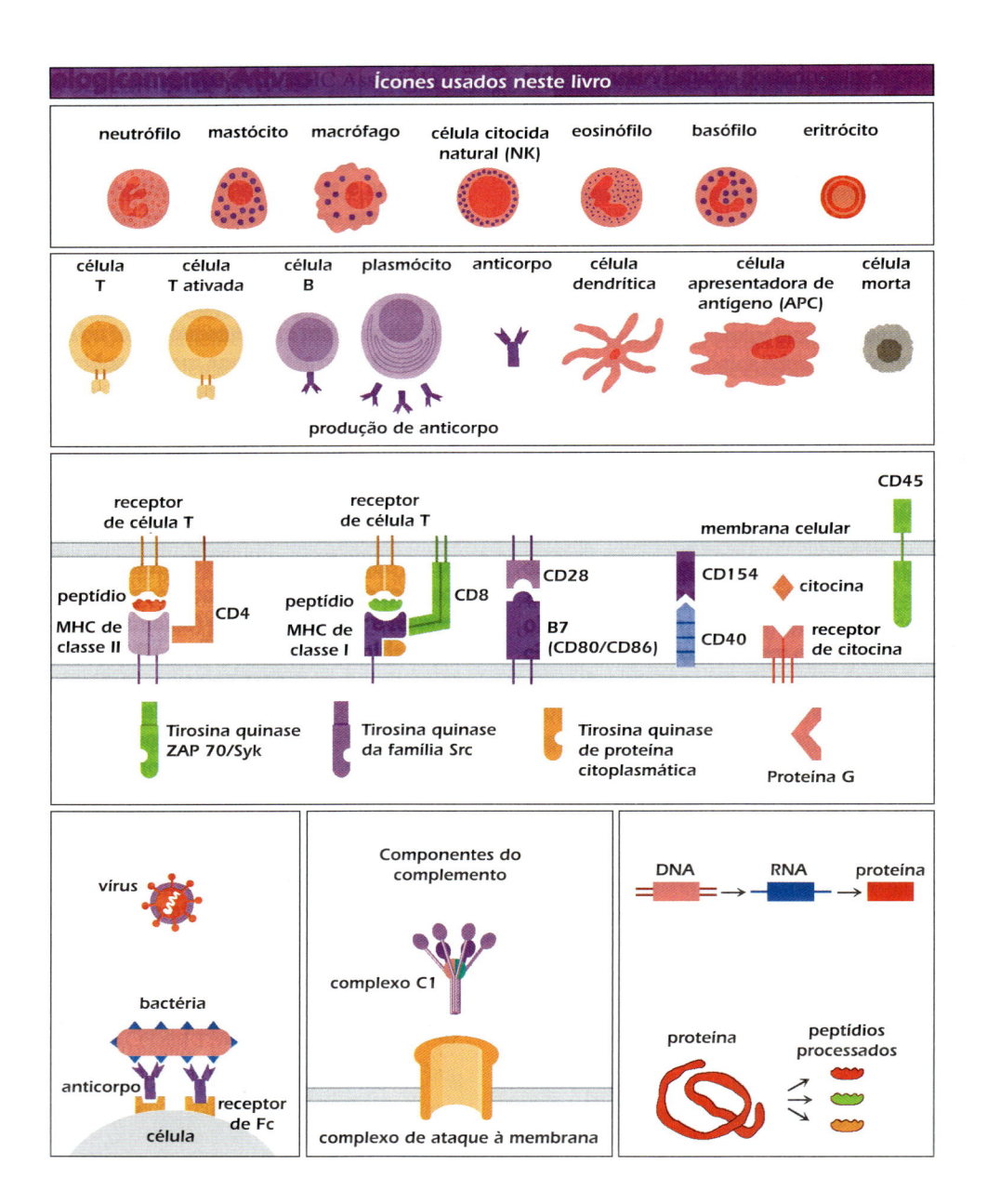

neutrófilo · **mastócito** · **macrófago** · **célula citocida natural (NK)** · **eosinófilo** · **basófilo** · **eritrócito**

célula T · **célula T ativada** · **célula B** · **plasmócito** · **anticorpo** · **célula dendrítica** · **célula apresentadora de antígeno (APC)** · **célula morta**

produção de anticorpo

CD45

receptor de célula T · receptor de célula T · membrana celular

peptídio · MHC de classe II · CD4 · peptídio · MHC de classe I · CD8 · CD28 · B7 (CD80/CD86) · CD154 · CD40 · citocina · receptor de citocina

Tirosina quinase ZAP 70/Syk · Tirosina quinase da família Src · Tirosina quinase de proteína citoplasmática · Proteína G

vírus

bactéria

anticorpo · receptor de Fc · célula

Componentes do complemento

complexo C1

complexo de ataque à membrana

DNA → RNA → proteína

proteína · peptídios processados

Material Suplementar

Este livro conta com o seguinte material suplementar:

- Ilustrações da obra em formato de apresentação (restrito a docentes)

O acesso ao material suplementar é gratuito. Basta que o leitor se cadastre e faça seu *login* em nosso *site* (www.grupogen.com.br), clicando em *GEN-IO* no *menu* superior do lado direito.

É rápido e fácil. Caso haja alguma mudança no sistema ou dificuldade de acesso, entre em contato conosco (gendigital@grupogen.com.br).

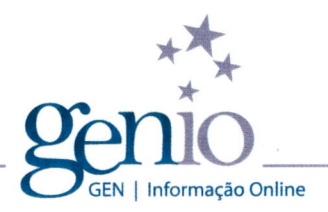

GEN-IO (GEN | Informação Online) é o ambiente virtual de aprendizagem do GEN | Grupo Editorial Nacional, maior conglomerado brasileiro de editoras do ramo científico-técnico-profissional, composto por Guanabara Koogan, Santos, Roca, AC Farmacêutica, Forense, Método, Atlas, LTC, E.P.U. e Forense Universitária. Os materiais suplementares ficam disponíveis para acesso durante a vigência das edições atuais dos livros a que eles correspondem.

CONTEÚDO RESUMIDO

CONTEÚDO

12   TOLERÂNCIA E AUTOIMUNIDADE, 183

13   COMPLEMENTO, 205

14   HIPERSENSIBILIDADE: TIPO I, 221

COLABORADORES

Susan R.S. Gottesman
Department of Pathology
State University of New York
Health Science Center at Brooklyn
Brooklyn, New York

Linda Spatz
Department of Microbiology and Immunology
City University of New York Medical School
New York, New York

PREFÁCIO E AGRADECIMENTOS

A sexta edição de *Imunologia* preserva o nosso compromisso com o ditado *menos é mais* desde sua primeira edição, há mais de 20 anos. Da quinta edição em diante, o nosso conhecimento sobre como o sistema imunológico se desenvolve e funciona, bem como a forma como esses fenômenos fisiológicos podem falhar ou ser comprometidos e, em consequência, causar doença, aumentou significativamente. Para mostrar esse novo conhecimento, na sexta edição cada capítulo foi atualizado, reescrito para incorporar novas descobertas ou foram retiradas informações que não mais refletem o pensamento vigente.

Os recentes avanços na Imunologia levaram a uma melhor compreensão do sistema imunológico humano e dos mecanismos de doenças infecciosas imunologicamente mediadas. Dentre estas se incluem doenças infecciosas, tais como malária e tuberculose – causas importantes de mortalidade em todo o mundo, responsáveis por mais de três milhões de mortes a cada ano –, bem como doenças parasitárias, infecções respiratórias e doenças causadas por patógenos transportados por vetor. Embora o sistema imunológico seja essencial para a sobrevivência diante desses patógenos, ele, em algumas circunstâncias, também pode causar doenças. Estas incluem as doenças causadas por imunodeficiência, tais como a imunodeficiência combinada grave (SCID); asma; doenças alérgicas; dermatite de contato; doenças autoimunes, como lúpus eritematoso sistêmico, esclerose múltipla, diabetes melito insulinodependente e diabetes do tipo 1; distúrbios inflamatórios agudos e crônicos, tais como a doença de Crohn; e a rejeição de células, órgãos e tecidos transplantados. O sucesso contra essas doenças depende de pesquisa científica, incluindo como o sistema imunológico e os patógenos interagem, como o sistema imunológico se desenvolve e é regulado, assim como os mecanismos patológicos pelos quais o sistema imunológico causa dano quando falha em executar suas funções fisiológicas.

A sexta edição de *Imunologia* visa fornecer ao leitor uma visão clara e concisa do nosso conhecimento atual sobre a fisiologia do sistema imunológico, bem como sobre a fisiopatologia associada a várias doenças imunologicamente mediadas.

Somos imensamente gratos à Dra. Linda Spatz (CUNY Medical School), que contribuiu com o Capítulo 12 (Tolerância e Autoimunidade). Gostaríamos também de agradecer à Dra. Susan Gottesman (SUNY-Downstate), que atualizou o Capítulo 17 (Distúrbios por Imunodeficiência e Neoplasias do Sistema Linfoide). Nossa gratidão é extensiva a Dennis Kunkel, que preparou as imagens das células imu-

nológicas usadas para criar a capa da sexta edição em inglês (http://www.denniskunkel.com).

Esta é a primeira edição de *Imunologia* a ser escrita sem o Dr. Eli Benjamini. O Dr. Benjamini escreveu as duas primeiras edições com o Dr. Sidney Leskowitz, e contribuiu em todas as outras edições até a quinta. Agradecemos imensamente as contribuições do Dr. Benjamini e do Dr. Leskowitz na realização de *Imunologia*, e esperamos que a nova edição esteja à altura de seus altos padrões.

Richard Coico gostaria de agradecer o carinho e o apoio constante de sua esposa Lisa durante a produção deste livro. Como fonte de incentivo e inspiração, Lisa só é comparável aos seus dois filhos, Jonathan e Jennifer. Jonathan, um promissor escritor de talento, e Jennifer, uma emergente defensora global da área de Saúde, cada um deles abençoado com paciência, mente inteligente e questionadora — a mistura ideal de atributos para crianças e estudantes. O Dr. Coico estende sua gratidão ao primo, Frank Coico, que, de forma altruística, torceu por ele e o encorajou durante os seus anos de treinamento. "Isso fez toda a diferença." Agradecimentos especiais são extensivos aos seguintes colegas, que generosamente contribuíram com seus conhecimentos científicos e oferecendo muitas sugestões úteis para a sexta edição: Dr. Ethan Shevach (NIH), Dr. Warren Strober (NIH) e Dra. Joanne Manns (Temple University School of Medicine). Agradecimentos especiais também aos colegas de trabalho, incluindo secretárias, assistentes e outros membros da equipe, que ajudaram na preparação do manuscrito. O Dr. Coico gostaria de agradecer igualmente ao seu falecido mentor, Dr. G. Jeanette Thorbecke, que muito influenciou seu compromisso e paixão pelo campo da Imunologia.

Geoffrey Sunshine gostaria de agradecer aos colegas Peter Brodeur e Arthur Rabson, junto aos quais ensinou imunologia na Tufts University Medical School, pelas muitas discussões estimulantes e sobre como melhor apresentar informações aos estudantes de Medicina e a outros profissionais da área de Saúde. Muitos agradecimentos também a Peter Brodeur, por suas inúmeras sugestões úteis durante a preparação da atual edição. Geoffrey ainda gostaria de agradecer à sua esposa, Ilene, pelo contínuo apoio e compreensão durante a fase de redação.

Os autores desejam expressar também seus agradecimentos aos membros da equipe da John Wiley & Sons Inc., que ajudaram a publicar a sexta edição, especialmente à Editora de Desenvolvimento Karen Trost, ao Editor Sênior Thomas Moore, ao Gerente de Ilustração Dean Gonzalez e ao Editor Sênior de Produção Editor II Danielle Lacourciere.

VISÃO GERAL DO SISTEMA IMUNOLÓGICO

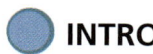 **INTRODUÇÃO**

Qualquer pessoa que tenha tido o privilégio de ouvir o desempenho de uma brilhante orquestra executando uma sinfonia composta por um dos maiores maestros sabe que cada instrumento musical cuidadosamente afinado contribui para o som coletivamente harmonioso produzido pelos músicos. De certo modo, o sistema imunológico, trabalhando de forma harmoniosa, atua continuamente como uma orquestra sinfônica para manter a homeostasia no contexto das defesas do hospedeiro. Entretanto, como William Shakespeare observou, "desafine aquela corda e ouça o que acontece!" (Troilus and Cressida). De forma semelhante, um sistema imunológico não harmonioso pode causar distúrbios que se manifestam como autoimunidade, câncer ou inflamação crônica. Felizmente, para a maioria dos seres humanos, nosso sistema imunológico é um eficaz vigilante, se automonitorando para assegurar que cada componente celular se comporte e interaja simbioticamente para gerar respostas imunológicas protetoras que assegurem uma boa saúde.

Em sua permanente tentativa de discutir a simbiose e o parasitismo, o cientista e autor Lewis Thomas descreveu as forças que comandariam toda a matéria viva, no interior de uma imensa bola de protoplasma, se os mecanismos reguladores e de reconhecimento não nos permitissem distinguir o *próprio* do *não próprio*. As origens desses mecanismos encontram-se em um passado distante na história da evolução; verifica-se que muitos deles se originaram como marcadores, permitindo que as células se reconhecessem e interagissem umas com as ou-

tras para estabelecer conjuntos simbióticos. Por exemplo, colônias de esponjas, geneticamente relacionadas colocadas juntas, tendem a crescer uma em direção a outra fundindo-se em uma grande colônia. Entretanto, colônias não relacionadas reagem de forma diferente, destruindo células que entram em contato e deixando uma zona de rejeição entre as colônias.

No reino vegetal ocorrem tipos semelhantes de reconhecimento. Em espécies autopolinizadoras, um grão de pólen caindo sobre o estigma de uma flor geneticamente relacionada enviará um tubo polínico que desce até o estilete para participar da fertilização no ovário. Um grão de pólen de uma planta geneticamente distinta pode reagir de duas maneiras: (1) não germinar ou (2) o tubo polínico se desintegrar no estilete. Ocorre o oposto em espécies de polinização cruzada: grãos de pólen próprios se desintegram, enquanto grãos de pólen não próprios germinam e fertilizam.

A natureza desses mecanismos primitivos de reconhecimento ainda não foi completamente esclarecida, mas quase certamente envolve moléculas de superfície celular que são capazes de se ligar e aderir especificamente a outras moléculas presentes em superfícies celulares opostas. Este método simples de reconhecimento molecular evoluiu, ao longo do tempo, em um sistema imunológico muito complexo que retém, como característica essencial, a capacidade de uma molécula proteica reconhecer e se ligar especificamente a uma determinada estrutura em outra molécula. Este reconhecimento molecular constitui o princípio básico envolvido na discriminação entre o próprio e o não próprio durante a resposta imunológica. O propósito deste livro é descrever como o sis-

Immunology: *A Short Course, Sixth Edition*, By Richard Coico and Geoffrey Sunshine
Copyright © 2009 John Wiley & Sons, Inc.

tema imunológico totalmente maduro – que evoluiu deste princípio simples – utiliza este princípio de reconhecimento de maneira cada vez mais complexa e sofisticada.

O estudo da imunologia como ciência passou por vários períodos de quiescência e de ativo desenvolvimento; este último, ou seja, o ativo desenvolvimento, normalmente ocorre após a introdução de novas técnicas ou pela alteração de um paradigma que faz pensar sobre o assunto. Talvez o maior catalisador para o progresso desta e de muitas outras áreas biomédicas tenha sido o advento das técnicas de biologia molecular. Entretanto, é importante reconhecer que o inverso também é verdadeiro: certos avanços tecnológicos no campo da biologia molecular se tornaram possíveis em consequência dos progressos iniciais no campo da imunologia. Por exemplo, não pode deixar de ser mencionada a importância dos métodos imunológicos (Capítulo 5) utilizados para purificar proteínas assim como identificar clones de ácido desoxirribonucleico complementar (cDNA) específicos. Esses avanços foram bastante facilitados pelos estudos pioneiros de Kohler & Milstein (1975) que desenvolveram um método para a produção de anticorpos monoclonais. O empreendimento destes pesquisadores, que foi recompensado com o Prêmio Nobel em Medicina, revolucionou os esforços na pesquisa em praticamente todas as áreas das ciências biomédicas. Alguns anticorpos monoclonais produzidos contra os chamados antígenos específicos do tumor já foram aprovados pela U.S. Food and Drug Administration para utilização em determinadas neoplasias humanas. A tecnologia do anticorpo monoclonal é um excelente exemplo de como a ciência da imunologia transformou não apenas a medicina, mas também campos diversos, variando desde a agricultura até a ciência da indústria de alimentos. Em consequência do rápido desenvolvimento da imunologia e de muitas outras ciências biomédicas, incluindo o sequenciamento do genoma humano, um livro-texto de ciência biomédica contemporânea corre um considerável risco de ficar desatualizado antes de sua publicação. Contudo, nos consolamos com a observação de que novas formulações geralmente constroem e ampliam informações existentes muito mais do que as substituem ou as negam completamente. Iniciamos, todavia, com uma visão geral da imunidade natural e adquirida, que continua a servir como uma bússola conceitual, orientando nosso entendimento fundamental dos mecanismos de defesa do hospedeiro.

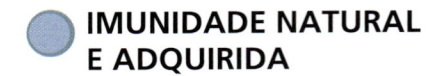

IMUNIDADE NATURAL E ADQUIRIDA

A palavra **imunidade** (do inglês, *immunity*), que se refere a todos os mecanismos utilizados pelo corpo como proteção contra agentes ambientais que são estranhos ao corpo, surgiu do termo latino *immunis*, que significa "isento". Os agentes ambientais podem ser microrganismos ou seus produtos, alimentos, substâncias químicas, fármacos, pólen, ou pelo animal e diminutas escamas dos pelos ou penas de animais. A imunidade pode ser natural ou adquirida.

Imunidade Natural

A imunidade natural ou inata é conferida por diversos componentes celulares e subcelulares que o indivíduo já possui ao nascer. Eles estão sempre presentes e disponíveis, à menor sinalização, para proteger o indivíduo dos desafios por invasores estranhos. No Capítulo 2 será discutida, com detalhes, a maioria destes elementos. O Quadro 1.1 resume e compara algumas das principais propriedades dos sistemas imunológicos natural e adaptativo. Os elementos do sistema imunológico natural ou inato incluem a superfície do corpo e os componentes internos, como a pele, as membranas mucosas e o reflexo da tosse; todos constituem barreiras eficazes contra agentes ambientais.

A influência química, como pH e ácidos graxos secretados, também constitui barreiras eficazes contra a invasão de muitos microrganismos. Outro elemento não celular do sistema imunológico natural é o sistema complemento. Como nas edições anteriores deste livro, o sistema complemento será estudado em capítulo separado (Capítulo 13).

Outras características da imunidade natural incluem a febre, o interferon (Capítulo 11); outras substâncias liberadas pelos leucócitos; moléculas de reconhecimento de padrões (***receptores naturais***), que podem ligar-se a vários microrganismos (por exemplo, receptores semelhantes a Toll [Toll-like]; Capítulo 2); e proteínas séricas como a β-lisina, a enzima lisozima, poliaminas e as cininas. Todos esses componentes atuam quer afetando diretamente os patógenos invasores quer potencializando a eficácia das reações do hospedeiro contra eles. Células fagocíticas como os granulócitos, macrófagos e células da micróglia do sistema nervoso central, que participam da destruição e eliminação do material estranho que penetrou

QUADRO 1.1 Principais Propriedades dos Sistemas Imunológicos Natural e Adaptativo

Propriedades	Natural	Adaptativa
Características	Não específica ao antígeno	Antígeno-específica
	Resposta rápida (minutos ou horas)	Resposta lenta (dias)
	Sem memória	Memória
Componentes imunológicos	Barreiras naturais (por exemplo, pele, membranas mucosas)	Linfócitos
	Fagócitos e células citocidas naturais (natural *killer*)	Moléculas de reconhecimento de antígeno (receptores de células B e T)
	Mediadores solúveis (por exemplo, complemento)	
	Moléculas de reconhecimento de padrões	Moléculas secretadas (por exemplo, anticorpo)

no corpo através das barreiras químicas e físicas, são também consideradas parte do sistema imunológico natural.

Imunidade Adquirida

A imunidade adquirida, em termos evolucionistas, surgiu relativamente tarde e está presente apenas nos vertebrados. Embora o indivíduo já nasça com a capacidade de desenvolver uma resposta imunológica contra uma substância estranha, o número de células B e T disponíveis para dar início a esta resposta deve ser aumentado antes que o animal seja considerado imune àquela substância. Este aumento é alcançado após o contato com o antígeno através da ativação dos linfócitos que apresentam receptores específicos para o antígeno. A estimulação antigênica das células B, das células T e das células apresentadoras do antígeno dá início à cadeia de acontecimentos que acarreta a proliferação das células ativadas, juntamente com um programa genético de diferenciação que origina células B ou células T responsáveis, respectivamente, pelas respostas humoral e mediada por células. Esses acontecimentos levam de dias a semanas para serem desenvolvidos. Felizmente, os componentes celulares e não celulares do sistema imunológico natural são mobilizados mais rapidamente (em minutos ou horas) para eliminar ou neutralizar a substância estranha. Uma maneira de se pensar sobre esta estratégia de defesa do hospedeiro é considerá-la como sendo realizada em duas etapas: (1) as células e os elementos não celulares do sistema imunológico natural estão sempre disponíveis para rapidamente remover ou isolar o invasor; (2) as células do sistema imunológico adquirido (células T e B) são programadas, em função de seus receptores antígeno-específicos, para reagir com determinadas substâncias estranhas. A expansão clonal das células do sistema imunológico adquirido origina um arsenal de células antígeno-específicas que fica disponível no organismo para que no caso de um novo encontro com o mesmo antígeno ocorra uma rápida resposta, um fenômeno conhecido como *resposta de memória*. Por este processo, o indivíduo adquire a imunidade para opor-se e resistir a um ataque subsequente em consequência da exposição ao mesmo agente agressor.

A descoberta da imunidade adquirida antecedeu muitos conceitos da medicina moderna. Por séculos, já era sabido que pessoas que não morriam de doenças potencialmente fatais, como peste bubônica e varíola, tornavam-se, subsequentemente, mais resistentes a estas doenças do que as pessoas que nunca tinham sido expostas a seus agentes etiológicos. A redescoberta da imunidade adquirida é creditada ao médico inglês Edward Jenner, que, no final do século XVIII, induziu experimentalmente a imunidade à varíola. Se Jenner realizasse seu experimento hoje, sua licença médica seria caçada e ele seria réu em uma sensacional ação judicial por tratamento inadequado de paciente: ele inoculou um menino com pus proveniente de lesão de uma ordenhadora que tinha tido varíola de gado, uma doença relativamente benigna relacionada à varíola humana. Posteriormente, ele expôs, deliberadamente, o menino ao vírus da varíola humana. Esta exposição não provocou a doença! Em consequência do efeito protetor da inoculação com o vírus da varíola do gado, o processo de indução de imunidade adquirida foi denominado *vacinação* (*vaccinia*, da palavra latina *vacca*, que significa "gado").

O conceito de vacinação ou imunização foi ampliado por Louis Pasteur e Paul Ehrlich quase 100 anos após o experimento de Jenner. Por volta de 1900, tornou-se aparente que a imunidade poderia ser induzida não apenas contra os microrganismos, mas também contra seus produtos. Atualmente é de conhecimento geral que a imunidade pode ser induzida contra inúmeros compostos naturais e sintéticos, incluindo metais, substâncias químicas de peso molecular relativamente baixo, carboidratos, proteínas e nucleotídios.

O composto que induz a resposta imunológica adquirida é denominado *antígeno*, um termo originalmente criado porque já se tinha conhecimento de que estes compostos geravam respostas em anticorpos. Sabe-se hoje que os antígenos podem gerar tanto resposta de anticorpos quanto mediada por células.

Imunização Ativa, Passiva e Adotiva

A imunidade adquirida é induzida pela imunização, que pode ser alcançada de várias maneiras:

- *Imunização ativa* se refere à imunização de um indivíduo pela administração de um antígeno.
- *Imunização passiva* se refere à imunização através da transferência de anticorpos específicos de um indivíduo imunizado para um indivíduo não imunizado.
- *Imunização adotiva* se refere à transferência da imunidade pela transferência de células imunológicas.

Principais Características da Resposta Imunológica Adquirida.
A resposta imunológica adquirida possui várias características gerais que a distinguem de outros sistemas fisiológicos, como o da circulação, respiração e reprodução:

- *Especificidade* é a capacidade de discriminar entre diferentes moléculas e responder apenas àquelas necessárias, em vez de formular, ao acaso, uma resposta indiferenciada.
- *Capacidade de Adaptação* é a capacidade de responder a moléculas previamente desconhecidas que podem, de fato, nunca ter existido naturalmente na terra.
- *Discriminação entre o próprio e o não próprio* é uma característica típica da especificidade da resposta imunológica; é a capacidade de reconhecer e responder a moléculas que são estranhas (não próprias) e evitar desenvolver esta resposta às moléculas que são próprias. Esta distinção, e o reconhecimento do antígeno, é realizada por células especializadas (linfócitos) que apresentam, em sua superfície, receptores antígeno específicos.
- *Memória* uma propriedade compartilhada com o sistema nervoso; é a capacidade de lembrar de contatos prévios com uma molécula estranha e responder a ela de uma maneira já conhecida – isto é, com uma resposta mais rápida e mais

ampla. Outro termo frequentemente utilizado para descrever a memória imunológica é ***resposta anamnéstica***.

Quando atingir o final deste livro, você deverá conhecer as bases celular e molecular destas características da resposta imunológica.

Células Envolvidas na Resposta Imunológica Adquirida.
Durante muitos anos, a imunologia permaneceu como um assunto empírico envolvendo o estudo dos efeitos da inoculação de várias substâncias no hospedeiro. A maior parte do progresso surgiu na forma de métodos mais quantitativos para a detecção de produtos da resposta imunológica. Entretanto, a principal mudança neste foco ocorreu na década de 1950. O aparecimento de um novo campo de estudo, a imunologia celular, surgiu com a revelação de que as principais células da resposta imunológica eram os linfócitos.

Uma forma conveniente de definir os tipos celulares envolvidos na imunidade adquirida é dividir os mecanismos de defesa do hospedeiro em duas categorias; as respostas das células B e as respostas das células T. Embora seja uma definição bastante simplificada, ela é, de uma forma geral, o resultado funcional da resposta imunológica adquirida. Como discutido em detalhes nos Capítulos 7 e 8, respectivamente, as células B e as células T são derivadas de uma célula linfoide precursora comum, mas se diferenciam por diferentes linhas de desenvolvimento. Resumidamente, as células B se desenvolvem e maturam na medula óssea, enquanto as células T se desenvolvem na medula óssea, porém sofrem as etapas críticas da maturação no timo.

Células Apresentadoras de Antígeno (APC), como os macrófagos e as células dendríticas, as APCs constituem o terceiro tipo celular que participa da resposta imunológica adquirida. Embora estas células não apresentem receptores antígeno-específicos, elas processam e apresentam os antígenos a receptores antígeno-específicos existentes nas células T. A APC expressa inúmeras moléculas de superfície celular que facilitam sua interação com as células T. Entre essas estão as moléculas do ***complexo principal de histocompatibilidade (MHC)*** discutidas no Capítulo 8. As moléculas do MHC são codificadas por inúmeros genes polimorfos expressos dentro da população. Do ponto de vista clínico, as moléculas do MHC determinam o sucesso ou o fracasso do transplante de órgãos ou tecidos. Na verdade, esta observação facilitou a sua descoberta e a terminologia atual (complexo principal de *histocompatibilidade*) utilizada para definir estas moléculas. (Atualmente sabemos que o seu papel fisiológico está relacionado às interações das células T e APC). Fisiologicamente, as APC processam intracelularmente os antígenos proteicos, resultando na formação de vários peptídios que se ligam, de forma não covalente, às moléculas do MHC sendo, posteriormente, distribuídas na superfície celular.

Outros tipos celulares, como os neutrófilos e mastócitos, também participam da resposta imunológica adquirida. Na verdade, eles participam tanto da imunidade natural quanto da imunidade adquirida. Embora estas células não possuam propriedades de reconhecimento de antígeno-específico e possam ser ativadas por inúmeras substâncias, elas são consideradas partes integrantes do conjunto de células que participam das defesas do hospedeiro e, com frequência apresentam grandes propriedades imunorreguladoras.

TEORIA DA SELEÇÃO CLONAL

Um ponto controverso na imunologia surgiu na década de 1950 com a introdução da visão darwiniana da base celular da especificidade na resposta imunológica. A ***teoria da seleção clonal***, atualmente universalmente aceita, foi proposta e desenvolvida por Jerne e Burnet (ambos ganhadores do Prêmio Nobel) e por Talmage. A teoria da seleção clonal teve um efeito verdadeiramente revolucionário no campo da imunologia. Ela alterou drasticamente nossa conduta no estudo do sistema imunológico e afetou todas as pesquisas realizadas durante a última metade do século XX. Na verdade este trabalho nos forneceu conhecimentos em relação a maquinária molecular que realiza a ativação e regulação dos elementos celulares do sistema imunológico. A seguir, resumimos os postulados essenciais desta teoria.

Conforme discutido anteriormente, a especificidade da resposta imunológica está baseada na capacidade de os linfócitos B e T reconhecerem moléculas estranhas (antígenos) e responderem a elas com a finalidade de eliminá-las. O processo de expansão clonal destas células é altamente eficiente, porém existe sempre uma pequena chance de ocorrência de erros ou mutações. Tais erros podem resultar na geração de linfócitos B e T com receptores que se ligam a antígenos próprios, desencadeando, consequentemente a ***autorreatividade***. Em condições normais, as células não funcionais podem sobreviver ou ser eliminadas sem consequências deletérias para o indivíduo. Em contrapartida, as poucas células autorreativas são clonalmente deletadas ou suprimidas por outras células reguladoras do sistema imunológico, comprometidas com esta função. Caso este mecanismo esteja ausente, a resposta autoimunológica ocorre rotineiramente. Deve ser lembrado que, durante os estágios iniciais de desenvolvimento, são produzidos linfócitos com receptores que se ligam aos auto-antígenos, mas felizmente eles são eliminados ou funcionalmente inativados. Este processo dá origem ao repertório inicial de linfócitos maduros que são programados para gerar respostas antígeno-específicas. Como descrito acima, podem ocorrer alguns erros durante este processo, levando ao desenvolvimento de células autorreativas (Fig. 1.1). As circunstâncias e as condições genéticas que predispõem a formação de células autorreativas serão discutidas no Capítulo 12.

Como já afirmamos, o sistema imunológico está capacitado a reconhecer inúmeros antígenos estranhos. Como é realizada a resposta a um antígeno? Além do postulado atualmente provado de que os clones de linfócitos autorreativos são funcionalmente inativados ou eliminados, a teoria da seleção clonal propõe:

- Antes de qualquer contato com antígenos estranhos já existem no organismo inúmeros linfócitos B e T de várias especificidades.

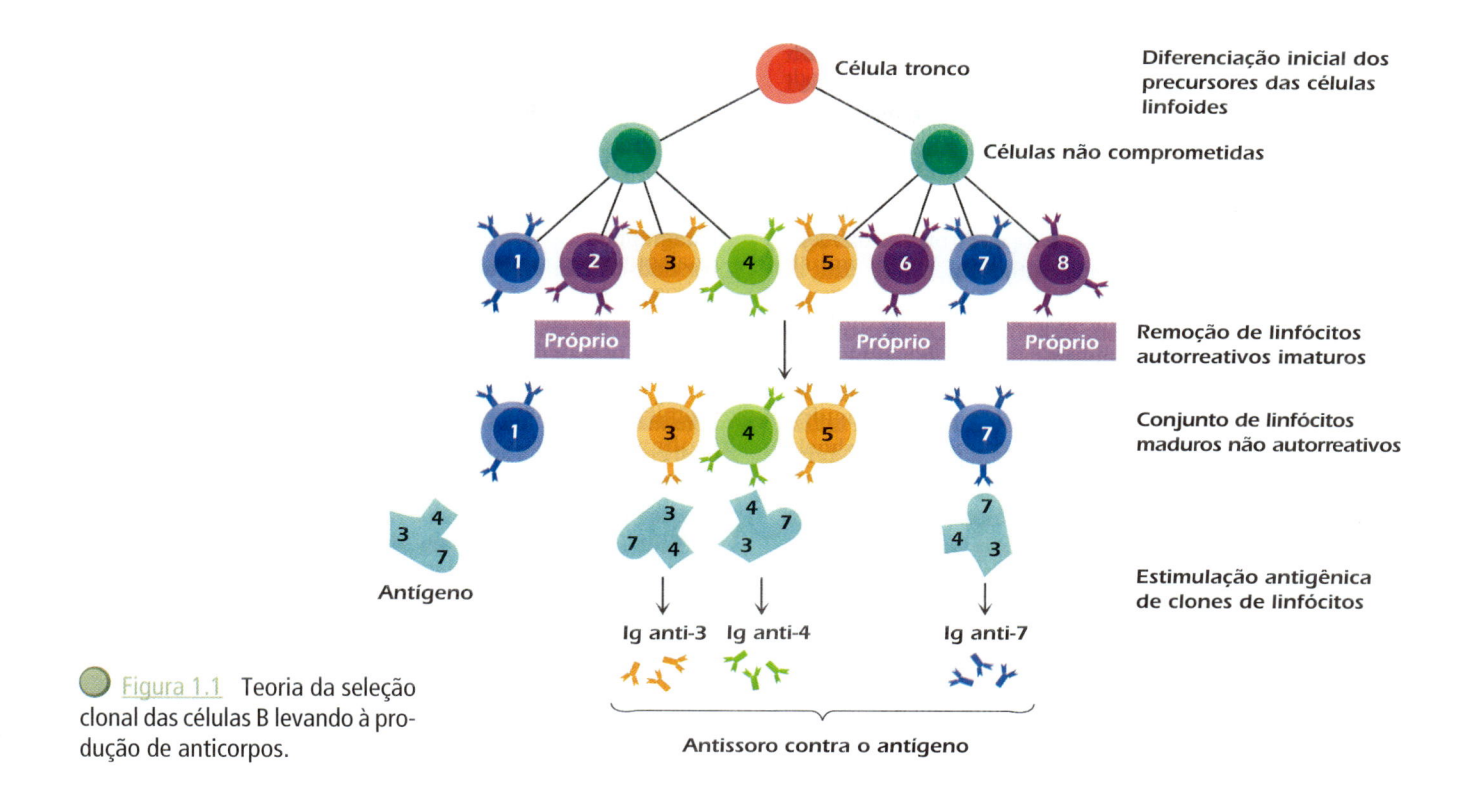

Figura 1.1 Teoria da seleção clonal das células B levando à produção de anticorpos.

- Os linfócitos que participam de uma resposta imunológica expressam receptores antígeno-específicos na sua membrana superficial. Como consequência da ligação do antígeno ao linfócito, a célula é ativada e libera vários produtos. No caso do linfócito B, estes receptores, denominados **receptores da célula B** (**BCRs**), são as moléculas que, após a ativação da célula B, serão segregadas como anticorpos.

- As células T apresentam receptores denominados **receptores da célula T** (**TCRs**). Diferentemente da célula B, os produtos da célula T não são os mesmos receptores de superfície. Outras moléculas proteicas, denominadas citocinas, participam da eliminação do antígeno regulando as várias células necessárias para formar uma resposta imunológica eficaz.

- Cada linfócito apresenta, na sua superfície, moléculas receptoras de apenas uma única especificidade, como demonstrado na Figura 1.1. Isto ocorre tanto para as células B quanto para as células T.

Estes três postulados descrevem a existência de um grande repertório de especificidades possíveis formadas pela multiplicação e diferenciação celular *antes* de qualquer contato com substâncias estranhas que induzem a resposta. Após a introdução de um antígeno estranho, as células com especificidade para o referido antígeno se ligam a ele.

Os postulados remanescentes da teoria da seleção clonal contribuem para este processo de seleção pelo antígeno, entre todas as células disponíveis no repertório:

- Os receptores de superfície dos linfócitos imunocompetentes se combinam com o antígeno estranho ou com uma porção dele, denominada **epítopo** ou **determinante antigênico**. As células que expressam estes receptores epítopo-específicos são ativadas, em apropriadas condições, para proliferar e se diferenciar em clones de células com o correspondente receptor epítopo-específico.

- Com os clones de células B, este processo levará à síntese de anticorpos que apresentam especificidade para o mesmo antígeno. Na maioria dos casos, o antígeno que estimula a resposta é complexo e contém muitos epítopos diferentes, cada um capaz de ativar um clone de células B epítopo-específicas. Consequentemente, os anticorpos clonalmente secretados constituem, coletivamente, o que é frequentemente designado como antissoro policlonal, capaz de interagir com inúmeros epítopos expressados pelo antígeno. Várias regiões distintas (epítopos) de um antígeno podem ser reconhecidas; assim, vários clones diferentes de células B serão estimulados a produzir anticorpo. A resposta coletiva produz um antissoro que é constituído de anticorpos antígeno-específicos (Fig. 1.1).

- As células T são selecionadas, de maneira similar, pelos epítopos apropriados. Cada célula T selecionada será ativada para se dividir e produzir clones com especificidade para o mesmo antígeno. Desta maneira, a resposta clonal ao antígeno será amplificada e a exposição subsequente ao mesmo antígeno resultará na ativação de muitas células ou clones da referida especificidade. Em vez de sintetizar e liberar anticorpos como as células B, as células T sintetizam e liberam citocinas. Estas citocinas, que são mediadores solúveis, exercem seus efeitos em outras células estimulando o crescimento e tornando-as ativadas, facilitando a eliminação do antígeno. Todos os clones de células T que reconhecem vários epítopos do mesmo antígeno serão ativados para realizar suas funções.

Um postulado final foi acrescentado para contribuir com a capacidade de reconhecimento de autoantígenos sem a elaboração de resposta:

- Autoantígenos circulantes que alcançam o sistema linfoide em desenvolvimento antes de alguma etapa de maturação bloqueiam estas células que o reconhecem especificamente e nenhuma resposta imunológica subsequente será induzida.

🔵 IMUNIDADE HUMORAL E CELULAR

A resposta imunológica adquirida foi, historicamente, dividida em dois ramos separados de defesa denominados *imunidade humoral*, mediada por células B, e *imunidade celular* mediada por células T. Atualmente, embora se saiba que as células B e T apresentem diferentes papéis molecular e funcional no nosso sistema imunológico, sabemos também que os dois ramos são fundamentalmente interconectados em vários níveis. "Experimentos naturais" foi uma expressão criada por Robert A. Good, na década de 1950, ao descrever o estado imunológico de um camundongo que apresentava uma mutação congênita associada com um fenótipo atímico (um fenômeno semelhante nos seres humanos é denominado síndrome de DiGeorge). Os experimentos de Good forneceram importantes sinais relacionados à interdependência desses dois braços do sistema imunológico. Camundongos atímicos, ou seja, aqueles que não desenvolvem o tecido tímico, apresentam uma profunda deficiência de células T com anomalias associadas na função da célula B. Desprovidos de células T auxiliares (T-*helper*), as células B são incapazes de gerar uma resposta de anticorpo normal e, em particular, sofrer mudança da classe de imunoglobulina (ver Capítulos 7 e 17). A ajuda normalmente fornecida pelas células T é realizada de diferentes maneiras, incluindo a síntese e secreção de inúmeras citocinas que regulam muitos eventos necessários para a proliferação e diferenciação das células B (ver Capítulo 11).

Após a sua ligação aos antígenos, através de moléculas de *imunoglobulina (Ig)* antígeno-específicas, expressas em sua superfície, as células B são inicialmente ativadas para secretar anticorpos. Todas as globulinas séricas com atividade de anticorpo são denominadas imunoglobulinas (ver Capítulo 4). Estima-se que cada célula B apresente 10^5 BCRs de idêntica especificidade. Após a ligação, a célula B recebe sinais para começar a produzir a forma secretada de sua imunoglobulina, um processo que inicia a resposta total de anticorpo com o propósito de eliminar o antígeno do hospedeiro. Os anticorpos constituem uma mistura heterogênea de globulinas séricas, todas compartilhando a capacidade de se ligar, individualmente, aos antígenos específicos.

As imunoglobulinas apresentam características estruturais comuns que as tornam capazes de realizar duas funções: (1) reconhecer e se ligar especificamente a uma entidade estrutural característica sobre o antígeno (o epítopo) e (2) desencadear uma função biológica comum após se combinar com o antígeno. As moléculas de imunoglobulinas são constituídas por duas cadeias leves (L) idênticas e duas cadeias pesadas (H) também idênticas, ligadas entre si por pontes dissulfeto. A estrutura resultante é apresentada na Figura 1.2. A porção da molécula que se liga ao antígeno é constituída por uma área composta pelas regiões aminoterminal de ambas as cadeias H e L. Desta maneira, cada molécula de imunoglobulina, composta por duas cadeias leves (L) e duas cadeias pesadas (H) é simétrica e capaz de se ligar a dois epítopos idênticos, quer na mesma molécula do antígeno ou em duas diferentes moléculas. Existem outras diferenças entre as moléculas de imunoglobulinas além da variação da porção que se liga ao antígeno, a mais importante é a que ocorre nas cadeias H. Existem cinco principais classes de cadeia H (denominadas γ, μ, α, ϵ e δ). Com base nas diferenças das cadeias H, as moléculas de imunoglobulina são divididas em cinco principais classes: IgG, IgM, IgA, IgE e IgD. Cada classe apresenta várias propriedades biológicas típicas. Por exemplo, a IgG é a única classe de imunoglobulina capaz de atravessar a placenta, conferindo ao feto a imunidade materna, enquanto a IgA é o principal anticorpo encontrado nas secreções como lágrima e saliva. É importante lembrar que os anticorpos de todas as cinco classes podem apresentar exatamente a mesma especificidade contra um antígeno (regiões de ligação ao antígeno) tendo, ao mesmo tempo, propriedades funcionais diferentes (efetor biológico). A ligação entre antígeno e anticorpo não é covalente mas depende de muitas forças relativamente fracas, como pontes de hidrogênio, forças de van der Waals e interações hidrofóbicas. Como essas forças são fracas, as ligações bem-sucedidas entre o antígeno e o anticorpo dependem de um firme ajuste em uma área relativamente grande, semelhante ao contato entre uma chave e a fechadura.

Na geração da resposta de anticorpos, além da ajuda fornecida pelas células T, componentes não celulares do sistema

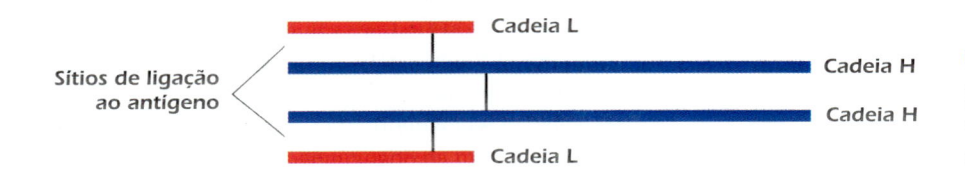

🟢 Figura 1.2   Molécula típica do anticorpo composta de duas cadeias pesadas (H) e duas cadeias leves (L). É apresentado o sítio de ligação ao antígeno.

imunológico natural, coletivamente denominados *sistema complemento*, desempenham um importante papel na atividade funcional dos anticorpos quando estes interagem com os antígenos (Capítulo 13). A reação entre o antígeno e o anticorpo serve para ativar o sistema, que é constituído por inúmeras enzimas séricas. O resultado final é a lise da célula-alvo, no caso dos microrganismos como as bactérias, ou a potencialização da *fagocitose* (ingestão do antígeno) pelas células fagocitárias. A ativação do complemento também resulta no recrutamento de células altamente *fagocíticas*, os *polimorfonucleares* (**PMN**) ou neutrófilos, que são ativos na imunidade natural.

Imunidade Mediada por Células

Contrariamente à resposta imunológica humoral que é mediada pelos anticorpos, as respostas mediadas por células são mediadas pela célula T. Entretanto, esta é uma definição bastante simplificada. A célula efetora responsável pela eliminação do antígeno estranho, como por exemplo um microrganismo patogênico, pode ser uma célula T ativada expressando um TCR patógeno específico ou uma célula fagocítica que se torna ativada pelos receptores naturais que ela expressa, bem como pelas citocinas produzidas pelas células T ativadas (Fig. 1.3). Diferentemente das células B, que produzem anticorpos solúveis que circulam para se ligar aos antígenos específicos, cada célula T, apresentando aproximadamente 10^5 receptores antigênicos (TCRs) idênticos, se desloca diretamente até o sítio de antígeno expresso sobre a APC e interage com essa célula de uma maneira *cognata* (célula a célula) (Capítulo 10).

Existem várias subpopulações de células T fenotipicamente distintas, que podem apresentar a mesma especificidade para um determinante antigênico (epítopo). Entretanto, cada subpopulação pode realizar diferentes funções. É um acontecimento análogo ao das diferentes classes de moléculas de imunoglobulinas, que podem apresentar idêntica especificidade, porém diferentes funções biológicas. Há várias subpopulações de células T, incluindo as células T auxiliares (células T_H), que expressam na sua superfície moléculas denominadas CD4, e células T citotóxicas (células T_C), que expressam moléculas CD8. Outra população de células T, possuindo atividade supressora, é a da célula T reguladora (célula T_{reg}).

A seguir, descrevemos as várias funções atribuídas às subpopulações de células T:

- *Auxiliares das células B*. As células T_H cooperam com as células B no sentido de ampliar a produção de anticorpos. As células T_H funcionam liberando citocinas, que fornecem vários sinais para a ativação das células B. Como anteriormente mencionado, as citocinas constituem substâncias ou mediadores solúveis que podem regular a proliferação e diferenciação das células B. Informações adicionais sobre as citocinas são apresentadas no Capítulo 11.

- *Efeitos inflamatórios*. Uma vez ativadas, certas células T_H liberam citocinas que induzem a migração e ativação de monócitos e macrófagos, causando reações inflamatórias (Capítulo 16).

- *Efeitos citotóxicos*. Determinadas células T, denominadas células T citotóxicas (Tc), são capazes de desencadear um golpe letal quando em contato com a célula alvo, acarretando a sua morte. Ao contrário das células T_H, as células T_C expressam, na sua membrana, moléculas denominadas CD8, sendo, consequentemente, conhecidas como células CD8⁺.

- *Efeitos reguladores*. As células T auxiliares podem ser ainda subdivididas em diferentes subpopulações funcionais que são comumente definidas pela citocina que liberam. Como você aprenderá nos capítulos posteriores, estas subpopulações (T_H1, T_H2) apresentam diferentes propriedades reguladoras as quais são mediadas pela citocina que liberam (Capítulo 11). As células T_H1 podem regular cruzadamente, de forma negativa, as células T_H2 e vice-versa. Outra população de células T reguladoras ou supressoras coexpressam CD4 e uma molécula denominada CD25 (CD25 faz parte de um receptor de citocina conhecido como receptor da cadeia α da interleucina 2; Capítulo 11). A atividade reguladora destas células CD4⁺/CD25⁺ e seu papel ativo na supressão da autoimunidade serão discutidos no Capítulo 12.

- *Efeitos das citocinas*. As citocinas produzidas por cada uma das subpopulações de células T (principalmente pelas células T_H) exercem inúmeros efeitos em muitas células, linfoides e não linfoides. Desta maneira, as células T, direta ou indiretamente, se comunicam e colaboram com muitos tipos celulares.

Por muitos anos, os imunologistas reconheceram que as células ativadas pelo antígeno apresentam inúmeros fenômenos efetores. Foi apenas nas últimas décadas que os pesquisadores começaram a observar a complexidade dos acontecimentos que ocorrem na ativação pelo antígeno e a comunicação com outras células. Atualmente sabemos que o mero contato do TCR com o antígeno não é suficiente para ativar as células T. Pelo menos dois sinais devem ser enviados para a célula T antígeno-específica para que ocorra a ativação. O primeiro sinal envolve a ligação do TCR ao antígeno, que deve ser apresentado de maneira apropriada pela

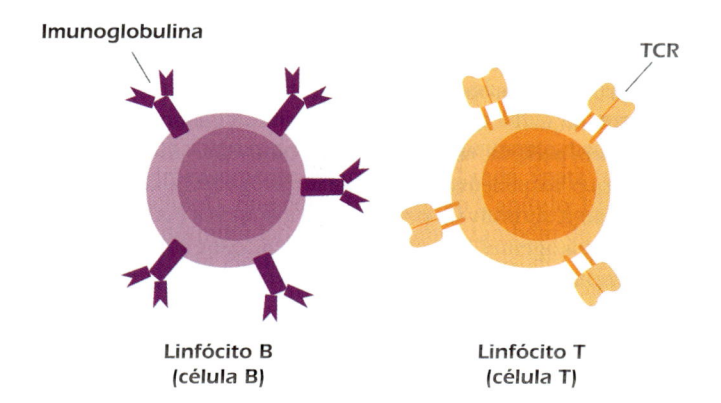

Imunoglobulina

TCR

Linfócito B
(célula B)

Linfócito T
(célula T)

Figura 1.3 Receptores de antígenos expressos como moléculas transmembranas nos linfócitos B e T.

APC. O segundo sinal envolve coestimuladores, incluindo citocinas como a interleucina 1 (IL-1), IL-4 e IL-6 (Capítulo 11) e as moléculas de superfície celular expressas na APC, como CD40 e CD86 (Capítulo 10). Recentemente, o significado, do termo *coestimulador* foi ampliado para incluir o estímulo por produtos microbianos (não próprio infeccioso) e tecido danificado ("hipótese do perigo" de Matzinger) que amplifica o primeiro sinal quando ele é relativamente fraco.

Uma vez que as células T tenham sido sinalizadas de maneira eficiente, para a ativação, ocorrem inúmeros acontecimentos e as células ativadas sofrem proliferação e também passam a sintetizar e liberar citocinas. Por sua vez, estas citocinas entram em contato com apropriados receptores de superfície celular, em diferentes células, e passam a exercer o seu efeito sobre elas.

Embora os ramos humoral e celular da resposta imunológica adquirida tenham sido considerados como componentes distintos e separados, é importante compreender que a resposta a um determinado patógeno pode envolver uma complexa interação entre eles, juntamente com componentes da imunidade natural. Todos estes acontecimentos asseguram uma vantagem de sobrevida máxima para o hospedeiro, através da eliminação do antígeno, e, como veremos posteriormente, protegem o hospedeiro do desencadeamento de uma resposta imunológica contra ele próprio.

GERAÇÃO DA DIVERSIDADE DA RESPOSTA IMUNOLÓGICA

A mais recente tendência na pesquisa imunológica representa um triunfo da interação da biologia molecular com a imunologia. Embora a imunologia celular tenha delineado a base celular e a notável especificidade de um grande e diversificado repertório de respostas, existem inúmeros argumentos em relação ao exato mecanismo genético que permite que todas estas especificidades participem da resposta imunológica em cada indivíduo da espécie.

Resumidamente, foram estes os argumentos:

- Através de vários cálculos determinou-se que o número de especificidades antigênicas contra as quais uma resposta imunológica poderia ocorrer varia na faixa de 10^6–10^7.

- Se cada resposta específica, na forma de anticorpos ou de receptores da célula T, fosse codificada por um único gene seriam necessários $>10^7$ genes (um para cada anticorpo ou TCR específico) em cada indivíduo? Como esta enorme quantidade de DNA foi transferida intacta de indivíduo para indivíduo?

Os estudos pioneiros de Tonegawa (ganhador do Prêmio Nobel) e Leder, utilizando técnicas de biologia molecular, finalmente esclareceram estes resultados descrevendo um mecanismo genético característico através do qual os receptores imunológicos expressos nas células B (BCRs) de intensa diversidade poderiam ser produzidos com uma pequena quantidade de DNA.

A técnica desenvolvida pela natureza foi a da recombinação genética, na qual uma proteína pode ser codificada por uma molécula de DNA composta de um conjunto de minigenes recombinados que formam um gene completo. Unindo pequenos conjuntos destes minigenes, que podem ser aleatoriamente combinados para formar um gene completo, foi possível produzir um enorme repertório de especificidades a partir de um limitado número de fragmentos gênicos. Esta teoria será discutida em detalhes no Capítulo 6.

Embora este mecanismo tenha sido inicialmente elucidado para explicar a enorme diversidade dos anticorpos que não só são liberados pelas células B, mas também, na verdade, constituem os BCRs antígeno ou epítopo-específico, foi posteriormente estabelecido que o mesmo mecanismo atua na geração da diversidade dos TCRs antígeno-específicos. Os mecanismos envolvidos na geração de diversidade dos TCRs serão discutidos no Capítulo 8. Por enquanto, tudo o que precisamos saber é que várias técnicas da biologia molecular, que permitem que os genes sejam analisados e transferidos de uma célula para outra, têm mantido a tendência crescente de progresso no campo da imunologia.

BENEFÍCIOS DA IMUNOLOGIA

Até agora, discutimos os aspectos teóricos da imunologia. Entretanto, suas aplicações práticas são de extrema importância para a sobrevivência.

O campo da imunologia ganhou notoriedade nos meados do século XX desde o bem-sucedido uso das vacinas antipoliomielite. Mais recentemente, o transplante de coração e de outros órgãos importantes, como o fígado, entre os seres humanos, tem sido foco de grande publicidade. O interesse público pela imunologia foi intensificado pela potencial aplicação das respostas imunológicas para a detecção e controle do câncer. Na década de 1980, o interesse da imunologia, na população em geral, também foi ampliado pela alarmante disseminação da síndrome de imunodeficiência adquirida (AIDS).

Os sistemas imunológicos natural e adquirido desempenham um importante papel na prevenção e recuperação das doenças infecciosas e são, sem dúvida, essenciais para a sobrevivência dos indivíduos. No século XIX (1800), Metchnikoff foi o primeiro a propor que as células fagocíticas formavam a primeira linha de defesa contra a infecção e que a resposta inflamatória poderia, na verdade, atuar como uma função protetora para o hospedeiro. De fato, as respostas imunológicas naturais são responsáveis pela detecção e rápida destruição da maioria dos agentes infecciosos que encontramos diariamente. Atualmente sabemos que as respostas imunológicas naturais operam em conjunto com as respostas imunológicas adaptativas para gerar mecanismos efetores antígeno-específicos que acarretem a morte e eliminação do patógeno invasor. O Capítulo 20 apresenta informações sobre a resposta de nosso sistema imunológico aos microrganismos e a aplicação destes mecanismos na imunoprofilaxia. A vacinação contra as doenças infecciosas foi, e continua sendo, uma forma eficaz de profilaxia. A imunoprofilaxia contra o vírus que causa a poliomielite reduziu significativamente a incidência desta doença devastadora. Também a varíola, uma das doenças mais disseminadas, foi virtualmente eliminada da face da terra. O último caso documentado de transmissão natural do vírus da varíola ocorreu em 1972. Infelizmente, a ameaça de armas biológicas aumentou nossa preocupação em relação à reincidência da varíola e de outras doenças infecciosas. Felizmente, a iniciativa de vacinação em nível de saúde pública pode impedir ou diminuir significativamente a ameaça de utilização de agentes microbiológicos como armas.

Os recentes desenvolvimentos no campo da imunologia também fortaleceram a promessa da imunoprofilaxia contra a malária e várias outras doenças parasitárias que existem em muitas partes do mundo e afetam bilhões de pessoas. A vacinação contra doenças do gado promete aumentar a produção de carne nos países em desenvolvimento, enquanto inoculações visando várias substâncias que participam do processo reprodutivo em mamíferos oferecem a possibilidade de contracepção em humanos e em animais domésticos como cão e gato.

 ## EFEITOS LESIVOS DA RESPOSTA IMUNOLÓGICA

É evidente a grande importância das respostas imunológicas para a sobrevivência. A imunidade adquirida dirigida contra um material estranho tem como objetivo final a eliminação da substância invasora. No processo, pode ocorrer alguma lesão tecidual como resultado do acúmulo de componentes com efeitos inespecíficos. Este dano é geralmente temporário. Logo que o invasor é eliminado, a situação no local da resposta imunológica volta ao normal.

Há exemplos onde o poder da resposta imunológica, embora direcionado contra substâncias estranhas inócuas – como alguns medicamentos, partículas de pólen inaladas ou substâncias depositadas por picada de insetos – produz uma resposta que pode resultar em consequências patológicas graves e até mesmo a morte. Estas respostas são coletivamente conhecidas como reações de hipersensibilidade ou reações alérgicas. O conhecimento dos mecanismos básicos destes processos patológicos foi fundamental no seu tratamento e controle. Além disso, o estudo destes processos contribuiu muito para o nosso conhecimento das respostas imunológicas normais. As respostas imunológicas tanto normais quanto hiper-reativas utilizam mecanismos essencialmente idênticos; entretanto, na hipersensibilidade, estes mecanismos são mal-orientados ou estão fora de controle (ver Capítulos 14-16).

Devido à complexidade das respostas imunológicas e seu potencial de provocar lesão, elas devem atuar sob condições cuidadosamente controladas, como em qualquer outro sistema fisiológico. Estes múltiplos controles incluem inibição por retroalimentação realizada por produtos solúveis e interações célula-célula de muitos tipos que podem ampliar ou reduzir a resposta. O resultado é a manutenção do estado de homeostasia, de modo que, quando o sistema é lesado por um invasor estranho, uma resposta adequada é gerada para controlar o invasor e, desta maneira, o sistema readquire seu equilíbrio – em outras palavras – a resposta imunológica é paralisada. Todavia, a memória do invasor é retida, de modo que, se o invasor retornar, o organismo responderá de uma maneira mais rápida e mais intensa. Um distúrbio neste mecanismo regulador pode ser causado por uma condição específica, como um defeito congênito, desequilíbrio hormonal, ou certas infecções, e qualquer um deles pode acarretar consequências desastrosas. A AIDS é um exemplo adequado; ela está associada com uma infecção dos linfócitos T, ou seja, os linfócitos que participam da regulação das respostas imunológicas. Assim, como resultado da infecção com o vírus da imunodeficiência humana (HIV), que causa a AIDS, ocorre uma diminuição na quantidade e função de uma subpopulação vital de células T, acarretando deficiência imunológica e tornando o paciente incapaz de resistir a infecções por microrganismos que, em geral, são benignos.

Outra importante forma de regulação é a prevenção da resposta imunológica contra antígenos próprios. Durante os estágios de desenvolvimento que levam à geração de linfócitos B e T maduros, há pontos de controle que eliminam ou silenciam funcionalmente as células autorreativas (discutidas no Capítulo 12). Entretanto, algumas vezes pode ocorrer o desenvolvimento de raras células autorreativas, fazendo com que o organismo desenvolva uma resposta imunológica contra seus próprios tecidos. Este tipo de resposta imunológica é denominado autoimunidade e constitui a causa de patologias como algumas formas de artrite, tireoidite e diabetes do tipo I, muito difíceis de serem tratadas.

O FUTURO DA IMUNOLOGIA

A expectativa mundial para o futuro da imunologia engloba muitas áreas de pesquisa. Esperam-se significativos dividendos com a aplicação das técnicas molecular e computacional. Para citar alguns exemplos, focamos o desenvolvimento de vacinas e controle das respostas imunológicas. Em lugar da pesquisa experimental trabalhosa para a obtenção de vírus ou bactéria atenuada para utilização em imunização, é possível agora utilizar dados de sequência de proteína específica do patógeno e métodos computacionais sofisticados (*bioinformática*) para identificar candidatos a serem testados. Alternativamente, as vacinas com DNA envolvendo a inoculação de vetores DNA que codificam proteínas imunizantes podem revolucionar os protocolos de vacinação em futuro não muito distante. A identificação de vários genes e as proteínas ou peptídios que eles codificam torna possível elaborar vacinas contra um amplo espectro de compostos biologicamente importantes.

Outra área de grande perspectiva compreende o controle das respostas imunológicas. Técnicas de isolamento de genes, reprodução clonal, reação em cadeia da polimerase e biossíntese têm contribuído para o rápido progresso na caracterização e síntese de várias citocinas que ampliam e controlam a ativação de várias células associadas com as respostas imunológicas. Moduladores muito potentes e importantes têm sido sintetizados, utilizando-se a tecnologia do DNA recombinante, e as suas propriedades terapêuticas estão sendo analisadas em inúmeras patologias, incluindo muitos diferentes tipos de câncer. Em alguns casos os esforços na pesquisa de citocinas já se transferiram da bancada do laboratório para a beira da cama do paciente com o desenvolvimento de agentes terapêuticos utilizados no tratamento.

Para finalizar, cabe ressaltar que, provavelmente, uma das mais excitantes áreas de pesquisa é a engenharia genética de células e mesmo de animais inteiros, como camundongo, que carece de um ou mais traços específicos (gene *knockout*), ou que possuem uma característica específica (transgênicos). Estes e outros sistemas experimentais de base imunológica constituem o assunto do Capítulo 5. Eles permitem ao imunologista estudar os efeitos de tais características sobre o sistema imunológico e sobre o corpo como um todo, com o objetivo de compreender a intricada regulação, expressão e função das respostas imunológicas e controlar a característica com a finalidade de beneficiar o indivíduo. Nosso crescente conhecimento sobre o funcionamento do sistema imunológico em conjunto com a capacidade recentemente adquirida de alterar e manipular seus componentes, confere grandes possibilidades para o futuro da espécie humana.

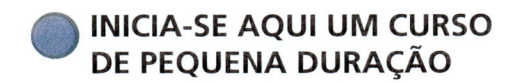

INICIA-SE AQUI UM CURSO DE PEQUENA DURAÇÃO

Esta resumida revisão do sistema imunológico tem a finalidade de introduzir você no complexo e fascinante tema da imunologia. Nos capítulos subsequentes faremos uma abordagem mais detalhada sobre o trabalho do sistema imunológico. Começamos com seus componentes celulares (Capítulo 2) seguindo-se a descrição da estrutura dos reagentes (Capítulos 3 e 4) e a metodologia geral para quantificar suas reações (Capítulo 5). Seguem-se capítulos que descrevem a formação e ativação dos componentes celulares e moleculares necessários ao sistema imunológico para gerar resposta (Capítulos 6-9). A discussão dos mecanismos de controle que regulam o propósito e a intensidade da resposta imunológica completa a descrição da natureza básica da imunologia (Capítulo 10). O capítulo seguinte se refere às citocinas (Capítulo 11), os mediadores solúveis que regulam as respostas imunológicas e desempenham um importante papel na hematopoiese, seguido por capítulos que tratam de uma grande variedade de patologias imunome-

diadas. Estas doenças variam desde respostas a antígenos próprios (autoimunidade; Capítulo 12) até àquelas produzidas por respostas imunológicas anômalas (hipersensibilidade; Capítulos 14-16) e respostas imunológicas ausentes ou ineficazes (imunodeficiência; Capítulo 17). Incluído também neste grupo temos um capítulo sobre o sistema-complemento (Capítulo 13). Seguem-se os capítulos que descrevem o papel da resposta imunológica na transplantação (Capítulo 18) e nas reações antitumor (Capítulo 19). Um capítulo final aborda o espectro dos microrganismos que desafiam o sistema imunológico e como as respostas imunológicas são formadas de maneira orquestrada, e vigilante, para proteger o hospedeiro de doenças infecciosas. Incluímos no Capítulo 20 uma discussão sobre imunoprofilaxia utilizando vacinas que nos protegem de inúmeros microrganismos patogênicos. É indiscutível que a bem-sucedida utilização de vacinas ajudou a revolucionar o campo da medicina no século XX. O que se espera para o século XXI são esforços de pesquisas relacionadas ao desenvolvimento de novas vacinas, cruciais para proteger a humanidade de vírus e microrganismos patogênicos que ocorrem naturalmente e que já começararam a nos infectar (como a gripe aviária), e que foram produzidos pela engenharia genética como armas biológicas potenciais ou os que têm ainda de ser identificados.

À medida que você for lendo os capítulos que se seguem, nós o estimularemos a tomar conhecimento das referências cruzadas para as correlações clínicas associadas com os conceitos básicos da imunologia que aparecem como casos clínicos no livro de W. Strober e S.R.S. Gottesman (*Immunology: Clinical Case Studies and Pathophysiology*). Eles aparecerão na forma de ícones e casos clínicos intitulados como no exemplo abaixo:

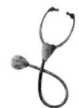 **Agamaglobulinemia ligada ao X**

Em função da grande amplitude do assunto e da extraordinária riqueza de detalhes disponíveis, procuramos incorporar elementos fundamentais e conceitos básicos necessários para atingir uma compreensão, senão completa, integrada da resposta imunológica. Se o seu interesse foi despertado, muitos livros, artigos e revisões correntes e números crescentes de páginas educativas na internet, incluindo aqui o que se refere a este livro (ver o Prefácio), estão disponíveis para ajudá-lo a explorar mais além o excitante campo da imunologia.

REFERÊNCIAS

Baxter AG, Hodgkin PD (2002): Activation rules: The two-signal theories of immune activation. *Nature Rev Immunol.* 2:439.

Blom B, Spits H (2006): Development of human lymphoid cells. *Annu Rev Immunol* 24:287.

Boehm T, Bleul CC (2007): The evolutionary history of lymphoid organs. *Nature Immunol* 8:131.

Matzinger P (1994): Tolerance, danger and the extended family. *Annu Rev Immunol* 12:991.

Shevach EM (2002): CD4⁺, CD25⁺ suppressor T cells: More questions than answers. *Nature Rev Immunol* 2:389.

2

ELEMENTOS DA IMUNIDADE NATURAL E ADQUIRIDA

INTRODUÇÃO

Todos os seres vivos sofrem ameaças de invasões contínuas provenientes de seu meio ambiente. Nossos sistemas imunológicos são equipados com uma rede de mecanismos para nos salvaguardar de microrganismos infecciosos que, de outra maneira, tirariam vantagens de nossos corpos para suas próprias sobrevivências. Resumidamente, o sistema imunológico evoluiu como um sistema de sobrevivência estabilizado para dar início e manter respostas protetoras contra praticamente qualquer elemento estranho prejudicial que o organismo possa vir a encontrar. Estas defesas variam desde barreiras físicas, como a pele, a sistemas altamente sofisticados, como as respostas imunológicas adquiridas. Este capítulo descreve os sistemas de defesa: os elementos que constituem a defesa, as células e órgãos participantes, e a ação desses elementos na resposta imunológica contra substâncias estranhas que invadem o corpo.

Nos vertebrados, a imunidade contra os microrganismos e seus produtos, ou contra outras substâncias estranhas que podem invadir o corpo, é dividida em duas categorias principais: *imunidade natural* e *imunidade adquirida*. Os componentes celulares e as inter-relações destes dois tipos de imunidade são discutidos neste capítulo. Aqui, e nos outros capítulos que se seguem, ficará claro que as respostas imunológicas naturais são importantes não apenas porque são um ramo independente do sistema imunológico, mas também porque elas influenciam profundamente a natureza da resposta imunológica adquirida.

Immunology: A Short Course, Sixth Edition, By Richard Coico and Geoffrey Sunshine
Copyright © 2009 John Wiley & Sons, Inc.

IMUNIDADE NATURAL

A imunidade natural está presente desde o nascimento e seu principal papel é fornecer a primeira linha de defesa contra patógenos. A maioria dos microrganismos encontrados diariamente na vida de um indivíduo saudável, é detectada e destruída no intervalo de minutos a horas, pelos mecanismos naturais de defesa. A imunidade natural é realizada por barreiras físicas e químicas inespecíficas (por exemplo, a pele), barreiras celulares (por exemplo, fagócitos) e reações baseadas em padrões moleculares (por exemplo, receptores semelhantes a Toll ou TLRs). Esta seção, que descreve os principais componentes da imunidade natural, serve como uma importante base para discussões subsequentes das ligações entre a imunidade natural e a adaptativa.

Barreiras Físicas e Químicas da Imunidade Natural

A maioria dos microrganismos e substâncias estranhas não pode penetrar na pele intacta, mas pode entrar no organismo se a pele estiver danificada. Alguns microrganismos podem penetrar através das glândulas sebáceas e folículos pilosos. Entretanto, o pH ácido do suor e as secreções sebáceas, bem como a presença de vários *ácidos graxos* e *enzimas hidrolíticas* (por exemplo, a *lisozima*) possuem algum efeito antimicrobiano, que diminui a importância desta via de infecção. Além disso, as proteínas solúveis, incluindo os interferons e certos membros do sistema-complemento encontrados no soro (ver Capítulo 13), contribuem para a imunidade inespecífica.

Os *interferons* constituem um grupo de proteínas produzidas pelas células em resposta à infecção viral que essencialmente provoca um estado antiviral generalizado nas células vizinhas (ver Capítulo 11). A ativação do *sistema-complemento* em resposta a certos microrganismos resulta em uma cascata enzimática controlada que tem como alvo a membrana dos microrganismos patogênicos causando sua destruição. Um importante mecanismo da imunidade natural envolvido na proteção de muitas áreas do corpo, incluindo os tratos respiratório e gastrintestinal, é o revestimento da superfície destas áreas com muco. Nestas áreas, a barreira das membranas mucosas captura os microrganismos, que são, a seguir, direcionados para as aberturas externas pelas células epiteliais ciliadas. Os pelos nas narinas e o reflexo da tosse também constituem ajuda, impedindo os microrganismos de infectarem o trato respiratório. O consumo de álcool, de narcóticos e o tabagismo suprimem todo este sistema de defesa.

A eliminação dos microrganismos do trato respiratório é auxiliada pelos macrófagos pulmonares ou alveolares que, como veremos posteriormente, são células fagocíticas capazes de englobar e destruir alguns microrganismos. Outros microrganismos que penetram pelas barreiras mucosas também podem ser capturados por macrófagos ou transportados para os linfonodos, onde muitos são destruídos. O ambiente do trato gastrintestinal é inóspito para muitos microrganismos por outros mecanismos naturais, incluindo as enzimas hidrolíticas da saliva, o baixo pH do estômago, enzimas proteolíticas e bile no intestino delgado. O baixo pH da vagina funciona de maneira semelhante.

Destruição Intracelular e Extracelular dos Microrganismos

Uma vez que os microrganismos invasores tenham conseguido transpor as várias barreiras físicas e químicas que constituem a

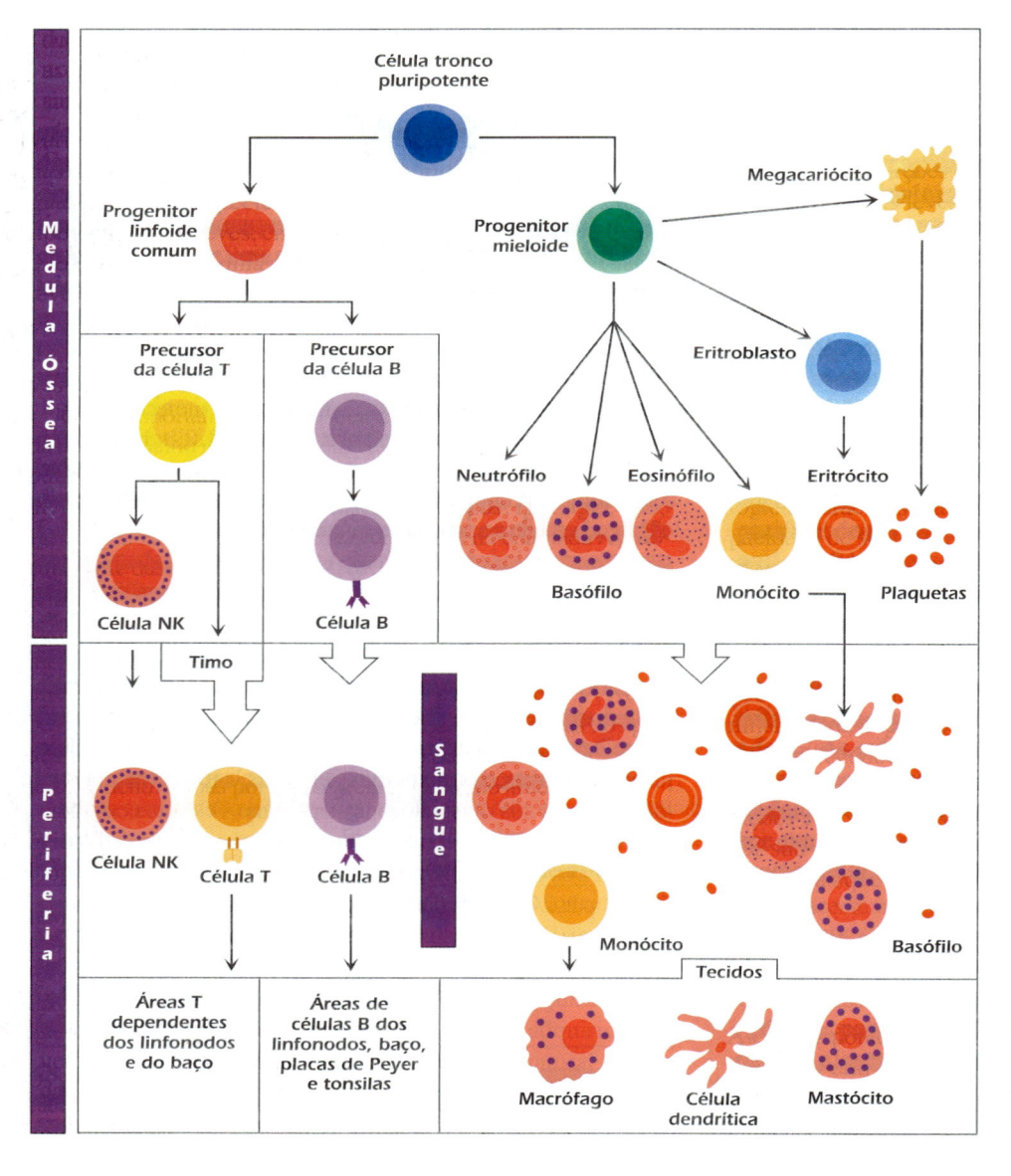

● Figura 2.1 Via de desenvolvimento de vários tipos celulares a partir das células tronco pluripotentes da medula óssea.

primeira linha de defesa, eles encontram a linha de defesa subsequente, constituída de várias células especializadas cujo propósito é destruir o invasor. Estas células incluem os leucócitos polimorfonucleares, monócitos e macrófagos, todos derivados da célula precursora hematopoiética. As vias de desenvolvimento das várias células hematopoiéticas são mostradas na Figura 2.1. Antes de discutirmos os mecanismos de defesa natural do hospedeiro, realizada por estas células, é importante compreender duas atividades celulares fundamentais associadas com muitos membros deste grupo de células: endocitose e fagocitose.

Endocitose. A *endocitose* consiste na ingestão, realizada pelas células, das macromoléculas presentes no líquido extracelular. O processo pode ocorrer por *pinocitose*, que envolve a invaginação inespecífica da membrana, ou por *endocitose mediada por receptor*, um processo envolvendo a ligação seletiva de macromoléculas a receptores específicos na membrana. Em ambos os casos, a ingestão de macromoléculas estranhas dá origem a vesículas de endocitose cheias de material estranho, que, a seguir, se fundem com compartimentos ácidos denominados *endossomas*. Posteriormente, os endossomas se fundem com os *lisossomas* contendo enzimas degradativas (por exemplo, nucleases, lípases, proteases) para reduzir as macromoléculas ingeridas a pequenos produtos de degradação, incluindo nucleotídios, açúcares e peptídios (Fig. 2.2).

Fagocitose. A *fagocitose*, que é a ingestão, por células individuais, de partículas estranhas invasoras, como bactérias,

constitui um mecanismo protetor crítico do sistema imunológico. Muitos microrganismos liberam substâncias que atraem células fagocíticas. A fagocitose pode ser potencializada por inúmeros fatores que tornam a partícula estranha um alvo mais fácil. Estes fatores, coletivamente conhecidos como ***opsoninas*** (da expressão grega que significa "temperar o alimento"), são constituídos pelo anticorpo e várias componentes séricos do complemento (ver Capítulo 13). Após a ingestão, a partícula estranha é colocada em um vacúolo fagocítico (***fagossoma***), que se funde com o lisossoma para formar o ***fagolisossoma*** (Fig. 2.2). O fagolisossoma libera suas poderosas enzimas, que digerem a partícula.

Os fagócitos também podem danificar os patógenos invasores através da geração de produtos tóxicos em um processo conhecido como ***explosão respiratória***. A produção destes metabólitos tóxicos é induzida durante a fagocitose de patógenos, tal como as bactérias, e é catalisada por um conjunto de vias enzimáticas inter-relacionadas. Os produtos tóxicos mais importantes, produzidos pela explosão respiratória, são o óxido nítrico (catalisado pela oxidase sintase nítrica indutível), peróxido de hidrogênio e ânion superóxido (catalisado por nicotinamida adenina dinucleotídio fosfato [NADPH] oxidase do fagócito), e ácido hipocloroso (catalisado por mieloperoxidase). Além de ser tóxico para a bactéria, cada um desses produtos microbicidas pode também danificar as células do hospedeiro. Felizmente, inúmeras enzimas protetoras produzidas pelos fagócitos limitam primariamente suas atividades microbicidas aos fagolisossomas (ver Fig. 2.2), con-

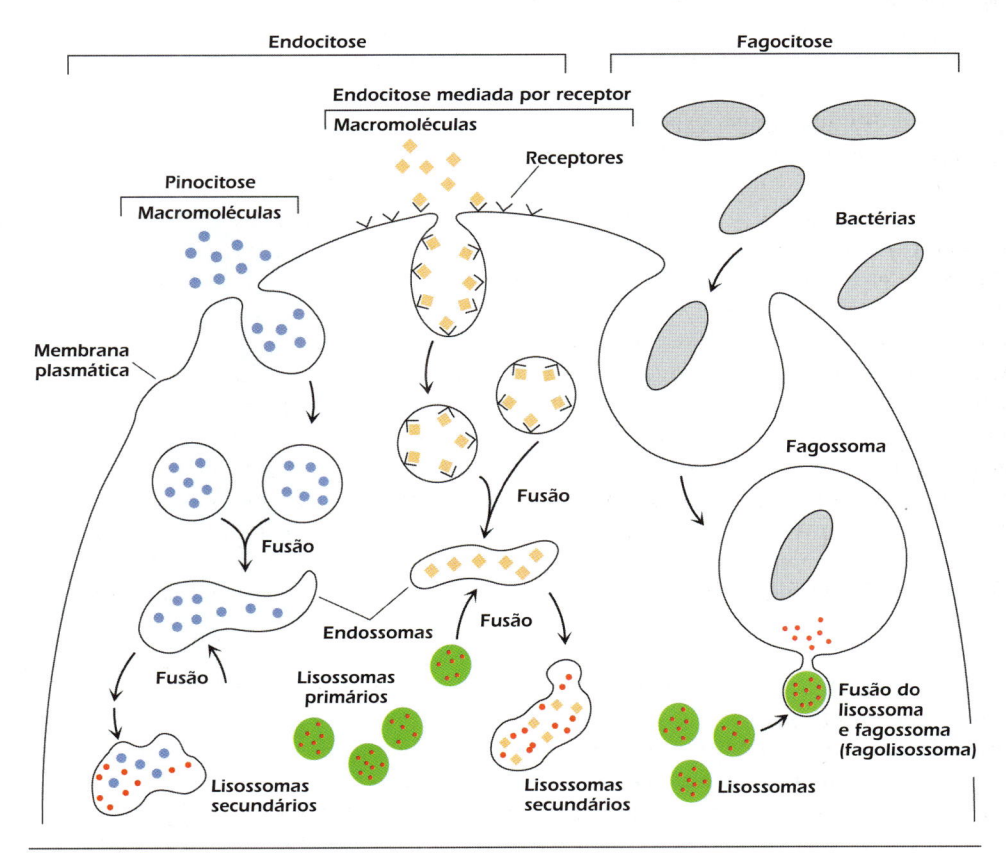

Figura 2.2 Endocitose e fagocitose por macrófagos.

sequentemente concentrando sua toxicidade nos patógenos ingeridos. Estas enzimas protetoras incluem a catalase, que degrada o peróxido de hidrogênio, e o superóxido dismutase, que converte o ânion superóxido em peróxido de hidrogênio e oxigênio. A ausência ou uma anormalidade em qualquer um desses componentes da explosão respiratória resulta em uma forma de imunodeficiência que predispõe os indivíduos a repetidas infecções (Capítulo 17).

Células Envolvidas no Sistema Imunológico Natural

Como observado anteriormente, vários tipos celulares participam dos mecanismos de defesa natural do hospedeiro. Estes tipos celulares serão definidos com mais detalhes nesta seção. Após a ativação (por exemplo, contato com microrganismos) estas células produzem e frequentemente liberam substâncias solúveis biologicamente ativas, incluindo potentes produtos antimicrobianos (por exemplo, peróxido) e citocinas, que causam diferentes efeitos sobre várias células do hospedeiro (ver Capítulo 11). Elas estão também envolvidas em etapas importantes na indução da resposta imunológica adquirida mediada por células B e T. Um exemplo desta inter-relação é a ***apresentação do antígeno***, pelas chamadas APC, realizada por tipos especiais de células do sistema imunológico natural. Como será discutido, com maiores detalhes, nos capítulos subsequentes, as células T precisam interagir com a APC que exibe determinados antígenos, para gerar respostas antígeno-específicas. Assim, enquanto a descrição das células acima inicialmente relata seus envolvimentos na resposta imunológica natural, é importante reconhecer seu importante papel nas respostas imunológicas adquiridas neste primeiro estágio de estudo do sistema imunológico.

Leucócitos Polimorfonucleares (PMN). Os ***leucócitos PMN*** constituem uma população de células também conhecida como ***granulócitos***. Os granulócitos incluem os ***basófilos***, ***mastócitos***, ***eosinófilos*** e ***neutrófilos***. Os granulócitos são células fagocitárias de vida curta que contêm lisossomas ricos em enzimas, que podem facilitar a destruição dos microrganismos infecciosos (Fig. 2.3). Eles também produzem radicais superóxido e peróxido que são tóxicos para muitos microrganismos. Alguns lisossomas também contêm proteínas bactericidas como a lactoferrina. Os leucócitos PMN desempenham um importante papel na proteção contra a infecção. Defeitos na função das células PMN são acompanhadas de infecções crônicas ou recorrentes.

Macrófagos. Os ***macrófagos*** são fagócitos derivados dos monócitos sanguíneos (Fig. 2.4). O ***monócito*** é uma célula esférica, pequena, com poucas projeções, abundante citoplasma, pequeno retículo endoplasmático e muitos grânulos. Após a migração dos monócitos do sangue para vários tecidos, eles sofrem diferenciação em inúmeras formas his-

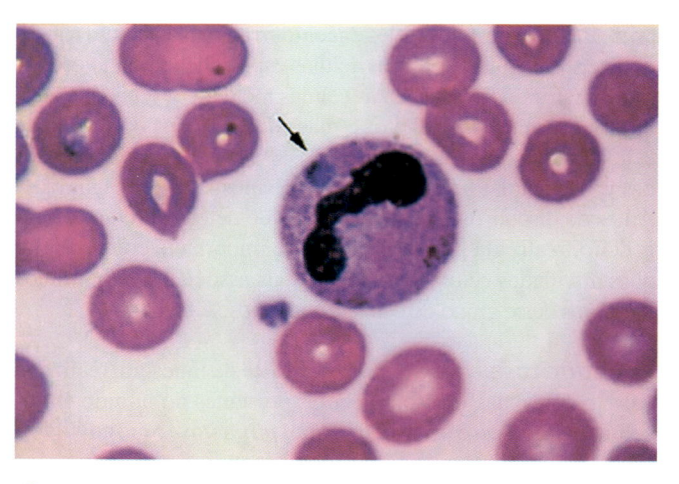

○ Figura 2.3 Leucócito polimorfonuclear (circundado por eritrócitos em um esfregaço de sangue) com núcleo trilobado e grânulos citoplasmáticos (950×). [Reproduzido com permissão de Olana e Walker, *Infect Med* 19:318 (2002).]

tológicas e todas desempenham um papel na fagocitose, incluindo as seguintes:

- ***Células de Kupffer***, no fígado, células grandes com muitas projeções citoplasmáticas.
- ***Macrófagos alveolares***, no pulmão.
- ***Macrófagos esplênicos***, na polpa branca do baço.
- ***Macrófagos peritoneais***, flutuando livres no líquido peritoneal.

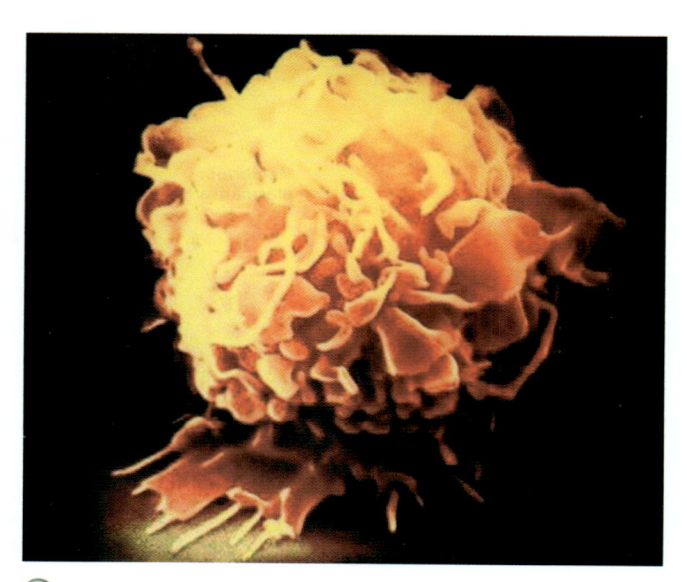

○ Figura 2.4 Micrografia eletrônica de varredura de macrófago com membrana ondulada e superfície coberta com microvilosidades (5.200×). [Reproduzido com permissão de *J. Clin. Invest* 117 (2007).]

- *Células da micróglia*, no tecido do sistema nervoso central.

Cada uma dessas populações de macrófagos constitui parte dos membros celulares do *sistema reticuloendotelial* (*RES*), que está amplamente distribuído no corpo. A principal função do RES é fagocitar microrganismos e substâncias estranhas que invadem a corrente sanguínea e vários tecidos. O RES também funciona na destruição de células velhas e imperfeitas como os eritrócitos gastos.

Embora associados com diversos nomes e localizações, muitos macrófagos compartilham características comuns, como a capacidade de se ligar e engolfar materiais particulados e antígenos. Devido a sua localização ao longo de capilares, são estas células que provavelmente fazem o primeiro contato com patógenos invasores e antígenos, e, como veremos mais tarde, são responsáveis por grande parte do sucesso da imunidade natural assim como da adquirida.

Em geral, os macrófagos têm duas funções principais. Uma, como seu nome sugere ("comedores grandes"), implica o engolfamento e degradação de materiais capturados, até simples aminoácidos, açúcares e outras substâncias para excreção ou reaproveitamento, com a ajuda de enzimas de degradação em seus grânulos lisossômicos. Desta maneira, estas células desempenham um importante papel na remoção de bactérias e parasitas do corpo. Conforme observado anteriormente, e discutido com maiores detalhes nos últimos capítulos, a segunda principal função dos macrófagos é capturar antígenos, processá-los por desnaturação ou digestão parcial, e apresentar os fragmentos obtidos às células T antígeno-específicas (isto é, o processo de apresentação do antígeno).

Células Dendríticas. As *células dendríticas* são células de vida longa que residem em estado imaturo na maioria dos tecidos onde reconhecem e fagocitam patógenos e outros antígenos. Elas são encontradas como *células interdigitantes do timo*. As células dendríticas encontradas na pele são denominadas *células de Langerhans*. Estas células são derivadas da mesma célula precursora hematopoiética dos monócitos. O contato direto de todas as células dendríticas com o patógeno acarreta a sua maturação e permite que elas aumentem significativamente a sua capacidade de apresentar antígenos. Além disso, as células dendríticas maduras possuem a capacidade de ativar as células T "inocentes" antígeno-específicas. Este assunto será discutido com detalhes nos capítulos subsequentes, onde serão descritas as características celulares e moleculares da ativação da célula T. Dadas estas propriedades gerais das células dendríticas, deve ficar claro que estas células são importantes participantes tanto na resposta imunológica natural quanto no começo das respostas imunológicas adquiridas.

Células Citocidas Naturais (Natural killer — NK). As características alteradas das membranas de células anormais, tais como aquelas encontradas sobre células infectadas por vírus ou células cancerosas, são reconhecidas pelas *células citocidas naturais (NK)* que são citotóxicas. As células NK atuam provavelmente nos estágios iniciais da infecção viral ou da tumorigênese, antes que seja gerado um grande número de linfócitos T citotóxicos ativados. Histologicamente, as células NK são grandes linfócitos granulares. Os grânulos intracelulares contêm moléculas biologicamente potentes pré-formadas que são liberadas quando as células NK entram em contato com as células alvo. Algumas dessas moléculas provocam a formação de poros na membrana da célula alvo, ocasionando sua lise. Outras moléculas penetram na célula alvo e causam *apoptose* (morte celular programada) através da potencialização da fragmentação de seu DNA nuclear. Desta maneira, elas são capazes de lisar certas células infectadas por vírus e células tumorais sem estimulação prévia.

Diferentemente dos linfócitos T citotóxicos, que reconhecem as células alvo de uma maneira antígeno-específica pela expressão de seus TCRs, as células NK não dispõem de receptores antígeno-específicos. Como, então, procuram e destroem seus alvos? Elas utilizam um mecanismo que envolve o contato célula-célula, que as permite saber se um potencial alvo celular perdeu um determinado antígeno próprio denominado *molécula da classe I do MHC*. As moléculas de classe I do MHC são expressas em praticamente todas as células nucleadas. As células NK dispõem de receptores denominados *receptor inibitório* **killer** *(KIRs)* que se ligam às moléculas de classe I do MHC existentes nas células normais. Quando os KIRs se ligam às moléculas de classe I do MHC, são gerados sinais intracelulares que causam a inibição de fatores específicos de transcrição. Isto resulta na inibição da ativação da célula NK e da subsequente desgranulação e destruição das células alvo. As células infectadas por vírus ou transformadas (tumor) apresentam número significativamente menor de moléculas de classe I do MHC em sua superfície. Assim, quando tais células encontram as células NK, elas não se ligam efetivamente aos KIRs tornando-se suscetíveis à citotoxicidade mediada pelas células NK (Fig. 2.5).

Células T Citocidas Naturais. Reconhecidas há mais de uma década, as *células T citocidas naturais (NKT)* se dife-

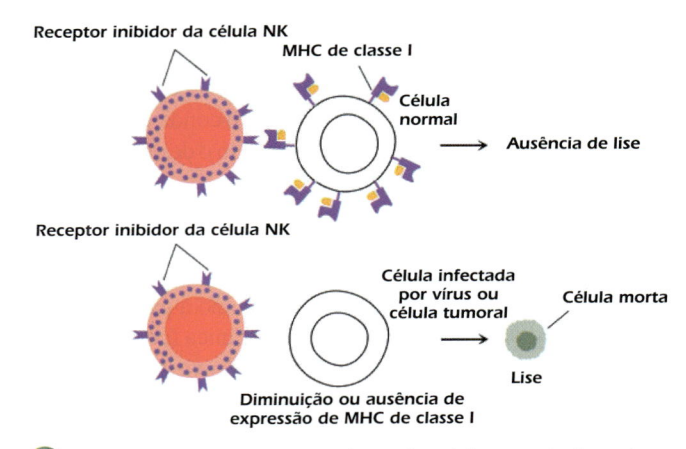

○ Figura 2.5 Receptores inibidores de célula NK e de destruição celular.

renciam de precursores tímicos através de sinais provenientes de timócitos corticais durante o engajamento do TCR. À semelhança de outras células T, estas células expressam TCRs, embora com restrita variabilidade. Seus TCRs semi-invariantes reconhecem um glicoesfingolipídio de mamíferos (isoglobotrihexosilceramida) bem como uma α-glicuronilceramida microbiana encontrada nas paredes celulares de bactérias Gram-negativas. As células NKT são características em termos de seus *status* funcional visto que elas ficam entre os sistemas imunológicos natural e adaptativo. Após a ativação, elas secretam inúmeras citocinas reguladoras, incluindo IL-4 e interferon γ, e matam as células alvo via interações Fas-Fas ligante que causa apoptose (ver Capítulo 10). As células NK também regulam inúmeras condições imunopatológicas, mas os mecanismos e os ligantes envolvidos permanecem desconhecidos.

A partir desta breve descrição, você pode ver que cada um dos componentes celulares do sistema imunológico natural desempenha diversos papéis na conquista de dois objetivos comuns: (1) eliminar substâncias estranhas e patógenos do hospedeiro e (2) gerar uma resposta imunológica adquirida antígeno-específica que tem por objetivo final originar uma imunidade duradoura. Finalmente, como produtoras de inúmeras citocinas, estas células influenciam as propriedades funcionais de muitos outros tipos celulares do sistema imunológico. Por exemplo, elas podem potencializar a atividade fagocitária dos macrófagos para aumentar a destruição de patógenos bem como os efeitos citotóxicos das células NK. Desta maneira, as células da imunidade natural desempenham papéis importantes nas estratégias empregadas pelo sistema imunológico para garantir proteção do hospedeiro contra microrganismos infecciosos. Elas são também chamadas a entrar em ação sempre que as barreiras físicas de defesa estão comprometidas (por exemplo, feridas cutâneas). Em outros casos, a mobilização das células do sistema imunológico natural após lesão ou infecção gera uma resposta fisiológica conhecida como inflamação, o tópico da próxima seção.

Inflamação

Uma importante função das células fagocíticas é sua participação nas reações inflamatórias. A palavra *inflamação* originou-se da palavra latina *inflammare* ("acender"). Em alguns distúrbios, o processo inflamatório, que em condições normais é autolimitante, torna-se contínuo, causando o desenvolvimento de doença inflamatória crônica.

A inflamação, um importante componente dos mecanismos de defesa do corpo, é um processo fisiológico tipicamente iniciado por lesão tissular a partir de fatores endógenos como necrose tissular ou fratura óssea, assim como a partir de fatores exógenos, os quais incluem lesão mecânica (como cortes), lesão física (como queimaduras), lesão química (por exemplo, exposição a substâncias químicas corrosivas), lesão imunológica (como reações de hipersensibilidade: ver Capítulos 14-16), e lesão biológica (por exemplo, infecções causadas por microrganismos patogênicos; ver Capítulo 20). Embora talvez para-

doxal, considerando-se o desconforto associado com certos tipos de respostas inflamatórias (por exemplo, hipersensibilidade à hera venenosa), a inflamação é um processo imunológico normal destinado a restaurar a homeostasia imunológica fazendo com que o tecido lesado volte à sua condição normal.

Sinais Característicos da Inflamação. A tríade dos sinais clínicos da inflamação é constituída por ***dor***, ***vermelhidão*** e ***calor***. Estas características podem ser explicadas pelo aumento do fluxo sanguíneo, elevado metabolismo celular, vasodilatação, liberação de mediadores solúveis, extravasamento de líquidos, que se deslocam dos vasos sanguíneos para os tecidos circundantes, e influxo celular. A dor é causada pelo aumento do diâmetro vascular, que acarreta o aumento do fluxo sanguíneo, causando consequentemente calor e vermelhidão na área. Redução subsequente na velocidade do sangue e concomitante expressão aumentada de moléculas de adesão, induzida por citocina e cinina sobre as células endoteliais que revestem os vasos sanguíneos, promovem a ligação de leucócitos circulantes aos vasos. Estes eventos facilitam a fixação e entrada dos leucócitos nos tecidos e o recrutamento de neutrófilos e monócitos para o local da inflamação. Outra importante alteração nos vasos sanguíneos locais é o aumento da permeabilidade vascular. Este acontecimento resulta da separação das células endoteliais, estreitamente ligadas, que revestem os vasos sanguíneos, acarretando a saída de líquido e proteínas do sangue e seu acúmulo nos tecidos. Estes acontecimentos contribuem para a inchação (***edema***) associada à inflamação, que contribui significativamente para a dor, vermelhidão e calor associados com o acúmulo de células no local.

Minutos após a lesão, o processo inflamatório se inicia com a ativação e aumento da concentração de substâncias farmacologicamente potentes, incluindo proteínas conhecidas como ***proteínas de fase aguda***. A ***resposta de fase aguda*** induz respostas adicionais, tanto localizadas quanto sistêmicas. As respostas inflamatórias localizadas são, em parte, geradas como resultado da ativação de cininas e do sistema de coagulação (coágulo).

Respostas Inflamatórias Localizadas. Uma vez ativadas, as ***cininas*** desencadeiam importantes efeitos localizados sobre células e sistemas orgânicos:

- Atuam diretamente nos músculos lisos locais causando contração muscular.

- Atuam nos axônios para bloquear os impulsos nervosos, ocasionando o relaxamento do músculo distal.

- Mais importante, as cininas, como o peptídio vasoativo bradicinina, atuam nas células endoteliais vasculares provocando sua contração (ocasionando um aumento na permeabilidade vascular) e a expressão de ***moléculas de adesão da célula endotelial*** (ECAMs), acarretando a adesão e extravasamento de leucócitos.

- As cininas são potentes estimuladores nervosos e constituem as moléculas mais responsáveis pela dor (e coceira) associada com a inflamação.

As cininas são rapidamente inativadas pelas proteases geradas durante esta resposta localizada.

A *via da coagulação* se constitui de enzimas plasmáticas que são ativadas em cascata após a lesão do vaso sanguíneo. Seu papel na resposta inflamatória é formar uma barreira física (*coágulo*) que impede os microrganismos de penetrar na corrente sanguínea. A estimulação simultânea das cininas e do sistema de coagulação durante a resposta inflamatória cria condições inóspitas para os patógenos invasores bem como novas barreiras físicas para limitar sua capacidade de utilizar o sistema circulatório para penetrar em tecidos e órgãos distais.

Resposta Inflamatória Sistêmica. A resposta inflamatória sistêmica inclui a indução de febre (discutida posteriormente), produção aumentada dos leucócitos, aumento da síntese de hidrocortisona e hormônio adrenocorticotrópico (ACTH), e produção de proteínas de fase aguda (ver Capítulo 11). Uma importante proteína de fase aguda é a ***proteína C reativa*** que é capaz de se ligar a certos microrganismos e ativar o sistema-complemento (Capítulo 13). Isto resulta na lise do microrganismo, potencialização da fagocitose pelas células fagocitárias e inúmeras outras importantes defesas do hospedeiro, como veremos posteriormente.

As *citocinas* desempenham um importante papel na resposta inflamatória. IL-1, IL-6 e o fator α de necrose tumoral (TNF-α) estão entre as mais importantes ***citocinas pró-inflamatórias*** envolvidas (Capítulo 11). Conforme descrito anteriormente, estas citocinas são liberadas principalmente por macrófagos ativados e induzem a expressão de moléculas de adesão na membrana de células endoteliais vasculares às quais os neutrófilos, monócitos e linfócitos aderem antes de se deslocarem para fora do vaso sanguíneo em direção ao tecido afetado, um processo denominado ***extravasamento***. Estas citocinas também promovem coagulação e aumento da permeabilidade vascular. Outras citocinas, incluindo a IL-8 e o interferon-γ, exercem efeitos adicionais, como a quimiotaxia aumentada de leucócitos e ativação de fagócitos. Todos esses efeitos resultam em edema e acúmulo de leucócitos nas áreas lesadas. A resposta é ampliada à medida que outros compostos biologicamente ativos são transportados para o local e liberados a partir das células acumuladas, atraindo e ativando ainda mais células.

Muitas das células envolvidas nas respostas inflamatórias são células fagocitárias, principalmente leucócitos PMN. Os leucócitos PMN se acumulam no intervalo de 30-60 minutos, fagocitam o invasor e liberam suas enzimas lisossômicas na tentativa de destruí-lo. Se a causa da resposta inflamatória persistir, no intervalo de 4-6 horas a área que abriga o microrganismo invasor, ou a substância estranha, será infiltrada de macrófagos e linfócitos. Os macrófagos suplementam a atividade fagocitária dos leucócitos PMN. Eles também processam e apresentam os antígenos às células T, que, a seguir, geram respostas antígeno-específicas. As células T ativadas sintetizam e liberam inúmeras citocinas, que estimulam pró-ativamente as células B antígeno-específicas, facilitando a produção de anticorpos. No intervalo de cinco a sete dias, os anticorpos produzidos por estas células B são detectados como anticorpos séricos, tornando-se parte do arsenal da resposta imunológica humoral.

Inflamação Crônica. Muitas substâncias ativadas durante o processo inflamatório participam do reparo da lesão. Durante este extraordinário processo, muitas células, incluindo os leucócitos, estão sendo destruídas. Os macrófagos presentes na área fagocitam os *debris* celulares, a inflamação diminui, e o estado de homeostasia no local da lesão é restaurado. Nestas condições, o tecido retorna ao seu estado normal ou uma cicatriz tissular pode ser formada.

Algumas vezes é difícil ou impossível remover a causa da inflamação. A ***inflamação crônica*** ocorre em situações de infecção crônica (por exemplo, tuberculose) ou ativação crônica da resposta imunológica (por exemplo, artrite reumatoide e glomerulonefrite). Em tais casos, a resposta inflamatória continua e pode ser modificada apenas temporariamente pela administração de agentes anti-inflamatórios como a aspirina, ibuprofeno e cortisona. Estes agentes, outros fármacos e terapias biológicas atuam em várias vias metabólicas envolvidas na elaboração e ativação de mediadores farmacológicos da inflamação. Entretanto, eles não afetam a causa primária da inflamação e quando são retirados, os sintomas podem reaparecer.

Febre

Embora a *febre*, uma elevação da temperatura do corpo, seja uma das mais comuns manifestações da infecção e inflamação, existem ainda informações limitadas sobre a importância da febre no curso de uma infecção nos mamíferos. A febre é causada por muitos produtos bacterianos, mais especialmente, as ***endotoxinas*** das bactérias Gram-negativas. A febre surge quando as citocinas denominadas ***pirógenos endógenos*** são produzidas pelas células do sistema imunológico natural (monócitos e macrófagos) em resposta à presença de endotoxinas. Exemplos de citocinas com propriedades pirogênicas endógenas incluem a IL-1 e certos interferons (ver Capítulo 11). Células em outros tecidos também podem produzir estas citocinas, como, por exemplo, os queratinócitos presentes na pele, que contêm IL-1. É interessante observar que quando a pele é exposta a uma quantidade excessiva de raios ultravioleta do sol (queimadura provocada pelos raios solares), os queratinócitos são fisicamente danificados, causando a liberação de seus conteúdos, incluindo a IL-1. No intervalo de poucas horas, os níveis aumentados de IL-1 podem causar febre, acompanhada de calafrios e mal-estar — um fenômeno já experimentado por muitos após um dia de verão na praia. Felizmente, há uma variedade de cremes solares para bloquear os raios ultravioleta, impedindo tanto a queimadura quanto a febre.

Substâncias Biologicamente Ativas

Muitos tecidos também sintetizam substâncias que são nocivas para os microrganismos. Os exemplos englobam as *enzimas degradativas*, os *radicais livres tóxicos* e as *proteínas de fase aguda*. Certos interferons também apresentam a capacidade de interferir na replicação viral, o que os torna componentes de nosso arsenal de defesa natural. Em resumo, dependendo de nossa capacidade de sintetizar substâncias que atuam direta ou indiretamente para matar os microrganismos, muitos tecidos podem apresentar resistência aumentada à infecção por alguns patógenos infecciosos.

Receptores Envolvidos no Sistema Imunológico Natural

O sistema imunológico natural carece da especificidade das células B e T do sistema imunológico adquirido, que utiliza os receptores antígeno-específicos clonalmente expressos (BCRs e TCRs, respectivamente) para reconhecer e responder aos antígenos. Em vez disso, as células da imunidade natural utilizam um diversificado conjunto de receptores de membrana que não são clonalmente expressos para reconhecer antígenos. Diferentemente dos BCRs e TCRs, estes receptores naturais são codificados na linhagem germinativa destas células. Consequentemente, todos os membros celulares da mesma linhagem (como, por exemplo, monócitos/macrófagos) expressam idênticos receptores.

Na seção que se segue, focalizaremos nossa discussão nos receptores da imunidade natural e sobre a sua utilização pelas células do hospedeiro no reconhecimento dos microrganismos. Como você pode esperar, as moléculas microbianas às quais estes receptores podem se ligar, não estão presentes nas células do hospedeiro, de modo que elas são identificadas como estranhas.

Receptores de Reconhecimento de Padrões

Os microrganismos apresentam em sua superfície moléculas altamente conservadas que são, com frequência, conhecidas como *padrões moleculares*. O reconhecimento destas estruturas características de certas classes de patógenos pelos *receptores de reconhecimento de padrões* acarreta uma gama de respostas pelo hospedeiro. Estes receptores naturais, semelhantes às peças de um quebra-cabeça, "se ajustam" a um padrão distinto de uma correspondente "peça" de um patógeno. A resultante defesa do hospedeiro depende da célula efetora envolvida e do tipo de receptor. O sistema imunológico natural evolui para tirar vantagens desses padrões que, de fato, servem como bandeiras, alertando as células quanto à presença de um microrganismo invasor.

Uma classe de receptor de reconhecimento de padrão é o *receptor semelhante a Toll* (*TLR — Toll-like receptor*). A família de genes Toll foi inicialmente estudada pela sua contribuição a padrões dorsoventrais em embriões de *Drosophila*

melanogaster. Estudos posteriores mostraram que os genes Toll codificam proteínas que desempenham um importante papel na resposta imunológica natural da mosca contra infecção microbiana. Investigações posteriores confirmaram a existência de proteínas homólogas nos mamíferos (TLRs) que podem ativar fagócitos e células dendríticas tissulares na resposta aos patógenos. Os TLRs constituem uma grande família de receptores, cada um reconhecendo padrões moleculares específicos nos microrganismos. A ativação das células que expressam TLRs após a ligação do receptor também facilita o desencadeamento da resposta imunológica adquirida devido à produção de citocinas pró-inflamatórias por estas células ativadas (Fig. 2.6). Este fenômeno ilustra, novamente, a importante ralação entre os sistemas imunológicos natural e adquirido.

Como você aprendeu, os TLRs desempenham um papel crucial no reconhecimento celular inato de patógenos extracelulares. Outro grupo de receptores de reconhecimento de padrões, denominado receptores semelhantes ao domínio de oligomerização de ligação de nucleotídio (NOD — nucleotide-binding oligomerization domain) ou NLRs, constituem receptores citosólicos que reconhecem e avisam as células quanto à invasão por patógenos intracelulares. Os NLRs são ativados por moléculas características derivadas das bactérias, como peptidioglicano, ácido ribonucleico (RNA), toxinas e flagelina, no citosol. Os NLRs contêm um domínio de oligomerização de ligação de nucleotídio central (NACHT), um domínio de ligação de efetor N-terminal e grupos de repetição ricos em leucina C-terminal (LRRs). Após a ligação destas moléculas microbianas, os NLRs iniciam um programa de atividades celulares que facilita a resposta inflamatória e outros mecanismos de defesa do hospedeiro. Recentes estudos demonstraram a associação genética de mutações nos genes do NLR com inúmeras doenças inflamatórias crônicas de tecidos de revestimento, como a doença de Crohn, e a asma, bem como síndromes autoinflamatórias raras, incluindo a urticária familiar ao frio, a síndrome de Muckle-Wells e a síndrome de Blau.

Os fagócitos utilizam os receptores de reconhecimento de padrões para facilitar sua ligação física aos microrganismos e outras substâncias — um processo que inicia a fagocitose. Uma segunda classe de receptores de reconhecimento de padrões envolvida neste fenômeno é a *lectina de ligação à manana (MB)*. A lectina MB permite aos fagócitos reconhecerem polissacarídios microbianos com uma composição de açúcar e espaçamento de resíduos não encontrados nas células do hospedeiro. A ligação do fagócito à lectina MB contendo estes açúcares inicia e ativa a via da lectina MB do complemento (Fig. 2.6B, discutida posteriormente no Capítulo 13). O processo resulta na geração de componentes específicos do complemento e que inicialmente revestem o microrganismo desencadeando a resposta — um processo conhecido como *opsonização* — em virtude de sua afinidade por outros padrões moleculares. O microrganismo revestido com o complemento torna-se mais suscetível à fagocitose. Como isto acontece? Os fagócitos expressam receptores para certos componentes do complemento; quando estes componentes se ligam aos

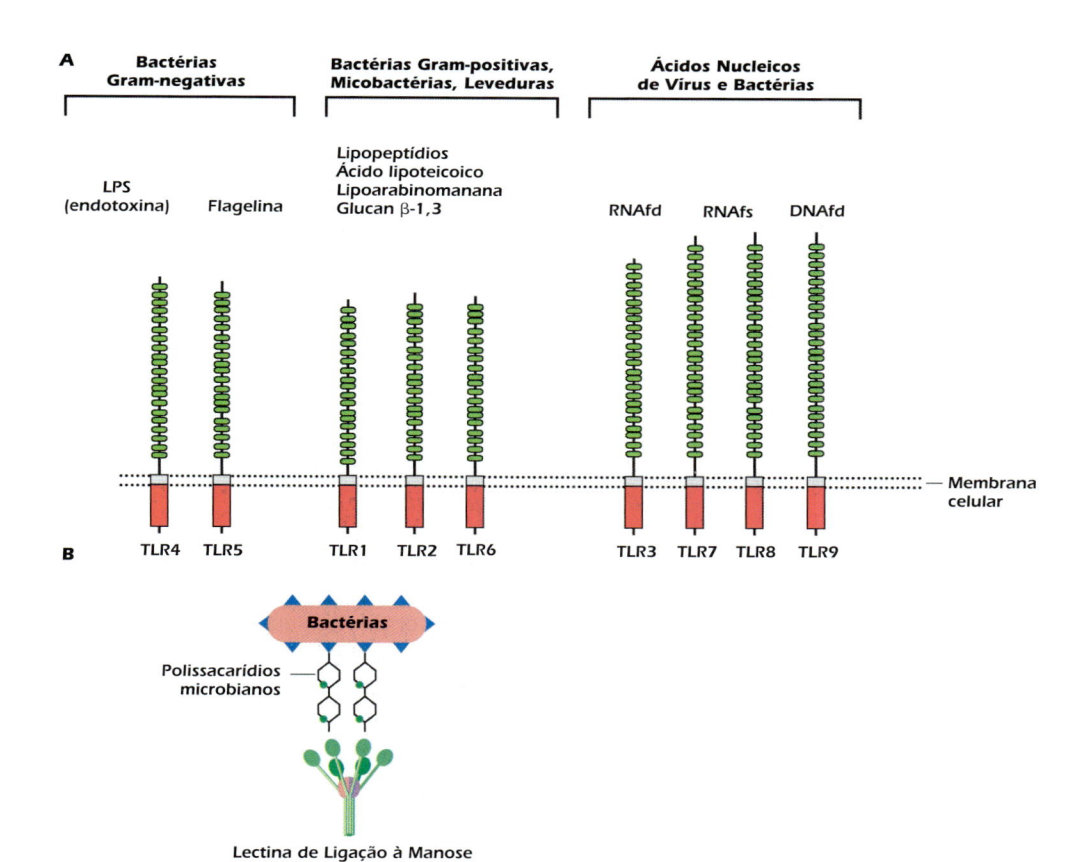

A

Bactérias Gram-negativas | Bactérias Gram-positivas, Micobactérias, Leveduras | Ácidos Nucleicos de Vírus e Bactérias

LPS (endotoxina) — Flagelina

Lipopeptídios
Ácido lipoteicoico
Lipoarabinomanana
Glucan β-1,3

RNAfd — RNAfs — DNAfd

Membrana celular

B TLR4 TLR5 — TLR1 TLR2 TLR6 — TLR3 TLR7 TLR8 TLR9

Bactérias

Polissacarídios microbianos

Lectina de Ligação à Manose

Figura 2.6 (A) Receptores de reconhecimento de padrões denominados TLRs se ligam a moléculas com motivos padrões específicos expressos por vários patógenos. (B) A lectina MB solúvel se liga a polissacarídios bacterianos (resíduos terminais de manose, neste caso).

microrganismos, eles servem como uma ponte que facilita o contato direto entre o fagócito e o microrganismo e, finalmente, ocorre a fagocitose (ver Capítulo 13).

Um terceiro tipo de receptor de reconhecimento de padrões é o **receptor de limpeza** (*scavenger receptor*). Estes receptores reconhecem polímeros aniônicos específicos e lipoproteínas acetiladas de baixa densidade expressas por determinados patógenos. Eles também reconhecem eritrócitos em fase de morte (*fracos, esgotados*), ocasionando a remoção destas células. A remoção dos eritrócitos é realizada principalmente no interior do baço, que possui grande número de macrófagos expressando os receptores de limpeza.

Finalmente, certas células do sistema imunológico natural desempenham um papel na mobilização de outras células de defesa do hospedeiro para o local da infecção. Como estas células dão o alarme? Uma maneira é através do reconhecimento de peptídios N-formilados expressos por certas bactérias. Os neutrófilos expressam o **receptor de f-Met–Leu–Phe** que especificamente se liga a peptídios N-formilados. A ligação dos peptídios N-formilados expressos pelos microrganismos ao receptor f-Met–Leu–Phe sobre os neutrófilos faz com que estes aumentem a expressão das moléculas de adesão. Estas moléculas facilitam a ligação dos neutrófilos às células do endotélio vascular. O processo é vantajoso para o hospedeiro por várias razões. Primeiro, o sítio da infecção torna-se infiltrado por um grande número de neutrófilos que podem

rapidamente participar da resposta imunológica natural que já está em andamento. Segundo, as citocinas liberadas pelos neutrófilos servem como fatores quimiotáticos que atraem outras células imunológicas, tanto do sistema imunológico natural quanto do adquirido, para o local da infecção. Este processo será discutido com maiores detalhes no Capítulo 11.

IMUNIDADE ADQUIRIDA

Quando um microrganismo infeccioso não é eliminado pelos mecanismos da imunidade natural, a resposta imunológica adquirida dá prosseguimento ao processo de defesa com a geração de **linfócitos antígeno-específicos** (células efetoras) e **células de memória** que podem impedir a reinfecção com o mesmo microrganismo. Estas respostas (algumas vezes denominadas respostas imunológicas adaptativas) necessitam de mais tempo para se desenvolver (> 96 horas) porque os poucos linfócitos B e T específicos para o microrganismo invasor precisam sofrer expansão clonal antes que possam se diferenciar em células efetoras para ajudar a eliminar a infecção. Ao contrário da imunidade natural, que de uma maneira ou de outra é atributo de praticamente todos os seres vivos, a **imunidade adquirida** constitui uma forma mais especializada da imunidade. Ela se desenvolveu mais tarde na evolução e é encontrada apenas nos vertebrados. Conforme discutido anteriormente neste capítulo, os vários elementos que participam da imunidade natural exibem ampla especificidade contra agentes estranhos através do reconhecimento de moléculas não encontradas no hospedeiro (por exemplo, peptídios N-formilados). Contrariamente, a imunidade adquirida sempre exibe especificidade antigênica. Como o nome sugere, a imunidade adquirida é uma consequência do encontro com uma substância estranha. O primeiro encontro com uma substância estranha origina uma cadeia de eventos que estimula a resposta imunológica adquirida com especificidade para a determinada substância, a qual é frequentemente designada como *resposta imunológica primária*. Os detalhes de como este processo ocorre com as linhagens de células B e T serão apresentados nos capítulos seguintes.

● CÉLULAS E ÓRGÃOS ENVOLVIDOS NA IMUNIDADE ADQUIRIDA

Ao contrário da imunidade natural, as respostas da imunidade adquirida são antígeno-específicas. Conforme já discutido, as células efetoras responsáveis pela resposta imunológica adquirida são as células B e T. As células B expressando BCRs antígeno-específicos sintetizam e secretam anticorpos para a corrente sanguínea. Este processo é frequentemente denominado *imunidade humoral*. As células T que também exibem especificidade antigênica em virtude da expressão de seus TCRs antígeno-específicos não produzem anticorpos. A participação destas células nas respostas imunológicas adquiridas está relacionada à existência de várias subpopulações de células T, bem como das citocinas que elas produzem. Historicamente, as respostas mediadas pelas células T são frequentemente chamadas de *respostas mediadas por células* ou *imunidade celular*.

Diferentemente das células B, que expressam BCRs que se ligam diretamente aos antígenos para os quais elas são específicas, as células T são incapazes de, por si sós, ligarem-se aos antígenos. As células T reconhecem e se ligam a peptídios antigênicos quando entram em contato com *APCs* tais como macrófagos e células dendríticas que apresentam peptídios derivados dos antígenos processados e ligados ao MHC. Entretanto, mesmo este reconhecimento de peptídios dependente de APC é insuficiente para ativar a célula T respondedora. São necessários dois sinais para ativar as células T: (1) expressão de TCRs peptídio (epítopo) específico pela célula T e (2) ligação de moléculas coestimulatórias expressas pelas células T com moléculas complementares localizadas na membrana das *APCs*. A etapa de sinalização coestimulatória inicia uma cascata de acontecimentos intracelulares e nucleares que alteram consideravelmente o comportamento das células T respondedoras. Assim, as células T começam a expressar e a liberar novos produtos gênicos (por exemplo, citocinas), e sofrem expansão clonal para ampliar o número de células expressando TCR dentro do repertório de células T e ainda se diferenciam para criar um conjunto de células de memória. Estes acontecimentos ocorrem nos órgãos linfoides secundários (linfonodos e baço), so-

bre os quais você conhecerá maiores detalhes na próxima seção deste capítulo.

A ativação da célula T facilita muito a ativação e diferenciação das células B que respondem ao antígeno. Este resultado é alcançado principalmente pela ligação das citocinas derivadas das células T com os específicos receptores de citocinas expressos pelas células B. As consequências funcionais dessa ajuda das células T incluem a proliferação das células B, geração de células B de memória e diversificação dos tipos de imunoglobulinas produzidas (troca de classe). O tema recorrente de envolvimento de citocinas em respostas imunológicas normais é salientado pelo fato de que as células B são dependentes das células T para respostas ótimas de anticorpos para a maioria dos antígenos; assim, esses antígenos são frequentemente chamados de *antígenos dependentes de célula T*.

Órgãos Linfáticos

O sistema linfático inclui órgãos nos quais ocorre a maturação, diferenciação e proliferação dos linfócitos. Eles são geralmente divididos em duas categorias, órgãos primários e secundários. Os *órgãos linfoides primários ou centrais* são aqueles nos quais ocorre a maturação dos linfócitos B e T em linfócitos que reconhecem o antígeno. Em outras palavras, os BCRs e TCRs funcionais antígeno-específicos são expressos pelas células B e T, respectivamente, nestes órgãos. As células B maduras se diferenciam em células totalmente maduras no interior da *medula óssea*. Historicamente, a expressão "célula B" se originou dos estudos realizados em aves que demonstraram que os linfócitos formadores de anticorpos se diferenciavam em um órgão característico das aves denominado *bursa de Fabricius* (daí "B" de bursa). Em contrapartida, as células T se diferenciam apenas parcialmente no interior da medula óssea. As células precursoras destinadas a se tornarem células T sofrem maturação final no interior da *glândula timo* (daí, "T" de timo). As características histológicas do timo serão discutidas na próxima seção.

As células B e T maduras migram através da corrente sanguínea e do sistema linfático para os tecidos linfoides periféricos, incluindo os linfonodos e o baço, coletivamente designados como *órgãos linfoides secundários*. É aí que ocorre a ativação comandada pelo antígeno (proliferação e diferenciação) das células B e T (Fig. 2.7) As propriedades histológicas dos órgãos linfoides secundários também serão apresentadas a seguir.

A Glândula Timo: Um Órgão Linfoide Primário. A glândula timo é uma estrutura bilobada derivada a partir da endoderme das terceira e quarta bolsas faríngeas (Fig. 2.8). Durante o desenvolvimento fetal, o tamanho do timo aumenta. Na puberdade o crescimento do timo é paralisado, e o órgão se atrofia lentamente durante a vida adulta.

O timo é um órgão *linfoepitelial*. Ele é formado de células epiteliais organizadas nas áreas *cortical* (externa) e *medular* (central) que são infiltradas por células linfoides (*timócitos*). O córtex está densamente povoado com linfócitos de vários

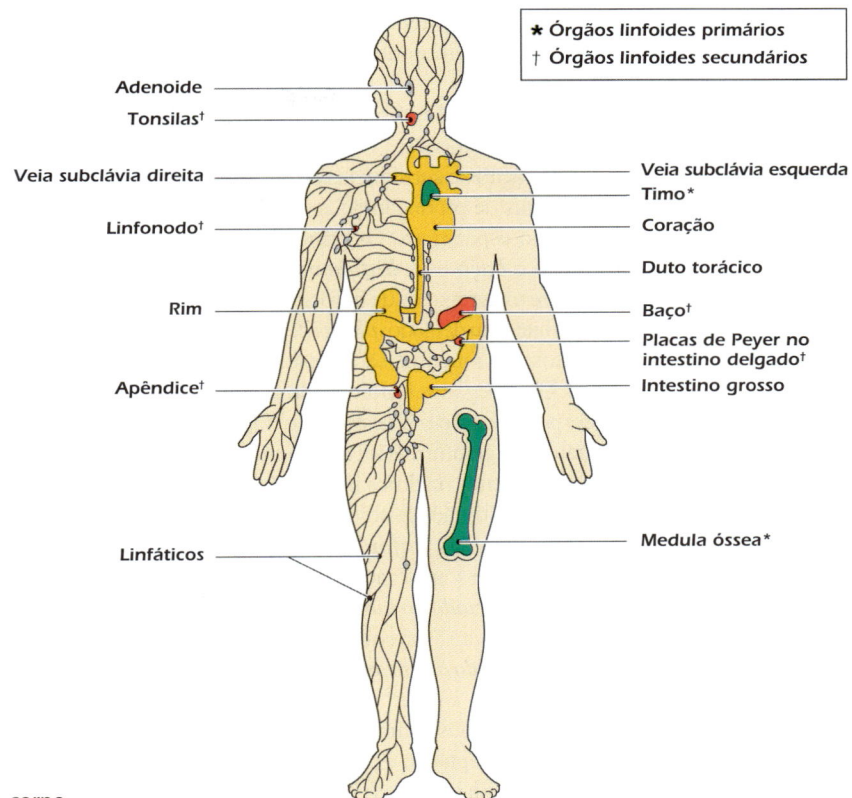

★ Órgãos linfoides primários
† Órgãos linfoides secundários

Adenoide

Tonsilas†

Veia subclávia direita

Linfonodo†

Rim

Apêndice†

Linfáticos

Veia subclávia esquerda

Timo*

Coração

Duto torácico

Baço†

Placas de Peyer no intestino delgado†

Intestino grosso

Medula óssea*

Figura 2.7 Distribuição do tecido linfoide no corpo.

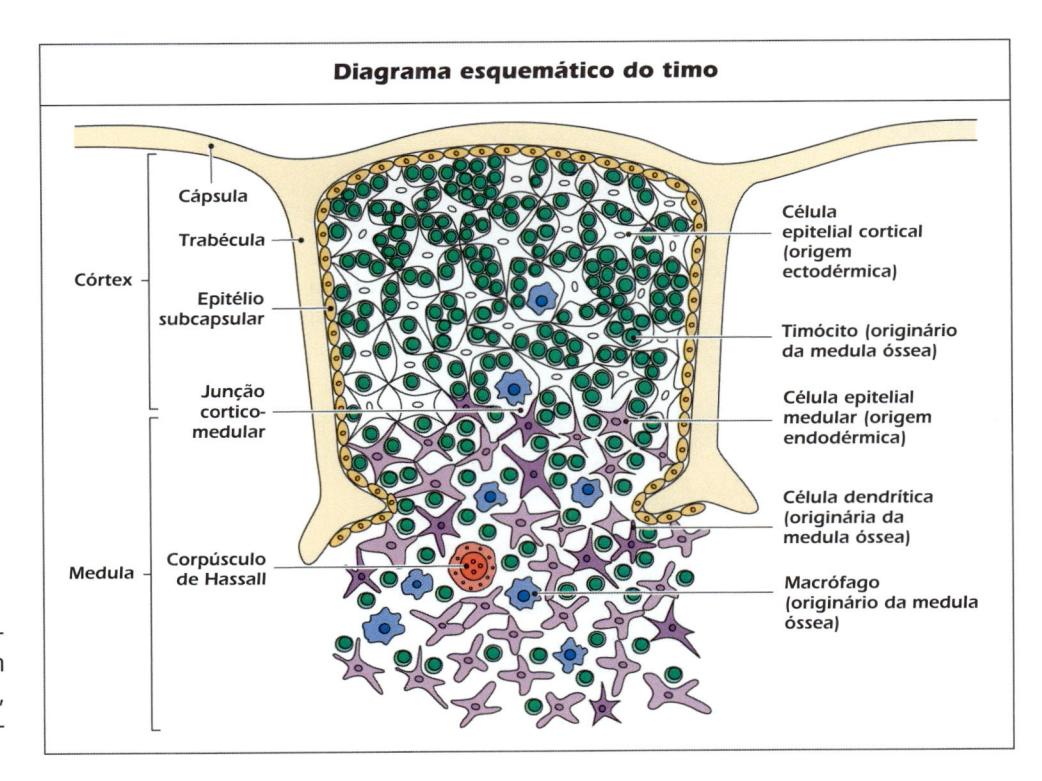

Diagrama esquemático do timo

Córtex

Cápsula

Trabécula

Epitélio subcapsular

Junção cortico-medular

Medula

Corpúsculo de Hassall

Célula epitelial cortical (origem ectodérmica)

Timócito (originário da medula óssea)

Célula epitelial medular (origem endodérmica)

Célula dendrítica (originária da medula óssea)

Macrófago (originário da medula óssea)

Figura 2.8 Organização celular do timo. (Reproduzido com permissão de FS Rosen e RS Geha, *Case Studies in Immunology*, Garland Publishing).

tamanhos, a maioria imatura, e macrófagos espalhados, envolvidos na eliminação de timócitos apoptóticos.

Órgãos Linfoides Secundários. Os órgãos linfoides secundários possuem duas principais funções: (1) são altamente eficientes na captação e concentração de substâncias estranhas e (2) constituem os principais locais de produção de anticorpos e indução de linfócitos T antígeno-específicos. Os principais órgãos linfoides secundários são o **baço** e os **linfonodos**. Além disso, as amígdalas, o apêndice, e os agregados de linfócitos distribuídos na camada que reveste o intestino delgado (**placas de Peyer**), e agregados linfoides dispersos nas mucosas são considerados órgãos linfoides secundários. Os agregados linfoides são encontrados em várias áreas do corpo, tal como o revestimento do trato digestivo, os tratos respiratório e geniturinário, a conjuntiva e as glândulas salivares, onde os linfócitos maduros interagem com o antígeno e sofrem ativação. Estes órgãos linfoides das mucosas receberam a denominação de **tecido linfoide associado à mucosa** (MALT). Os tecidos linfoides associados ao intestino são denominados **tecido linfoide associado ao intestino** (GALT); os associados com a árvore brônquica são frequentemente conhecidos como **tecido linfoide associado aos brônquios** (BALT).

Baço. O baço é o maior dos órgãos linfoides secundários (Fig. 2.9) e é altamente eficiente na captação e concentração de substâncias estranhas transportadas no sangue. É o principal órgão do corpo no qual os anticorpos são sintetizados e dos quais

eles são liberados na circulação. O baço é composto de **polpa branca**, rica em células linfoides, e **polpa vermelha**, contendo muitos seios, bem como uma grande quantidade de eritrócitos e macrófagos, alguns linfócitos e poucos outros tipos celulares.

As áreas da polpa branca estão localizadas principalmente ao redor das pequenas arteríolas com regiões periféricas ricas em células T; as células B estão presentes principalmente nos centros germinativos. Aproximadamente 50% das células do baço são linfócitos B; 30-40% são linfócitos T. Após a estimulação pelo antígeno, os centros germinativos passam a apresentar grande número de células B e células plasmáticas. Estas células sintetizam e liberam anticorpos.

Linfonodos. Os linfonodos são pequenas estruturas ovoides (normalmente com diâmetro <1 cm) encontrados em várias regiões através do corpo (Fig. 2.10). Eles estão associados às principais junções dos canais linfáticos, os quais são conectados ao duto torácico. O duto torácico transporta linfa e linfócitos para a veia cava, o vaso que transporta sangue para o lado direito do coração (Fig. 2.11). Daí, eles são distribuídos para todo o corpo.

Os linfonodos são constituídos por uma medula, com muitos seios e um córtex, que é circundada por uma cápsula de tecido conjuntivo (Fig. 2.10A). A região cortical contém **folículos linfoides** primários. Após a estimulação antigênica, estas estruturas aumentam para formar os folículos linfoides secundários com centro germinativo contendo densas populações de linfócitos (principalmente células B) que estão sofrendo mitose. Em

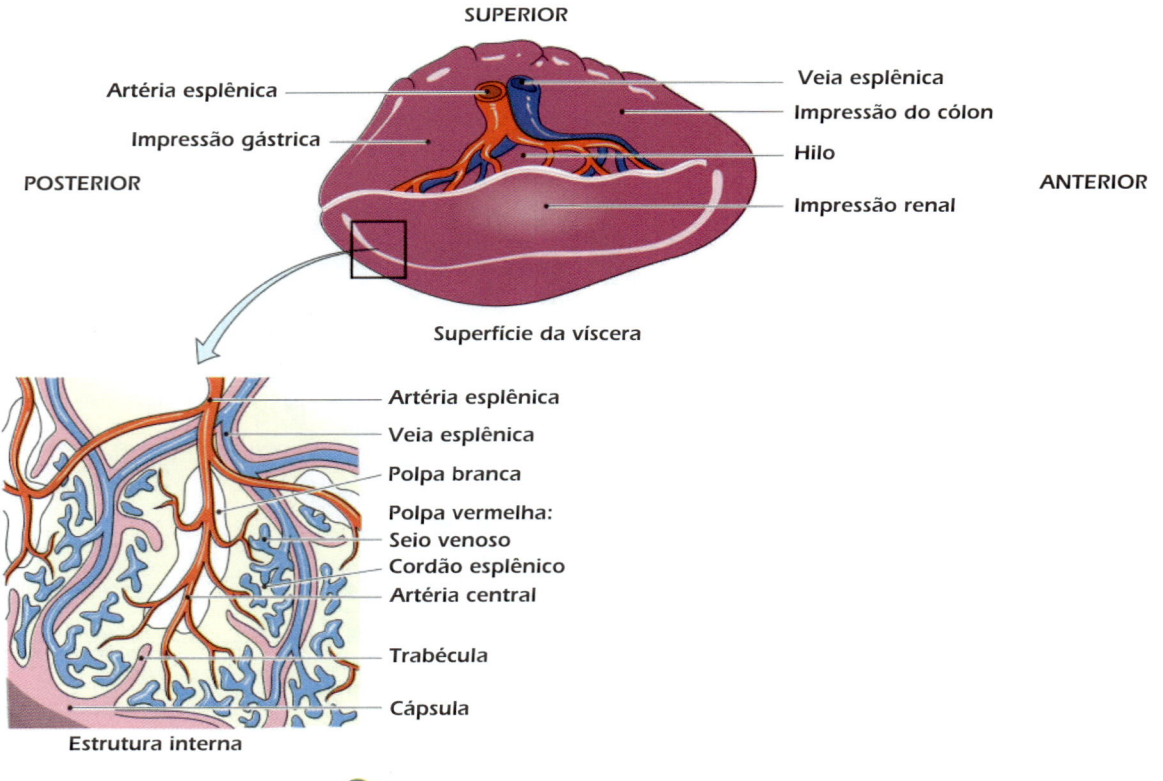

Figura 2.9 Visão total e de uma seção do baço.

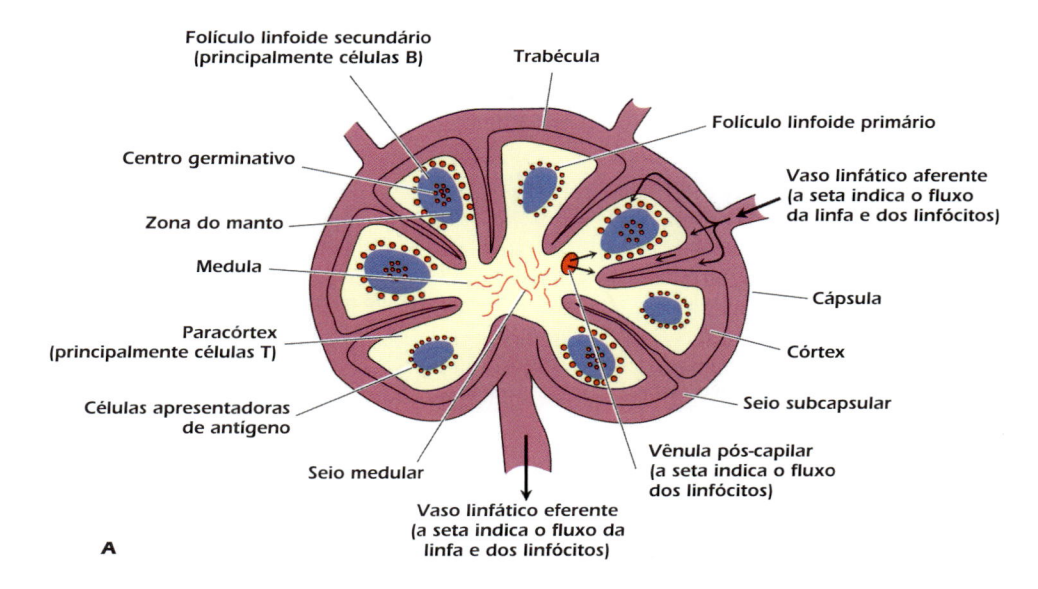

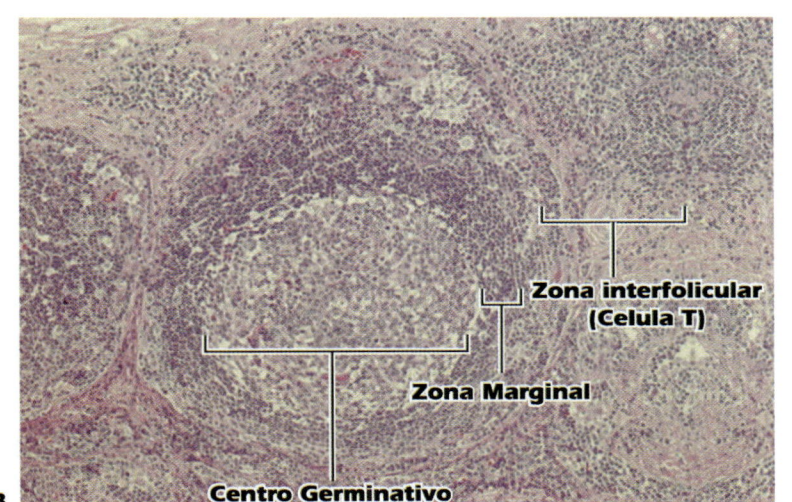

🟢 Figura 2.10   (A) Seção de um linfonodo. As setas representam o fluxo da linfa e dos linfócitos. (B) Seção de um linfonodo mostrando a zona de células T, a zona marginal e o centro germinativo.

resposta ao estímulo antigênico, as células B antígeno-específicas, proliferando no interior destes centros germinativos, também sofrem um processo, conhecido como ***maturação de afinidade***, para gerar clones de células que produzem anticorpos antígeno-específicos de alta afinidade (ver Capítulo 7). As células B remanescentes antígeno-inespecíficas são expulsas para o lado de fora para formar a zona do manto. A área cortical profunda, ou ***região paracortical***, contém células T e células dendríticas. Os antígenos são trazidos para estas áreas pelas células dendríticas, que apresentam peptídios antigênicos para as células T, resultando na ativação da célula T. A área medular do linfonodo contém células plasmáticas secretoras de anticorpos que se deslocaram do córtex para a medula através dos vasos linfáticos.

Migração e Recirculação de Linfócitos

Os linfonodos são altamente eficientes na captura de antígenos que penetram no organismo através dos ***vasos linfáticos afe-***

rentes. No interior dos linfonodos, os antígenos interagem com macrófagos, células T e células B, e esta interação desencadeia uma resposta imunológica manifestada pela geração de anticorpos e células T antígeno-específicas. A linfa, os anticorpos e as células deixam os linfonodos através dos vasos linfáticos eferentes, que se localizam logo abaixo da região medular.

Os linfócitos sanguíneos penetram nos linfonodos através das ***vênulas pós-capilares*** e deixam os linfonodos através dos ***vasos linfáticos eferentes***, que eventualmente convergem para o ***duto torácico***. Este duto desemboca na ***veia cava***, o vaso que retorna o sangue para o ***coração***, permitindo assim uma contínua recirculação de linfócitos (Fig. 2.11).

O baço funciona de maneira semelhante. Os linfócitos do sangue arterial penetram no baço através do hilo e passam para a artéria trabecular, a qual, ao longo de seu curso, se torna estreita e ramificada. Nos ramos mais afastados da artéria trabecular, os capilares conduzem aos nódulos linfoides. Finalmente, os linfócitos retornam para a circulação venosa atra-

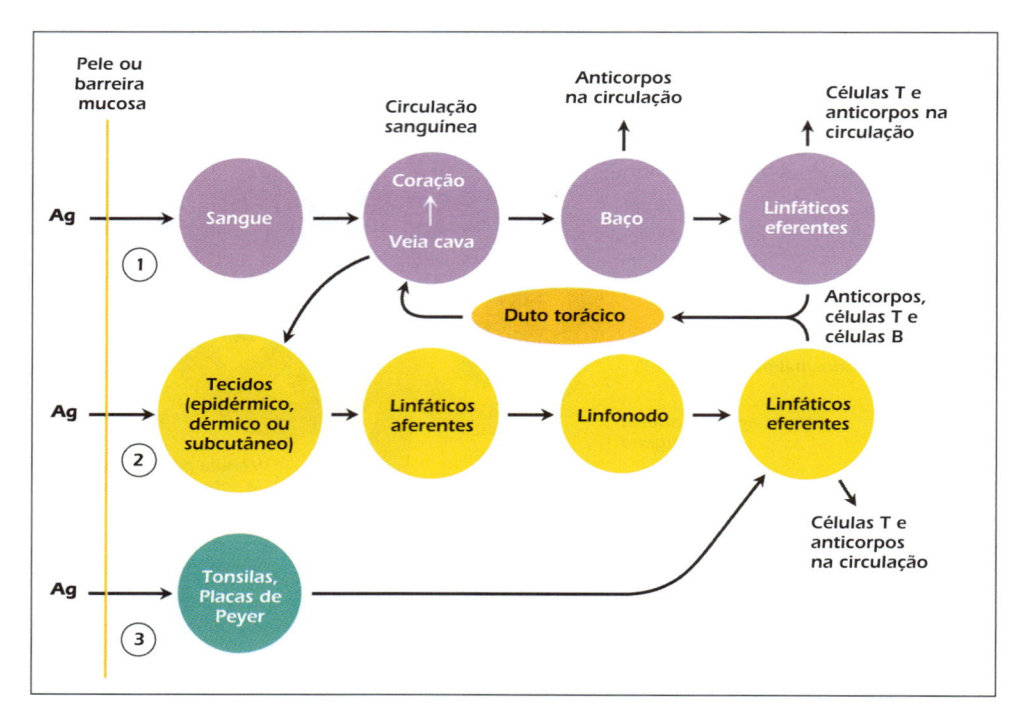

Figura 2.11 Circulação da linfa e destino do antígeno após penetração através (1) da corrente sanguínea, (2) da pele, e (3) dos tratos gastrintestinal e respiratório.

vés da veia trabecular. Como os linfonodos, o baço contém vasos linfáticos eferentes. Através destes vasos a linfa desemboca nos linfáticos, recircula através do corpo, e retorna pelos vasos aferentes.

A migração dos linfócitos entre os vários tecidos linfoides e não linfoides e o seu endereçamento para um determinado local são altamente regulados por meio de várias ***moléculas de adesão da superfície celular*** (***CAMs*** — *cell surface adhesion molecules*) e seus receptores. Com exceção do baço, onde as pequenas arteríolas terminam no parênquima, os linfócitos sanguíneos devem geralmente cruzar o revestimento vascular endotelial dos sítios vasculares pós-capilares, denominados ***vênulas das células endoteliais altas*** (HEVs), em um processo denominado ***extravasamento***. Os linfócitos recirculando se ligam seletivamente a receptores específicos nas HEVs do tecido linfoide ou nos espaços teciduais inflamatórios e parecem ignorar completamente outros endotélios vasculares. Além disso, parece que há mais ligação seletiva entre as HEVs e as várias subpopulações distintas de linfócitos, regulando adicionalmente a migração dos linfócitos para os vários tecidos linfoides e não linfoides. Os monócitos e granulócitos recirculando expressam receptores de moléculas de adesão e migram para determinados locais dos tecidos utilizando um mecanismo semelhante.

A migração dos linfócitos entre os tecidos linfoides e não linfoides assegura que, no caso de exposição a um antígeno, o antígeno e os linfócitos específicos para aquele antígeno são sequestrados no tecido linfoide, onde os linfócitos sofrem proliferação e diferenciação. Isto resulta na expansão de lin-

fócitos B e T antígeno-específicos, assim como de células de memória antígeno-específicas de vida longa. Estas últimas são distribuídas através dos órgãos linfoides secundários para garantir imunidade de longa duração contra o antígeno.

DESTINO DO ANTÍGENO APÓS PENETRAÇÃO

O RES tem a finalidade de capturar antígenos estranhos que tenham penetrado no corpo e submetê-los à ingestão e degradação pelas células fagocitárias do sistema. Além disso, há um constante movimento de linfócitos através do corpo, e este movimento permite a deposição de linfócitos em locais estratégicos ao longo dos vasos linfáticos. O sistema não apenas captura antígenos mas, também, fornece locais (órgãos linfoides secundários) onde o antígeno, macrófagos, células T e células B podem interagir dentro de uma área muito pequena para iniciar a resposta imunológica.

O destino de um antígeno que penetrou no corpo ultrapassando as barreiras físicas e se encontrou com componentes celulares e anticorpo, e a consequente resposta imunológica, estão na Figura 2.11. Um antígeno que penetrou no corpo pode seguir três principais vias:

• O antígeno que penetrou no corpo pela corrente sanguínea é transportado através do sistema circulatório para o baço onde interage com a APC, tal como as células dendríticas e os macrófagos. Como foi discutido anteriormente, a principal função desta APC é capturar, processar e, a seguir, apresentar os componentes do antígeno às células T que expressam apropriados TCRs antígeno-específicos. Esta interação, juntamente com outros sinais coestimulatórios derivados da interação célula-célula, ativa as células T. As células B esplênicas expressando BCRs antígeno-específicos, também são ativadas após exposição ao antígeno — um processo facilitado pelas citocinas produzidas pelas células T ativadas pelo antígeno.

- Os antígenos podem se alojar na epiderme, derme ou nos tecidos subcutâneos para estimular respostas inflamatórias. A partir desses tecidos, o antígeno, tanto livre quanto capturado pela APC, é transportado através dos canais linfáticos aferentes para o interior do linfonodo que drena aquela região. No linfonodo, o antígeno, os macrófagos, as células dendríticas, as células T e as células B interagem para gerar uma resposta imunológica. Após a síntese nos linfonodos, as células T antígeno-específicas e os anticorpos entram na circulação e são transportados para vários tecidos. As células T e B antígeno-específicas e os anticorpos também entram na circulação através do duto torácico.

- O antígeno pode entrar pelos tratos gastrintestinal ou respiratório, onde se aloja no MALT e interage com macrófagos e linfócitos. Os anticorpos sintetizados nestes órgãos são depositados no tecido local. Além disso, os linfócitos penetrando nos linfáticos eferentes são transportados através do duto torácico para a circulação e redistribuídos a vários tecidos.

Frequência de Linfócitos Antígeno-específicos "Inocentes"

Estima-se que em um animal não imunizado apenas um em cada 10^3–10^5 linfócitos seja capaz de reconhecer um determinado antígeno. Consequentemente, a probabilidade que um antígeno tem de encontrar estas células é muito pequena. O problema se agrava pelo fato de que dois diferentes tipos de linfócitos, os linfócitos T e B, ambos com especificidade para o antígeno em questão, devem interagir para garantir que ocorra a síntese de anticorpos.

Estatisticamente, as chances da interação do linfócito T específico com seu antígeno particular e, a seguir, com o linfócito B específico para o mesmo antígeno são muito baixas. Entretanto, a natureza desenvolveu um mecanismo engenhoso para fazer com que estas células entrem em contato com o antígeno. O antígeno é transportado, via drenagem linfática, para os órgãos linfoides secundários. Nestes órgãos, o antígeno é exposto na superfície de células especializadas fixadas. Pelo fato de os linfócitos T e B circularem a uma velocidade bastante rápida, fazendo rondas durante vários dias, alguns linfócitos circulantes, com especificidade para o antígeno, devem passar pelo antígeno dentro de um espaço de tempo relativamente curto. Quando estes linfócitos encontram o antígeno para o qual eles são específicos, os linfócitos se tornam ativados, e é desencadeada a resposta imunológica adquirida, com especificidade contra este antígeno.

INTER-RELAÇÃO ENTRE IMUNIDADE NATURAL E ADQUIRIDA

Os ramos natural e adquirido do sistema imunológico desenvolveram uma bela inter-relação. A intrincada e engenhosa comunicação entre as várias citocinas e moléculas de adesão celular permite que componentes da imunidade natural e adquirida interajam, enviem sinais, ativem uma a outra e trabalhem juntas com o objetivo final de destruir ou eliminar o microrganismo invasor e seus produtos. A inter-relação entre imunidade natural e adquirida está resumida na Figura 2.12.

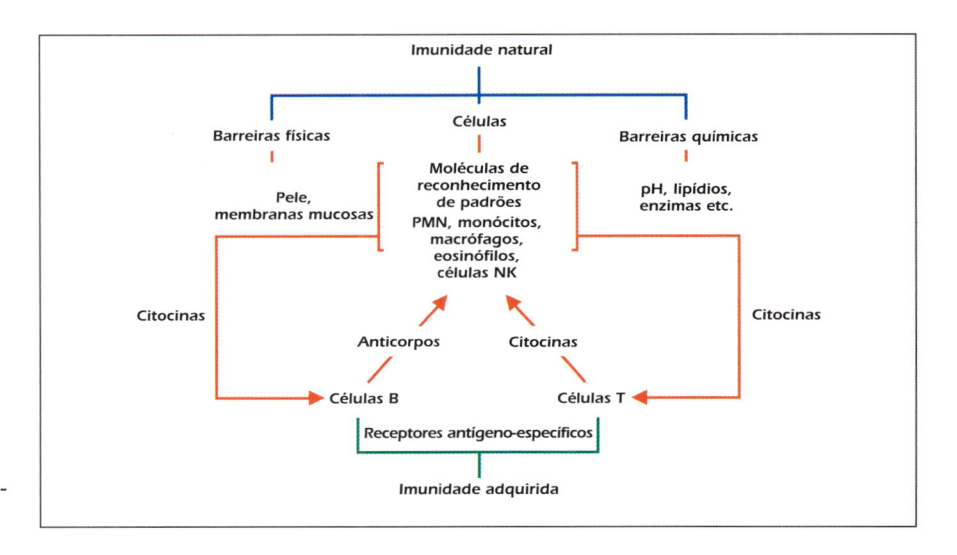

● Figura 2.12 Inter-relação entre imunidade natural e adquirida.

RESUMO

1. Existem duas formas de imunidade: natural e adquirida.

2. As respostas imunológicas naturais são rápidas (minutos a horas); a resposta imunológica adquirida requer mais tempo (dias).

3. Diferentemente da imunidade adquirida, a imunidade natural não exibe memória à exposição do antígeno.

4. Muitos elementos celulares e não celulares participam da imunidade natural, incluindo várias barreiras físicas (como, por exemplo, a pele), barreiras químicas (como o baixo pH estomacal), receptores de reconhecimento de padrões (por exemplo, TLRs), fagócitos, células NK etc.

5. Dois principais tipos de células participam como células efetoras na imunidade adquirida: células B e T.

6. Os macrófagos constituem uma parte essencial do RES e funcionam na captação, processamento e apresentação do antígeno às células T, assumindo assim uma importante função em ambas as imunidades, natural e adquirida.

7. As células B e T expressam receptores antígeno-específicos denominados BCRs e TCRs, respectivamente.

8. As células precursoras das linhagens B e T são encontradas na medula óssea — um órgão linfoide primário.

Os linfócitos B se diferenciam totalmente no interior da medula óssea tornando-se células B maduras.

9. As células T são derivadas do mesmo progenitor linfoide das células B e se diferenciam no timo para se tornar células funcionais antes de migrarem para os órgãos linfoides periféricos.

10. Os linfócitos B e T maduros se diferenciam e proliferam em resposta ao estímulo antigênico. Estes acontecimentos geralmente ocorrem nos órgãos linfoides secundários.

11. Os linfócitos B sintetizam e secretam anticorpos. Os linfócitos T participam da imunidade mediada por células; eles auxiliam as células B a formar os anticorpos fornecendo fatores solúveis para o crescimento e diferenciação (citocinas) necessários para a ativação da célula B. Eles também participam de outros aspectos reguladores da resposta imunológica liberando citocinas.

12. Os linfócitos recirculam continuamente entre o sangue, a linfa, os órgãos linfoides e os tecidos. Os receptores sobre os linfócitos interagem com CAMs localizados sobre as HEVs especializadas, facilitando o extravasamento para os locais do tecido onde ocorre a ativação da célula imunológica.

REFERÊNCIAS

Aderem A, Underhill DM (1999): Mechanisms of phagocytosis in macrophages. *Annu Rev Immunol* 17: 593.

Akira S, Takeda K, Kaiso T (2001): Toll-like receptors: Critical proteins linking innate and acquired immunity. *Nature Immunol* 2: 675.

Beutler B, Jiang Z, Georgel P, Crozat P, Croker B, Rutschmann S, Du X, Hoebe K (2007): Genetic analysis of host resistance: Toll-like receptor signaling and immunity at large. *Annu Rev Immunol* 24: 353.

Lanier, LL (1998): NK cell receptors. *Annu Rev Immunol* 16: 359.

Pancer Z, Cooper MD (2007): The evolution of adaptive immunity. *Annu Rev Immunol* 24: 497.

Stekel DJ, Parker CE, Nowak MA (1997): A model for lymphocyte recirculation. *Immunol Today* 18: 216.

QUESTÕES DE REVISÃO

Para cada questão, escolha A MELHOR resposta.

1. Qual das seguintes afirmativas não se aplica à medula óssea (órgão linfoide primário)?
   A) proliferação celular
   B) diferenciação de linfócitos
   C) interação celular
   D) respostas antígeno-dependentes

2. Qual das seguintes afirmativas se aplica somente aos órgãos linfoides secundários?

   A) presença de precursores das células B e T
   B) circulação de linfócitos
   C) diferenciação terminal
   D) proliferação celular

3. O reconhecimento de patógenos intracelulares pelas células da imunidade natural envolve:
   A) receptores semelhantes a Toll (TLRs)
   B) anticorpo
   C) receptores semelhantes ao NOD (NLRs)
   D) células NKT

4. A principal função do sistema linfoide é:
A) imunidade natural
B) inflamação
C) fagocitose
D) imunidade adquirida

5. A remoção da bursa de Fabricius das aves resulta em:
A) acentuada diminuição do número de linfócitos T circulantes
B) anemia
C) rejeição tardia de enxerto de pele
D) baixos níveis de anticorpos séricos
E) imunidade natural deficiente

6. Os centros germinativos encontrados na região cortical dos linfonodos e a região periférica do tecido linfático periarteriolar esplênico:
A) sustentam o desenvolvimento das células B e T imaturas
B) removem da circulação os eritrócitos lesados

C) atuam como a principal fonte de células tronco ajudando, assim, a manter a homeostasia
D) fornecem a infraestrutura que, frente ao estímulo antigênico, contém grandes populações de linfócitos B e plasmócitos.
E) constituem os sítios de diferenciação das células NKT

7. Qual das afirmações sobre as células NK é verdadeira?
A) proliferam em resposta ao antígeno
B) destroem as células alvo por fagocitose e digestão intracelular
C) constituem subpopulações de células polimorfonucleares
D) destroem as células alvo de um modo extracelular
E) são particularmente eficazes contra certas bactérias

8. Qual das funções abaixo as células dendríticas maduras são capazes de realizar?
A) ativar as células T antígeno-específicas "inocentes"
B) remover eritrócitos
C) produzir bradicinina
D) destruir extracelularmente as células alvo

RESPOSTAS ÀS QUESTÕES DE REVISÃO

1. *D* Proliferação celular, diferenciação de linfócitos e interações celulares podem ocorrer na medula óssea (ou na bursa de Fabricius das aves). Entretanto, as respostas dependentes de antígeno ocorrem apenas nos órgãos linfoides secundários, como o baço e os linfonodos.

2. *C* A diferenciação terminal das células B em células plasmáticas ocorre apenas nos órgãos linfóides secundários, como o baço e os linfonodos. A circulação de linfócitos e a proliferação celular ocorrem tanto nos órgãos linfoides primários quanto nos secundários. A medula óssea, um órgão linfoide primário, é o local onde as células tronco pluripotentes se diferenciam em precursores das células B e T.

3. *C* As NLRs constituem um grupo de receptores citosólicos naturais que reconhecem microrganismos que infectam as células. Uma vez ligados, eles iniciam um conjunto de atividades celulares que facilitam a resposta inflamatória e outros mecanismos de defesa do hospedeiro.

4. *D* A principal função do sistema linfoide é o reconhecimento de antígenos estranhos pelos linfócitos, que desencadeiam a resposta imunológica adquirida. Funções como fagocitose e inflamação não requerem necessariamente o sistema linfoide; elas constituem parte da imunidade natural.

5. *D* A remoção da bursa de Fabricius das aves resulta em baixos níveis de anticorpos séricos, uma vez que este órgão serve como órgão linfoide primário onde os linfócitos B (que sintetizam e secretam anticorpos) sofrem maturação. A remoção do órgão não resultará em acentuada diminuição do número de linfócitos T circulantes ou em anemia, caracterizada por acentuada diminuição dos eritrócitos, uma vez que os eritrócitos sofrem maturação fora da bursa de Fabricius. A bursectomia não tem efeito sobre a rejeição de enxerto de pele.

6. *D* Sob estimulação antigênica, os centros germinativos apresentam grande população de linfócitos B sofrendo mitose e células plasmáticas secretando anticorpos. Os linfócitos imunocompetentes virgens se desenvolvem nos órgãos linfoides primários, não nos órgãos linfoides secundários, como o baço e os linfonodos. Os centros germinativos não participam da remoção dos eritrócitos danificados e não constituem fonte de células tronco; as células tronco são encontradas na medula óssea.

7. *D* As células NK constituem grandes linfócitos granulares. Seu número não aumenta na resposta ao antígeno. Sua destruição é extracelular e suas células alvo são as células infectadas por vírus ou as células tumorais. Elas não são eficazes contra células bacterianas.

8. *A* Quando as células dendríticas imaturas são ativadas após a fagocitose de patógenos, elas amadurecem e tornam-se mais eficazes na apresentação do antígeno e, de fato, podem ativar as células T "inocentes" antígeno-específicas.

3

IMUNÓGENOS E ANTÍGENOS

 INTRODUÇÃO

A resposta imunológica surge como resultado da exposição a um estímulo estranho. O composto que desencadeia a resposta é conhecido como antígeno ou imunógeno. A distinção entre estes dois termos é funcional. Um **antígeno** constitui qualquer agente capaz de se ligar especificamente a componentes do sistema imunológico, tal como o BCR sobre os linfócitos B, ou a anticorpos solúveis. Em contrapartida, um **imunógeno** é qualquer agente capaz de induzir uma resposta imunológica sendo, consequentemente, **imunogênico**. A distinção entre os termos é necessária uma vez que há muitos compostos que são incapazes de induzir a resposta imunológica, mas são capazes de se ligar aos componentes do sistema imunológico que foram induzidos especificamente contra eles. Assim, todos os imunógenos são antígenos, mas nem todos os antígenos são imunógenos. A diferença se torna óbvia no caso de compostos de baixo peso molecular, um grupo de substâncias que incluem muitos antibióticos e fármacos. Cada um destes compostos é, por si só, incapaz de induzir uma resposta imunológica, mas quando conjugado com uma entidade maior, tal como uma proteína, o conjugado resultante provoca uma resposta imunológica que é dirigida contra várias partes do conjugado, incluindo o composto de baixo peso molecular. Quando manipulado desta maneira, o composto de baixo peso molecular é conhecido como **hapteno** (da palavra grega *hapten*, que significa "segurar"); o composto de alto peso molecular ao qual o hapteno está conjugado é chamado de **carreador**.

Desta maneira um hapteno é um composto que, por si só, é incapaz de produzir uma resposta imunológica; entretanto, a resposta imunológica pode ser produzida contra o hapteno quando ele está conjugado a um carreador.

As respostas imunológicas foram demonstradas contra todas as famílias de compostos bioquimicamente conhecidos, incluindo carboidratos, lipídios, proteínas e ácidos nucleicos. De maneira similar, as respostas imunológicas a fármacos, antibióticos, aditivos alimentares, cosméticos e pequenos peptídios sintéticos também podem ser induzidas, mas apenas quando estas substâncias estão conjugadas a um carreador. Neste capítulo, discutiremos os principais atributos dos compostos que os tornam antigênicos e imunogênicos.

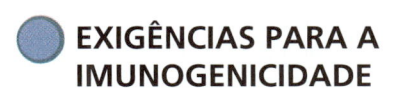 **EXIGÊNCIAS PARA A IMUNOGENICIDADE**

Para ser imunogênica, uma substância deve possuir as seguintes características: (1) estranheza, (2) alto peso molecular, (3) complexidade química e, em muitos casos, (4) degradabilidade e interação com o MHC do hospedeiro.

Estranheza

Em condições normais os animais não respondem imunologicamente a si próprios. Assim, por exemplo, se um coelho for inoculado com sua própria albumina sérica, não se desencadeará uma resposta imunológica, porque ele irá reconhecer

Immunology: A Short Course, Sixth Edition, By Richard Coico and Geoffrey Sunshine
Copyright © 2009 John Wiley & Sons, Inc.

a albumina como própria. Em contrapartida, se a albumina do coelho for inoculada em uma cobaia (*guinea pig*), ela reconhecerá a albumina do coelho como estranha e desencadeará uma resposta imunológica. Desta forma, a primeira exigência para um composto ser imunogênico é a estranheza. Quanto mais estranha for a substância, mais imunogênica ela será.

Em geral, compostos que fazem parte do próprio indivíduo não são imunogênicos para ele. Entretanto, existem casos excepcionais nos quais um indivíduo desencadeia uma resposta imunológica contra seus próprios tecidos. Esta condição é denominada autoimunidade (ver Capítulo 12).

Alto Peso Molecular

A segunda exigência para a imunogenicidade é um determinado peso molecular mínimo. Em geral, pequenos compostos com peso molecular inferior a 1.000 Da (como penicilina, progesterona, aspirina) não são imunogênicos; aqueles com peso molecular entre 1.000 e 6.000 Da (como insulina e ACTH), podem ou não ser imunogênicos; e aqueles com peso molecular superior a 6.000 Da (como, por exemplo, albumina, toxina tetânica) geralmente são imunogênicos. Resumindo, substâncias de peso molecular relativamente baixo possuem imunogenicidade diminuída, enquanto as substâncias com mais peso têm a imunogenicidade aumentada.

Complexidade Química

A terceira característica da imunogenicidade é um certo grau de complexidade físico-química. Por exemplo, moléculas simples como homopolímeros de aminoácidos (por exemplo, um polímero de lisina com peso molecular de 30.000 Da) são, com frequência, bons antígenos. De maneira similar, apesar de ter um peso molecular de 50.000 Da, o homopolímero do ácido poli-γ-D-glutâmico (o material capsular do *Bacillus anthracis*) não é imunogênico. Estes compostos, embora de alto peso molecular, não são suficientemente complexos, do ponto de vista químico, para serem imunogênicos. Entretanto, se a complexidade for aumentada pela ligação de várias partes adicionais como o dinitrofenol ou outros compostos de baixo peso molecular — que, por si só, não são imunogênicos — a macromolécula inteira torna-se imunogênica. A resposta imunológica resultante é direcionada não apenas contra o composto de baixo peso molecular acoplado, mas também para o homopolímero de alto peso molecular. Em geral, um aumento na complexidade química de um composto implica o aumento de sua imunogenicidade. Assim, copolímeros de vários aminoácidos, tais como poliglutamina e lisina (poli-GAT), tendem a ser altamente imunogênicos.

A resposta imunológica adquirida reconhece muitas características estruturais e propriedades químicas dos compostos. Pelo fato de muitos imunógenos serem proteínas, é importante conhecer as características estruturais destas moléculas. Cada um dos quatro níveis estruturais das proteínas contribui para a imunogenicidade da molécula. Os anticorpos, por exemplo, podem reconhecer a ***estrutura primária*** de uma proteína (a sequência de aminoácidos), a ***estrutura secundária*** (a organização do arcabouço da cadeia polipeptídica, tal como uma α hélice ou uma β folha pregueada), e a ***estrutura terciária*** (formada pela configuração tridimensional da proteína, que é conferida pelo dobramento da cadeia polipeptídica e a manutenção desta estrutura por pontes dissulfeto, pontes de hidrogênio, interações hidrofóbicas etc.) (Fig. 3.1). O sistema imunológico também pode responder à ***estrutura quaternária*** (formada pela justaposição de partes separadas se a molécula for composta de mais de uma subunidade de proteína) (Fig. 3.2).

Degradabilidade

Para antígenos que ativam as células T no estímulo à resposta imunológica, devem ocorrer interações com as moléculas de MHC expressas nas APC (ver Capítulo 9). Antes que elas possam expressar ***epítopos*** antigênicos (pequenos fragmentos do imunógeno) na sua superfície, as APCs devem primeiro degradar o antígeno através de um processo conhecido como ***processamento do antígeno*** (degradação enzimática do antígeno). Uma vez degradado e ligado não covalentemente ao MHC, os epítopos estimulam a ativação e expansão clonal das células T efetoras antígeno-específicas. A susceptibilidade dos antígenos proteicos à degradação enzimática depende sobretudo de duas propriedades: (1) ser suficientemente estável, de modo que possa alcançar o sítio de interação com as células B ou T, necessário para a resposta imunológica e (2) ser suscetível à degradação enzimática parcial que ocorre durante o processamento do antígeno pela APC. Os peptídios compostos de D-aminoácidos são resistentes à degradação enzimática de modo que eles não são imunogênicos; mas seus L-isômeros são suscetíveis às enzimas e, assim, demonstram imunogenicidade. Os carboidratos não são processados ou apresentados e, consequentemente, são incapazes de ativar as células T, embora possam ativar as células B.

Em geral, para ser imunogênica, uma substância deve ter todas as quatro características descritas: ela deve ser estranha ao indivíduo ao qual é administrada, ter um peso molecular relativamente alto, possuir certo grau de complexidade química e ser degradável.

Haptenos

Como mencionado anteriormente, as substâncias denominadas haptenos, em sua forma natural, são incapazes de induzir a resposta imunológica devido ao seu baixo peso molecular e sua simplicidade química. Estes compostos não são imunogênicos a menos que sejam conjugados a carreadores fisioquimicamente complexos, de alto peso molecular. Desta maneira, uma resposta imunológica pode ser desencadeada por milhares de compostos químicos, aqueles de alto e de baixo peso molecular, sendo que estes últimos apenas quando conjugados a carreadores complexos de alto peso molecular.

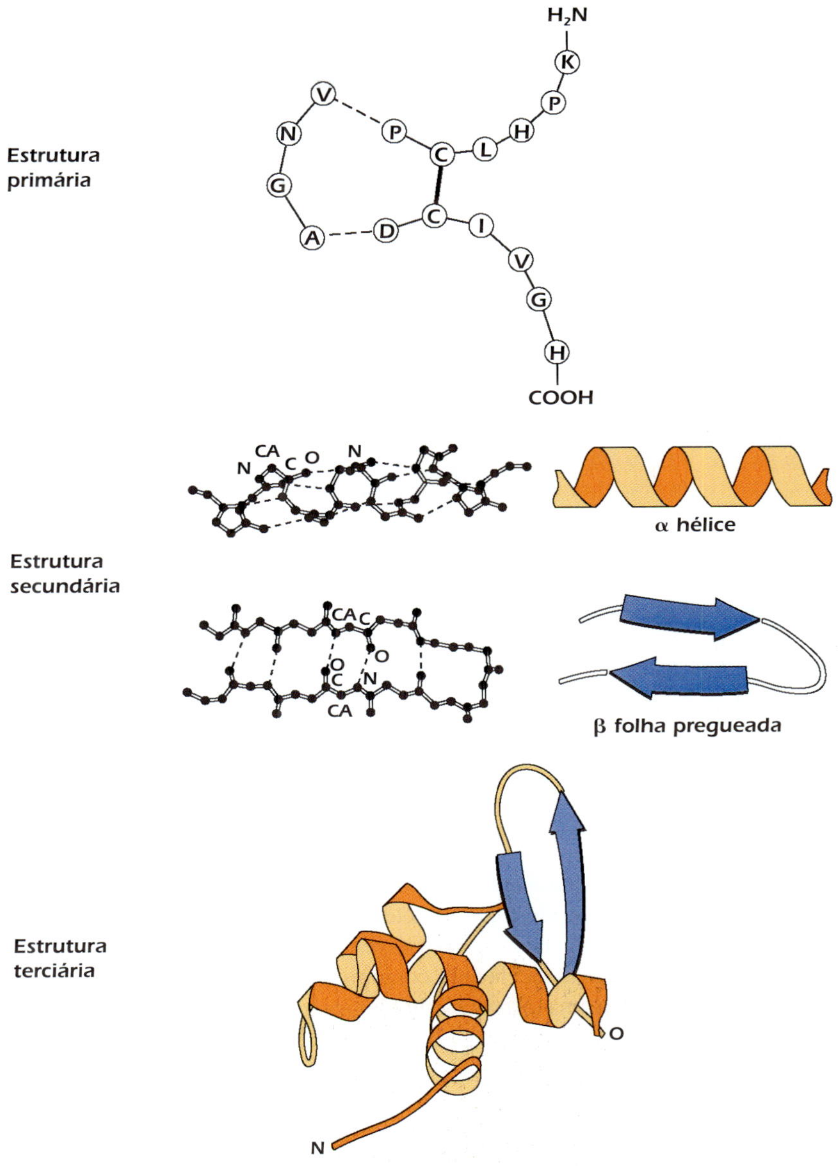

Figura 3.1 Níveis organizacionais da estrutura das proteínas. A estrutura primária é indicada pelo arranjo linear dos aminoácidos (utilizando-se o código de uma letra) e inclui quaisquer ligações dissulfeto intracadeias, como mostrado. A estrutura secundária deriva-se do dobramento da cadeia polipeptídica em α hélices e β folhas pregueadas. A estrutura terciária, mostrada como um diagrama de fita, é formada pelo dobramento das regiões entre os trechos com estrutura secundária. (Adaptado com permissão de P Sun and JC Boyington, *Current Protocols in Protein Science*, John Wiley and Sons, Inc., Hoboken, NJ).

Exigências Adicionais para a Imunogenicidade

Vários outros fatores cumprem funções na determinação da imunogenicidade de uma substância. A constituição genética (genótipo) do indivíduo tem um importante papel na determinação da imunogenicidade de uma substância, ou seja, se ela estimulará a resposta imunológica. O controle genético da capacidade de resposta imunológica é altamente controlado pelos genes localizados dentro do MHC. Outro fator que também desempenha um papel crucial na imunogenicidade está relacionado ao repertório de células B e T do indivíduo. As respostas imunológicas adquiridas são desencadeadas após a ligação de epítopos antigênicos a receptores antígeno-específicos sobre os linfócitos B e T. Se um indivíduo não possui um determinado clone de linfócitos, portando receptores antí-

geno-específicos, necessários para responder ao estímulo, não ocorrerá uma resposta imunológica àquele epítopo antigênico. Finalmente, questões práticas como *dosagem* e *via de administração* dos antígenos também cumprem funções na determinação da imunogenicidade da substância.

Doses insuficientes do antígeno podem não estimular uma resposta imunológica por uma das duas razões apresentadas: (1) a quantidade administrada é incapaz de ativar um número suficiente de linfócitos ou (2) a dose torna as células respondedoras incapazes de desencadear uma resposta. O último fenômeno provoca um estado de tolerância àquele antígeno (discutido posteriormente no Capítulo 12). O número de doses administradas também altera o resultado da resposta imunológica gerada. Conforme discutido a seguir, são necessárias repetidas administrações do antígeno para estimular uma forte resposta imunológica.

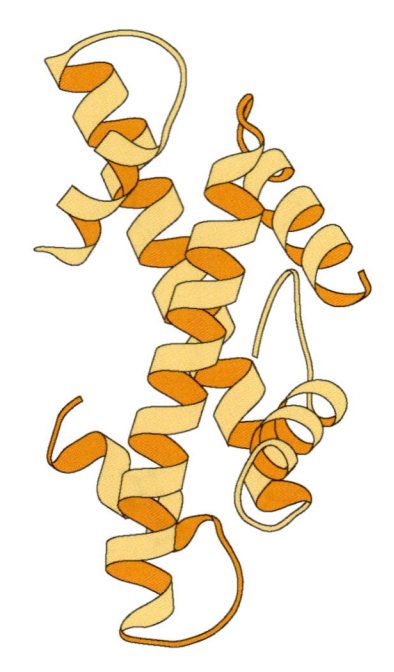

Estrutura quaternária

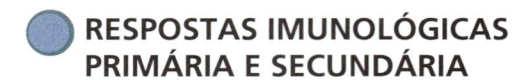 Figura 3.2   A estrutura quaternária das proteínas resulta da associação de duas ou mais cadeias polipeptídicas que formam uma proteína polimérica. (Adaptado com permissão de P Sun and JC Boyington, *Current Protocols in Protein Science*, John Wiley and Sons, Inc., Hoboken, NJ).

Finalmente, a via de administração pode alterar o resultado da estratégia de imunização visto que ela determina que órgãos e populações celulares estarão envolvidos na resposta. Os antígenos administrados através da via mais comum, ***subcutaneamente***, em geral causam uma resposta imunológica mais forte, uma vez que as células de Langerhans na pele, que são responsáveis pela captação, processamento e apresentação do antígeno às células T, estão entre as mais potentes APCs. A resposta a antígenos administrados subcutaneamente ocorre nos linfonodos que drenam o local da inoculação. Os antígenos administrados ***endovenosamente*** são transportados, inicialmente, para o baço, onde eles podem produzir uma incapacidade de resposta ou tolerância, ou, se apresentados pela APC, gerar uma resposta imunológica. Antígenos administrados por via oral (***via gastrintestinal***) induzem respostas locais de anticorpos no interior da lâmina própria do intestino mas, com frequência, produzem um estado sistêmico de tolerância (incapacidade de resposta ao antígeno) (ver Capítulo 12 para uma discussão detalhada sobre tolerância). Finalmente, a administração de antígenos pelo trato respiratório (***via intranasal***) frequentemente desencadeia reações alérgicas (ver Capítulo 14).

Visto que as respostas imunológicas dependem de múltiplas interações celulares, o tipo e a extensão da resposta imunológica são afetados pelas células presentes no órgão no qual o antígeno é finalmente liberado. Os rigorosos requisitos anteriormente resumidos constituem apenas parte dos mecanismos de controle atuando no delicado equilíbrio entre a ativação da resposta imunológica adquirida e a proteção do indivíduo contra respostas prejudiciais.

● RESPOSTAS IMUNOLÓGICAS PRIMÁRIA E SECUNDÁRIA

A primeira exposição de um indivíduo a um imunógeno é conhecida como ***imunização primária***, que gera uma ***resposta primária***. Como veremos nos capítulos subsequentes, muitos acontecimentos ocorrem durante a imunização primária. As células processam o antígeno, induzindo os linfócitos antígeno-específicos a proliferar e se diferenciar. As subpopulações de linfócitos T interagem com outras subpopulações e induzem estas últimas a se diferenciar em linfócitos T com funções especializadas. Os linfócitos T também interagem com os linfócitos B, induzindo-os a sintetizar e secretar anticorpos.

Uma segunda exposição ao mesmo imunógeno acarreta a ***resposta secundária***. Esta pode ocorrer após a resposta ao primeiro acontecimento imunológico ter diminuído ou desaparecido totalmente (dentro de semanas a anos). A resposta secundária difere da resposta primária em muitos aspectos. O aspecto mais significativo e biologicamente relevante é o início mais rápido e de maior intensidade de resposta. De certo modo, esta exposição secundária (e a subsequente) ocorre como se o corpo lembrasse que já tinha sido previamente exposto àquele mesmo imunógeno. De fato, a resposta secundária e as respostas subsequentes exploram o número ampliado de linfócitos antígeno-específicos gerados em consequência da resposta imunológica primária. Desta maneira, o arsenal aumentado de linfócitos respondedores explica, em parte, a intensidade da resposta observada. A resposta secundária é também denominada ***resposta anamnéstica*** ou de ***memória***, e os linfócitos B e T que participam da resposta de memória são denominados ***células de memória***. As cinéticas da produção de anticorpos após a imunização são descritas em detalhes no Capítulo 4 e Fig. 4.12.

● ANTIGENICIDADE E SÍTIO DE LIGAÇÃO AO ANTÍGENO

A resposta imunológica induzida por um antígeno gera anticorpos ou linfócitos que reagem especificamente com o antígeno. O sítio de ligação ao antígeno de um anticorpo ou a um receptor do linfócito apresenta uma estrutura característica que permite um ajuste complementar a algum aspecto estrutural do antígeno específico. A porção da imunoglobulina que se liga especificamente ao determinante antigênico ou epítopo fica concentrada nas regiões hipervariáveis da molécula, o que forma a ***região de determinação da complementaridade*** (***CDR***). Características estruturais adicionais da molécula de imunoglobulina são descritas no Capítulo 4.

Vários estudos indicam que o tamanho de um epítopo que se combina com o CDR em um determinado anticorpo é aproximadamente equivalente a cinco ou sete aminoácidos. Estas dimensões foram calculadas a partir de experimentos que envolviam a ligação de anticorpos a polissacarídios e a epítopos peptídicos. Podia-se também esperar que estas dimensões correspondessem, aproximadamente, ao tamanho do sítio de combinação do anticorpo complementar, denominado ***paratopo***, e esta expectativa foi confirmada por cristalografia de raio X. O pequeno tamanho de um epítopo (peptídio) que se liga a um TCR específico (peptídio com 8-12 aminoácidos) torna-se funcionalmente maior, uma vez que ele está associado não covalentemente com proteínas do MHC da APC. Este complexo bimolecular epítopo-MHC, a seguir se liga ao TCR formando um ***complexo trimolecular*** (TCR-epítopo-MHC).

EPÍTOPOS RECONHECIDOS PELAS CÉLULAS B E T

De acordo com inúmeras evidências, as propriedades de muitos epítopos reconhecidos pelas células B diferem daqueles reconhecidos pelas células T (Quadro 3.1). Em geral, o anticorpo ligado à membrana das células B reconhece e se liga a antígenos livres em solução. Assim, estes epítopos estão normalmente do lado de fora da molécula, acessíveis para interação com o receptor da célula B. As cadeias laterais terminais de polissacarídios e porções hidrofílicas das moléculas de proteínas geralmente constituem os epítopos para a célula B. Um exemplo de um antígeno com cinco epítopos *lineares* de célula B localizados na superfície exposta da mioglobulina é

mostrado na Fig. 3.3. Os epítopos da célula B podem também se formar como resultado da conformação dobrada das moléculas, como mostrado na Fig. 3.4. Em tais epítopos, denominados ***epítopos conformacionais*** ou ***descontínuos***, resíduos não contínuos ao longo da cadeia polipeptídica são mantidos juntos pela conformação dobrada da proteína mostrada na Fig. 3.3.

Ao contrário das células B, as células T são incapazes de se ligar a antígenos solúveis. A interação de um epítopo com o TCR requer uma APC para processar o antígeno; após a degradação enzimática, os pequenos peptídios resultantes se associam ao MHC. Assim, os epítopos da célula T podem apenas ser *contínuos* ou lineares, uma vez que eles são compostos por um único segmento de uma cadeia polipeptídica. A Fig. 3.5 ilustra a organização estrutural de uma molécula do MHC de classe I ligada a um peptídio antigênico. Em geral, tais epítopos processados constituem áreas hidrofóbicas lineares internas desnaturadas das proteínas. Por outro lado, os polissacarídios não são processados pelas APCs e ainda não se sabe se eles se ligam ou ativam as células T. Desta maneira, os polissacarídios contêm epítopos reconhecidos apenas pelas células B, mas os epítopos das proteínas podem ser reconhecidos tanto pelas células B quanto pelas células T (Quadro 3.1). Os epítopos antigênicos têm suas características esquematicamente mostradas na Fig. 3.6. Assim, eles podem ser constituídos por um único epítopo (hapteno) ou apresentar um número variável do mesmo epítopo na mesma molécula (por exemplo, polissacarídios). Os antígenos mais comuns (proteínas) apresentam um número variado de diferentes epítopos na mesma molécula.

QUADRO 3.1 Reconhecimento de Antígeno pelas Células B e T

Característica	Células B	Células T
Interação antigênica	BCR se liga ao antígeno	TCR se liga a peptídios antigênicos ligados ao MHC
Natureza dos antígenos	Proteínas, polissacarídios, lipídios	Peptídios
Ligação a antígenos solúveis	Sim	Não
Epítopos reconhecidos	Acessível, sequencial ou não sequencial	Peptídios lineares internos produzidos pelo processamento do antígeno (degradação proteolítica)

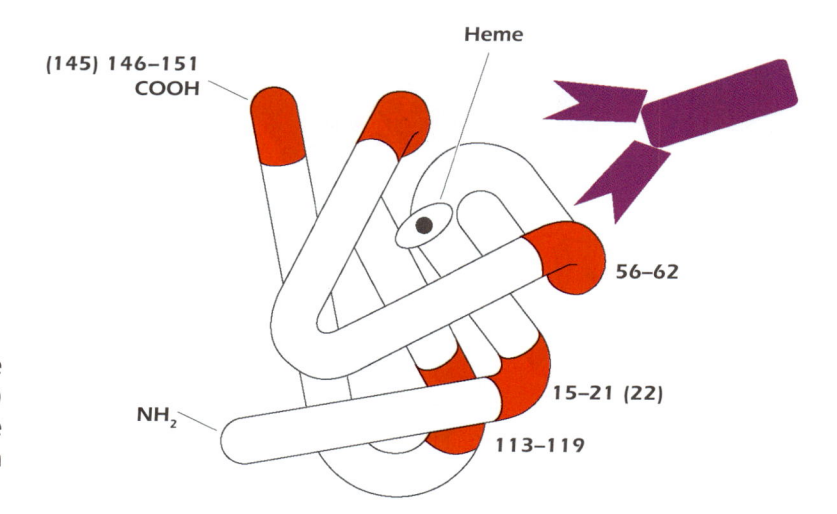

Figura 3.3 Exemplo de antígeno (mioglobina de cachalote) contendo cinco epítopos lineares (*vermelho*) para célula B, um dos quais está associado ao sítio de ligação do anticorpo daquele anticorpo específico para os resíduos de aminoácidos 56–62.

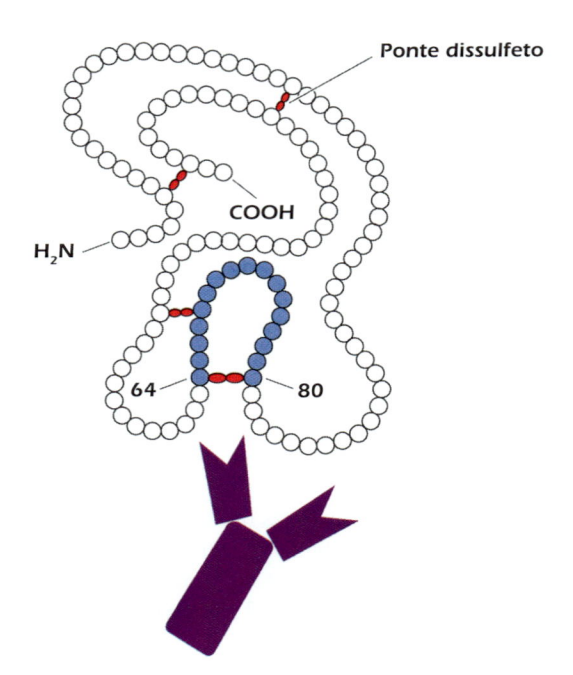

Figura 3.4 Antígeno mostrando resíduos de aminoácidos (*círculos*), formando epítopos não sequenciais "alça" (*azul*) resultantes da ligação dissulfeto entre os resíduos 64 e 80. Observar a ligação de um anticorpo epítopo-específico aos aminoácidos não sequenciais que constituem o epítopo.

PRINCIPAIS CLASSES DE ANTÍGENOS

As principais famílias de substâncias químicas que se seguem podem ser antigênicas:

1. *Carboidratos* (**polissacarídios**). Os polissacarídios podem induzir a resposta de anticorpo na ausência da célula T auxiliar. Os polissacarídios que constituem parte de moléculas mais complexas (glicoproteínas) são capazes de desencadear respostas imunológicas dependentes da célula T, sendo parte desta resposta especificamente direcionada contra a região polissacarídica da molécula. Uma resposta imunológica, formada inicialmente por anticorpos, pode ser induzida contra muitos tipos de moléculas de polissacarídios, como componentes de microrganismos (por exemplo, o ácido teicoico de bactérias Gram-negativas). Além disso, os polissacarídios associados ao grupo sanguíneo ABO na superfície dos eritrócitos também constituem bons exemplos de carboidratos que são imunogênicos.

2. *Lipídios*. Os lipídios são raramente imunogênicos, mas uma resposta imunológica para os lipídios pode ser induzida se eles estiverem conjugados a proteínas carreadoras. Desta forma, os lipídios podem ser considerados haptenos. Também foram demonstradas respostas imunológicas contra os glicolipídios e esfingolipídios.

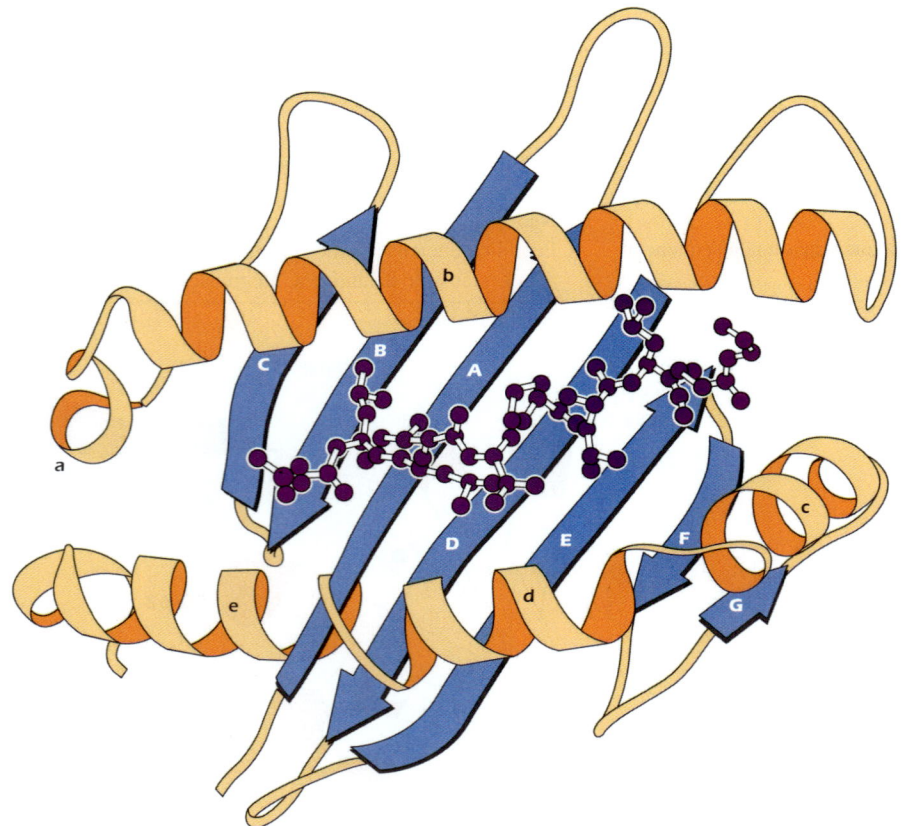

Figura 3.5 Estrutura da molécula de classe I do MHC (*diagrama de fita*) com peptídios antigênicos (*modelo bola e haste*).

	Descrição	Exemplo
	Um epítopo	Haptenos
	Muitos epítopos de mesma especificidade	Muitos polissacarídios, homopolímeros
	Muitos epítopos de diferentes especificidades	Proteínas

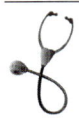 Figura 3.6 Algumas possíveis estruturas antigênicas contendo epítopos únicos e múltiplos.

3. Ácidos nucleicos. Os ácidos nucleicos, por si sós, são imunógenos fracos, mas tornam-se imunogênicos quando conjugados a proteínas carreadoras. O DNA, em seu estado helicoidal nativo, é normalmente não imunogênico em animais normais. Entretanto, foram relatadas respostas imunológicas para os ácidos nucleicos em várias situações. Um importante exemplo clínico é o aparecimento dos anticorpos anti-DNA em pacientes com lúpus eritematoso sistêmico (discutido em detalhes no Capítulo 12).

Lúpus Eritematoso Sistêmico

4. Proteínas. Pelo fato de todas as proteínas serem virtualmente imunogênicas, as respostas imunológicas mais comuns são aquelas desencadeadas contra elas. Quanto maior for o grau de complexidade da proteína, mais vigorosa será a resposta imunológica. Devido ao seu tamanho e complexidade as proteínas contêm múltiplos epítopos.

LIGAÇÃO DE ANTÍGENO A ANTICORPOS ANTÍGENO-ESPECÍFICOS OU A RECEPTORES DE CÉLULAS T

A ligação entre antígeno e anticorpos é discutida em detalhes nos Capítulos 4 e 5. As interações de antígenos com as células T e B e os subsequentes acontecimentos de ativação serão discutidos no Capítulo 10. No momento, é importante enfatizar apenas que a ligação do antígeno com os anticorpos ou TCRs não envolve ligações covalentes. A *ligação não covalente* pode envolver *interações eletrostáticas, interações hidrofóbicas, ligações de hidrogênio* e *forças de van der Waals*. Considerando que estas forças interativas são relativamente fracas, o encaixe entre o antígeno e o seu receptor

deve ocorrer em uma área suficientemente extensa para permitir o somatório de todas as interações possíveis. Esta exigência constitui a base da extraordinária especificidade observada nas interações imunológicas.

REATIVIDADE CRUZADA

Considerando que os antígenos macromoleculares contêm vários epítopos diferentes, alguns destes antígenos podem ser modificados sem alterar totalmente a estrutura imunogênica ou antigênica da molécula inteira. Este conceito é importante em relação à imunização contra microrganismos altamente patogênicos ou compostos altamente tóxicos. Obviamente, a imunização com toxinas não pode ser realizada, entretanto, é possível anular a atividade biológica de uma grande variedade de toxinas (como, por exemplo, as do veneno de cobra) sem afetar consideravelmente sua imunogenicidade. Uma toxina que foi modificada de modo a não ser mais tóxica, mas mantendo ainda algumas de suas características imunoquímicas, é denominada *toxoide*. Assim, podemos dizer que, imunologicamente, um toxoide provoca *reação cruzada* com a toxina. De acordo com este princípio é possível imunizar indivíduos com o toxoide e induzir respostas imunológicas para alguns dos epítopos que o toxoide ainda compartilha com a toxina original. Embora as moléculas de toxina e o toxoide apresentem muitos aspectos físico-químicos e biológicos diferentes, do ponto de vista imunológico elas reagem de maneira cruzada porque compartilham epítopos suficientes para permitir que a resposta imunológica ao toxoide produza uma defesa eficaz contra a toxina propriamente dita. Uma reação imunológica na qual os componentes imunológicos, sejam células ou anticorpos, reajam com duas moléculas diferentes que compartilham epítopos é chamada *reação cruzada*. Outra forma de reatividade cruzada é observada quando anticorpos ou células com especificidade para um epítopo se ligam, normalmente de forma mais fraca, a um outro epítopo que tenha uma semelhança estrutural mas que não seja idêntico ao primeiro epítopo. Os termos homólogos e heterólogos são utilizados para indicar que o antígeno utilizado na imunização é diferente daquele com o qual os componentes imunológicos induzidos podem reagir. **Homólogo** significa que o antígeno e o imunógeno são o mesmo; **heterólogo** indica que a substância utilizada para induzir a resposta imunológica é diferente da substância que é utilizada para reagir com os produtos da resposta induzida.

Embora o aspecto mais importante da imunologia seja a especificidade, a reatividade imunológica cruzada foi observada em muitos níveis. Isto não quer dizer que a especificidade imunológica tenha diminuído, mas sim que as substâncias que reagem de maneira cruzada compartilham determinantes antigênicos. No exemplo descrito anteriormente, uma toxina e seu correspondente toxoide representam duas moléculas, a toxina sendo a molécula nativa e o toxoide a molécula modificada que dá reação cruzada com a molécula nativa.

Em outros exemplos de reatividade imunológica cruzada, as duas substâncias que reagem cruzadamente não são relacionadas exceto pelo fato de que elas compartilham uma ou mais áreas com características tridimensionais semelhantes. Tais substâncias são denominadas **antígenos heterófilos**. O antígeno do grupo sanguíneo humano A, por exemplo, reage com um antissoro preparado contra o polissacarídio capsular do pneumococo (tipo XIV). De maneira similar, o antígeno do grupo sanguíneo humano B reage com anticorpos para certas cepas de *Escherichia coli*. Nestes exemplos de reatividade cruzada, os antígenos dos microrganismos são designados como antígenos heterófilos (com respeito ao antígeno do grupo sanguíneo).

ADJUVANTES

Para aumentar a resposta imunológica a um determinado imunógeno, são frequentemente utilizados vários aditivos ou veículos. Um **adjuvante** (do latim *adjuvare*, "ajudar") é uma substância que quando misturada a um imunógeno aumenta a resposta imunológica contra ele. É importante fazer a distinção entre os termos carreador, hapteno e adjuvante. Um hapteno se tornará imunogênico quando conjugado covalentemente a um carreador; mas ele não se torna imunogênico se misturado a um adjuvante. Assim, um adjuvante aumenta a resposta imunológica a imunógenos porém não confere imunogenicidade aos haptenos.

Por quase um século os adjuvantes vêm sendo utilizados para aumentar as respostas imunológicas a antígenos. O interesse na identificação de adjuvantes para a utilização em vacinas está aumentando porque falta imunogenicidade suficiente em muitos novos candidatos à vacina. Isto é particularmente verdadeiro em relação a vacinas peptídicas. Os mecanismos adjuvantes incluem (1) aumento da meia-vida dos antígenos vacinais do ponto de vista biológico ou imunológico, (2) aumento da produção de citocinas inflamatórias locais, e (3) melhora da liberação do antígeno, processamento e apresentação do antígeno pela APC, especialmente células dendríticas. Verificou-se que os adjuvantes que contêm componentes microbianos (como, por exemplo, extratos de micobactérias) são os melhores adjuvantes. Os componentes do patógeno induzem os macrófagos e as células dendríticas a expressar moléculas coestimulatórias e a secretar citocinas. Mais recentemente, mostrou-se que tal indução por componentes microbianos envolve moléculas de reconhecimento de padrões (como os TLRs) expressas por estas células. A ligação dos componentes microbianos aos TLRs sinaliza às células para expressar moléculas coestimulatórias e liberar citocinas.

Embora muitos adjuvantes tenham sido desenvolvidos em modelos animais (Quadro 3.2) e testados experimentalmente em seres humanos, apenas um tem sido aceito para a vacina-

● QUADRO 3.2 Adjuvantes Comuns e seus Mecanismos de Ação

Adjuvante	Composição	Mecanismos de Ação
Hidróxido de alumínio ou fosfato de alumínio (alúmen)	Gel de hidróxido de alumínio	Captação aumentada do antígeno pela APC; liberação retardada do antígeno
Alúmen com peptídio derivado de micobactéria	Gel de hidróxido de alumínio com dipeptídio muramil	Captação aumentada do antígeno pela APC; liberação retardada do antígeno; indução de moléculas coestimuladoras na APC
Alúmen com *Bordetella pertussis*	Gel de hidróxido de alumínio com *B. pertussis* morta	Captação aumentada do antígeno pela APC; liberação retardada do antígeno; indução de moléculas coestimuladoras na APC
Adjuvante de Freund completo	Óleo em água com micobactérias mortas	Captação aumentada do antígeno pela APC; liberação retardada do antígeno; indução de moléculas coestimuladoras na APC
Adjuvante de Freund incompleto	Óleo em água	Captação aumentada do antígeno pela APC; liberação retardada do antígeno
Complexos imunológicos estimulatórios	Estruturas em arcabouço aberto contendo colesterol e uma mistura de saponinas	Entrega do antígeno ao citosol, permitindo a indução das respostas das células T citotóxicas

ção de rotina. Atualmente, hidróxido de alumínio e fosfato de alumínio (alúmen) constituem os únicos adjuvantes aprovados, nos Estados Unidos, para utilização em vacinas em seres humanos administradas em indivíduos normais. Como sal inorgânico, o alúmen liga-se às proteínas fazendo-as precipitar-se e desencadeando uma reação inflamatória que aumenta, de forma inespecífica, a imunogenicidade do antígeno. Quando injetado, o antígeno precipitado é liberado mais vagarosamente, no local da inoculação, do que o antígeno inoculado sozinho. Entretanto, o tamanho aumentado do antígeno, que ocorre como consequência da precipitação, aumenta a probabilidade de a macromolécula ser fagocitada.

Muitos adjuvantes têm sido utilizados experimentalmente em animais. Um adjuvante comumente utilizado, o **adjuvante completo de Freund**, consiste no *Mycobacterium tuberculosis* ou *Mycobacterium butyricum* mortos, suspensos em óleo, que são, a seguir, emulsificados com uma solução aquosa do antígeno. O estado de óleo emulsificado da mistura antígeno-adjuvante permite que o antígeno seja liberado vagarosa e continuamente, ajudando a manter a exposição do receptor ao imunógeno. Outros microrganismos utilizados como adjuvantes são o bacilo Calmette-Guerin (BCG) (uma micobactéria atenuada), *Corynebacterium parvum* e *Bordetella pertussis*. Na verdade, muitos desses adjuvantes aproveitam as propriedades de ativação da célula imunológica pelas moléculas expressas pelos microrganismos, incluindo os lipopolissacarídios (LPS), o DNA bacteriano contendo padrões de nucleotídios CpG não metilados, e proteínas do choque térmico bacterianas. Muitas dessas células microbianas adjuvantes se ligam aos TLRs para facilitar as respostas adaptativas das células T e B. As células dendríticas são importantes APCs envolvidas na atividade adjuvante microbiana. Elas respondem secretando citocinas e expressando moléculas coestimulatórias; as moléculas coestimulatórias, por sua vez, estimulam a ativação e diferenciação das células T antígeno-específicas.

RESUMO

1. Imunogenicidade é a capacidade de um composto induzir uma resposta imunológica. A imunogenicidade requer que o composto (a) seja estranho ao indivíduo imunizado, (b) tenha um determinado peso molecular mínimo, (c) possua certo grau de complexidade química e (d) seja degradável ou suscetível ao processamento e à apresentação do antígeno através de sua interação com o MHC.

2. A antigenicidade refere-se à capacidade de um composto se ligar a anticorpos ou a células do sistema imunológico. Sua ligação é altamente específica; os componentes imunológicos são capazes de reconhecer vários aspectos físico-químicos do composto. A ligação entre o antígeno e os componentes imunológicos envolve várias forças fracas operando em curtas distâncias (forças de van der Waals, interações eletrostáticas, interações hidrofóbicas e ligações de hidrogênio); ela, no entanto, não envolve ligações covalentes.

3. A menor unidade do antígeno que é capaz de se ligar aos anticorpos é denominada determinante antigênico ou epítopo. Os compostos podem ter um ou mais epítopos capazes de reagir com os componentes imunológicos. A resposta imunológica contra estes compostos envolve a produção de anticorpos ou a geração de células com especificidade direcionada contra a maioria ou contra todos os epítopos.

4. A imunoglobulina ligada à membrana da célula B ou o anticorpo secretado tende a reconhecer sequências de aminoácidos acessíveis, geralmente hidrofílicas e móveis. Essas sequências, que podem ser contínuas ou descontínuas (determinantes conformacionais), são colocadas próximas pelo dobramento tridimensional da proteína. As imunoglobulinas da membrana da célula B e os anticorpos são capazes de reconhecer polissacarídios e lipídios.

5. As células T reconhecem sequências internas de aminoácidos das proteínas no contexto das moléculas de classe I ou II do MHC. Os fragmentos peptídicos dos antígenos proteicos gerados pelo processamento do antígeno podem se associar com moléculas do MHC e serem apresentados às células T.

6. A reatividade imunológica cruzada se refere à situação na qual duas ou mais substâncias com vários graus de diferença compartilham epítopos e, consequentemente, reagem com componentes imunológicos induzidos contra qualquer uma destas substâncias. Assim, um toxoide, que é uma toxina modificada, pode ter um ou mais epítopos em comum com a toxina nativa. A imunização com o toxoide acarreta uma resposta imunológica capaz de reagir não apenas com o toxoide, mas também com a toxina.

7. Os adjuvantes são substâncias que podem acelerar, prolongar e aumentar a qualidade da resposta imunológica específica. Quando administrados com antígenos, os adjuvantes facilitam as respostas imunológicas que são específicas para o antígeno (não para o adjuvante), uma vez que o adjuvante amplia inespecificamente a resposta. Os principais mecanismos de atividade adjuvante incluem apresentação aumentada do antígeno pela APC (especialmente células dendríticas), indução de moléculas coestimuladoras e indução de respostas em citocinas inflamatórias locais.

REFERÊNCIAS

Atassi MZ (1977): *Immunochemistry of Proteins*, Vols 1 and 2. New York: Plenum.

Benjamin DC, Berzofsky JA, East IJ, Gurd FRN, Hannum C, Leach SJ, Margoliash E, Michael JG, Miller A, Prager EM, Reichlin M, Sercarz EE, Smith-Gill SJ, Todd PE, Wilson AC (1984): The antigenic structure of proteins: A reappraisal. *Annu Rev Immunol* 2:67.

Davis DR, Cohen GH (1996): Interactions of protein antigens with antibodies. *Proc Natl Acad Sci USA* 93:7.

Davis MM, Boniface JJ, Reich Z, Lyons D, Hampl J, Arden B, Chien Y (1998): Ligand recognition by αβ T cell receptors. *Annu Rev Immunol* 16:523.

Freund J, Calals J, Hosmer EP (1937): Sensitization and antibody formation after injection of tubercle bacilli and paraffin oil. *Proc Soc Exp Biol Med* 37:509.

Ishii KJ, Akira S (2007): Toll or toll-free adjuvant path toward the optimal vaccine development. *J Clin Immunol* 27:363.

Krishnan J, Selvarajoo K, Tsuchiya M, Lee G, Choi S (2007): Toll-like receptor signal transduction. *Exp Mol Med* 39:421.

Kwissa M, Kasturi SP, Pulendran B (2007): The science of adjuvants. *Expert Rev Vaccines* 6:673.

Paul, WE (2003): *Fundamental Immunology*. Philadelphia, PA: Lippincott, Williams, and Wilkins.

QUESTÕES DE REVISÃO

Para cada questão, escolha A MELHOR resposta.

1. Uma grande proteína foi enzimaticamente digerida em laboratório para se obter uma mistura de peptídios variando em tamanho de quatro a seis aminoácidos de comprimento. Qual das afirmativas a seguir seria esperada se a mistura de peptídios fosse administrada a um animal experimental juntamente com um adjuvante tal como o adjuvante completo de Freund?
   A) anticorpos peptídio-específicos seriam gerados utilizando-se a mistura de peptídios sozinha
   B) anticorpos peptídio-específicos seriam gerados somente se um adjuvante fosse administrado com a mistura de peptídios
   C) anticorpos peptídio-específicos seriam gerados se eles fossem primeiro acoplados a uma proteína carreadora
   D) anticorpos peptídio-específicos e respostas de célula T seriam gerados usando a mistura de peptídios sozinha
   E) não ocorreria resposta imunológica humoral nem mediada por célula para os peptídios na mistura

2. A proteção contra a infecção pelo vírus da varíola humana causada pela infecção prévia com o vírus da varíola do gado representa:
   A) especificidade antigênica
   B) reatividade antigênica cruzada
   C) aumento da captação viral pelos macrófagos
   D) imunidade natural
   E) proteção passiva

3. Converter uma toxina em toxoide:
   A) torna a toxina mais imunogênica
   B) torna a toxina segura para utilização como imunógeno
   C) potencializa a ligação com a antitoxina

   D) induz apenas imunidade natural
   E) potencializa a fagocitose

4. Haptenos:
   A) requerem moléculas carreadoras para serem imunogênicos
   B) reagem com os anticorpos específicos quando não são utilizados carreadores homólogos
   C) interagem com o anticorpo específico mesmo se o hapteno for monovalente
   D) não podem estimular a resposta secundária de anticorpo sem o carreador
   E) todas as respostas anteriores

5. Um adjuvante é uma substância que:
   A) aumenta o tamanho do imunógeno
   B) aumenta a imunogenicidade dos haptenos
   C) aumenta a complexidade química do imunógeno
   D) aumenta a resposta imunológica ao imunógeno
   E) aumenta a reatividade imunológica cruzada

6. Um anticorpo preparado contra um grande antígeno proteico reage mesmo quando a proteína está desnaturada por ruptura de pontes dissulfeto. Outro anticorpo contra o antígeno não reage quando ele é desnaturado de maneira semelhante. A explicação mais provável para este caso é:
   A) o primeiro anticorpo é específico para vários epítopos expressos pelo antígeno
   B) o primeiro anticorpo é específico para a sequência primária de aminoácidos do antígeno, enquanto o segundo é específico para os determinantes conformacionais
   C) o segundo anticorpo é específico para as pontes dissulfeto
   D) o primeiro anticorpo tem alta afinidade pelo antígeno

RESPOSTAS ÀS QUESTÕES DE REVISÃO

1. E Os peptídios que variam de 4 a 6 aminoácidos de comprimento constituem moléculas de baixo peso molecular que são incapazes de gerar respostas de anticorpos ou respostas de célula T devido ao seu pequeno tamanho. Se estes peptídios forem conjugados ou ligados a uma proteína carreadora, eles podem se tornar imunogênicos.

2. B A proteção contra a varíola humana causada pela infecção prévia com o vírus da varíola bovina é um exemplo de reatividade antigênica cruzada. A imunização, com o vírus da varíola bovina, acarreta a produção de anticorpos capazes de reagir com o vírus da varíola humana pelo fato de os dois vírus compartilharem vários determinantes idênticos ou estruturalmente semelhantes.

3. B A conversão de uma toxina a toxoide é realizada com a finalidade de permitir que ela seja utilizada, de maneira segura, como imunógeno. A resposta imunológica aos toxoides reage cruzadamente com as toxinas.

4. E Os haptenos são substâncias, geralmente de baixo peso molecular e univalentes, que por si sós não podem produzir resposta imunológica (primária ou secundária) mas podem induzir a resposta imunológica se conjugados a carreadores de alto peso molecular. Os haptenos interagem com os anticorpos induzidos, estando ou não conjugados ao carreador.

5. D Um adjuvante imunológico é uma substância que quando misturada com um imunógeno aumenta a resposta imunológica contra o imunógeno por mecanismos que dependem do específico adjuvante utilizado (por exemplo, aumenta a apresentação do antígeno, retarda a liberação do antígeno). Ele não aumenta o tamanho ou complexidade química do antígeno, como também não aumenta a resposta imunológica contra o hapteno, que requer conjugação com um carreador imunogênico para induzir a resposta. O adjuvante não tem qualquer relevância quanto a uma possível toxicidade do imunógeno.

6. B Os anticorpos podem reconhecer epítopos simples formados pela sequência de aminoácidos da estrutura primária ou determinantes conformacionais formados pelas estruturas secundária, terciária e quaternária. A proteína desnaturada pela quebra da ligação dissulfeto geralmente perde os determinantes conformacionais. Consequentemente, é provável que o primeiro anticorpo reaja com o determinante da sequência primária de aminoácidos que está presente tanto no antígeno natural quanto no desnaturado, enquanto o segundo anticorpo "vê" o determinante conformacional apenas no antígeno natural.

4

ESTRUTURA E FUNÇÃO DOS ANTICORPOS

INTRODUÇÃO

Uma das principais funções do sistema imunológico é a produção de proteínas solúveis que circulam livremente e exibem propriedades que contribuem especificamente para a imunidade e proteção contra material estranho. Estas proteínas solúveis são denominadas *anticorpos*, e, devido a sua estrutura globular, pertencem à classe das proteínas denominadas globulinas. Inicialmente, em função de suas propriedades migratórias em um campo eletroforético, elas foram chamadas γ-globulinas (em relação às proteínas que migram mais rapidamente, a albumina, a α-globulina e a β-globulina); atualmente, elas são coletivamente conhecidas como *imunoglobulinas.*

As imunoglobulinas podem se apresentar ligadas à membrana ou em uma forma secretada. O anticorpo ligado à membrana está presente na superfície das células B, onde funciona como receptor antígeno-específico. A forma do anticorpo ligada à membrana está associada com um heterodímero denominado Igα/Igβ para formar o BCR. Como será discutido no Capítulo 7, o heterodímero Igα/Igβ medeia os mecanismos de sinalização intracelular associados com a ativação da célula B. Os anticorpos secretados são produzidos pelas *células plasmáticas* — células B totalmente diferenciadas que servem como fábricas de anticorpos e residem principalmente na medula óssea.

Para possibilitar a sua participação no sistema imunológico, a estrutura das imunoglobulinas apresenta várias características essenciais. As duas características mais importantes são a especificidade e as atividades biológicas. A *especificidade* é atribuída a uma determinada região da molécula do anticorpo constituída pela região hipervariável ou região de determinação da complementaridade (CDR). Esta região restringe o anticorpo a se combinar apenas com aquelas substâncias que contêm uma determinada estrutura antigênica. A existência de um vasto conjunto de potenciais determinantes antigênicos que, como será discutido no Capítulo 3, são também conhecidos como epítopos, induziu a evolução de um sistema para a produção de um enorme repertório de moléculas de anticorpos, cada uma capaz de se combinar com uma estrutura antigênica específica. Desta maneira, os anticorpos exibem coletivamente grande diversidade, quanto aos tipos de estruturas moleculares, com as quais eles são capazes de reagir, mas individualmente eles apresentam um alto grau de especificidade, uma vez que cada um é capaz de reagir com apenas uma determinada estrutura antigênica.

Apesar dos inúmeros anticorpos antígeno-específicos, são poucos os efeitos biológicos das reações antígeno-anticorpo. Dependendo da natureza do antígeno, estes efeitos incluem neutralização de toxinas, imobilização de microrganismos, neutralização da atividade viral, aglutinação (manter unidos) de microrganismos ou partículas antigênicas (ver Capítulo 5) ou ligação a antígenos solúveis causando a formação de precipitados. Esta última atividade biológica é um exemplo de como o sistema imunológico adquirido colabora com o sistema imunológico natural, visto que os antígenos precipitados são rapidamente fagocitados e destruídos pelas células fagocíticas (ver Capítulo 2). Outros exemplos da colaboração dos complexos antígeno-anticorpos com o sistema imunológico natural incluem a ativação do complemento para facilitar a lise de microrganismos (ver Capítulo 13) bem como a opsonização mediada pelo complemen-

Immunology: A Short Course, Sixth Edition, By Richard Coico and Geoffrey Sunshine
Copyright © 2009 John Wiley & Sons, Inc.

to, que também resulta em fagocitose e destruição de microrganismos. Além disso, outra importante função biológica dos anticorpos, a capacidade de certas classes de imunoglobulinas atravessar a placenta da mãe para o feto, será discutida, posteriormente, com mais detalhes ainda neste capítulo.

As diferenças das inúmeras atividades biológicas dos anticorpos são atribuídas às propriedades estruturais conferidas pelas porções da molécula de Ig codificada pela linhagem germinativa. Desta maneira, nem todas as moléculas de anticorpos são iguais na realização de todas as tarefas biológicas descritas acima. De uma maneira simplificada pode-se dizer que as moléculas dos anticorpos contêm componentes estruturais que são compartilhados com outros anticorpos dentro de sua *classe*, além de um componente de ligação ao antígeno que é característico de um anticorpo específico. Este capítulo apresenta estas propriedades estruturais e biológicas das imunoglobulinas.

ISOLAMENTO E CARACTERIZAÇÃO DAS IMUNOGLOBULINAS

O *soro*, a porção líquida do sangue coagulado, é o componente do sangue contendo anticorpos. A menos que no recipiente no qual o sangue é coletado sejam tomadas medidas para evitar a coagulação (como, por exemplo, adição de heparina), os fatores da coagulação serão ativados dando formação ao coágulo celular. Quando os componentes do soro são submetidos à *eletroforese* (separação em um campo elétrico), em pH ligeiramente alcalino (8.2), são visualizados cinco dos principais componentes (ver Fig. 4.1). Em termos de migração em direção ao anodo, o componente mais lento, denominado γ-globulina, contém as imunoglobulinas. Este deslocamento foi demonstrado por simples comparação do padrão eletroforético do antissoro de um coelho *hiperimunizado* (animal que recebeu múltiplas imunizações com um determinado antígeno), tanto antes quanto após a remoção dos anticorpos antígeno-específicos por precipitação

com o antígeno. Apenas o tamanho da fração γ-globulina diminui por este procedimento. Análises mostraram que quando esta fração era coletada separadamente, todos os anticorpos mensuráveis estavam nela contidos. Posteriormente ficou demonstrado que a atividade de anticorpos está presente não apenas na fração γ-globulina, mas também em uma área ligeiramente mais anódica. Consequentemente, todas as proteínas globulares com atividade de anticorpo são genericamente conhecidas como imunoglobulinas, como exemplificado pelo pico γ (ver Fig. 4.1).

A partir dos largos picos eletroforéticos, torna-se claro que está presente uma coleção heterogênea de moléculas de Ig com cargas ligeiramente diferentes. Esta heterogeneidade constituiu um dos obstáculos iniciais na tentativa de determinar a estrutura dos anticorpos, uma vez que a química analítica requer, como material inicial, compostos homogêneos, cristalizáveis. Este problema foi resolvido, em parte, pelo descobrimento das ***proteínas do mieloma***, imunoglobulinas homogêneas produzidas pela progênie de uma única célula plasmática que se tornou neoplásica na doença maligna denominada ***mieloma múltiplo***. A presença das proteínas do mieloma, no soro de um paciente com esta doença, é demonstrada pelo pico de γ-globulina no padrão eletroforético das proteínas séricas (ver Fig. 4.1). Quando ficou claro que algumas proteínas de mieloma se ligavam a antígenos, ficou também claro que elas poderiam ser tratadas como moléculas típicas de Ig.

Outra contribuição ao estudo da estrutura dos anticorpos foi a descoberta, na urina, das ***proteínas de Bence Jones***, assim denominadas pelo fato de terem sido descobertas pelo médico inglês Henry Bence Jones (1813–1873). As proteínas de Bence Jones são proteínas homólogas, produzidas em grande quantidade por alguns pacientes com mieloma múltiplo, e se constituem de dímeros de imunoglobulinas de cadeias leves κ ou λ. Historicamente, elas provaram ser de utilidade na determinação da estrutura das cadeias leves da molécula de Ig. Atualmente, as potentes técnicas de hibridização célula-célula, que permitem a imortalização *in vitro* das células B produtoras de anticorpos, permitem também a produção de linhagens celulares de hibridoma que produzem grandes quantidades de anticorpos monoclonais de praticamente qualquer especificidade (ver Capítulo 5).

ESTRUTURA DAS CADEIAS LEVES E PESADAS

Na verdade, a análise das características estruturais das moléculas dos anticorpos se iniciou em 1959 com duas descobertas que revelaram, em um primeiro momento, que a molécula podia ser separada em partes analisáveis e disponíveis para estudos posteriores. Antes, em 1948, um imunologista inglês chamado Rodney Porter verificara que o tratamento proteolítico com a enzima ***papaína*** quebrava a molécula de Ig (peso molecular 150.000 Da) em três fragmentos de tamanhos praticamente iguais (Fab, Fab e Fc; ver Fig. 4.2). Dois destes fragmentos, conhecidos como ***Fab*** (fragmento que se liga ao antígeno), mantiveram a capacidade

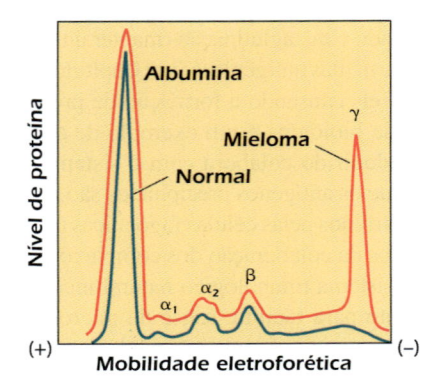

● Figura 4.1   Mobilidade eletroforética das proteínas séricas obtidas de um indivíduo normal (desenho inferior em azul) e de um paciente com mieloma de IgG (desenho superior em vermelho).

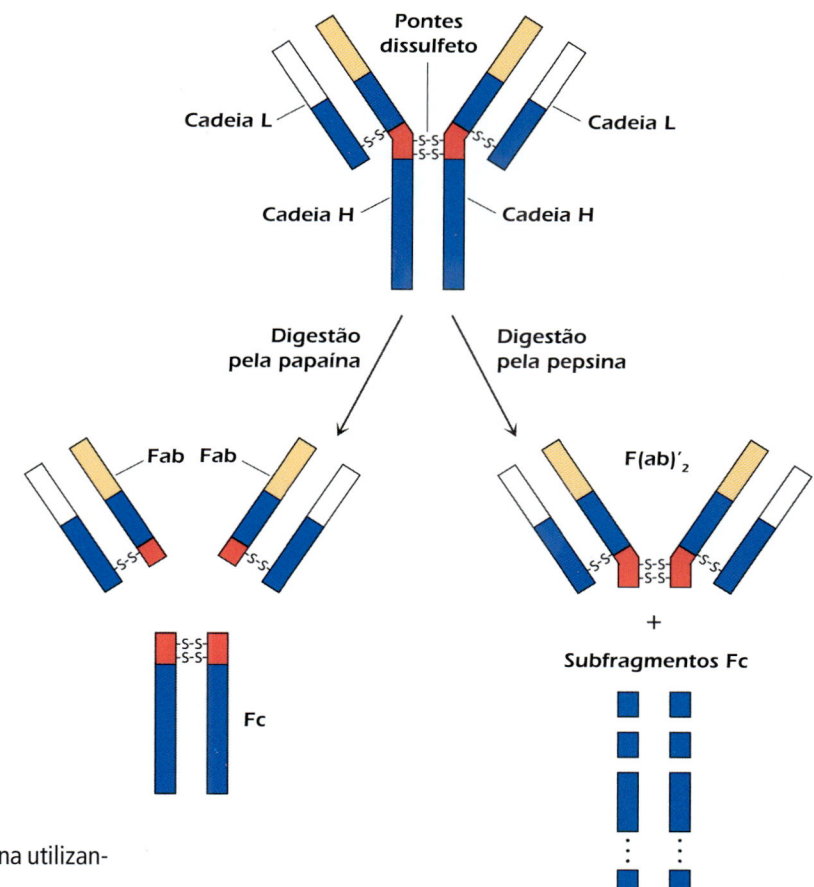

🟢 Figura 4.2 Digestão proteolítica da imunoglobulina utilizando-se papaína e pepsina.

de o anticorpo ligar-se ao antígeno-específico. Entretanto, diferentemente da molécula intacta, eles não podiam mais precipitar
o antígeno em solução. Os fragmentos Fab são considerados
univalentes; cada um possui um único sítio de ligação ao antígeno e é idêntico ao outro em todas as características. O terceiro
fragmento podia ser cristalizado fora da solução, uma propriedade que indicava sua aparente homogeneidade. Este fragmento, denominado *fragmento Fc* (fragmento cristalizável), não pode
se ligar ao antígeno, mas, mostrou-se posteriormente, que ele era
responsável pelas funções biológicas da molécula do anticorpo
após o antígeno ter se ligado ao Fab na molécula intacta.

Vários anos após Porter descobrir os efeitos proteolíticos da
papaína nas imunoglobulinas, Gerald M. Edelman, nos Estados
Unidos, descobriu que quando a γ-globulina era intensamente
reduzida pelo tratamento com mercaptoetanol (um reagente que
quebra as pontes dissulfeto), a molécula se quebrava em quatro
cadeias: duas cadeias leves idênticas com peso molecular de cerca
de 53.000 Da cada e duas outras de cerca de 22.000 Da cada. As
moléculas maiores foram denominadas **cadeias pesadas** (frequentemente abreviadas como **cadeias H**) e as menores, **cadeias
leves** (abreviadas como **cadeias L**). Com base nestes resultados, foi proposta a estrutura da molécula da Ig conforme é mostrado na Fig. 4.2. Posteriormente, ficou comprovado que este
modelo estava correto e Porter e Edelman dividiram o Prêmio

Nobel por terem elucidado a estrutura dos anticorpos. Todas as
moléculas de Ig são constituídas por uma unidade básica de quatro cadeias polipeptídicas, duas cadeias pesadas idênticas e duas
cadeias leves também idênticas, mantidas juntas por várias pontes dissulfeto. Deve ser observado que a digestão da Ig com a
papaína resulta na clivagem da molécula no lado N-terminal anteriormente às pontes dissulfeto que mantêm unidas as duas cadeias pesadas na região da dobradiça. Esta clivagem origina dois
fragmentos Fab monovalentes e um fragmento Fc. Por outro lado,
os estudos realizados no laboratório de Edelman mostraram que
a digestão pela pepsina clivava a molécula na extremidade C-terminal após as pontes dissulfeto. Este fracionamento resulta em
um fragmento bivalente chamado **F(ab)'$_2$**, formado de dois fragmentos Fab unidos pela ligação dissulfeto, juntamente com vários subfragmentos de Fc. A Fig. 4.3 mostra um diagrama mais
detalhado de uma molécula de Ig constituída de duas cadeias pesadas glicosiladas e duas cadeias leves.

Como deve ser esperado, as imunoglobulinas de uma espécie são imunogênicas em outra espécie. Em outras palavras,
a utilização das imunoglobulinas de uma espécie como
imunógeno em outra espécie gera a produção de anticorpos
que podem ser, a seguir, utilizados para investigar as várias
características das diferentes cadeias de Ig. Esta abordagem
sorológica para estudar as imunoglobulinas, juntamente com

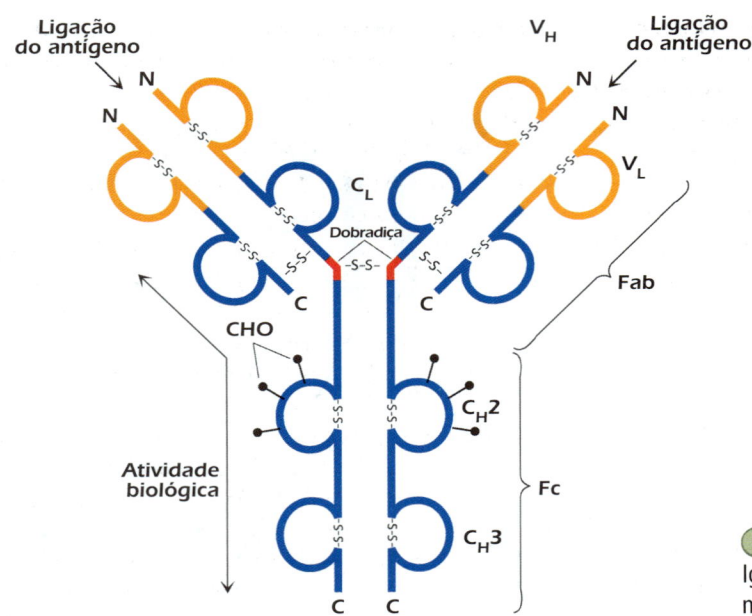

 <u>Figura 4.3</u> Representação esquemática da molécula de Ig mostrando os domínios oriundos do dobramento da Ig formados pelas pontes dissulfeto intracadeias.

várias estratégias bioquímicas, revelou importantes detalhes das propriedades estruturais destas moléculas. Por exemplo, quase todas as espécies estudadas possuem dois principais tipos de cadeias leves, chamadas *cadeias κ e cadeias λ*. Qualquer indivíduo de uma espécie produz os dois tipos de cadeia leve, mas a proporção de cadeias κ e cadeias λ varia entre as espécies (camundongos, 95% κ; seres humanos, 60% κ). Entretanto, em qualquer uma das moléculas de Ig as cadeias leves são sempre idênticas — ambas κ ou ambas λ.

Outra importante característica das imunoglobulinas, revelada neste trabalho inicial, é que as cadeias pesadas das imunoglobulinas, de praticamente todas as espécies estudadas, podem ser divididas em cinco diferentes *classes* ou *isotipos*: IgM, IgD, IgG, IgA e IgE. Elas são diferenciadas com base na chamada *região constante* das cadeias pesadas que diferem de uma para outra em relação a suas sequências primárias de aminoácidos, constituição de carboidratos e tamanho. Conforme mencionado anteriormente, estas porções das várias classes de Ig também conferem diferentes funções biológicas associadas a cada isotipo. As regiões constantes das cadeias pesadas das Ig são derivadas dos genes das cadeias pesadas da Ig (discutido em detalhes no Capítulo 6) e identificadas por letras gregas como mostrado abaixo:

Imunoglobulina	Gene da Cadeia Pesada
IgM	μ
IgD	δ
IgG	γ
IgA	α
IgE	ϵ

Os genes que codificam as regiões constantes (C) responsáveis pelas cadeias pesadas μ, δ, γ, α e ε são denominados Cμ, Cδ, Cγ, Cα e Cϵ respectivamente.

Qualquer indivíduo da espécie forma todos os cinco isotipos de Ig, nas proporções características da espécie, mas, como no caso das cadeias leves antes descrito, em qualquer uma molécula de anticorpo as duas cadeias pesadas são sempre idênticas (por exemplo, 2γ ou 2ϵ). Desta maneira, uma molécula de anticorpo da classe IgG poderia ter a estrutura $\kappa_2 \gamma_2$ com duas idênticas cadeias leves kapa e duas idênticas cadeias pesadas gama. Alternativamente poderia ter a estrutura $\lambda_2 \gamma_2$ com duas idênticas cadeias leves lambda e duas idênticas cadeias pesadas gama. Em contrapartida, um anticorpo da classe IgE poderia ter estrutura $\kappa_2 \epsilon_2$ ou $\lambda_2 \epsilon_2$. Em cada caso, é a natureza das cadeias pesadas que confere à molécula suas propriedades biológicas características, tal como, meia-vida na circulação, capacidade de se ligar a certos receptores e capacidade de ativar enzimas (ver Capítulo 13) quando combinada ao antígeno.

Caracterizações posteriores destes isotipos, por antissoros específicos, levou ao reconhecimento de várias subclasses com diferenças mais sutis. A principal classe de Ig humana (IgG) pode ser dividida nas *subclasses* IgG_1, IgG_2, IgG_3 e IgG_4. Similarmente, a IgA pode ser dividida em duas subclasses, IgA_1 e IgA_2. As subclasses diferem uma da outra pelo número e arranjo das pontes dissulfeto intercadeias bem como por alterações em outras características estruturais. Estas alterações, por sua vez, produzem algumas mudanças nas propriedades funcionais que serão discutidas posteriormente.

DOMÍNIOS DAS IMUNOGLOBULINAS

Além das pontes dissulfeto intercadeias entre as cadeias leve e pesada e entre as duas cadeias pesadas, pontes dissulfeto intracadeias formam alças *dentro* da cadeia. Estas ligações intracadeias resultam em regiões chamadas ***domínios dobrados***

das imunoglobulinas que criam uma estrutura β-folha preguea-da antiparalela característica das moléculas de anticorpo. A ***estrutura globular*** das imunoglobulinas e a capacidade que têm as enzimas de clivarem estas moléculas em grandes regiões, em vez de degradá-las a oligopeptídios e aminoácidos, são indicativos de uma estrutura muito compacta. Além disso, a presença de ligações dissulfeto intracadeias em intervalos regulares aproximadamente iguais, de cerca de 100-110 aminoácidos, leva ao prognóstico de que cada alça nas cadeias peptídicas deve formar um ***domínio globular*** compactamente dobrado. De fato, cada cadeia leve apresenta dois domínios, e cada cadeia pesada tem quatro ou cinco domínios, separados por um trecho curto não dobrado (ver Fig. 4.3). Estas configurações foram confirmadas por observações diretas e por análise genética (ver Capítulo 6).

As moléculas de imunoglobulinas são arranjos de domínios separados, cada um centrado em uma ligação dissulfeto. A extensa homologia dos domínios sugere que eles evoluíram de um único gene ancestral que se duplicou várias vezes e sofreu mutações, resultando em alteração da sequência de aminoácidos, o que possibilitou que os vários domínios resultantes tivessem diferentes funções. Cada domínio é identificado por uma letra que indica se ele está sobre a cadeia leve ou sobre a cadeia pesada, e um número que indica sua posição. Como estudaremos com mais detalhes, a sequência de aminoácidos do primeiro domínio das cadeias leves e pesadas é altamente variável de um anticorpo para outro, de modo que o primeiro domínio é denominado V_L ou V_H (ver Fig. 4.3). A sequência de aminoácidos do segundo domínio e dos domínios subsequentes em ambas as cadeias pesadas é muito mais constante, de modo que eles são denominados C_L ou C_H1, C_H2 e C_H3 (Fig. 4.3). Além de suas ligações dissulfeto intercadeias, os domínios globulares se ligam uns aos outros em pares homólogos, principalmente por interações hidrofóbicas, como se segue: V_HV_L, C_H1C_L, C_H2C_H2 e C_H3C_H3.

REGIÃO DA DOBRADIÇA DAS IMUNOGLOBULINAS

A região da dobradiça das imunoglobulinas é geralmente composta de um pequeno segmento de aminoácidos e é encontrada entre as regiões C_H1 e C_H2 das cadeias pesadas (ver Fig. 4.3). As exceções são a IgD e a IgE que apresentam a região da dobradiça relativamente longa comparada com a dos outros isotipos Ig. Este segmento da dobradiça é constituído principalmente de resíduos de cisteína e prolina. As cisteínas estão envolvidas na formação das pontes dissulfeto intercadeias, enquanto os resíduos de prolina impedem o dobramento na estrutura globular. Esta região da cadeia pesada é estruturalmente importante visto que ela permite a flexibilidade entre os dois braços Fab da molécula de anticorpo em forma de Y. Isto permite que os braços se abram e se fechem para acomodar a ligação dos dois epítopos separados por uma distância fixa, conforme podem ser encontrados na superfície de uma bactéria. Além disso, posto que este trecho de aminoácidos está aberto e tão acessível quanto qualquer outro peptídio não dobrado, ele

pode ser clivado por proteases, tal como a papaína, para gerar os fragmentos Fab e Fc descritos anteriormente (ver Fig. 4.2).

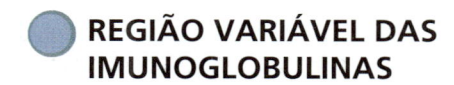 REGIÃO VARIÁVEL DAS IMUNOGLOBULINAS

Conforme discutido anteriormente, é a região variável de uma imunoglobulina que se liga ao antígeno específico. O principal problema para os imunologistas foi determinar como são geradas, a partir da região variável, tantas especificidades individuais necessárias para interagir com a enorme variedade de desafios antigênicos. Como veremos no Capítulo 6, este problema foi bem resolvido e é explicado pelo fenômeno de rearranjo genético associado às células B (e células T para o TCR, como veremos no Capítulo 8). Introduziremos resumidamente, nesta seção, o conceito de regiões de hipervariabilidade das imunoglobulinas na medida em que ela se relaciona com o conceito de especificidade do anticorpo, o que é importante para compreender os tópicos apresentados posteriormente neste capítulo.

Detalhes significativos em relação à região de ligação do antígeno foram obtidos a partir do exame da sequência de aminoácidos das moléculas de Ig derivadas do soro ou da urina de indivíduos portadores de mieloma múltiplo. Por que estas amostras, de soro e urina, foram escolhidas para exame? Conforme discutido anteriormente neste capítulo, o soro de pacientes com mieloma múltiplo contém grande quantidade de moléculas de Ig, todas idênticas em estrutura e especificidade em virtude de sua produção por plasmócitos neoplásicos que causam a doença. Além disso, a urina destes pacientes contém grande quantidade de moléculas de cadeias leves associadas com estas proteínas de mieloma (isto é, proteínas de Bence Jones). Utilizando estas amostras de soro e urina, verificou-se que a maior variabilidade ocorria nos 110 primeiros aminoácidos da região N-terminal tanto das cadeias leves quanto das cadeias pesadas. Kabat e Wu compararam a sequência de aminoácidos de muitas diferentes regiões V_L e V_H. Eles colocaram em gráfico a variabilidade dos aminoácidos em cada posição na cadeia e mostraram que a maior variabilidade (definida como a relação do número de diferentes aminoácidos em uma determinada posição para a frequência do aminoácido mais comum naquela posição) ocorria em três regiões das cadeias leves e pesadas. Estas regiões são denominadas ***regiões hipervariáveis***. Os trechos menos variáveis, que ocorrem entre estas regiões hipervariáveis, são chamados regiões do arcabouço (*framework regions*). Atualmente está claro que as regiões hipervariáveis participam da ligação ao antígeno e formam a região complementar em estrutura ao antígeno. Consequentemente, as regiões hipervariáveis são denominadas ***regiões de determinação da complementaridade*** (CDR) das cadeias leves e pesadas: CDR1, CDR2 e CDR3 (ver Fig. 4.4).

Embora estejam separadas no modelo linear bidimensional das cadeias peptídicas, as regiões hipervariáveis das cadeias leves e das cadeias pesadas são, na verdade, mantidas juntas em uma forma dobrada da molécula de anticorpo intacta. Juntas elas constituem o sítio de combinação que é complementar ao

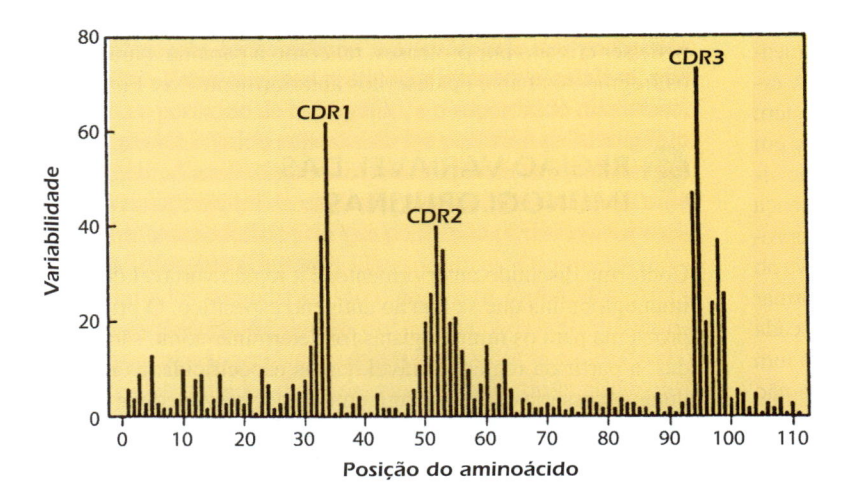

Figura 4.4 Variabilidade de aminoácidos representando os resíduos N-terminais de V_H na molécula representativa de Ig.

epítopo (Fig. 4.5). A variabilidade destas CDRs fornece a diversidade necessária para a função dos anticorpos de diferentes especificidades. Todas as forças conhecidas envolvidas nas interações antígeno-anticorpo são fracas interações não covalentes (por exemplo, ligações iônicas, pontes de hidrogênio, forças de van der Waals e interações hidrofóbicas). É consequentemente necessário que haja um ajuste perfeito entre antígeno e anticorpo em uma região suficientemente grande que permita uma força total de ligação adequada para a estabilidade da interação. Tanto as cadeias pesadas quanto as cadeias leves contribuem para a ligação entre o epítopo e o anticorpo.

Agora deve estar claro que duas moléculas de anticorpo com diferentes especificidades antigênicas devem apresentar diferentes sequências de aminoácidos em suas regiões hipervariáveis e aquelas com sequência semelhante apresentam, em geral, especificidades similares. Entretanto, é possível que dois anticorpos com diferentes sequências de aminoácidos tenham especificidade para o mesmo epítopo. Neste caso, a *afinidade de ligação* (a medida da força de ligação) do anticorpo com o epítopo será provavelmente diferente porque existirão diferenças no número e nos tipos de forças de ligação disponíveis para ligar antígenos idênticos a diferentes sítios de ligação dos dois anticorpos.

Uma fonte adicional de variabilidade envolve o tamanho do sítio de combinação no anticorpo, que geralmente (mas nem sempre) é considerado como tendo a forma de uma depressão ou fenda. Em alguns exemplos estão envolvidos os haptenos hidrofóbicos, especialmente quando pequenos; os epítopos não ocupam todo o sítio de combinação, mas ainda assim eles alcançam suficiente afinidade de ligação. Verificou-se que os anticorpos específicos para tal hapteno, de fato, reagem com outros antígenos que não apresentam similaridades aparentes ao hapteno (por exemplo, dinitrofenol e eritrócitos de carneiro). Estes antígenos não semelhantes se ligam tanto a uma grande área quanto a diferentes áreas do sítio de combinação do anticorpo (ver Fig. 4.6). Assim, um determinado sítio de ligação do anticorpo pode apresentar a capacidade de se combinar com dois (ou mais) epítopos aparentemente diferentes, uma propriedade denominada *redundância*. A capacidade de uma

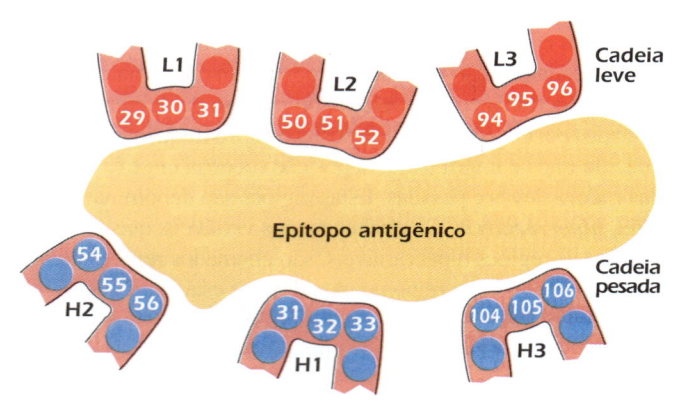

Figura 4.5 Representação esquemática da complementaridade entre um epítopo e o sítio de ligação do anticorpo composto de áreas hipervariáveis das cadeias L e H. As letras seguidas de números indicam as CDRs das cadeias pesadas (H1, H2, H3) e leves (L1, L2, L3); os números nos círculos representam a quantidade de resíduos de aminoácidos nas CDRs.

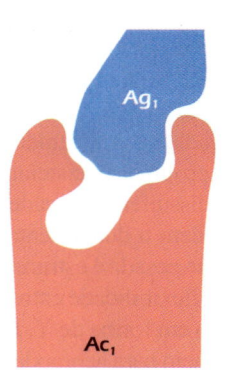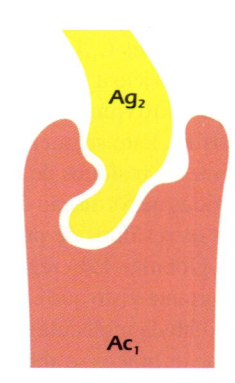

Figura 4.6 Representação de como um anticorpo (Ac) de uma determinada especificidade pode exibir ligação com dois diferentes epítopos (Ag_1 e Ag_2).

molécula de anticorpo reagir de maneira cruzada com um número desconhecido de epítopos pode reduzir o número de diferentes anticorpos necessários para defender um indivíduo contra uma ampla faixa de desafios antigênicos.

VARIANTES DAS IMUNOGLOBULINAS

Os três tipos de variantes das Ig serão, a seguir, discutidos e resumidos na Fig. 4.7.

Isotipos

Conforme já aprendido anteriormente neste capítulo, os cinco isotipos ou classes de imunoglobulinas são IgA, IgG, IgM, IgD e IgE. Por que o sistema imunológico evoluiu para prover este nível de diversidade? Para aperfeiçoar a defesa imunológica humoral contra patógenos infecciosos e outras substâncias estranhas, foram desenvolvidos inúmeros mecanismos. Cada mecanismo é dependente, até certo grau, de uma propriedade ou função diferente de uma molécula de Ig. Assim, quando uma molécula de anticorpo específico se combina com um antígeno, ou patógeno específico, ocorrem vários mecanismos efetores diferentes. Estes diferentes mecanismos derivam-se dos isotipos, cada um podendo se combinar com o mesmo epítopo para desencadear uma diferente resposta biológica. Estas diferenças resultam das variações estruturais das cadeias pesadas, que geram domínios que medeiam as várias funções. Um resumo destas propriedades das classes de Ig é apresentado nos Quadros 4.1 e 4.2.

Alótipos

Outra forma de variação na estrutura das imunoglobulinas, baseada nas diferenças genéticas entre os indivíduos, é a *alotipia*. Em outras palavras, diferentes formas alélicas (*alótipos*) dos genes da região constantes das cadeias pesada e leve originam diferentes formas de um mesmo gene em um determinado *locus*. Como resultado da alotipia, um constituinte de uma cadeia pesada ou leve de qualquer imunoglobulina pode estar presente em alguns membros de uma espécie e ausente em outros. Entretanto, deve-se considerar que, apesar destas diferenças alotípicas entre as classes de Ig dentro de uma espécie, a grande maioria das sequências de aminoácidos da região constante (H ou L) de uma determinada classe é altamente conservada. As diferenças alotípicas nos *loci* genéticos das cadeias H e L resultam, geralmente, de mudanças em apenas um ou dois aminoácidos na região constante de uma cadeia. Com poucas exceções, a presença de diferenças alotípicas em duas moléculas de Ig idênticas, geralmente não afeta a ligação com o antígeno, mas serve como um importante marcador para análise da herança mendeliana.

Alguns marcadores alotípicos conhecidos constituem um grupo que se localiza na cadeia γ da IgG humana (denominados marcadores *Gm* da IgG), um grupo na cadeia κ (denominado *Km*) e um grupo na cadeia α (chamado *Am*).

Os marcadores alotípicos foram encontrados nas imunoglobulinas de diversas espécies, geralmente pela utilização de antissoros gerados pela imunização de um membro de uma espécie com anticorpos de outro membro da mesma espécie. Igualmente como acontece com outros sistemas alélicos, os alótipos são herdados como traços mendelianos dominantes. Os genes que codificam estes marcadores são expressos de forma codominante, de modo que um indivíduo pode ser homozigótico ou heterozigótico para um determinado marcador.

Idiotipos

Como já foi visto, o sítio de combinação de uma molécula específica de anticorpo é formada por uma combinação característica de aminoácidos nas regiões variáveis das cadeias pesadas e leves. Desde que essa combinação não esteja presente em outras moléculas de anticorpos, ela será imunogênica e capaz de estimular uma resposta imunológica contra ela própria em um animal da mesma espécie. Esta afirmação é, na verdade, precisa. Se camundongos forem imunizados para gerar uma resposta de anticorpo e os anticorpos antígeno-específicos do soro imune forem isolados, eles serão capazes de estimular uma resposta antianticorpo em camundongos da mesma cepa. Na verdade, estas respostas antianticorpos são, por natureza, *policlonais*; elas se mostraram específicas para

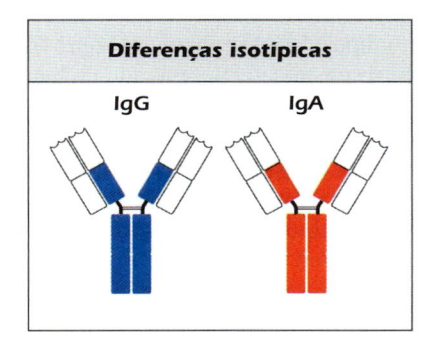
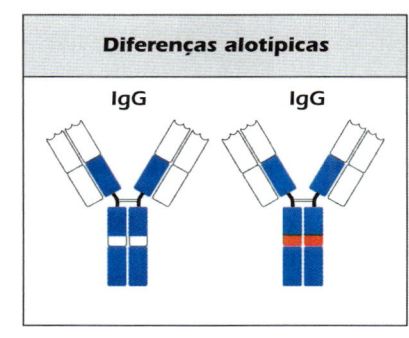
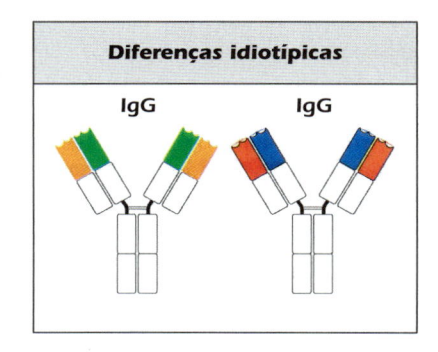

Figura 4.7 Diferentes tipos de variação da Ig.

● QUADRO 4.1   Características mais Importantes dos Isotipos de Imunoglobulinas

Característica	IgG	IgA	IgM	IgD	IgE
			Isotipos		
Peso molecular	150.000	160.000 para monômeros	900.000	180.000	200.000
Subunidades proteicas adicionais	—	J e S	J	—	—
Concentração aproximada no soro (mg/ml)	12	1,8	1	0–0,04	0,00002
Percentual total de Ig	80	13	6	0,2	0,002
Distribuição	~Igual: intravascular e extravascular	Intravascular e secreções	Principalmente intravascular	Presente na superfície dos linfócitos	Nos basófilos e mastócitos presentes na saliva e secreções nasais
Meia-vida (dias)	23	5,5	5	2,8	2,0
Passagem pela placenta	+ +	—	—		
Presença na secreção	—	+ +	—		
Presença no leite	+	+	0 ou pequena quantidade		
Ativação do complemento	+	—	+ + +		
Ligação dos receptores Fc nos macrófagos, células PMN e células NK	+ +	—	—		
Capacidade relativa de aglutinação	+	+ +	+ + +		
Atividade antiviral	+ + +	+ + +	+		
Atividade antibacteriana (Gram-negativo)	+ + +	+ + (com lisozima)	+ + + (com complemento)		
Atividade antitoxina	+ + +	—	—		
Atividade alérgica	—	—	—	—	+ +

● QUADRO 4.2   Importantes Diferenças entre as Subclasses de IgG Humanas

Características	IgG_1	IgG_2	IgG_3	IgG_4
Ocorrência (% de IgG total)	70	20	7	3
Meia-vida	23	23	7	23
Ligação do complemento	+	+	+ + +	—
Passagem pela placenta	+ +	±	+ +	+ +
Ligação a monócito	+ + +	+	+ + +	±

vários epítopos presentes nos anticorpo utilizados na inoculação. Considerando o fato de doadores e receptores do antissoro usado no protocolo de imunização serem membros da mesma cepa (geneticamente idênticos), não deveriam estes anticorpos ser incapazes de estimular a resposta (isto é, ser considerados como antígeno "próprio")?

As respostas antianticorpo foram, de fato, estimuladas pelo conjunto de todas as regiões variáveis das cadeias H e L na molécula de anticorpo contidas no inóculo. Estas porções das moléculas dos anticorpos são denominadas *idiotipos*. Assim, a denominação mais acertada dos anticorpos produzidos em um camundongo imunizado com anticorpos, conforme descrito, é *anticorpos anti-idiotipos*. Existem evidências que sugerem que a resposta anti-idiotipo ocorre normalmente nos indivíduos. Uma explicação proposta para estes achados é que os anticorpos anti-idiotipos desempenham um papel fisiológico na regulação da resposta de anticorpo ao antígeno que estimulou a resposta inicial. Em alguns casos, soros anti-idiotipos impedem a ligação do anticorpo com seu antígeno; neste caso, o determinante idiotípico é considerado como estando no interior ou muito próximo do próprio sítio de combinação. Os soros anti-idiotipo que não bloqueiam a ligação do anticorpo com o antígeno são provavelmente dirigidos contra determinantes variáveis da área do arcabouço, fora do sítio de combinação (ver Fig. 4.8). Embora este papel regulador dos anticorpos anti-idiotipo permaneça controverso, o conceito é compatível com a teoria da rede de Jerne para a

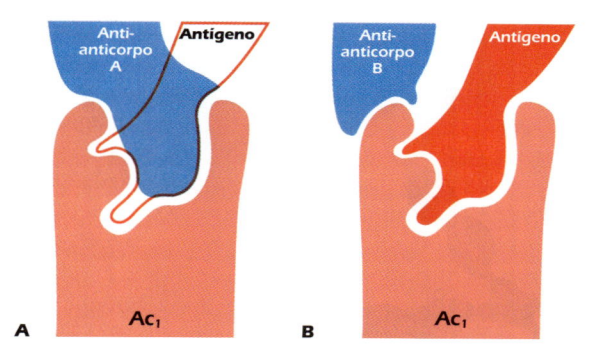

Figura 4.8 Dois anticorpos anti-idiotipos para Ac₁. (A) O anticorpo anti-idiotipo foi preparado para o sítio de combinação do Ab₁, impedindo a ligação de Ac₁, com o antígeno. (B) O anticorpo anti-idiotipo se combina com a área do arcabouço de Ac₁ e não impede sua ligação ao antígeno.

regulação imunológica, que será discutida posteriormente no Capítulo 10. Resumidamente, essa teoria postula que os anticorpos respondem inicialmente um ao outro e que os antígenos estranhos apenas perturbam o equilíbrio normal estabelecido entre os idiotipos. Em 1984, Jerne compartilhou o Prêmio Nobel em medicina com Kohler e Milstein por sua contribuição ao conhecimento sobre o desenvolvimento, especificidade e controle da resposta imunológica.

Teoricamente, é possível que um anticorpo anti-idiotípico, com um sítio de ligação complementar àquele do idiotipo, apresente uma semelhança ao epítopo, que também é complementar ao sítio de combinação do idiotipo. Assim, o anti-idiotipo pode representar um fac-símile ou uma **imagem interna** do epítopo. Além disso, há exemplos de imunização de animais experimentais utilizando-se, como imunógenos, imagens internas do anti-idiotipo. Tais imunógenos provocam a formação de anticorpos capazes de reagir com o antígeno que possui o epítopo contra o qual o idiotipo original está dirigido. Desta maneira, estes anticorpos são induzidos sem que o animal imunizado nunca tenha sido apresentado ao antígeno original.

Em alguns exemplos, especialmente com animais endogâmicos, os anticorpos anti-idiotipos reagem com inúmeros anticorpos diferentes dirigidos contra o mesmo epítopo e idiotipos compartilhados. Estes idiotipos são denominados públicos ou **idiotipos de reação cruzada**. Com frequência esta expressão define famílias de moléculas de anticorpo. Em contrapartida, o soro que reage apenas com uma determinada molécula de anticorpo define um idiotipo particular ou privado.

Resumindo, as diferenças entre as regiões constantes, em consequência da expressão de diferentes genes de regiões constantes das cadeias pesadas e leves, são chamadas isotipos. Diferenças em função de diferentes alelos de um mesmo gene de região constante são denominadas alótipos. Finalmente, dentro de um determinado isotipo (por exemplo, IgG), as diferenças devidas a determinados genes V_H e V_L rearranjados são chamadas de idiotipos.

CARACTERÍSTICAS ESTRUTURAIS DA IgG

A IgG é a imunoglobulina que predomina no sangue, linfa, líquido cerebroespinhal e líquido peritoneal. A molécula da IgG é formada por duas cadeias pesadas γ, cada uma com peso molecular de aproximadamente 50.000 Da, e duas cadeias leves (κ ou λ), cada uma com peso molecular de aproximadamente 25.000 Da. As cadeias pesadas são mantidas juntas por pontes dissulfeto e, de maneira similar, cada cadeia leve se liga a uma cadeia pesada (Fig. 4.9). A molécula de IgG inteira tem peso molecular de aproximadamente 150.000 Da e um coeficiente de sedimentação de 7S. Eletroforeticamente, a molécula de IgG é a menos anódica de todas as proteínas séricas e migra na faixa γ das globulinas séricas, daí sua denominação inicial de γ-globulina ou imunoglobulina 7S.

Nos seres humanos a classe IgG das imunoglobulinas contém quatro subclasses denominadas ***IgG₁***, ***IgG₂***, ***IgG₃***, e ***IgG₄***, em função de sua abundância no soro sendo a IgG₁, a mais abundante. Exceto para as regiões variáveis, todas as imunoglobulinas dentro de uma classe (por exemplo, IgG₁ e IgG₂) apresentam cerca de 90% de homologia em sua sequência de aminoácidos, mas há apenas 60% de homologia entre as classes (por exemplo, IgG e IgA). Este grau de homologia significa que um antissoro produzido em camundongo contra a IgG humana pode incluir anticorpos contra todos os membros de uma determinada classe (por exemplo, todos os membros da classe IgG), enquanto outros antissoros podem ser produzidos com especificidade para determinantes encontrados em apenas uma das subclasses (por exemplo, em IgG₂). Esta variação foi detectada inicialmente do ponto de vista antigênico pela utilização de anticorpos contra várias cadeias γ. As subclasses de IgG diferem em suas propriedades químicas e, principalmente, em suas propriedades biológicas, que serão discutidas a seguir.

PROPRIEDADES BIOLÓGICAS DA IgG

A IgG presente no soro dos seres humanos adultos representa cerca de 15% do total das proteínas do corpo (outras proteínas incluem a albumina, as globulinas e as enzimas). A IgG encontra-se distribuída em quantidades aproximadamente iguais entre os espaços intravascular e extravascular.

Com exceção da subclasse IgG₃, que possui uma vida média inferior a 7 dias, a vida média da IgG é de aproximadamente 23 dias, a mais longa vida média de todos os isotipos de Ig. Esta persistência no soro torna a IgG mais propensa a induzir imunização passiva pela transferência de anticorpos. É interessante observar que à medida que a concentração da IgG no soro aumenta (como no caso do mieloma múltiplo ou após a transferência de grandes concentrações de IgG), a taxa de catabolismo de IgG também aumenta, e sua vida média cai para 15–20 dias ou mesmo menos. Recentes estudos forneceram uma clara explicação para a prolongada sobrevivência

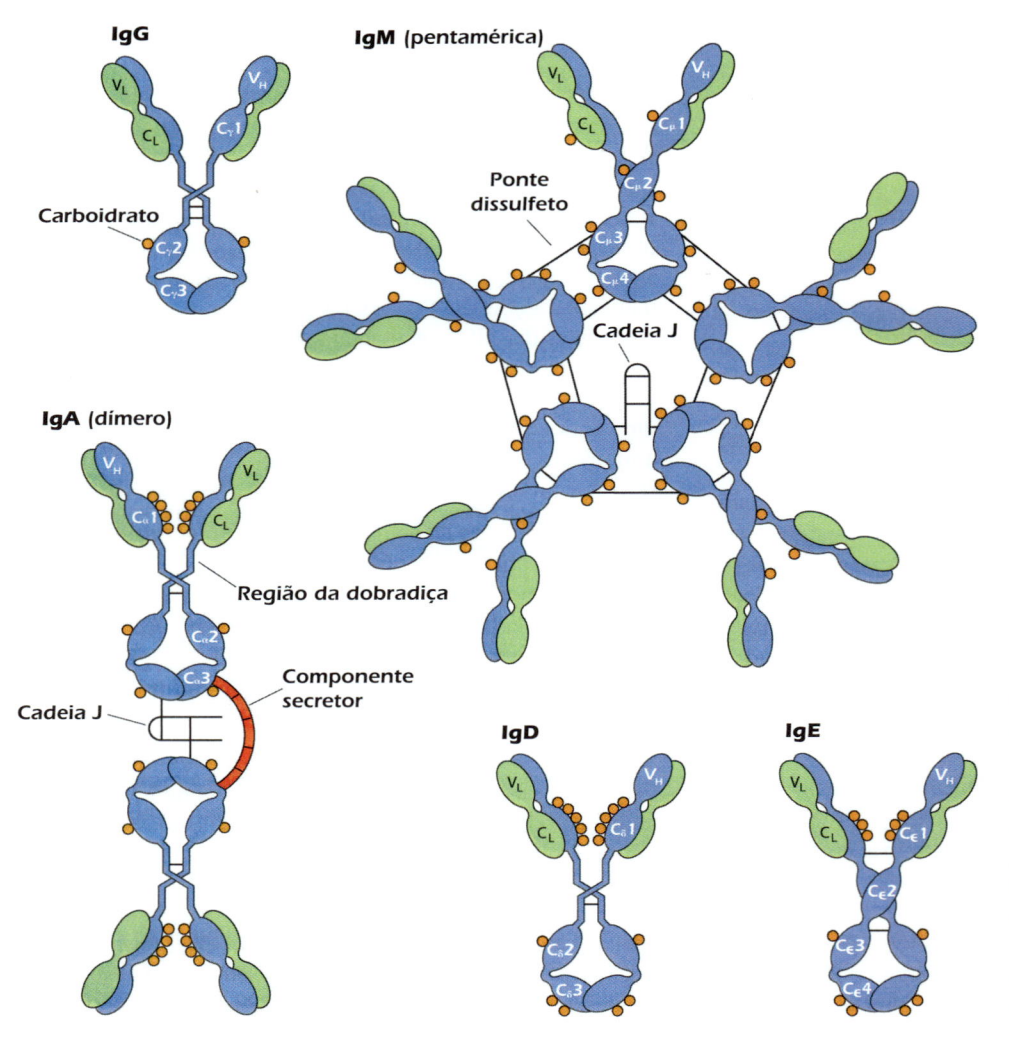

Figura 4.9 Estruturas das cinco principais classes de anticorpos secretados. As cadeias leves são apresentadas em *verde*; as cadeias pesadas em *azul*. Os *círculos laranja* indicam áreas de glicosilação. As moléculas poliméricas de IgM e IgA contêm um polipeptídio conhecido como cadeia J. As moléculas de IgA diméricas mostram ainda o componente secretor (*vermelho*).

de IgG em relação às outras proteínas séricas e à diminuição de sua vida média quando em altas concentrações. Foi identificado um receptor de IgG saturável que protege a molécula da degradação (receptor de proteção FcRp, também denominado receptor Brambell) ao ligar-se à fração Fc deste isotipo. Este receptor encontrado em endossomas celulares, recicla seletivamente a IgG endocitada (por exemplo, após endocitose de complexos imunológicos antígeno-anticorpo) e a devolve à circulação. A Fig. 4.10 ilustra como o anticorpo IgG é separado do antígeno e como ele é encaminhado para a apresentação sem a destruição do anticorpo. Condições associadas com altos níveis de IgG saturam os receptores FcRp, tornando o catabolismo do excesso de IgG indistinguível do catabolismo da albumina ou de outros isotipos de Ig.

Aglutinação e Formação de Precipitados

As moléculas de IgG podem causar a ***aglutinação*** ou agregação de antígenos particulados (insolúveis) como os microrganismos. A reação da IgG com antígenos solúveis, multivalentes, pode acarretar a precipitação do antígeno em solução

(ver Capítulo 5). Esta propriedade da IgG é, com certeza, de considerável valor na sobrevivência visto que os complexos antígeno-anticorpo insolúveis são facilmente fagocitados e destruídos pelas células fagocíticas. As moléculas de IgG podem ser induzidas a agregar-se por vários procedimentos. A precipitação com álcool, por exemplo, método empregado na purificação de IgG, o aquecimento a 56°C por 10 minutos, método utilizado para inativar o complemento (ver Capítulo 13), ambos causam agregação. A IgG agregada pode ainda se combinar com o antígeno.

Muitas das propriedades que são atribuídas aos complexos antígeno-anticorpo são exibidas por agregados de IgG (sem antígeno), como a ligação a células fagocíticas e a ativação do complemento e de outras substâncias biologicamente ativas que podem ser nocivas ao organismo. Tal ativação é atribuída à justaposição dos domínios Fc pelo processo de agregação, de maneira análoga àquela produzida pela formação dos complexos imunológicos induzidos pelo antígeno. Consequentemente, é ainda imperativo que nenhum agregado de IgG esteja presente na administração passiva de IgG.

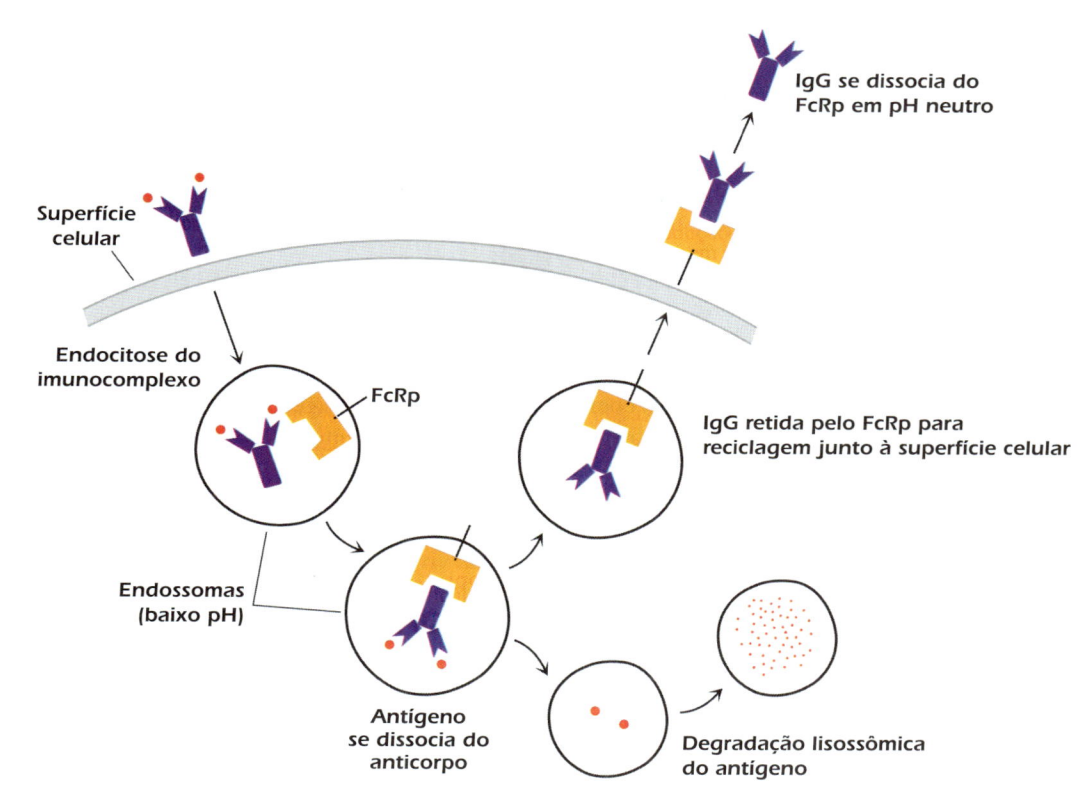

Figura 4.10 Reciclagem de IgG utilizando receptor de proteção (FcRp). IgG monomérica circulante mais antígeno (imunocomplexo) penetra em uma célula apresentadora de antígeno através do processo de endocitose. No interior do endossoma, o complexo se liga ao FcRp; a IgG se dissocia do antígeno, permitindo à IgG ser direcionada para a superfície celular para reciclagem. O antígeno sofre degradação lisossômica (processamento do antígeno), e seus fragmentos proteolíticos são finalmente expressos na superfície celular no contexto das moléculas de classe II do MHC.

Passagem da Ig Através da Placenta e Absorção pelos Neonatos

O isotipo IgG (exceto a subclasse IgG_2) é a única classe de imunoglobulina que pode passar através da placenta, possibilitando que a mãe transfira sua imunidade ao feto. A transferência placentária é facilitada pela expressão de um receptor de proteção da IgG (FcRn) encontrado nas células placentárias. Mostrou-se recentemente que o FcRn é idêntico ao receptor de proteção da IgG (FcRp) encontrado nos endossomas celulares. A análise das imunoglobulinas fetais mostra que, no terceiro ou quarto mês de gestação, ocorre um rápido aumento na concentração de IgG. Esta IgG deve ser de origem materna uma vez que o feto é incapaz de sintetizar imunoglobulina nesta idade. Então, por volta do quinto mês de gravidez, o feto começa a sintetizar IgM e pequena quantidade de IgA. Somente três ou quatro meses após o nascimento, quando os níveis de IgG materna começam a diminuir como resultado do catabolismo, é que o lactente começa a sintetizar seus próprios anticorpos IgG. Desta maneira, a resistência do feto e do neonato à infecção é conferida quase inteiramente pela IgG materna que passa através da placenta. Sabe-se que a passagem através da placenta é mediada pela porção Fc da molécula de IgG; os fragmentos Fab e $F(ab)'_2$ da IgG não são capazes de atravessar a placenta. É interessante ressaltar que o receptor de proteção da IgG (FcRn) expresso pelas células placentárias é transitoriamente superexpresso no tecido intestinal do neonato. A absorção da IgG materna contida no colostro da lactante é alcançada pela ligação dessa IgG aos receptores de alta densidade no tecido intestinal. O FcRn é diminuído no tecido intestinal duas semanas após o nascimento.

A mesma forma de IgG materna que atravessa a placenta conferindo ao feto imunidade à infecção, também pode ser responsável pela doença hemolítica do recém-nascido (eritroblastose fetal) (ver Capítulo 15), que é causada pelos anticorpos maternos contra os eritrócitos do feto. Os anticorpos IgG maternos contra o antígeno Rh, produzidos pela mãe Rh negativa, atravessam a placenta e se prendem aos eritrócitos fetais que expressam antígenos Rh (Rh^+).

Opsonização

Quando antígenos, como microrganismos patogênicos, se ligam à IgG antígeno-específica, eles são mais rapidamente fagocitados pelos fagócitos em função da presença de receptores para

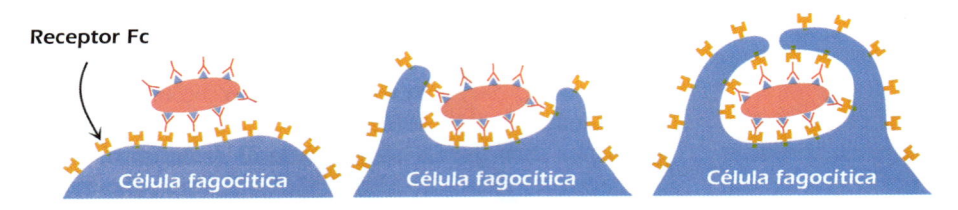

Célula fagocítica   Célula fagocítica   Célula fagocítica

● Figura 4.11 Fagocitose de partículas revestidas por anticorpos.

a porção Fc das moléculas de IgG existentes nestas células. Inúmeras células fagocitárias, incluindo os macrófagos e fagócitos PMN, expressam receptores Fc. Este fenômeno é denominado ***opsonização*** (do grego *opsonin*, que significa preparar para ingerir). As moléculas de anticorpo reagem com os epítopos antigênicos dos antígenos por suas regiões Fab, mas é a porção Fc que confere a propriedade de opsonização. O resultado é o fechamento, semelhante ao de um zíper, da membrana superficial da célula fagocitária ao redor do antígeno, à medida que os receptores para as regiões Fc e as regiões Fc dos anticorpos continuam a se combinar, acarretando o engolfamento e destruição final do microrganismo (ver Fig. 4.11).

Citotoxicidade Mediada por Célula Anticorpo-Dependente

A molécula de IgG desempenha um importante papel na citotoxicidade mediada por células anticorpo-dependente (ADCC). Nesta forma de citotoxicidade, a porção Fab se liga à célula alvo, quer esta seja um microrganismo ou uma célula tumoral, enquanto a porção Fc se liga aos receptores específicos para Fc que são encontrados em certas células linfocíticas granulares grandes, denominadas células NK (ver Capítulo 2). Por este mecanismo, a molécula de IgG focaliza as células citocidas (*killer cells*) sobre seu alvo; as células citocidas então destroem o alvo, não por fagocitose mas pela ação de várias substâncias que elas liberam.

Ativação do Complemento

O Capítulo 13 discute as principais propriedades do complemento. De maneira resumida podemos dizer que o ***sistema-complemento*** é constituído por um conjunto de proteínas plasmáticas que podem ser ativadas tanto por certos patógenos quanto pelo anticorpo (por exemplo, anticorpos patógeno-específicos). A ativação do sistema-complemento é frequentemente descrita como uma série de acontecimentos enzimáticos em cascata acarretando a geração de componentes específicos do complemento que causam opsonização, fagocitose de agentes infecciosos e lise direta do microrganismo invasor, entre outros importantes fenômenos imunológicos. As características estruturais dos componentes iniciais do complemento envolvidos na ativação da cascata determinam as classes de anticorpo às quais o complemento se ligará.

As moléculas de IgG são capazes de ativar o sistema-complemento (ver Capítulo 13). A ativação do complemento resulta na liberação de várias importantes moléculas biologicamente ativas e acarreta a lise se o anticorpo se liga ao antígeno na superfície de uma célula. Alguns dos componentes do complemento são também opsoninas; eles se ligam ao antígeno alvo e conduzem os fagócitos, que possuem receptores específicos para estas opsoninas, na focalização de sua atividade sobre o antígeno alvo. Outros componentes da ativação do complemento são quimiotáticos; especificamente eles atraem células fagocíticas. Por tudo isso, a ativação do complemento pela IgG desencadeia profundos efeitos biológicos no hospedeiro e sobre o antígeno alvo, quer seja ele uma célula viva, um microrganismo ou uma célula tumoral.

Neutralização de Toxinas

A molécula de IgG é um excelente anticorpo para a neutralização de toxinas tal como a toxina tetânica e botulínica ou para a inativação de, por exemplo, veneno de cobra ou escorpião. Devido a sua capacidade de neutralizar estes venenos (principalmente bloqueando seu sítio ativo), bem como devido a sua longa meia-vida, comparada com a dos outros isotipos, a molécula de IgG constitui o isotipo de escolha para a imunização passiva (isto é, transferência de anticorpos) contra toxinas e venenos.

Imobilização de Bactérias

As moléculas de IgG são eficientes na mobilização de inúmeras bactérias móveis. A reação dos anticorpos específicos com os flagelos e cílios de certos microrganismos faz com as bactérias se agrupem, paralisando, consequentemente, seu movimento e impedindo sua capacidade de disseminar ou invadir tecidos.

Neutralização de Vírus

O anticorpo IgG é um eficiente neutralizador de vírus. Em um mecanismo de neutralização, os anticorpos se ligam a determinantes antigênicos presentes em várias partes do revestimento dos vírus, entre eles a região utilizada pelo vírus para se prender à célula alvo. A inibição da fixação do vírus efetivamente paralisa a infecção. Acredita-se que outros anticorpos também inibam a penetração viral ou a remoção do revestimento viral necessária para induzir infecção.

A versatilidade na função da molécula de IgG a torna muito importante na resposta imunológica. Os efeitos dos distúrbios da imunodeficiência, na qual um indivíduo é incapaz de sintetizar moléculas de IgG (ver Capítulo 17), demonstram sua importância. Os indivíduos afetados são propensos à infecção que pode resultar em toxemias e morte.

CARACTERÍSTICAS ESTRUTURAIS DA IgM

Como veremos posteriormente neste capítulo, a IgM é a primeira imunoglobulina produzida após a imunização. Sua denominação deriva-se de sua descrição inicial como **macroglobulina (M)**, uma imunoglobulina de alto peso molecular (900.000 Da). A IgM tem coeficiente de sedimentação de 19S além de um domínio C_H extra. Em comparação com a molécula de IgG que possui estrutura em quatro cadeias, a IgM é uma **molécula pentamérica** composta de cinco dessas unidades. Cada unidade é formada por duas cadeias leves e duas cadeias pesadas, todas mantidas juntas por pontes dissulfeto adicionais entre suas porções Fc e por uma cadeia polipeptídica denominada **cadeia J** (ver Fig. 4.9). A cadeia J, que igualmente às cadeias leves e pesadas é sintetizada na célula B ou célula plasmática, tem peso molecular de 15.000 Da. Este arranjo pentamérico da IgM, que é mantido pelas ligações dissulfeto, pode ser desestruturado por tratamento brando com agentes redutores tal como o mercaptoetanol.

Surpreendentemente, cada pentâmero da molécula de IgM parece ter valência 5 (isto é, cinco sítios de combinação ao antígeno), ao invés de valência 10 que seria esperada pela existência de 10 segmentos Fab contidos no pentâmero. Esta aparente redução da valência é provavelmente resultado de restrições conformacionais impostas pela polimerização. A IgM pentamérica possui uma configuração planar, de modo que cada uma de suas 10 porções Fab não pode se abrir completamente em relação à Fab adjacente, quando ela se combina com o antígeno, como é possível no caso da IgG. Desta maneira, a ligação de grandes antígenos a uma Fab pode bloquear o sítio vizinho em sua ligação ao antígeno, fazendo com que a molécula pareça pentavalente (ou ainda de menor valência).

PROPRIEDADES BIOLÓGICAS DA IgM

A IgM presente no soro de indivíduos adultos é encontrada predominantemente nos espaços intravasculares. A meia-vida da molécula de IgM é de aproximadamente 5 dias. Em relação à IgG, os anticorpos IgM não são muito versáteis; eles são anticorpos com pouca capacidade de neutralizar toxinas e não são eficientes na neutralização de vírus. A IgM também é encontrada na superfície da célula B madura juntamente com a IgD (o que será discutido mais tarde neste capítulo), onde atua como um BCR antígeno-específico. Uma vez que a célula B é ativada após a ligação do antígeno ao seu BCR, ela pode sofrer mudança de classe (ver Capítulo 6) e começar a secretar e a expressar outros isotipos de Ig na membrana, como IgG.

Fixação do Complemento

Devido a sua forma pentamérica, a IgM é um excelente anticorpo fixador ou ativador de complemento (ver Capítulo 13). Diferentemente das outras classes de imunoglobulinas, uma única molécula de IgM pode dar início à sequência de ligação dos componentes do complemento ao antígeno ligado a pelo menos dois de seus braços Fab, tornando-se a mais eficiente imunoglobulina para iniciar a lise de microrganismos e outras células. Esta capacidade, considerada junto com o fato de ser a IgM a primeira classe de anticorpo gerada após uma imunização ou infecção, torna os anticorpos IgM muito importantes como provedores das linhas iniciais da defesa imunológica contra infecções bacterianas.

Primeira Linha da Defesa Humoral

Diferentemente da IgG, os anticorpos IgM não são capazes de atravessar a placenta. Entretanto, pelo fato de constituírem a única classe de imunoglobulina sintetizada pelo feto, cuja produção se inicia aproximadamente aos cinco meses de gestação, elevados níveis de IgM no feto indicam infecção congênita ou perinatal.

A IgM é o isotipo sintetizado por crianças e adultos em quantidades apreciáveis após imunização ou exposição a antígenos T-independentes e constitui o primeiro isotipo sintetizado após a imunização (ver Fig. 4.12). Desta maneira, elevados níveis de IgM geralmente indicam infecção ou exposição recentes a um antígeno.

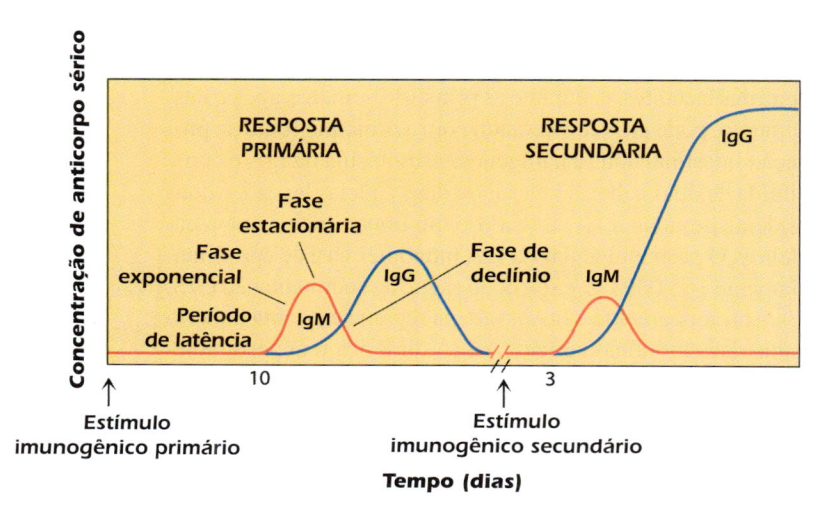

● Figura 4.12 Cinética de uma resposta de anticorpo.

Aglutinação

As *moléculas de IgM são eficientes anticorpos aglutinantes.* Devido a sua forma pentamérica, os anticorpos IgM podem formar pontes macromoleculares entre epítopos sobre moléculas que podem estar muito distante uma da outra para serem unidas por um anticorpo IgG de menor tamanho. Além disso, em função de sua forma pentamérica e valência múltipla, os anticorpos IgM são particularmente bem-sucedidos no combate a antígenos que contêm padrões repetidos do mesmo determinante antigênico. Os exemplos incluem os antígenos polissacarídicos ou antígenos celulares, que aparecem várias vezes na superfície da célula.

Iso-hemaglutininas

Os anticorpos IgM incluem as ***iso-hemaglutininas***, os anticorpos de ocorrência natural contra os antígenos eritrocitários do grupo sanguíneo ABO. Acredita-se que estes anticorpos surjam como resultado da imunização por bactérias dos tratos gastrintestinal e respiratório, que têm determinantes semelhantes aos oligossacarídios do grupo sanguíneo ABO. Assim, sem prévia imunização, os indivíduos do grupo sanguíneo O apresentam iso-hemaglutininas para os antígenos A e B; aquelas do grupo sanguíneo A possuem anticorpos para o antígeno B, enquanto aquelas do grupo B possuem anticorpos para o antígeno A. Um indivíduo do grupo sanguíneo AB não apresenta anticorpos anti-A nem anti-B. Felizmente, as hemaglutininas IgM não são capazes de atravessar a placenta, de modo que a incompatibilidade de grupo sanguíneo ABO entre mãe e feto não representa perigo para o feto. Entretanto, as ***reações transfusionais***, nas quais a iso-hemaglutinina do receptor reage com os eritrócitos do doador, aumentam como resultado da incompatibilidade ABO, podendo ter consequências desastrosas.

⬤ PROPRIEDADES ESTRUTURAIS E BIOLÓGICAS DA IgA

A IgA é a principal imunoglobulina nas secreções externas como saliva, muco, suor, fluído gástrico e lágrimas. Ela é, além disso, a principal imunoglobulina encontrada no colostro e no leite das lactantes, e, durante as primeiras semanas após o nascimento, pode prover o neonato com a principal fonte de proteção intestinal contra patógenos. A molécula da IgA é constituída de duas cadeias leves κ ou duas cadeias leves λ e duas cadeias pesadas α. A cadeia α é um pouco maior que a cadeia γ. O peso molecular da IgA monomérica é de aproximadamente 165.000 Da, e seu coeficiente de sedimentação é 7S. Eletroforeticamente a IgA migra na região de β lenta ou γ rápida, das globulinas séricas. A IgA dimérica tem peso molecular de 400.000 Da.

A imunoglobulina da classe IgA contém duas subclasses: IgA$_1$ (93%) e IgA$_2$ (7%). É interessante assinalar que, se a produção de toda a IgA nas superfícies mucosas (tratos gastrintestinal e urinário) fosse tomada em consideração, a IgA seria a principal imunoglobulina em termos de quantidade.

Propriedades Biológicas da IgA

A IgA sérica, que não apresenta função biológica conhecida, possui meia-vida de 5,5 dias. A IgA presente no soro é predominantemente ***monomérica*** (uma unidade de quatro cadeias) e foi presumivelmente liberada antes da dimerização de modo que ela não se liga ao componente secretor. Biologicamente a IgA secretora é muito importante, mas pouco se sabe sobre qualquer função da IgA sérica.

A maior parte da IgA não está presente no soro mas nas secreções como lágrimas, saliva, suor e muco, onde ela desempenha importante função biológica como componente do MALT descrito no Capítulo 2. Nas secreções mucosas, a IgA existe como um ***dímero*** consistindo de duas unidades de quatro cadeias unidas pela mesma cadeia de junção (J) encontrada nas moléculas de IgM (ver Fig. 4.9). As células plasmáticas produtoras de IgA sintetizam as moléculas de IgA e as cadeias J, que formam os dímeros. Estas células plasmáticas estão localizadas predominantemente no tecido conjuntivo denominado ***lâmina própria,*** que se encontra imediatamente abaixo da membrana basal de muitos epitélios superficiais (por exemplo, nas glândulas parótidas, ao longo do trato gastrintestinal e nas vilosidades intestinais, nas glândulas lacrimais, nas glândulas mamárias das lactantes ou abaixo da mucosa brônquica). Quando essas moléculas diméricas são liberadas das células plasmáticas, elas se ligam ao receptor de poli-Ig expresso nas membranas basais das células epiteliais adjacentes. Este receptor transporta as moléculas através das células epiteliais e as libera nos fluidos extracelulares (como, por exemplo, nos intestinos e nos brônquios). A liberação é facilitada pela clivagem enzimática do receptor de poli-Ig, deixando um grande fragmento de 70.000 Da (isto é, o componente secretor) do receptor ainda ligado ao Fc da molécula de IgA dimérica (ver Fig. 4.13). O componente secretor pode ajudar a proteger a IgA dimérica da clivagem proteolítica. Deve-se observar que o componente secretor também se liga e transporta a IgM pentamérica, em pequenas quantidades, para as superfícies mucosas.

Papel nas Infecções Mucosas

Devido a sua presença nas secreções como, saliva, urina e fluido gastrintestinal, a IgA secretora é importante na defesa imunológica primária contra infecções respiratórias ou gastrintestinais locais. Acredita-se que seu efeito protetor seja devido a sua capacidade de impedir que o microrganismo invasor se ligue e penetre na superfície epitelial. No caso da cólera, por exemplo, os microrganismos patogênicos *Vibrio* se ligam, mas nunca penetram além das células que revestem o trato gastrintestinal onde eles secretam uma exotoxina responsável por todos os sintomas da infecção. Os anticorpos IgA, que podem impedir a ligação dos microrganismos às células, garantem proteção contra o patógeno. Assim, para proteção contra infecções locais, as vias de imunização que

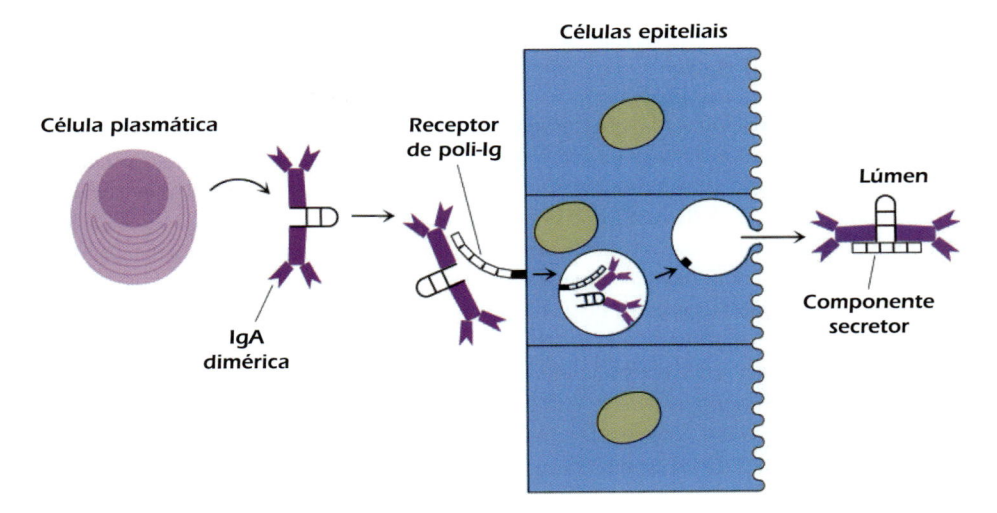

 Figura 4.13 Transcitose de IgA dimérica através de epitélios. As células plasmáticas próximas às membranas basais do intestino, epitélio respiratório, glândulas salivares e lacrimais, e glândulas mamárias das lactantes liberam IgA dimérica. A IgA se liga ao receptor de poli-Ig e o complexo sofre transcitose no interior de vesículas para cruzar a célula. O receptor de poli-Ig é clivado do complexo junto à superfície apical para liberar a IgA da célula. Após sua saída da célula, um fragmento pentamérico do receptor de poli-Ig, conhecido como componente secretor, permanece preso à IgA dimérica e acredita-se que protege o anticorpo no interior do lúmen de vários órgãos que estão em contato com o ambiente externo.

resultam em produção local de IgA são muito mais eficazes do que as vias de produção primária de anticorpos séricos.

Atividade Bactericida

A molécula da IgA não contém receptores para o complemento e, assim, ela não é uma imunoglobulina ativadora nem fixadora de complemento. Consequentemente, não induz lise bacteriana mediada por complemento. Sabe-se que a IgA possui atividade bactericida contra microrganismos Gram-negativos, mas apenas na presença de lisozima, que também está presente nas mesmas secreções que contêm a IgA secretora.

Atividade Antiviral

A IgA secretora é um excelente anticorpo antiviral, impedindo os vírus de penetrarem nas células do hospedeiro. Além disso, a IgA secretora é um eficiente anticorpo aglutinante.

PROPRIEDADES ESTRUTURAIS E BIOLÓGICAS DA IgD

A molécula da IgD consiste de duas cadeias leves, κ ou λ e duas cadeias pesadas δ (ver Fig. 4.9). A IgD é uma molécula monomérica apresentando peso molecular de 180.000 Da e coeficiente de sedimentação de 7S. Ela migra para a região γ rápida das globulinas séricas. Ainda não foi relatado qualquer alótipo de cadeia pesada ou subclasses para a molécula da IgD.

A IgD está presente no soro em quantidades muito baixas e variáveis, provavelmente porque não é secretada pelas cé-

lulas plasmáticas e também porque, entre as imunoglobulinas, ela é altamente suscetível à degradação proteolítica devido a sua longa região da dobradiça. Além disso, após a ativação da célula B, a transcrição da proteína da cadeia pesada δ é rapidamente reprimida — um fenômeno que também ajuda a explicar os baixos níveis séricos da IgD.

A IgD é coexpressa com a IgM na superfície das células B maduras e, como a IgM, funciona como um BCR antígeno-específico. Sua presença na superfície marca a diferenciação das células B à sua forma mais madura. Assim, durante a ontogenia das células B, a expressão de IgD ocorre algum tempo depois da IgM (ver Capítulo 7).

Embora a função da IgD ainda não esteja completamente elucidada, a expressão da IgD na membrana parece estar correlacionada à eliminação das células B com capacidade de gerar anticorpos autorreativos. Desta maneira, durante o desenvolvimento, a principal importância biológica da IgD pode ser a de silenciar as células B autorreativas. Nas células B maduras, a IgD serve como uma imunoglobulina de superfície para ligação de antígeno com a IgM coexpressa.

PROPRIEDADES ESTRUTURAIS E BIOLÓGICAS DA IgE

A molécula da IgE consiste de duas cadeias leves (κ ou λ) e duas cadeias pesadas ε. Como a IgM, a IgE possui um domínio C_H extra (ver Fig. 4.9). A IgE tem peso molecular de aproximadamente 200.000 Da, seu coeficiente de sedimentação é 8S, e ela migra eletroforeticamente na região γ rápida das globulinas séricas.

Importância da IgE nas Infecções Parasitárias e nas Reações de Hipersensibilidade

A IgE, também denominada ***anticorpo reagínico***, tem uma meia-vida no soro de 2 dias, a meia-vida mais curta de todas as classes de imunoglobulinas. Ela está presente no soro na mais baixa concentração de todas as imunoglobulinas. Estes baixos níveis são devidos, em parte, à baixa taxa de síntese e à capacidade característica da porção Fc de conter um domínio C_H extra para se ligar, com alta afinidade, aos receptores (receptores Fcε) encontrados sobre mastócitos e basófilos. Uma vez ligada a estes receptores de alta afinidade, a IgE pode ser retida por estas células por semanas ou meses. Quando o antígeno reaparece, ele se combina com a porção Fab da IgE presa a estas células, ocasionando uma ligação cruzada das moléculas de IgE e, em consequência, uma ligação cruzada indireta dos receptores Fcε. Quando isto ocorre, os mastócitos e basófilos tornam-se ativados e liberam o conteúdo de seus grânulos: histamina, heparina, leucotrienos e outros compostos farmacologicamente ativos que desencadeiam as reações de hipersensibilidade imediata. Estas reações podem ser brandas, como no caso de uma picada de mosquito, ou graves, como no caso da asma brônquica; elas podem mesmo resultar em anafilaxia sistêmica, que causa morte em minutos (ver Capítulo 14).

A IgE não é um anticorpo aglutinante ou ativador do complemento; todavia, ela tem um papel na proteção contra certos parasitas, como os helmintos (vermes). Esta proteção é alcançada pela ativação da mesma resposta inflamatória aguda vista na forma mais patológica das respostas de hipersensibilidade imediata. Elevados níveis de IgE no soro ocorrem durante infecções com Ascaris (um nematódeo). De fato, a imunização com antígenos de Ascaris provoca a formação de IgE.

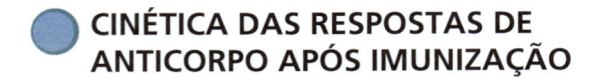 **CINÉTICA DAS RESPOSTAS DE ANTICORPO APÓS IMUNIZAÇÃO**

Resposta Primária

Como mencionado no Capítulo 3, a primeira exposição de um indivíduo a um determinado imunógeno é conhecida como imunização primária, enquanto a resposta mensurável que se segue é chamada de resposta primária. Como apresentado na Fig. 4.12, a resposta de anticorpo primário pode ser dividida em várias fases como se segue:

1. ***Fase de latência ou lag fase***: Após a exposição inicial ao antígeno, segue-se um período de uma ou duas semanas antes de o anticorpo ser detectado no soro. O verdadeiro espaço de tempo depende da espécie imunizada, da natureza do antígeno utilizado para estimular a resposta e de outros fatores que serão abordados nos capítulos subsequentes. A extensão do período de latência também depende principalmente da sensibilidade do método utilizado para medir o produto da resposta. Como veremos

com mais detalhes nos capítulos subsequentes, o período de latência inclui o tempo necessário para que as células T e B tomem contato com o antígeno, proliferem e se diferenciem. As células B devem também secretar anticorpos em quantidade suficiente para que possam ser detectados no soro. Quanto menos sensível o ensaio utilizado para a detecção dos anticorpos, mais anticorpos serão necessários para detecção e mais longo será o aparente período de latência.

2. ***Fase exponencial***: Durante esta fase, a concentração de anticorpos no soro aumenta exponencialmente.

3. ***Fase estacionária***: Durante este período, a produção e a degradação dos anticorpos se equivalem.

4. ***Fase de declínio***: Finalmente, a resposta imunológica começa a declinar e a concentração de anticorpos no soro também declina rapidamente.

A primeira classe de anticorpos detectada na resposta primária é geralmente IgM, que, em alguns exemplos, pode ser a única classe de imunoglobulina produzida. Se houver produção de anticorpos IgG, seu aparecimento é geralmente acompanhado por uma paralisação rápida da produção de IgM (ver Fig. 4.12)

Resposta Secundária

Embora a produção de anticorpos após a imunização primária com o antígeno possa cessar inteiramente em poucas semanas (ver Fig. 4.12), o indivíduo imunizado fica com um conjunto de ***células de memória*** de vida longa capazes de desencadear uma resposta secundária, assim como quaisquer outras respostas futuras ao antígeno. Experimentalmente, esta resposta secundária ou de memória (também chamada de ***resposta anamnéstica***) torna-se aparente quando a resposta é desencadeada pela segunda injeção do mesmo antígeno. Após a segunda injeção, a lag fase é consideravelmente menor e o anticorpo pode aparecer em menos da metade do tempo necessário para a resposta primária. A intensidade da produção de anticorpos na resposta secundária é muito maior do que na resposta primária; significativamente, concentrações mais altas de anticorpos são detectáveis no soro. A produção do anticorpo pode também continuar por um período mais longo, com níveis persistentes permanecendo no soro por meses ou mesmo anos.

Ocorre uma marcante mudança do tipo de anticorpo produzido na resposta secundária; surgem diferentes classes de imunoglobulinas com a mesma especificidade antigênica. A mudança é conhecida como ***troca de classe***; os anticorpos IgG aparecem em concentrações mais altas e com maior persistência que os anticorpos IgM. Os níveis de IgM podem aparecer muito reduzidos ou a imunoglobulina pode desaparecer totalmente. A IgA e a IgE também podem aparecer. Além disso, ocorre a ***maturação da afinidade*** — um fenômeno no qual a média da afinidade (constante de ligação) dos anticorpos para o antígeno aumenta à medida que a resposta secundária se desenvolve (ver Capítulo 7). A força diretriz deste aumento na afinidade pode ser o processo de seleção durante o qual as células B competem com o anticorpo livre para capturar uma quantidade decrescente de antígeno. Assim, somente os clones de célula B com receptores Ig de alta afinidade em sua superfície ligarão antígeno suficiente para garantir que elas serão estimuladas a se diferenciarem em células plasmáticas. Estas células plasmáticas, que surgem de células B preferentemente selecionadas, sintetizam anticorpo com alta afinidade para o antígeno.

A capacidade de desencadear uma resposta secundária pode persistir por um longo período de tempo (anos nos seres humanos), e proporcionar uma óbvia vantagem seletiva para um indivíduo que sobrevive ao primeiro contato com o patógeno invasor. O estabelecimento desta memória para a geração de resposta específica é, sem dúvida, o propósito do programa de imunização de saúde pública.

A SUPERFAMÍLIA DAS IMUNOGLOBULINAS

As características estruturais compartilhadas pelas cadeias pesadas e leves da Ig, que incluem os domínios dobrados da Ig (ver Figs. 4.3 e 4.4), são também observadas em um grande número de proteínas. A maioria delas foi encontrada como glicoproteínas ligadas a membranas. Devido à similaridade estrutural, estas proteínas são classificadas como membros da *superfamília das imunoglobulinas*. A característica estrutural redundante observada nestas proteínas sugere que os genes que as codificam se originaram de um gene primordial comum. A duplicação e subsequente divergência deste gene primordial explicaria a existência de um grande número de proteínas de membrana que possuem uma ou mais regiões homólogas ao domínio dobrado da Ig. As análises genéticas e funcionais destas proteínas da superfamília da Ig indicaram que estes genes evoluíram independentemente, visto que eles não compartilham ligação genética ou função. A Fig. 4.14 mostra exemplos de proteínas que são membros da superfamília das Ig. Inúmeros outros exemplos serão discutidos em outros capítulos. Como podemos observar na figura, cada molécula contém a estrutura característica da Ig dobrada (alças) formada como resultado das ligações dissulfeto intracadeias e consiste de aproximadamente 110 aminoácidos. Acredita-se que estes domínios dobrados da Ig facilitem interações entre proteínas de membrana (como moléculas de CD4 nas células T auxiliares e moléculas de classe II do MHC nas APCs).

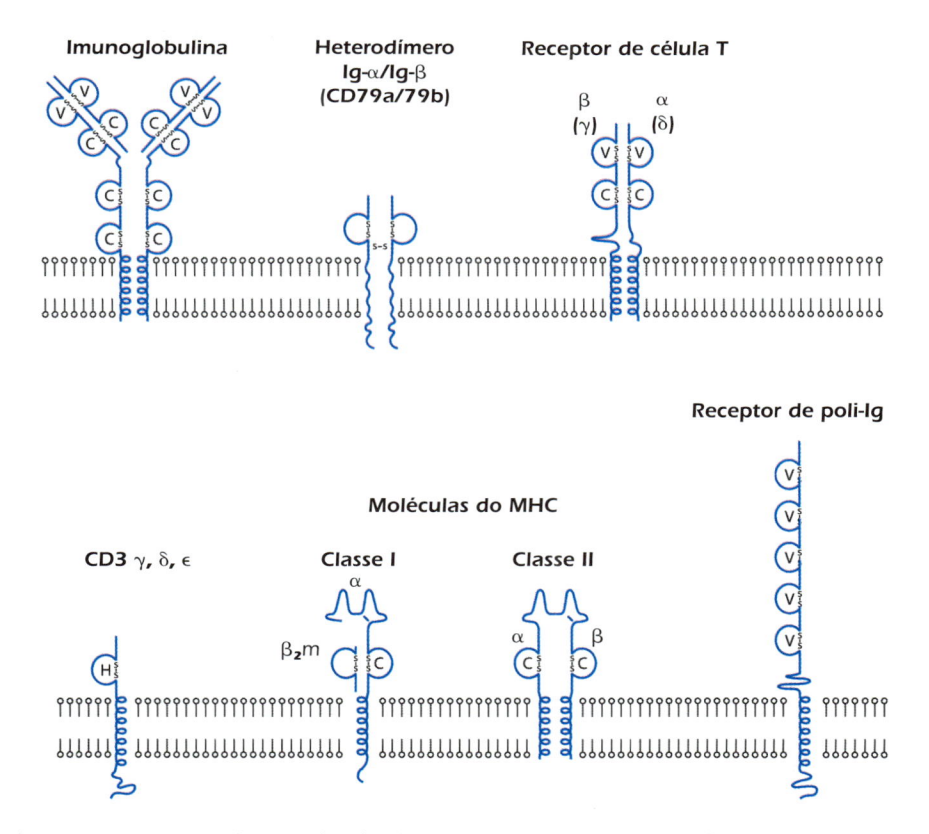

Figura 4.14 Membros representativos da superfamília das Ig. Os domínios dobrados da Ig (mostrados como alças circulares em azul) formam as características estruturais comuns destas moléculas. Em todos os casos, a extremidade carboxiterminal das moléculas mostradas está ancorada na membrana.

RESUMO

1. As imunoglobulinas, em todas as suas classes, dispõem de uma estrutura fundamental de quatro cadeias, consistindo de duas cadeias leves (L) idênticas e duas cadeias pesadas (H) também idênticas. Através de pontes dissulfeto cada cadeia leve é ligada a uma cadeia pesada e as duas cadeias pesadas são unidas uma a outra.

2. Em seu estado natural, as cadeias L e H se dobram em domínios estabilizados por ligação dissulfeto intracadeia. Um grupo de outras proteínas (por exemplo, TCR, CD4, moléculas de classe I e II do MHC) também contém estes domínios dobrados da Ig, tornando-as membros da superfamília das Ig.

3. As imunoglobulinas são expressas em duas formas: um anticorpo ligado à membrana presente na superfície das células B e um anticorpo produzido e secretado pelas células plasmáticas. Os anticorpos ligados à membrana se associam a um heterodímero denominado Igα/Igβ para formar o BCR.

4. As regiões variáveis (V) dos domínios N-terminal das cadeias leves e pesadas contêm as regiões hipervariáveis, também chamadas de regiões de determinação da complementaridade. As CDRs formam o sítio de ligação do anticorpo e variam de acordo com a especificidade do anticorpo.

5. Os domínios da região constante (C) das cadeias L e H são semelhantes dentro de cada isotipo de cadeia L e H, respectivamente.

6. As regiões Fc das cadeias pesadas são responsáveis por diferentes funções biológicas realizadas por cada classe de anticorpo.

7. Os isotipos de cadeia pesada e leve das imunoglobulinas são diferenciados pela estrutura de suas regiões constantes. As diferenças na região constante da cadeia pesada são devidas a variações nos alelos gênicos que causam a alteração de um ou dois aminoácidos. As moléculas de imunoglobulinas com tais diferenças são denominadas alótipos. Os alótipos diferenciam os indivíduos dentro da espécie.

8. Em contrapartida, as regiões idiotípicas das moléculas dos anticorpos são representadas por combinações características dos aminoácidos que formam o sítio de ligação ao antígeno de uma molécula de anticorpo; são, por consequência, características para um determinado anticorpo.

9. A IgG é uma classe versátil de anticorpo capaz de realizar inúmeras funções biológicas que variam desde a neutralização de toxinas até a ativação do complemento e opsonização. A IgG é a única classe de imunoglobulinas que atravessa a placenta conferindo imunidade materna ao feto. A meia-vida da IgG (23 dias) e á maior de todas as classes de imunoglobulinas.

10. A IgM é expressa na superfície das células B maduras (como um monômero) e é secretada como um anticorpo pentamérico mantido unido pela cadeia J; de todas as classes de imunoglobulinas ela é o anticorpo que melhor aglutina e ativa o complemento.

11. O anticorpo IgA está presente nas formas monomérica e dimérica. A IgA dimérica é encontrada nas secreções e é conhecida como IgA secretora. A IgA secretora é uma importante imunoglobulina antiviral.

12. A IgD está presente na superfície das células B maduras e é coexpressada e compartilha especificidade antigênica com a IgM. As propriedades funcionais da IgD não foram ainda completamente elucidadas.

13. A IgE, também denominada anticorpo reagínico, é de grande importância nas reações alérgicas. Também parece ser importante na proteção contra infecções parasitárias. A porção Fc da IgE se liga com alta afinidade aos receptores encontrados em certas células, incluindo os mastócitos. Em contato com o antígeno, a IgE desencadeia a desgranulação destas células, resultando na liberação de substâncias farmacologicamente ativas que medeiam as reações de hipersensibilidade (alergia).

14. Após a primeira exposição a um antígeno, ocorre a resposta imunológica primária. Esta resposta consiste principalmente da produção de anticorpos IgM. A segunda exposição ao mesmo antígeno resulta na resposta secundária ou anamnéstica (memória), que é mais rápida que a resposta primária e na qual a resposta muda a produção de IgM para a síntese de IgG e outros isotipos. A resposta secundária é mais duradoura que a resposta primária.

REFERÊNCIAS

Alzari PM, Lascombe MB, Poljak RJ (1988): Three dimensional structure of antibodies. *Annu Rev Immunol* 6:555.

Capra D, Edmundson AB (1977): The antibody combining site. *Sci Am* 236:50.

Davies DR, Metzger H (1983): Structural basis of antibody function. *Annu Rev Immunol* 1:87.

Eisen HN (2001): Specificity and degeneracy in antigen recognition: Yin and yang in the immune response. *Annu Rev Immunol* 19:1.

Jefferis R (1993): What is an idiotype? *Immunol Today* 14:19.

Junghans RP, Anderson CL (1996): The protection receptor for IgG catabolism is the β_2-microglobulin-containing neonatal intestinal transport receptor. *Proc Natl Acad Sci USA* 93:5512.

Kolar GR, Capra JD (1999): Immunoglobulins: Structure and function. In eds Paul WE (ed): *Fundamental Immunology*, 4th ed. New York: Raven.

Koshland ME (1985): The coming of age of the immunoglobulin J chain. *Annu Rev Immunol* 3:425.

Mestecky J, McGhee JR (1987): Immunoglobulin A (IgA): Molecular and cellular interactions involved in IgA biosynthesis and immune response. *Adv Immunol* 40:153.

Stanfield RL, Fisher TM, Lerner R, Wilson IA (1990): Crystal structure of an antibody to a peptide and its complex with peptide antigen at 2.8 D. *Science* 248:712.

Tomasi TB (1992): The discovery of secretory IgA and the mucosal immune system. *Immunol Today* 13:416.

Williams AF, Barclay AN (1988): The immunoglobulin superfamily. *Annu Rev Immunol* 6:381.

 ## QUESTÕES DE REVISÃO

Para cada questão, escolha A MELHOR resposta.

1. As propriedades funcionais das imunoglobulinas, tal como a ligação a receptores Fc, estão associadas com:
   A) cadeias leves
   B) cadeias J
   C) ligações dissulfeto
   D) cadeias pesadas
   E) regiões variáveis

2. O idiotipo de uma molécula de anticorpo é determinado pela sequência de aminoácidos da:
   A) região constante da cadeia leve
   B) região variável da cadeia leve
   C) região constante da cadeia pesada
   D) regiões constantes das cadeias leve e pesada
   E) regiões variáveis das cadeias leve e pesada

3. Qual das afirmativas abaixo poderia gerar, em coelhos, um antissoro policlonal específico para cadeia pesada γ, cadeia κ, cadeia λ e região Fc de Igs humana?
   A) proteínas de Bence Jones
   B) mistura de IgG
   C) IgG digerida pela pepsina
   D) Fab purificado
   E) F(ab)'$_2$ purificado

4. O antissoro policlonal preparado contra uma mistura de IgA humana reagirá com:
   A) IgM humana
   B) cadeias leves κ
   C) IgG humana
   D) cadeia J
   E) todas as respostas acima

5. Verificou-se que um indivíduo era heterozigoto para IgG$_1$ alótipos 3 e 12. Os possíveis anticorpos IgG$_1$ diferentes produzidos por este indivíduo nunca apresentarão:
   A) duas cadeias pesadas do alótipo 12
   B) duas cadeias leves κ ou λ
   C) duas cadeias pesadas do alótipo 3
   D) duas cadeias pesadas, uma do alótipo 3 e uma do alótipo 12

6. A digestão pela papaína de uma preparação de anticorpo IgG específico para o antígeno da ovoalbumina (HEA) resultará:
   A) na perda de sua especificidade antigênica
   B) na precipitação com HEA
   C) na perda de todas as ligações dissulfeto intercadeias
   D) na produção de duas moléculas Fab e um fragmento Fc
   E) nenhuma das respostas acima

7. Se um indivíduo altamente alérgico a pelo de gato for exposto a um gato doméstico na casa de um amigo, que classe de imunoglobulina mais provavelmente estaria elevada após a exposição?
   A) IgA
   B) IgE
   C) IgG
   D) IgM
   E) IgD

8. Qual das seguintes imunoglobulinas pode ativar o complemento com uma única molécula ligada ao antígeno?
   A) IgA
   B) IgE
   C) IgG
   D) IgM
   E) IgD

9. O nível relativo de anticorpos IgM específico ao patógeno pode ser de importância diagnóstica porque:
   A) a IgM é mais fácil de ser detectada do que os outros isotipos
   B) a infecção viral com frequência resulta em resposta contendo altos níveis de IgM
   C) os anticorpos IgM são mais protetores contra reinfecções do que os outros isotipos
   D) níveis relativamente altos de IgM frequentemente se relacionam com a primeira exposição ou exposição recente ao agente desencadeador da resposta

10. A resposta primária dos anticorpos se diferencia da resposta secundária:

A) pelo predominante isotipo gerado

B) pelo número de linfócitos que respondem ao antígeno

C) pela velocidade na qual os anticorpos aparecem no soro

D) pelas funções biológicas manifestadas pelo isotipo de imunoglobulina produzido

E) todas as respostas acima

RESPOSTAS ÀS QUESTÕES DE REVISÃO

1. *D* A extremidade C-terminal da região constante da cadeia pesada contém os domínios que estão associados com as atividades biológicas das imunoglobulinas.

2. *E* O idiotipo é um determinante antigênico de uma molécula de Ig, envolvendo seu sítio de combinação ao antígeno. O sítio de combinação ao antígeno consiste de contribuições das regiões variáveis de ambas as cadeias leve e pesada.

3. *B* Somente o conjunto de IgG, contendo uma mistura de moléculas de IgG cada uma expressando sua cadeia pesada γ (região Fc) e ambas as cadeias leves κ e λ, poderia gerar um antissoro contra cada um desses componentes da Ig. Nenhuma das outras respostas estimularia anticorpos para todos estes componentes. As proteínas de Bence Jones são dímeros de cadeias leves encontrados na urina de pacientes com mieloma múltiplo. O tratamento das IgG com pepsina resulta na digestão da região Fc. Fragmentos Fab e F(ab)'$_2$ purificados são desprovidos de cadeia pesada γ (assim como a região Fc).

4. *E* Todas as respostas estão corretas. Os anticorpos para IgA terão anticorpos específicos para as cadeias leves κ e λ que reagirão com IgG e IgM, ambas contendo cadeias κ e λ. Os anticorpos contra a cadeia J também estarão presentes se a IgA utilizada para a imunização for dimérica.

5. *D* Em qualquer imunoglobulina produzida por uma única célula, as duas cadeias pesadas e as duas cadeias leves são idênticas. Consequentemente, qualquer molécula de anticorpo neste indivíduo teria alótipo de cadeia pesada 3 ou 12, não uma mistura. De maneira similar, os anticorpos teriam duas cadeias κ ou duas cadeias λ.

6. *D* A digestão com a papaína cliva as moléculas de IgG acima da região da dobradiça, gerando duas moléculas Fab e um fragmento Fc. Os fragmentos Fab podem ainda se ligar com a HEA, mas pelo fato de não permanecerem unidos por pontes dissulfeto, eles não podem precipitar o antígeno. Este comportamento se contrasta com os efeitos do tratamento da IgG com a pepsina, que cliva abaixo da região da dobradiça, deixando intacta uma molécula F(ab)'$_2$ bivalente, capaz de precipitar o antígeno. Os fragmentos do anticorpo específicos para HEA tratados com pepsina terão a mesma afinidade para o antígeno que as regiões Fab do anticorpo original, desde que as regiões CDR da molécula sejam preservadas.

7. *B* A principal classe de imunoglobulina produzida em resposta a alérgenos é a IgE.

8. *D* Somente a IgM pode ativar ou fixar o complemento quando uma única molécula está ligada ao antígeno. O fato deve-se à estrutura pentamérica desta classe de Ig.

9. *D* Somente a última afirmação está correta. Níveis de IgM relativamente altos se relacionam, com frequência, com a primeira exposição ou exposição recente a um agente indutor de resposta, visto que a IgM é o primeiro isotipo sintetizado em resposta a um imunógeno.

10. *E* Todas estão corretas. As afirmações são autoexplicativas.

5

INTERAÇÕES ANTÍGENO-ANTICORPO, TESTES IMUNOLÓGICOS E SISTEMAS EXPERIMENTAIS

 INTRODUÇÃO

Nos capítulos anteriores, por necessidade, abordamos várias técnicas e testes para a melhor compreensão de alguns aspectos fundamentais da imunidade natural e adaptativa. Neste capítulo discutiremos, com detalhes, as técnicas, ensaios e sistemas experimentais *in vitro* que são utilizados em pesquisas e laboratórios de diagnóstico. Alguns são estritamente baseados em anticorpos (por exemplo, métodos sorológicos). Outros empregam métodos de biologia molecular, engenharia genética, técnicas de cultura de células, e modelos animais *in vivo* que muito contribuíram para o nosso conhecimento sobre a fisiologia e fisiopatologia do sistema imunológico. Desde o sequenciamento do genoma humano no ano 2000 e com os esforços para sequenciar genomas bacterianos, abordagens que utilizam a bioinformática e a biologia computacional (as chamadas análises *in silica*) surgiram como métodos promissores para o estudo do sistema imunológico. Com a utilização de informações derivadas de base de dados genômico e proteômico, ferramentas computacionais poderosas, e algoritmos, evidenciam-se grandes perspectivas para o campo da imunologia e, em particular, para o desenvolvimento de futuras vacinas. Embora este tópico esteja além do objetivo deste capítulo, é importante considerar que futuros progressos no campo da imunologia surgirão da combinação de abordagens *in vitro*, *in vivo* e *in silica*.

Começamos este capítulo com uma discussão sobre a dinâmica física das interações antígeno-anticorpo.

 INTERAÇÕES ANTÍGENO-ANTICORPO

As reações entre antígeno e anticorpos séricos (*sorologia*) servem como base para muitos ensaios imunológicos. Em função da extraordinária especificidade das respostas imunológicas, a interação entre antígeno e anticorpo *in vitro* é amplamente utilizada com fins diagnósticos para a detecção e identificação de antígenos ou anticorpos. Um exemplo da utilização da sorologia para a identificação e classificação de antígenos é a *sorotipagem* de vários microrganismos utilizando-se antissoros específicos.

A interação de antígenos com anticorpos pode trazer inúmeras consequências, incluindo *precipitação* (se o antígeno for solúvel), *aglutinação* (se o antígeno for particulado), e *ativação do complemento*. Todos estes resultados são causados pelas interações entre antígenos multivalentes e anticorpos que apresentam, pelo menos, dois sítios de combinação por molécula. As consequências da interação entre antígeno e anticorpo apresentadas acima não representam a interação primária entre anticorpos e um determinado epítopo. Em vez disso, elas dependem de fenômenos secundários que resultam das interações entre antígenos multivalentes e anticorpos. Fenômenos como a formação de precipitados, aglutinação e ativação do complemento não ocorreriam se o anticorpo com dois ou mais sítios de combinação reagisse com um hapteno (isto é, um antígeno monovalente, com um único determinante) ou como resultado da interação entre um fragmento monovalente do anticorpo, tal como um Fab, e um antígeno, mesmo se o antígeno fosse multivalente. As razões para estas diferenças são mostradas na Fig. 5.1. A *ligação cruzada* de várias moléculas de antígeno pelo anticorpo é necessária para

Immunology: A Short Course, Sixth Edition, By Richard Coico and Geoffrey Sunshine
Copyright © 2009 John Wiley & Sons, Inc.

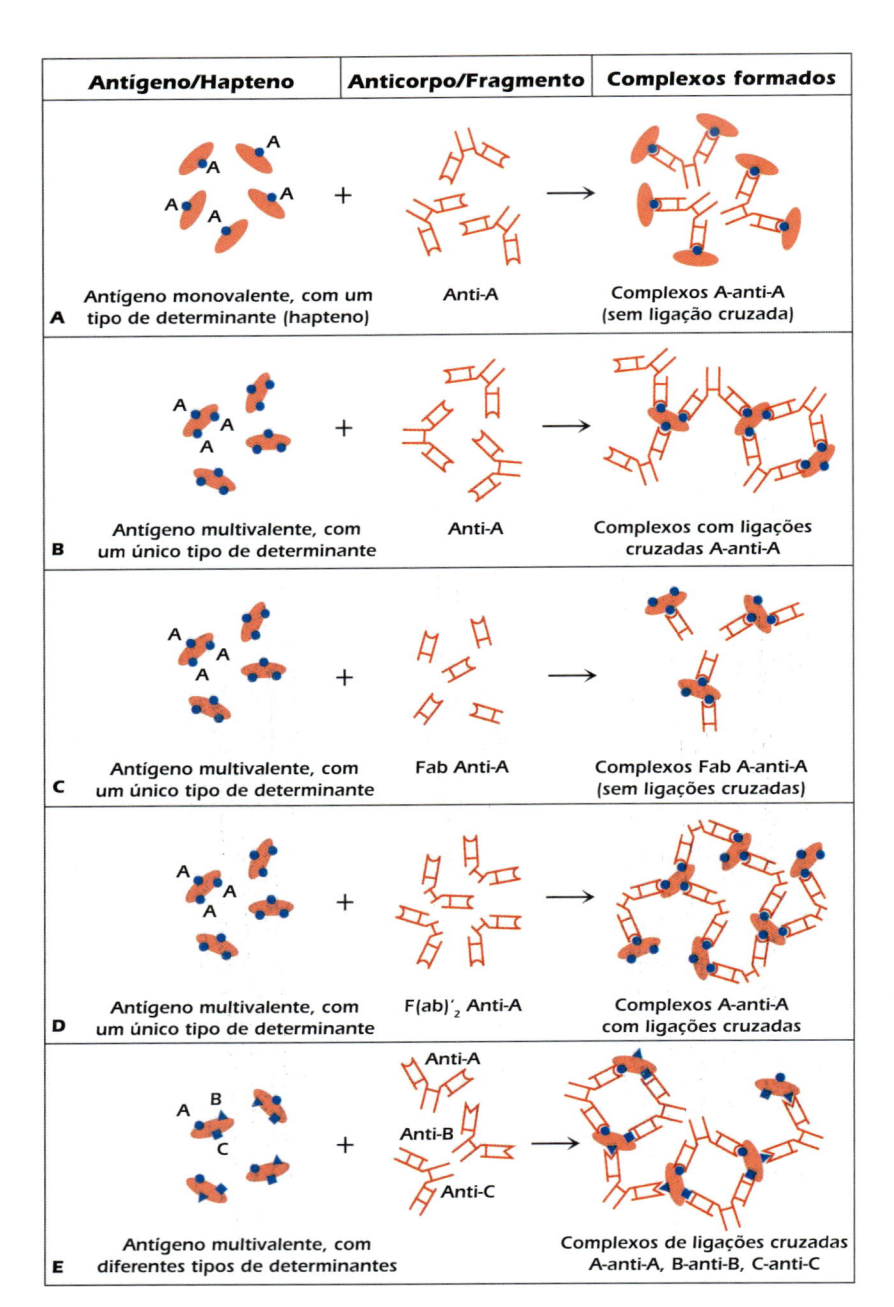

Figura 5.1 Reações entre anticorpo ou fragmentos de anticorpo e antígenos ou haptenos: (A) entre anticorpo e hapteno; (B) entre anticorpo e antígeno multivalente com um único determinante; (C) entre Fab e um antígeno multivalente com um único determinante; (D) entre F(ab)'₂ e um antígeno multivalente com um único determinante; (E) entre anticorpos para os determinantes A, B, e C e um antígeno multivalente com determinantes A, B e C.

a precipitação, aglutinação, ou ativação do complemento, e é possível apenas se o antígeno for multivalente e o anticorpo divalente [ou um F(ab)'₂ intacto] (ver Fig. 5.1). Em contrapartida, nenhuma ligação cruzada é possível se o antígeno ou o anticorpo for univalente.

● INTERAÇÕES PRIMÁRIAS ENTRE ANTICORPO E ANTÍGENO

Ligações não covalentes estão envolvidas na interação entre o anticorpo e um epítopo. Consequentemente, as forças de ligação são relativamente fracas. Elas consistem principalmente de *forças de van der Waals*, *forças eletrostáticas* e *forças hidrofóbicas*, todas requerendo que as partes que interagem estejam em estreita proximidade. O intenso ajuste necessário entre um epítopo e o anticorpo é frequentemente comparado àquele observado entre uma chave e a fechadura. Considerando os baixos níveis de energia envolvidos na interação entre antígeno e anticorpo, os complexos antígeno-anticorpo podem ser rapidamente dissociados por pH baixo ou alto, por altas concentrações salinas ou por íons caotrópicos, tais como cianatos, que interferem eficientemente nas ligações de hidrogênio das moléculas de água.

Constante de Associação

A reação entre um anticorpo (Ac) e um epítopo de um antígeno (Ag) é exemplificada pela reação entre o anticorpo e um hapteno monovalente. Como a molécula de anticorpo é simétrica, com dois sítios idênticos de combinação ao antígeno, Fab, uma molécula de anticorpo se liga a duas idênticas moléculas monovalentes do hapteno e cada Fab se liga de uma maneira independente com uma molécula de hapteno. A ligação de um Ag monovalente a cada sítio pode ser representada pela equação

$$Ag + Ac \underset{k_{-1}}{\overset{k_1}{\rightleftharpoons}} Ac - Ag$$

onde k_1 representa a constante de velocidade de interação (associação) e k_{-1} representa o reverso (dissociação). A relação k_1/k_{-1} é a **constante de associação**, **K**, uma medida da afinidade. Ela pode ser calculada determinando-se a relação entre o complexo anticorpo-antígeno ligado em relação à concentração de antígeno e anticorpo não ligados. Assim,

$$K = \frac{k_1}{k_{-1}} = \frac{[Ac - Ag]}{[Ac][Ag]}$$

A constante de associação (K) é, na verdade, uma medida da afinidade do anticorpo pelo epítopo (ver a seguir). Quando todas as moléculas de anticorpo que se ligam a um determinado hapteno ou epítopo são idênticas (como no caso dos anticorpos monoclonais), K representa uma constante de associação intrínseca. Entretanto, considerando que mesmo aqueles anticorpos séricos que se ligam a um único epítopo são heterogêneos, uma constante de associação média de todos os anticorpos ao epítopo é mencionada como K_0. A interação entre anticorpos e cada epítopo de um antígeno multivalente segue a mesma cinética energética daquelas envolvidas na interação entre anticorpos e haptenos, uma vez que cada epítopo de um antígeno reage com seu correspondente anticorpo da mesma maneira descrita anteriormente.

A constante de associação K pode ser determinada utilizando-se o *equilíbrio de diálise*. Neste procedimento é utilizada uma câmara de diálise; dois compartimentos são separados por uma membrana semipermeável que permite a livre passagem de moléculas de tamanho apropriado de um lado para outro. O anticorpo é colocado em um lado da membrana semipermeável e não pode atravessá-la por causa de seu tamanho. Uma quantidade conhecida de moléculas de hapteno, pequenas, permeáveis, radiomarcadas, oligossacarídios ou oligopeptídios, compondo o epítopo do carboidrato complexo ou proteínas, é adicionada no lado onde se encontra o antígeno. No tempo zero, o hapteno ou o epítopo antigênico utilizado (de agora em diante chamado de ligante) se difundirá através da membrana; no equilíbrio, a concentração do ligante livre será a mesma em ambos os lados. Entretanto, a quantidade total de ligante será maior no lado contendo anticorpo, visto que alguns dos ligantes se ligarão às moléculas de anticorpo. A diferença na concentração do ligante nos dois compartimentos representa a concentração do ligante ligado ao anticorpo (isto é, o complexo [AgAc]). Quanto maior a afinidade do anticorpo, mais ligante estará ligado.

Considerando que a concentração de anticorpo adicionado à câmara de diálise até o equilíbrio pode ser predeterminada e mantida constante, concentrações variáveis do ligante podem ser utilizadas. Esta abordagem facilita a chamada *análise de Scatchard* do anticorpo, de utilidade para estabelecer se uma determinada preparação de anticorpo é homogênea (por exemplo, anticorpo monoclonal) ou heterogênea (por exemplo, antissoro policlonal), e na medida da constante de afinidade média (K_0).

Afinidade e Avidez

Como observado antes, a constante de associação intrínseca que caracteriza a ligação de um anticorpo com um epítopo ou um hapteno é denominada *afinidade*. Quando o antígeno é constituído por muitos epítopos idênticos repetidos ou quando os antígenos são multivalentes, a associação entre toda a molécula do antígeno e os anticorpos depende não apenas da afinidade entre cada epítopo e seu correspondente anticorpo, mas também do somatório das afinidades de todos os epítopos envolvidos. Assim, a afinidade de ligação de anti-A com A multivalente (mostrado na Fig. 5.1B) pode ter quatro ou cinco ordens de magnitude maior que a ligação entre anti-A e A monovalente (Fig. 5.1A). Isto é devido ao fato de o pareamento de anti-A com A multivalente ser influenciado pelo número aumentado de sítios com os quais anti-A pode reagir.

Enquanto o termo afinidade indica a constante de associação intrínseca entre anticorpo e um ligante monovalente tal como um hapteno, o termo *avidez* é utilizado para designar toda a energia de ligação entre anticorpos e um antígeno multivalente. Assim, em geral, os anticorpos IgM têm avidez mais alta que os anticorpos IgG, embora a ligação com o ligante de cada Fab no anticorpo IgM possa ter a mesma afinidade que o Fab na IgG.

INTERAÇÕES SECUNDÁRIAS ENTRE ANTICORPO E ANTÍGENO

Reação de Aglutinação

Referindo-se outra vez à Fig. 5.1, as reações de anticorpo com um antígeno multivalente que é *particulado* (isto é, uma partícula insolúvel) resultam em ligação cruzada de várias partículas de antígenos pelos anticorpos (Figs. 5.1D e E). Esta ligação cruzada resulta finalmente na agregação ou aglutinação de partículas antigênicas pelos anticorpos.

Título. A capacidade de um anticorpo fazer com que os antígenos se aglutinem exige uma proporção ótima do anticorpo em relação ao antígeno. Um método às vezes utilizado para medir o nível de anticorpo específico no soro para uma partícula antigênica é o teste de aglutinação. Testes quantitativos mais sensíveis [por exemplo, o ensaio do imunossorvente ligado à enzima (ELISA) discutido mais tarde neste capítulo] substituem em grande parte o teste de aglutinação para a quantificação dos níveis de anticorpo no soro. O título aglutinante de um certo soro é, de fato, apenas uma expressão semiquantitativa dos anticorpos presentes no soro, não uma medida quantitativa da concentração de anticorpos (peso/volume).

O teste é realizado misturando-se diluições seriadas na razão de 2 do soro com uma concentração fixa de antígeno. Altas diluições do soro normalmente não causam a aglutinação do antígeno, uma vez que em tais diluições não há anticorpos suficientes para provocar aglutinação visível considerável. A mais alta diluição do soro que ainda causa aglutinação além da qual a aglutinação não ocorre é denominada *título*. É uma observação comum a de que a aglutinação pode não ocorrer em altas concentrações de anticorpo, muito embora ocorra em diluições mais altas do soro. Os tubos com altas concentrações de soro, onde a aglutinação não ocorre, representam uma *prozona*. Na prozona, os anticorpos estão presentes em excesso. A razão para a ausência da aglutinação na prozona é que cada epítopo em uma única partícula de antígeno pode se ligar apenas a uma única molécula de anticorpo, impedindo a ligação cruzada entre partículas diferentes.

Devido ao fenômeno da prozona, nos testes onde se pesquisa a presença de anticorpos aglutinantes para um determinado antígeno, é imperativo que o antissoro seja testado em várias diluições. Testando-se o soro em apenas uma concentração podem ocorrer conclusões enganosas se nenhuma aglutinação houver, uma vez que esta ausência de aglutinação pode estar refletindo uma prozona ou a falta de anticorpo.

Potencial Zeta. As superfícies de certos antígenos particulados podem apresentar uma carga elétrica, tal como a rede de carga negativa na superfície dos eritrócitos causada pela presença do ácido siálico. Quando estas partículas carregadas são suspensas em solução salina, um potencial elétrico denominado *potencial zeta* é criado entre as partículas, impedindo que elas fiquem muito próximas umas das outras. Este fenômeno traz uma dificuldade na aglutinação de partículas carregadas pelos anticorpos, especialmente a aglutinação dos eritrócitos por anticorpos IgG. A distância entre os braços Fab da molécula IgG, mesmo na sua forma mais estendida, é muito curta para permitir uma ligação eficaz entre dois eritrócitos devido ao potencial zeta. Assim, embora os anticorpos IgG possam ser direcionados contra antígenos dos eritrócitos carregados, a aglutinação pode não ocorrer em consequência da repulsão pelo potencial zeta. Por outro lado, algumas das áreas Fab dos anticorpos IgM pentaméricos estão suficientemente distantes e podem estabelecer uma ponte para os eritrócitos separados pelo potencial zeta. Esta propriedade dos anticorpos IgM, junto com sua pentavalência, é a principal razão de sua eficácia como anticorpos aglutinantes.

Ao longo dos anos tentativas foram feitas com o objetivo de melhorar a reação de aglutinação para diminuir o potencial zeta de várias maneiras, mas nenhuma delas foi universalmente aplicada ou eficaz. Entretanto, um método engenhoso foi criado na década 1950 por Coombs para superar este problema. Este método, descrito abaixo, facilita a aglutinação de eritrócitos por anticorpos IgG específicos para os antígenos dos eritrócitos, sendo também útil para a detecção de anticorpos não aglutinantes que estão presentes na superfície dos eritrócitos.

Teste de Coombs. O ***teste de Coombs*** é um método que utiliza anticorpos criados contra as imunoglobulinas de diferentes espécies (anticorpos heterólogos) para detectar a presença de autoanticorpos na superfície dos eritrócitos (Fig. 5.2) e está baseado em dois importantes fatos: (1) de que as imunoglobulinas de uma espécie (a humana, por exemplo), são imunogênicas quando injetadas em outra espécie (por exemplo, o coelho) e induzem a produção de anticorpos contra elas e (2) de que muitas das anti-imunoglobulinas (como a Ig de coelho anti-humana) ligam-se a determinantes antigênicos presentes na porção Fc do anticorpo deixando as porções Fab livres para reagir com o antígeno. Por exemplo, se autoanticorpos IgG humanos forem acoplados aos eritrócitos, a adição de Ig de coelho anti-humana formará pontes (ligações cruzadas) entre os eritrócitos causando aglutinação.

Existem duas versões do teste de Coombs: o ***teste de Coombs direto*** e o ***teste de Coombs indireto***. As duas versões diferem de certa maneira na mecânica, porém ambas são baseadas no mesmo princípio: a utilização de anti-imunoglobulinas heterólogas para detectar uma reação entre imunoglobulinas e antígeno. No teste de Coombs direto, as anti-imunoglobulinas são adicionadas às partículas (por exemplo, eritrócitos) que se suspeita tenham anticorpos ligados aos antígenos em sua superfície. Se, por exemplo, um recém-nato é suspeito de ter a doença hemolítica do recém-nascido causada pelos anticorpos IgG anti-Rh maternos ligados aos seus eritrócitos, a adição de imuno-

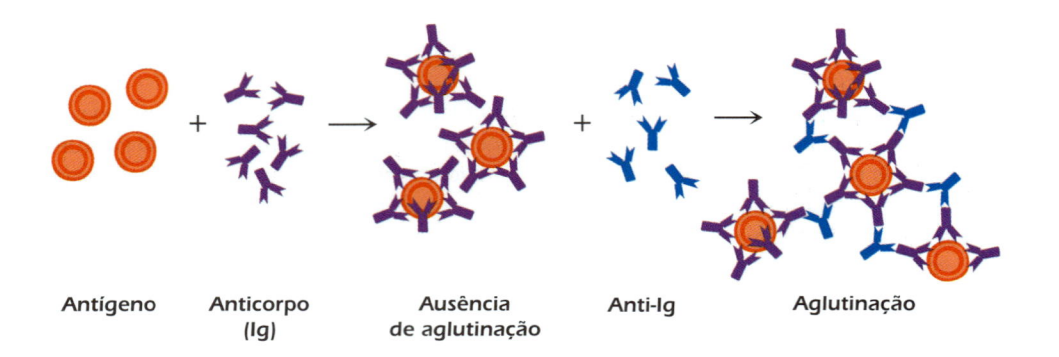

Antígeno Anticorpo (Ig) Ausência de aglutinação Anti-Ig Aglutinação

● Figura 5.2 Representação do teste de Coombs.

globulina anti-humana a uma suspensão dos eritrócitos da criança (teste de Coombs direto) causaria a aglutinação dos eritrócitos. Em alguns casos, o teste de Coombs direto falha devido ao potencial zeta. O teste de Coombs indireto pode então ser utilizado para determinar se o soro da mãe contém anticorpos anti-Rh. Neste caso, os reagentes anti-imunoglobulinas são adicionados apenas após o soro materno ser combinado com eritrócitos Rh+. Desta forma, o teste de Coombs direto mede o anticorpo ligado, enquanto o teste indireto mede o anticorpo sérico.

Originalmente, o teste de Coombs foi utilizado para detectar anticorpos humanos na superfície dos eritrócitos. Atualmente, através da utilização das anti-imunoglobulinas, ele é aplicado para a detecção de qualquer imunoglobulina que esteja ligada ao antígeno.

Aglutinação Passiva. A reação de aglutinação pode ser realizada com antígenos particulados (como eritrócitos ou bactérias) e também com antígenos solúveis desde que estes antígenos possam ser ligados a partículas insolúveis. Por exemplo, o antígeno solúvel tireoglobulina pode ser conjugado a partículas de látex, de modo que a adição de anticorpos para o antígeno tireoglobulina causará a aglutinação das partículas de látex revestidas pela tireoglobulina. A adição de antígeno solúvel aos anticorpos antes da introdução das partículas de látex revestidas por tireoglobulina inibe a aglutinação pelo fato de os anticorpos se combinarem primeiro com o antígeno solúvel. Se o antígeno solúvel estiver presente em excesso, os anticorpos não serão capazes de se ligar ao antígeno particulado, um fenômeno conhecido como inibição de aglutinação. Este tipo de inibição de aglutinação precisa ser diferenciado da inibição de aglutinação entre anticorpos e vírus. Anticorpos para determinados vírus inibem a aglutinação dos eritrócitos pelos vírus. Em tais casos, os anticorpos são direcionados para a área ou áreas sobre os vírus que se ligam aos receptores virais apropriados nos eritrócitos.

Quando um antígeno é um constituinte natural de uma partícula, a reação de aglutinação é chamada de *aglutinação direta*. Quando a reação de aglutinação ocorre entre anticorpos e antígenos solúveis presos a uma partícula insolúvel, a reação tem o nome de *aglutinação passiva*.

As reações de aglutinação são amplamente utilizadas em aplicações clínicas. Além dos exemplos já referidos, as principais aplicações incluem a tipagem de eritrócitos em bancos de sangue, diagnóstico de doença hemolítica imunologicamente mediada, tal como anemia auto-hemolítica induzida por fármacos, testes para fator reumatoide (IgM humana anti-IgG humana), testes confirmatórios de sífilis e o teste do látex para gravidez, que envolve a detecção de gonadotrofina coriônica humana (HCG) na urina de mulheres grávidas.

Reações de Precipitação

Reação em Soluções. Ao contrário da reação de aglutinação que ocorre entre anticorpos e antígeno particulado, a *reação de precipitação* se dá quando anticorpos e antígeno solúvel são misturados. Como no caso da aglutinação, a precipita-

ção dos complexos antígeno-anticorpo ocorre pelo fato de as moléculas bivalentes dos anticorpos se ligarem de maneira cruzada a moléculas de antígeno multivalentes para formar uma *rede*. Quando ela alcança um certo tamanho, este complexo antígeno-anticorpo perde sua solubilidade e se precipita da solução. O fenômeno de precipitação é denominado *reação de precipitação*.

A Fig. 5.3 apresenta uma reação de precipitação qualitativa. Concentrações crescentes de antígeno são adicionadas a uma série de tubos contendo concentrações constantes de anticorpos, o que acarreta a formação de quantidades variáveis de precipitado. O peso do precipitado de cada tubo pode ser determinado por inúmeros métodos. Se a quantidade do precipitado for colocada em gráfico contra a quantidade de antígeno adicionada, obtém-se uma curva de precipitação semelhante àquela mostrada na Fig. 5.3.

A Fig. 5.3 mostra três importantes áreas da curva: (1) zona de excesso de anticorpo (prozona), (2) zona de equivalência, e (3) zona de excesso de antígeno. Na zona de equivalência, a proporção de antígeno e anticorpo é ótima para uma precipitação máxima; nas zonas de excesso de anticorpo ou de excesso de antígeno, as proporções dos reagentes não acarretam uma eficiente reação cruzada e formação de precipitado.

Deve ser enfatizado que as zonas da curva de precipitação se baseiam na quantidade de complexo antígeno-anticorpo precipitado. Entretanto, as zonas de excesso de antígeno e de excesso de anticorpo podem conter complexos antígeno-anticorpo solúveis, particularmente a zona de excesso de antígeno, onde uma quantidade mínima de precipitado é formada, mas grandes quantidades de *complexos antígeno-anticorpo* estão presentes no sobrenadante. Desta maneira, a quantidade de precipitado formado depende das proporções dos reagentes antígeno e anticorpos: a proporção correta da reação resulta na formação de um precipitado máximo; excesso de antígeno (ou anticorpo) resulta em complexos solúveis.

Reações de Precipitação em Géis. As reações de precipitação entre antígenos solúveis e anticorpos podem ocorrer não apenas em solução mas também em meio semissólido tal como o gel de ágar. Quando antígeno solúvel e anticorpos são colocados em orifícios abertos no gel (Fig. 5.4A), os reagentes se difundem no gel e formam gradientes de concentração, com as concentrações mais altas mais próximas dos orifícios. Em algum lugar entre os dois orifícios, os reagentes antígeno e anticorpo estarão presentes em proporções ótimas para a formação de um precipitado visível, como mostrado pelas linhas entre os orifícios na Fig. 5.4.

Se o orifício do anticorpo contiver anticorpos 1, 2 e 3 específicos para os antígenos 1, 2 e 3, respectivamente, e se os antígenos 1, 2 e 3 colocados nos orifícios do antígeno se difundirem em diferentes velocidades (com velocidade de difusão de 1 > 2 > 3) serão formadas três diferentes linhas de precipitação. Estas três linhas de precipitação se formam porque os anticorpos anti-1, anti-2 e anti-3, que se difundem com a mesma velocidade, reagem independentemente com

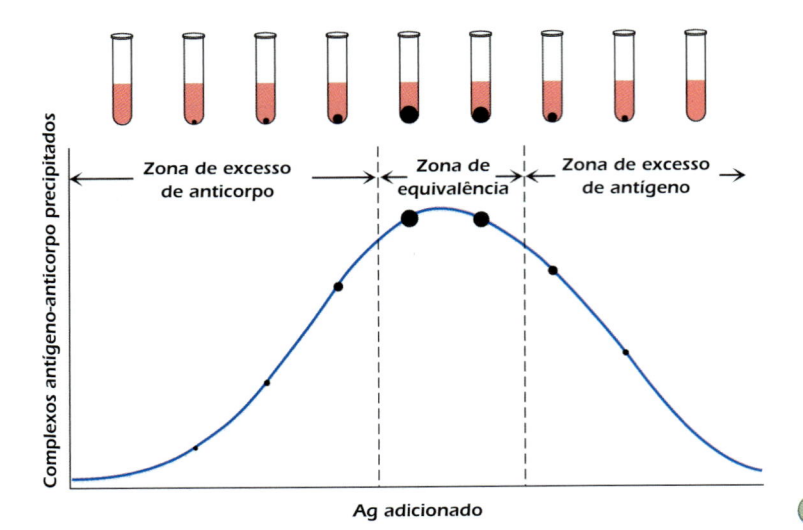

Figura 5.3 Representação da reação de precipitação.

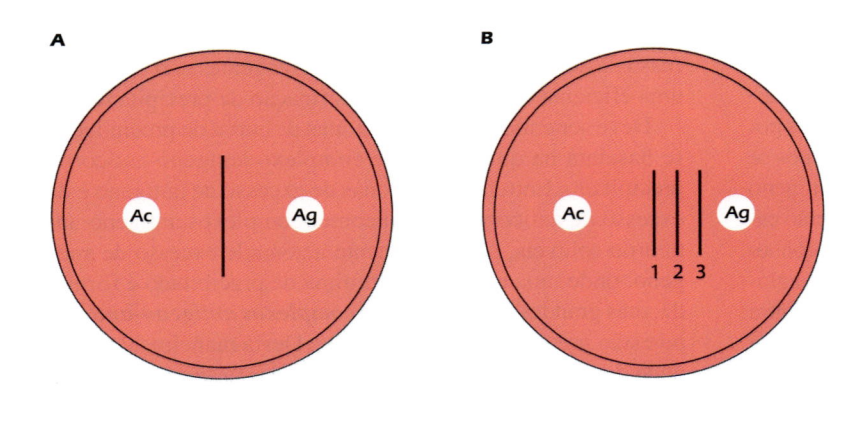

Figura 5.4 Difusão em gel por (A) anticorpos e um único antígeno e (B) anticorpos para os antígenos 1, 2 e 3 e seus respectivos antígenos.

os antígenos 1, 2 e 3, respectivamente, para formar três zonas de equivalência e, portanto, três linhas de precipitação separadas (Fig. 5.4B). Diferentes velocidades de difusão de anticorpo e anticorpo e antígeno resultam de diferenças na concentração, peso molecular ou forma.

Historicamente, este *método de dupla difusão*, desenvolvido por Ouchterlony e algumas vezes chamado de ***método de Ouchterlony,*** tem sido útil para o estabelecimento do parentesco antigênico entre várias substâncias, como mostrado na Fig. 5.5. Na técnica de gel-difusão são observados três padrões

de reação, todos ilustrados na Fig. 5.5: padrão de identidade, padrão de não identidade e padrão de identidade parcial. Os ***padrões de identidade*** se formam quando os dois antígenos são idênticos (Fig. 5.5A). Um padrão no qual as linhas de precipitação se cruzam uma com a outra é denominado ***padrão de não identidade*** (Fig. 5.5B). Finalmente, um ***padrão de identidade parcial*** se forma quando o antissoro testado reage positivamente com antígenos que contêm epítopos que reagem de maneira cruzada e alguns que não reagem de maneira cruzada, fazendo com que apareça no gel um esporão de precipitação (Fig. 5.5C).

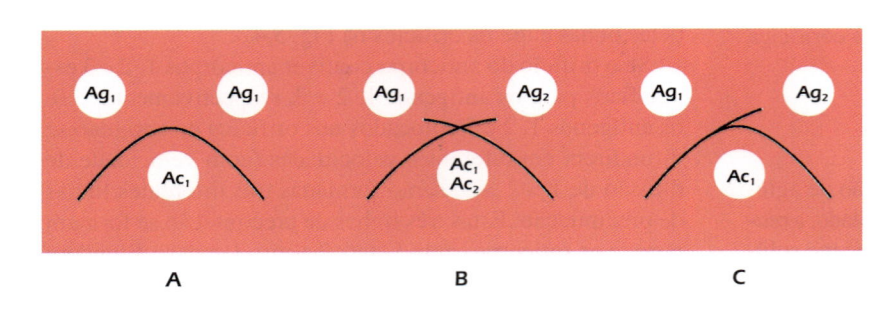

Figura 5.5 Padrões de dupla difusão em gel mostrando (A) padrão de identidade, (B) padrão de não identidade, e (C) padrão de identidade parcial.

Imunodifusão Radial.

O teste de imunodifusão radial, mostrado na Fig. 5.6, representa uma variação do teste de dupla difusão. Os orifícios contêm antígeno em diferentes concentrações, enquanto os anticorpos são distribuídos uniformemente no interior do gel de ágar. Assim, a linha de precipitação é substituída por um anel de precipitação ao redor do orifício. A distância que o anel de precipitação percorre do centro do orifício do antígeno será diretamente proporcional à concentração do antígeno no orifício. A relação entre a concentração do antígeno no orifício e o diâmetro do anel de precipitação pode ser mostrada em gráfico como é visto na Fig. 5.6. Se os orifícios como F e G contêm quantidades desconhecidas do mesmo antígeno, a concentração do antígeno nestes orifícios pode ser determinada comparando-se o diâmetro do anel de precipitação com o diâmetro do anel formado por uma concentração conhecida do antígeno.

Uma importante aplicação da imunodifusão radial é a quantificação clínica da concentração de proteínas séricas. O antissoro para várias proteínas séricas é incorporado no gel; a concentração de uma determinada proteína em uma amostra de soro é estabelecida comparando-se o diâmetro do anel de precipitação resultante com aquele obtido usando-se uma concentração conhecida de proteína.

Imunoeletroforese.

A *imunoeletroforese* envolve a separação de uma mistura de proteínas adicionadas a um gel de poliacrilamida, utilizando-se um campo elétrico (eletroforese), seguida pela sua detecção com anticorpos que se difundem no gel e é muito útil para a análise de uma mistura de antígenos. Por exemplo, na caracterização clínica das proteínas séricas humanas, uma pequena gota de soro humano é colocada em um orifício aberto no centro de uma lâmina revestida com ágar. O soro é submetido à eletroforese, que separa os vários componentes, de acordo com sua mobilidade, em um campo elétrico. Após a eletroforese, uma fenda é cortada ao longo da lateral das lâminas, enquanto anticorpos para as proteínas do soro humano são colocados na fenda. Os an-

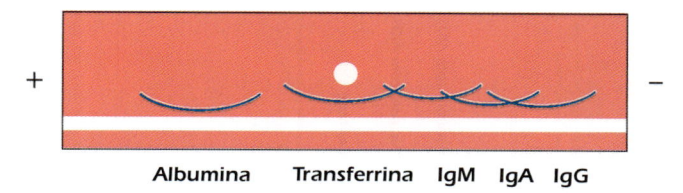

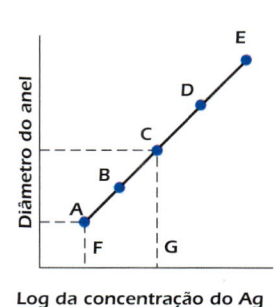 Figura 5.7 Padrões imunoeletroforéticos de proteínas séricas.

ticorpos difundem-se no ágar, assim como as proteínas séricas separadas. Em uma proporção ótima de antígeno e anticorpo, cada antígeno e seu anticorpo correspondente formam linhas de precipitação. O resultado é um padrão similar àquele observado na Fig. 5.7. A comparação entre os padrões e a intensidade das linhas de um soro normal, com os resultados obtidos com os soros dos pacientes, pode revelar ausência, superprodução ou outra anormalidade de uma ou mais proteínas séricas. De fato, foi através da utilização do teste de imunoeletroforese que a primeira síndrome de deficiência de anticorpo foi identificada em 1952 (agamaglobulinemia de Bruton) (ver Capítulo 17).

Western Blots (Immunoblots).

Na técnica de ***Western ou immunoblotting***, o antígeno (ou uma mistura de antígenos) é inicialmente separado em um gel. O material separado é, a seguir, transferido para membranas que ligam proteína (por exemplo, nitrocelulose) utilizando um método de *electroblotting*. O anticorpo é, a seguir, aplicado à membrana de nitrocelulose a qual se liga ao antígeno específico. O anticorpo pode ser marcado (por exemplo, com radioatividade) ou uma anti-imunoglobulina marcada pode ser utilizada para localizar o anticorpo e o antígeno ao qual ele está ligado. A técnica é muito utilizada em pesquisas e laboratórios clínicos para a detecção e caracterização de antígenos. Um exemplo particularmente útil é o diagnóstico para confirmação de infecção pelo HIV através da aplicação do soro do paciente às membranas de nitrocelulose contendo antígenos HIV ligados. O encontro de anticorpo específico constitui uma forte evidência de infecção pelo vírus (Fig. 5.8).

IMUNOENSAIOS

Imunoensaio de Ligação Direta

O radioimunoensaio (RIA) emprega moléculas isotopicamente marcadas e permite a determinação de quantidades mínimas de antígeno, anticorpo ou complexos antígeno-anticorpo. As concentrações são determinadas medindo-se a radioatividade ao invés da análise química, aumentando-se a sensibilidade de detecção por várias ordens de grandeza. Pelo desenvolvimento deste método analítico altamente sensível, que apresenta aplicação clínica nos testes de hormônio, bem como em testes de

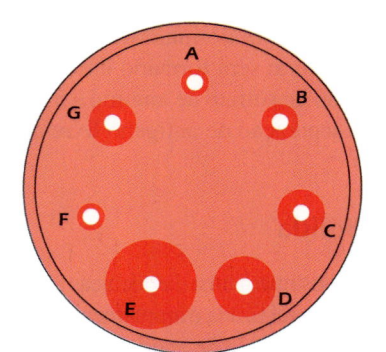

Figura 5.6 Difusão radial. A, B, C, D e E representam concentrações conhecidas de antígenos; F e G representam concentrações desconhecidas que podem ser determinadas comparando-se o diâmetro de seus anéis de precipitação com os diâmetros dos anéis formados pelo antígeno de concentração conhecida.

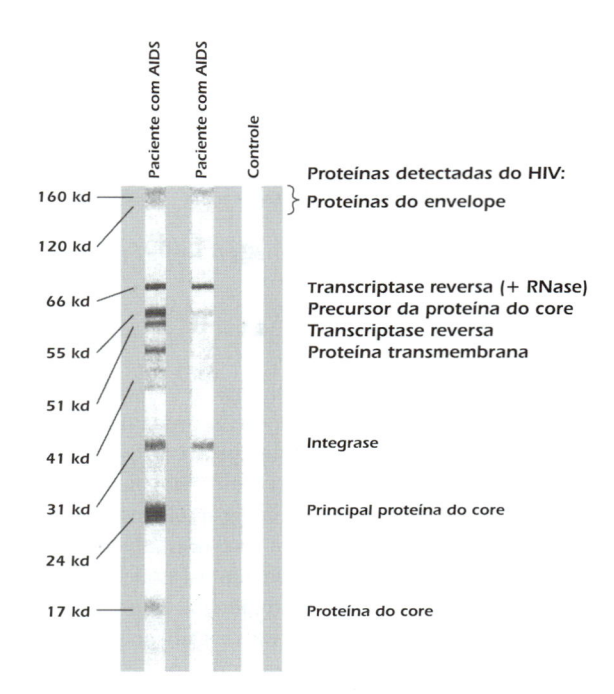

Figura 5.8 Western blots de amostras de soro de dois indivíduos infectados com HIV e um soro controle. Observar a presença de várias bandas nas tiras contendo a amostra do soro de paciente com AIDS indicando reações do anticorpo sérico com as proteínas do HIV.

outras substâncias encontradas em baixos níveis nos líquidos biológicos, foi conferido o Prêmio Nobel a Rosalyn Yalow.

O princípio do RIA está ilustrado na Fig. 5.9. Uma quantidade conhecida de antígeno marcado radioativamente reage com uma quantidade limitada de anticorpo, produzindo uma solução contendo antígeno marcado ligado ao anticorpo, bem como algum antígeno marcado não ligado. Após a separação do antígeno ligado ao anticorpo do antígeno livre, a quantidade de radioatividade ligada ao anticorpo é determinada. Posteriormente, a mesma quantidade de antígeno marcado é pré-misturada com antígeno não marcado (Fig. 5.10). A mistura deve reagir com a mesma quantidade de anticorpo como anteriormente, enquanto o antígeno ligado ao anticorpo é separado do antígeno não ligado. Como o antígeno não marcado compete pelo anticorpo com o antígeno marcado, menor quantidade de antígeno marcado fica ligada ao anticorpo. Quanto maior a quantidade de antígeno não marcado presente na mistura da reação, menor a relação de antígeno radiomarcado ligado a anticorpo para antígeno radiomarcado livre. Esta relação pode ser colocada em gráfico como função da concentração de antígeno não marcado.

Para determinar a concentração de antígeno em uma solução, uma amostra da solução é misturada a quantidades predeterminadas de antígeno radiomarcado e anticorpo. A relação de radioatividade entre o antígeno ligado ao anticorpo/ antígeno livre é comparada àquela obtida na ausência de antígeno não marcado (o último valor estabelecido em 100%).

Uma etapa importante na execução de um RIA, como descrito antes, é a separação de antígeno livre do antígeno ligado ao anticorpo. Dependendo do antígeno, esta separação pode ser conseguida por várias maneiras. Um importante método é o procedimento com anti-imunoglobulina.

O procedimento com anti-imunoglobulina está baseado no fato de que o antígeno marcado ou não marcado que esteja ligado à imunoglobulina será precipitado junto com a imunoglobulina após a adição de anticorpo anti-imunoglobulina. Como resultado, apenas o antígeno não ligado permanecerá no sobrenadante. O teste de radioimunoensaio normalmente emprega anticorpos de coelho para os antígenos desejados. Esses complexos antígeno-anticorpo de coelho podem ser precipitados pela adição de anticorpos de cabra produzidos contra as imunoglobulinas de coelho.

Considerando que as quantidades de antígeno e de anticorpo necessárias para o RIA são extremamente pequenas, os complexos antígeno-anticorpo que reagem com a anti-imunoglobulina formam apenas pequenas quantidades do precipitado. Pelo fato de ser difícil, senão impossível, recorrer a estes precipitados quantitativamente, através de meios convencionais com o objetivo de determinar a sua radioatividade, é comum acrescentar imunoglobulinas inespecíficas para o antígeno na mistura da reação, aumentando desta forma a quantidade total de precipitado. Tais precipitados consistem principalmente de imunoglobulinas inespecíficas. Entretanto, eles também contêm quantidade extremamente pequena de imunoglobulina antígeno-específica e algum antígeno radioativo ligado a ela.

Um método alternativo para separar complexo de antígeno ligado a anticorpo, de antígeno livre, está baseado no fato de que as imunoglobulinas tornam-se insolúveis e precipitam-se em uma solução contendo sulfato de amônio a 33% de saturação. Se o antígeno não for precipitado no sulfato de amônio a 33%, mais sulfato de amônio é acrescentado até que o antígeno ligado ao anticorpo se precipite, deixando o antígeno livre em solução. Aqui, novamente, as quantidades de anticorpos que reagem com o antígeno (ou anticorpos livres) são extremamente pequenas. Como descrito para o procedimento de RIA, uma quantidade suficiente de imunoglobulinas inespecíficas é adicionada à mistura; será formado um apreciável precipitado com a solução de sulfato de amônio a 33% de saturação possibilitando a separação de antígeno livre do antígeno ligado ao anticorpo.

Imunoensaio de Fase Sólida

Os imunoensaios de fase sólida constituem uma das técnicas imunológicas mais utilizadas, agora automatizada e amplamente empregada em medicina clínica para detecção de antígeno ou anticorpo. Um bom exemplo é a utilização do imunoensaio de fase sólida para a detecção de anticorpos para o HIV (ver Capítulo 17).

Os RIAs de fase sólida empregam as propriedades de plásticos tais como o polivinil ou o polistireno para adsorver camadas monomoleculares de proteínas em sua superfície. Embora as moléculas adsorvidas possam perder alguns de seus de-

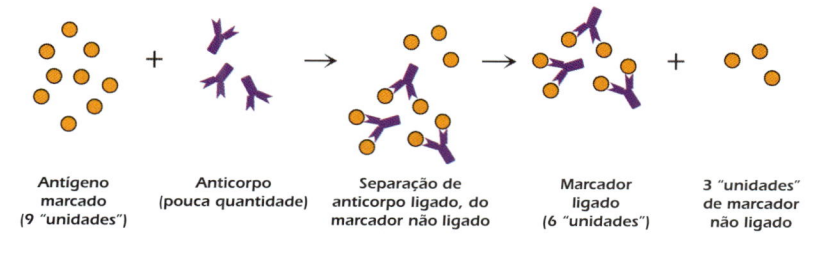

○ Figura 5.9 Quantidade de marcação ligada ao anticorpo após incubação com quantidades constantes de anticorpo e antígeno marcado.

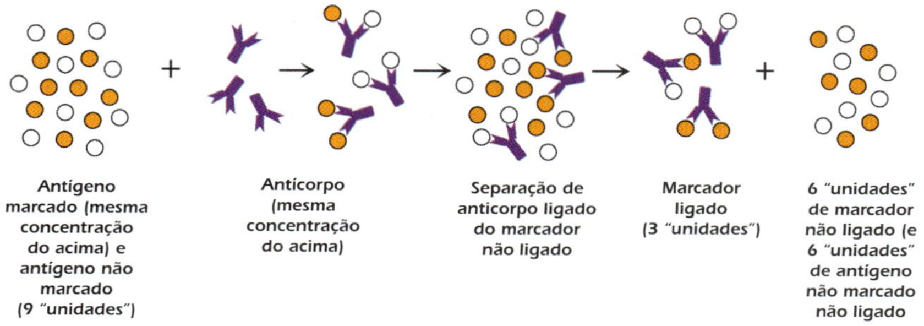

○ Figura 5.10 Radioimunoensaio baseado na competição pelo anticorpo de antígenos marcados e não marcados.

terminantes antigênicos, um número suficiente deles ainda pode reagir com os seus correspondentes anticorpos cuja presença pode ser detectada pelo uso de anti-imunoglobulinas (Fig. 5.11) marcadas com um marcador radioativo ou, mais comumente, com uma enzima. Se forem usadas anti-imuglobulinas marcadas com uma enzima que pode ser detectada pelo aparecimento de uma cor com a adição do substrato, o teste é chamado *ensaio do imunossorvente ligado à enzima (ELISA)*.

Depois de revestir a superfície do plástico com antígeno, é imperativo bloquear qualquer superfície plástica não revestida a fim de evitar que ela absorva outros reagentes, sendo o mais importante o reagente marcado. Tal bloqueio é conseguido pelo revestimento da superfície plástica com alta concentração de uma proteína não relacionada, como a gelatina, após a aplicação do antígeno.

Considerando que os poços plásticos são normalmente revestidos com quantidades relativamente grandes de antígeno, quanto maior for a concentração de anticorpo ligado ao antígeno, mais alta é a quantidade de anti-imunoglobulina marcada que pode ser ligada a anticorpos. Desta forma, um excesso de anti-imunoglobulina marcada é sempre utilizado para assegurar a saturação.

O imunoensaio de fase sólida pode ser usado para avaliações qualitativas ou quantitativas de antígeno. Tais determinações são realizadas misturando-se o antissoro com quantidades variáveis conhecidas de antígeno antes de adicioná-las aos poços plásticos revestidos de antígeno. Este procedimento preliminar resulta na ligação dos anticorpos com o antígeno solúvel, diminuindo a disponibilidade de anticorpos livres. Quanto maior for a concentração do antígeno solúvel que reage com os anticorpos antes da adição do anticorpo aos poços, menor o número de anticorpos que podem se ligar ao antígeno na placa e menor o nú-

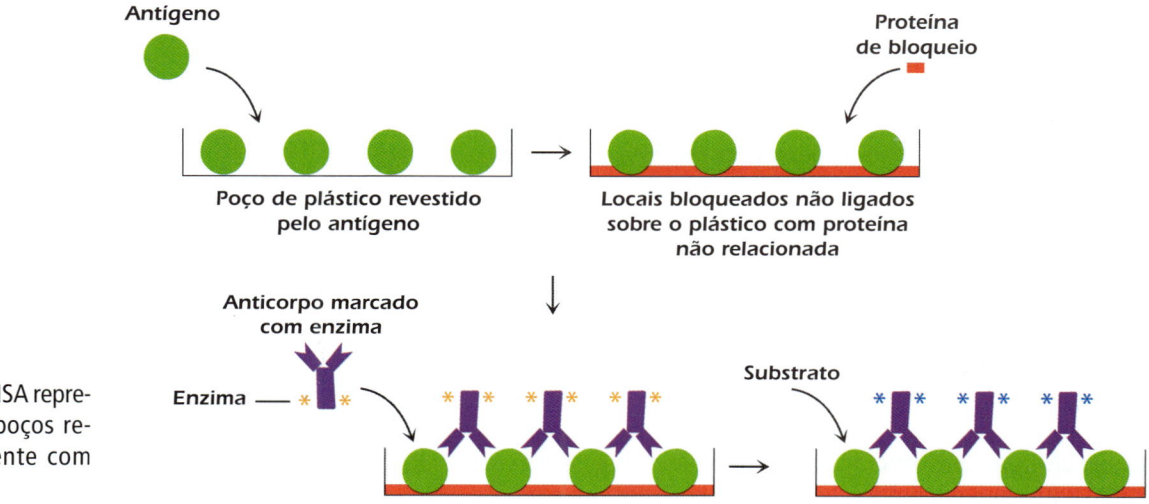

○ Figura 5.11 ELISA representativo usando poços revestidos diretamente com antígeno.

mero de anti-imunoglobulinas marcadas que podem se ligar aos complexos antígeno-anticorpo. A diminuição da quantidade de anticorpo marcado como uma função da concentração de antígeno usado pode ser mostrada em um gráfico; a quantidade de antígeno em uma solução desconhecida pode então ser determinada a partir do gráfico por comparação da diminuição da marcação causada pela solução desconhecida ao decréscimo causado pelas concentrações conhecidas de antígeno puro.

 ## IMUNOFLUORESCÊNCIA

Um composto fluorescente tem a propriedade de emitir luz de um certo comprimento de onda quando ele é excitado pela exposição à luz de um comprimento de onda mais curto. A imunofluorescência localiza um antígeno através da utilização de anticorpos fluorescentemente marcados. O procedimento, originalmente descrito por Coombs, emprega anticorpos covalentemente ligados a grupos fluorescentes que não causam qualquer mudança apreciável na atividade do anticorpo.

Um composto fluorescente que é amplamente utilizado em imunologia é o isotiocianato de fluoresceína (FITC), que fluoresce com uma cor esverdeada, visível quando excitado por luz ultravioleta (UV). O FITC é facilmente conjugado a grupos amino livres. Outro composto fluorescente amplamente utilizado é a ficoeritrina (PE), que fluoresce em vermelho, e também é facilmente conjugado a grupos amino livres. Microscópios de fluorescência equipados com uma fonte de luz ultravioleta permitem a visualização de anticorpo fluorescente sobre um espécime microscópico. A imunofluorescência é amplamente utilizada para localizar antígenos sobre vários tecidos e microrganismos.

Existem dois procedimentos importantes e relacionados que empregam anticorpos fluorescentes: imunofluorescência direta e imunofluorescência indireta.

Imunofluorescência Direta

A imunofluorescência direta, que é utilizada principalmente para a detecção de antígeno, envolve a reação do tecido-alvo (ou microrganismo) com anticorpos específicos marcados fluorescentemente. É amplamente utilizada para propósitos clínicos como identificação de subpopulações linfocíticas e confirmação da presença de deposição de proteína específica em certos tecidos, como rim e pele em casos de lúpus eritematoso sistêmico (SLE) (ver Capítulo 12).

Imunofluorescência Indireta

A imunofluorescência indireta envolve a reação do primeiro alvo com anticorpos específicos não marcados e a seguir com anti-imunoglobulina marcada fluorescentemente.

O método de imunofluorescência indireta é mais amplamente utilizado que o método direto, porque um único anticorpo anti-imunoglobulina fluorescente pode ser emprega-do para localizar anticorpos de muitas especificidades diferentes. Além disso, posto que as anti-imunoglobulinas contêm anticorpos para muitos epítopos da imunoglobulina específica, a utilização de anti-imunoglobulinas fluorescentes amplia significativamente o sinal fluorescente. Um excelente exemplo do uso de imunofluorescência indireta é a triagem de soros de pacientes quanto à presença de anticorpos anti-DNA em casos de SLE.

 ## ANÁLISE DE SEPARAÇÃO DE CÉLULA ATIVADA POR FLUORESCÊNCIA

Um instrumento muito poderoso que utiliza anticorpo fluorescente específico para antígenos de superfície celular é a *análise de separação de célula ativada por fluorescência (FACS – fluorescence-activated cell sorting)*. Uma suspensão celular marcada com anticorpo fluorescente específico é passada através de um aparelho que forma uma corrente de pequenas gotas, cada uma contendo uma única célula. Estas gotas são passadas entre um feixe de *laser* de luz ultravioleta e um detector que captura a fluorescência emitida pelas células marcadas. O sinal emitido do detector é passado para um eletrodo que carrega a gota, levando a sua deflexão em um campo eletromagnético (Fig. 5.12). À medida que as gotas passam através do feixe de *laser*, elas são contadas e podem ser selecionadas conforme emitem um sinal (isto é, se elas estão marcadas ou não marcadas). A intensidade de coloração com fluoresceína de cada célula, que reflete a densidade do antígeno expresso sobre a célula, pode ser detectada por eletrônica sofisticada.

Com este tipo de aparelho é possível agora desenvolver rapidamente um perfil citométrico de fluxo de um conjunto de linfócitos tomando-se por base sua expressão diferencial de moléculas de superfície celular, a quantidade relativa de molécula expressa na superfície celular de cada célula, a distribuição de tamanho e números de cada tipo celular. É possível também utilizar o aparelho para escolher uma coleção de células coradas com cinco ou mais diferentes marcadores fluorescentes e obter uma amostra muito homogênea de um tipo particular de célula. Uma variação desta técnica usa anticorpos fluorescentes conjugados a pérolas magnéticas para separar populações celulares. Células que se ligam ao anticorpo fluorescente podem ser separadas, por um magneto, das células não coradas. Ambos os métodos, FACS e separação por pérola magnética, resultaram no isolamento de células muito raras tais como as células-tronco hematopoiéticas.

O método mais comum de fenotipagem e separação de células envolve o uso de anticorpos que reagem com proteínas de superfície celular identificadas como *antígenos de grupos de diferenciação (CD – clusters of differentiation antigens)*. A nomenclatura CD se originou de estudos utilizando-se anticorpos monoclonais (discutidos mais tarde neste capítulo) para caracterizar as células fenotipicamente. Ficou estabelecido que os marcadores de superfície celular (antígeno CD)

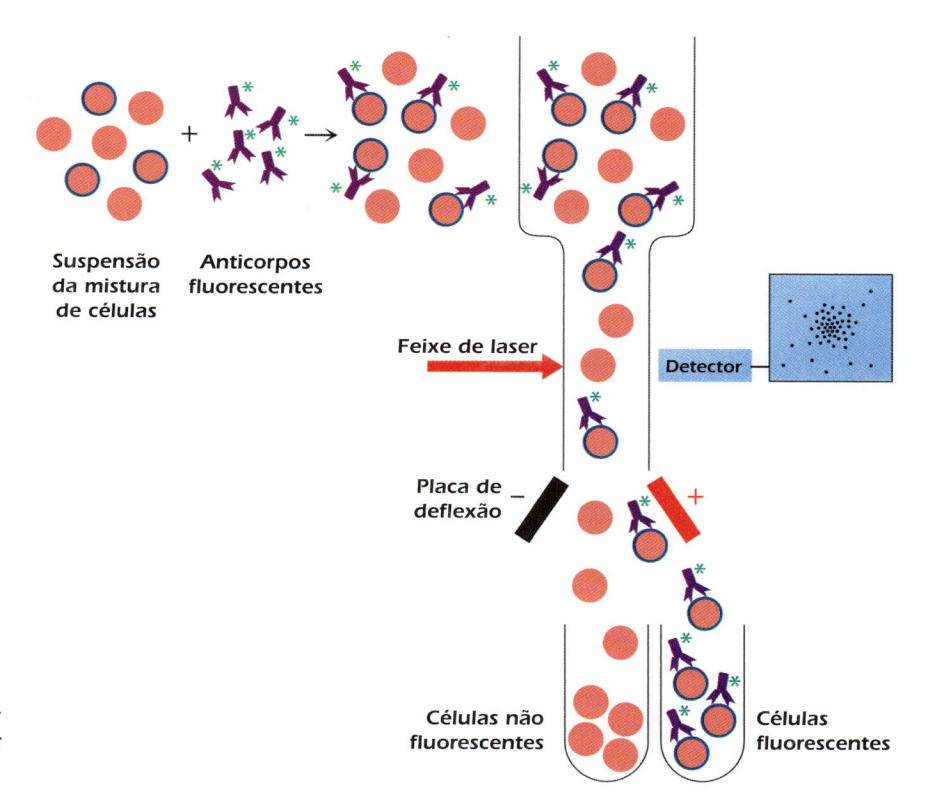

Suspensão da mistura de células

Anticorpos fluorescentes

Feixe de laser

Detector

Placa de deflexão

Células não fluorescentes

Células fluorescentes

○ Figura 5.12 Representação esquemática da separação de células ativadas por fluorescência.

estão associados com estágios de desenvolvimento distintos. Além disso, estas proteínas têm funções biológicas importantes necessárias para a fisiologia da célula normal. Os estágios de desenvolvimento das células T e B e as subpopulações funcionais destas células podem agora ser fenotipados tomando-se por base sua expressão de marcadores CD. Contudo, a expressão de uma molécula particular na superfície pode não ser específica para apenas uma célula ou mesmo para uma linhagem celular. Não obstante, a expressão na superfície celular pode ser explorada para purificação assim como caracterização das células. Para objetivos práticos o acrônimo CD é seguido por um número arbitrário que identifica uma proteína de superfície celular específica. Os números CD são designados pelo Comitê de Nomenclatura da União Internacional de Ciências Imunológicas. Uma lista de alguns dos antígenos CD mais importantes expressos pelas células B, várias subpopulações de células T e outras células pode ser encontrada no Apêndice.

○ IMUNOABSORÇÃO E IMUNOADSORÇÃO

Devido à ligação específica entre o antígeno e o anticorpo, é possível capturar, ou remover seletivamente, um antígeno contra o qual um anticorpo é dirigido a partir de uma mistura de antígenos em solução. De modo similar, é possível remover seletivamente anticorpos antígeno-específicos de uma mistura de anticorpo utilizando-se o antígeno específico.

Há dois métodos relacionados de remoção. Em um deles, a absorção é realizada com ambos os reagentes em solução (*imunoabsorção*). No outro, é realizada com um reagente ligado a um suporte insolúvel (*imunoadsorção*). A imunoadsorção é de especial utilidade porque o material adsorvido pode ser, a seguir, recuperado do complexo por cuidadosos tratamentos que dissociem os complexos antígeno-anticorpo, tais como abaixando o pH (glicina-HCl ou ácido acético, pH 2-3) ou adicionando íons caotrópicos. Isto possibilita a purificação efetiva de antígenos ou anticorpos de interesse.

○ ENSAIOS CELULARES

Outros ensaios imunológicos utilizados na avaliação e estudo de componentes celulares do sistema imunológico são também descritos neste capítulo. Entre estes estão métodos rotineiros utilizados para medir a função linfocitária. Os ensaios destinados a medir as respostas de células B ao estímulo antigênico ou mitogênico são às vezes utilizados clinicamente para verificar a imunocompetência humoral. Em modelos experimentais estes ensaios auxiliam a compreender os mecanismos reguladores e moleculares associados com a ativação da célula B. De modo similar, ensaios para medir a função da célula T são usados tanto clínica como experimentalmente para medir respostas efetoras e proliferativas de células T e perfis de células T e citocinas. Ensaios de células T têm contribuído significativamente para a compreensão da diversidade funcional da célula T e para a identificação de muitas citocinas produzidas por células pertencentes a uma subpopulação particular.

Ensaios para Avaliar a Função do Linfócito

Ensaios utilizados para avaliar a função dos linfócitos geralmente tentam responder a uma das seguintes questões: (1) as células B ou T respondem normalmente a estímulos mitogênicos que ativam células a sofrerem uma resposta proliferativa? (2) O estímulo mitogênico ou direcionado pelo antígeno resulta em produção de anticorpos (pelas células B) ou produção de citocinas (pelas células T)? Além disso, em função da heterogeneidade funcional das células T, os ensaios de células T podem também ser utilizados para avaliar a integridade funcional de uma subpopulação particular. Isto é especialmente útil na avaliação clínica de pacientes suspeitos de doenças por imunodeficiência (ver Capítulo 17). No caso de ensaios de célula T auxiliar, o alvo celular que recebe o auxílio da célula T geralmente determina o parâmetro funcional a ser medido. Por exemplo, a população-alvo pode ser a célula B em um ensaio idealizado para testar a capacidade de as células T auxiliarem a induzir respostas em anticorpo. Neste exemplo, o ensaio quantificaria o nível de anticorpo produzido. De maneira similar, se você estivesse interessado em saber se as células T dão o auxílio necessário para ativar macrófagos de modo ótimo, os parâmetros focalizariam as propriedades funcionais associadas com estas células fagocíticas. Muitos dos ensaios utilizados para avaliar a função da célula T também contam com a quantificação de citocinas específicas posto que as células que recebem auxílio podem ser ativadas para produzir, elas próprias, citocinas.

Ensaios de Proliferação de Células B e T

A ativação de linfócito estimulada por mitógeno aciona vias de sinalização bioquímicas que levam à expressão de genes, síntese de proteína, proliferação e diferenciação celular. As respostas proliferativas geradas em resposta a mitógenos são de natureza policlonal. Além disso, têm sido identificados mitógenos que estimulam seletivamente populações de célula B ou T. Em consequência disso, diversamente dos imunógenos, que ativam apenas clones de linfócitos portando o receptor de antígeno apropriado, os ativadores policlonais estimulam muitos clones de célula B ou T não importando sua especificidade antigênica. Os mitógenos que ativam seletivamente células B, tais como o componente LPS da parede celular de bactéria Gram-negativa, causarão estímulo policlonal de células B em camundongos. A intensidade da proliferação celular em resposta ao estímulo mitogênico pode ser medida pela adição de nucleosídios radiomarcados (por exemplo, timidina tritiada) ao meio durante a cultura celular e, a seguir, quantificando sua incorporação no DNA da célula em divisão utilizando um contador de cintilação líquida. Da mesma forma, várias proteínas que ligam açúcares, denominadas lectinas, incluindo a **concanavalina A (Con A)** e a **fito-hemaglutinina (PHA)**, são mitógenos de célula T muito eficazes. O mitógeno

da **erva dos cancros (PWM – pokeweed mitogen)** é um outro exemplo de lectina com potentes propriedades mitogênicas. Entretanto, diferentemente da Con A e da PHA, a PWM estimula a ativação policlonalmente de ambas as células B e T.

Ensaios que Avaliam a Produção de Anticorpo Pelas Células B

O estímulo mitogênico de células B e T resulta na diferenciação e proliferação de muitos clones de células. No caso das células B, os ativadores policlonais LPS ou PWM podem ser usados para avaliar a capacidade de uma população de células B para produzir anticorpos. O ELISA é o ensaio quantitativo mais comumente utilizado para medir níveis de anticorpos. Alternativamente, as células B podem ser estimuladas com mitógenos ou antígenos específicos *in vitro*, a seguir, cultivadas temporariamente em câmaras diretamente sobre membranas de nitrocelulose no ensaio denominado **ELISPOT**. A propriedade da nitrocelulose, de ligação a proteínas, facilita a captação de anticorpos secretados pelas células B individuais. Isto produz focos discretos de anticorpos ligados à nitrocelulose que podem ser detectados utilizando-se um anticorpo secundário marcado com enzima, específico para o anticorpo ligado, permitindo a enumeração das células secretando anticorpos.

Ensaios de Célula Efetora para Células T e NK

Conforme observado anteriormente, a seleção de um ensaio de célula efetora depende de questões que precisam ser respondidas. Ensaios de células T são tão variados quanto as subpopulações de células T funcionais diversas que são conhecidas. Assim, vários ensaios medindo a função de célula T auxiliar que foram desenvolvidos focalizam a atividade auxiliar para células B e ativação de macrófagos; mesmo outras células T podem ser utilizadas para medir as propriedades auxiliares de células T CD4+. Da mesma forma, vários ensaios que medem a atividade citotóxica de células T CD8+ estão disponíveis. Um destes ensaios (**ensaio de citotoxicidade**) mede a capacidade de as células T citotóxicas ou NK de matar células-alvo radiomarcadas expressando um antígeno para o qual as células T citotóxicas foram sensibilizadas. Em um ensaio relacionado, as células NK são cultivadas com as células-alvo radiomarcadas ligadas a anticorpos específicos. O raciocínio para esta abordagem está baseado no fato de que as células NK expressam receptores de Fc de membrana que se ligam à região Fc de certos isotipos de Ig. Este método mede uma propriedade funcional importante das células NK conhecida como citotoxicidade mediada por célula anticorpo-dependente (ver Capítulo 4).

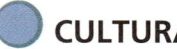 CULTURA DE CÉLULA

Vários sistemas experimentais têm revolucionado nossa capacidade de investigar inúmeras questões sobre o desenvolvimento do sistema imunológico, suas propriedades funcionais e reguladoras, além dos mecanismos patológicos associados com imunodeficiência e doenças autoimunológicas. Muitos desses sistemas experimentais dependem de métodos de cultura de célula utilizados para manter células *in vitro*. Os sistemas de cultura de células têm facilitado vários avanços científicos importantes, incluindo o desenvolvimento, na década de 1970, da tecnologia do hibridoma da células B/anticorpo monoclonal por Kohler e Milstein. O conhecimento dos fatores de crescimento necessários para manter células linfoides tornou possível clonar e cultivar células funcionalmente competentes *in vitro*. Além disso, técnicas de DNA recombinante têm permitido transferir genes para linhagens de células clonadas dando aos pesquisadores as respostas para muitas questões relacionadas com o gene sob investigação. De modo semelhante, técnicas de DNA recombinante tornaram possível desenvolver moléculas e receptores imunológicos, por engenharia genética, que podem ser transferidos para o interior de células usadas para elucidar as consequências biológicas da expressão e ativação do receptor (por exemplo, ligação do ligante). Estes sistemas *in vitro* continuam a ser usados para aperfeiçoar nosso conhecimento sobre o sistema imunológico e, em alguns casos, desenvolver novas terapias biológicas e vacinas para uso clínico.

Culturas de Células Primárias e Linhagens de Células Linfoides Clonadas

Como em muitos outros campos da ciência biológica o sistema de cultura de células tem servido como instrumento de investigação essencial para facilitar nossa compreensão de muitas propriedades de desenvolvimento/maturação e fisiológicas das células. A capacidade de cultivar células linfoides primárias constituídas de populações heterogêneas de células T e/ou B (embora por períodos limitados de tempo) tem permitido aos imunologistas estudar os mecanismos bioquímicos e moleculares que controlam muitas características biológicas importantes das células B e T, incluindo remanejamento genético. Os avanços nos sistemas de cultura de células evoluíram rapidamente durante as últimas décadas levando ao desenvolvimento de técnicas de clonagem celular. A transformação de células B e T derivadas de uma célula-mãe específica para gerar linhagens de células imortais clonadas foi alcançada usando inúmeros métodos. Eles incluem a exposição das células a certos carcinógenos ou vírus, tal como a exposição de células B ao vírus Epstein-Barr e a exposição das células T ao vírus da leucemia de célula T humana tipo I. Muitas linhagens celulares são derivadas de tumores que surgem espontânea ou experimentalmente (como resultado de administração de carcinógenos ou infecção viral). A principal vantagem do uso de linhagens celulares clonadas é que um grande número de células pode ser gerado para investigação. Uma desvantagem no uso de células transformadas por vírus ou por carcinógeno é que elas são, por definição, anormais. Na verdade, muitas células transformadas apresentam números anormais de cromossomas e frequentemente apresentam propriedades fenotípicas e funcionais não vistas em células normais. O principal avanço na geração de células linfoides clonadas veio no final da década de 1970 com a descoberta de que linhagens de células

T antígeno-específicas não transformadas e clones de célula T antígeno-específicos podiam ser cultivados indefinidamente quando um fator de desenvolvimento de célula T (IL-2) fosse incluído na cultura junto com uma fonte de antígeno e células apresentadores de antígeno. Este avanço ofereceu várias vantagens sobre o uso de células transformadas, posto que as células derivadas de tais culturas eram, para todos os intentos e propósitos, normais. Assim, células T antígeno-específicas não transformadas podiam ser geradas, em grande número, para investigação usando-se IL-2. Na verdade, muitas destas linhagens de células T clonadas foram usadas na identificação e caracterização bioquímica de citocinas, levando por fim à clonagem de genes que codificam estas proteínas.

O uso combinado de sistemas de clonagem de células, métodos de transferência de genes, e ainda modelos animais tem nos auxiliado a compreender como as células linfoides desenvolvem autotolerância e como elas podem escapar de mecanismos de indução de tolerância para se tornarem células autorreativas causando doença. Em resumo, os sistemas de cultura de células têm servido para os esforços de pesquisa tentarem esclarecer tanto as propriedades fisiológicas quanto as fisiopatológicas das células linfoides. Como será discutido posteriormente, os sistemas de cultura celular também vêm sendo explorados de modo positivo no desenvolvimento de muitos reagentes terapêuticos e de diagnósticos úteis, tais como os anticorpos monoclonais.

Hibridomas de Célula B e Anticorpos Monoclonais

A especificidade da resposta imunológica tem servido como base para reações sorológicas em que a especificidade do anticorpo é usada para a determinação qualitativa e quantitativa do antígeno. Contudo, o poder de discriminação do anticorpo sérico não é ilimitado; o antígeno imunizante, que usualmente dispõe de muitos epítopos, leva à produção de antissoros que contêm uma mistura de anticorpos com especificidade variável para todos os epítopos. De fato, mesmo os anticorpos para um único epítopo são geralmente uma mistura de imunoglobulinas com diferentes especificidades bem definidas e consequentemente afinidades diferentes para o determinante. Além disso, a imunização com um antígeno aumenta várias populações de linfócitos formando anticorpos. Estas células podem ser mantidas em cultura por apenas um curto período de tempo (alguns dias), sendo assim impraticável, senão impossível, cultivar células normais e obter clones que produzam anticorpos de uma única especificidade. Um salto quântico na resolução e poder de discriminação dos anticorpos aconteceu, na década de 1970, com o desenvolvimento de métodos para geração de anticorpos monoclonais por Kohler e Milstein que compartilharam o Prêmio Nobel por este trabalho. Os ***anticorpos monoclonais*** constituem populações homogêneas de moléculas de anticorpo, derivadas de uma única célula produtora de anticorpo, em que todos os anticorpos são idênticos e da mesma especificidade para um determinado epítopo.

Plasmócitos malignos (imortais em cultura de célula) que não produzem imunoglobulinas são usados na produção de anticorpos monoclonais. As células são transformadas por engenharia genética para serem deficientes da enzima hipoxantina guanina fosforribosil transferase (HGPRT) e por isso não sobreviverão em cultura a menos que esta enzima seja adicionada ao meio em que as células estão crescendo. Estas células são fundidas (hibridizadas) com uma fonte de células B recém-coletadas de um camundongo recentemente imunizado com antígeno (por exemplo, células do baço) para formar *hibridomas de célula B* (Fig. 5.13). A fusão é frequentemente efetuada pelo uso de polietilenoglicol (PEG), e, a seguir, as células são cultivadas em meio de cultura deficiente de HGPRT. Uma vez que as células B produtoras de anticorpo produzem HGPRT, as células do hibridoma sobreviverão sem a adição de HGPRT ao meio de cultura. Em poucos dias, os plasmócitos HGPRT negativos não fundidos logo morrerão, assim como todas as células B não fundidas. Aquelas células híbridas que sintetizam anticorpo específico serão selecionadas por algum teste para reatividade ao antígeno (como, por exemplo, o ELISA) e a seguir clonadas a partir de células individualizadas e propagadas em cultura de tecido, cada clone sintetizando anticorpos de uma única especificidade. Estes anticorpos monoclonais altamente específicos são usados em numerosos procedimentos que variam desde testes de diagnóstico específicos a agentes biológicos utilizados na imunoterapia do câncer (ver Capítulo 19). Na imunoterapia, vários fármacos, ou toxinas, são conjugados a anticorpos monoclonais que, por sua vez, liberam estas substâncias junto das células tumorais contra as quais os anticorpos são especificamente dirigidos.

Hibridomas de Células T

No final da década de 1970 foram também desenvolvidos métodos para a produção de hibridomas de células T. O processo envolve a fusão de linhagens de células T malignas com linfócitos T antígeno-específicos não malignos após expansão das populações de linfócitos T pela imunização com o antígeno. Os hibridomas de células T têm sido muito úteis na

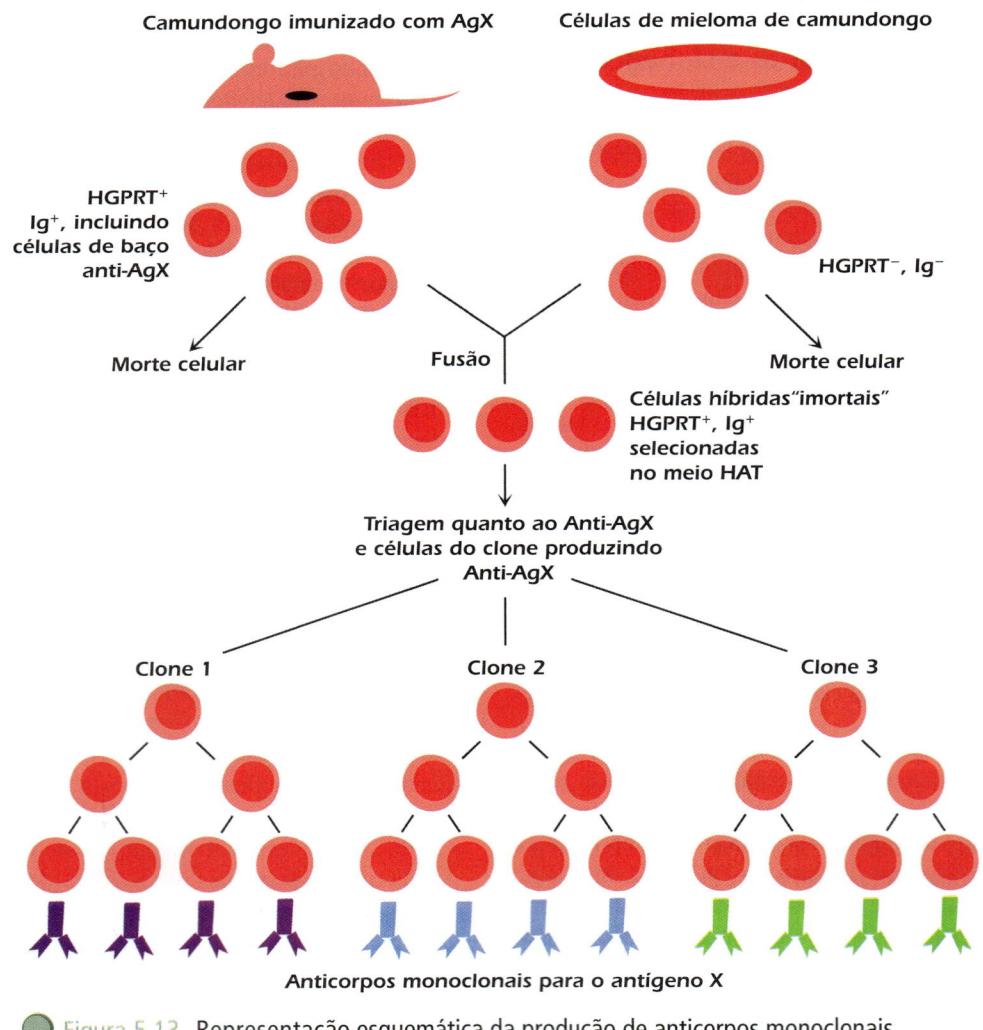

Figura 5.13 Representação esquemática da produção de anticorpos monoclonais.

análise da relação entre células T de uma única especificidade e um epítopo correspondente.

Moléculas e Receptores Produzidos por Engenharia Genética

Até os dias de hoje os anticorpos monoclonais têm sido, em sua maioria, produzidos usando células de camundongo, que são apropriadas para diagnóstico e muitas outras finalidades. Contudo, sua administração em seres humanos tem a complicação potencial da formação de anticorpos contra as imunoglobulinas de camundongo. Tentativas de desenvolver anticorpos monoclonais humanos *in vitro* não têm sido bem-sucedidas.

Anticorpos monoclonais humanos estão sendo produzidos seguidamente por engenharia genética utilizando várias abordagens. Um método utiliza a tecnologia do DNA recombinante para produzir um anticorpo monoclonal humano-murino quimérico. Os chamados ***anticorpos humanizados*** são constituídos pela região constante da imunoglobulina humana e uma região variável da imunoglobulina de camundongo. Um método similar é usado para produzir anticorpos humanizados que consistem em uma região constante humana e outra região variável contendo uma região hipervariável de camundongo. Outro método utiliza a reação em cadeia da polimerase (PCR) para gerar bibliotecas genéticas de cadeias pesadas e leves a partir de hibridomas de células B ou DNA de plasmócito. Com esta tecnologia agora é possível produzir milhões de clones de diferentes especificidades, para selecioná-los rapidamente quanto à especificidade desejada, e para gerar as formas de Fab monoclonais desejadas sem imunização e sem as dificuldades encontradas na produção de anticorpos monoclonais.

A engenharia genética de proteínas imunológicas não está limitada à produção de anticorpos monoclonais. Muitos genes que codificam receptores de membranas expressos sobre células linfoides e não linfoides têm sido clonados e, em alguns casos, produzidos geneticamente para possibilitar a transferência do gene para células que não expressam normalmente estes receptores. A expressão de certas moléculas coestimuladoras facilita as interações célula-célula, tais como o contato físico entre as células T citotóxicas e células-alvo, o que resulta na morte das células-alvo. A expressão de tais moléculas coestimuladoras (por exemplo B7) sobre células tumorais através da transferência genética aumenta significativamente a capacidade de as células T reconhecerem e matarem células-alvo. Estratégias de vacinação experimental têm demonstrado que a imunização de animais portadores de tumor com suas próprias células tumorais, que foram removidas e transfectadas com o gene B7, podem potencializar as células T para reconhecer e destruir as células tumorais mães (uma forma de imunoterapia). Uma estratégia similar usando células tumorais transfectadas com certos genes de citocinas tem sido usada, também com algum sucesso, em modelos animais. Estratégias imunoterapêuticas usadas para tratar inúmeras doenças são discutidas em vários capítulos deste livro (ver Capítulos 17-19).

MODELOS DE ANIMAIS EXPERIMENTAIS

Vários modelos animais importantes *in vivo* têm sido desenvolvidos, com valor experimental e resultados clínicos similares àqueles que surgem do uso de sistema *in vitro* comentados antes. Estes sistemas *in vivo* fundamentam-se no uso de linhagens consanguíneas de camundongos com uma variedade de perfis genéticos, alguns dos quais são produzidos por engenharia genética. Algumas linhagens consanguíneas apresentam predisposição natural para desenvolver uma doença particular (por exemplo, câncer de mama, leucemia, doença autoimunológica, doença por imunodeficiência combinada grave). Por outro lado, vêm sendo desenvolvidos animais geneticamente alterados, para expressar um determinado gene estranho clonado (camundongos transgênicos) ou interferir na expressão de genes marcados (camundongos *knockout*). Tais linhagens são úteis no estudo da expressão de um determinado transgene ou na determinação das consequências do silenciamento genético. Começamos, então, com a discussão das linhagens consanguíneas de animais.

Linhagens Consanguíneas

Muitas das experiências clássicas no campo da imunologia foram realizadas usando linhagens consanguíneas de animais como camundongos, ratos e porquinhos-da-índia (*guinea pigs*). O cruzamento seletivo de ninhadas por mais de 20 gerações geralmente acarreta a produção de uma linhagem consanguínea. Todos os membros da linhagem consanguínea de animais são geneticamente idênticos. Por isso, como os gêmeos idênticos, eles são denominados ***singeneicos***. Respostas imunológicas de animais consanguíneos podem ser estudadas na ausência de variáveis associadas com diferenças genéticas entre animais. Conforme será discutido no Capítulo 18, transplantes de órgãos entre membros de linhagens consanguíneas são sempre aceitos posto que seus antígenos do MHC são idênticos. De fato, o conhecimento das leis de transplante e a identificação do MHC como a principal barreira genética para transplante surgiram de pesquisas utilizando linhagens consanguíneas. Experiências usando linhagens consanguíneas levaram à identificação dos genes de classe I e classe II do MHC (ver Capítulo 8). Também explicaram sua função principal, a apresentação de fragmentos peptídicos do antígeno na superfície celular, o que lhes permite ser reconhecidos pelas células T antígeno-específicas. Os capítulos subsequentes explicarão a importante função do MHC na (1) geração de respostas imunológicas normais, (2) no desenvolvimento de células T, (3) na suscetibilidade à doença e (4) no transplante de órgãos.

Transferência Adotiva

Como vimos no Capítulo 1, a proteção contra muitas doenças é conferida através da imunidade mediada por células, efetuada pelas células T antígeno-específicas, e não pela imunidade mediada por anticorpo (humoral). A distinção entre estes dois braços da resposta imunológica pode ser demonstrada prontamente pela transferência adotiva de células T ou pela administração passiva de antissoro ou anticorpos purificados. A *transferência adotiva* de células T é usualmente realizada usando doadores e receptores geneticamente idênticos (por exemplo, linhagens consanguíneas) e resulta em imunização adotiva duradoura após contato com o antígeno. Por outro lado, a transferência passiva de soro contendo anticorpos, que pode ser realizada cruzando as barreiras do MHC, e é eficaz enquanto os anticorpos transferidos permanecem ativos no receptor, é denominada imunização passiva (ver Capítulo 1).

Camundongos SCID

A *doença por imunodeficiência combinada grave* (*SCID*) é uma enfermidade na qual as células B e T não se desenvolvem, comprometendo o indivíduo em relação aos mecanismos de defesa linfoides. O Capítulo 17 discute várias causas da SCID nos seres humanos. Na década de 1980 uma linhagem consanguínea de camundongos desenvolveu espontaneamente uma mutação autossômica recessiva que resultou em SCID em camundongos homozigóticos *scid/scid*. Em função da ausência de células T e B funcionais os camundongos SCID são capazes de aceitar células e enxertos de tecido de outras linhagens de camundongos ou de outras espécies. Os camundongos SCID podem ser enxertados com células-tronco hematopoiéticas humanas para criar *quimeras SCID-humanas*. Tais camundongos quiméricos desenvolvem células B e T funcionais maduras derivadas das células-tronco humanas precursoras infundidas. Este modelo animal tornou-se um instrumento de pesquisa valioso, uma vez que permite aos imunologistas manipular o sistema imunológico humano *in vivo* e investigar o desenvolvimento de várias células linfoides. Além disso, camundongos SCID humanos podem ser usados para testar candidatos à vacina, incluindo aquelas possivelmente úteis na proteção de seres humanos contra infecção pelo HIV.

Camundongos Timectomizados e Congenicamente Atímicos (Nus)

A importância do timo no desenvolvimento das células T maduras pode ser demonstrada pelo uso de camundongos timectomizados ao nascer, irradiados, e depois reconstituídos com medula óssea singeneica. Tais camundongos não desenvolvem células T maduras. Similarmente, camundongos homozigotos para uma mutação em um gene chamado *nu* também não desenvolvem células T maduras, uma vez que a mutação resulta em um fenótipo atímico (e sem pelo, por isso o termo *nu*). Em ambas as situações, o desenvolvimento da célula T pode ser restaurado enxertando-se estes camundongos com tecido epitelial tímico. Da mesma maneira que os camundongos SCID, estes modelos animais têm sido úteis no estudo do desenvolvimento da célula T. Eles também têm sido úteis para a propagação *in vivo* de linhagens de células tumorais e tecido tumoral

recentemente coletado de outras linhagens e de outras espécies em função da ausência das células T necessárias para a rejeição das células estranhas.

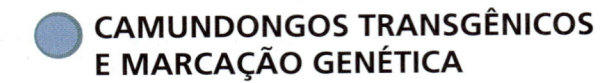 ## CAMUNDONGOS TRANSGÊNICOS E MARCAÇÃO GENÉTICA

Camundongos Transgênicos

Outro sistema animal significativo, muito usado em pesquisa imunológica, é o *camundongo transgênico*. Os camundongos transgênicos são produzidos injetando-se um gene clonado (*transgene*) em "ovos" fertilizados de camundongo. Os ovos são, a seguir, microinjetados em camundongos tornados pseudoprenhes utilizando-se terapia hormonal (Fig. 5.14). A taxa de sucesso desta técnica é um tanto baixa com aproximadamente 10 a 30% da descendência expressando o transgene. Considerando que o transgene fica integrado tanto nas células somáticas quanto nas germinais, ele é transmitido para a descendência como um traço mendeliano. Construindo um transgene com um determinado promotor é possível controlar a expressão do transgene. Por exemplo, alguns promotores funcionam apenas em certos tecidos (o promotor da insulina funciona apenas no pâncreas); outros funcionam em resposta a sinais bioquímicos que podem ser dados como um suplemento da dieta (o promotor da metalotionina que funciona em resposta ao zinco pode ser adicionado a água potável). Camundongos transgênicos foram utilizados para estudar genes que não são usualmente expressos *in vivo* (por exemplo, os oncogenes), assim como os efeitos de transgenes que codificam moléculas de imunoglobulinas particulares, receptores de célula T, moléculas de classe I ou de classe II do MHC, e inúmeras citocinas. Em alguns camundongos transgênicos, todo o lócus de imunoglobulina murino foi substituído por genes de imunoglobulina humana, que são úteis para gerar anticorpos "humanos" no camundongo. Há duas desvantagens no método trangênico. Primeiro, o transgene se integra ao acaso no genoma. Segundo, não é fisiológico expressar altas quantidades de transgenes em tecidos errados, de maneira que os investigadores devem ter muito cuidado ao interpretar resultados obtidos em camundongos transgênicos.

Camundongos *Knockout*

Algumas vezes, é de interesse determinar como a remoção de um certo produto genético afeta o sistema imunológico. Usando um método de *marcação genética* é possível substituir um gene normal por um que tenha sofrido mutação ou se rompido para gerar os chamados *camundongos knockout*. Diferentemente dos camundongos transgênicos, os camundongos *knockout* expressam transgenes que se integram a genes endógenos específicos através de um processo conhecido como recombinação homóloga. Qualquer gene para o

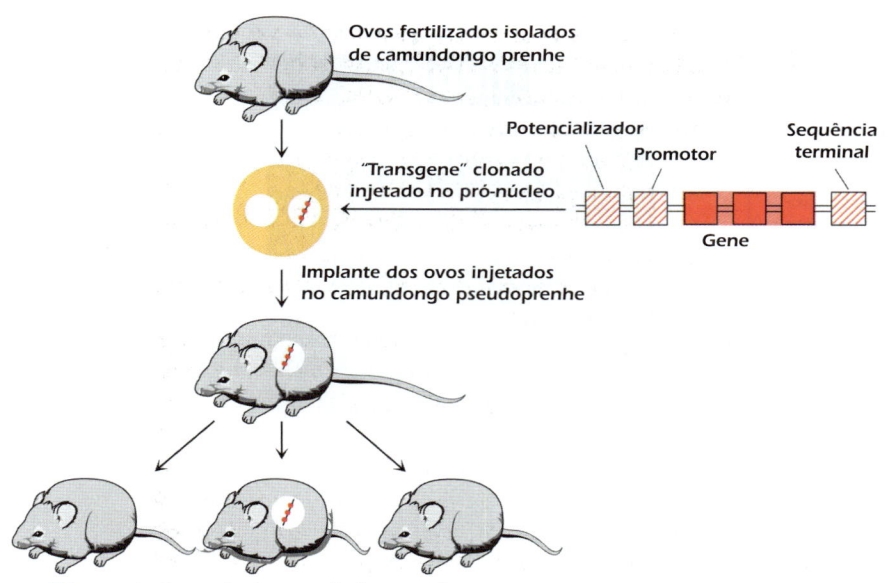

Ovos fertilizados isolados de camundongo prenhe

"Transgene" clonado injetado no pró-núcleo

Potencializador
Promotor
Sequência terminal
Gene

Implante dos ovos injetados no camundongo pseudoprenhe

Triagem de descendentes quanto à expressão de transgene. Geração de camundongo expressando transgene para gerar a linhagem transgênica.

Figura 5.14 Procedimento geral para a produção do camundongo transgênico.

qual exista um transgene que tenha sofrido mutação ou alteração pode ser virtualmente afetado deste modo. Os camundongos *knockout* são gerados usando-se transgenes que tenham sofrido mutação ou alterações que afetam, e em consequência silenciam, a expressão de uma variedade de genes importantes incluindo aqueles que codificam citocinas particulares e moléculas do MHC. Os camundongos *knockout* também foram usados para identificar a região dos genes essenciais para a função genética normal. Com a finalidade de identificar a parte do gene que responde, diferentes cópias do gene que sofreu mutação são introduzidas de volta no genoma, por transgênese, para constatar-se qual deles restaura a função normal.

ANÁLISE DA EXPRESSÃO GENÉTICA: MICRODISPOSITIVOS

Os microdispositivos ou *chips genéticos* são instrumentos poderosos para examinar o nível da expressão de milhares de genes simultaneamente. O microdispositivo inclui milhares de fragmentos de DNA, cada um com uma sequência característica, ligados em um arranjo ordenado a uma lâmina de vidro ou outra superfície. Estes fragmentos de DNA, na forma de cDNA (geralmente 500-5.000 pares de bases de comprimento) ou oligonucleotídios (20 a 80 pares de bases de comprimento), podem representar genes de todas as partes do genoma; alternativamente, microdispositivos especializados podem ser preparados usando DNA de genes que se acredita ser de particular interesse. Para realizar um ensaio de microdispositivo, uma amostra do RNA mensageiro total (mRNA, o produto obtido da transcrição de todos os genes

ativos) de uma célula ou tecido é comumente analisada como referência para comparar a expressão genética entre várias amostras. Por exemplo, diferentes tipos celulares ou tecido podem ser comparados, células podem ser comparadas em diferentes estágios de diferenciação ou células tumorais podem ser comparadas com suas contrapartes normais. As amostras adicionadas ao microdispositivo não são geralmente mRNAs; em vez disso, o mRNA total é transcrito reversamente no cDNA, o qual é, a seguir, marcado com um material fluorescente (um fluorocromo). Fluorocromos coloridos diferentes são usados para marcar, de modo distinto, as diferentes fontes de cDNA. A Fig. 5.15 ilustra como os microdispositivos são usados para comparar a expressão genética de uma população de células linfoides tumorais com uma população de células normais. Um fluorocromo vermelho é usado para marcar cDNAs da célula tumoral experimental e um fluorocromo verde é usado para preparar cDNAs das contrapartes normais controles. Os cDNAs marcados são colocados sobre o microdispositivo e deixados para hibridizar pelo pareamento de bases com os fragmentos de combinação. As amostras de cDNA derivadas de ambas as amostras são combinadas de maneira que elas competem pela ligação ao microdispositivo. O material não hibridizado é eliminado por lavagem, deixando pontos de fluorescência onde o pareamento ocorreu. No fim da reação de hibridização o microdispositivo é varrido a *laser* para revelar os pontos vermelhos, verdes ou amarelos, indicando níveis mais altos do cDNA da célula tumoral experimental (vermelhos), níveis mais altos do cDNA controle (verdes), ou níveis iguais de DNA nas duas amostras (amarelos). Para interpretar os resultados, uma varredura de fluorescência examina cada ponto sobre a lâmina quanto ao nível preciso de fluorescência. Os dados são, a seguir, ana-

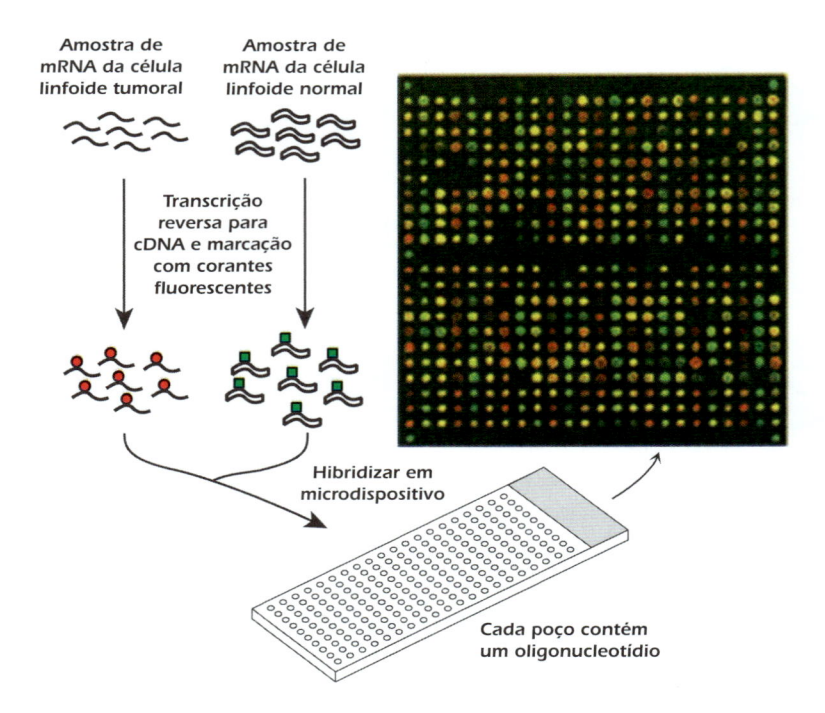

Figura 5.15 Ensaio do microdispositivo comparando amostras de mRNA oriundo de células linfoides tumorais e células linfoides normais.

lisados por um programa de computador que combina geralmente a informação da fluorescência com uma base de dados genética para determinar os genes que estão superexpressos ou subexpressos nas amostras analisadas. A caracterização do padrão e a quantidade de ligação ao microdispositivo têm muitos usos potenciais no campo da imunologia, incluindo o diagnóstico clínico de tumores linfoides, desenvolvimento de fármacos e descoberta de novos genes. Candidatos a fármacos imunossupressores, por exemplo, podem ser analisados por seus efeitos sobre a expressão de genes de citocinas.

RESUMO

1. A reação entre um anticorpo e um antígeno não envolve forças covalentes; ela envolve forças fracas de interação tais como forças eletrostáticas, hidrofóbicas e de van der Waals. Consequentemente, para uma interação significativa, o sítio de combinação do anticorpo e o antígeno requerem um firme ajuste como o que acontece entre uma chave e uma fechadura.

2. Apenas a reação entre um antígeno multivalente e um anticorpo, que é pelo menos bivalente, pode acarretar reações antígeno-anticorpo que resultam na ligação cruzada de moléculas de antígeno pelos anticorpos. Estas reações não ocorrem com haptenos ou Fab monovalente.

3. A interação entre um anticorpo solúvel e um antígeno particulado insolúvel resulta em aglutinação. A intensidade da aglutinação depende das proporções de interação entre antígeno e anticorpo. Em altos níveis de anticorpo, a aglutinação pode não ocorrer. Isto é denominado prozona. O termo *título* se refere à mais alta diluição do soro na qual a aglutinação ainda ocorre e acima da qual (em diluições maiores) a aglutinação não ocorre.

4. A reação de precipitação ocorre pela mistura, em proporções ideais, de antígeno multivalente solúvel e anticorpos que são, pelo menos, bivalentes. A reação de precipitação pode ocorrer em meio aquoso ou em géis.

5. A reação em géis entre antígeno solúvel e anticorpos pode ser utilizada para análise qualitativa e quantitativa do antígeno ou anticorpo. Os exemplos incluem as reações de precipitação em géis, imunodifusão radial e imunoeletroforese.

6. O radioimunoensaio (RIA) é um teste muito sensível utilizado para quantificar anticorpo e antígeno. Ele emprega o uso de antígeno ou anticorpo radiomarcado e se baseia na inibição competitiva entre antígeno não marcado e antígeno marcado. O antígeno ligado ao anticorpo deve ser separado dos antígenos

marcados não ligados. A separação é geralmente alcançada pela precipitação com anti-imunoglobulinas.

7. O imunoensaio de fase sólida é um teste que explora a capacidade de muitas proteínas aderir ao plástico e formar uma monocamada. O antígeno é aplicado aos orifícios plásticos, os anticorpos são adicionados, o orifício é lavado, e quaisquer anticorpos ligados ao antígeno são mensuráveis pela utilização de anti-imunoglobulinas radiomarcadas ou ligadas à enzima.

8. O ensaio do imunossorvente ligado à enzima (ELISA) é um imunoensaio de fase sólida no qual uma enzima é ligada à anti-imunoglobulina. A quantificação é alcançada pela avaliação colorimétrica após a adição de um substrato que muda de cor em resposta à atividade enzimática.

9. Na imunofluorescência, um antígeno é detectado pela utilização de imunoglobulinas marcadas com fluorescência. Na imunofluorescência direta, o anticorpo para o antígeno em questão é fluorescente. Na imunofluorescência indireta, o anticorpo específico para o antígeno não é marcado; ele é detectado pela adição de anti-imunoglobulina marcada com fluorescência. Os separadores de células ativadas por fluorescência (FACS) são instrumentos que podem ser utilizados para quantificar e separar células marcadas com fluorescência.

10. Os ensaios utilizados para avaliar a função linfocítica medem normalmente suas respostas proliferativas ou funções efetoras. As células B, por exemplo, podem ser funcionalmente avaliadas medindo-se sua capacidade de proliferar e produzir anticorpos em resposta a mitógenos de células B tal como o LPS. As células T são frequentemente avaliadas medindo-se sua capacidade de ajudar outras células (no caso das células CD4+) ou destruir alvos portando antígeno (no caso das células CD8+). Além disso, as células T podem ser avaliadas medindo-se sua capacidade de proliferar e produzir certas citocinas em resposta a mitógenos como PHA ou Con A.

11. Os anticorpos monoclonais são reagentes altamente específicos consistindo em populações homogêneas de anticorpos, todos precisamente da mesma especificidade para um epítopo.

REFERÊNCIAS

Channing-Rodgers RP (1994): Clinical laboratory methods for detection of antigens and antibodies. In Stites DP, Terr AI, Parslow TG (eds): *Basic and Clinical Immunology*, 8th ed. East Norwalk, CT: Appleton & Lange.

De Groot AS (2006): Immunomics: Discovering new targets for vaccines and therapeutics. *Drug Discov Today* 11: 203.

Harlow E, Lane D (1988): *Antibodies: A Laboratory Manual*. Cold Spring Harbor, NY: Cold Spring Harbor Laboratory.

Hudson L, Hay FC (1989): *Practical Immunology*, 3rd ed. Oxford, UK: Blackwell.

Johnstone A, Thorpe R (1987): *Immunochemistry in Practice*. Oxford, UK: Blackwell.

Köhler G, Milstein C (1975). Continuous cultures of fused cells secreting antibody of predefined specificity. *Nature* 256:495

Koller BH, Smithies O (1992): Altering genes in animals by gene targeting. *Annu Rev Immunol* 10:705.

Louzoun Y (2007): The evolution of mathematical immunology. *Immunol Rev* 216:9.

Mayforth RD (1993): *Designing Antibodies*. San Diego, CA: Academic.

Mishell BB, Shiigi SM (1980): *Selected Methods in Cellular Immunology*. New York: Freeman.

Presta LG (2006): Engineering of therapeutic antibodies to minimize immunogenicity and optimize function. *Adv Drug Deliv Rev* 58:640.

 ## QUESTÕES DE REVISÃO

Para cada questão, escolha A MELHOR resposta.

1. Qual das seguintes interações é necessária para garantir a integridade e estabilidade das moléculas de Ig, mas não está associada com interações entre antígenos e anticorpos?
   A) ligações covalentes
   B) forças de van der Waals
   C) forças hidrofóbicas
   D) forças eletrostáticas
   E) um intenso ajuste entre um epítopo e o anticorpo

2. Se uma preparação de anticorpo IgG específica para lisossoma do ovo de galinha (HEL) é tratada com papaína para gerar fragmentos Fab, qual das seguintes afirmativas relativas à avidez destes fragmentos é verdadeira?
   A) eles terão uma menor avidez pelo HEL quando comparados com a IgG intacta
   B) eles terão uma maior avidez pelo HEL quando comparados com a IgG intacta
   C) eles terão a mesma avidez pelo HEL como pela IgG intacta
   D) eles terão perdido sua avidez para ligar para o HEL
   E) eles terão a mesma avidez, mas terão menor afinidade pelo HEL

3. Os ensaios de Western blot utilizados para testar amostras de soro quanto à presença de anticorpos para agentes infecciosos, tal como o HIV, são particularmente úteis como ensaios diagnósticos porque:
A) eles são mais sensíveis que o ELISA
B) podem ser detectados anticorpos específicos para múltiplos epítopos antigênicos
C) eles fornecem dados quantitativos para análise de amostras
D) eles permitem a análise simultânea de muitas amostras
E) Eles são mais baratos e consomem menos tempo para a realização quando comparados com o ELISA

4. A principal diferença entre camundogos transgênicos e camundongos *knockout* é:
A) os camundongos transgênicos sempre empregam o uso de genes clonados derivados de outras espécies
B) os camundongos transgênicos possuem genes estranhos que se integram em loci marcados através de recombinação homóloga
C) os camundongos transgênicos possuem um gene funcional estranho adicionado ao seu genoma
D) os camundongos *knockout* sempre possuem um fenótipo característico

5. Camundongos SCID possuem um defeito genético que impede o desenvolvimento funcional de:
A) células hematopoiéticas
B) células B e T
C) células T e NK
D) células tronco pluripotentes
E) células mieloides

6. Qual das seguintes afirmativas em relação ao hibridoma de célula B é verdadeira?
A) eles constituem linhagens de células imortalizadas que produzem anticorpos com mais de uma especificidade
B) eles são derivados das células B que foram inicialmente clonadas e cresceram em cultura de células por curtos períodos
C) eles contêm um núcleo
D) eles são derivados da fusão de células B com células plasmáticas malignas incapazes de secretar imunoglobulinas

7. Um ELISA idealizado para testar a presença de anticorpo sérico para uma nova cepa de bactéria patogênica está sendo desenvolvido. Inicialmente, um anticorpo monoclonal específico para um único epítopo do microrganismo foi usado tanto para sensibilizar os poços da placa de ELISA quanto como anticorpo de detecção marcado com enzima, em um ELISA sanduíche convencional. O ELISA falhou na detecção do antígeno a despeito do uso de uma larga faixa de concentrações de anticorpo. Qual a causa mais provável deste problema?
A) a quantidade de antígeno usada no ensaio foi muito grande
B) o anticorpo tem baixa afinidade pelo antígeno.
C) o anticorpo monoclonal usado para sensibilizar os poços estava bloqueando o acesso ao epítopo, assim como, quando o mesmo anticorpo está marcado com a enzima, ele não pode se ligar ao antígeno
D) o anticorpo marcado com a enzima deveria ter sido de um isotipo diferente daquele do anticorpo sensibilizante
E) o anticorpo monoclonal usado era provavelmente instável

RESPOSTAS ÀS QUESTÕES DE REVISÃO

1. *A* Nenhuma ligação covalente está envolvida na interação entre anticorpo e antígeno. As forças de ligação são relativamente fracas e incluem forças de van der Waals, forças hidrofóbicas e forças eletrostáticas. Torna-se necessário um ajuste muito intenso entre um epítopo e o anticorpo.

2. *A* A avidez denota a energia de ligação total entre anticorpos e antígenos multivalentes. Considerando que a valência dos fragmentos Fab é 1 quando comparada com a molécula de IgG específica para HEL, que possui valência 2 (devido à presença de duas regiões Fab), a avidez dos fragmentos será mais baixa. A escolha E é incorreta, uma vez que a afinidade dos fragmentos Fab será a mesma em cada uma das regiões Fab da molécula de IgG intacta.

3. *B* Nos ensaios de Western blot, as técnicas de separação eletroréticas são usadas para "estabelecer" a massa molecular de um determinado antígeno ou misturas de antígenos. Considerando que as respostas de anticorpos a agentes infecciosos geram respostas policlonais em virtude da existência de complexos determinantes antigênicos expressos por tais agentes, ensaios de Western blot podem confirmar a presença desses anticorpos que reagem com antígenos de pesos moleculares conhecidos separados eletroforeticamente.

4. *C* Genes estranhos clonados a partir da mesma ou outras espécies são introduzidos em camundongos para gerar uma cepa transgênica. A integração é ao acaso e ocorre tanto na célula somática quanto nas germinais. A escolha D é incorreta porque algumas vezes o camundongo

knockout não tem um fenótipo característico causado pela substituição de um gene funcional por um que não é funcional, provavelmente pela atividade de mecanismos redundantes ou compensatórios.

5. *B* Os camundongos SCID possuem uma mutação autossômica recessiva que causa uma doença na qual as células B e T não se desenvolvem. Como suas contrapartes humanas, os camundongos SCID estão comprometidos no que diz respeito aos mecanismos de defesa linfoides. Células-tronco pluripotentes presentes no camundongo SCID podem originar outras linhagens hematopoiéticas, incluindo células da linhagem mieloide e células NK.

6. *D* O método usado para gerar hibridomas de célula B emprega a fusão de células B (por exemplo, do baço e linfonodo) coletadas de camundongos imunizados com uma população selecionada de plasmócitos malignos incapazes de secretar imunoglobulinas. O processo produz um anticorpo monoclonal secretado por células que contêm núcleos das células B e plasmócitos que tenham se fundido.

7. *C* Em um ELISA sanduíche um anticorpo (frequentemente monoclonal) usado para cobrir os poços do ELISA se ligará ao epítopo para o qual ele é específico. No exemplo apresentado, o mesmo anticorpo monoclonal epítopo-específico é usado como anticorpo de detecção marcado com enzima. O anticorpo monoclonal de sensibilização está bloqueando o acesso ao epítopo, pelo anticorpo monoclonal marcado com a enzima, de maneira que ele não se ligará.

6

BASE GENÉTICA DA ESTRUTURA DO ANTICORPO

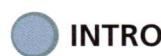 **INTRODUÇÃO**

Nos capítulos anteriores descrevemos a enorme diversidade da resposta imunológica, especialmente quanto à diversidade dos anticorpos — as moléculas de imunoglobulina que são as formas secretadas dos receptores antígeno-específicos encontrados em cada linfócito B. Estima-se que o número de células B e T, com diferentes especificidades antigênicas que podem ser geradas em um único indivíduo, varie de 10^{15} a 10^{18}; isto significa que cada pessoa pode gerar de 10^{15} a 10^{18} diferentes moléculas de Ig ou TCR. O *genoma* humano (DNA herdado) foi agora sequenciado e descobriu-se que contém somente 20.000-25.000 genes; os genomas de outras espécies de mamíferos contêm números semelhantes de genes. Como tão poucos genes produzem tantas moléculas de receptores antigênicos diferentes?

O trabalho de vários pesquisadores durante os últimos 30 anos mostrou que os genes de Ig e TCR usam uma estratégia envolvendo *combinações* de genes para alcançar o grau necessário de diversidade. A principal chave encontrada revelou que as regiões constantes e variáveis de uma molécula de Ig são codificadas por genes diferentes. De fato, muitos genes de regiões variáveis (V) diferentes podem se ligar a um único gene de região constante (C). A seguir, a decisiva descoberta de Susumu Tonegawa (que recebeu o Prêmio Nobel em 1987) mostrava que os genes do anticorpo podem se *rearranjar* no genoma de uma célula em diferenciação: um gene de região V pode se mover de uma posição no DNA de um cromossoma herdado (**linhagem germinativa**) para uma outra durante a diferenciação do linfócito. Este processo de rearranjamento durante a diferenciação mantém unido um conjunto de genes que codificam as regiões V e C. O conjunto de genes rearranjados é então transcrito e traduzido em uma cadeia pesada (H) ou leve (L) completa.

Estudos subsequentes (discutidos com maiores detalhes no Capítulo 8) mostraram que os genes do TCR e os mecanismos usados para gerar a diversidade do TCR compartilham muitas características comuns com os genes de Ig e a geração da diversidade das moléculas de Ig. Atualmente, as estratégias de rearranjamento usadas para gerar os receptores antígeno-específicos das células T e B parecem características dos linfócitos. No restante deste capítulo descrevemos como os genes de Ig estão organizados e se rearranjam, e mostramos ainda como um grande número de polipeptídios de Ig pode ser produzido a partir de um pequeno número de genes.

BREVE REVISÃO DA ESTRUTURA DE GENES NÃO IMUNOGLOBULÍNICOS E EXPRESSÃO GENÉTICA

Antes de discutir o arranjo e rearranjo molecular dos genes envolvidos na síntese de Ig, será proveitoso revisar a organização e expressão de genes não envolvidos na síntese de imunoglobulinas. A discussão será focada nos componentes dos

Immunology: A Short Course, Sixth Edition, By Richard Coico and Geoffrey Sunshine
Copyright © 2009 John Wiley & Sons, Inc.

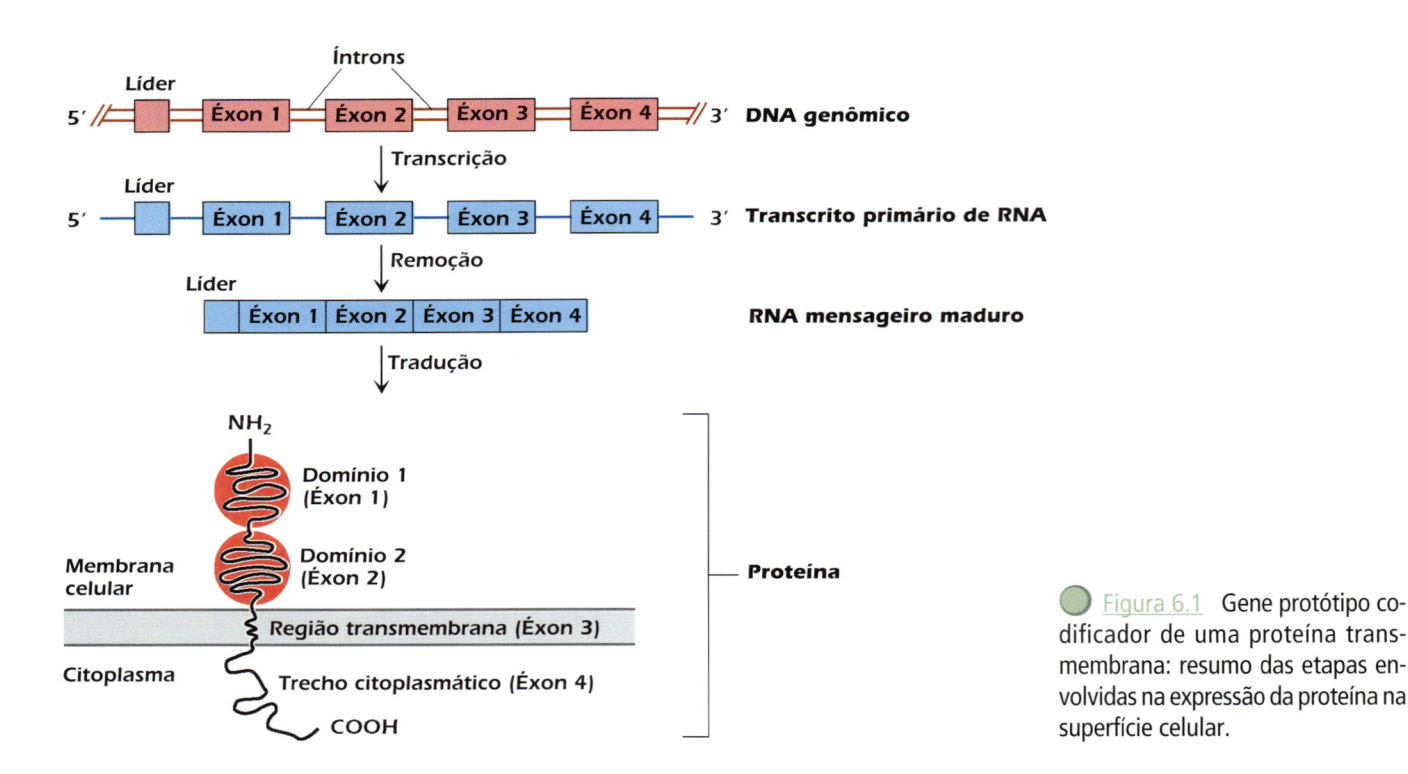

● Figura 6.1   Gene protótipo co-dificador de uma proteína trans-membrana: resumo das etapas en-volvidas na expressão da proteína na superfície celular.

genes que codificam uma proteína típica expressa na superfí-cie celular, conforme ilustrado na Fig. 6.1:

- O genoma de um indivíduo consiste de arranjos lineares de genes na fita de DNA de vários cromossomas. Um gene é transcrito em RNA e o RNA é traduzido em proteína.

Cada célula diploide do corpo humano contém o mesmo conjunto de genes que as outras células. As únicas exceções são os linfócitos, que, conforme discutido rapidamente, dife-rem das outras células e uns dos outros em relação ao conteú-do genético que codifica seu receptor antígeno-específico. As células de um indivíduo se diferenciam umas das outras por-que elas transcrevem e traduzem genes diferentes. Dizemos que estas células *expressam* diferentes padrões de genes.

- A expressão de um padrão genético específico determina a função celular. Por exemplo, todas as células contêm um gene de insulina, mas somente as células β do pâncreas expressando este gene tornam-se capazes de produzir in-sulina. De forma semelhante, todas as células contêm ge-nes de Ig; entretanto, somente os linfócitos B (e sua forma diferenciada, os plasmócitos) expressam os genes de Ig e, consequentemente, sintetizam moléculas de Ig. Assim como todas as outras células, exceto as células B, as célu-las T contêm os genes de Ig, mas não a expressam. Como discutiremos no Capítulo 10, a respeito da ativação das células B e T, o controle da expressão genética existe em múltiplos níveis. Eles incluem a atividade de *fatores de transcrição* (proteínas que iniciam ou modulam a

transcrição, normalmente pela ligação a sequências regula-tórias de DNA próximas à extremidade terminal 5′ do gene), a taxa de transcrição e a meia-vida do RNAm. Com-preender os mecanismos que regulam a expressão genéti-ca, e, em particular, como os genes se tornam ativados ou não em diferentes tipos celulares, é uma área de intenso interesse de pesquisa.

- A maioria dos genes codificadores de uma proteína dis-põe de uma estrutura característica de éxons e íntrons. *Éxons* são sequências de pares de bases posteriormente transcritos em um RNAm maduro. Os éxons são separa-dos uns dos outros por *íntrons* — regiões de pares de bases não codificadoras.

- Quando um gene é transcrito em RNA, o trecho inteiro de DNA (éxons e íntrons) é copiado como transcrito pri-mário de RNA. Enzimas modificam este transcrito pri-mário de RNA através da *remoção* dos íntrons não codificantes, aproximando e unindo todos os éxons codificantes. Isto permite um segmento maduro de RNAm processado que é muito menor do que o transcri-to original. Este RNAm é traduzido em proteínas nos ribossomas. Observar na Fig. 6.1 que os éxons geralmente codificam uma região discreta da proteína, tal como um *domínio* extracelular, uma região transmembrana ou um trecho citoplasmático. Assim, as proteínas são organiza-das aproximando-se múltiplas regiões funcionais, e cada região é codificada por um segmento genético separado.

- Os genes que codificam proteínas expressas na superfície celular têm uma *sequência líder* (éxon L) na extremidade 5′. Este codifica uma sequência de cerca de 10 aminoácidos hidrofóbicos principais — o **peptídio sinalizador** — na região aminoterminal (NH_2) da proteína. Quando um RNAm de uma proteína associada à membrana celular é traduzido no ribossoma, o peptídio sinalizador direciona a síntese da cadeia polipeptídica para o retículo endoplasmático. A cadeia polipeptídica nascente é liberada dos ribossomas para o interior do retículo endoplasmático, onde o peptídio sinalizador é clivado. A proteína recém-sintetizada se move do retículo endoplasmático para o aparelho de Golgi e, a seguir, para a membrana celular.

A molécula de superfície descrita na Fig. 6.1 é mostrada com sua região aminoterminal e dois domínios fora da célula, uma única região transmembrana, e uma grande região carboxiterminal (COOH) no interior da célula. A estrutura de uma molécula de Ig de membrana expressa na superfície de uma célula B tem algumas semelhanças com a estrutura da molécula descrita na Fig. 6.1, especialmente o domínio N-terminal extracelular e a região transmembrana. Entretanto, a Ig de membrana também difere de várias formas da estrutura da molécula mostrada. Primeiro, a Ig é uma glicoproteína de quatro cadeias. Para produzir uma molécula de Ig completa, as cadeias individuais H e L, recém-sintetizadas, devem ser montadas e glicosiladas no interior da célula antes que a molécula com quatro cadeias alcance a superfície celular. Segundo, cada cadeia de Ig tem um trecho citoplasmático muito curto.

Outras moléculas envolvidas na resposta imunológica são expressas na superfície celular com diferentes configurações; por exemplo, a região carboxiterminal pode ser extracelular e a N-terminal intracelular. Outras moléculas de membrana, como a CD81 expressa nas células B, se enovelam várias vezes na membrana (ver Capítulos 7 e 10). Ainda outras moléculas, tais como o antígeno associado à função leucocitária 1 (LFA-1; CD58) e o fator de aceleração do decaimento (DAF; CD55), são completamente extracelulares; elas são ligadas à superfície da célula através da ligação covalente a um oligossacarídio, que por sua vez está ligado a um fosfolipídio (fosfatidilinositol) na membrana. Assim, estas moléculas são conhecidas como glicosilfosfatidilinositol (GPI) ligadas às moléculas de membrana. (As funções do LFA-1 e DAF são discutidas nos Capítulos 10 e 13, respectivamente.)

● EVENTOS GENÉTICOS NA SÍNTESE DAS CADEIAS DE Ig

Organização e Rearranjo dos Genes da Cadeia Leve

Conforme visto no Capítulo 4, cada polipeptídio de cadeia L κ e λ consiste de dois domínios principais, uma região variável e uma constante (V_L e C_L). V_L é a porção aminoterminal da cadeia leve com aproximadamente 108 resíduos. Ela é codificada por dois segmentos genéticos separados: um **segmento variável (V)**, que codifica 95 resíduos aminoterminais e um pequeno **segmento de junção (J)**, codificando cerca de 13 resíduos (96-108) junto

à extremidade carboxiterminal da região variável. Um gene V e um J são aproximados no genoma para criar uma unidade gênica que, junto com o gene da região C, codifica uma cadeia L inteira de Ig. Este mecanismo característico de **rearranjo genético** — conhecido como **recombinação V(D)J** — é usado somente pelos genes que codificam as cadeias L e H da Ig e aqueles que codificam o TCR. Os segmentos gênicos D serão discutidos a seguir junto com os genes da cadeia H.

A complexa e altamente regulada sequência de eventos moleculares envolvida no rearranjo genético está apenas começando a ser compreendida, entretanto, sabemos que defeitos no mecanismo ou na regulação da recombinação V(D)J podem causar doenças (ver Capítulo 17). Muitas das etapas no processo parecem ser comuns tanto para as células B quanto para as T. Um complexo enzimático, conhecido como **V(D)J recombinase**, medeia o rearranjo dos genes do receptor nas células B e T. Como o nome sugere, os produtos de dois genes da ativação de recombinação (RAG), **RAG-1** e **RAG-2**, são decisivos para iniciar a recombinação nas células precursoras dos linfócitos. Ambas as proteínas RAG-1 e RAG-2 são necessárias nos primeiros estágios do corte do DNA da Ig e do TCR: camundongos deficientes desses genes ("camundongos depletados de RAG") são deficientes tanto de células B quanto de T. O complexo V(D)J recombinase inclui genes que estão envolvidos no reparo da fita de DNA em todas as células; em contrapartida, os produtos gênicos de RAG-1 e RAG-2 são expressos exclusivamente nos linfócitos em desenvolvimento.

Síntese da Cadeia κ. Examinaremos primeiro a síntese das cadeias leves κ. A Fig. 6.2 mostra um conjunto de genes humanos que codificam as cadeias κ – chamado de **lócus κ** — que é encontrado no cromossomo 2. A linha superior da figura mostra o arranjo dos genes κ na linhagem germinativa — isto é, em *qualquer* célula do corpo: há aproximadamente 40 diferentes genes Vκ, cada um deles podendo codificar 95 aminoácidos da extremidade N-terminal da região variável κ. Os genes Vκ são arranjados linearmente no genoma, separados por DNA não codificador. Cada gene Vκ possui sua própria sequência L (líder), que, para simplificar, foi omitida na figura. Uma série de cinco segmentos gênicos Jκ é encontrada na direção oposta (isto é, 3') a esta região. Cada segmento gênico Jκ pode codificar 13 resíduos de aminoácidos (96-108) remanescentes da região variável κ. Um íntron separa o segmento do gene Cκ — o gene que codifica a região constante característica da cadeia κ — dos segmentos genéticos Jκ.

Para fazer uma cadeia κ, a célula inicial da linhagem de linfócito B seleciona um dos genes Vκ de seu DNA e fisicamente o une a um dos segmentos Jκ (na Fig. 6.2, V_2 se rearranja com J_4). A V(D)J recombinase medeia a junção; ela reconhece as **sequências de reconhecimento de recombinação** que estão localizadas nas extremidades dos segmentos gênicos V e J. (Estas sequências de reconhecimento de recombinação estão "conservadas" em todos os segmentos gênicos V, D e J usados nos genes de Ig e TCR.) O mecanismo de seleção dos genes V e J é desconhecido, mas provavelmente

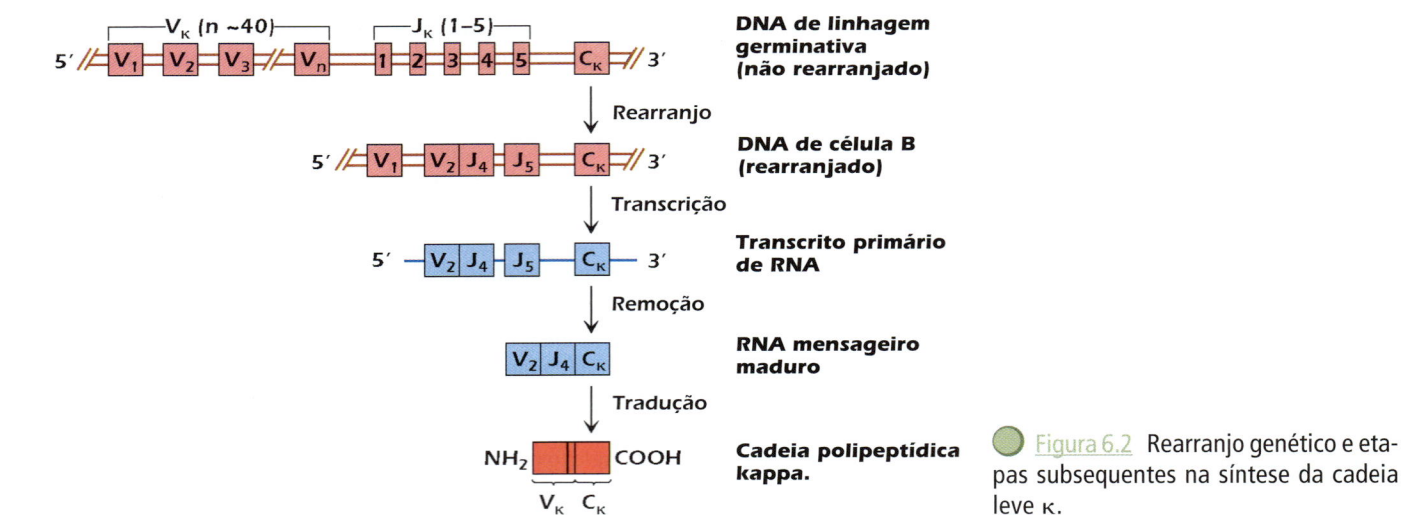

Figura 6.2 Rearranjo genético e etapas subsequentes na síntese da cadeia leve κ.

é um processo aleatório. A Fig. 6.3 mostra este rearranjo de V_2 para J_4 com maiores detalhes; notar que o DNA rearranjado nesta célula B inicial ainda contém os segmentos gênicos V_1 e J_5 não rearranjados. Na maioria dos casos, o DNA intermediário forma uma alça que é cortada e, finalmente, degradada.

A Fig. 6.2 também indica que depois de o DNA de uma célula da linhagem de célula B ser rearranjado, é feita uma transcrição de RNA primário. Esta transcrição é então cortada para remover todos os íntrons, juntando os éxons Vκ, Jκ e Cκ em um RNAm maduro. No retículo endoplasmático rugoso da célula, o RNAm é traduzido na cadeia polipeptídica κ. A seguir, a cadeia κ se move pelo lúmen do retículo endoplasmático, onde o peptídio sinalizador (codificado pela sequência líder) é clivado, e a cadeia κ pode agora se associar com a cadeia H recém-sintetizada, para formar uma molécula de Ig.

Síntese da Cadeia λ. Nos seres humanos, os genes λ são encontrados no cromossoma 22 — isto é, em um cromossoma distinto dos genes κ e dos genes da cadeia H. Assim como as cadeias κ, a síntese das cadeias λ envolve o rearranjo de DNA, que junta um gene $V_λ$ (que codifica a região N-terminal de uma região variável λ) a um segmento Jλ (que codifica os 13 aminoácidos remanescentes da região variável λ).

Nos seres humanos o lócus λ compreende cerca de 30 genes Vλ e 4 Jλ. A organização do lócus do gene λ é ligeiramente diferente da organização do lócus do gene κ, que contém somente um gene Cκ: em contrapartida, cada Jλ está associado com um gene Cλ diferente. Assim, cada cadeia λ terá uma de quatro possíveis regiões Cλ.

Organização e Rearranjo dos Genes da Cadeia Pesada

Os genes que codificam as cadeias pesadas da imunoglobulina — *o lócus da cadeia pesada* — são encontrados em um cromossoma distinto do lócus da cadeia L. A Fig. 6.4 mostra a organização dos genes que codificam a cadeia H (localizados no cromossoma 14 nos seres humanos) e ilustra as semelhanças e diferenças deste lócus com os lóci da cadeia L. Diferente da região variável da cadeia leve, que é construída a partir de dois segmentos gênicos, a região variável de uma cadeia pesada é construída a partir de três segmentos gênicos: V_H, D_H e J_H. Assim, além dos segmentos V e J, os genes que codificam a região variável de uma cadeia H também usam um *segmento de diversidade (D)*. Os segmentos D e J codificam sequências de aminoácidos na terceira região hipervariá-

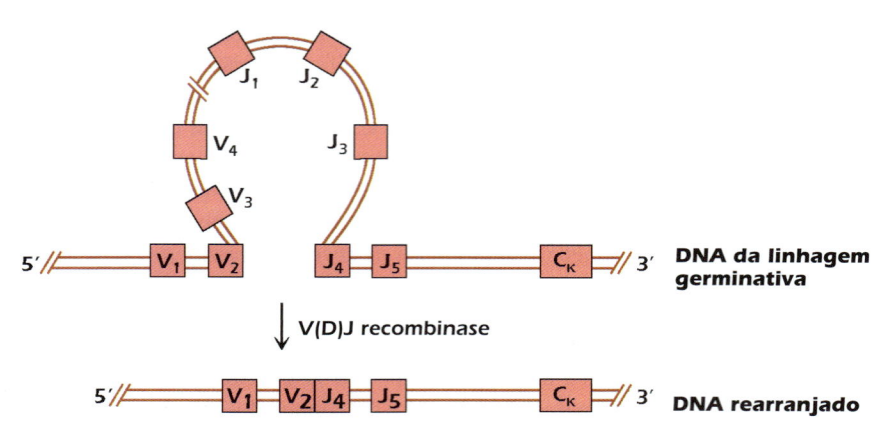

Figura 6.3 Envolvimento da V(D)J recombinase no rearranjo do DNA que codifica uma cadeia leve κ.

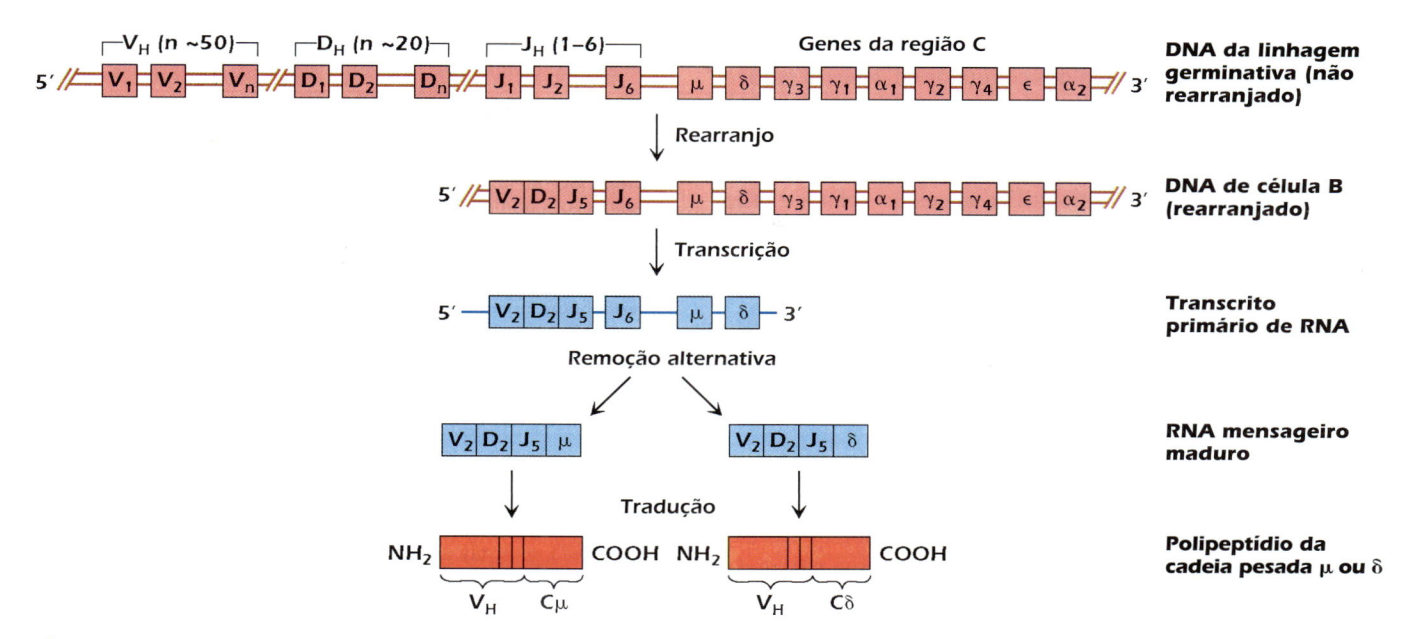

Figura 6.4 Rearranjos genéticos e etapas subsequentes na síntese das cadeias pesadas humanas, mostrando como a remoção alternativa em uma célula B gera cadeias μ e δ de idêntica especificidade antigênica.

vel ou *região determinante de complementaridade* (CDR3) da cadeia pesada (ver Capítulo 4). A Fig. 6.4 indica que o lócus da cadeia H humana inclui aproximadamente 50 genes V_H, cerca de 20 segmentos gênicos D_H e 6 J_H.

A segunda característica chave dos genes da cadeia H é a presença na linhagem germinativa de múltiplos genes que codificam a região C da imunoglobulina. Conforme descrito no Capítulo 4, a região C determina a classe e, consequentemente, a função biológica de um determinado anticorpo. Os seres humanos possuem nove genes de região constante, um para cada classe ou subclasse, agrupados na extremidade $3'$ do lócus da cadeia pesada. A ordem dos genes C nos seres humanos é mostrada na Fig. 6.4. Os genes C mais próximos aos genes da região V são o μ e o δ, transcritos primeiro durante o desenvolvimento da célula B.

A síntese da cadeia pesada usa os mesmos mecanismos do rearranjo descrito para as cadeias leves — a saber, o uso da V(D)J recombinase para mediar a junção de diferentes segmentos genéticos. Nos estágios iniciais da vida de uma determinada célula B, devem ocorrer dois rearranjos do DNA da linhagem germinativa. O primeiro une um segmento D a um segmento J. O segundo aproxima um segmento V à unidade DJ ($V_2 D_2 J_5$ na Fig. 6.4), fixando a especificidade antigênica da cadeia H. O DNA rearranjado é então transcrito junto com os genes da região C mais próximos, $C\mu$ e $C\delta$. Esta transcrição primária pode ser removida de duas formas diferentes (*remoção alternativa*) para produzir um RNAm de VDJ-μ ou VDJ-δ: uma célula B sintetiza os dois RNAms, que podem então ser traduzidos no retículo plasmático rugoso para produzir tanto um polipeptídio μ quanto um δ. Os polipeptídios μ e δ se combinam no interior da célula com a

cadeia leve κ ou λ para formar IgM e IgD, respectivamente, que se direcionam para a membrana celular. Desta forma, uma célula B em repouso pode expressar em sua superfície tanto IgM quanto IgD com idêntica especificidade antigênica.

A remoção alternativa da transcrição primária da cadeia pesada também gera formas de membrana e secretadas do polipeptídio de cadeia pesada. Éxons curtos adicionais (não mostrados na Fig. 6.4) são encontrados na extremidade $3'$ de cada gene C_H, como, por exemplo, na extremidade $3'$ de $C\mu$. Estes éxons codificam (a) o trecho transmembrânico mais citoplasmático da forma membranar da molécula e (b) a extremidade C-terminal da forma secretada da molécula. Todos os éxons são copiados no transcrito primário, mas a remoção alternativa do RNA resulta em RNAm tanto para a forma de membrana quanto para a forma secretada do polipeptídio de cadeia pesada.

Regulação da Expressão do Gene de Ig

Teoricamente, qualquer célula B dispõe de muitos genes com os quais ela pode sintetizar uma molécula de Ig: vários genes V, D e J para formar as regiões variáveis e diferentes genes para as cadeias leves κ ou λ. Na verdade, cada célula B expressa um lócus de cadeia pesada rearranjado e um lócus de cadeia leve rearranjado, para κ ou λ. Como resultado, uma célula B produz uma imunoglobulina de uma única especificidade antigênica.

Além disso, como uma determinada célula B conta com dois conjuntos de cromossomas — um conjunto oriundo do pai e outro da mãe — teoricamente, os genes de Ig localizados em ambos os cromossomas poderiam sintetizar moléculas de Ig, o que, porém, não ocorre. Em oposição a quase todos os outros produtos gênicos, que são derivados dos genes de ambos os cromossomas parentais, as cadeias de Ig são codificadas por somente um dos conjuntos de genes, a partir do cromossoma materno ou paterno. Por exemplo, a cadeia H pode ser codificada pelos genes no cromossoma paterno e a cadeia L (tanto κ quanto λ) pelos genes no cromossoma materno. Este fenômeno que utiliza genes de somente um cromossoma parental é conhecido por ***exclusão alélica***.

Embora todos os mecanismos de controle não estejam ainda completamente esclarecidos, as etapas de rearranjo, exclusão alélica e síntese de uma molécula de Ig completa estão altamente controladas. Caso ocorra um rearranjo bem-sucedido ou ***produtivo*** dos genes V, D e J do DNA em um dos cromossomas parentais e um polipeptídio de cadeia H for produzido, o outro lócus de cadeia H parental interrompe o rearranjo, como resultado de algum tipo de mecanismo supressor. Se a tentativa de rearranjar os genes V, D e J no primeiro cromossoma parental não for bem-sucedida (isto é, se ele falhar em produzir uma cadeia polipeptídica), então o segundo cromossoma parental continua o rearranjo do lócus da cadeia H. O mesmo processo ocorre com os lóci da cadeia L, primeiro com os genes da cadeia κ e, a seguir, com os da cadeia λ. O rearranjo produtivo resultante da união do segmento V ao segmento J de qualquer um destes genes faz com que os outros permaneçam sob a forma germinativa. Desta forma, a célula progride através de algumas ou de todas as suas cópias cromossômicas, até que o rearranjo produtivo dos genes de uma cadeia H e uma L seja completamente bem-sucedido. Estas cadeias se tornam a base da especificidade do anticorpo de uma determinada célula B.

Resumindo, somente uma cadeia H e uma cadeia L são funcionalmente expressas na célula B, mesmo que cada célula B contenha dois cromossomas (derivados do pai e da mãe), que poderiam codificar a cadeia pesada e dois cromossomas que poderiam codificar a cadeia leve. Tal fenômeno de exclusão alélica assegura que uma determinada célula B expresse em sua superfície uma molécula de Ig (IgM, IgD, IgG, IgA ou IgE) de apenas uma especificidade antigênica; de forma semelhante, a molécula de anticorpo sintetizada e secretada por esta célula B será específica para um único epítopo antigênico.

 ## MUDANÇA DE CLASSE OU ISOTIPO

Conforme descrevemos, uma célula B produz anticorpo de uma única especificidade, que é determinada pela natureza dos rearranjos VJ (cadeia L) e VDJ (cadeia H). Estes rearranjos ocorrem na ausência de antígeno durante os estágios iniciais da diferenciação da célula B. Também descrevemos como uma única célula B pode sintetizar IgM e IgD de mesma especificidade antigênica. Nos parágrafos que se seguem, mostraremos como uma determinada célula B pode mudar para produzir uma classe de anticorpo diferente, tal como IgG, IgE ou IgA. Este fenômeno é conhecido por ***mudança de classe*** ou ***isotipo***. A mudança de classe altera a função efetora da célula B, mas não muda a especificidade da célula.

A mudança de classe ocorre nas células B maduras estimuladas pelo antígeno, sintetizando IgM e IgD (discutido no Capítulo 7), e envolve um rearranjo subsequente de DNA, justapondo os genes VDJ rearranjados com um gene diferente da região C da cadeia pesada (ver Fig. 6.5). A mudança de classe é dependente da presença tanto de antígeno quanto de fatores conhecidos como ***citocinas***, secretadas pelas células T (ver a seguir e em maiores detalhes nos Capítulos 10 e 11). Existe pouca ou nenhuma mudança de classe realizada pelas células B na ausência das citocinas derivadas de célula T.

A Fig. 6.5 mostra o mecanismo pelo qual as células B maduras sofrem mudança de classe, conhecida como ***recombinação para mudança de classe***. Na extremidade 5′ de cada gene da região C da cadeia H (C_H), com exceção do Cδ, está um trecho de repetição de sequência de bases chamado de ***região de mudança*** (S — do inglês *switch*). Esta região S permite a qualquer um dos genes C_H (sem ser o Cδ) se associar com a unidade VDJ; na figura, somente os genes C_H γ$_3$, γ$_1$ e α$_2$ são mostrados, mas outros genes C_H também podem ser usados. Sob a influência do estímulo do antígeno e das citocinas derivadas de célula T, a célula B com uma unidade VDJ ligada ao Cμ e Cδ passa por mais rearranjos em seu DNA para ligar o VDJ a uma região S na frente de um gene da região C_H

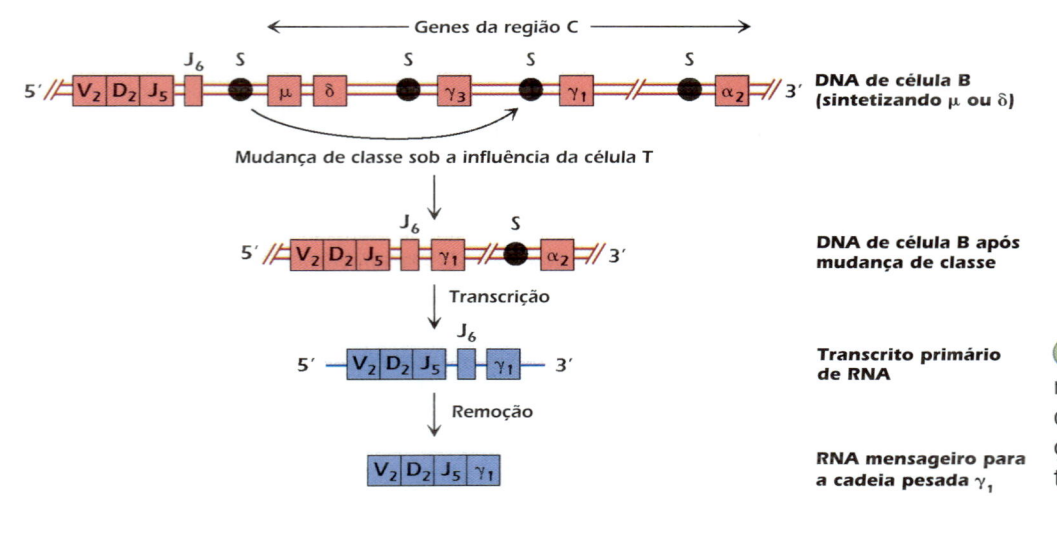

Figura 6.5 Mecanismo de recombinação para mudança de classe (S = região de mudança, a frente de cada região constante da cadeia pesada).

(γ_1 na Fig. 6.5). Após a transcrição primária de RNA ser feita a partir do DNA rearranjado, os íntrons são removidos para gerar um RNAm que codifica a cadeia H de IgG$_1$. Assim fazendo, o DNA da região C interveniente, incluindo as regiões de troca, é removido. Nesta etapa, a célula perde então sua capacidade de produzir uma classe de anticorpo cujo gene da região-C foi excluído (IgM, IgD ou IgG$_3$, neste exemplo).

A recombinação para a mudança de classe é característica ao lócus da cadeia pesada de Ig. Ela permite ao anticorpo com uma determinada especificidade antigênica se associar a várias diferentes cadeias de região constante e, assim, contar com diferentes funções efetoras. Por exemplo, um anticorpo com uma unidade VDJ específica para um antígeno bacteriano pode ser ligado ao Cγ para produzir uma molécula de IgG; este anticorpo IgG interage com células como o macrófago, que expressam receptores para o Fcγ. Alternativamente, a mesma unidade VDJ pode se ligar ao Cϵ para produzir uma molécula de IgE; o anticorpo IgE interage com células como os mastócitos, que expressam receptores para o Fcϵ. Conforme mencionado antes, a mudança de isotipo não afeta a especificidade antigênica da célula B, porque aos genes da região V da Ig usados não são modificados.

As citocinas derivadas da célula T, presentes quando o antígeno ativa as células B, desempenham um importante papel na seleção do gene C$_H$ durante a mudança de isotipo. Assim, na presença da citocina interferon-γ, a célula B pode rearranjar seu VDJ para a cadeia pesada Cγ_3, e a célula muda para a síntese de IgG$_3$. Contrariamente, na presença da citocina IL-4, a célula B pode rearranjar seu VDJ para a Cγ_4 ou Cϵ, e a célula muda para a síntese de IgG$_4$ ou IgE, respectivamente. (As citocinas influenciam qual a região constante a ser usada durante a recombinação para a mudança de classe ao emitir sinais que resultam no acesso de uma determinada região de mudança às proteínas "recombinase de mudança".) O papel das citocinas derivadas de célula T na mudança do isotipo será discutido com mais detalhes no Capítulo 10.

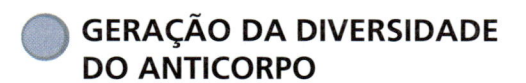 GERAÇÃO DA DIVERSIDADE DO ANTICORPO

Até o momento foram discutidos os mecanismos genéticos característicos envolvidos na geração da enorme variedade de anticorpos, a partir de uma quantidade relativamente pequena de DNA, que lidam com inúmeros antígenos. Existem ainda outros mecanismos para a geração da diversidade, alguns dos quais serão discutidos resumidamente a seguir.

Presença de Múltiplos Genes V na Linhagem Germinativa

O número de diferentes genes para a região V na linhagem germinativa constitui a base pela qual o anticorpo é derivado e representa o número mínimo de anticorpos diferentes que podem ser produzidos.

Associação Combinatória de VJ e VDJ

Conforme já foi descrito, qualquer segmento gênico V pode se associar com qualquer segmento gênico J para formar uma região variável de cadeia L. De maneira semelhante, qualquer segmento gênico V pode se associar com qualquer segmento gênico D ou J no rearranjo genético da cadeia H. Todos estes segmentos distintos contribuem para a estrutura da região variável. Como existem cerca de 40 genes Vκ e 5 Jκ que codificam a região variável da cadeia κ, assumindo associações aleatórias, então 40 $\times$ 5 ou 200 cadeias κ podem ser formadas; com 30 genes Vκ e 4 Jκ, 120 cadeias λ podem ser formadas. Assim, se existem cerca de 50 genes V, 20 D e 6 J, que podem codificar a região variável da cadeia H, e podem também se associar em qualquer combinação, 50 $\times$ 20 $\times$ 6 ou 6.000 diferentes cadeias pesadas podem ser formadas.

Seleção Aleatória das Cadeias H e L

Além da associação combinatória de VJ e VDJ, qualquer cadeia H pode se associar com qualquer cadeia L. Assim, um total de $1,2 \times 10^6$ diferentes moléculas de Ig que contenham κ (200 $\times$ 6.000) e $0,72 \times 10^6$ (12×6.000) moléculas que contenham λ podem ser geradas a partir de apenas 155 genes diferentes (somando todos os segmentos H, κ e λ)! Isto ilustra de forma bastante evidente como um conjunto limitado de genes pode gerar um grande número de anticorpos diferentes.

Diversidade Juncional

As posições exatas em que os segmentos gênicos V e J (ou V, D e J) são unidos não são constantes. A recombinação imprecisa de DNA pode provocar mudanças nos aminoácidos nestes locais de junção. Como a recombinação imprecisa ocorre em partes da região hipervariável da Ig, onde a complementaridade antigênica é determinada, podem acontecer deleções ou mudanças nos aminoácidos que afetam o sítio de ligação do antígeno (*diversidade juncional*). Além disso, pequenos conjuntos de nucleotídios podem ser inseridos nas junções V–D e D–J. O principal mecanismo para a inserção de nucleotídios na sequência de DNA é mediado pela enzima desoxinucleotidil transferase terminal (TdT). A diversidade adicional formada é denominada *diversidade N-regional*.

Hipermutação Somática

As mutações que ocorrem nos genes V das cadeias pesadas e/ou leves, durante a vida de uma célula B, também aumentam a variedade de anticorpos produzidos pela população de células B. Geralmente, os anticorpos de baixa afinidade são produzidos durante a resposta primária ao antígeno. O sequenciamento de DNA e polipeptídios de anticorpos formados na resposta primária indica que as sequências se combinam rigorosamente com as sequências codificadas pelo DNA da linhagem germinativa. Conforme a resposta amadurece, e especialmente após o estímulo secundário pelo antígeno, a afinidade dos anticorpos pelo antígeno aumenta; as sequências de aminoácidos destes anticorpos divergem daquelas codificadas pelo DNA da linhagem germinativa.

Esta divergência resulta principalmente de mutações pontuais na unidade VDJ recombinada dos genes V do anticorpo, provocando mudanças em aminoácidos individuais. Este fenômeno é conhecido como **hipermutação somática** porque ocorre numa taxa pelo menos 10.000 vezes mais alta do que a taxa normal de mutação. Como consequência desta afinação da resposta imunológica, a hipermutação somática aumenta a variedade — assim como a afinidade — dos anticorpos produzidos pela população de células B. A evidência sugere que existe uma pequena possibilidade para a hipermutação somática — que ocorre após o estímulo antigênico nos centros germinativos do linfonodo e baço (ver Capítulo 7).

Conversão Genética Somática

O paradigma de que a diversidade da Ig é formada pela recombinação VDJ e pela hipermutação somática evoluiu a partir de estudos com células B de camundongo e humanas. Entretanto, estudos subsequentes em outras espécies, mais especialmente em pássaros e coelhos, revelaram que estes animais usam um mecanismo diferente, conhecido como **conversão genética somática**, para gerar uma ampla variedade de especificidades de célula B. A conversão genética somática envolve trocas não recíprocas de sequências entre genes: parte do gene ou genes do doador é "copiada" em um gene aceptor, mas somente o gene aceptor é alterado. O mecanismo preciso pelo qual isto ocorre ainda não está claro. A Fig. 6.6 mostra o lócus da cadeia H de galinha, que inclui um único gene V_H funcional, que se rearranja em todas as células B, junto com aproximadamente 20 **pseudogenes** — segmentos gênicos com mutações que os impedem de sintetizar um polipeptídio. A linha inferior da figura mostra que nesta célula B em particular, uma unidade de genes variáveis diversificados é formada pela incorporação de duas sequências curtas do pseudogene 3 e uma do pseudogene 8 no rearranjo genético VDJ. A conversão genética somática pode também gerar a diversidade da cadeia L.

Muitas espécies além dos seres humanos e camundongos contam com a conversão genética somática e com a hipermuta-

ção somática para gerar a diversidade dentro do repertório *primário* de Ig — isto é, antes da estimulação do antígeno. Assim, as galinhas usam a conversão genética somática como mecanismo principal para gerar o repertório primário, enquanto ovelhas usam a hipermutação somática. Outras espécies, tais como coelho, gado e porcos, usam de forma muito limitada a recombinação VDJ mais a conversão genética somática e a hipermutação somática para produzir a diversidade primária de Ig.

Edição de Receptor

Sob algumas circunstâncias, uma célula da linhagem de células B pode sofrer um segundo rearranjo de seu segmento gênico variável da cadeia L, após ela ter formado uma unidade VJ recombinante. Este processo, conhecido como **edição de receptor**, é descrito em mais detalhes no Capítulo 7. O mecanismo da edição de receptor pode ser compreendido olhando-se a Fig. 6.3. O DNA rearranjado desta célula B, em particular, contém elementos não arranjados V_1 e J_5, que podem ser usados em um segundo rearranjo. A edição de receptor pode ocorrer quando uma célula B com um receptor específico para um antígeno próprio interage com tal antígeno. Uma consequência desta interação é que os genes V e J da célula B sofrem um segundo rearranjo, que pode gerar uma unidade VJ de reconhecimento específico para um antígeno estranho, ao invés de um próprio. Assim, a edição de receptor pode aumentar a diversidade da resposta como um todo contra antígenos estranhos.

Todos estes mecanismos contribuem para a formação de um amplo **repertório** de linfócitos B, que contém todas as especificidades necessárias para lidar com uma multidão de diferentes epítopos que os anticorpos podem encontrar. Estimativas do número total de especificidades de Ig que podem ser formadas em um indivíduo estão na ordem de 10^{15}, que é ainda mais aumentada pela hipermutação somática.

Papel da Citidina Desaminase Induzida por Ativação na Geração da Diversidade do Anticorpo

Nos últimos anos, os cientistas identificaram uma enzima, a **citidina desaminase induzida por ativação (AID)**, que desempenha um importante papel ao iniciar a recombinação para mu-

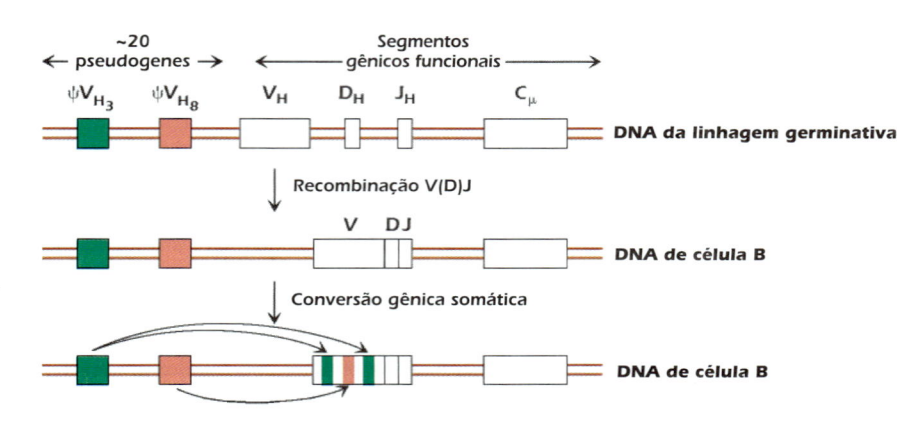

Figura 6.6 Conversão genética somática gera diversidade nos genes de Ig de várias espécies. A figura ilustra o fenômeno no lócus da cadeia pesada da Ig de galinha: sequências curtas de DNA de um ou mais pseudogenes (3 e 8 na figura) são copiadas para a unidade VDJ rearranjada da célula B.

dança de classe, hipermutação somática e conversão genética, as três principais vias que geram a diversidade dos anticorpos. Como o próprio nome sugere, a AID remove grupos citidina do DNA nas células B ativadas para formar uridina. Isto gera pares de bases U:G no DNA; estes pares de bases mal combinados são removidos por uma de várias enzimas diferentes. Isto,

por sua vez, resulta em mudanças no DNA, principalmente nos genes da região V da Ig. O porquê de a AID interagir preferencialmente com os genes da região V da Ig ainda não está bem compreendido. O papel da AID na recombinação para mudança de classe e na hipermutação somática no centro germinativo será discutido com mais detalhes no Capítulo 7.

RESUMO

1. Cada indivíduo sintetiza um enorme número de diferentes moléculas de Ig e cada uma delas pode agir como um receptor de superfície da célula B, específico para um determinado epítopo.

2. A região variável da cadeia H em uma molécula de Ig é codificada por três genes separados, conhecidos como segmentos genéticos V_H (variável), D_H (diversidade) e J_H (de junção). Um segmento genético distinto codifica a região constante da cadeia pesada C_H. A região variável da cadeia L é codificada por dois segmentos genéticos, V_L e J_L, diferentes dos segmentos genéticos usados para a síntese da cadeia pesada. O DNA de cada célula do corpo (linhagem germinativa) contém múltiplos segmentos genéticos V, D e J para a síntese das cadeias H e L da Ig.

3. Durante a diferenciação, uma célula B rearranja o DNA de sua cadeia H para unir um segmento genético V_H a um segmento D_H e um J_H. A unidade VDJ unida codifica a região variável inteira da cadeia pesada. Estes rearranjos genéticos colocam a unidade VDJ perto dos genes da região constante da cadeia H, $C\mu$ e $C\delta$.

4. O mesmo tipo de rearranjo produz uma unidade genética que codifica uma região V inteira da cadeia L de uma Ig; um segmento genético V_L é unido a um segmento J_L, colocando a unidade VJ perto de um gene da região constante da cadeia L. Em uma célula B comprometida a produzir a cadeia κ, a unidade $V\kappa J\kappa$ é justaposta ao gene $C\kappa$; numa célula B comprometida em produzir uma cadeia λ, a unidade $V\lambda J\lambda$ é justaposta ao gene $C\lambda$.

5. Transcrições primárias de RNA são feitas a partir do DNA rearranjado dos genes das cadeias pesada e leve. O RNA não codificador é removido do transcrito primário, resultando no RNAm. O RNAm é então traduzido em cadeia leve ou pesada. Remoção alternativa do transcrito primário da cadeia pesada resulta em cadeia μ ou δ; assim, as moléculas IgM e IgD resultantes têm especificidade antigênica idêntica.

6. Numa célula B, a cadeia H é codificada por um segmento genético de cadeia H encontrado tanto no cromossoma derivado da mãe quanto no cromossoma derivado do pai;

a cadeia L é também codificada por um segmento genético da cadeia L encontrado somente em um desses dois cromossomas. Este fenômeno, chamado de exclusão alélica, assegura que uma determinada célula B produza uma imunoglobulina de uma única especificidade antigênica.

7. Após o estímulo antigênico, uma célula B pode sofrer rearranjo de seu DNA da cadeia H. A unidade VDJ, que é unida aos genes $C\mu$ e $C\delta$, pode rearranjar-se para se juntar a outro gene da região C, tal como $C\gamma$, $C\alpha$ ou $C\epsilon$. Este fenômeno é conhecido por recombinação para mudança de classe. Como resultado, a célula B, que estava sintetizando IgM e IgD, pode, agora, sintetizar um isotipo diferente (IgG, IgA ou IgE), mas com a mesma especificidade antigênica.

8. A diversidade na especificidade do anticorpo é alcançada através de:
   - Múltiplos genes herdados para as regiões V de ambas as cadeias L e H.
   - Rearranjo dos segmentos V, D e J em diferentes combinações e seleções aleatórias das cadeias H e L.
   - Diversidade juncional nos locais de ligação dos segmentos genéticos V, D e J causada por ligações imprecisas, deleções e inserções nucleotídicas mediadas por TdT.
   - Hipermutação somática, que ocorre após o estímulo antigênico, leva à seleção de mutações que conferem ao anticorpo afinidade maior para o antígeno.
   - Conversão genética somática em espécies diferentes da humana ou murina: sequências curtas de DNA a partir de genes que não se rearranjam são copiadas para uma unidade gênica VDJ rearranjada.

Estes mecanismos permitem que um pequeno número de genes gerem um vasto número de moléculas de anticorpo com diferentes especificidades antigênicas. Uma enzima, a citidina desaminase induzida por ativação (AID), desempenha um importante papel no início da recombinação para mudança de classe, na hipermutação somática e na conversão gênica — as três principais vias que geram a diversidade dos anticorpos.

REFERÊNCIAS

Chaudhuri J, et al (2007): Evolution of the immunoglobulin heavy chain class switch recombination mechanism. *Adv Immunol* 94:157.

Di Noia JM, Neuberger MS (2007): Molecular mechanisms of antibody somatic hypermutation. *Annu Rev Biochem* 76:1.

Dudley DD, Chaudhuri J, Bassing CH, Alt FW (2005): Mechanism and control of V(D)J recombination versus class switch recombination: Similarities and differences. *Adv Immunol* 86:43.

Odegard VH, Schatz DG (2006): Targeting of somatic hypermutation. *Nat Rev Immunol* 6:573.

Petersen-Mahrt S (2005): DNA deamination in immunity. *Immunol Rev* 203:80.

Schatz DG, Spanopoulou E (2005): Biochemistry of V(D)J recombination. *Curr Top Microbiol Immunol* 290:49.

 ## QUESTÕES DE REVISÃO

Para cada questão, escolha A MELHOR resposta.

1. O DNA para uma cadeia H em uma célula B que produz o anticorpo IgG_2 para o toxoide diftérico tem a seguinte estrutura: $5'-V_{17}D_5J_2\ C\gamma_2-C\gamma_4-C\epsilon-C\alpha_2-3'$. Quantos rearranjos individuais foram necessários para ir desde o DNA embrionário até este DNA de célula B?

- A) 1
- B) 2
- C) 3
- D) 4
- E) Nenhum

2. Se você tivesse 50 genes para a região V, 20 para a D e 6 para a J capazes de codificar uma cadeia pesada, e 40 genes V e 5 J capazes de codificar uma cadeia leve, você poderia ter um repertório máximo de:

- A) 76 + 45 = 121 especificidades de anticorpos
- B) 76 × 45 = 3.420 especificidades
- C) (40 × 5) + (50 × 20 × 6) = 6.200 especificidades
- D) (40 × 5) × (50 × 20 × 6) = 1.200.000 especificidades
- E) mais de 1.200.000 especificidades

3. A especificidade antigênica de uma determinada célula B:

- A) é induzida pela interação com o antígeno
- B) é determinada apenas pela sequência da cadeia L
- C) é determinada pelas sequências da região variável das cadeias H + L
- D) altera após a mudança de isotipo
- E) é determinada pela região constante da cadeia pesada

4. Se você pudesse analisar em nível molecular um plasmócito produtor do anticorpo IgA, poderia encontrar todas das seguintes características *exceto*:

- A) uma sequência de DNA para os genes V, D e J translocados próximos ao éxon Cα do DNA
- B) RNAm específico para as cadeias leves κ ou λ
- C) RNAm específico para as cadeias J
- D) RNAm específico para as cadeias μ
- E) uma sequência de DNA codificadora para o receptor antigênico da célula T

5. A capacidade de uma única célula B expressar ao mesmo tempo tanto moléculas de IgM quanto de IgD em sua superfície é possível devido à(ao):

- A) exclusão alélica
- B) troca de isotipo
- C) reconhecimento simultâneo de dois antígenos distintos
- D) remoção alternativa de RNA
- E) uso de genes de ambos os cromossomas parentais

6. Qual das seguintes afirmações em relação à organização dos genes de Ig está correta?

- A) as regiões V e J do DNA embrionário já passaram por um rearranjo.
- B) os genes da cadeia leve sofrem rearranjos adicionais após a IgM de superfície ser expressa.
- C) os segmentos genéticos V_H podem se rearranjar com os segmentos genéticos Jκ ou Jλ.
- D) os segmentos VDJ que codificam uma região V_H de Ig podem se associar com diferentes genes de região constante da cadeia pesada.
- E) após ocorrer a união VDJ, um rearranjo adicional é necessário para trazer a unidade VDJ próxima ao gene Cμ.

7. Qual das seguintes afirmações não contribui para a diversidade do sítio de ligação ao antígeno do receptor antigênico da célula B?

- A) múltiplos genes V na linhagem germinativa
- B) seleção aleatória das cadeias L e H
- C) recombinação imprecisa dos segmentos V e J ou V, D e J
- D) herança de múltiplos genes da região C
- E) hipermutação somática

8. Qual das seguintes sentenças em relação à célula B expressando tanto IgM quanto IgD em sua membrana está incorreta?

- A) as cadeias leves da IgM e IgD têm sequências de aminoácidos idênticas
- B) as partes constantes das cadeias pesadas da IgM e IgD têm diferentes sequências de aminoácidos
- C) a IgM e a IgD têm diferentes especificidades antigênicas
- D) caso seja estimulada pelo antígeno e sinais de célula T a proliferar-se e diferenciar-se, ela pode se diferenciar em plasmócito que pode secretar anticorpos IgG, IgE ou IgA

   E) a IgM na superfície terá tanto as cadeias leves κ quanto λ, mas não as duas.

9. Qual dos seguintes acontecimentos tem relevância na mudança do sítio de ligação ao antígeno de uma célula B *após* o estímulo antigênico?

   A) diversidade juncional
   B) diversidade combinatória
   C) diversidade da linhagem germinativa
   D) hipermutação somática
   E) remoção diferencial de transcritos primários de RNA

ESTUDO DE CASO

Como membro de um grupo de pesquisa estudando um roedor recentemente descoberto encontrado em uma região remota da Nova Guiné, você fez a surpreendente descoberta de que estes animais têm somente dois genes V para a cadeia L e três genes V para a cadeia H de imunoglobulinas. Apesar disso, todos os animais que foram examinados pareciam saudáveis e capazes de resistir a um grande número de microrganismos patogênicos endêmicos da área. Sugira como isto pode ser conseguido.

RESPOSTAS ÀS QUESTÕES DE REVISÃO

1. C Três rearranjos de DNA são necessários. Primeiro, ocorre o rearranjo $D_5 \rightarrow J_2$, seguido pelo $V_{17} \rightarrow D_5 J_2$. Isto permite a síntese de moléculas de IgM e IgD usando $V_{17} D_5 J_2$. O terceiro rearranjo é a mudança de classe de $V_{17} D_5 J_2 C\mu C\delta$ para $V_{17} D_5 J_2 C\gamma_2$, levando à síntese de moléculas de IgG_2.

2. E Enquanto 1.200.000 poderia ser o produto de todas as combinações genéticas possíveis, provavelmente muito mais especificidades de anticorpos podem ser geradas como resultado da diversidade juncional nos sítios de ligação dos segmentos genéticos V, D e J (causados por ligação imprecisa, deleções e inserções de nucleotídios) e hipermutação somática.

3. C A especificidade antigênica é determinada pelas sequências e, por esta razão, pela estrutura formada pela combinação das regiões variáveis das cadeias pesada e leve.

4. D Como consequência do rearranjo de VDJ ao $C\alpha$ de uma célula produtora de IgA, o gene $C\mu$ será deletado. As outras sequências de DNA e espécies de RNAm serão encontradas na célula.

5. D A síntese simultânea de IgM e IgD é feita possivelmente pela remoção alternativa do transcrito primário de RNA $5' - VDJ - C\mu - C\delta - 3'$ para dar RNAms tanto de $VDJC\mu$ quanto de $VDJC\delta$.

6. D A associação dos segmentos VDJ que codifica a região V_H de uma Ig com diferentes genes de região constante da cadeia pesada é a base da mudança de classe ou isotipo.

7. D A presença de múltiplos genes da região C_H proporciona a base para a diversidade funcional das moléculas de Ig, mas *não* contribui para a diversidade dos receptores antigênicos específicos.

8. C IgM e IgD expressas em uma única célula B usam as mesmas unidades gênicas V(D)J de cadeias leve e pesada e, com isso, têm a mesma especificidade antigênica.

9. D Dos mecanismos descritos para a geração da diversidade de moléculas de Ig, somente a hipermutação somática afeta o sítio de ligação ao antígeno *após* o estímulo antigênico.

RESPOSTA PARA O ESTUDO DE CASO

Apesar da pobreza de genes da região V, este recém-descoberto roedor presumivelmente reteve outros mecanismos para a geração da diversidade de seus genes de anticorpo. Estes mecanismos incluem a presença de múltiplos segmentos genéticos J e D em sua linhagem germinativa, diversidade juncional devida à deleção ou inserção de bases nos sítios de junção, seleção aleatória das cadeias H e L e a hipermutação somática. Assim, mesmo com um repertório de genes V limitado, este animal gera diversidade suficiente de especificidade de anticorpos para sobreviver.

7

BIOLOGIA DO LINFÓCITO B

 ## INTRODUÇÃO

Este capítulo descreve a biologia dos *linfócitos B*, as células que sintetizam anticorpos em resposta a antígenos. No Capítulo 6 descrevemos os mecanismos pelos quais os linfócitos B desenvolvem um vasto repertório de diferentes especificidades antigênicas. Estes mecanismos ajudam a explicar duas das principais características da resposta imunológica adaptativa que foram inicialmente descritas na seção sobre a teoria da seleção clonal do Capítulo 2: *diversidade*, a capacidade de responder a inúmeros determinantes antigênicos diferentes — *epítopos* — mesmo que o indivíduo não tenha previamente entrado em contato com eles; e *especificidade*, a capacidade de discriminar entre diferentes epítopos. Desta maneira, pode-se quase garantir que cada pessoa possui um ou mais clones de células B capazes de interagir com o vírus do sarampo, um ou mais clones de células B capazes de interagir com o vírus influenza, e assim por diante.

Neste capítulo focalizaremos as etapas críticas do desenvolvimento das células B e descreveremos como elas adquirem outras características associadas com a resposta imunológica adaptativa: discriminação entre o próprio e o não próprio e memória. A *discriminação entre o próprio e o não próprio* é a capacidade de responder aos antígenos que são "estranhos", ou não próprios, e impedir respostas aos antígenos que fazem parte do próprio. A *memória* é a capacidade de lembrar de um contato prévio com um determinado antígeno, de modo que uma exposição subsequente desencadeia uma resposta imunológica mais rápida e mais eficaz que a resposta à primeira exposição.

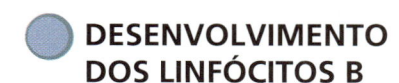 ## DESENVOLVIMENTO DOS LINFÓCITOS B

Visão Geral

Os linfócitos B receberam esta denominação a partir dos primeiros experimentos em aves: ficou demonstrado que a síntese de anticorpos requeria a presença de um órgão denominado bursa de Fabricius (uma evaginação do epitélio da cloaca). A remoção cirúrgica da bursa impedia a síntese de anticorpos. Assim, as células que se desenvolviam em células maduras, produtoras de anticorpos, foram denominadas *células B* ou *células bursa-derivadas*.

Ao contrário das aves, os mamíferos não parecem ter bursa; mais propriamente, a diferenciação das células B ocorre em um restrito número de locais críticos, que descreveremos posteriormente. Nosso entendimento sobre a diferenciação da célula B foi facilitado pelo estudo de diferentes animais nos quais os estágios embrionários iniciais puderam ser facilmente manipulados. Por esta razão, a diferenciação da célula B é particularmente bem caracterizada nas aves e nos mamíferos. Muitas das etapas de diferenciação são comuns nos seres humanos, aves e camundongos.

A Fig. 7.1 ilustra estágios-chave na via de diferenciação da célula B, que serão explicados posteriormente nas seções subsequentes. Muitos destes estágios são definidos pelos rearranjos de genes de Ig específicos, que foram descritos no Capítulo 6. Como descreveremos depois, muitos destes está-

Immunology: A Short Course, Sixth Edition, By Richard Coico and Geoffrey Sunshine
Copyright © 2009 John Wiley & Sons, Inc.

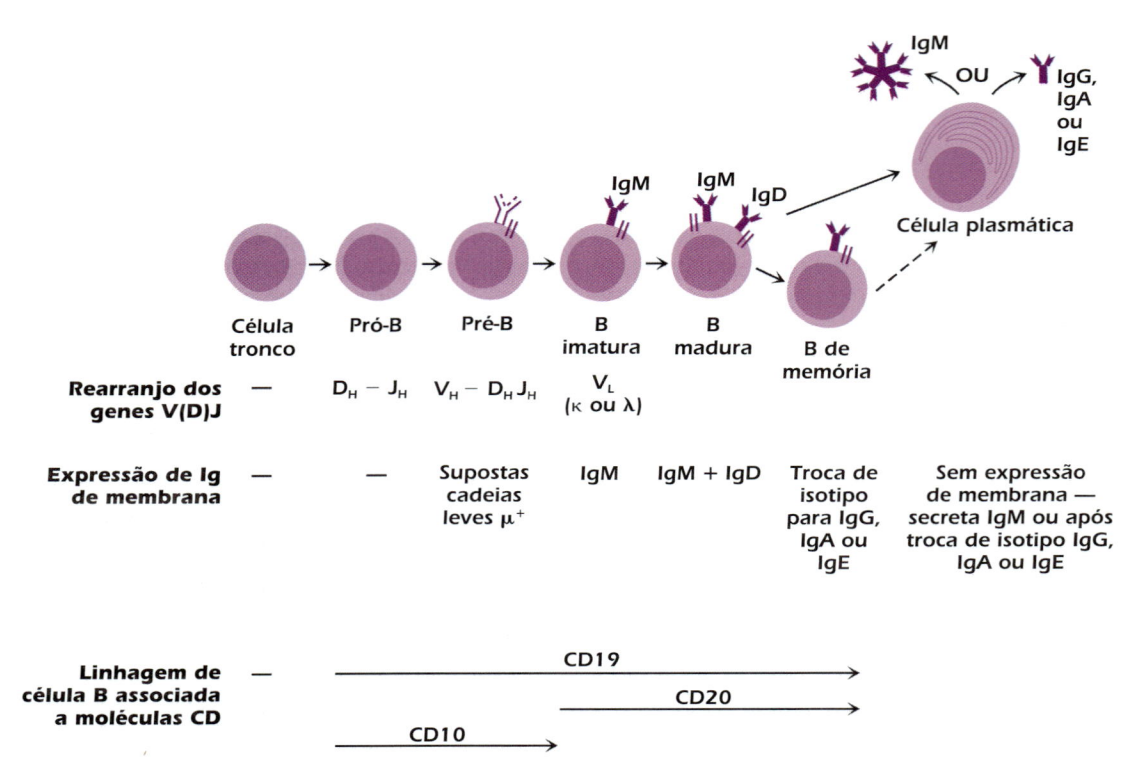

● <u>Figura 7.1</u>   Estágios na diferenciação dos linfócitos B. As linhas pontilhadas sobre a célula pré-B indicam supostas cadeias leves. As duas linhas associadas com a cadeia pesada da superfície celular representam as moléculas de sinalização Igα e Igβ (CD79a e b).

gios representam *pontos de controle no desenvolvimento*, a partir dos quais a célula se desenvolve no sentido de uma ou outra via alternativa. Pontos de controle semelhantes são também encontrados na diferenciação da linhagem da célula T.

No Capítulo 5 nos referimos à *nomenclatura CD* para moléculas de superfície celular: vários estágios de diferenciação da célula B são caracterizados pela expressão de diferentes moléculas CD. Neste capítulo descreveremos os mais importantes marcadores de desenvolvimento da célula B; outros são apresentados na Fig. 17.9, que correlaciona a expressão da molécula CD nas células B em diferentes estágios do desenvolvimento normal com diferentes tumores de células B.

Sítios de Diferenciação Inicial da Célula B

Nos mamíferos, precursores da linhagem da célula B são encontrados, no início do desenvolvimento fetal, em locais incluindo o fígado fetal. Posteriormente, nas fases mais tardias do desenvolvimento fetal e após o nascimento, a medula óssea constitui o sítio primário de diferenciação da célula B. Estudos sugerem que a diferenciação da célula B ocorre mais ou menos durante toda a vida, de modo que o repertório de células B é continuamente reabastecido. Consequentemente, a medula óssea é considerada um *órgão linfoide primário* para a diferenciação de célula B nos seres humanos adultos e em outros mamíferos (ver Capítulo 2).

Estágios Iniciais de Diferenciação da Célula B: Células Pró-B e Pré-B

Os linfócitos B originam-se das *células-tronco hematopoiéticas*. Adesões interativas de células B com o *estroma* da medula óssea, que é constituído por células não linfoides que formam o arcabouço ou matriz da medula, e as ações de citocinas fornecem sinais que promovem a sobrevivência e aumento da proliferação das células iniciais da linhagem B. A Fig. 7.1 mostra a célula mais inicial que se pode distinguir na linhagem B, a *célula pró-B*, que revela o primeiro rearranjo dos genes de Ig: no lócus da cadeia pesada, um segmento gênico D_H se rearranja para perto do segmento gênico J_H. As células pró-B expressam *CD19*, e CD19 é expresso em todos os estágios de desenvolvimento da célula B incluindo as células B maduras (mas não a célula plasmática). Apenas algumas outras raras populações de células expressam CD19, de modo que a expressão de CD19 constitui um útil marcador de todas as células da linhagem B até chegar ao plasmócito. As células pró-B também expressam *CD10*.

No estágio subsequente de diferenciação da célula B, a *célula pré-B*, um segmento gênico V_H de cadeia pesada se rearranja para se juntar aos segmentos rearranjados $D_H J_H$, formando uma unidade VDJ. Este VDJ rearranjado é aproximado de Cμ (ver Fig. 6.4) enquanto a célula pré-B sintetiza uma cadeia μ. As células pré-B expressam CD10 (além de CD19). Pelo fato de CD10 não ser expresso pelas células B nos estágios finais de desenvolvimento, ele constitui um marcador dos estágios iniciais de diferenciação da célula B.

O rearranjo gênico da Ig, que ocorre durante estas fases iniciais de diferenciação da célula B, segue uma sequência ordenada que é descrita no Capítulo 6: o lócus da cadeia pesada se rearranja primeiro, inicialmente unindo o segmento gênico D ao segmento gênico J para formar uma unidade DJ. Um segundo acontecimento rearranja o gene V_H ao DJ resultando na unidade VDJ. Se este VDJ rearranjado for produtivo, isto é, capaz de ser adequadamente transcrito e traduzido em uma cadeia μ, ocorrem posteriores rearranjos dos segmentos gênicos da cadeia pesada. Se o rearranjo VDJ não for produtivo no primeiro dos dois cromossomas parentais, o rearranjo ocorre no segundo cromossoma. Se o rearranjo no segundo cromossoma for positivo, então *este* cromossoma produz uma cadeia μ. Se nenhum desses rearranjos for produtivo, a célula morre por ***apoptose***, o que também é conhecido como ***morte celular programada***.

Uma característica-chave da célula pré-B é que ela expressa a cadeia μ como uma molécula transmembrana na superfície celular em conjunto com os produtos de dois genes não rearranjados, chamados ***λ5*** e ***V pré-B***, que juntos funcionam como ***supostas cadeias leves*** (mostrados com linhas pontilhadas na Fig. 7.1 e com maiores detalhes na Fig. 7.2). A Fig. 7.2A mostra que a cadeia μ e a suposta cadeia leve da célula pré-B são expressas na superfície celular com duas moléculas transmembranas intimamente associadas conhecidas como ***Igα*** (***CD79a***) e ***Igβ*** (***CD79b***). Igα e Igβ são unidas uma a outra por ligação dissulfeto. O complexo de μ e as supostas cadeias leves em conjunto com Igα e Igβ é conhecido como ***receptor da célula pré-B*** (***pré-BCR***).

Igα e Igβ estão associadas as moléculas Ig de membrana em todas as células na linhagem da célula B, desde a célula pré-B até a célula B de memória (ver Fig. 7.1). O complexo Igα e Igβ associado a moléculas Ig de membrana das células mais maduras na linhagem do linfócito B, conhecido como ***receptor de célula B***, é mostrado na Fig. 7.2B. Igα e Igβ não se ligam a antígeno. Sua função é transmitir sinais para o núcleo da célula, levando a uma mudança no padrão dos genes expressos; por esta razão Igα e Igβ são conhecidos como ***moléculas de transdução de sinal*** associadas com o pré-BCR e o BCR. Conforme discutido nos Capítulos 9 e 10 as moléculas de transdução de sinal também estão associadas com o receptor antígeno-específico expresso em diferentes estágios do desenvolvimento do linfócito T.

Nas células B maduras, o papel de Igα e Igβ no BCR é transmitir sinais depois que o antígeno se liga aos domínios variáveis da Ig de superfície (discutido com maiores detalhes no Capítulo 10). Não há evidência que o pré-BCR se ligue ao antígeno. Estudos sugerem que Igα e Igβ associados com o pré-BCR informem à célula que ela rearranjou com sucesso os genes da cadeia H da Ig e construiu uma cadeia μ funcional. Como resultado desta sinalização através do pré-BCR, a célula pré-B se diferencia. Ela prolifera, paralisa a síntese da suposta cadeia leve, inicia o rearranjo gênico da cadeia L e paralisa o rearranjo gênico da cadeia H.

Do mesmo modo que nos rearranjos de genes da cadeia pesada, o rearranjo de genes de cadeia leve nas últimas fases do desenvolvimento da célula pré-B é sequencial: ocorre primeiro o rearranjo de genes da cadeia κ, mas se nenhum dos cromossomas que codificam as cadeias κ se rearranja com sucesso, ocorre o rearranjo do gene λ (se não houver nenhum rearranjo genético produtivo da cadeia L, a célula morre). Como mostramos no Capítulo 6, a consequência biológica desta utilização de genes de apenas um cromossoma para produzir uma cadeia H e genes de um cromossoma para produzir uma cadeia L — ***exclusão alélica*** — assegura que em sua superfície celular uma célula B individual expressa uma molécula de Ig com uma única especificidade antigênica.

A ***tirosina quinase de Bruton*** (***Btk***) constitui uma enzima envolvida na sinalização intracelular de pré-BCR para o núcleo da célula pré-B. A Btk desempenha um importante papel na transição de células pré-B para o estágio subsequente na diferenciação da célula B, uma vez que meninos com mutações no gene *Btk* desenvolvem uma condição de imunodeficiência, ***agamaglobulinemia ligada ao X***, na qual a diferenciação da célula B fica paralisada no estágio celular pré-B (discutido no Capítulo 17).

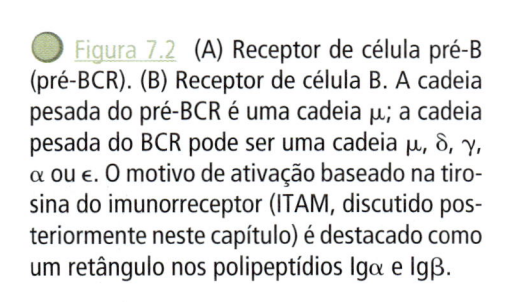

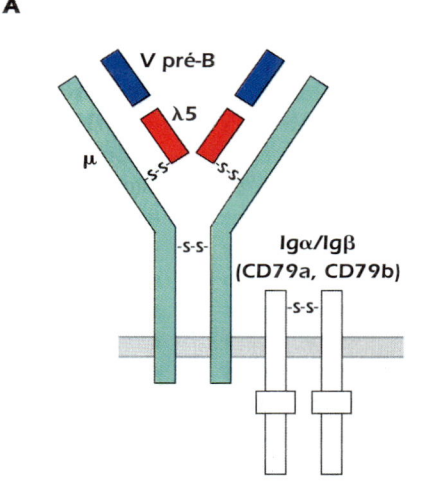

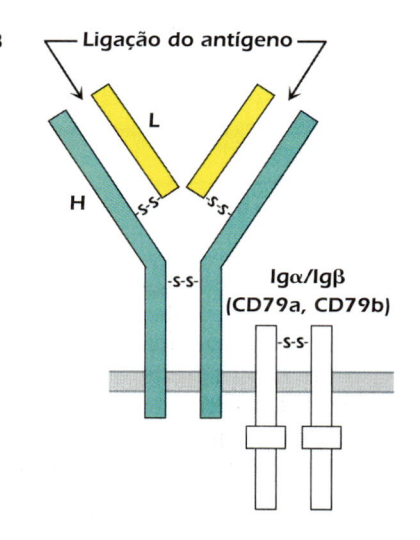

○ Figura 7.2 (A) Receptor de célula pré-B (pré-BCR). (B) Receptor de célula B. A cadeia pesada do pré-BCR é uma cadeia μ; a cadeia pesada do BCR pode ser uma cadeia μ, δ, γ, α ou ε. O motivo de ativação baseado na tirosina do imunorreceptor (ITAM, discutido posteriormente neste capítulo) é destacado como um retângulo nos polipeptídios Igα e Igβ.

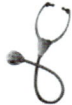

Agamaglobulinemia Ligada ao X

Células B Imaturas

No estágio subsequente de diferenciação da célula B, as cadeias L pareiam-se com as cadeias μ para formar IgM monomérica, que fica inserida na membrana e é expressa em associação a Igα e Igβ. A célula portando apenas IgM monomérica de membrana como seu receptor antígeno-específico é denominada *célula B imatura*. As células B imaturas expressam *CD20*, que também é expresso por células no estágio seguinte da diferenciação da célula B, as células B IgM⁺ IgD⁺; desta forma, CD20 constitui um marcador para os estágios finais do desenvolvimento da célula B.

A Fig. 7.3 mostra que a célula B imatura pode responder aos antígenos próprios expressos na superfície das células da medula óssea (tais como as moléculas do MHC). A interação com os antígenos próprios ativa a via conhecida como *edição do receptor*, que introduzimos no Capítulo 6. Na edição do receptor, a cadeia pesada da Ig da célula original se pareia com uma nova cadeia leve. Como resultado, a célula B imatura sintetiza uma molécula de Ig com uma especificidade antigênica diferente.

A edição do receptor envolve a reativação da V(D)J recombinase da célula, que atua nos genes da cadeia leve da Ig da célula. Os genes da cadeia leve sofrem, a seguir, um rearranjo

secundário dos segmentos V ou J não rearranjados. Por exemplo, no rearranjo do lócus κ da célula B mostrado na Fig. 6.3, V_1 e J_5 constituem segmentos gênicos não rearranjados, evento que pode ocorrer durante a edição do receptor.

Os acontecimentos de recombinação que sucedem durante a edição do receptor podem gerar uma Ig específica tanto para uma molécula própria quanto para uma molécula não própria (estranha) (Fig. 7.3). Se a edição do receptor gerar uma especificidade para uma molécula própria, a célula B imatura é *eliminada* via apoptose. Desta maneira, as células B com potencial de alta reatividade para as moléculas próprias são impedidas de sair da medula óssea para o sangue e tecidos do corpo. A interação das moléculas próprias com as células B e T em desenvolvimento, que resulta na eliminação das células reativas ao próprio, é conhecida como *seleção negativa*, uma característica importante da *tolerância central* — o estabelecimento de tolerância ao próprio que se desenvolve nos órgãos linfoides primários. (Eliminação e tolerância ao próprio no desenvolvimento das células T serão discutidas nos Capítulos 9 e 12.)

Alternativamente, se a edição do receptor gerar uma molécula de Ig que é específica para uma molécula estranha, a célula B imatura é "salva" da eliminação, a célula sai da medula óssea, e torna-se parte do repertório de células B respondedoras contra antígenos não próprios.

A Fig. 7.3 também indica um destino alternativo para uma célula B imatura exposta a um antígeno próprio. Se, como foi descrito em alguns sistemas experimentais comentados no Capítulo 12, o antígeno próprio é solúvel — isto é, não ligado à membrana — a célula B imatura pode se tornar *anérgica*, isto

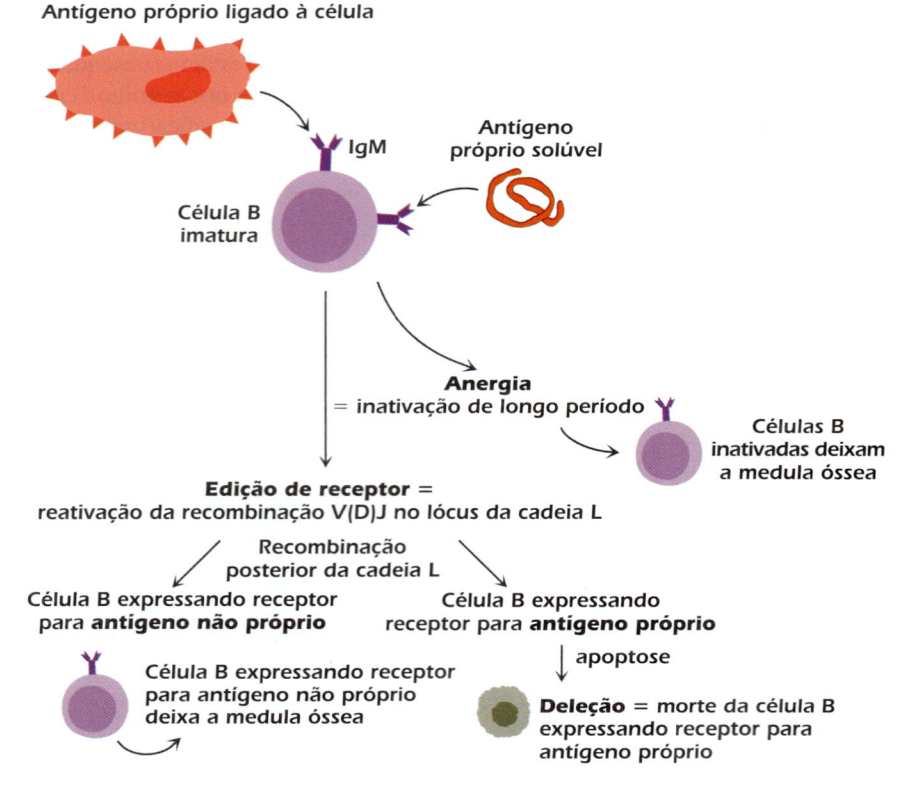

Figura 7.3 Respostas de uma célula B imatura a antígenos próprios na medula óssea: a interação com antígeno ligado à célula reativa a V(D)J recombinase e a edição do receptor. A geração de um receptor que reage com antígeno próprio resulta na eliminação da célula B; a geração de um receptor que reage com antígeno não próprio permite que a célula B deixe a medula óssea. A interação da célula B imatura com antígeno próprio solúvel resulta em anergia, inativação duradoura.

é, funcionalmente inativada por um longo período. Essas células B anérgicas também deixam a medula óssea. É provável que os fatores que determinam os destinos alternativos da célula B imatura, depois do encontro com o antígeno próprio, envolvam moléculas de superfície celular diferentes das imunoglobulinas (tal como os correceptores descritos posteriormente neste capítulo) e diferenças nas vias de sinalização intracelulares. Elas são assunto de grande interesse na pesquisa.

Células B Maduras

O estágio subsequente na via de diferenciação da célula B é o desenvolvimento de *células B maduras IgM⁺ IgD⁺*. IgM e IgD expressas na membrana de uma única célula B madura apresentam especificidades antigênicas idênticas; isto é resultado da clivagem alternativa de uma única espécie de RNA transcrita a partir dos genes VDJ mais Cμ e Cδ (discutidos no Capítulo 6). Além disso, tanto a IgM como a IgD de membrana em uma única célula apresentam função de BCR. Como foi discutido no Capítulo 4, a função de IgD na célula B madura ainda não está bem esclarecida.

Os sinais que comandam a diferenciação da célula B IgM⁺ para o estágio da célula B madura IgM⁺ IgD⁺ não são conhecidos, mas acredita-se que ocorram fora da medula óssea. Ao contrário dos mecanismos de inativação e edição do receptor que ocorrem quando o antígeno interage com uma célula B IgM⁺ imatura, como descrito anteriormente, a interação do antígeno com a célula B madura IgM⁺ IgD⁺ geralmente resulta em ativação. (Sob algumas condições, descritas no Capítulo 12, a interação da célula B madura com antígeno pode resultar no desenvolvimento de anergia.)

Como mencionamos no início deste capítulo, a via da diferenciação da célula B gera um grande repertório de especificidades antigênicas, garantindo de certa forma uma resposta a qualquer antígeno que uma pessoa possa encontrar. (Como descreveremos posteriormente na seção sobre subpopulação da célula B, crianças muito jovens podem ter ausência de célula B específica para alguns antígenos bacterianos, porém essas células B se desenvolvem aproximadamente aos dois anos de idade.) Entretanto, a maioria das células B maduras do vasto repertório de células B não interage com antígeno durante seu tempo de vida (estimado entre 4 e 5 meses para uma célula B madura encontrada no baço), porém permanece como células em repouso IgM⁺ IgD⁺ não estimuladas (*inocentes*).

Síntese de Anticorpo: Células Plasmáticas.
A ativação das células IgM⁺ IgD⁺ pelo antígeno resulta na síntese de anticorpos. As *células plasmáticas* (mostradas no lado direito da Fig. 7.1) constituem o estágio terminal de diferenciação da célula B que sintetiza e secreta moléculas de Ig. Uma célula plasmática individual secreta anticorpo de uma única especificidade antigênica — a mesma especificidade antigênica da imunoglobulina da superfície da célula B que foi inicialmente desafiada pelo antígeno — e de um único isotipo: IgM, IgG, IgA ou IgE. Conforme mencionado no início deste capítulo, a célula plasmática não expressa imunoglobulina de membrana nem moléculas CD — CD10, CD19 ou CD20 — que caracterizam as células nos estágios iniciais de desenvolvimento da célula B.

Em resposta ao principal conjunto de antígenos conhecido como *timo-dependentes* — que requerem a participação das *células T auxiliares*, assunto descrito com maiores detalhes no Capítulo 10 — as células plasmáticas são geradas no *centro germinativo* dos linfonodos e baço. (Os eventos envolvidos na síntese de anticorpos no centro germinativo e as respostas das células B fora dos centros germinativos serão descritos posteriormente neste capítulo.) As células plasmáticas produzidas no centro germinativo dos linfonodos periféricos (isto é, fora da mucosa) secretando IgG e IgA, migram para a medula óssea, onde podem viver por anos. Estas células plasmáticas de vida longa sintetizam altos níveis de IgG e IgA monomérica que fornecem proteção no sangue contra uma segunda ou subsequente exposição a agentes infecciosos como vírus e bactérias.

As células plasmáticas que sintetizam IgA dimérica que protege as superfícies mucosas (ver Fig. 4.13) nos tratos gastrintestinal e respiratório, glândulas salivares e lacrimais, e glândulas mamárias de lactantes se desenvolvem no tecido linfoide associado à mucosa (MALT). Na seção que se segue, decreveremos como as células B comprometidas com a síntese de IgA se desenvolvem no MALT e subsequentemente se diferenciam em células plasmáticas secretoras de IgA.

No Capítulo 5 descrevemos como as células plasmáticas podem ser transformadas e "imortalizadas" em cultura de células e utilizadas para gerar anticorpos monoclonais — anticorpos específicos para um único epítopo do antígeno — que apresenta uma ampla faixa de funções clínica e diagnóstica. Os neoplasmas das células plasmáticas — particularmente o mieloma múltiplo — serão discutidos no Capítulo 17.

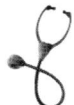

Neoplasmas de Células Plasmáticas

Células B de Memória. A ativação antigênica no centro germinativo pode também resultar no desenvolvimento de *células B de memória* (mostrado na Fig. 7.1 como uma via alternativa na diferenciação da célula B madura). As células B de memória constituem células B não proliferantes, geralmente de longa vida, que podem ser ativadas para uma resposta subsequente (*secundária*) e mais rápida ao antígeno. Elas expressam, em sua superfície, isotipos diferentes de IgM (IgG, IgA ou IgE) mas não expressam IgD. As células de memória humanas podem ser identificadas pela expressão de *CD27*.

Ainda não está totalmente esclarecido como as células B de memória se desenvolvem no centro germinativo dos linfonodos, mas parece que isto não ocorre a partir das células plasmáticas. As células B de memória deixam os órgãos linfoides nos quais foram geradas e deslocam-se para os tecidos.

Tráfego de Linfócitos B: Distribuição Anatômica das Populações de Células B

Conforme discutido anteriormente, as células B, em estágios diversos de diferenciação, são encontradas em diferentes localizações anatômicas ao redor do corpo. As células B maduras "inocentes" circulam, através do sangue, para os órgãos linfoides secundários, principalmente linfonodos periféricos, e GALT, tal como as placas de Peyer do intestino (ver Capítulo 2). O tempo de circulação, de cerca de 12 horas, rapidamente coloca a célula B, com a "correta" especificidade antigênica, em contato com o antígeno, se ele estiver presente. A capacidade de células B e T inocentes circularem através do corpo e dos órgãos linfoides secundários é decisiva, visto que os linfócitos inocentes não têm acesso a tecidos como pele, pulmões e trato gastrintestinal, os locais de entrada de muitos antígenos.

Se a célula B em um órgão linfoide secundário não interage com o antígeno, ela ou abandona o órgão linfoide, através dos vasos linfáticos e continua a circular, ou morre neste órgão. Se a célula B interage com o antígeno e com as células T auxiliares no órgão linfoide, ocorre uma *reação no centro germinativo* (ver a seguir) onde são geradas as células de memória e as células plasmáticas. As células de memória ativadas pelo antígeno, e as células plasmáticas, seguem vias diferentes das células inocentes através do corpo. Como descrito anteriormente, as células B de memória saem dos órgãos linfoides e se deslocam para os tecidos; as células plasmáticas que se desenvolvem nos linfonodos periféricos migram, através do sistema linfático, predominantemente para a medula óssea. As células plasmáticas secretando IgA também são encontradas nas mucosas (discutido posteriormente neste capítulo).

A migração das células B inocentes para os órgãos linfoides secundários e o *endereçamento* das populações de células de memória, ativadas pelo antígeno e células plasmáticas em direção aos tecidos, são governados pela expressão de *moléculas de adesão* e *receptores de quimiocinas* na superfície da célula B. (Como discutiremos posteriormente no Capítulo 11, as quimiocinas são pequenas citocinas produzidas por inúmeros tipos celulares que influenciam o movimento de muitos tipos de leucócitos incluindo os linfócitos B e T). O padrão de expressão de moléculas de adesão e receptores de quimiocinas da célula B (e célula T) se altera dependendo do estágio de desenvolvimento e se a célula foi ou não exposta ao antígeno.

As células B inocentes expressam o receptor de quimiocina *CCR7* e as moléculas de adesão *selectina-L* (CD62L) e *α4β7*. A α4β7 é uma *integrina*, membro de uma família de moléculas de duas cadeias expressas pelas células B, células T e muitos outros tipos celulares. A selectina-L e a α4β7 se ligam a moléculas de glicoproteínas expressas pelas células endoteliais em uma região especializada do endotélio vascular (HEV) nas proximidades dos linfonodos. A selectina-L liga-se com a HEV na entrada dos nódulos periféricos (locais fora da mucosa), e a α4β7 liga-se com a HEV no GALT. Desta maneira, a expressão tanto de selectina-L e α4β7 nas células B inocentes garante que essas células circulem através de *todos* os linfonodos. As células B ativadas não expressam selectina-L, mas as células B ativadas no GALT continuam a expressar α4β7, de modo que estas células continuam tendo acesso aos locais das mucosas. As células B ativadas nos nódulos periféricos não expressam α4β7, de modo que elas não têm acesso ao GALT, mas expressam outras integrinas que permitem que os plasmócitos que se desenvolvem nos nódulos periféricos migrem para a medula óssea. A ativação também altera o padrão de expressão dos receptores de quimiocinas.

 ## LOCAIS DE SÍNTESE DE ANTICORPO

Os antígenos, especialmente as proteínas, em sua maioria são conhecidos como *antígenos timo-dependentes (TD)* em virtude de precisarem das *células T auxiliares* (descritas com mais detalhes no Capítulo 10) para que as células B sintetizem o anticorpo. Os anticorpos sintetizados em respostas aos TD são geralmente de alta afinidade. A fase inicial da resposta primária a antígenos TD, que se inicia poucos dias após a primeira exposição, gera anticorpos da classe IgM; mais tarde a resposta primária e respostas subsequentes são caracterizadas pela síntese de anticorpo de classes diferentes da IgM (por exemplo, IgG, IgA ou IgE; ver Fig. 4.12). Respostas de anticorpo TD são caracterizadas também pelo desenvolvimento de células B de memória de vida longa e plasmócitos que, em muitos casos, garantem proteção duradoura contra reinfecções por patógenos infecciosos como bactérias e vírus.

Um conjunto importante e distinto de antígenos é chamado *timo-independente (TI)* pelo fato de que células B respondedoras não requerem células T auxiliares para sintetizar anticorpo. Os componentes polissacarídicos da cápsula bacteriana constituem um dos conjuntos de antígenos TI clinicamente importantes. As respostas aos antígenos TI são geralmente rápidas (dentro de poucos dias após a exposição ao antígeno) e envolvem quase exclusivamente a síntese de anticorpos da classe IgM, que podem aglutinar o antígeno e ativar o sistema-complemento. Assim, a resposta em IgM aos antígenos TI fornece proteção inicial decisiva contra muitas infecções bacterianas, mesmo em pessoas que carecem de células T (tópico discutido posteriormente no Capítulo 17).

Nesta seção descrevemos os locais do corpo nos quais ocorrem as respostas de anticorpo a TD e TI, bem como as vias que resultam na síntese de anticorpo.

Síntese de Anticorpo Timo-dependente no Centro Germinativo

Interações Célula T–Célula B no Linfonodo: Acontecimentos Iniciais. As células B que participam das respostas a antígenos TD, que ocorrem principalmente nos linfonodos, são denominadas *células B foliculares* porque circulam entre o sangue e o folículo linfoide, a região rica em células B do linfonodo (mostrado na Fig. 2.10A). Conforme descrito no Capítulo 2, o antígeno que penetra nos tecidos é carreado para o linfonodo que drena o tecido. A Fig. 7.4 mostra que se o antígeno interage no folículo do linfonodo com uma célula B expressando um receptor específico para esse antígeno, a célula B move-se em direção à fronteira do folículo com a região de célula T do nodo. A Fig. 7.4 também mostra que as células T auxiliares específicas para o mesmo antígeno, que tenham sido ativadas pelo antígeno ligado a células dendríticas (descritas posteriormente no Capítulo 10), também se movem para esta região fronteiriça da área de célula T do nodo. O contato entre uma célula T auxiliar e uma célula B específica para o mesmo antígeno acontece durante várias horas, resultando na ativação de ambas as células. A síntese de anticorpo da classe IgM, a classe de anticorpo que é sintetizada mais cedo na resposta, começa aproximadamente 48 horas após o início da interação entre as células B e T. Algumas células T e B ativadas pelo antígeno migram de

volta para o folículo de célula B e desenvolvem um centro germinativo, que descreveremos na próxima seção.

Acontecimentos no Centro Germinativo: Hipermutação Somática, Recombinação com Troca de Classe e Desenvolvimento de Células Plasmáticas e Células B de Memória.

A Fig. 7.5 mostra os papéis críticos desempenhados pelo centro germinativo na síntese de anticorpo em resposta TD. No centro germinativo, a célula B sofre (1) *hipermutação somática* (descrita no Capítulo 6) na qual são selecionadas as células B com genes de região variável da Ig que sintetizam anticorpo com *maior afinidade* para o antígeno ativante e, (2) *recombinação com troca de classe* em que células B IgM+ e IgD+ mudam para a síntese de IgG, IgA ou IgE (ver também

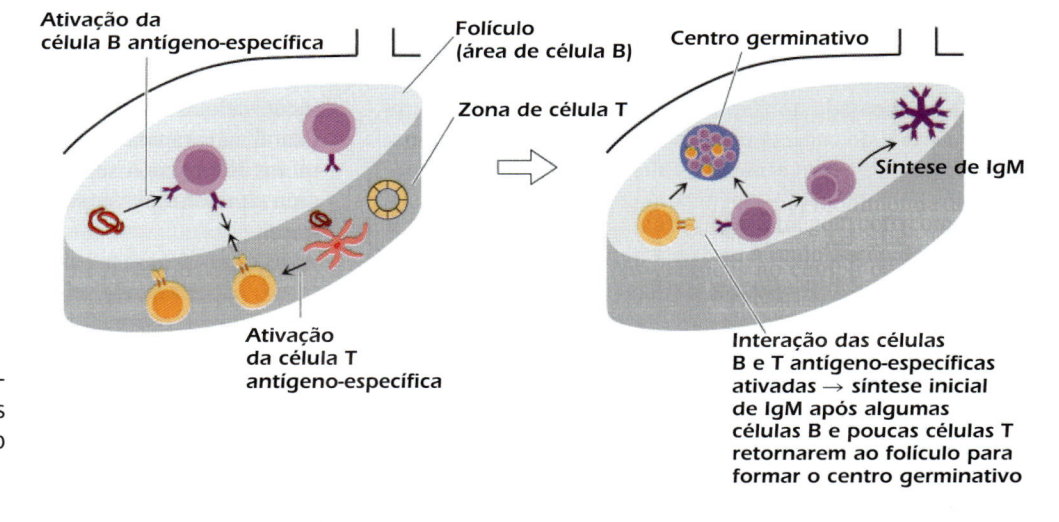

Figura 7.4 Interações de células B e T antígeno-específicas no desenvolvimento do centro germinativo no linfonodo.

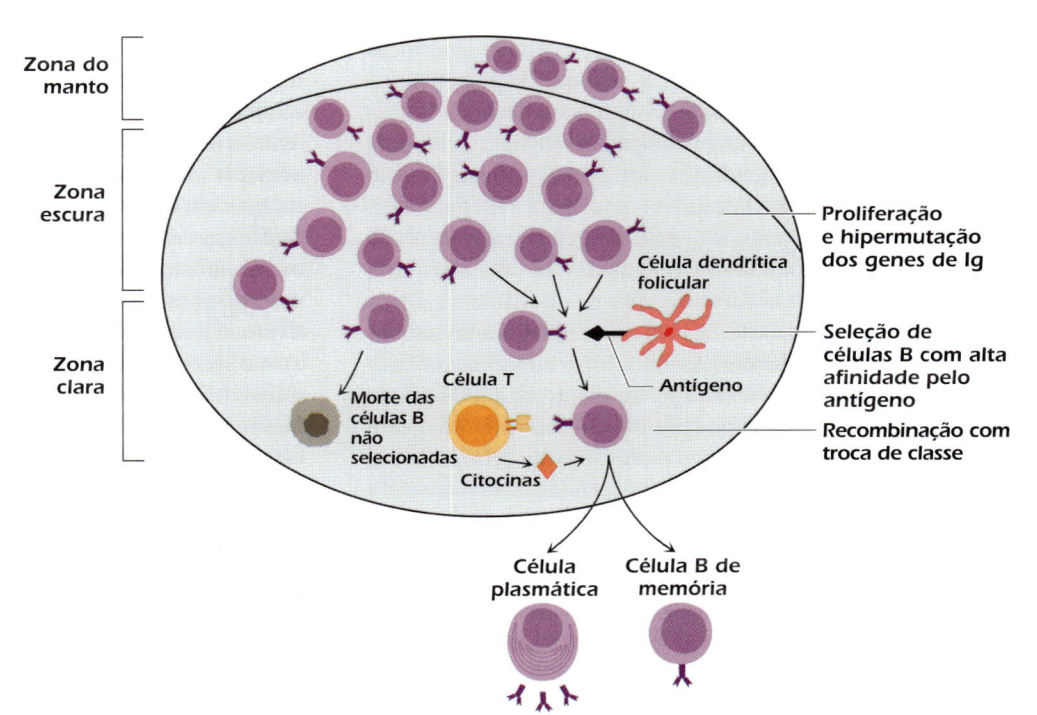

Figura 7.5 Acontecimentos-chave no centro germinativo: hipermutação somática e recombinação com troca de classe e desenvolvimento de células plasmáticas e células B de memória.

Fig. 6.5). Plasmócitos e células B de memória também se desenvolvem como consequência dos acontecimentos no centro germinativo. Conforme observado no Capítulo 6, a enzima AID é decisiva tanto na hipermutação somática quanto na recombinação com troca de classe; a AID é expressa nas células B dos centros germinativos e opera preferencialmente sobre o DNA dos genes de região variável da Ig. Nos parágrafos que se seguem e na Fig. 7.5 são descritos com maiores detalhes os acontecimentos no centro germinativo.

A Fig. 7.5 mostra que as células B ativadas pelo antígeno proliferam rapidamente na área do centro germinativo conhecida como *zona escura*. (Células B que não proliferam no centro germinativo são empurradas para fora da área de proliferação e formam a *zona do manto* em torno das células em proliferação). Durante esta enorme expansão de população de células B, as células B apresentando mutações de seus genes de região variável de Ig são geradas a uma velocidade muito maior que a normal. Esta hipermutação somática (comentada no Capítulo 6) resulta em genes de região variável de cadeias pesada e leve de Ig que sintetizam moléculas de Ig com afinidades alteradas para o antígeno.

Após a hipermutação somática, as células B entram em uma outra área do centro germinativo, "a zona clara". As células B estão programadas para morrer na zona clara, a menos que recebam sinais de sobrevivência de dois tipos celulares diferentes: células T auxiliares específicas para o antígeno, que iniciaram a resposta, e *células dendríticas foliculares* portando o antígeno. As células dendríticas foliculares ligam o antígeno em *complexos antígeno-anticorpo* (antígeno ligado a anticorpo e componentes do complemento; ver Capítulo 13), o retêm em sua superfície por longos períodos e o apresentam às células B no centro germinativo. Como seu nome sugere, as células dendríticas foliculares são caracterizadas por longas ramificações; elas não são relacionadas com a família de células dendríticas que descreveremos nos Capítulos 8–10 e que desempenham o papel principal de apresentação de antígeno às células T.

As células B na zona clara competem pelo antígeno apresentado pelas células dendríticas foliculares: células B, com genes de região variável de Ig alterados para sintetizar anticorpo com *afinidade mais alta* pelo antígeno de ativação, são clonalmente selecionadas e expandidas. As células B com mutações que resultam em anticorpos de afinidade mais baixa e as células B sem mutações em suas regiões variáveis *não* são selecionadas e morrem. Assim, a hipermutação somática no centro germinativo resulta em aumento da produção de anticorpos de alta afinidade para um determinado antígeno, um fenômeno conhecido como *maturação da afinidade*.

A Fig. 7.5 mostra também que as células B ativadas pelo antígeno, na zona clara, interagem com as células T auxiliares que sintetizam citocinas influenciando a recombinação com troca de classe. O padrão de citocinas feito pela célula T auxiliar desempenha um papel importante na determinação do isotipo do anticorpo sintetizado pela célula B (ver Capítulo 10). Na recombinação com troca de classe, a célula B IgM+ e IgD+ rearranja posteriormente seu DNA, justapondo seus genes VDJ com um gene de região constante de cadeia pesada diferente (ver Capítulo 6 e Fig. 6.6). Não importa o isotipo da Ig produzida, todas as células-filhas terão a mesma especificidade antigênica.

Além disso, a Fig. 7.5 mostra que uma célula B ativada pelo antígeno e as células T auxiliares no centro germinativo podem se diferenciar para tornarem-se uma célula plasmática ou uma célula B de memória. Os mecanismos que levam à produção de uma ou outra ainda não estão claros atualmente. Conforme mencionado antes neste capítulo, as células plasmáticas produzidas nos centros germinativos podem durar muito tempo (até anos); elas migram para outros órgãos linfoides, particularmente a medula óssea onde, continuam a sintetizar anticorpo. Acredita-se que os anticorpos secretados pelos plasmócitos na medula óssea constituem o conjunto de IgG e IgA monomérica encontradas no soro; estes anticorpos apresentam função protetora após a reexposição ao antígeno, isto é, na resposta secundária.

As células B de memória geralmente são duradouras e não proliferantes; a reexposição ao antígeno (requerendo normalmente células T) ativa uma resposta secundária ao antígeno, a qual é mais rápida que a resposta primária. Células B de memória diferenciam-se em células plasmáticas que geralmente secretam isotipos diferentes de IgM — a saber, IgG, IgA ou IgE.

Síntese de Anticorpo na Mucosa

Na discussão sobre os plasmócitos no início do capítulo, falamos sobre a síntese de IgA dimérica no MALT e o papel que a IgA desempenha junto à superfície das mucosas como às dos tratos respiratório e gastrintestinal. A proteção destas áreas é vital porque elas constituem os sítios de exposição de múltiplos patógenos veiculados pelo ar, pelos alimentos e pela água. Os tratos respiratório e gastrintestinal ocupam uma enorme área de superfície no interior do corpo que está coberta, na maior parte dos locais, por uma única camada de células epiteliais. Assim, o tecido mucoso é particularmente vulnerável à infecção. Além da exposição a patógenos nos alimentos e água, o intestino também abriga várias cepas de *bactérias comensais* que geralmente vivem ali sem danificar o hospedeiro, mas são capazes de induzir respostas imunológicas.

Descrevemos no Capítulo 4 e mostramos na Fig. 4.13 que os plasmócitos junto à membrana basal epitelial do tecido mucoso nos tratos gastrintestinal e respiratório, glândulas salivares e lacrimais, e glândulas mamárias em lactação sintetizam e secretam IgA dimérica. Esta IgA atua sobre o lado luminal da camada de célula epitelial para proteger as superfícies mucosas de muitos patógenos que penetram no corpo via estas rotas de exposição.

A síntese de IgA no MALT difere da síntese de IgG e IgA e de outros isotipos na reação do centro germinativo descrito acima. As diferenças-chave são mostradas na Fig. 7.6, que ilustra a indução e síntese de IgA no tecido linfoide associado com a mucosa intestinal (GALT). Em resumo, a ativação das células B pelo antígeno acontece em um *sítio indutivo*, onde as células B ativadas pelo antígeno *comprometem-se* a sintetizar IgA e expressam IgA sobre sua superfície. Uma célula B, IgA

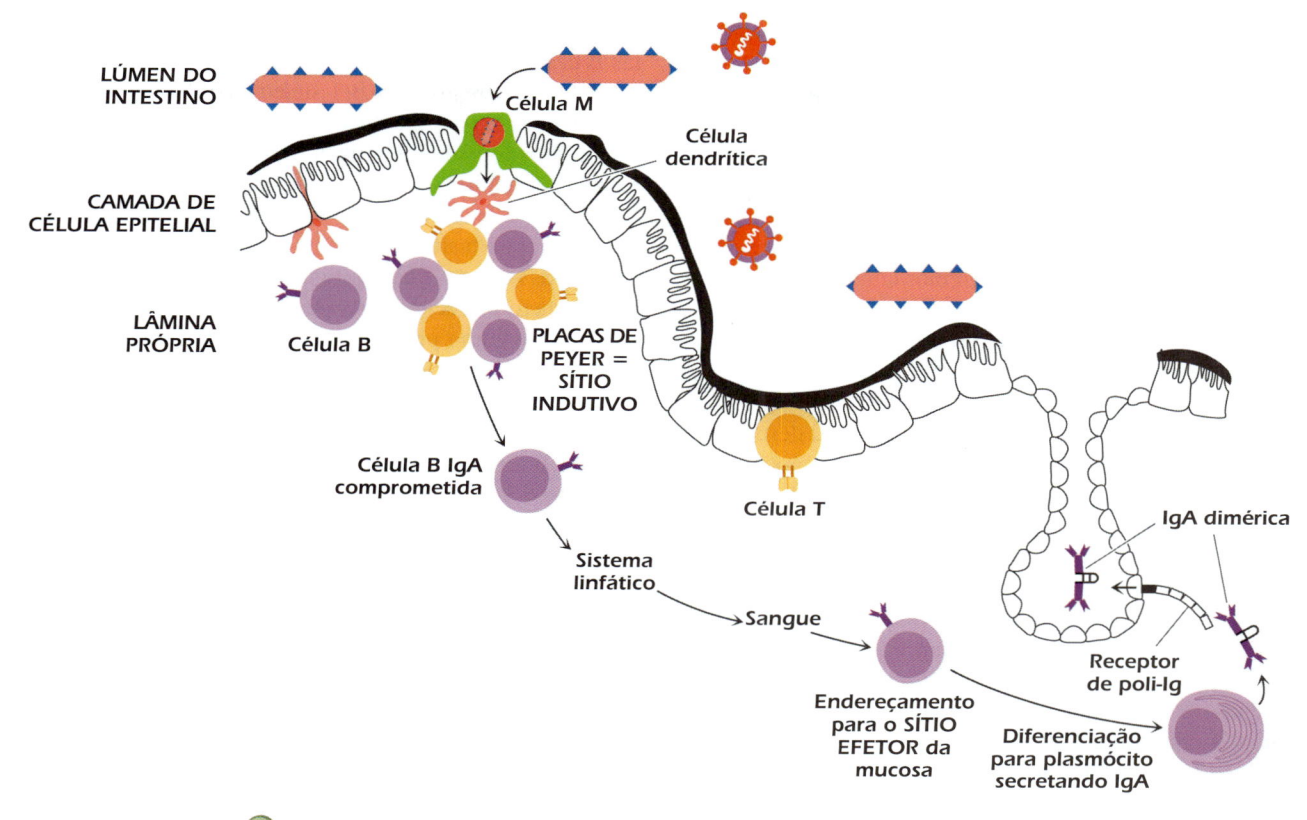

Figura 7.6 Síntese de anticorpo IgA no GALT mostrando sítios indutivo e efetor.

comprometida, ativada, deixa o sítio indutivo via linfático aferente e penetra na corrente sanguínea; ela então volta para um *sítio efetor* que pode ser em outro lugar qualquer no MALT, onde ela completa sua diferenciação em plasmócito secretando IgA. Estas células plasmáticas secretam a IgA dimérica que é transportada através das células epiteliais para proteger a superfície luminal do intestino (conforme descrito no Capítulo 4).

A Fig. 7.6 mostra algumas das principais características do GALT. Ele fica abaixo do epitélio intestinal na área de tecido conjuntivo conhecida como *lâmina própria* e está a ele intimamente associado. O GALT compreende estruturas organizadas — *placas de Peyer*, os principais sítios indutivos no GALT — assim como linfócitos dispersos por toda a lâmina própria e no interior da camada epitelial. Alguns dos linfócitos na lâmina própria são plasmócitos secretando IgA. As placas de Peyer contêm áreas de células T e B e assim lembram outros órgãos linfoides secundários. As *células M*, células especializadas dispersas na camada epitelial que reveste as placas de Peyer, capturam antígenos no lúmen intestinal e os transportam através da célula para a área que contém células T e B. Células conhecidas como *células dendríticas* — que não devem ser confundidas com as células dendríticas foliculares que descrevemos no centro germinativo — apresentam os antígenos transportados às células T e B no GALT. (Descrevemos o papel decisivo das células dendríticas em outras respostas imunológicas nos Capítulos 8–10). As células dendríticas do GALT também coletam

"amostras" de antígenos diretamente sobre o lado luminal do epitélio empurrando suas ramificações entre as células da camada epitelial sem perturbar a integridade da referida camada.

As citocinas produzidas por células T ativadas e por outras células do meio intestinal promovem a mudança de classe da célula B para IgA. As células B IgA+ ativadas — e as células T — do intestino migram para fora da lâmina própria via linfáticos drenantes e eventualmente penetram na circulação. Esses linfócitos comprometidos com a produção de IgA "voltam" para o GALT usando a combinação de moléculas de adesão e receptores de quimiocinas expressos sobre a superfície da célula que descrevemos anteriormente neste capítulo. (Recente evidência sugere que as células dendríticas no GALT desempenham papel-chave ao induzir a expressão de moléculas de endereçamento de células B MALT-específicas). As células B IgA comprometidas completam sua diferenciação para plasmócitos secretando IgA em um sítio efetor que pode ser em uma parte completamente diferente do GALT ou mesmo em uma área fora do GALT do MALT.

Respostas em Anticorpo Timo-independentes em Diferentes Sítios

Na seção anterior descrevemos os sítios do corpo e as vias pelas quais o anticorpo é sintetizado em resposta a antígenos TD. Estas respostas requerem que ambas células, T auxiliares e B, circulem para órgãos linfoides secundários. Nesta seção voltamos nossa atenção para respostas a antígenos TI. Os antígenos TI não requerem células T auxiliares para que as células B sintetizem anticorpo. Como vimos no início do capítulo, as respostas a antígenos TI são geralmente rápidas, sintetizam predominantemente anticorpo da classe IgM e fornecem proteção inicial decisiva contra agentes infecciosos como bactérias e vírus. Como estas respostas sintetizam IgM, não são geradas células de memória. Como descreveremos também nos próximos parágrafos, respostas TI são efetuadas por subpopulações de células B em sítios anatômicos do corpo que são diferentes dos sítios onde acontecem as respostas TD.

Células B da Zona Marginal.

No Capítulo 2 descrevemos o baço como um órgão altamente eficiente na captação e concentração de substâncias estranhas transportadas no sangue: agentes veiculados pelo sangue são filtrados por macrófagos na zona marginal do baço, uma área especializada que separa as regiões contendo linfócitos T e B da polpa vermelha. Os macrófagos da zona marginal dos linfonodos desempenham papel de filtragem similar para materiais da linfa, como, por exemplo, após exposição subcutânea a um patógeno.

As células B da zona marginal constituem uma população de células B duradouras, sésseis (que permanecem na zona marginal por longos períodos), distintas das células B foliculares descritas anteriormente neste capítulo. As células B da zona marginal podem participar de resposta a antígenos TD e troca de isotipos, mas sua função-chave é a participação na síntese de IgM TI muito mais cedo em resposta a patógenos veiculados pelo sangue ou linfa, particularmente bactérias (e seus componentes polissacarídicos) e vírus.

A importância destas respostas é enfatizada em crianças muito jovens que carecem completamente de células B desenvolvidas na zona marginal até que elas estejam com um a dois anos de idade. Comparadas com crianças mais velhas e adultos, crianças muito jovens são particularmente vulneráveis a infecções com bactérias como *Haemophilus influenzae b,* que pode causar pneumonia e meningite. Os polissacarídios capsulares desta bactéria provocam uma forte resposta de IgM aos antígenos TI. Conforme descrevemos anteriormente, as respostas de IgM a TI não geram memória e assim costuma ser difícil a vacinação (para gerar células de memória) de crianças muitos jovens contra este patógeno e patógenos similares clinicamente importantes expressando antígenos polissacarídicos. Este problema tem sido agora grandemente contornado pelo uso de *vacinas conjugadas*, em que o polissacarídio é conjugado a uma proteína (ver Capítulo 20). A injeção do conjugado gera uma resposta TD protetora envolvendo células B foliculares. O mecanismo pelo qual as vacinas conjugadas geram resposta TD é discutido no Capítulo 10.

Células B-1.

As células B-1 constituem uma subpopulação das células B que predominam nas cavidades pleural e peritoneal de muitas espécies e representam uma população menor no baço e no linfonodo. Ainda não foi elucidado como

exatamente as células B-1 se relacionam com as outras células B descritas até então.

Em adultos, as células B-1 sintetizam predominantemente anticorpos *IgM poliespecíficos* de baixa afinidade (aqueles que são reativos com muitos antígenos diferentes) na fase inicial da resposta primária a TI a muitas bactérias. Além disso, as células B-1 são consideradas responsáveis pela síntese da maioria dos anticorpos "naturais", geralmente anticorpos IgM que são detectados no sangue na ausência de um antígeno desencadeador. Desta forma, acredita-se que as células B-1 desempenhem uma função como primeira linha de defesa contra infecções virais e bacterianas sistêmicas. Em camundongos, as células B-1 também produzem uma quantidade significativa de IgA que é encontrada no soro e nas superfícies mucosas. A síntese de IgA por B-1 é incomum porque a troca para a síntese de IgA ocorre na ausência das células T.

As células B-1 utilizam um conjunto limitado de segmentos gênicos V para formar seu repertório. A maioria das células B-1 é caracterizada pela expressão da molécula CD5 na superfície, que não é expressa em outros grupos de células B. As células B-1 CD5⁺ constituem os tipos celulares predominantes na leucemia linfocítica crônica (ver Capítulo 17).

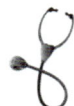

Leucemia Linfocítica Crônica

PROTEÍNAS DE MEMBRANA DA CÉLULA B

Nos parágrafos que se seguem e na Fig. 7.7 descrevemos resumidamente algumas das proteínas de membrana que caracterizam as células B em diferentes estágios de maturidade.

Marcadores Estágios-Específicos

No início do capítulo e na Fig. 7.1 descrevemos a expressão de moléculas expressas em diferentes estágios do desenvolvimento da célula B — CD10, CD19, CD20 e CD27; além disso, CD5 caracteriza o subgrupo B-1 das células B. Descrevemos abaixo a função de CD19.

Moléculas de Ligação ao Antígeno: Imunoglobulina de Membrana

A principal propriedade da linhagem dos linfócitos B é a expressão de cadeias Ig na superfíce celular. (Observar, entretanto, que a célula pró-B, a célula mais imatura na linhagem, e a célula plasmática — a célula do estágio final da diferenciação da célula B que secreta Ig — não expressam imunoglobulina em suas superfícies). Pelo fato de as imunoglobulinas associadas à membrana se ligarem ao antígeno, a expressão de imunoglobulina de superfície pode ser utilizada tanto para

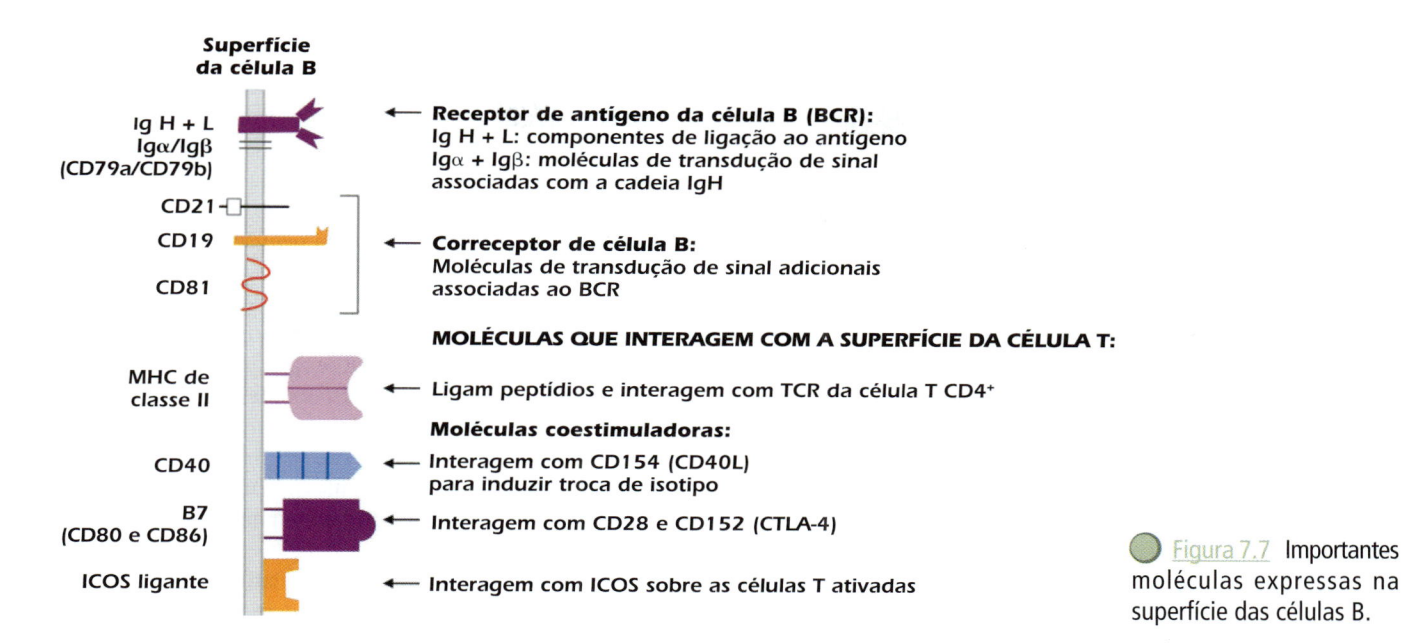

Figura 7.7 Importantes moléculas expressas na superfície das células B.

identificar as células B, quanto para separá-las de outros linfócitos e células mononucleares.

Moléculas de Transdução de Sinal Associadas com Imunoglobulinas de Membrana

A função-chave de moléculas de transdução de sinal associadas ao BCR será descrita com mais detalhes no Capítulo 10, na seção sobre eventos intracelulares na ativação da célula B. Aqui identificamos algumas destas moléculas e destacamos resumidamente suas funções.

Igα e Igβ. As cadeias H e L da Ig possuem domínios intracelulares curtos e não transmitem diretamente um sinal para a célula B após a ligação ao antígeno. Ao invés disso, o sinal de ativação é transmitido para o interior da célula B por Igα (CD79a) e Igβ (CD79b). Estas moléculas que mencionamos anteriormente no capítulo estão associadas, não covalentemente, na membrana das células B, com as cadeias L e H da Ig (ver Fig. 7.2) e são também encontradas em associação ao pré-BCR.

As regiões citoplasmáticas de Igα (CD79a) e Igβ contêm sequências de aminoácidos conhecidas como *motivos de ativação baseados na tirosina do imunorreceptor (ITAMs)*. Estas sequências são denominadas de *motivos* porque são encontradas em inúmeras outras moléculas de transdução de sinal expressas nas células do sistema imunológico (tais como aquelas associadas ao TCR; ver Capítulo 9). Após o antígeno se ligar ao BCR, um dos acontecimentos iniciais na ativação da célula B é a fosforilação dos resíduos de tirosina — a adição de um grupo fosfato — nos ITAMs por enzimas conhecidas como proteína tirosina quinase.

Correceptor da Célula B. Além de Igα e Igβ outras moléculas na membrana da célula B influenciam o sinal que é trans-

mitido através do BCR. *CD19, CD81* (também conhecido como TAPA-1), e *CD21* estão associados não covalentemente em um complexo que é conhecido como *correceptor de célula B*. O correceptor funciona para reduzir o limiar de ativação da célula B em resposta a um antígeno. Estimativas indicam que a quantidade de antígeno necessária para estimular a resposta de um anticorpo é de 100 a 1.000 vezes menos se o correceptor for ativado com BCR, comparada à ativação do BCR sozinho.

O papel do correceptor do BCR foi mais bem caracterizado na resposta a antígenos microbianos, conforme mostrado na Fig. 7.8. CD21 é o receptor para o componente *C3dg* do complemento que é gerado no plasma logo no início da res-

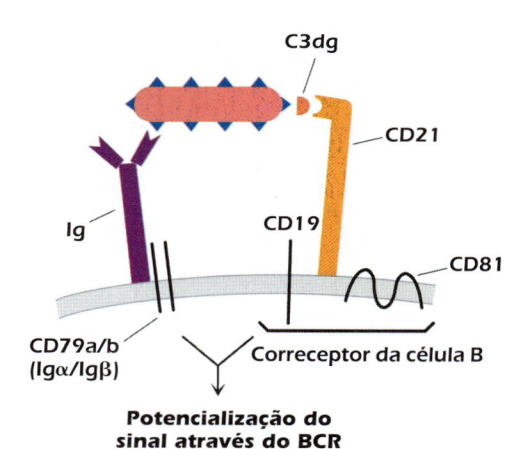

Figura 7.8 A ativação via correceptor de célula B CD19/CD21/CD81 diminui o limiar de antígeno necessário para ativar a célula B. A ligação simultânea de antígeno na Ig sobre a superfície da célula B e o componente C3dg do complemento para ligação ao CD21 do correceptor potencializa o sinal de ativação liberado através do BCR sozinho.

posta a patógenos microbianos (ver Capítulo 13). C3dg reveste ou "marca" o patógeno; assim, como mostrado na Fig.7.8, o patógeno ligado a C3dg fica ligado via CD21 à célula B. A figura também mostra a ligação simultânea da bactéria a imunoglobulina de uma célula B expressando o receptor Ig apropriado. Esta ligação simultânea do patógeno tanto ao correceptor quanto a imunoglobulina aumenta o sinal para a célula B comparado ao sinal transmitido através da imunoglobulina sozinha. Como resultado, o correceptor da célula B desempenha um importante papel na potencialização da resposta da célula B a patógenos que ativam a via do complemento. Os correceptores com funções similares, mas não idênticas, CD4 e CD8, estão associados ao TCR (ver Capítulo 9).

Regulação Negativa da Sinalização da Célula B.
Algumas moléculas expressas na superfície da célula B têm efeito *negativo* na sinalização da célula. Elas incluem **CD22**, que regula negativamente CD19, CD81 e correceptores CD21, bem como **CD32**. CD32 é um receptor de baixa afinidade para a região Fc da IgG (FcγRIIb), expressa praticamente em todas as células B maduras. CD32 liga IgG quando ela se agrega na ausência de antígeno (ver Capítulo 4) e quando a IgG está presente na forma de um complexo antígeno–anticorpo. CD32 desempenha um papel importante na ***reação ao anticorpo***, inativação das células B por anticorpo, pela liberação de um sinal negativo para a célula B (ver Capítulo 10).

Moléculas Envolvidas nas Interações das Células B e T

No início do capítulo nos referimos à produção de anticorpos em resposta aos antígenos TD. Nessas respostas, as interações entre pares de moléculas nas superfícies da célula B e da célula T auxiliar são críticas. Como descrevemos com mais detalhes no Capítulo 10, a célula B não apenas sintetiza imunoglobulina mas também apresenta antígeno e ativa a célula T auxiliar (CD4+) nestas respostas. Desta forma, as células B, e as células B especificamente ativadas, compartilham algumas características importantes com o grupo de células conhecido como células apresentadoras de antígenos que apresentam antígenos às células T CD4+. Inicialmente, as células B expressam em sua superfície proteínas conhecidas como ***moléculas de classe II do complexo principal de histocompatibilidade*** (ver Capítulo 8), que liga peptídios derivados dos antígenos proteicos e os apresenta às células T CD4+. As moléculas de classe II do MHC são expressas em todas as células da linhagem das células B, exceto as células pró-B.

Em segundo lugar, as células B ativadas também expressam altos níveis de ***moléculas coestimulatórias*** (assim denominadas pelo fato de serem necessárias, junto com o antígeno, para ativar as células T inocentes). Todas essas moléculas coestimulatórias serão discutidas com maiores detalhes no Capítulo 10.

Uma das moléculas-chave coestimulatórias expressa pelas células B é ***B7***, agora reconhecida como uma família que compreende diversas moléculas diferentes. ***CD40*** é uma outra molécula coestimulatória importante expressa pelas células B. CD40 interage com CD40 ligante (CD40L ou CD154) expressa nas células T ativadas. Esta interação ativa as células B e desempenha um importante papel na troca de isotipos. A importância da interação de CD40–CD154 é enfatizada por uma condição conhecida como síndrome de hiper IgM ligada ao X. Meninos que apresentam uma mutação no gene CD154 e cujas células T ativadas não expressem CD154, ou apresentam uma versão não funcional do gene, produzem apenas anticorpos IgM; suas células B não sofrem troca de isotipos. O ***ligante (ICOSL) coestimulatório indutível (ICOS)*** é uma outra molécula coestimulatória importante expressa pelas células B. A interação do ICOSL com ICOS expressa pelas células T ativadas parece decisiva para a formação do centro germinativo: pessoas que carecem do ICOSL ou ICOS funcionais produzem baixos níveis de IgG , IgA e IgE.

RESUMO

1. Nos mamíferos, os estágios iniciais da diferenciação da célula B ocorrem na medula óssea e durante toda a vida do indivíduo.

2. Diferentes moléculas CD são expressas em diferentes estágios de desenvolvimento da célula B.

3. A primeira célula reconhecível na linhagem da célula B é a célula pró-B, em que ocorre o primeiro estágio de rearranjo genético da cadeia H da Ig. Um segmento gênico D_H rearranja-se para perto de um segmento gênico J_H.

4. O estágio seguinte é a célula pré-B, na qual um segmento gênico V_H rearranja-se para os segmentos DJ reunidos para formar uma unidade VDJ, colocando o VDJ rearranjado junto do gene Cμ. A célula pré-B sintetiza uma cadeia μ que é expressa na superfície em associação com supostas cadeias leves não arranjadas mais as moléculas de transdução de sinal Igα (CD79a) e Igβ (CD79b). O complexo de μ e supostas cadeias leves em conjunto com Igα/β é denominado receptor da célula pré-B.

5. No estágio seguinte da diferenciação, os genes da cadeia L iniciam o rearranjo, enquanto a síntese da suposta cadeia leve é paralisada e uma cadeia κ ou λ é formada e associa-se com a cadeia μ da célula. Esta célula, a célula B imatura, expressa uma molécula de IgM em associação com Igα/β na superfície da célula. O complexo IgM e Igα/β é denominado receptor de célula B.

6. Se a célula B imatura interage com antígeno próprio ligado à célula, ela sofre edição do receptor, na qual os segmentos gênicos de cadeia leve não rearranjados sofrem rearranjo posterior. Se a célula gera um receptor específico para uma molécula não própria, a célula é "resgatada" e se diferencia posteriormente. Se a célula gera um receptor que ainda é reativo para uma molécula própria, a célula é deletada. A deleção de células B imaturas com reatividade potencial para o próprio é uma característica importante da tolerância central na linhagem da célula B. Acredita-se que a interação de uma célula B imatura com um antígeno solúvel na medula óssea leve a uma inativação de longa duração (anergia).

7. Na etapa seguinte da diferenciação da célula B, a célula B madura expressa, na superfície celular, IgM e IgD, com especificidades antigênicas idênticas.

8. O desenvolvimento posterior de uma célula B madura ocorre predominantemente fora da medula óssea como resultado da exposição ao antígeno. A ativação da célula B causa a proliferação e diferenciação em células plasmáticas, as células que sintetizam e secretam anticorpos. Algumas células B ativadas se diferenciam em células de memória, que tornam a resposta mais rápida e sintetizam isotipos não IgM em respostas subsequentes ao antígeno.

9. Antígenos timo-dependentes exigem auxílio da célula T para induzir a síntese de anticopos pela célula B. Na fase inicial da resposta é sintetizada IgM, mas nas fases posteriores da resposta são sintetizados outros isotipos — IgG, IgA ou IgE.

10. A interação das células B e T ocorre predominantemente nos centros germinativos dos órgãos linfoides secundários. A reação do centro geminativo envolve (a) *hipermutação somática* de genes que codificam as regiões V do anticorpo, resultando em maturação de afinidade, e (b) *recombinação com troca de classe*, na qual uma célula B que estava sintetizando IgM e IgD troca a síntese de anticorpo para um isotipo diferente (IgG, IgA ou IgE) com a mesma especificidade antigênica. As citocinas sintetizadas pelas células T influenciam o isotipo do anticorpo sintetizado pela célula B.

11. As células B selecionadas no centro germinativo podem se desenvolver em células B de memória ou células plasmáticas. As células de memória "residem" em diferentes tecidos; as células plasmáticas residem predominantemente na medula óssea onde continuam a sintetizar anticorpos por um longo período.

12. No tecido linfoide associado à mucosa, as células B comprometidas com IgA se desenvolvem em um *sítio indutivo*, migram para fora do tecido linfoide e retornam, via sangue, para um diferente *sítio efetor* da mucosa onde completam sua diferenciação em células plasmáticas secretando IgA.

13. As respostas da célula B aos antígenos timo-independentes envolvem outros subgrupos de células B — as células B da zona marginal e as células B-1 — e geram quase exclusivamente IgM.

14. A expressção de Ig de membrana é característica das células B. A expressão de CD10, CD19, CD20 e CD27 define estágios de diferenciação da célula B. A célula B também expressa um correceptor, CD19/CD21/CD81, que potencializa sinais através do receptor de célula B e baixa o limite do nível de antígeno exigido para ativar a célula B depois da ligação à Ig.

15. As células B maduras e ativadas também expressam uma gama de moléculas de superfície que desempenham um importante papel nas interações com outras células, particularmente as células T. Elas incluem as moléculas de classe II do MHC e as moléculas coestimulatórias B7, CD40 e ICOSL.

REFERÊNCIAS

Allen CD, Okada T, Cyster JG (2007): Germinal-center organization and cellular dynamics. *Immunity* 27:190.

Amanna IJ, Carlson NE, Slifka MK (2007): Duration of humoral immunity to common viral and vaccine antigens. *New Engl J Med* 357:1903.

Corthésy B (2007): Roundtrip ticket for secretory IgA: Role in mucosal homeostasis? *J Immunol* 178:27.

Kunkel EJ, Butcher EC (2002): Chemokines and the tissue-specific migration of lymphocytes. *Immunity* 16:1–4.

McHeyzer-Williams LJ, McHeyzer-Williams, MG (2005): Antigen-specific memory B cell development. *Annu Rev Immunol* 23:487–513.

Martin F, Kearney JF (2000): B cell subsets and the mature preimmune repertoire: Marginal zone and B1 B cells as part of a "natural immune memory." *Immunol Rev* 175:70.

Mora JR, Iwata M, et al. (2006): Generation of gut-homing IgA-secreting B cells by intestinal dendritic cells. *Science* 314:1157–1160.

Salmi M, Jalkanen S (2005): Lymphocyte homing to the gut: Attraction, adhesion, and commitment. *Immunol Rev* 206: 100–113.

QUESTÕES DE REVISÃO

Para cada questão escolha A MELHOR resposta.

1. Os estágios iniciais da diferenciação da célula B:
   A) ocorrem no timo embrionário
   B) requerem a presença do antígeno
   C) envolvem o rearranjo de segmentos gênicos da cadeia κ
   D) envolvem o rearranjo de segmentos gênicos de suposta cadeia leve
   E) envolvem o rearranjo de segmentos gênicos de cadeia pesada

2. Qual das seguintes moléculas é expressa na superfície do linfócito B maduro?
   A) CD40
   B) moléculas de classe II do MHC
   C) CD32
   D) IgM e IgD
   E) todas as respostas acima

3. Qual das seguintes afirmações é incorrreta?
   A) os anticorpos na resposta imunológica secundária geralmente apresentam uma afinidade maior pelo antígeno do que os anticorpos formados na resposta primária
   B) a hipermutação somática dos genes de região variável pode contribuir para alterações na afinidade do anticorpo, observadas durante a resposta secundária
   C) a síntese do anticorpo na resposta primária a um antígeno timo-dependente ocorre predominantemente no sangue
   D) a troca do isotipo ocorre na presença de antígeno
   E) na resposta primária é produzido sobretudo o anticorpo IgM

4. Linfócitos B imaturos:
   A) rearranjaram apenas segmentos gênicos D e J
   B) são progenitores dos linfócitos T e B
   C) expressam tanto IgM quanto IgD em suas superfícies
   D) estão em um estágio de desenvolvimento onde o contato com o antígeno pode levar à edição do receptor e deleção
   E) deve passar pelo timo para amadurecer

5. A ligação do antígeno ao receptor de célula B:
   A) transduz um sinal através das cadeias que ligam o antígeno
   B) invariavelmente leva à ativação da célula B
   C) transduz um sinal através das moléculas Igα e Igβ
   D) resulta na ativação do macrófago
   E) acarreta a síntese de citocina que ativa as células T

6. Qual das seguintes moléculas não seria encontrada na célula B de memória?
   A) Igα e Igβ
   B) cadeias pesadas γ
   C) cadeias pesadas ε
   D) supostas cadeias leves
   E) cadeias leves κ

7. Os centros germinativos encontrados nos linfonodos e baço:
   A) ajudam no desenvolvimento das células T e B imaturas
   B) participam da remoção de eritrócitos danificados da circulação
   C) atuam como a principal fonte de células-tronco ajudando assim a manter a hematopoiese
   D) são locais onde proliferam e diferenciam-se as células B maduras ativadas pelo antígeno
   E) são locais de diferenciação da célula T

RESPOSTAS ÀS QUESTÕES DE REVISÃO

1. E Os acontecimentos iniciais na diferenciação da célula B ocorrem no fígado fetal e na medula óssea do adulto e envolvem o rearranjo dos segmentos gênicos V, D e J de cadeia pesada.

2. E Todas as moléculas são expressas na superfície da célula B madura.

3. C A síntese do anticorpo na resposta primária aos antígenos TD ocorre principalmente nos órgãos linfoides secundários — o baço, os linfonodos e o tecido linfoide associado à mucosa.

4. D Nas células B imaturas que expressam apenas IgM, o contato com antígeno próprio ligado à célula inicia a edição do receptor — o rearranjo secundário dos genes da cadeia leve. Se a edição do receptor resulta em um receptor específico para o próprio, a célula B é eliminada.

5. C As moléculas Igα e Igβ, que estão associadas à molécula Ig de superfície, transduzem um sinal após a ligação do antígeno à Ig de superfície.

6. D As supostas cadeias leves são expressas somente no estágio de célula pré-B da diferenciação da célula B.

7. D Os centros germinativos são as áreas dos linfonodos e baço onde as células B ativadas pelo antígeno proliferam, sofrem hipermutação somática e recombinação com troca de classe e, finalmente, se diferenciam em células de memória ou células plasmáticas.

8

PAPEL DO COMPLEXO PRINCIPAL DE HISTOCOMPATIBILIDADE NA RESPOSTA IMUNOLÓGICA

 INTRODUÇÃO

Até o momento nos detivemos no desenvolvimento e função de um grupo de linfócitos (células B), seus receptores para antígeno (imunoglobulinas) e nos mecanismos pelos quais as células B geram um amplo conjunto de receptores clonalmente distribuídos. Os anticorpos, os produtos das células B antígeno-específicas, desempenham um importante papel na interação com antígenos *externos* às células, tais como vírus ou bactérias encontrados no sangue (IgG) ou nas superfícies mucosas (IgA). Muitos patógenos, como vírus, bactérias e parasitas, invadem as células do hospedeiro e vivem, pelo menos uma parte de seu ciclo de vida, dentro delas. Os anticorpos não penetram nas células, de modo que, uma vez que um patógeno penetra na célula do hospedeiro, os anticorpos ficam vulneráveis na sua defesa. A fase da resposta imunológica aos patógenos — e a muitos antígenos "inofensivos" no interior das células — é função das células T e seus produtos.

Os anticorpos se ligam a todos os tipos de antígenos, não importando se eles são proteínas, carboidratos, ácidos nucleicos ou lipídios. Em contrapartida, as células T respondem quase exclusivamente às proteínas ou, mais precisamente, a pequenos peptídios derivados do catabolismo proteico. As proteínas são os principais constituintes de patógenos como bactérias, vírus e parasitas, sendo a maioria dos outros antígenos também de natureza proteica. As proteínas também são os produtos da infecção viral. (Mais adiante, neste capítulo,

descrevemos como algumas células T reagem com componentes lipídicos de determinadas bactérias.) Assim, as células T desempenham um importante papel na resposta de praticamente todos os agentes potencialmente prejudiciais e de inúmeros outros antígenos aos quais um indivíduo é exposto.

Como as células T interagem com antígenos no interior das células, elas usam um sistema de reconhecimento de antígeno diferente daquele usado pelas células B: as células T interagem com antígenos expressos na superfície das células hospedeiras. Assim como as células B, as células T expressam um receptor antígeno-específico, o ***receptor de célula T (TCR)***, cujas propriedades serão discutidas com maiores detalhes no Capítulo 9. A Fig. 8.1 mostra que o TCR interage com dois componentes expressos na superfície de uma célula hospedeira: um fragmento peptídico linear derivado de um antígeno proteico e uma proteína com a qual o peptídio está ligado, uma ***molécula do complexo principal de histocompatibilidade (MHC)***, frequentemente chamada de ***antígeno do MHC***.

O papel decisivo desempenhado pelas moléculas do MHC nas respostas de célula T é descrito como ***restrição pelo MHC das respostas da célula T***. Antes de discutir a função da célula T e o TCR (Capítulo 9), iremos analisar, neste capítulo, a estrutura e a função das moléculas do MHC e descrever como elas interagem com peptídios e diferentes grupos de células T. Iremos também discutir as características dos genes que codificam as moléculas do MHC e a enorme diversidade destes genes e seus produtos na população.

Immunology: A Short Course, Sixth Edition, By Richard Coico and Geoffrey Sunshine
Copyright © 2009 John Wiley & Sons, Inc.

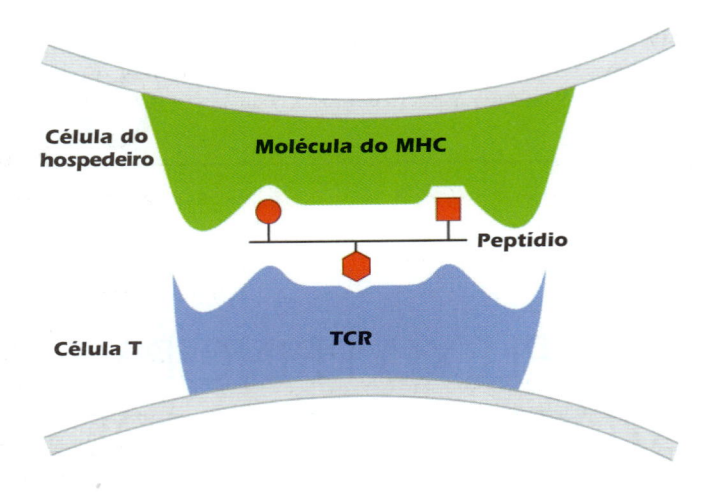

Célula do hospedeiro

Molécula do MHC

Peptídio

Célula T

TCR

● Figura 8.1 Interação de uma molécula do MHC, expressa na superfície de uma célula hospedeira, com o peptídio ligado, e um TCR.

COMO O MHC FOI NOMEADO

A expressão *complexo principal de histocompatibilidade* é derivada de pesquisas em transplantes, iniciadas na metade do século XX. Estes experimentos proporcionaram a percepção das regras vigentes para a aceitação ou rejeição de tecidos — literalmente, *histocompatibilidade* — quando tecidos eram transplantados entre diferentes membros de uma mesma espécie (geralmente camundongos; ver Capítulo 18 para maior discussão). Os pesquisadores interpretaram seus achados iniciais como indicativos de que a rápida rejeição de tais transplantes era determinada por um único gene, que foi denominado *gene principal de histocompatibilidade*. Como estudos posteriores indicaram que este gene era, na verdade, um *complexo*, ou seja, um conjunto de genes intimamente ligados, herdados como uma unidade, ele tornou-se conhecido por complexo principal de histocompatibilidade. Sabemos agora que toda espécie de vertebrados possui um MHC contendo múltiplos genes. O MHC humano é conhecido como *HLA (antígeno leucocitário humano)*.

Outros estudos iniciais referentes ao transplante em camundongos indicaram que as células T desempenham um importante papel na rejeição (ver Capítulo 18 para maiores detalhes). Em conjunto, estes estudos sobre a transplantação demonstraram uma conexão importante, mas ainda não bem compreendida, entre o MHC e as respostas de célula T. Como normalmente os indivíduos não passam por transplantes, a função do MHC nas respostas "diárias" da célula T tornou-se o foco de intensa investigação. Nas seções que se seguem iremos descrever nosso conhecimento, sobre o papel das moléculas do MHC nas respostas da célula T, adquirido durante os últimos 30 anos.

DIFERENTES MOLÉCULAS DO MHC INTERAGEM COM DIFERENTES POPULAÇÕES DE CÉLULAS T

De uma maneira resumida, as funções-chave das moléculas do MHC estão divididas em duas partes: (1) ligar peptídios que são produzidos quando as proteínas são catabolizadas — **processadas** — no interior das células do hospedeiro e (2) **apresentar** os peptídios às células T que possuem o apropriado TCR. A apresentação de peptídios derivados de patógenos ou outros tipos de antígenos desencadeia as respostas de célula T. Desse modo, podemos dizer que as moléculas do MHC "apresentam" o ambiente interno da célula hospedeira e ajudam as células T a identificar se uma célula em particular foi infectada ou contém algum componente "estranho" pedindo resposta.

A Fig. 8.2 mostra que os dois principais conjuntos de moléculas do MHC, *moléculas de classe I* e *moléculas de classe II*, desempenham papel central nas respostas da célula T. As moléculas de classe I do MHC interagem com a molécula CD8, cuja expressão define a subpopulação de células T chamadas **células T CD8+**. A principal função das células T CD8+ é a citotoxicidade, particularmente direcionada às células do hospedeiro infectadas por patógenos. Assim, para ampliar a expressão introduzida inicialmente no capítulo, *as respostas das células T CD8+ são restritas pelas moléculas de classe I do MHC*.

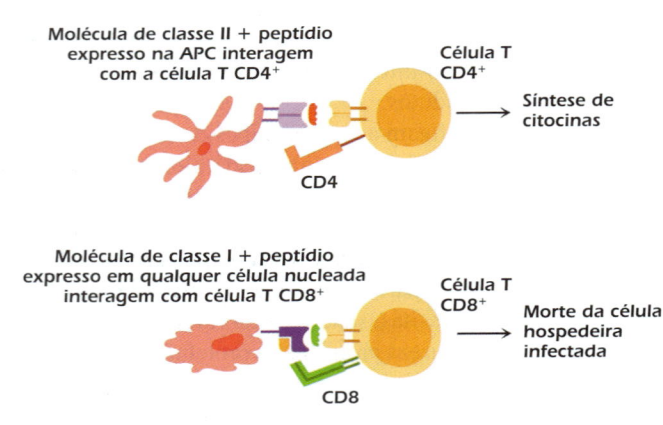

Molécula de classe II + peptídio expresso na APC interagem com a célula T CD4+

Célula T CD4+

→ Síntese de citocinas

CD4

Molécula de classe I + peptídio expresso em qualquer célula nucleada interagem com célula T CD8+

Célula T CD8+

→ Morte da célula hospedeira infectada

CD8

● Figura 8.2 Células expressando moléculas de classe I do MHC interagem com células T CD8+, que matam células infectadas do hospedeiro; células expressando moléculas de classe II do MHC interagem com células T CD4+, que sintetizam citocinas.

As moléculas de classe I do MHC são expressas em todas as células nucleadas (assim, elas não são expressas nos eritrócitos). Conforme descreveremos com mais detalhes posteriormente neste capítulo, as moléculas de classe I do MHC ligam peptídios derivados de proteínas no compartimento celular **citoplasmático**. Peptídios derivados da replicação viral, de bactérias (como *Mycobacterium tuberculosis*) e de parasitas (como protozoários unicelulares causadores de leishmaniose e toxoplasmose), que vivem no interior das células do hospedeiro, são encontrados no citoplasma. Dessa forma, as moléculas de classe I do MHC e as células T CD8$^+$ desempenham um importante papel nas respostas a muitos patógenos; elas também respondem a tumores e tecido transplantado. Posteriormente, neste capítulo, iremos também descrever como as moléculas de classe I do MHC interagem com outras células além das células T CD8$^+$: elas participam de uma interação importante com as células NK, impedindo que estas células matem células normais.

As moléculas de classe II do MHC interagem com a molécula CD4, expressa na superfície da subpopulação de células T chamadas **células T CD4$^+$**; assim, *as respostas das células T CD4$^+$ são restritas pelas moléculas de classe II do MHC*. As células T CD4$^+$ sintetizam um extenso conjunto de citocinas que afetam diversos tipos celulares. As características das subpopulações CD4$^+$ e CD8$^+$ das células T são descritas com mais detalhes no Capítulo 9 e em muitos outros capítulos.

As moléculas de classe II do MHC têm distribuição mais limitada que as moléculas de classe I: elas são expressas ***constitutivamente*** (isto é, sob condições delimitadas) somente em ***células apresentadoras de antígeno,*** **APC**: células que apresentam antígeno às células T. Nos seres humanos, as principais APCs são as células dendríticas, macrófagos, linfócitos B e as células epiteliais do timo. Na ausência de fatores de indução, a maioria das células expressa moléculas de classe I, mas não as de classe II do MHC; a APC expressa constitutivamente *tanto* moléculas de classe I *quanto* de classe II do MHC.

A expressão de ambas as classes de moléculas do MHC pode ser alterada por muitos fatores. Citocinas liberadas durante a resposta contra agentes infecciosos potencializam a expressão de moléculas do MHC: os interferons α, β e γ regulam positivamente a expressão de moléculas de classe I do MHC, enquanto o interferon γ (IFN-γ) regula positivamente a expressão de moléculas de classe II. Como consequência desta regulação, a expressão de moléculas de classe II do MHC é *induzida* em células como fibroblastos e células endoteliais que, normalmente, não o expressam, e *aumentada* na APC. Dessa forma, a indução e o aumento na expressão das moléculas de classe I e II do MHC intensificam as respostas da célula T aos agentes infecciosos. Discutiremos a regulação da expressão de moléculas do MHC com maiores detalhes posteriormente nesse capítulo.

Também iremos descrever, ainda neste capítulo, que moléculas de classe II do MHC ligam peptídios derivados de proteínas, que são capturados do meio externo para os compartimentos **acídicos** (lisossomas e endossomas) da célula. A APC é o tipo celular predominante em que isto ocorre. Assim, as moléculas de classe II do MHC e as células T CD4$^+$ desempenham papéis decisivos nas respostas aos constituintes proteicos dos patógenos e outros tipos de antígenos que são capturados pela APC.

 ## VARIABILIDADE DAS MOLÉCULAS DE CLASSE I E DE CLASSE II DO MHC

Antes de discutir a estrutura detalhada das moléculas de classes I e II do MHC, chamamos a atenção para um ponto importante: estas moléculas diferem de um indivíduo para outro, e estas diferenças são geneticamente determinadas; ou seja, o MHC de indivíduos distintos expressa moléculas com sequências um pouco diferentes. Iremos retornar às características das moléculas do MHC posteriormente neste capítulo.

Estas diferenças na estrutura da molécula do MHC surgem a partir de duas fontes: poligenicidade e polimorfismo. Primeiro, o MHC é *poligênico*, significando que as moléculas de classe I e II do MHC são codificadas por vários genes independentes. Nos seres humanos, três genes independentes — *HLA-A,* *HLA-B* e *HLA-C* — codificam as moléculas de classe I do MHC, expressas na superfície celular. Como cada célula possui dois conjuntos de cromossomas (um, derivado do pai e outro, da mãe), toda célula nucleada pode expressar até seis moléculas diferentes de classe I do MHC, cada uma capaz de se ligar a peptídios. (Posteriormente, ainda neste capítulo, explicaremos por que tão pouco quanto seis diferentes moléculas de classe I do MHC podem ser expressas). De maneira semelhante, como as células humanas possuem genes que codificam três moléculas diferentes de classe II do MHC — conhecidas como *HLA-DP, HLA-DQ* e *HLA-DR* — as APCs humanas podem expressar até seis diferentes moléculas de classe II do HLA.

Segundo, o MHC é altamente *polimórfico*, significando que múltiplas formas estáveis de cada gene do MHC existem na população. Outros importantes exemplos de polimorfismo genético nos seres humanos são as diferentes formas dos antígenos do eritrócito (A, B e O) e das moléculas de hemoglobina. Entretanto, o MHC constitui o sistema genético mais polimórfico do organismo e, portanto, da população: Foram identificados nos seres humanos centenas de versões levemente diferentes — *alelos* — de um gene que codifica a molécula de classe I HLA-B do MHC.

Devido ao extenso polimorfismo dos genes do MHC humano, é pouco provável que dois indivíduos quaisquer expressem idênticos conjuntos de moléculas de classe I e II do HLA. Conforme descreveremos no Capítulo 18, a enorme diversidade das moléculas do MHC e os genes que as codificam constituem a principal barreira para o sucesso do transplante de órgãos e tecidos. Mais adiante, neste capítulo, discutiremos por que acreditamos que o MHC evoluiu para se tornar tão diverso.

É oportuno notar que os mecanismos usados para gerar a diversidade das estruturas do MHC diferem dos mecanismos usados para gerar a diversidade dos receptores antigênicos de célula B, como descrito no Capítulo 6. A geração da diversidade entre os receptores antígeno-específicos de célula B surge da *recombinação genética*, que produz um tipo de receptor por célula. (Conforme descreveremos no Capítulo 9, a diversidade entre os TCRs é também gerada pela recombinação genética.) Em contrapartida, embora as moléculas de MHC sejam diversas na população, cada célula de uma pessoa em particular (fígado, rim, linfócitos etc.) expressa o mesmo conjunto de moléculas de classe I e II do HLA.

ESTRUTURA DAS MOLÉCULAS DE CLASSE I DO MHC

As partes A-D da Fig. 8.3 mostram diferentes formas de representar as principais características da estrutura de uma molécula típica de classe I do MHC e como ela interage com o peptídio e um TCR. Na superfície celular, uma molécula de classe I do MHC é uma glicoproteína transmembrana (peso molecular de aproximadamente 43 kDa), expressa em associação não covalente com um pequeno polipeptídio *invariante* (idêntico em todas as células), denominado **β_2-microglobulina** (**β_2m**; peso molecular de 12 kDa). β_2m é codificada por um gene em um cromossoma separado do MHC. A molécula de classe I do MHC é conhecida como cadeia α, ou pesada, e compreende três domínios extracelulares do tipo Ig — α_1, α_2 e α_3. A β_2m possui estrutura homóloga a um único domínio de Ig; na verdade, β_2m e a molécula de classe I do MHC são membros da superfamília de Ig, descrita no Capítulo 4. Na superfície celular, a molécula de classe I do MHC junto com β_2m têm a aparência de uma molécula de quatro domínios — α_1 pareado com α_2, no exterior da molécula de classe I do MHC, e α_3 e β_2m, pareados próximos à membrana.

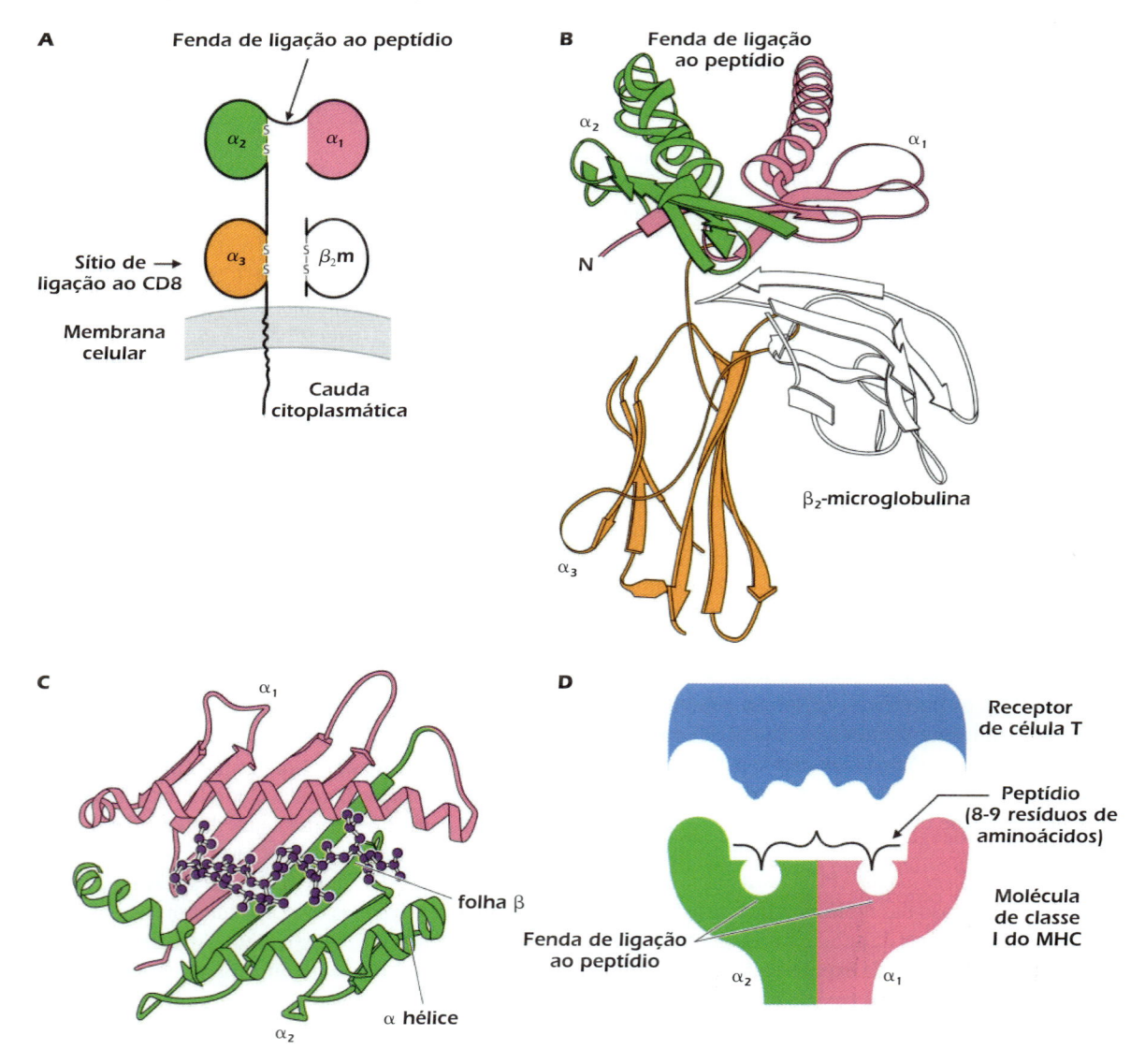

Figura 8.3 Diferentes representações da molécula de classe I do MHC. (A) Desenho de uma molécula de classe I do MHC na superfície celular, associada com β_2m. (B) Visão lateral da molécula de classe I com β_2m, mostrando a fenda de ligação ao peptídio. (C) Vista de cima de uma fenda de ligação ao peptídio, mostrando o peptídio ligado. (D) Diagrama da interação do receptor de célula T com a molécula de classe I do MHC e o peptídio ligado à fenda. (Partes B e C adaptadas de Bjorkman et al., 1987, com permissão; parte D adaptada de Rammensee et al., 1993.)

A Fig. 8.3B mostra a característica mais impressionante de todas as moléculas de classe I do MHC, que foram examinadas por cristalografia de raio X: um canal profundo, ou fenda, na parte da molécula mais afastada da membrana, composta por partes dos domínios α_1 e α_2. Conforme seu nome indica, a *fenda de ligação ao peptídio* é o sítio de ligação de peptídios. Conforme mostrado na Fig. 8.3C, a fenda se assemelha a uma cesta com um chão irregular (constituído por aminoácidos em uma estrutura plana β-pregueada), rodeada por paredes (formadas por α hélices). A fenda segura peptídios contendo de oito a nove aminoácidos alinhados (ver também Fig. 3.5).

A Fig. 8.3D ilustra que o peptídio ligado a esta fenda e partes da molécula de classe I do MHC interagem com o TCR. O centro do peptídio ligado — a única parte do peptídio não enterrado na molécula do MHC — interage com o TCR, o que sugere que um pequeno número de contatos, com os aminoácidos no centro do peptídio, é importante para o reconhecimento do TCR.

Seletividade da Ligação do Peptídio às Moléculas de Classe I do MHC

Anteriormente, falamos da imensa variabilidade das moléculas de classe I do MHC na população. Procurando por diferenças na sequência entre as moléculas de classe I do MHC, descobrimos que a maioria das diferenças nos aminoácidos está confinada a uma limitada região nos domínios extracelulares α_1 e α_2, em especial no chão e nas paredes da fenda de ligação ao peptídio (ver Fig. 8.3C). Estas diferenças na sequência dos aminoácidos e, com isso, na estrutura da fenda de ligação, desempenham um papel importante em definir quais peptídios se ligam a uma determinada molécula do MHC. (As depressões que formam o chão da fenda também auxiliam no alinhamento dos peptídios, pois desse modo eles podem ser reconhecidos por receptores específicos da célula T.)

Assim, a ligação de uma molécula de classe I do MHC a um peptídio é *seletiva*: uma molécula do MHC se ligará com alta afinidade somente a determinados peptídios. Uma única molécula de classe I do MHC pode se ligar a inúmeros peptídios, mas ela se ligará preferencialmente a peptídios com certos *motivos*, aminoácidos invariáveis ou muito relacionados em determinadas posições (*resíduos âncoras*), geralmente no oitavo ou nono aminoácido da sequência, enquanto aqueles em outras posições podem variar. Desta forma, uma molécula do MHC pode se ligar a um grande número de peptídios com sequências diferentes. Este fato ajuda a explicar por que (com poucas exceções) as respostas de célula T são realizadas contra, pelo menos, um epítopo em quase todas as proteínas e por que a incapacidade em responder a um antígeno proteico é tão rara.

CD8 se Liga à Região Invariável das Moléculas de Classe I do MHC

Fora da fenda de ligação ao peptídio, as sequências das diferentes moléculas de classe I do MHC são muito semelhantes.

Assim, uma determinada molécula de classe I específica pode ser dividida em *região polimórfica* ou *variável* (sequência característica para aquela molécula) no interior e ao redor da fenda de ligação ao peptídio, e *região não polimórfica* ou *invariante*, que é semelhante em todas as moléculas de classe I do MHC. CD8, a molécula que caracteriza a subpopulação de célula T CD8$^+$, se liga à região invariante de todas as moléculas de classe I do MHC, especificamente, ao domínio α_3 (ver Fig. 8.3A).

⬤ ESTRUTURA DA MOLÉCULA DE CLASSE II DO MHC

A Fig. 8.4 mostra diferentes formas de representar a estrutura característica de uma típica molécula de classe II do MHC. A Fig. 8.4A mostra que uma molécula de classe II do MHC é uma glicoproteína transmembrana, composta por duas cadeias, α e β (peso molecular de aproximadamente 35.000 e 28.000 Da, respectivamente). Assim como as moléculas de classe I, toda molécula de classe II do MHC é expressa na superfície das células na forma de uma estrutura de quatro domínios: o domínio α_1 se pareia com β_1, e α_2 com β_2. α e β possuem caudas citoplasmáticas e um domínio extracelular semelhante ao domínio da Ig; elas também são membros da superfamília das Igs.

Assim como a molécula de classe I, a molécula de classe II do MHC contém uma fenda de ligação ao peptídio no topo da molécula (mostrado em mais detalhes nas Fig. 8.4B e C), que é estruturalmente análoga à fenda de classe I do MHC. Entretanto, na molécula de classe II do MHC, a fenda é formada por interações entre os domínios α_1 e β_1. A Fig. 8.4C indica que o chão e as paredes da fenda de classe II do MHC possuem as mesmas estruturas β-pregueada e α-hélice, encontradas na molécula de classe I.

Diferentemente dos peptídios de 8–9 aminoácidos que se ligam na fenda da molécula de classe I, a fenda da molécula de classe II do MHC se liga a peptídios que variam, aproximadamente, de 12 a 17 aminoácidos alinhados, com as extremidades do peptídio para fora da fenda. A Fig. 8.4D mostra que o TCR entra em contato com o peptídio ligado na fenda da molécula de classe II do MHC e com partes da própria molécula de classe II. Assim como as moléculas de classe I do MHC, as moléculas de classe II se ligam a peptídios com motivos específicos; devido ao comprimento dos peptídios que se ligam às moléculas de classe II ser mais variável do que aqueles que se ligam às moléculas de classe I, o motivo é normalmente visto na região central do peptídio, a região que se encaixa na fenda de ligação ao peptídio.

Assim como as moléculas de classe I do MHC, as moléculas de classe II são compostas por regiões variáveis ou polimórficas e invariáveis ou não polimórficas. CD4, a molécula que caracteriza a subpopulação de célula T CD4$^+$, se liga à região invariável de todas as moléculas de classe II do MHC, especificamente, ao domínio β_2 (ver Fig. 8.4A).

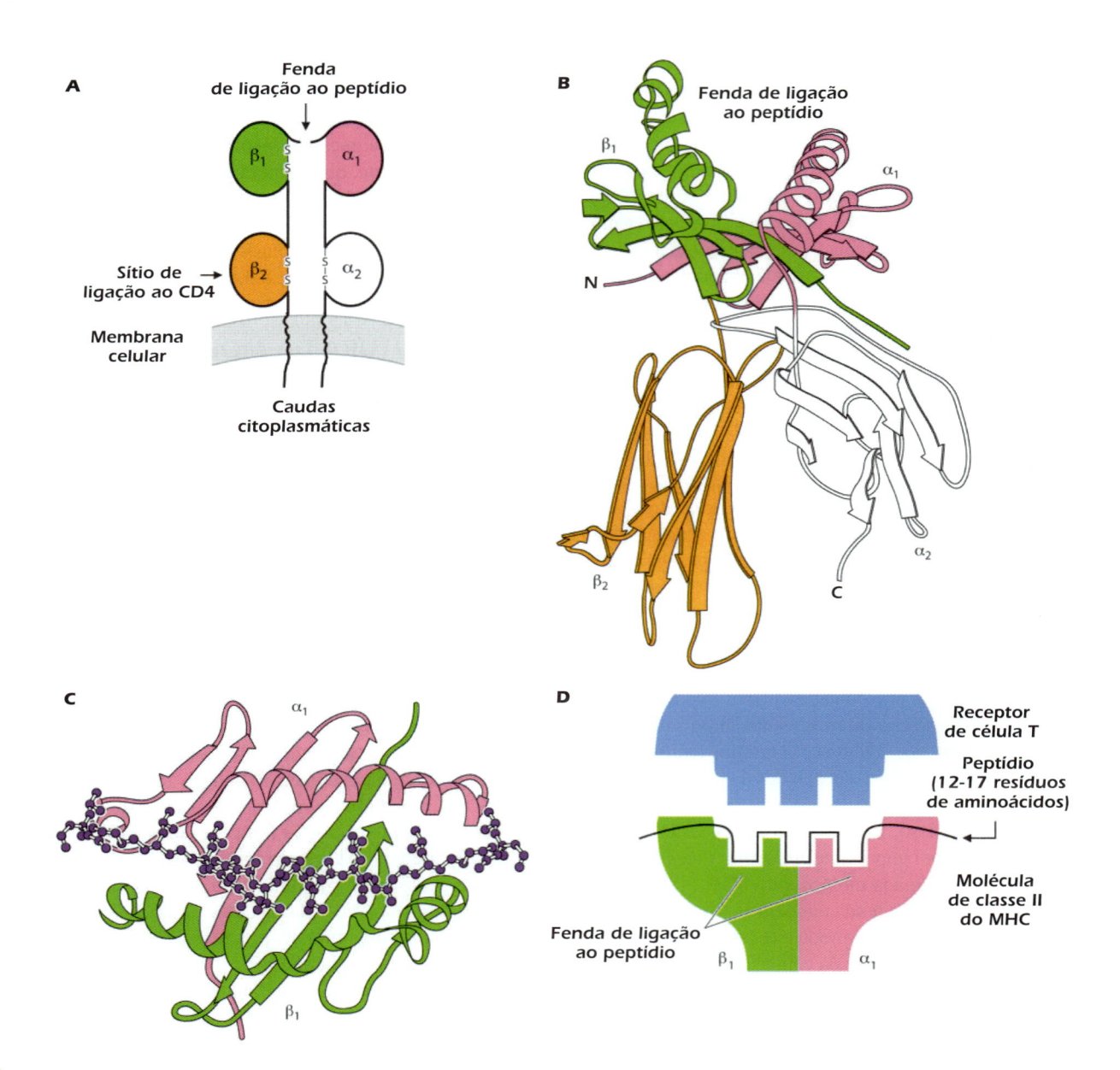

Figura 8.4 Diferentes representações da molécula de classe II do MHC. (A) Desenho da molécula de classe II do MHC na superfície celular. (B) Vista lateral da molécula de classe II do MHC, mostrando a fenda de ligação ao peptídio. (Adaptado com permissão de Stern e Wiley, 1994.) (C) Vista de cima da fenda de ligação ao peptídio. (Adaptado de Stern et al., (1994), com permissão.) (D) Diagrama de interação do receptor de célula T com a molécula de classe II do MHC e o peptídio ligado à fenda. (De Rammensee et al., 1993.)

PROCESSAMENTO E APRESENTAÇÃO DE ANTÍGENO: COMO AS MOLÉCULAS DO MHC SE LIGAM A PEPTÍDIOS E CRIAM LIGANTES QUE INTERAGEM COM AS CÉLULAS T

Nas seções anteriores, descrevemos a estrutura das moléculas de classe I e II do MHC na superfície celular e mostramos o sítio de ligação a peptídio de cada molécula. Nesta seção, descreveremos como os peptídios são formados a partir de proteínas no interior das células, onde os peptídios celulares se ligam às moléculas do MHC, e como os complexos do MHC e peptídio interagem com o TCR de uma célula T específica.

Coletivamente, as vias que criam os peptídios ligantes que ativam as células T são conhecidas como *processamento e apresentação* de antígenos proteicos. Vamos abordar o processamento e apresentação de dois diferentes conjuntos de antígenos proteicos — conhecidos por ***antígenos exógenos e endógenos*** — e mostrar como os peptídios derivados desses dois tipos de antígenos se associam às moléculas de classe II e de classe I do MHC, respectivamente. Os diferentes complexos petídio-MHC interagem com diferentes populações de células T: peptídio + classe II do MHC com células T CD4$^+$ e peptídio + moléculas de classe I do MHC com células T CD8$^+$.

Antígenos Exógenos e Formação de Complexos de Classe II-Peptídio

Conforme a expressão indica, os antígenos exógenos são aqueles que vêm de *fora* de uma célula hospedeira e são capturados, normalmente, por endocitose ou fagocitose (veja Fig. 2.2). Os antígenos exógenos podem ser derivados de patógenos (como bactérias ou vírus) ou de proteínas estranhas (como as vacinas) que não prejudicam o hospedeiro, mas ativam a resposta imunológica. As APCs — predominantemente células dendríticas, macrófagos e células B — capturam os antígenos exógenos. Conforme observado anteriormente no capítulo, estas APCs expressam moléculas de classe II do MHC constitutivamente.

A Fig. 8.5 mostra o processamento e apresentação de um antígeno exógeno típico, uma proteína injetada como um componente de uma vacina viral inativada ou "morta". A proteína é internalizada e fica contida em uma vesícula intracelular que se funde com vesículas endossômicas ou lisossômicas que são altamente ácidas (pH aproximadamente 4.0). Estas vesículas contêm um conjunto de enzimas de degradação, incluindo proteases e peptidases. Proteases conhecidas como catepsinas, que funcionam em baixo pH, cortam as proteínas em peptídios nestas vesículas. O catabolismo de um antígeno proteico típico produz vários peptídios (somente três são mostrados na Fig. 8.5).

A Fig. 8.5 também ilustra como as vesículas ácidas, contendo os peptídios, juntam-se no interior da célula com vesículas contendo as moléculas de classe II do MHC, que foram sintetizadas nos ribossomas do retículo endoplasmático rugoso. As cadeias α e β da molécula de classe II do MHC são sintetizadas individualmente no retículo endoplasmático e são reunidas, neste local, com **CD74**, a *cadeia invariável* (*li*). CD74 se liga à fenda da molécula de classe II do MHC recém-formada, impe-

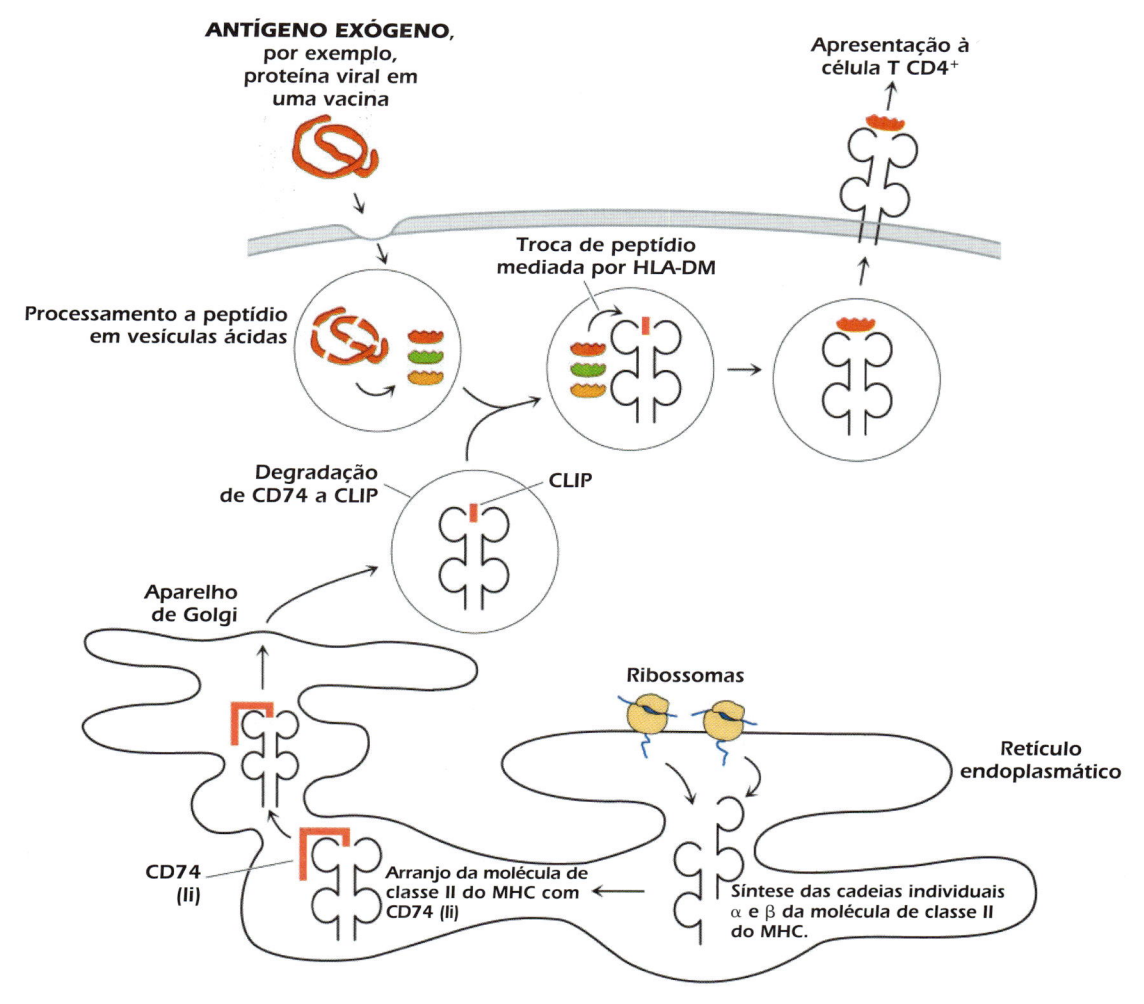

Figura 8.5 Processamento de antígeno exógeno pela via da molécula de classe II do MHC, (li = cadeia invariante; CLIP = fragmento da li ligado à fenda da molécula de classe II do MHC).

dindo a ligação de peptídios que possam estar presentes no retículo endoplasmático, tais como os peptídios derivados do processamento de antígenos endógenos (ver posteriormente).

O CD74 também age como *acompanhante (chaperone)* para as cadeias de classe II do MHC recém-sintetizadas; isto é, a interação com o CD74 permite que as cadeias α e β da molécula de classe II do MHC deixem o retículo endoplasmático e entrem no complexo de Golgi; a partir deste local, elas prosseguem para a via endocítica da vesícula ácida. A remoção do CD74 do complexo ocorre em etapas. Inicialmente, o CD74 é degradado proteoliticamente, deixando um fragmento conhecido como CLIP (polipeptídio invariante associado à classe II) ligado à fenda da molécula de classe II do MHC. Vesículas contendo moléculas de classe II do MHC ligado ao CLIP se fundem com vesículas ácidas (endossomas ou lisossomas), contendo peptídios derivados do catabolismo de antígenos exógenos. Neste compartimento, uma molécula conhecida como HLA-DM catalisa a troca de peptídio entre o complexo molécula de classe II-CLIP e os peptídios derivados de antígeno exógeno. Desta forma, o complexo molécula de classe II-peptídio é gerado e se move para a superfície celular, onde pode interagir com — isto é, ser apresentado a — uma célula T CD4$^+$ expressando o apropriado receptor antigênico.

Embora o catabolismo de uma proteína típica resulte em vários peptídios, nem todos os peptídios formados se ligam às moléculas do MHC, porque a ligação do MHC ao peptídio é seletiva. A Fig. 8.6 mostra a situação de três de muitos peptídios que são derivados do catabolismo de uma grande proteína. Os peptídios 35–48 e 110–112 se ligam a duas diferentes moléculas de classe II do HLA, HLA-DR4 e HLA-DP2, expressas neste indivíduo. Para este antígeno proteico somente estes peptídios possuem o potencial de induzir uma resposta de célula T, nesta pessoa em particular. Como o peptídio 1–13 não se liga às moléculas de classe II do MHC, ele *não* desencadeia uma resposta de célula T CD4$^+$. Dizemos que os peptídios 35–48 e 110–220 são os epítopos *imunodominantes* da célula T CD4$^+$ desta proteína, nesta pessoa em particular. Muito provavelmente, o peptídio 1–13 constitui um epítopo imunodominante desta proteína em uma outra pessoa, que expressa um conjunto completamente diferente de moléculas do MHC. Assim, podemos afirmar que, praticamente sem erros, toda pessoa irá desencadear uma resposta de célula T contra esta proteína viral; entretanto, devido à seletividade da ligação peptídio-MHC, indivíduos que expressam diferentes moléculas do MHC respondem a diferentes partes da mesma proteína.

Antígenos Endógenos: Geração de Complexos de Classe I-Peptídio

Os antígenos endógenos são sintetizados *dentro* de uma célula e são, geralmente, derivados de patógenos (tais como vírus, bactérias e parasitas) que infectaram a célula do hospedeiro. A Fig. 8.7 ilustra o processamento e a apresentação de um antígeno endógeno típico, uma proteína viral sintetizada após uma célula ter sido infectada por um vírus. O processamento ocorre no citoplasma: o principal mecanismo para a formação de fragmentos peptídicos é através de um complexo proteico citoplasmático gigante, conhecido como *proteossoma*, que cliva proteínas em peptídios com cerca de 15 aminoácidos de comprimento. Enzimas citosólicas (aminopeptidases) removem ainda mais aminoácidos do peptídio. Alguns peptídios são destruídos, mas outros, de 8–15 aminoácidos de comprimento (como os três mostrados na Fig. 8.7), são seletivamente transportados para o retículo endoplasmático por um transportador de peptídios; este transportador é o produto da expressão de dois genes, *TAP-1* e *TAP-2*.

Os peptídios transportados do citoplasma para o retículo endoplasmático se ligam às moléculas de classe I do MHC recém-sintetizadas. A Fig. 8.7 também mostra que as cadeias da molécula de classe I e a β$_2$m do MHC são sintetizadas separadamente no retículo endoplasmático rugoso e se associam neste compartimento celular. Assim como na síntese das moléculas de classe II do MHC, as acompanhantes estabilizam a estrutura das moléculas de classe I do MHC, associadas com suas cadeias β$_2$m no retículo endoplasmático, e direcionam o transporte do complexo através da célula.

Conforme referido anteriormente, as moléculas de classe I do MHC ligam, preferencialmente, peptídios de oito a nove aminoácidos de comprimento. O destino normal dos peptídios que alcançam o retículo endoplasmático é a degradação por uma aminopeptidase, que remove um aminoácido por vez até que

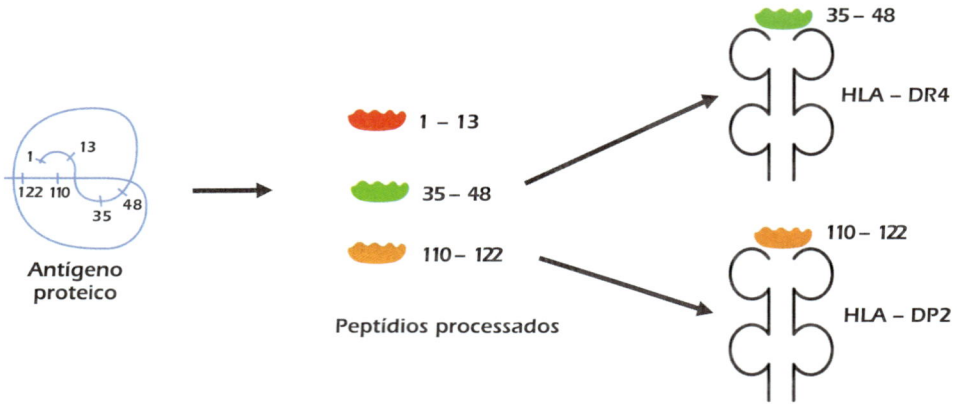

Antígeno proteico

Peptídios processados

1 – 13

35 – 48

110 – 122

35 – 48
HLA – DR4

110 – 122
HLA – DP2

Figura 8.6 Ligação seletiva de peptídios processados por diferentes moléculas do MHC. Os números se referem à posição dos aminoácidos na sequência de um antígeno proteico.

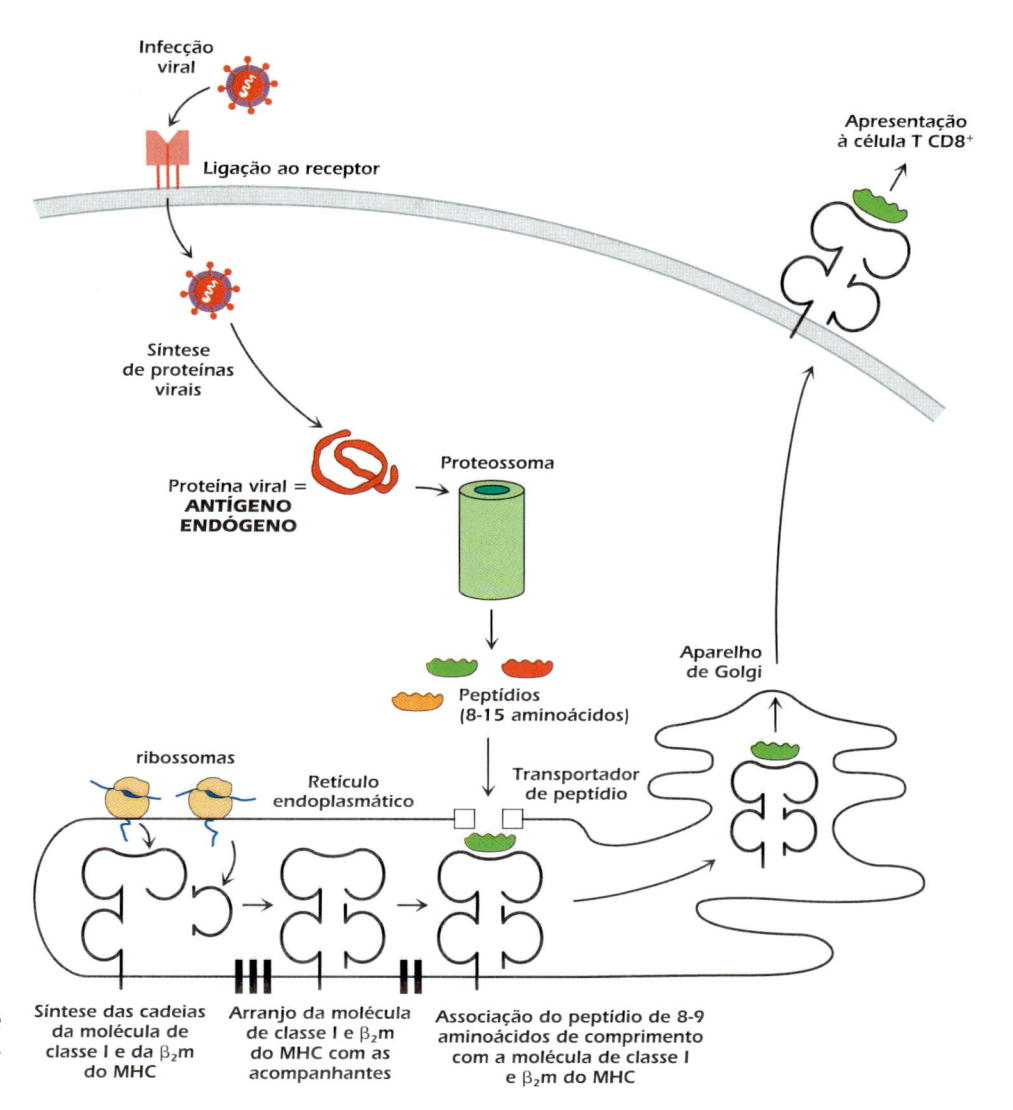

Figura 8.7 Processamento de antígeno endógeno pela via da molécula de classe I do MHC.

os peptídios sejam completamente degradados; peptídios com as apropriadas características de ligação são "salvos" deste destino através da ligação a uma molécula de classe I do MHC recém-sintetizada.

Um peptídio que se liga a uma molécula do MHC de classe I no retículo endoplasmático se move através do aparelho de Golgi para a superfície celular, onde é apresentado a uma célula T CD8+ expressando o receptor antigênico apropriado. Conforme descrito anteriormente para a interação de peptídios com moléculas de classe II do MHC, somente aqueles peptídios que se ligam às moléculas de classe I do MHC iniciam as respostas da célula T CD8+. Estes são os epítopos imunodominantes para a resposta da célula T CD8+ específica para tal antígeno; tal epítopo imunodominante é o peptídio verde, mostrado na Fig. 8.7, derivado do catabolismo de uma proteína viral.

Como as moléculas de classe I do MHC são expressas em todas as células nucleadas, o processamento e apresentação dos antígenos endógenos podem ocorrer em *toda* célula do corpo. Pelo fato de os patógenos poderem infectar praticamen-

te qualquer célula do corpo, as células T CD8+ "examinam" as combinações das moléculas de classe I do MHC e peptídio, expressas em qualquer célula nucleada do hospedeiro, para identificar se esta célula foi infectada.

Expressão Reduzida de Moléculas de Classe I do MHC em Células Infectadas por Vírus e Células Tumorais

Inicialmente, neste capítulo, mencionamos que fatores como citocinas sintetizadas em respostas a agentes infecciosos induzem ou aumentam a expressão de moléculas de classe I e II do MHC. Isto leva à melhora das respostas imunológicas ao patógeno que a induziu. Em contrapartida, alguns vírus (como herpes simples, adenovírus e citomegalovírus) sintetizam proteínas que interferem nas etapas das vias mostradas na Fig. 8.7: eles inibem a síntese de moléculas de classe I do MHC ou interrompem o transporte dos complexos formado pelas moléculas de classe I-peptídio para a superfície da célula. Desta forma, o vírus *reduz* a expressão de moléculas de classe I do MHC e, assim, diminui a resposta de célula T CD8$^+$ ao vírus. Além disso, as células tumorais frequentemente mostram expressão reduzida de classe I do MHC se comparadas às células normais, subvertendo a capacidade de resposta da célula T CD8$^+$.

Embora a redução da expressão de moléculas de classe I do MHC diminua a resposta da célula T CD8$^+$, ela também pode agir como um desencadeador da resposta da célula NK contra a célula infectada pelo vírus ou célula tumoral. Conforme observado na Fig. 2.5, as moléculas de classe I do MHC são reguladores negativos da atividade da célula NK, isto é, a molécula de classe I do MHC expressa numa célula normal do hospedeiro interage com um receptor de inibição de morte (KIR), expresso na célula NK, e desta forma impede a célula NK de matar a célula hospedeira. Se a célula não expressa a molécula de classe I do MHC (como no caso de tumores ou de células infectadas por vírus) e a interação molécula de classe I do MHC-KIR *não* ocorre, as células NK são ativadas e matam as células deficientes em MHC.

Apresentação Cruzada: Antígenos Exógenos Apresentados pela Via da Molécula de Classe I do MHC

Além de sua capacidade de processar antígenos exógenos pela via de molécula de classe II do MHC, a Fig. 8.8 mostra que a APC — particularmente as células dendríticas — dispõe de uma via especial, chamada de ***apresentação cruzada***, para a geração de peptídios derivados de antígenos proteicos exógenos e apresentá-los às células T CD8$^+$. A célula dendrítica captura os antígenos exógenos (como aqueles derivados de uma célula infectada por vírus ou morrendo) tanto por fagocitose quanto por pinocitose. A maneira como os peptídios interceptam as moléculas de classe I do MHC, no interior da célula, não está completamente compreendida; um mecanismo parece envolver a transferência dos antígenos dos compartimentos ácidos para o citosol para serem processados pela via da molécula de classe I do MHC.

Acredita-se que a apresentação cruzada desempenha um importante papel em ativar as células T CD8$^+$ para responder às células infectadas por alguns vírus que não são capturados pela APC (ver Capítulo 10), como também que ela seja importante na resposta às células que estejam morrendo.

O Quadro 8.1 resume as características das moléculas de classe I e II do MHC que foram descritas até aqui.

Quais Antígenos Iniciam Respostas de Célula T?

Foi descrito como os antígenos proteicos exógenos são capturados pela APC, processados nos compartimentos ácidos que cruzam a via da molécula de classe II do MHC e apresentados às células T CD4$^+$. Assim, proteínas de bactérias, a maioria dos vírus, alérgenos e antígenos completamente inócuos iniciam respostas da célula T CD4$^+$. Em contrapartida, somente os patógenos infecciosos, particularmente os vírus, criam epítopos apresentados pelas moléculas de classe I do MHC, através da via endógena ou de apresentação cruzada. Desta forma, eles são os únicos tipos de antígenos que ativam as células T CD8$^+$. Geralmente, mas nem sempre, os agentes infecciosos ativam tanto as células T CD4$^+$ quanto as CD8$^+$

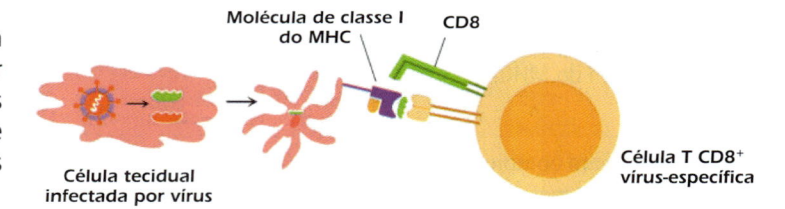

Figura 8.8 Apresentação cruzada. Uma célula dendrítica captura um antígeno exógeno, derivado, por exemplo, de uma célula infectada por vírus; entretanto, os peptídios processados se associam com as moléculas de classe I do MHC no interior da célula e são apresentados às células T CD8$^+$.

QUADRO 8.1 Comparações das Propriedades e Funções das Moléculas de Classes I e II do MHC

Característica	Molécula de Classe I do MHC	Molécula de Classe II do MHC
Estrutura	Cadeia α + β$_2$m	Cadeias α + β
Expressão celular	Todas as células nucleadas; regulada positivamente em muitos tipos celulares pelos interferons	Constitutivamente na APC (células dendríticas, macrófagos, células B e células epiteliais tímicas); induzida em muitos tipos celulares por fatores como IFN-γ
Fenda de ligação ao peptídio	Liga peptídios de 8–9 aminoácidos de comprimento; formada pelos domínios α$_1$ e β$_2$	Liga peptídios de 12–17 aminoácidos de comprimento; formada pelos domínios α$_1$ e β$_1$
Liga peptídios derivados de	(1) Antígenos endógenos catabolizados no citoplasma ou (2) apresentação cruzada	Antígenos exógenos catabolizados em compartimentos ácidos
Complexo MHC-peptídio interage com	Células T CD8$^+$, células NK	Células T CD4$^+$

porque tais agentes são capturados pelas APCs; entretanto, conforme descreveremos no Capítulo 10, alguns vírus provocam respostas de células T CD8$^+$ quase exclusivamente.

Deve-se notar que a via de processamento, ao invés das propriedades inatas do antígeno, determina se a proteína é apresentada às células T CD4$^+$ ou CD8$^+$. Isto é ilustrado pela via de apresentação cruzada descrita anteriormente, na qual um antígeno exógeno acaba sendo processado pela via da molécula de classe I do MHC e apresentado às células T CD8$^+$.

Conforme descrito em detalhes no Capítulo 18, as respostas aos transplantes — em que as células T do hospedeiro respondem às moléculas não próprias do MHC expressas nas células do enxerto — geralmente ativam respostas tanto por células T CD4$^+$ quanto CD8$^+$. As respostas imunológicas contra tumores são geralmente mediadas por células CD8$^+$.

Ligação de Peptídios Derivados de Moléculas Próprias às Moléculas do MHC

O fenômeno do processamento e apresentação de antígeno descrito anteriormente — o catabolismo de proteínas e circulação dos produtos de compartimento em compartimento no interior da célula — traduz aspectos das vias fisiológicas de uma célula normal. Assim, as proteínas normalmente encontradas no interior das células — proteínas próprias — "retornam" e são catabolizadas usando as mesmas vias descritas para o processamento de antígenos proteicos. Por exemplo, as proteínas ribossômicas e mitocondriais são quebradas no interior das células, e os peptídios derivados destas moléculas podem se associar com moléculas do MHC. De fato, as moléculas do MHC extraídas de células, quase sempre contêm peptídios derivados de tais proteínas próprias. De acordo com nossa descrição anterior sobre processamento proteico, espera-se que as proteínas do interior das células do hospedeiro se associem com moléculas de classe I do MHC e, sem dúvida, isto é observado. Além disso, estudos recentes indicam que alguns constituintes próprios também se ligam às moléculas de classe II do MHC. Isto ocorre como resultado de *autofagia*, uma via intracelular na qual proteínas no citoplasma são transportadas para os lisossomas para serem degradadas. Peptídios próprios se ligam à molécula de classe II do MHC nestas vesículas ácidas.

Entretanto, os peptídios próprios ligados às moléculas do MHC, normalmente não ativam as células T. Uma razão é que as células T reativas a muitas moléculas próprias são removidas ou inativadas durante a diferenciação no timo (um processo discutido de forma mais ampla no Capítulo 9). No entanto, sabemos que a células T maduras com potencial de reagir com moléculas próprias são detectáveis fora do timo (ver Capítulo 12). Por que estas células T não são ativadas? Considerando que as células do indivíduo são banhadas por inúmeras proteínas próprias, que são continuamente processadas e se ligam a moléculas do MHC, como pode uma pessoa responder a uma pequena quantidade de proteínas estranhas? Estas são questões importantes; uma célula T deve ser capaz de distinguir entre uma célula normal do hospedeiro, à qual

nenhuma resposta é necessária, e uma célula que foi infectada por um patógeno.

A resposta parece ser que os patógenos induzem efeitos que ativam a resposta imunológica além de sua capacidade de formar peptídios para se ligarem às moléculas do MHC. O principal efeito induzido pelos patógenos é a *função coestimulatória* — também chamada de *sinais secundários* — nas APCs especializadas, que apresentam antígenos às células T (este conceito será discutido no Capítulo 10). Sinais coestimulatórios são necessários para ativar células T inocentes (células T que ainda não se encontraram com antígeno). Contrariamente, os peptídios derivados de moléculas próprias em geral encontram as células T nas células dos tecido normais (tais como aquelas do fígado ou do pâncreas), que não expressam função coestimulatória; desse modo, as células T não são ativadas. Mesmo se os peptídios derivados de moléculas próprias forem apresentados por uma APC no tecido, as células T não são ativadas porque, na ausência de um antígeno estranho ou de uma resposta inflamatória, a APC no tecido não expressa sinais coestimulatórios (ver Capítulo 10). A necessidade desta sinalização assegura que as células T não respondam, normalmente, aos peptídios derivados de componentes próprios, mas respondam aos peptídios derivados de antígenos não próprios, potencialmente danosos.

Isto também ajuda a explicar por que a indução da resposta das células T mesmo contra alguns antígenos "estranhos", como antígenos inócuos ou algumas vacinas, pode ser difícil. Para desenvolver respostas fortes de células T (e anticorpo), tais antígenos são frequentemente administrados com um *adjuvante* (literalmente, ajudar na resposta). Normalmente, os adjuvantes são produtos que ativam APCs como as células dendríticas, macrófagos e células B.

Incapacidade de Responder a um Antígeno

Como descrito nas seções anteriores, um número limitado de diferentes moléculas de classe I e II do MHC é expresso nas células de qualquer pessoa. Para um antígeno gerar uma resposta de célula T, pelo menos um peptídio derivado do processamento deve se ligar a uma destas moléculas do MHC. Um peptídio que não se liga a uma molécula do MHC, não ativa uma resposta de célula T; assim, se um antígeno inteiro deixa de gerar um único peptídio capaz de se ligar a uma molécula do MHC, o indivíduo não desencadeará uma resposta de célula T contra este determinado antígeno.

Patógenos de ocorrência natural geralmente são grandes e complexos e possuem vários epítopos que estimulam respostas tanto de células T quanto de B; dessa forma, algum tipo de resposta contra o patógeno é praticamente certo. No entanto, a incapacidade de resposta a um antígeno grande pode ocorrer no caso de polímeros sintéticos de aminoácidos que contêm um número limitado de epítopos. Uma outra situação importante é aquela que ocorre na resposta a pequenos peptídios, como uma vacina composta por um único peptídio pequeno. Como descrito anteriormente neste capítulo, pelo fato de a população expressar muitos tipos diferentes de moléculas do MHC, em algumas pessoas essas moléculas podem não se ligar a este peptídio em particular. Na vacinação, este problema tem sido contornado através da ligação do peptídio a uma proteína grande, um **carreador**, que potencializa a resposta ao peptídio (descrito no Capítulo 10).

OUTROS TIPOS DE ANTÍGENOS QUE ATIVAM RESPOSTAS DE CÉLULA T

A Fig. 8.9A mostra as principais características de um grupo de antígenos proteicos conhecidos como **superantígenos**; nos seres humanos, eles são predominantemente exotoxinas bacterianas, tal como a enterotoxina estafilocócica. Os superantígenos não são processados, mas a molécula intacta se liga às moléculas de classe II do MHC fora da fenda de ligação ao peptídio. A característica biológica especial dos superantígenos é que eles ativam mais de 10% das células T CD4$^+$ de uma pessoa, o que é um percentual muito elevado se comparado ao estímulo de alguns clones de célula T, realizado pelo complexo formado pelas moléculas de classe II do MHC-peptídio de um antígeno convencional. Conforme descreveremos nos Capítulos 10 e 11, a ativação de tantas células T pode ter consequências clínicas, como, por exemplo, induzir uma síndrome parecida com a do choque tóxico.

LIPÍDIOS E GLICOLIPÍDIOS APRESENTADOS PELO CD1 ÀS CÉLULAS NKT

Algumas células T podem reconhecer lipídios e glicolipídios encontrados na parede celular de patógenos como o *Mycobacterium tuberculosis*, que vivem no interior dos macrófagos; estas células T também respondem a muitos glicolipídios do hospedeiro. A Fig. 8.9A mostra que lipídios e glicolipídios são apresentados por uma família de moléculas conhecida como **CD1** (de CD1a a CD1d), expressas por APCs tais como macrófagos e células dendríticas. As moléculas CD1 são glicoproteínas de superfície celular codificadas por uma região fora do MHC; assim como as moléculas de classe I do MHC, elas são expressas na superfície da APC em associação com β_2m. Conforme mostra a Fig. 8.9B, a estrutura de uma molécula CD1 é semelhante àquela de uma molécula de classe I do MHC, entretanto, a CD1 contém uma fenda de ligação maior e de cavidade mais profunda. A cavidade se liga à estrutura hidrofóbica de um antígeno lipídico, expondo a região polar do lipídio ou do glicolipídio para se ligar ao receptor de célula T. Acredita-se que a ligação do antígeno lipídico à CD1 ocorra nos compartimentos celulares acídicos, de forma semelhante ao carregamento de peptídios exógenos nas moléculas de classe II do MHC. Assim como a ligação de alguns vírus aos componentes da via de processamento do peptídio-molécula de classe I do MHC, descrita anteriormente, evidências recentes indicam que o vírus herpes simples 1 regula

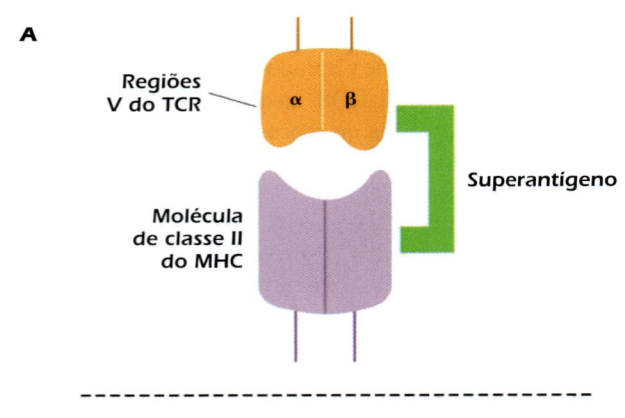

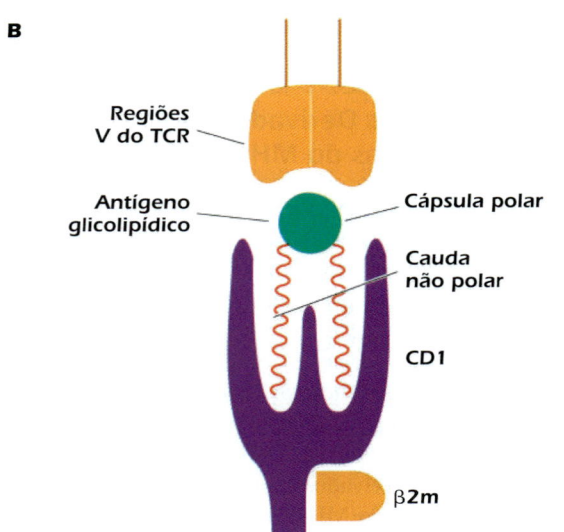

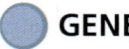 **Figura 8.9** Interação de TCRs com antígenos não peptídicos: (A) os superantígenos se ligam fora da fenda de ligação ao peptídio da molécula de classe II do MHC e interagem com o TCR Vβ; (B) CD1 apresenta antígenos glicolipídicos.

negativamente a expressão de CD1d, inibindo a apresentação de antígeno glicoproteico.

CD1a, b e c apresentam lipídios às células T que usam o TCR αβ, entretanto, CD1d apresenta lipídios e glicolipídios a uma subpopulação de células T, as células NKT, que expressam tanto características de célula NK quanto de célula T (as células NKT serão discutidas com maiores detalhes nos Capítulos 9 e 10).

GENES DA REGIÃO HLA

Genes Polimórficos de Classe I e II do MHC

Conforme estabelecido no início do capítulo, os cientistas reconheceram há muito tempo que os genes do MHC constituem um grupo **complexo** de genes fortemente ligados que são transmitidos como uma unidade. A Fig. 8.10 mostra uma visão simplificada da região do cromossoma (cromossoma 6), que

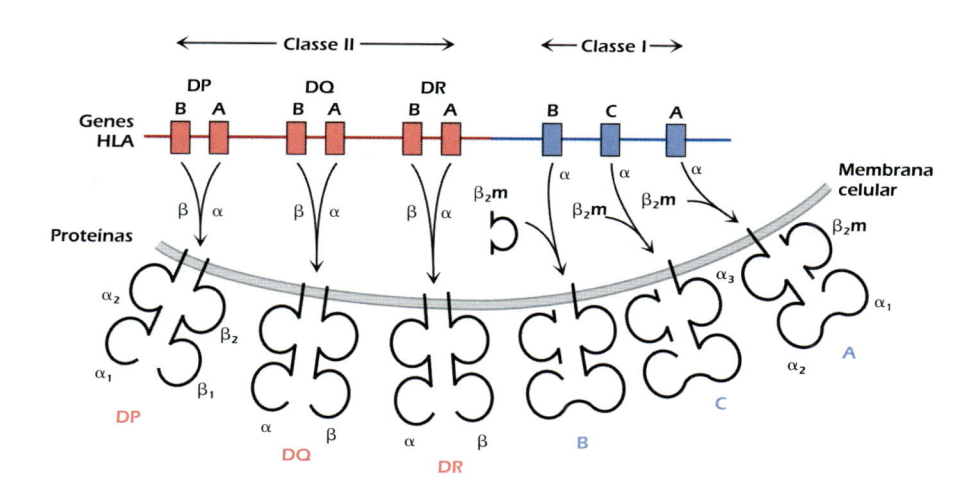

Figura 8.10 Representação simplificada do MHC humano, HLA, mostrando regiões e genes que codificam as moléculas polimórficas de classes I e II do MHC, expressas na superfície da célula; $\beta_2 m$ é codificada fora do MHC.

contém os genes do MHC humano, o HLA. Ele inclui duas regiões, as regiões de classe I e II. A região de classe I contém três genes independentes que codificam as moléculas polimórficas da classe I do MHC, HLA-A, HLA-B e HLA-Cw; o produto do gene *HLA-C* é chamado "Cw" para distingui-lo dos componentes do complemento, que são designados C3, C5 e assim por diante (ver Capítulo 13). A $\beta_2 m$ que é expressa na superfície da célula junto com a molécula de classe I do MHC é codificada fora do MHC.

A Fig. 8.10 também mostra que a região de classe II inclui pares de genes que codificam as moléculas polimórficas de classe II do MHC, HLA-DP, HLA-DQ e HLA-DR. Cada uma destas sub-regiões de classe II do MHC contém um gene A e um B; eles codificam as cadeias α e β, respectivamente, da molécula de classe II do MHC constituída por duas cadeias. Assim, por exemplo, o gene *HLA-DPA1* codifica o DPα da molécula de HLA-DP e o gene *HLA-DPB1* codifica a outra cadeia, DPβ, da molécula HLA-DP. Algumas pessoas possuem mais de um gene DRB (*DRB1*, *DRB2* etc.), que podem ser usados para codificar a cadeia DRβ, dessa forma eles podem expressar mais de um par das cadeias DRα e β.

Nomenclatura das Moléculas Polimórficas do MHC

Originalmente, as moléculas HLA foram caracterizadas por sorologia, isto é, usando anticorpos específicos para as diferentes moléculas de classe I ou II do HLA. Esta abordagem criou uma terminologia que estabeleceu diferenças entre os antígenos HLA, por exemplo, HLA-A2 diferindo de HLA-A25, HLA-B18 de HLA-B27 e HLA-DR14 de HLA-DR16. O advento da tecnologia do PCR proporcionou uma descrição muito mais detalhada sobre as diferenças entre as moléculas do HLA. Por exemplo, a terminologia atual se refere à *HLA-DRB1*1301*, em que as letras à esquerda do asterisco especificam o gene HLA, neste caso o *DRB1*, e os quatro (ou, em alguns casos, seis ou 8) números à direita do asterisco definem o alelo específico. Esta caracterização mais extensa e precisa dos alelos do HLA tem

sido valiosa em tentar tipar doadores e receptores de transplante e em identificar indivíduos que correm o risco de desenvolver diferentes condições autoimunológicas (ver Capítulos 19 e 12, respectivamente). Exemplos importantes de alelos específicos associados às condições de autoimunidade humana são apresentados no Quadro 12.1.

REGULAÇÃO DA EXPRESSÃO DOS GENES DO MHC

Expressão Codominante

A Fig. 8.10 mostra a região do HLA de um único cromossoma. Entretanto, como indicado anteriormente neste capítulo, as moléculas de classe I e II do MHC são *expressas codominantemente*, isto é, todas as células expressam moléculas de MHC transcritas tanto dos cromossomas paternos quanto maternos. Assim, cada célula nucleada de uma determinada pessoa expressa até seis moléculas diferentes de classe I e seis de classe II do HLA. Alguns indivíduos podem expressar menos de seis moléculas diferentes de classe I e II porque eles são *homozigóticos* para um alelo em particular (cromossomas paternos e maternos expressando o mesmo alelo).

Regulação Coordenada

A expressão de moléculas do MHC é *coordenadamente regulada*, significando que todas as moléculas de classe I e de classe II são expressas ao mesmo tempo numa única célula. Assim, fatores tais como o IFN-γ, intensificam a expressão de todas as moléculas de classe I e induzem as de classe II em uma determinada célula. Conforme enfatizou a discussão anterior, os genes de classe I e II do MHC são regulados separadamente, porque as moléculas de classe I do MHC podem ser expressas na ausência das de classe II.

Algumas raras pessoas portadoras da *síndrome do linfócito nu* não possuem a capacidade de expressar moléculas de classe I ou II do HLA ou ambas (ver Capítulo 17). Indivíduos que não expressam as moléculas de classe II do HLA possuem uma imunodeficiência mais grave, caracterizada por uma apresentação defeituosa dos antígenos às células T CD4+ e reduzido número destas células. Estas pessoas possuem uma mutação em um dos fatores que controlam a transcrição dos genes de classe II.

Herança dos Genes do MHC

A Fig. 8.11 mostra que o conjunto de genes de classe I e II do HLA expressos no cromossoma de uma pessoa — definido como *haplótipo* — é transferido para os descendentes em conjunto, ou seja, como uma unidade. Neste exemplo, as células do pai expressam moléculas de classe I e II do HLA codificadas pelos seus cromossomas paterno e materno (haplótipos 1 e 2), enquanto as células da mãe expressam moléculas de classe I e II do HLA codificados por ambos seus cromossomas (haplótipos 3 e 4). Devido à diversidade dos genes e moléculas do HLA na população, é praticamente garantido que os haplótipos HLA 1 e 2 herdados pelo pai serão diferentes dos haplótipos 3 e 4 da mãe (representados na figura por cromossomas de diferentes cores).

A Fig. 8.11 também mostra que os haplótipos do HLA do filho ou filha também se diferenciam dos haplótipos de seus pais: cada um dos pais expressa um haplótipo HLA diferente de cada criança, e cada criança expressa um haplótipo HLA diferente de cada um dos pais. A figura também mostra que cada criança na família expressa um conjunto diferente de haplótipos do HLA, mas existe uma chance em 4 de que dois irmãos tenham idênticos haplótipos do HLA. Entretanto, conforme descrevemos anteriormente no capítulo, indivíduos de uma mesma família normalmente não expressam moléculas idênticas do MHC; assim, a probabilidade de encontrar na população indivíduos que apresentem compatibilidade, em todos os alelos do HLA, é extremamente pequena.

OUTROS GENES DENTRO DO HLA

O MHC dos seres humanos e dos camundongos foi mapeado e mostrou conter mais genes e pseudogenes que as moléculas polimórficas de classe I e II do MHC, conforme enfatizado neste capítulo. A região entre os genes de classe I e II contém *genes de classe III do MHC*, que codificam os componentes séricos C2, C4 e fator B do complemento (descritos no Capítulo 13). Nos seres humanos, esta região também contém vários genes diferentes: as citocinas TNF-α e TNF-β, as proteínas de choque térmico hsp 70-1 e 70-2 (ativadas quando as células estão estressadas) e hidroxilase-21 (enzima envolvida no metabolismo de esteróide).

Genes adicionais de classe I do MHC humano — incluindo *HLA-E, HLA-F* e *HLA-G* — foram identificados na região de

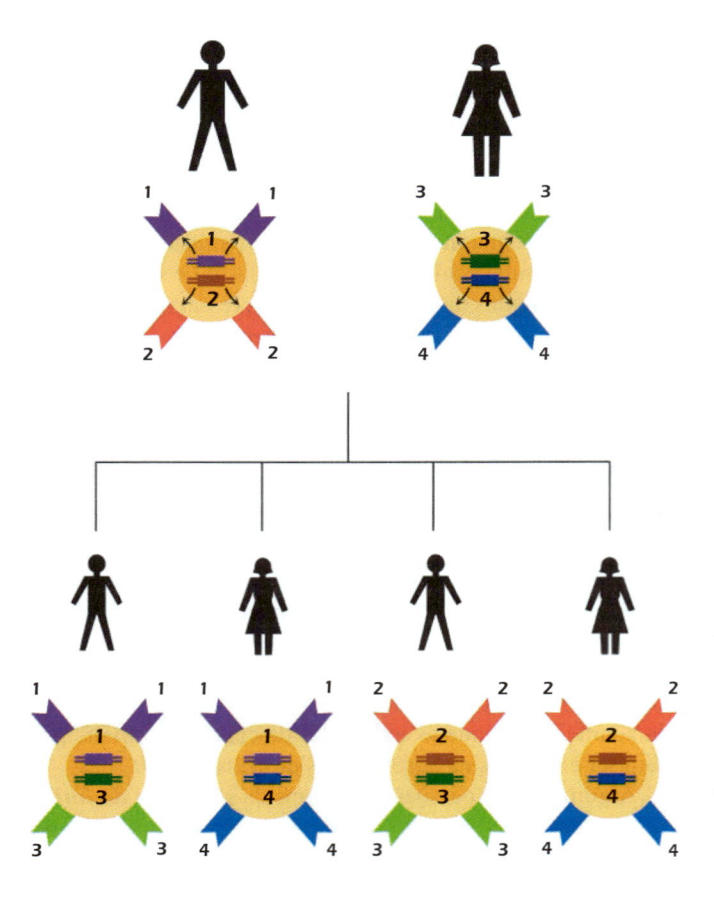

Figura 8.11 Os genes do HLA são transferidos como uma unidade a partir dos pais para o filho. Como o HLA é altamente polimórfico, é provável que dois adultos quaisquer possuam quatro haplótipos HLA distintos (pai: 1 e 2, mãe: 3 e 4). Os filhos destes pais expressam quatro haplótipos diferentes (1/3, 1/4 etc.). As diferentes estruturas coloridas na superfície da célula representam o conjunto combinado de moléculas de classe I mais as de classe II do HLA, expressas por todas as células deste indivíduo.

classe I. Estes genes e seus produtos são muito menos polimórficos que os genes de classe I descritos neste capítulo. As funções dos produtos de *HLA-E*, *HLA-F* e *HLA-G* ainda não são bem compreendidas, mas sabe-se do seu envolvimento na apresentação de antígenos para as células NK. A expressão de HLA-G por trofoblastos placentários tem sido sugerida como um potencial mecanismo capaz de impedir a rejeição do feto pela mãe.

A região de classe II do MHC também inclui o *HLA-DM* (que codifica uma molécula descrita inicialmente neste capítulo, que está envolvida na troca do peptídio na via de classe II do MHC) e genes codificadores de moléculas envolvidas na via de classe I do MHC: as moléculas transportadoras de peptídio TAP-1 e TAP-2 e as principais subunidades do proteossoma. Atualmente ainda é desconhecido o porquê de todos estes genes estarem ligados em um complexo que é transferido como uma unidade, ou melhor, em bloco, junto com genes codificadores de moléculas responsáveis por interações celulares cruciais.

MHC EM OUTRAS ESPÉCIES

Como indicado inicialmente neste capítulo, toda espécie de vertebrado possui um MHC. Geralmente, os nomes dos MHCs de outras espécies são semelhantes ao MHC humano, HLA; por exemplo, BoLA para o sistema bovino e SLA para o suíno. O MHC de camundongo, conhecido por **H-2**, foi estudado com grandes detalhes. O nome H-2 difere porque ele foi derivado dos estudos iniciais dos genes de histocompatibilidade envolvidos nas respostas aos transplantes. Desenvolveu-se intenso interesse no H-2 porque os camundongos podem ser seletivamente cruzados para formar **linhagens endogâmicas**, nas quais todos os membros da linhagem são geneticamente idênticos (tópico discutido com mais detalhes no Capítulo 5). Estudos considerando a identidade genética das linhagens endogâmicas de camundongos e de suas moléculas do MHC ajudaram a responder muitas questões imunológicas fundamentais, que não poderiam ser conduzidas facilmente nos seres humanos. Os genes e os produtos proteicos dos MHCs humano e do camundongo mostraram um alto grau de homologia, indicando uma origem ancestral comum.

A Fig. 8.12 descreve o H-2, localizado no cromossoma 17 do camundongo. Diferente da única região de classe I do MHC do HLA humano, os genes de classe I do MHC de camundongo são encontrados nas duas regiões terminais do H-2. Três genes independentes — *K*, *D* e *L* — codificam as moléculas de classe I do MHC, que são expressas na superfície celular em associação com β_2m. O H-2 contém uma região de classe II que possui dois pares de genes (ao invés dos três encontrados nos seres humanos), que codificam as moléculas polimórficas de classe II, *I-A* e *I-E* do MHC; cada uma delas compreende uma cadeia α e uma β. Nos camundongos, os haplótipos H-2 são indicados por letras sobrescritas. Por exemplo, na linhagem de camundongo H-2^b, todos os genes de classe I e II do MHC e seus produtos são do tipo b (K^b, I-A^b etc.) e na linhagem distinta no MHC H-2^d, todos os genes de MHC I e II são do tipo d (K^d, I-A^d etc.).

DIVERSIDADE DAS MOLÉCULAS DO MHC: MHC ASSOCIADO COM RESISTÊNCIA E SUSCETIBILIDADE À DOENÇA

O grande polimorfismo dos genes e moléculas do MHC constitui um grande impedimento à aceitação do transplante de tecidos entre indivíduos, porque é muito improvável que dois indivíduos sejam geneticamente idênticos (o tópico sobre transplante é discutido de forma mais ampla no Capítulo 18). A manutenção dessa diversidade traz alguns benefícios importantes para as espécies, pois todas as espécies de vertebrados desenvolveram um conjunto semelhante composto por diversos genes e moléculas do MHC.

A explicação mais provável é que a diversidade das moléculas do MHC é a resposta protetora das espécies contra um grupo de microrganismos patogênicos ao seu redor. Tudo indica que a variedade das moléculas do MHC na população aumenta a probabilidade de que alguns peptídios derivados do patógeno se liguem ao MHC e ativem a resposta de célula T em pelo menos alguns indivíduos. Para ilustrar este ponto,

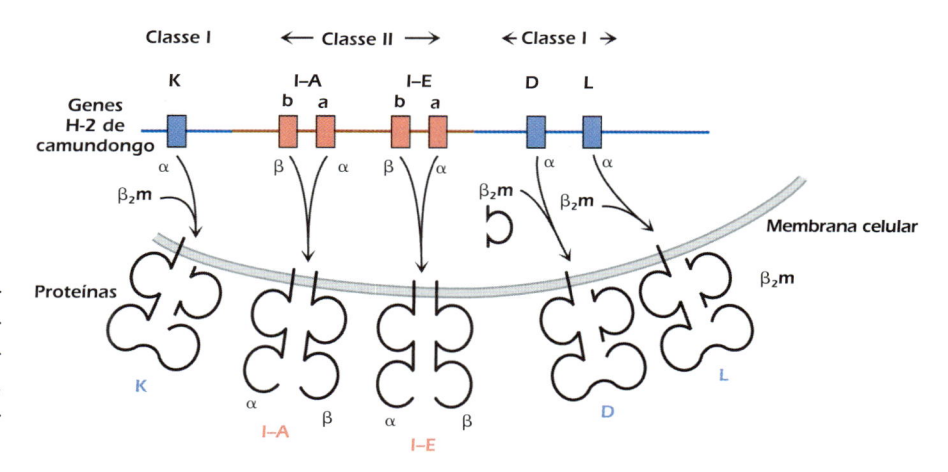

Figura 8.12 Representação simplificada do MHC H-2 de camundongo, mostrando regiões e genes que codificam as moléculas polimórficas de classes I e II do MHC, expressas na superfície celular; β_2m é codificada fora do MHC.

imagine-se o caso extremo de que só existisse uma molécula do MHC na população. Se um patógeno impedisse a expressão desta única molécula do MHC (situação que é característica da resposta contra alguns vírus, descrita anteriormente neste capítulo), nenhuma resposta de célula T seria desencadeada e toda a espécie estaria extinta. A manutenção de um grande número de genes e moléculas do MHC nas espécies reduziria muito o risco de tal acontecimento.

Também é provável que a expressão de um alelo específico do MHC seja um dos fatores importantes associados com a suscetibilidade ou resistência a diferentes agentes infecciosos. Nos seres humanos, a expressão de alelos específicos do HLA tem sido associada tanto à suscetibilidade quanto à resistência a várias e diferentes doenças infecciosas, tais como o vírus linfotrópico 1 humano de célula T (HTLV-1), hepatite B, hanseníase, malária, tuberculose, bem como a rápida progressão do desenvolvimento da AIDS. Associações seme-lhantes ao MHC têm sido mostradas em doenças infecciosas que afetam outras espécies. Tais associações incluem a doença de Marek (uma doença viral em galinhas) e a infecção pelo vírus da leucemia bovina em vacas. Além disso, conforme discutido com mais detalhes no Capítulo 12, indivíduos com certos alelos do HLA correm maior risco de desenvolver determinadas doenças autoimunológicas ou inflamatórias, embora outros genes e seus produtos contribuam para o desenvolvimento destas doenças.

Mecanismos definitivos ligando a posse de um gene ou molécula específica do MHC com o início ou progressão de uma doença, ainda não foram estabelecidos para quase nenhuma destas doenças ou condições. Apesar disso, o início e a progressão de muitas destas doenças estão provavelmente relacionados, de alguma forma, com a apresentação de certos peptídios por moléculas específicas do MHC e a ativação de respostas "inapropriadas" da célula T.

RESUMO

1. As moléculas do MHC desempenham um importante papel na resposta de células T aos antígenos que são capturados ou que vivem no interior das células do corpo; as moléculas do MHC se ligam a peptídios derivados de antígenos proteicos e os apresentam às células T que possuem o receptor adequado. Assim, diz-se que as respostas de célula T são restritas ao MHC.

2. O MHC é um complexo, um conjunto de genes herdados como uma unidade. O MHC codifica duas principais categorias de moléculas transmembranas de superfície celular, moléculas de classe I e de classe II do MHC:
   - A molécula *de classe I* do *MHC* é expressa em todas as células nucleadas em associação a um pequeno peptídio invariável, β_2-microglobulina; peptídio ligado à molécula de classe I do MHC interage com o TCR das células T CD8$^+$, dessa forma, as respostas das células T CD8$^+$ são restritas pela molécula de classe I do MHC.
   - A molécula *de classe II* do *MHC* é expressa constitutivamente apenas nas células que apresentam antígenos às células T — APCs tais como as células dendríticas, macrófagos e células B. O peptídio ligado à molécula de classe II do MHC interage na superfície celular com o TCR de uma célula T CD4$^+$. Dessa forma, a resposta das células T CD4$^+$ é restrita pela molécula de classe II do MHC.

3. A expressão de moléculas do MHC é induzida em muitos tipos celulares, particularmente, em resposta às citocinas geradas durante a resposta aos agentes infecciosos. Esta indução da expressão poten-cializa as respostas de célula T contra o patógeno. Os vírus inibem a expressão de moléculas de classe I do MHC e, assim, subvertem a resposta de célula T a eles direcionada.

4. Em um indivíduo, as mesmas moléculas de classe I e II do MHC são expressas em todas as células do corpo. Indivíduos diferentes expressam moléculas diferentes de classe I e II do MHC. Esta diversidade aparece porque diferentes indivíduos, de uma mesma espécie, possuem uma grande quantidade de genes herdados de moléculas de classe I e II do MHC (polimorfismo genético), o sistema geneticamente mais diverso na população. Devido ao grande polimorfismo dos genes do MHC, praticamente todo indivíduo herda um único conjunto de genes do MHC.

5. A região externa de cada molécula de classe I e II do MHC contém uma fenda profunda chamada fenda de ligação ao peptídio, que se liga aos peptídios derivados do catabolismo (processamento) dos antígenos proteicos. A ligação dos peptídios às moléculas do MHC é seletiva, isto é, cada molécula do MHC favorece a ligação de peptídios com motivos específicos.

6. As moléculas de classe I e II do MHC ligam peptídios derivados de proteínas processadas em diferentes compartimentos do interior da célula.
   - As moléculas *de classe I* do *MHC* ligam peptídios de 8–9 aminoácidos, derivados de proteínas catabolizadas no citoplasma ("antígenos endógenos"); os peptídios são transportados para o retículo endoplasmático, onde eles interagem com cadeias de classe I e β_2-microglobulina do MHC recém-sintetizadas.

- As moléculas *de classe II* do *MHC* ligam peptídios de 12–17 aminoácidos derivados de proteínas capturadas pelas células ("antígenos exógenos") e catabolizadas em vesículas ácidas nas APCs.

- Células dendríticas possuem uma via exclusiva — apresentação cruzada — na qual o antígeno capturado pela célula se associa com moléculas de classe I do MHC, enquanto os peptídios são apresentados às células T CD8$^+$.

7. Como as proteínas são estruturalmente complexas, elas normalmente geram pelo menos um peptídio capaz de se ligar a uma molécula do MHC, assegurando que uma resposta de célula T seja feita, pelo menos, para alguma região do antígeno estranho.

8. As moléculas de classe I do MHC também interagem com receptores nas células NK. Tal interação impede que estas células matem células normais do hospedeiro.

Por exemplo, a expressão reduzida de moléculas de classe I do MHC, após infecção por certos vírus e em certos tumores, resulta na morte da célula do hospedeiro pela NK.

9. As moléculas do MHC se ligam a peptídios derivados de componentes próprios como também de antígenos estranhos, entretanto, os componentes próprios normalmente não ativam a resposta de célula T. Isto ocorre porque sob condições normais, moléculas próprias não geram sinais coestimulatórios (secundários), necessários para ativar as células T inocentes. A resposta de célula T é direcionada contra moléculas estranhas (não próprias), particularmente componentes de patógenos, que induzem tais sinais coestimulatórios.

10. A suscetibilidade e resistência contra muitas condições autoimunológicas e inflamatórias estão associadas com a expressão de uma determinada molécula do MHC.

REFERÊNCIAS

Bjorkman PJ, Saper MA, Samraoui B, Bennett WS, Strominger JL, Wiley DC (1987): Structure of the human class I histocompatibility antigen, HLA-A2. *Nature* 329:506–512.

Boyton RJ, Altmann DM (2007): Natural killer cells, killer immunoglobulin-like receptors and human leucocyte antigen class I in disease. *Clin Exp Immunol* 149:1–8.

Cresswell P, Ackerman AL, Giodini A, Peaper DR, Wearsch PA (2005): Mechanisms of MHC class I-restricted antigen processing and cross-presentation. *Immunol Rev* 207:145.

Rammensee HG, Falk K, Rötzschke O (1993): MHC molecules as peptide receptors. *Curr Opin Immunol* 5:35–44.

Rock KL, Shen L (2005): Cross-presentation: Underlying mechanisms and role in immune surveillance. *Immunol Rev* 207:166.

Stern LJ, Brown JH, Jardetzky TS, Gorga JC, Urban RG, Strominger JL, Wiley DC (1994): Crystal structure of the human class II MHC protein HLA-DR1 complexed with an influenza virus peptide. *Nature* 368:215–221.

Stern LJ, Wiley DC (1994): Antigenic peptide binding by class I and class II histocompatibility proteins. *Structure* 2:245–251.

Trombetta ES, Mellman I (2005): Cell biology of antigen processing *in vitro* and *in vivo*. *Annu Rev Immunol* 23:975.

Trowsdale J (2005): HLA genomics in the third millennium. *Curr Opin Immunol* 17:498.

Villadangos JA, Schnorrer P, Wilson NS (2005) Control of MHC class II antigen presentation in dendritic cells: A balance between creative and destructive forces. *Immunol Rev* 207:191–205.

 ## QUESTÕES DE REVISÃO

Para cada questão, escolha A MELHOR resposta.

1. Todas as seguintes características são qualidades tanto das moléculas de classe I quanto de classe II do MHC, exceto:
   A) Elas são expressas codominantemente.
   B) Elas são expressas constitutivamente em todas as células nucleadas.
   C) Elas são constituídas por polipeptídios glicosilados com estrutura de domínio.
   D) Elas estão envolvidas na apresentação de fragmentos de antígenos às células T.
   E) Elas são expressas na superfície da membrana das células B.

2. As moléculas de classe I do MHC são importantes para qual das seguintes respostas?
   A) ligar-se a moléculas CD8 nas células T.
   B) apresentar antígenos exógenos (isto é, proteína bacteriana) para as células B.
   C) apresentar proteínas virais intactas para as células T.
   D) ligar-se a moléculas CD4 nas células T.
   E) ligar-se à Ig nas células B.

3. Qual das seguintes respostas está *incorreta* em relação às moléculas de classe II do MHC?
   A) As células B podem expressar diferentes formas alélicas de moléculas do MHC em sua superfície.

B) As moléculas de classe II do MHC são sintetizadas no retículo endoplasmático da APC.

C) Indivíduos geneticamente diferentes expressam diferentes alelos de classe II do MHC.

D) As moléculas de classe II do MHC estão associadas com a β_2-microglobulina na superfície da célula.

E) Um peptídio que não se liga a uma molécula de classe II do MHC não desencadeará uma resposta de célula T CD4$^+$.

4. Os produtos dos genes *TAP-1* e *TAP-2*:
A) ligam-se à β_2-microglobulina.
B) impedem a ligação do peptídio às moléculas do MHC.
C) são parte do proteossoma.
D) transportam peptídios para o retículo endoplasmático para se ligar a moléculas de classe I do MHC.
E) transportam peptídios para o retículo endoplasmático para se ligar a moléculas de classe II do MHC.

5. Qual das seguintes afirmativas sobre os genes do HLA está *incorreta*?
A) Eles codificam componentes do complemento.
B) Eles codificam todas as cadeias da molécula de classe I do HLA expressas.
C) Eles codificam todas as cadeias da molécula de classe II do HLA expressas.
D) Eles estão associados a suscetibilidade e resistência contra diferentes doenças.

E) O conjunto total dos alelos do HLA no cromossoma é conhecido como haplótipo do HLA.

6. Qual das seguintes características é encontrada na superfície de todas as células B, T e pancreática?
A) Moléculas de classe II do MHC.
B) Um receptor antígeno-específico rearranjado.
C) Imunoglobulina.
D) Moléculas de classe I do MHC.
E) CD19.

7. Após um vírus infectar as células do fígado de um garoto, qual das seguintes afirmativas sobre processamento e apresentação de proteínas derivadas do vírus está correta?
A) Todos os peptídios derivados do processamento se associam com as moléculas de classe I do HLA.
B) O processamento ocorre exclusivamente nas vesículas ácidas.
C) Os peptídios derivados do vírus, e que se ligam a suas moléculas de classe I do HLA, também se ligam a moléculas de classe I do HLA de sua irmã.
D) Alguns peptídios derivados do vírus são apresentados às células T CD8$^+$.
E) Suas moléculas de classe I do HLA se ligam, preferencialmente, aos peptídios derivados do vírus com comprimento de 12–17 aminoácidos.

RESPOSTAS ÀS QUESTÕES DE REVISÃO

1. B As moléculas de classe I do MHC são expressas em todas as células nucleadas, mas a expressão constitutiva das moléculas de classe II do MHC é limitada à APC, como as células B e células dendríticas. A expressão de moléculas de classe II do MHC pode ser induzida pelas citocinas em outros tipos celulares, tais como as células endoteliais e fibroblastos.

2. A A interação do CD8 expresso na célula T com a região invariante de uma molécula de classe I do MHC de uma célula do hospedeiro, desempenha um papel decisivo na ativação das células T CD8$^+$ (ver também Capítulos 9 e 10).

3. D A molécula de classe I, mas não a de classe II do MHC, se associa com a β_2-microglobulina.

4. D Os produtos dos genes *TAP-1* e *TAP-2* transportam seletivamente os peptídios gerados no citoplasma para o retículo endoplasmático, onde os peptídios de 8–9 aminoácidos de comprimento podem se ligar à molécula de classe I do MHC recém-sintetizada.

5. B As moléculas de classe I do HLA são expressas na superfície celular junto com a β_2-microglobulina; o gene que codifica a

β_2-microglobulina está localizado fora do MHC, em um cromossoma diferente.

6. D As moléculas de classe I do MHC são expressas nestas células e em todas as células nucleadas. As moléculas de classe II do MHC são expressas constitutivamente nas APCs, como as células B, mas não nas células T ou nas pancreáticas. As células T e B expressam um receptor antígeno-específico (ver também o Capítulo 9), mas as células pancreáticas não. Ig e CD19 são expressos pelas células B (Capítulo 7).

7. D Devido à seletividade de ligação dos peptídios às moléculas do MHC, alguns, mas nem todos os peptídios derivados do processamento das proteínas virais, provavelmente se associarão às moléculas de classe I do HLA do menino, ativando uma resposta de célula T CD8$^+$ vírus-específica. Os peptídios que se ligam às moléculas de classe I do HLA possuem de oito a nove aminoácidos. É esperado, então, que a irmã do menino possua um diferente haplótipo do HLA, assim, um conjunto distinto de peptídios derivados do vírus se ligará às suas moléculas de classe I do HLA.

9

BIOLOGIA DO LINFÓCITO T

 INTRODUÇÃO

Os capítulos iniciais se focaram nas características dos linfócitos B e seus receptores para antígenos, a imunoglobulina. No Capítulo 8, foi introduzido o papel das respostas imunológicas envolvendo os linfócitos T (células T) e discutidos os papéis-chave das moléculas do MHC e peptídios nestas respostas.

O enfoque deste capítulo são as características das células T. Conforme descrito no capítulo anterior, acredita-se que as células T evoluíram para lidar com a etapa crucial da resposta contra os patógenos — tais como vírus, bactérias e parasitas — que ocorrem dentro das células do hospedeiro. Como as proteínas são tanto os principais componentes dos patógenos, como também por serem sintetizadas por estes, as células T desempenham uma função importante na resposta contra quase todos os agentes danosos — e antígenos "inócuos" — aos quais um indivíduo é exposto.

Inicialmente vamos descrever o receptor para antígeno das células T — *o TCR* — e comparar suas características com aquelas da Ig, para, em seguida, descrever outras moléculas importantes na superfície da célula T. Posteriormente, iremos explicar as etapas-chave do desenvolvimento da célula T no timo, o órgão no qual a célula T em desenvolvimento adquire seu TCR, e descrever também o papel decisivo desempenhado pelas moléculas do MHC durante o desenvolvimento da célula T no timo.

 RECEPTOR ANTÍGENO-ESPECÍFICO DE CÉLULA T

Moléculas que Interagem com o Antígeno

Assim como as células B, as células T expressam um receptor antígeno-específico que é *clonalmente distribuído*; cada clone de célula T expressa um TCR de sequência única. O grande repertório de moléculas de TCR, que se calcula ser da ordem de 10^{18} diferentes estruturas possíveis, é formado pela mesma estratégia de rearranjo genético V(D)J descrita para as moléculas de Ig no Capítulo 6. Os aspectos característicos do rearranjo genético do TCR serão discutidos com mais detalhes ainda neste capítulo.

O lado esquerdo da Fig. 9.1 mostra a forma do TCR expresso na maioria das células T maduras de seres humanos e em muitas outras espécies. Ele é constituído por duas cadeias polipeptídicas, α e β, unidas por ligações dissulfeto. As cadeias α e β do TCR são glicoproteínas transmembrânicas com extremidades citoplasmáticas curtas; devido a diferenças na expressão de carboidratos, os pesos moleculares das cadeias variam entre 40 e 60 kDa. As cadeias α e β do TCR são constituídas de regiões variáveis (V) e constantes (C), análogas às regiões V e C das moléculas de Ig (ver Figs. 4.3 e 4.14). Cada região V e C do TCR se dobra em um domínio do tipo Ig. Além disso, assim como a Ig, as regiões Vα e Vβ do TCR contêm três regiões hipervariáveis ou determinantes da complemen-

Immunology: A Short Course, Sixth Edition, By Richard Coico and Geoffrey Sunshine
Copyright © 2009 John Wiley & Sons, Inc.

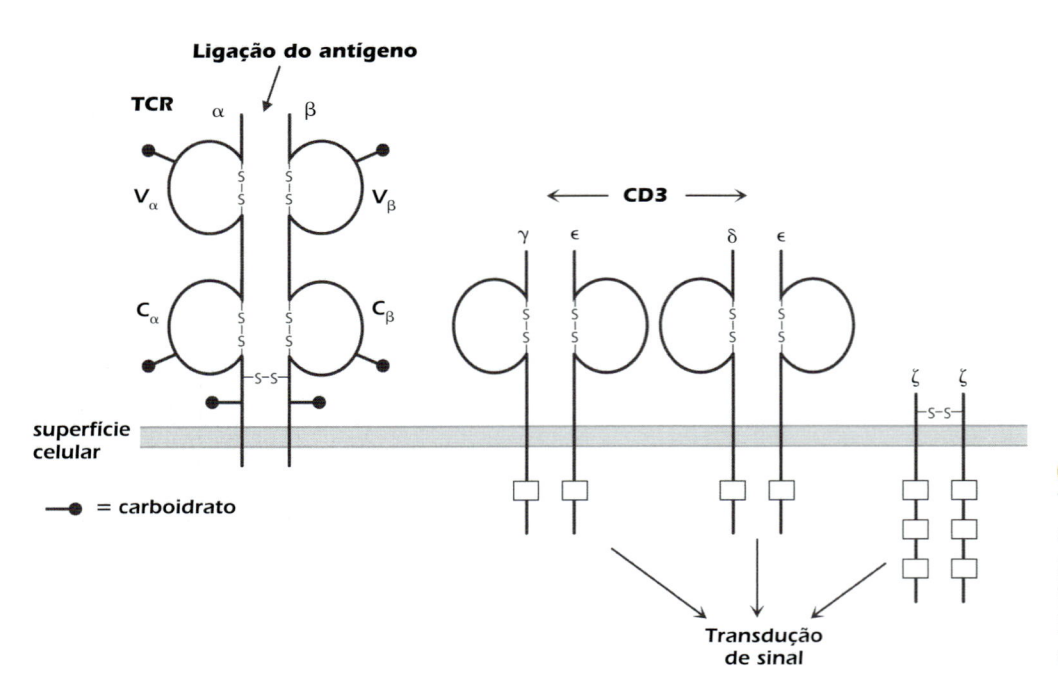

Figura 9.1 Complexo do TCR: cadeias α e β de ligação ao antígeno em associação ao complexo de transdução de sinal CD3 (cadeias γ, δ e ε) junto com ζ. Os ITAMs estão representados por caixas retangulares.

taridade (***CDR1***, ***CDR2*** e ***CDR3***, ver Fig. 4.4), que se unem em uma estrutura tridimensional para formar o sítio de ligação ao antígeno.

As semelhanças entre as estruturas do TCR e da Ig e a organização dos genes que codificam estas moléculas (discutidas mais adiante no capítulo) sugerem que o TCR e a Ig evoluíram de um gene ancestral comum. Conforme descrito no Capítulo 4 e ilustrado na Fig. 4.14, diz-se que tais genes pertencem à ***superfamília de genes das Igs***, enquanto as moléculas são conhecidas como membros da ***superfamília das Igs***.

Embora as estruturas do TCR e da Ig sejam semelhantes, elas diferem significativamente de várias maneiras.

Valência e Conformação.   O TCR é uma estrutura de duas cadeias que formam um único sítio de ligação para o antígeno; em outras palavras, o TCR é monovalente e se assemelha ao fragmento Fab monovalente de um anticorpo. O TCR possui uma conformação rígida, diferentemente da molécula de quatro cadeias da Ig, com sua dobradiça e dois sítios de ligação ao antígeno. Estas propriedades conferem à molécula de Ig uma flexibilidade que a permite se ligar bivalentemente a antígenos de diferentes formas e tamanhos. Conforme descrito adiante, a conformação rígida do TCR é apropriada para a ligação à superfície de outras células do hospedeiro, ao passo que a flexibilidade das moléculas de Ig facilita a ligação a antígenos tanto na superfície da célula B quanto em solução.

Reconhecimento do Antígeno.   Nos Capítulos 3 e 4 descrevemos como a Ig se liga a muitos diferentes tipos de antígeno (carboidratos, DNA, lipídios e proteínas), que são encontrados em fluidos tal como o soro. A Ig também pode

responder a epítopos lineares *e* conformacionais em um antígeno; assim, tanto a conformação tridimensional quanto a sequência de um antígeno são importantes para estimular as respostas em anticorpo. Em contrapartida, como mencionado no Capítulo 8, o TCR interage especialmente com pequenos fragmentos de proteínas chamados peptídios, que são expressos na superfície de uma célula do hospedeiro em associação com o MHC. (No Capítulo 8 dissemos que o TCR de algumas células T pode reconhecer lipídios.) Consequentemente, em contraste com a variedade de estruturas e formas reconhecidas pelas moléculas de Ig, o antígeno reconhecido pelo TCR é geralmente uma combinação da molécula do MHC (tanto MHC de classe I quanto II) com um pequeno peptídio linear (8-9 aminoácidos para peptídios ligados ao MHC de classe I ou 12-17 aminoácidos para peptídios ligados ao MHC de classe II).

Conforme observado no Capítulo 8, o TCR realiza interações decisivas tanto com a molécula do MHC quanto com o peptídio. A região hipervariável formada pelo Vα e Vβ no centro do TCR interage com dois ou três aminoácidos no centro do peptídio (ver Fig. 9.2). Esta região hipervariável (conhecida como terceira alça hipervariável) constitui o CDR3 do TCR. Como descrito adiante neste capítulo, o CDR3 é a região mais variável do TCR. Com isso, a variabilidade das sequências dentre os CDR3s, nos diferentes TCRs, parece crítica em assegurar que diferentes TCRs reajam especificamente com somente certos peptídios.

Secreção de Receptor.   Diferente da Ig, o TCR não existe sob uma forma específica secretada e não é secretado como consequência da ativação da célula T. Assim, diferente da Ig, o TCR não possui uma função "efetora". Ao invés disso, con-

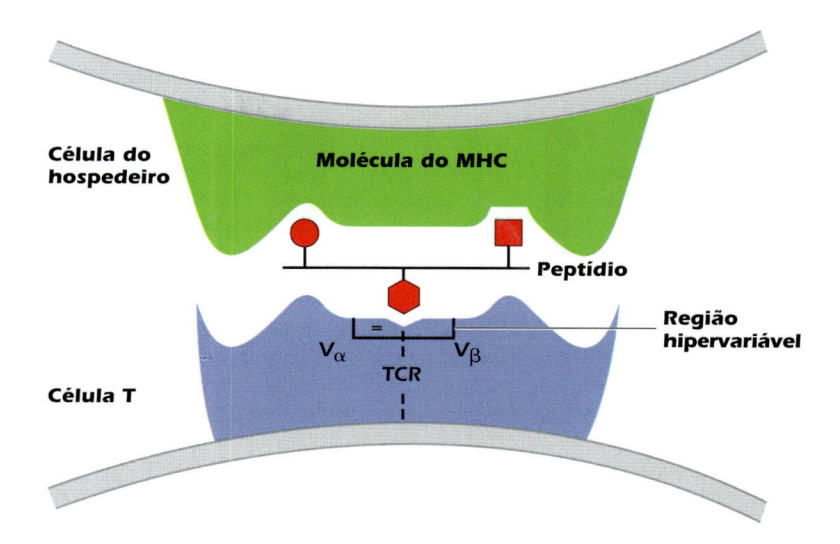

Célula do hospedeiro

Molécula do MHC

Peptídio

Região hipervariável

V_α V_β

TCR

Célula T

Figura 9.2 Interação do TCR com uma molécula do MHC-modelo (de classe I ou II) e com um peptídio ligado, expressos na superfície da célula do hospedeiro.

forme descreveremos no Capítulo 10, a ativação da célula T resulta na secreção de citocinas e/ou na morte das células infectadas do hospedeiro. Em contrapartida, após o antígeno se ligar à Ig de membrana e ativar a célula B, esta se diferencia em plasmócito que secreta Ig com a mesma especificidade antigênica expressa pela célula B, que inicialmente se ligou ao antígeno (ver Capítulo 7).

Ausência de Mudanças no TCR Durante a Resposta ao Antígeno. Conforme discutido nos Capítulos 6 e 7, durante o curso da resposta ao antígeno, as moléculas de Ig sofrem **hipermutação somática** (com associada maturação da afinidade) e ***troca de isotipo***, a ligação de um conjunto de genes que codifica uma determinada região V a diferentes genes da região C. Estes mecanismos são característicos das células B. O TCR não muda durante a resposta ao antígeno.

Complexo do Receptor de Célula T

A Fig. 9.1 mostra que as cadeias α e β do TCR, que reconhecem o antígeno, são expressas também na superfície das células T em associação estreita, não covalente, com a molécula ***CD3*** e com duas cadeias ζ (**zeta**) idênticas (***CD247*** com peso molecular de 16 kDa). CD3 e ζ não se ligam ao antígeno. Elas são ***moléculas de transdução de sinal*** ativadas após a ligação do antígeno às cadeias α e β do TCR e são análogas às moléculas Igα e Igβ, associadas à Ig do complexo de receptor antígeno-específico da superfície da célula B, conforme descrito no Capítulo 7. A combinação das cadeias α e β do TCR mais a CD3 e ζ é conhecida como sendo o ***complexo do TCR***.

A CD3 compreende os três polipeptídios distintos γ, δ e ε (pesos moleculares de 25, 20 e 20 kDa, respectivamente). Todas estas moléculas contêm uma estrutura em alça dobrada característica de Ig e são membros da superfamília de Igs. Como a CD3 desempenha papel de *chaperon* no transporte da molécula de TCR recém-sintetizada, através da célula para a superfície celu-

lar, ela sempre está associada ao TCR. A CD3 é *invariante* (a mesma) sobre todas as células T; como ela é expressa exclusivamente nas células T, pode ser usada como um marcador para distinguir as células T de todas as outras células.

Cada cadeia do complexo CD3 também contém uma sequência contendo tirosina, conhecida como um ***motivo de ativação baseado na tirosina do imunorreceptor*** — também encontrado em Igα e Igβ — e a cadeia ζ contém três. Conforme será descrito em mais detalhes no Capítulo 10, após o antígeno se ligar às cadeias α e β do TCR, os ITAMs da CD3 e das cadeias ζ realizam papel importante nas fases iniciais de ativação da célula T.

Moléculas Correceptoras

Nas células T maduras, o TCR é expresso na superfície da célula T em associação com outra molécula transmembrana, conhecida como um ***correceptor***. O correceptor da célula T não liga antígeno, mas aumenta a capacidade de o antígeno ativar as células T; em outras palavras, a expressão do correceptor *reduz o limiar* para a resposta ao antígeno, conforme será descrito adiante. Desta forma, o correceptor de célula T é análogo ao correceptor da célula B — os complexos CD19, CD21 e CD81 — conforme descrito no Capítulo 7.

A Fig. 9.3 mostra que o correceptor nas células T maduras é o ***CD4*** ou a molécula de duas cadeias ***CD8***, ambos membros da superfamília das Igs. Conforme descreveremos posteriormente neste capítulo, somente as células T imaturas em diferenciação no timo expressam *tanto* CD4 *quanto* CD8. CD4 e CD8 são quase exclusivamente expressos nas células T; a expressão do correceptor divide a população de células T em duas principais subpopulações conhecidas como células T CD4+ e T CD8+. Em pessoas saudáveis, a relação entre células T CD4+ e T CD8+ na circulação é de aproximadamente 2:1, mas em condições que apresentam níveis reduzidos de células T CD4+, como na AIDS, esta relação é reduzida (ver Capítulo 17).

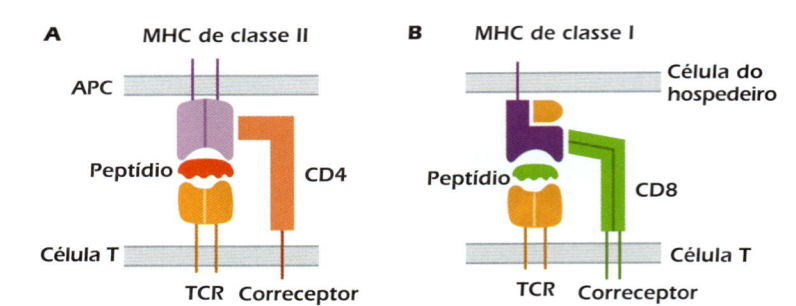

Figura 9.3 Correceptores do TCR e suas interações com as moléculas do MHC expressas nas células do hospedeiro: (A) CD4 com MHC de classe II expressos na APC; (B) CD8 com MHC de classe I expressos em todas as células nucleadas.

CD4 e CD8 possuem várias funções importantes:

- As porções extracelulares de CD4 e CD8 se ligam às porções invariáveis das moléculas do MHC expressas na superfície das células do hospedeiro. A Fig. 9.3A mostra que CD4 se liga seletivamente às células expressando *moléculas de classe II do MHC*; conforme descrito no Capítulo 8 e discutido posteriormente com maiores detalhes neste capítulo e no Capítulo 10, as moléculas de classe II do MHC são expressas constitutivamente nas APCs: células dendríticas, macrófagos, células B e células epiteliais tímicas. Assim, as células T CD4+ interagem com as células do hospedeiro que expressam antígeno ligado ao MHC de classe II.

  A Fig. 9.3B mostra que o CD8 se liga seletivamente às células expressando as *moléculas de classe I do MHC*, que são expressas na superfície de todas as células nucleadas do corpo. Assim, as células T CD8+ interagem com as células expressando antígeno associado com o MHC de classe I.

- A ligação do CD4 ou CD8 às moléculas do MHC expressas nas APCs ajuda a fortalecer a ligação das células T à APC. Assim, CD4 e CD8 agem como *moléculas de adesão* nas interações da célula T com a APC.

- CD4 e CD8 estão envolvidos na *transdução de sinal* após a ligação do antígeno ao TCR. Especificamente, as porções intracelulares de CD4 e CD8 estão ligadas a enzimas, conhecidas como proteína tirosina quinase, que são componentes iniciais importantes nas vias de ativação da célula T. Este conceito será discutido mais detalhadamente no Capítulo 10.

- A característica típica da molécula CD4 é que ela se liga ao HIV. Isto permite que o vírus infecte células expressando CD4, o que acarreta o desenvolvimento da AIDS (ver Capítulo 17). Nos seres humanos, o CD4 é expresso em baixos níveis pelos macrófagos e células dendríticas, assim como pelas células T; assim, todos estes tipos celulares podem ser infectados pelo HIV.

Outras Moléculas Importantes Expressas na Superfície da Célula T

Nos parágrafos seguintes e na Fig. 9.4 descreveremos as moléculas além daquelas associadas ao complexo TCR e aos correceptores de célula T, que desempenham papéis importantes na função da célula T.

Ligantes Coestimulatórios. Para que sejam ativadas, *as células T inocentes*, aquelas células T que não se encontraram com o antígeno previamente, precisam mais do que a interação do *sinal primário* entre o peptídio e o MHC, expresso na APC, e o TCR, expresso pela célula T. Além disso, as células T inocentes precisam de *sinais secundários*, também chamados de *interações coestimulatórias*, para a completa ativação da célula T. Estas interações coestimulatórias aumentam o sinal liberado pelo complexo do TCR.

Múltiplos pares de tais moléculas coestimulatórias foram identificados nas superfícies da célula T e da APC. A interação coestimulatória melhor compreendida ocorre entre **CD28** expresso na célula T madura e as moléculas da *família B7* expressas na APC. Esta interação, que iremos discutir em maiores detalhes no Capítulo 10, é decisiva para as células T ativadas por antígenos sintetizarem a citocina IL-2, um fator de crescimento de célula T, que é necessário para a proliferação destas células. As células T também expressam **CD40 ligante** (**CD40L** ou **CD154**), que interage com o CD40 expresso nos macrófagos, células B e células dendríticas. Esta interação aumenta a interação coestimulatória B7-CD28. A interação de CD40 e CD40 ligante também desempenha papel decisivo na mudança de isotipo nas células B dependentes de células T.

Parece que a interação de alguns pares coestimulatórios têm efeitos distintos da ativação de célula T, incluindo sinalização *negativa*. **CTLA-4** (**CD152**), uma molécula intimamente relacionada com CD28, é expressa nas células T ativadas e interage com moléculas B7 para transmitir uma sinalização negativa à célula T ativada, que ajuda a terminar a resposta.

Moléculas Envolvidas na Adesão e Endereçamento. **CD2**, assim como CD4 e CD8, tem propriedades de sinalização e transdução de sinal. CD2 é expresso quase exclusivamente nas células T e é expresso por quase todas as células T maduras. Nos seres humanos, CD2 interage com **CD58** (**LFA-3**) expresso em muitas células diferentes.

As células T também expressam moléculas de superfície associadas com o *endereçamento*, a entrada preferencial de diferentes tipos de linfócitos em diferentes tecidos. Assim como o endereçamento da célula B (descrito no Capítulo 7), o endereçamento da célula T é altamente regulado pela ex-

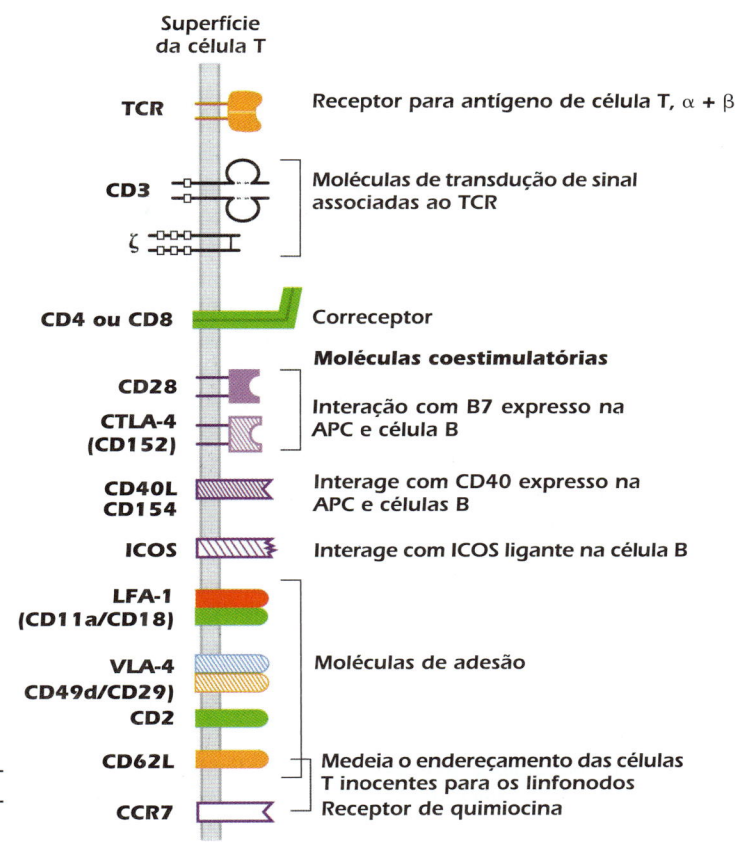

Figura 9.4 Moléculas importantes expressas na superfície da célula T. As barras hachuradas indicam expressão induzida na célula ativada.

pressão de padrões de moléculas de adesão e receptores de quimiocinas (descrito adiante); seus padrões de expressão mudam conforme o estado de ativação da célula.

As células T inocentes, assim como as células B inocentes, circulam através dos linfonodos periféricos e de mucosa. Isto aumenta sua capacidade de interagir com o antígeno, porque os linfócitos inocentes não são normalmente encontrados nos tecidos, onde um indivíduo está provavelmente sendo exposto a patógenos. A entrada dos linfócitos T inocentes nos linfonodos é mediada pela expressão do mesmo conjunto de moléculas de adesão e receptores de quimiocinas expressos pelas células B inocentes. As moléculas de adesão importantes são *CD62L* (*L-selectina*) para a entrada nos linfonodos periféricos (aqueles fora do intestino) e a integrina α**4**β**7** para os nodos na mucosa. Estas moléculas de adesão se ligam a glicoproteínas conhecidas como *adressinas*, que são expressas nas células das vênulas de endotélio alto, a região especializada do endotélio vascular na parte limítrofe dos nodos. As células T inocentes expressam também o receptor de quimiocina *CCR7*, que liga quimiocinas expressas por vênulas de endotélio alto dos nodos periféricos e das mucosas. A ligação da combinação apropriada de moléculas de adesão e receptores de quimiocinas aos seus ligantes, expressos pelas vênulas de endotélio alto, permite que as células T inocentes deixem a circulação e penetrem em um linfonodo particular. Os mecanismos pelos quais os linfócitos penetram nos tecidos a partir da circulação sanguínea são semelhantes àqueles descritos para outros leucócitos no Capítulo 11.

Conforme será descrito em mais detalhes no Capítulo 10, logo que as células T sejam ativadas nos nodos, as *células T de memória* e as *células efetoras* resultantes mudam seus padrões de expressão de moléculas de adesão e receptores de quimiocina e migram para fora dos nodos e se direcionam para tecidos específicos. O padrão de expressão de moléculas de adesão e receptores de quimiocina fornece um "local" ou "código de endereço", que identifica o tecido para o qual as células T estão migrando. Normalmente, esta migração chama a célula efetora, ou de memória, de volta à região na qual a célula T foi originalmente ativada; por exemplo, as células que foram inicialmente ativadas nos nodos que drenam o intestino migrarão de volta para o intestino.

O *LFA-1* (*CD11aCD18*) é um outro membro da família da integrina de duas cadeias, expresso na grande maioria das células T. O LFA-1 interage com vários ligantes, inclusive a *ICAM-1(CD54)*, expresso nas células endoteliais e APC tais como macrófagos e células dendríticas.

Células T γδ. A maioria das células T humanas usa o αβ como seu TCR, mas uma população menor destas células expressa um TCR diferente de duas cadeias, conhecido por γδ; as células expressando este receptor são conhecidas como **células T** γδ. O TCR γδ é expresso em associação a CD3 e ζ.

(Notar que as cadeias γδ do TCR são diferentes das cadeias γ e δ de CD3.) Normalmente, as células γδ não têm as moléculas correceptoras CD4 e CD8 encontradas nas células T expressando αβ, entretanto, as células γδ encontradas no intestino expressam CD8. Conforme descreveremos mais adiante neste capítulo, as linhagens αβ e γδ divergem cedo durante o desenvolvimento intratímico.

As células T γδ são encontradas sobretudo em locais do epitélio mucoso, como pele, intestino e pulmão, entretanto, aparecem em números proporcionalmente mais baixos do que as células T αβ na circulação de seres humanos adultos normais. As células T γδ estão presentes em todos os mamíferos em diferentes níveis; o sangue periférico dos ruminantes, que incluem o boi e o cervo, pode conter níveis mais altos de células T γδ do que as αβ.

Como as células de TCR γδ são encontradas especialmente nas mucosas, admite-se que elas constituam uma primeira linha de defesa contra os patógenos invasores. Estas células respondem a patógenos, como as micobactérias, rapidamente produzindo citocinas, particularmente interferon gama; elas também têm funções citotóxicas. Assim, as células de TCR γδ proporcionam a primeira linha de defesa contra patógenos invasores. No entanto, os tipos de antígenos com os quais as células T γδ interagem diferem dos complexos MHC-peptídio reconhecidos pelas células T αβ; as células T γδ respondem a fosfolipídios e a outras moléculas pequenas não proteicas, conhecidas como fosfoantígenos, assim como as *proteínas do choque térmico* (proteínas que se formam em células quando elas são aquecidas ou estressadas por diferentes formas). As células T γδ interagem com tais antígenos apresentados pelos CD1 ou pelas moléculas não polimórficas de classe I do MHC (discutidas no Capítulo 8).

Conforme descreveremos na próxima seção, o número de possíveis estruturas que podem ser formadas pela recombinação dos segmentos gênicos Vγ e Vδ é tão alto ou ainda mais alto do que o número que pode ser formado pela recombinação dos segmentos gênicos Vα e Vβ. Entretanto, por motivos que não são conhecidos, há muito menos variabilidade no repertório das células de TCR γδ do que no repertório das αβ. As células γδ encontradas em diferentes locais do organismo parecem usar distintas, entretanto limitadas, combinações de segmentos gênicos Vγ e Vδ.

GENES QUE CODIFICAM OS RECEPTORES DA CÉLULA T

A organização dos lóci dos genes humanos que codificam as cadeias α, β, γ e δ do TCR é mostrada na Fig. 9.5. Observar as seguintes características:

- As cadeias α e γ são construídas a partir dos segmentos gênicos V e J, assim como as cadeias leves da Ig, entretanto, as cadeias β e δ são construídas a partir dos segmentos gênicos V, D e J, assim como as cadeias pesadas da Ig.

- Os segmentos gênicos dos lóci do TCR α e δ são intercalados no mesmo cromossoma; de fato, os genes que codificam a cadeia δ do TCR são flanqueados tanto na extremidade 5′ quanto na 3′ por genes que codificam a cadeia α. Os mecanismos de rearranjo genético nos lóci α e δ asseguram que α e δ não sejam expressos na mesma célula T.

- Os lóci do TCR β e γ são encontrados cada um em diferentes cromossomas.

- Existem muito mais genes Vα e Vβ (aproximadamente 50 e 70, respectivamente) do que genes Vγ e Vδ (5-10) nas células de linhagem germinativa. Além disso, há dois diferentes genes Cβ (Cβ1 e Cβ2), entretanto, estes genes e seus produtos são virtualmente idênticos e não têm diferenças funcionais conhecidas. Assim, eles não devem ser confundidos com isotipos de anticorpo, em que os genes de cadeia pesada constante de Ig e seus produtos diferem consideravelmente e têm diferentes funções efetoras: as regiões C do TCR não dispõem de função efetora.

GERAÇÃO DA DIVERSIDADE DO RECEPTOR DE CÉLULA T

Os mecanismos para formar a diversidade dos TCRs são bastante semelhantes aos mecanismos de formação da diversidade dos BCRs. Os mesmos princípios fundamentais do rearranjo genético descrito no Capítulo 6 para a Ig se aplicam na síntese das regiões V e C de cada cadeia α, β, γ e δ dos TCRs.

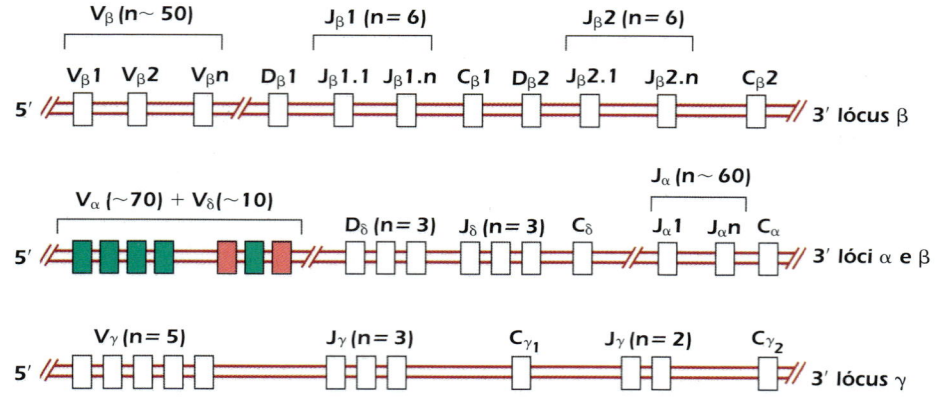

Figura 9.5 Organização dos genes humanos α, β, γ e δ codificadores do TCR.

Recombinases e sequências de junção são usadas para ligar uma unidade VJ ou VDJ, gerando a especificidade da região variável de uma determinada cadeia polipeptídica do TCR. As mesmas enzimas estão envolvidas nos eventos de recombinação em ambas as células B e T. Conforme descrito nos Capítulos 6 e 7, os dois genes conhecidos como ***genes de ativação da recombinação*** (***RAGs***), RAG-1 e RAG-2, desempenham papel importante na ativação dos genes da recombinase tanto nas células B iniciais quanto nas células T iniciais. Além disso, assim como as células B (ver Capítulo 6), defeitos na recombinação V(D)J, que envolve a quebra e reunião dos segmentos do DNA, podem causar doenças, especialmente malignidades, na linhagem de célula T (ver também Capítulo 17).

Em resumo, assim como na geração da diversidade de Ig, a diversidade do TCR é gerada por (1) múltiplos genes V na linhagem germinativa, (2) combinação aleatória das cadeias e (3) variabilidade de junção e inserção. Entretanto, inicialmente no capítulo, foi mostrada uma diferença importante entre a geração da diversidade dos TCRs e das moléculas de Ig: após estímulo antigênico a Ig sofre hipermutação somática, mas o TCR não.

O número teórico de diferentes estruturas de TCRs que podem ser geradas para os TCRs $\alpha\beta$ e $\gamma\delta$ é de aproximadamente 10^{13}, enquanto o repertório de células T $\alpha\beta$ encontradas em um indivíduo é menor e, conforme comentado anteriormente no capítulo, o número de células T $\gamma\delta$ é ainda menor. As variabilidades juncional e de inserção, que são importantes contribuintes para a diversidade do TCR, resultam em um número enorme de sequências diferentes para a parte da região hipervariável do TCR conhecida como CDR3. (As sequências CDR1 e CDR2 do TCR não são geradas pelo rearranjo, mas são codificadas pelos genes V encontrados na linhagem germinativa.) CDR3 é a região do sítio de ligação do TCR $\alpha\beta$ que faz contato com os aminoácidos do centro do peptídio ligado a uma molécula do MHC (ver Fig. 9.2). O grande número de diferentes sequências CDR3 do TCR assegura que a ligação do TCR à porção peptídica do complexo peptídio-MHC seja altamente específica.

No Capítulo 6 também descrevemos como os genes de Ig exibem a exclusão alélica, que assegura que uma única célula B produza um receptor com especificidade para um único antígeno. Os genes TCRβ e TCRγ também exibem exclusão alélica.

DIFERENCIAÇÃO DA CÉLULA T NO TIMO

Conforme descrito no Capítulo 2, o ***timo***, localizado acima do coração, é o órgão linfoide primário para o desenvolvimento das células T; é neste local que as células precursoras adquirem o TCR, assim como outras características de células T. (Conforme discutido no Capítulo 7, a medula óssea é o órgão primário para o desenvolvimento de células B nos mamíferos.) Algumas crianças nascem com um timo que não se desenvolveu corretamente *in utero* (Síndrome de DiGeorge, ver também Capítulo 17); camundongos nos quais o timo não se desenvolveu são chamados de ***camundongos nus*** porque eles também não possuem

pelos. Em ambos os casos, as células T maduras não se desenvolvem e as respostas destas células são defeituosas.

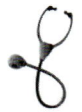 **Síndrome de DiGeorge**

A diferenciação da célula T no timo ocorre durante a vida de um indivíduo, mas diminui significativamente após a puberdade. O tamanho do timo se reduz com o começo da puberdade nos mamíferos (***involução tímica***), presumivelmente devido ao aumento da síntese dos hormônios esteroides. Em algumas espécies, particularmente no camundongo, a população de células T maduras é consideravelmente perdida quando o timo é removido alguns dias após o nascimento. De fato, estas foram as primeiras observações que estabeleceram o papel crucial do timo nas respostas das células T. Remover o timo tardiamente durante o desenvolvimento do animal tem muito menos impacto na população de células T maduras.

A diferenciação de célula T no timo é um processo complexo de várias etapas. Assim como as fases iniciais da diferenciação da célula B, a maioria das informações sobre as fases iniciais da diferenciação da célula T no timo provém de trabalhos em espécies não humanas, tal como o camundongo. Os parágrafos que se seguem e as Figs. 9.6 e 9.7 se concentram nos principais pontos do desenvolvimento da célula T, incluindo as descrições das interações das células T em desenvolvimento com células não linfoides do timo, a sequência dos rearranjos genéticos do TCR, os diferentes padrões de expressão das moléculas correceptoras CD4 e CD8 e a seleção tímica.

Interações das Células T em Desenvolvimento com Células não Linfoides do Timo

A Fig. 2.8 mostra a estrutura detalhada do timo e das células em seu interior. Os linfócitos T em desenvolvimento no timo (***timócitos***) estão em contato e interagem com uma rede formada por células não linfoides do timo, sendo as mais importantes (1) as células epiteliais no ***córtex*** e ***medula*** (as regiões externa e interna do timo, respectivamente) e (2) as células dendríticas, encontradas sobretudo na junção do córtex e da medula. As células dendríticas do timo são derivadas da medula óssea e são membros da mesma família de células que apresentam antígenos às células T em outros tecidos e órgãos (ver Capítulo 10). As células epiteliais e dendríticas do timo expressam moléculas de classe I *e* II do MHC, uma característica de APC.

As células não linfoides proporcionam importantes interações com a superfície celular, necessárias para a seleção tímica, o que será descrito rapidamente. As células não linfoides também produzem a citocina ***IL-7***, que provoca proliferação e sobrevivência de células nos estágios iniciais do desenvolvimento do linfócito T. O timo é, de fato, um local de intensa proliferação de células T em desenvolvimento, entretanto, a grande maioria destas células — que se calcula ser em torno de 95% das células pro-

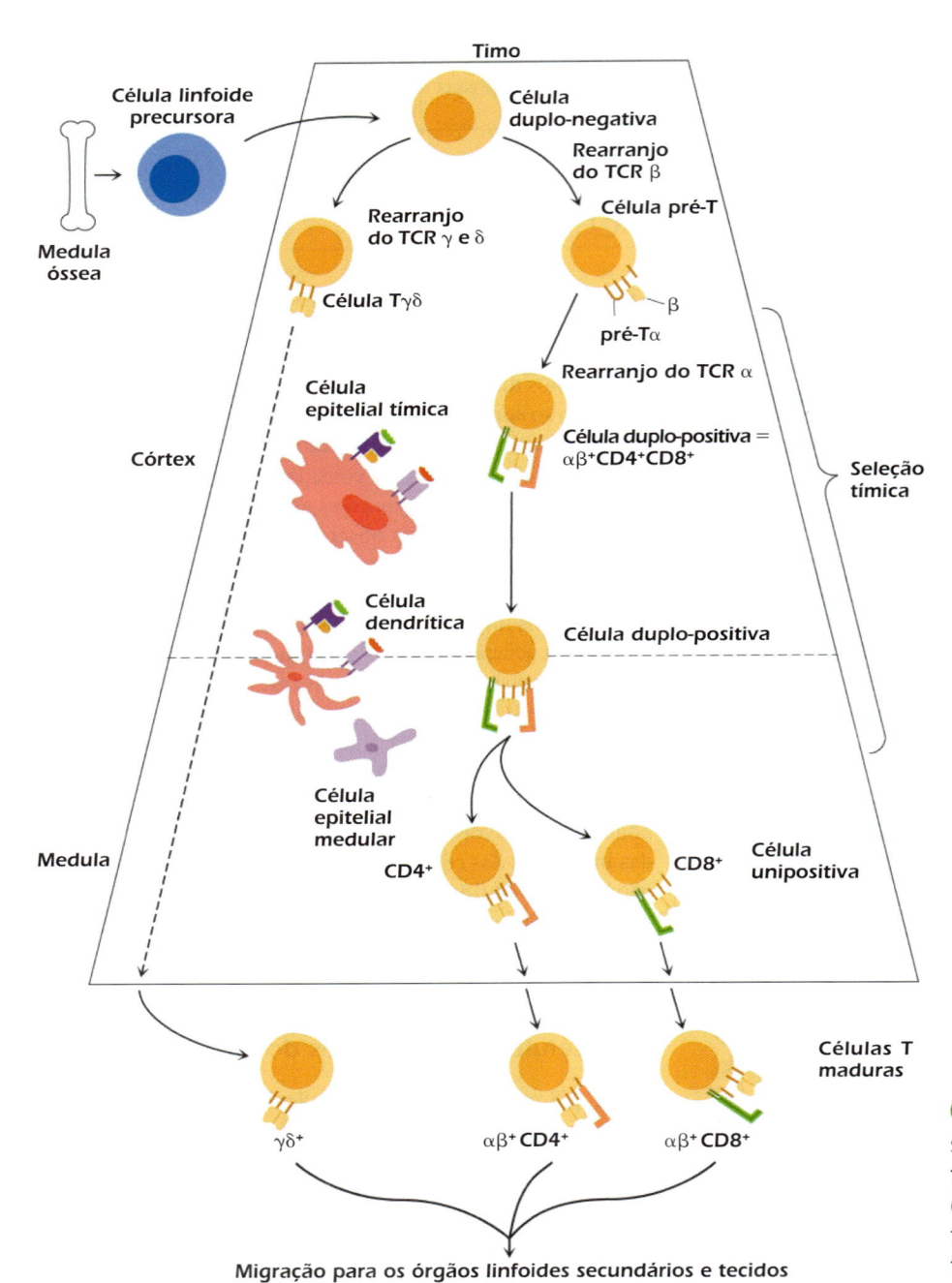

Figura 9.6 Principais estágios no desenvolvimento das células T αβ e γδ no timo, mostrando os rearranjos genéticos do TCR e a expressão do TCR e correceptores CD4 e CD8. A linha única na superfície da célula representa CD3 + ζ.

duzidas diariamente — morre no timo em função de razões que serão descritas em seções subsequentes neste capítulo.

As vias de desenvolvimento da célula T no timo estão ilustradas na Fig. 9.6 e nos parágrafos que se seguem.

Rearranjos Genéticos Iniciais do Receptor de Célula T: Células T Duplo-negativas e Separação das Células T γδ

As células precursoras derivadas da medula óssea entram no timo, através da circulação sanguínea, na junção do córtex com a medula. Conforme descreveremos posteriormente neste capítulo, estes precursores não estão completamente comprometidos com a linhagem de células T; outros tipos celulares também podem se desenvolver a partir destas células precursoras tímicas muito primitivas. Estes precursores tímicos iniciais possuem seus genes de TCR em uma configuração não rearranjada (linhagem germinativa).

Os genes das cadeias γ, δ e β do TCR começam a se rearranjar quase simultaneamente no córtex do timo; estas células não expressam correceptores CD4 nem CD8, e, dessa forma, são conhecidas como *células duplo-negativas*. A deci-

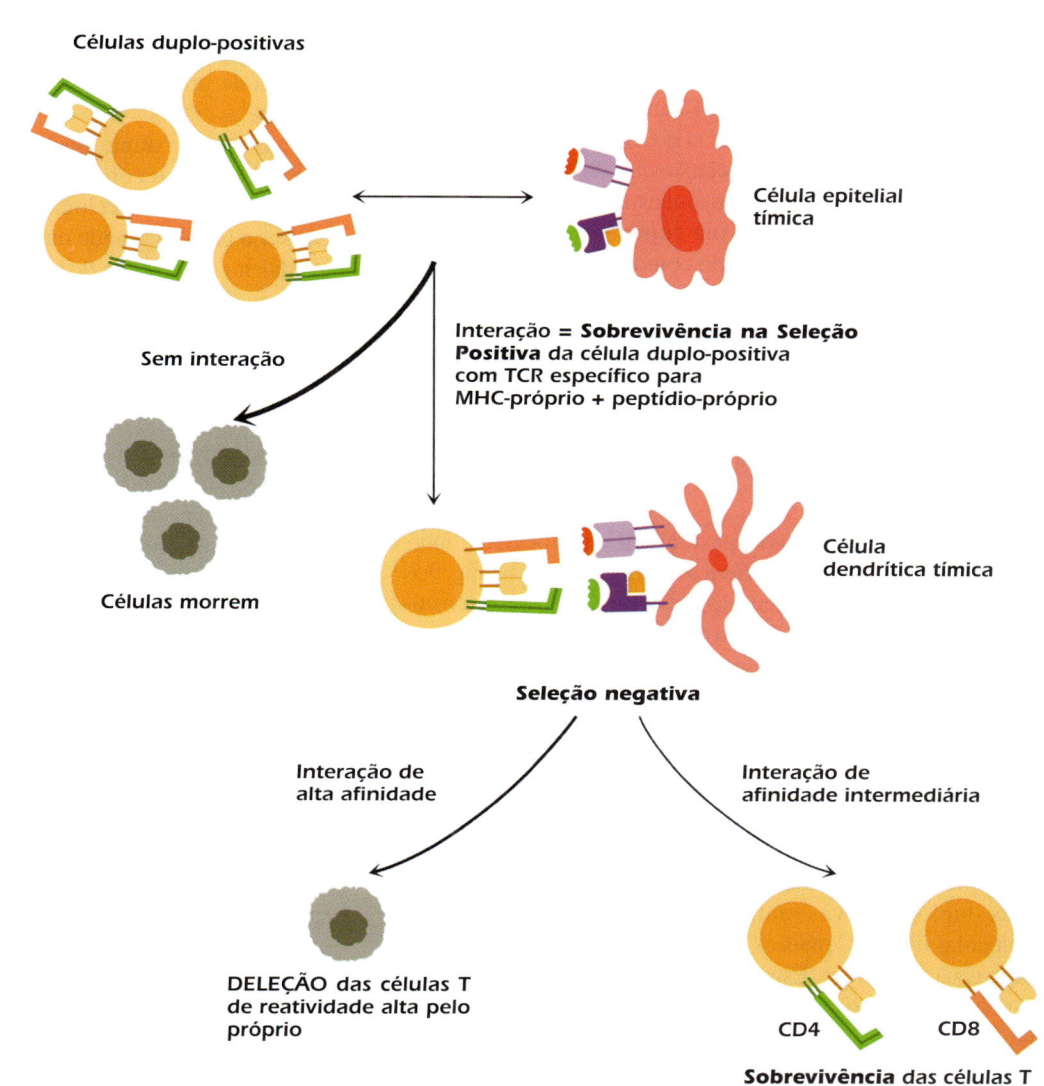

Figura 9.7 Seleção tímica positiva e negativa: seleção positiva mostrando a interação das células duplo-positivas αβTCR+CD4+CD8+ com as células epiteliais corticais; seleção negativa mostrando a célula duplo-positiva interagindo com a célula dendrítica do timo.

são de se tornar uma célula T αβ ou γδ ocorre no estágio duplo-negativo, mas os sinais que determinam a via escolhida não são bem compreendidos. As células duplo-negativas, que produtivamente rearranjam tanto os genes γ quanto os δ, desligam o rearranjo do gene β e expressam as cadeias γ e δ do TCR na superfície da célula em associação com CD3 e ζ. Estas células T expressando TCR γδ saem do timo e formam uma população de células T γδ periféricas. Células T expressando γδ como seus TCRs surgem cedo durante o desenvolvimento do indivíduo, mas são posteriormente superadas em muito pelo desenvolvimento das células T αβ.

Células Pré-T

As células duplo-negativas que produtivamente rearranjam um gene β expressam a cadeia β do TCR na superfície celular em associação com uma molécula invariante conhecida como **pré-Tα**. Estas células são chamadas de **células pré-T**. A combinação da cadeia β e pré-Tα (junto com CD3 e ζ) constitui o **receptor de célula pré-T** (**pré-TCR**), análogo ao receptor de célula pré-B expresso pelas células pré-B discutidas no Capítulo 7.

A sinalização pelo pré-TCR, assim como a sinalização através do receptor pré-B, é um importante ponto no desenvolvimento de células expressando α e β como seus TCRs. A sinalização através do pré-TCR paralisa rearranjos adicionais dos genes do TCRβ, assegurando que ele expresse somente um tipo de cadeia β (exclusão alélica). Além disso, a expressão de pré-Tα é regulada negativamente, os genes *RAG-1* e *RAG-2* são reativados e os genes α começam a se rearranjar. Conforme observado anteriormente, os segmentos gênicos dos lóci α e δ do TCR estão intercalados no mesmo cromossoma; assim, o rearranjo de α localizado num determinado cromossoma também exclui o lócus δ. Os genes α não exibem exclusão alélica, dessa forma, o rearranjo dos genes α pode ocorrer em ambos os cromossomas.

Células Duplo-positivas

A sinalização através do pré-TCR também inicia a proliferação celular e a expressão de CD4 e CD8. Assim, a próxima célula na sequência de diferenciação da célula T expressa um TCR αβ (junto com CD3 e ζ) e ambas as moléculas dos correceptores CD4 e CD8 em sua superfície. Este timócito **αβ⁺CD3⁺CD4⁺CD8⁺**, conhecido como CD4⁺CD8⁺ ou **célula duplo-positiva**, compreende a maior população de timócitos (acima de 80%) no timo de mamíferos jovens. As células duplo-positivas são encontradas no córtex, mas não na medula do timo.

 ## SELEÇÃO TÍMICA

Os timócitos duplo-positivos passam por um processo importante, conhecido por **seleção tímica**, que é mostrado na Fig. 9.7. Conforme o nome revela, a seleção tímica assegura que os timócitos duplo-positivos com somente características específicas são selecionados para se desenvolver. As células duplo-positivas que sobrevivem à seleção tímica — uma pequena porcentagem da população inicial duplo-positiva — se diferenciam mais e deixam o timo para formar a população de células T CD4⁺ e CD8⁺ maduras.

A seleção tímica compreende dois estágios principais: a seleção positiva e a seleção negativa. Em ambos os estágios, o complexo do TCR mais os CD4 e CD8 expressos pelas células duplo-positivas realizam interações críticas com as moléculas do MHC mais os peptídios expressos pelas células tímicas não linfoides. Estas interações determinam o destino da célula duplo-positiva. Como a maioria dos estudos sugere que as seleções positiva e negativa ocorrem em diferentes células tímicas não linfoides encontradas em diferentes partes do timo, este é o cenário que será descrito nos parágrafos subsequentes.

No primeiro estágio, **seleção positiva**, as células duplo-positivas interagem com moléculas de classe I e II do MHC expressas pelas células epiteliais no córtex do timo. Esta interação resulta na sobrevivência da célula duplo-positiva. Uma célula duplo-positiva que não realiza esta interação morre. Nosso conhecimento sobre os mecanismos da seleção tímica ainda está incompleto, mas evidências atuais indicam que a **afinidade** destas interações determina o resultado da seleção. Assim, para sobreviver e ser positivamente selecionada, a célula T duplo-positiva deve ter alguma afinidade com o **MHC-próprio**, as moléculas do MHC que são expressas pelas células epiteliais tímicas do indivíduo. Conforme descrito no Capítulo 8, as moléculas do MHC expressas na superfície das células têm peptídios ligados em sua fenda de ligação ao peptídio, o que também ocorre nas células epiteliais tímicas, que têm peptídios ligados tanto às moléculas de classe I do MHC quanto às de classe II na superfície da célula; estes peptídios são derivados de moléculas próprias encontradas no timo. Assim, pode-se dizer que

a seleção positiva é o reconhecimento pela célula duplo-positiva de uma combinação de **MHC-próprio** e **peptídio-próprio**.

Caso a célula duplo-positiva tenha um receptor sem qualquer afinidade ou com muito pouca afinidade com o MHC-próprio, ela não é selecionada e morre por apoptose. Isto parece ser o caso da grande maioria das células duplo-positivas geradas no timo (mais de 90%); provavelmente, a formação aleatória dos TCRs pela recombinação genética resulta no desenvolvimento de muitas células duplo-positivas com TCRs que têm afinidade muito baixa com combinações do MHC e peptídios expressos pelas células epiteliais corticais do timo.

A seleção positiva também resulta na regulação negativa da expressão dos genes *RAG-1* e *RAG-2* e, assim, não ocorre qualquer rearranjo genético posterior. Isto interrompe posteriores tentativas de rearranjo dos genes da cadeia α do TCR. Consequentemente, mesmo que uma célula expresse duas cadeias α diferentes em combinação com uma cadeia β (conforme parece ser o caso de algumas células T de seres humanos e camundongos), a seleção positiva de uma célula T em desenvolvimento em um complexo MHC-peptídio assegura que somente uma das combinações de cadeias αβ do TCR expressas seja funcional.

Embora uma célula T duplo-positiva precise ter alguma afinidade com o MHC-próprio para ser positivamente selecionada, permitir que células T de reatividade muito alta pelo MHC-próprio deixem o timo poderia resultar em respostas autoimunológicas indesejáveis nos tecidos. Isto é impedido pela **seleção negativa**: células duplo-positivas com reatividade muito alta pelo MHC-próprio são removidas.

Acredita-se que a seleção negativa ocorra principalmente quando a célula duplo-positiva interage com as células dendríticas na interface do córtex e da medula, mas evidências recentes, descritas a seguir, sugerem que as células epiteliais na medula também desempenham papel importante. Uma célula duplo-positiva que reage com afinidade muito alta pela combinação do MHC e peptídio é deletada por apoptose. Assim, a seleção negativa remove as células T expressando TCRs com reatividade alta aos componentes próprios; em outras palavras, a seleção negativa impede a reatividade de célula T aos components-próprios. Isto é uma característica importante para o desenvolvimento da **tolerância central** nas células T, análoga ao desenvolvimento da tolerância central nas células B, descrita no Capítulo 7 (ver também Capítulo 12).

Para resumir o processo de seleção, podemos dizer que as células duplo-positivas com afinidade que seja tanto *muito baixa* quanto *muito alta* com o MHC-próprio, não sobrevivem à seleção tímica. Somente as células duplo-positivas com afinidade *intermediária* com o MHC-próprio é que sobrevivem à seleção tímica.

Conforme mencionamos antes, muitas dúvidas permanecem a respeito dos mecanismos envolvidos na seleção tímica. A questão central é entender como os sinais liberados pelos mesmos pares de moléculas (MHC mais o peptídio e o TCR junto com o correceptor) diferem em seleção positiva e negativa. A natureza dos sinais intracelulares envolvidos e a identificação das células tímicas não linfoides, envolvidas em diferentes estágios da seleção, são áreas de intensa atividade de pesquisa. Outra questão-chave é se os peptídios expressos pelas células tímicas não linfoides diferem na seleção positiva e negativa. Algumas evidências sustentam esta possibilidade, mas estudos adicionais serão necessários para resolver esta questão.

Papel do Produto Gênico AIRE na Seleção Negativa

Comentamos antes que a seleção negativa envolve a apresentação de peptídios derivados de moléculas próprias pelas células dendríticas no timo. Como consequência, as células T em desenvolvimento, com capacidade potencial de responder às moléculas encontradas no timo, são removidas. Como desenvolvemos autotolerância às moléculas normalmente encontradas fora do timo? Estudos indicam que pelo menos algumas moléculas-próprias, normalmente sintetizadas por tecidos fora do timo, incluindo insulina (pâncreas), tireoglobulina (tireóide) e a proteína básica da mielina (sistema nervoso central), são expressas pelas células epiteliais na medula tímica.

Tais estudos sugerem que as células epiteliais da medula — e mais especificamente o produto do *regulador autoimunológico* ou do gene *AIRE* expresso por estas células — também desempenham papel na seleção negativa (ver também Capítulo 12). O produto do gene AIRE codifica uma proteína que controla, pelo menos parcialmente, a expressão de moléculas próprias nas células epiteliais da medula tímica. Se o produto do gene AIRE estiver ausente, a deleção dos linfócitos autorreativos é impedida e as respostas autoimunológicas se desenvolvem: os raros indivíduos que não formam o produto funcional do gene AIRE sofrem de uma condição chamada síndrome da distrofia autoimunológica poliendocrinopática por candidíase ectodérmica (APECED), na qual vários órgãos endócrinos são atingidos.

Células Unipositivas

As células duplo-positivas que sobrevivem à seleção negativa regulam negativamente a expressão de CD4 ou CD8, resultando em *células T CD4*[+] ou *CD8*[+] (*"unipositivas"*), que são encontradas na medula tímica. O mecanismo preciso pelo qual uma célula duplo-positiva regula negativamente a expressão de um de seus correceptores não está claro ainda. As células T unipositivas constituem o ponto final da complexa via de diferenciação do TCR $\alpha\beta$ no timo; a partir de estudos em camundongos, foi determinado que este processo leva aproximadamente três semanas.

As células T CD4[+] e CD8[+] deixam o timo pela corrente sanguínea. Conforme mencionado anteriormente no capítulo, estas células T inocentes expressam um padrão de moléculas de adesão e receptores de quimiocinas que as permite circular por todos os órgãos linfoides secundários, onde uma célula com apropriado receptor pode encontrar e responder ao antígeno. As células T inocentes podem viver por um longo período (anos) em um estado de repouso sem encontrar o antígeno; estudos recentes sugerem que as células T maduras periféricas, que não encontraram o antígeno, precisam de sinais (incluindo a citocina IL-7) para mantê-las vivas.

Geração do Repertório da Célula T

A diferenciação tímica das células T expressando TCR $\alpha\beta$ como seus receptores forma um grande repertório de células T CD4[+] e CD8[+] maduras na periferia, isto é, fora do timo, que o indivíduo usa para responder a um universo de antígenos não próprios (estranhos). Conforme descrevemos na seção do Capítulo 2 sobre a hipótese da seleção clonal, os clones de célula T, com apropriado receptor para o MHC-próprio mais o peptídio, existem no repertório previamente à exposição ao antígeno. Assim como nas células B, o clone apropriado de célula T pode nunca ser estimulado porque a pessoa pode também nunca ser exposta àquele determinado vírus ou bactéria. Apesar disso, é quase garantido que a célula T (ou célula B) com o receptor "correto" esteja presente; sob as condições descritas no Capítulo 10, este receptor será estimulado por um antígeno estranho.

Características das Células T $\alpha\beta$ Emergindo do Timo

Conforme observado anteriormente, o timo é um local de intensa proliferação, mas também de morte da grande maioria dos timócitos em desenvolvimento. As células T unipositivas CD4[+] e CD8[+] que emergem do timo são as sobreviventes de muitas etapas críticas nas vias de diferenciação. As células T unipositivas sobreviventes têm duas características importantes:

1. *As células T são restritas pelo MHC-próprio*: A seleção positiva promove o surgimento de uma população de células T que respondem ao antígeno *somente* quando em associação a uma molécula(s) do MHC, com que a célula T em desenvolvimento interagiu no timo. Esta interação dá à célula T um senso de "próprio" imunológico: as moléculas do MHC que a célula T em desenvolvimento encontra define o "MHC-próprio" para o resto da vida da célula T sobrevivente. No capítulo anterior, falamos da restrição pelo MHC das respostas da célula T. Mais especificamente, dizemos que as respostas de célula T são restritas pelo MHC-*próprio*; células T CD4[+] e CD8[+] maduras respondem a uma combinação de MHC-próprio e peptídio.

2. *As células T são autotolerantes*: a seleção negativa impede o surgimento de células T vindas do timo com

reatividade muito alta às moléculas próprias (tais como moléculas produzidas pelo fígado ou pâncreas). Assim, células T CD4+ e CD8+ maduras não respondem a componentes próprios.

Observar que a célula T em desenvolvimento, que sobrevive à seleção tímica, foi selecionada como resultado de uma interação do MHC-próprio com peptídio *próprio*, isto é, um peptídio derivado de uma molécula própria expressa no timo. Apesar disso, a mesma célula T responde como uma célula T madura ao MHC-próprio + peptídio *não próprio*, isto é, derivado de um antígeno "estranho". Como o mesmo TCR responde tanto ao peptídio próprio quanto ao não próprio? Como descrito no Capítulo 8, a explicação mais provável é que uma única molécula do MHC pode se ligar a diferentes peptídios; estudos sugerem que as propriedades de ligação ao peptídio de uma molécula de MHC são suficientemente flexíveis para permitir que peptídios derivados de proteínas próprias *e* não próprias se liguem.

Diferenciação Adicional das Células T CD4+ e CD8+ Fora do Timo

Conforme será descrito mais detalhadamente no Capítulo 10 e mais adiante nos capítulos do texto, uma vez que a célula T CD4+, ou T CD8+, tenha sido estimulada por um antígeno, ela se diferencia em uma célula T **efetora**; as células CD4+ efetoras sintetizam especialmente citocinas que afetam a atividade de um vasto conjunto de tipos celulares. As células CD8+ efetoras matam sobretudo as células do hospedeiro infectadas por vírus. Uma pequena fração das células T ativadas por antígeno se tornam células de **memória**, células de longa duração que desempenham papel-chave em respostas secundárias ou subsequentes ao antígeno, e ajudam a proporcionar proteção em exposições secundárias ou subsequentes a muitos patógenos. Atualmente, ainda não está claro se as células de memória se diferenciam das células efetoras ou se as células de memória e efetoras divergem inicialmente após a ativação. Conforme descrito inicialmente no capítulo, células T de memória e efetoras usam os mesmos tipos de "códigos de endereçamento" de moléculas de adesão e receptores de quimiocinas, que são usados pelas células B ativadas (ver Capítulo 7) para se direcionarem aos tecidos e combater a infecção, particularmente em locais como pele e mucosa.

Diferenciação de Outras Populações de Células no Timo

Neste capítulo focalizamos o desenvolvimento de duas principais subpopulações de células T, CD4+ e CD8+ que usam as cadeias α e β como seus TCRs. Descrevemos também as propriedades e a diferenciação no timo de células T que usam

γδ como seus TCRs. As células descritas a seguir são outras populações que se desenvolvem no timo e são encontradas fora dele.

Células NK. As células NK se desenvolvem no timo a partir do mesmo precursor de medula óssea que produz a linhagem de células T. Entretanto, como as células NK se dividem da linhagem de células T em um estágio inicial das células duplo-negativas, antes que os genes do TCR comecem o rearranjo, elas não expressam o TCR. As células NK, que estão envolvidas na fase inicial da resposta imunológica e são consideradas parte da defesa imunológica inata, matam células tumorais e infectadas por vírus (ver Capítulo 2). As células NK expressam as moléculas CD16 e CD56, que podem ser usadas para distingui-las de outros tipos celulares.

Células NKT. As células NKT constituem uma pequena subpopulação de células T (cerca de 1% das células mononucleares do sangue periférico da pessoa), que expressam um TCR, ou moléculas de superfície, NK1.1 (CD161c nos seres humanos), característico das células NK. As células NKT respondem a antígenos glicolipídicos apresentados pelo CD1d e não pelas moléculas do MHC. As células NKT regulam a função de outras populações de células T e acredita-se que regulem certas condições, incluindo a autoimunidade, câncer e infecção. Estas células surgem no timo quando os eventos de recombinação do desenvolvimento da célula T formam uma célula T com um TCR que interage, por acaso, com CD1d expresso pelas células não linfoides do timo. Como a maioria das células NKT usa somente um tipo de gene Vα de TCR e um número limitado de genes Vβ, seus TCRs são conhecidos como *semi-invariantes*. Consequentemente, acredita-se que elas não respondam a uma ampla variedade de antígenos. Por conta destas características, supõe-se que as células NKT participem tanto das defesas da imunidade inata quanto da adaptativa.

Células T$_{reg}$. As células T$_{reg}$ são uma subpopulação de células T CD4+ (aproximadamente 10% das células T CD4+ periféricas), que inibem as ações de outras populações de células T. Caracteristicamente, elas expressam a molécula CD25 e o fator de transcrição Foxp3 (discutido em mais detalhes nos Capítulos 11 e 12). As células T$_{reg}$ que se desenvolvem no timo são autorreativas; isto é, elas são células T que reconhecem combinações de peptídios próprios e MHC-próprio, mas sobreviveram à seleção negativa no timo. Algumas células T$_{reg}$ também se desenvolvem fora do timo. As células T$_{reg}$ participam da inibição de respostas *tanto* contra antígenos próprios *quanto* estranhos; desta forma, elas ajudam a manter e regular a autotolerância e a limitar as respostas do hospedeiro, potencialmente danosas, contra patógenos nos tecidos (ver Capítulo 12).

RESUMO

1. As células T expressam um receptor de antígeno único clonalmente distribuído, conhecido como receptor de célula T. As mesmas estratégias de recombinação V(D)J e maquinaria de recombinase usadas pelas células B para gerar a diversidade de Ig, são também usadas para gerar um enorme repertório de células T com diferentes TCRs.

2. Na maioria das células T de seres humanos e camundongos, o TCR é uma molécula transmembrana de duas cadeias, $\alpha\beta$. O TCR compreende regiões V e C, análogas àquelas das moléculas de Ig. A porção extracelular do TCR se assemelha ao fragmento Fab do anticorpo.

3. Um TCR $\alpha\beta$ interage com o peptídio ligado a uma molécula do MHC na superfície de uma célula do hospedeiro. As cadeias $\alpha\beta$ de ligação ao antígeno são expressas na superfície da célula T em um complexo multimolecular (o complexo do TCR) em associação com polipeptídios CD3 e ζ, que agem como uma unidade de transdução de sinal após a ligação do antígeno com $\alpha\beta$.

4. Moléculas correceptoras estão associadas com o TCR $\alpha\beta$. Nas células T maduras, o correceptor é CD4 ou CD8, dividindo as células T em duas subpopulações principais, tanto $\alpha\beta^+$ CD4$^+$ quanto $\alpha\beta^+$ CD8$^+$. As funções destas moléculas correceptoras são (a) ligar a porção invariante de uma molécula do MHC sobre uma célula do hospedeiro (CD4 com MHC de classe II e CD8 com MHC de classe I); (b) firmar a aderência entre a célula T e a célula do hospedeiro e (c) participar da transdução de sinal após ativação do TCR.

5. A célula T também expressa moléculas na sua superfície com importantes propriedades coestimulatórias e de adesão. Estas incluem CD28, CTLA-4 (CD152), as integrinas LFA-1 (CD11aCD18) e VLA-4 (CD49dCD29) e CD2. O padrão de expressão de moléculas de adesão e receptores de quimiocinas desempenha papel-chave no endereçamento das células T em diferentes estágios de diferenciação para diferentes tecidos.

6. $\gamma\delta$ é o TCR de uma população minoritária de células T humanas, encontradas predominantemente em sítios de epitélio mucoso, como intestino e pele. $\gamma\delta$ é expresso na superfície da célula T em associação com CD3 e ζ. A maioria das células T $\gamma\delta^+$ não expressa CD4, mas algumas expressam CD8. As funções das células T $\gamma\delta^+$ não são tão bem compreendidas como aquelas das células T $\alpha\beta^+$, mas acredita-se que elas tenham uma função na primeira linha de defesa contra patógenos.

7. O timo é o órgão no qual as células T em desenvolvimento adquirem um TCR. O timo é um local de intensa proliferação e diferenciação de células T em desenvolvimento, mas a maioria delas morre ali. As poucas células T maduras que emergem dão origem à população de células T maduras encontradas na circulação e tecidos fora do timo.

8. O rearranjo genético do TCR começa inicialmente nos timócitos "duplo-negativos" no timo. Células T $\alpha\beta$ e $\gamma\delta$ divergem no estágio duplo-negativo. Se as células T $\gamma\delta$ são formadas, elas deixam o timo.

9. Alternativamente, timócitos que expressam uma cadeia β rearranjada expressam-na sobre a superfície em associação com uma molécula não rearranjada, pré-Tα, na célula pré-T. O próximo estágio no desenvolvimento das células T $\alpha\beta^+$ é a célula "duplo-positiva" expressando um TCR $\alpha\beta$ (em associação com o CD3 e ζ) e ambas as moléculas correceptoras, CD4 e CD8.

10. A célula duplo-positiva sofre seleção tímica mediada por interações do TCR e CD4 e CD8 sobre a célula T em desenvolvimento com moléculas do MHC e peptídios expressos pelas células tímicas não linfoides. A *seleção positiva* sobre células epiteliais do córtex "educa" a célula T em desenvolvimento: como uma célula madura, ela responde ao antígeno somente quando apresentado por uma célula que expressa as mesmas moléculas do MHC com que a célula T interagiu durante a diferenciação no timo (restrição pelo MHC-próprio da resposta de célula T). A *seleção negativa* sobre células dendríticas e células epiteliais da medula remove células T com reatividade potencial para moléculas próprias, assegurando a autotolerância. Assim, as células T TCR $\alpha\beta^+$ que emergem do timo são restritas pelo MHC-próprio e autotolerantes.

11. As células T TCR$^+$ $\alpha\beta$CD4$^+$ e as T TCR$^+$ $\alpha\beta$CD8$^+$ que sobrevivem à seleção negativa, juntas com as células T $\gamma\delta^+$, deixam o timo. Estas células constituem o repertório das células T periféricas no sangue, órgãos linfoides secundários e tecidos que respondem a antígenos não próprios (estranhos). Após ativação pelo antígeno, a célula T se diferencia em uma célula efetora; algumas células T ativadas se tornam células CD4$^+$ ou CD8$^+$ de memória.

12. Além das células T $\alpha\beta$ e $\gamma\delta$, as células NK, células NKT e células T$_{reg}$ também se desenvolvem no timo.

REFERÊNCIAS

Anderson G, Lane PJ, Jenkinson EJ (2007): Generating intrathymic microenvironments to establish T-cell tolerance. *Nature Rev Immunol* 7:954.

Gallegos AM, Bevan MJ (2006): Central tolerance: Good but imperfect. *Immunol Rev* 209:290–296.

Kronenberg M, Engel I (2007): On the road: Progress in finding the unique pathway of invariant NKT cell differentiation. *Curr Opin Immunol* 19:186–193.

Laky K, Fowlkes BJ (2005): Receptor signals and nuclear events in CD4 and CD8T cell lineage commitment. *Curr Opin Immunol* 17:116–121.

Lauritsen JP, Haks MC, Lefebvre JM, Kappes DJ, Wiest DL (2006): Recent insights into the signals that control αβ/γδ-lineage fate. *Immunol Rev* 209:176–190.

Mathis D, Benoist C (2007): A decade of AIRE. *Nature Rev Immunol* 7:645.

Rodrigo Mora J, von Andrian UH (2006): Specificity and plasticity of memory lymphocyte migration. *Curr Top Microbiol Immunol* 308:83–116.

Rudolph MG, Stanfield RL, Wilson IA (2006): How TCRs bind MHCs, peptides, and coreceptors. *Annu Rev Immunol* 24:419.

QUESTÕES DE REVISÃO

Para cada questão, escolha A MELHOR resposta.

1. Qual das seguintes sentenças relacionadas ao desenvolvimento da célula T está correta?
   A) As células T progenitoras que entram no timo a partir da medula óssea já rearranjaram seus genes do TCR.
   B) A interação com as células tímicas não linfoides é importante.
   C) A maturação no timo requer a presença de antígeno estranho.
   D) As moléculas de classe II do MHC não estão envolvidas na seleção positiva.
   E) Células T maduras, completamente diferenciadas, são encontradas no córtex do timo.

2. O desenvolvimento de autotolerância no compartimento da célula T é importante para a prevenção de autoimunidade. Qual das seguintes condições resulta em autotolerância de célula T?
   A) Exclusão alélica.
   B) Hipermutação somática.
   C) Proliferação de timócitos.
   D) Seleção positiva.
   E) Seleção negativa.

3. Qual das seguintes sentenças está correta?
   A) As cadeias do TCR transduzem um sinal para a célula T.
   B) Uma célula depletada de sua molécula CD4 seria incapaz de reconhecer antígeno.
   C) As células T com as cadeias de TCR completamente rearranjadas não são encontradas no timo.
   D) As células T expressando o TCR são encontradas somente no timo.
   E) As células T CD4+ CD8+ formam a maioria das células T no timo.

4. Qual das seguintes questões esta *incorreta* em relação às células T maduras que usam αβ como seu receptor antígeno-específico?
   A) Elas coexpressam CD8 na superfície da célula.
   B) Elas podem ser CD4+ ou CD8+.
   C) Elas interagem com peptídios derivados de antígenos não próprios.

   D) Elas podem rearranjar mais uma vez seus genes de TCR para expressar γδ como seu receptor.
   E) Elas circulam pelo sangue e linfa e migram para os órgãos linfoides secundários.

5. Qual das seguintes sentenças está *incorreta* em relação aos genes de TCR e Ig?
   A) Em ambos os precursores de células B e T, há múltiplos genes de região V-, D-, J- e C- em uma configuração não rearranjada.
   B) O rearranjo dos genes tanto de TCR quanto de Ig envolvem enzimas do tipo recombinase que se ligam a regiões específicas do genoma.
   C) Tanto Ig quando TCR são capazes de mudar a região C em uso.
   D) Tanto Ig quanto TCR utilizam associações combinatórias de genes V, D e J e imprecisão juncional para gerar diversidade.

6. Qual das seguintes sentenças está *incorreta* em relação aos receptores antígeno-específicos nas células B e T?
   A) Eles são moléculas transmembranas clonalmente distribuídos.
   B) Eles têm grandes domínios citoplasmáticos que interagem com moléculas intracelulares.
   C) Eles consistem de polipeptídios com regiões variáveis e constantes.
   D) Eles estão associados com moléculas de transdução de sinal na superfície da célula.
   E) Eles podem interagir com peptídios derivados de antígenos não próprios.

7. Qual das seguintes sentenças está correta em relação às características das células T que saem do timo?
   A) Não expressam CD4 ou CD8, mas expressam um TCR que têm alta afinidade pelo MHC mais o antígeno-próprio.
   B) Expressam CD4 e CD8, mas não o TCR, e têm baixa afinidade pelo MHC mais o antígeno-próprio.
   C) Expressam CD4 ou CD8 com um TCR com alta afinidade pelo MHC mais o antígeno-próprio.
   D) Expressam CD4 ou CD8 com um TCR de baixa a moderada afinidade pelo MHC mais antígeno-próprio.
   E) Expressam CD4, CD8 e um TCR de alta afinidade pelo MHC mais o antígeno-próprio.

RESPOSTAS ÀS QUESTÕES DE REVISÃO

1. *B* A interação dos timócitos com as células tímicas não linfoides — células epiteliais corticais, células dendríticas e células epiteliais medulares — é decisiva no desenvolvimento da célula T.

2. *E* Seleção negativa remove as células T em desenvolvimento com reatividade potencial para moléculas próprias.

3. *E* As células T CD4⁺ CD8⁺ formam a maioria das células no timo.

4. *D* Os genes das células T que usam $\alpha\beta$ como seu receptor, não podem sofrer outro rearranjo para usar $\gamma\delta$ como seu receptor; os segmentos gênicos δ do TCR são intercalados com o lócus α e deletados quando o lócus α se rearranja.

5. *C* A capacidade de mudar a região constante da cadeia pesada enquanto mantém a mesma especificidade antigênica é uma propriedade característica da Ig. As outras características são comuns ao TCRs e à Ig.

6. *B* O TCR e a Ig dispõem de pequenas regiões citoplasmáticas. As moléculas de transdução de sinal associadas com as cadeias de ligação ao antígeno interagem com moléculas intracelulares.

7. *E* As células T que usam $\alpha\beta$ como seus TCRs e emergem como o estágio final de diferenciação no timo expressam CD4 ou CD8 (assim como um TCR) e, como resultado da seleção tímica, têm afinidade de baixa a intermediária para antígeno próprio associado com o MHC-próprio (moléculas do MHC expressas pelas células tímicas não linfoides do indivíduo).

10

ATIVAÇÃO E FUNÇÃO DAS CÉLULAS T E B

 INTRODUÇÃO

Descreveremos neste capítulo os acontecimentos que se seguem à interação do antígeno com as células T e B maduras que expressam receptor apropriado. Os acontecimentos são bastante semelhantes em ambos os grupos de linfócitos: as células T e B são ativadas, proliferam-se e posteriormente se diferenciam em *células efetoras*. Uma pequena fração da população celular expandida se transforma em *células de memória*. As funções efetoras das células T e B são completamente diferentes, entretanto, as células T CD4+ efetoras secretam um conjunto de citocinas que afetam muitos tipos de células diferentes, enquanto as células T CD8+ efetoras são diretamente citotóxicas para células infectadas do hospedeiro. Em contrapartida, a ativação e diferenciação das células B resultam na síntese do anticorpo de diferentes isotipos. Este capítulo irá focalizar como as células T e B são ativadas, como elas exercem suas funções efetoras e como interagem.

 ATIVAÇÃO DAS CÉLULAS T CD4+

Células Especializadas Apresentam Antígenos às Células T CD4+ Inocentes

Como descrito no Capítulo 8, as APCs especializadas ou "profissionais" — células dendríticas, macrófagos e células B — processam antígenos proteicos e apresentam fragmentos lineares catabolizados selecionados da proteína (peptí-dios) para as células T. Os antígenos podem penetrar no corpo por diversas vias — especialmente pelas vias aéreas, trato gastrintestinal ou pele — e as APCs são encontradas em todos esses locais de entrada bem como nos órgãos linfoides e outros tecidos por todo o corpo.

As células dendríticas, uma família heterogênea de células encontradas na circulação e em muitos tecidos, constituem as principais APCs para iniciar a *resposta primária da célula T* — isto é, a primeira ativação das células T maduras inocentes por antígeno estranho. No Capítulo 9 discutimos o papel das células dendríticas na seleção negativa do desenvolvimento das células T no timo, uma característica-chave do estabelecimento da tolerância central na população de células T. Assim, as células dendríticas desempenham um papel importante tanto na ativação quanto na tolerância das células T. Conforme descreveremos posteriormente com maiores detalhes, as células dendríticas constituem um exemplo-chave da influência de células do sistema imunológico natural nas respostas do sistema imunológico adaptativo.

Duas subpopulações importantes de células dendríticas — "mieloides" e "plasmacitoides" — foram diferenciadas com base na expressão de moléculas de superfície e função. As *células dendríticas plasmacitoides* sintetizam os interferons α e β nas fases iniciais da resposta imunológica e constituem os principais contribuintes para a fase natural da resposta a patógenos tais como os vírus. Nos parágrafos que se seguem, na Fig. 10.1, e nos capítulos subsequentes focalizaremos as *células dendríticas mieloides* porque elas desempenham um importante papel na indução das respostas da célula T.

Immunology: A Short Course, Sixth Edition, By Richard Coico and Geoffrey Sunshine
Copyright © 2009 John Wiley & Sons, Inc.

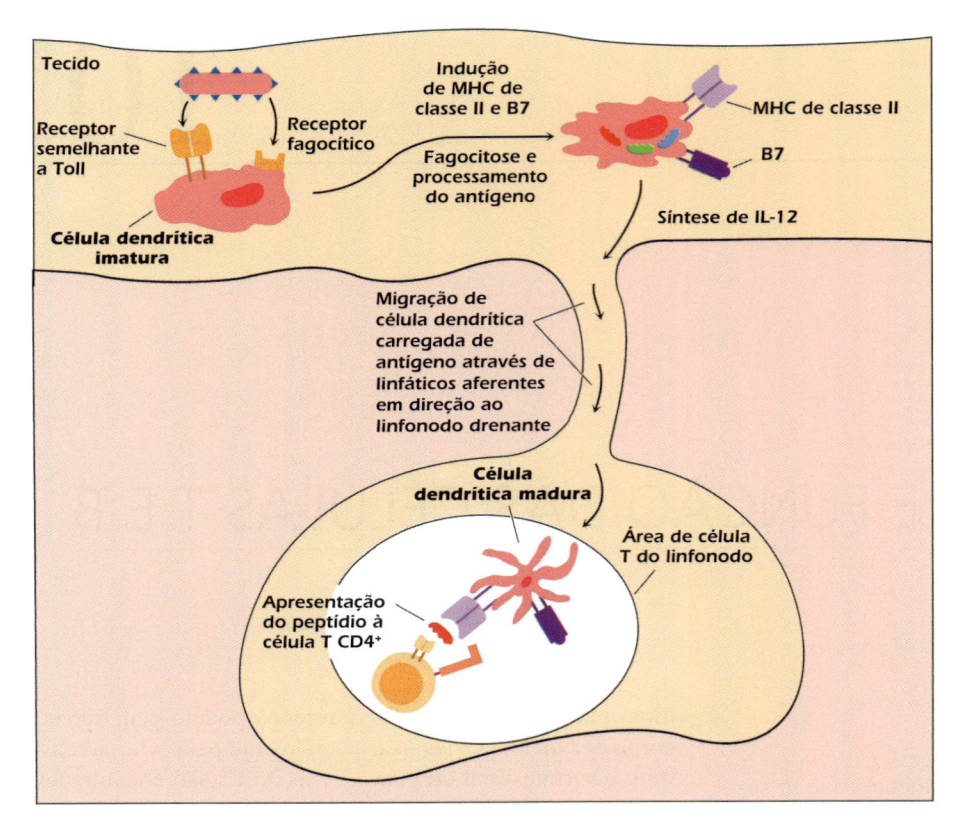

Figura 10.1 Maturação da célula dendrítica em resposta ao patógeno: a célula imatura interage com uma bactéria em um tecido; processa as proteínas bacterianas; regula positivamente a expressão do MHC de classe II e das moléculas coestimulatórias e migra para a área de célula T do linfonodo drenando o tecido.

A Fig. 10.1 mostra algumas das características-chave das células dendríticas e que contribuem para a sua eficácia como APC para as células T CD4⁺, neste caso em resposta a uma bactéria Gram-negativa que infectou um tecido. Primeiro, as células dendríticas são encontradas em muitos tecidos além do timo, bem como em tecidos próximos dos locais de entrada do antígeno e também nos órgãos linfoides secundários tais como linfonodos e baço.

Segundo, como mostrado à esquerda da Fig. 10.1, as células dendríticas encontradas em tecidos (chamadas *células dendríticas imaturas*) geralmente expressam muitos diferentes *receptores de reconhecimento de padrão* (*PRRs*) que interagem com componentes de diversos tipos de microrganismos infecciosos, especificamente bactérias e vírus (descrito no Capítulo 2). Entre esses PRRs estão os receptores semelhantes a Toll (TLRs) uma família de moléculas predominantemente de superfície celular que interage com o DNA, lipoproteína e lipopolissacarídio bacteriano, bem como com RNA e DNA viral. A Fig.10.1 mostra a parede celular de uma bactéria Gram-negativa contendo lipopolissacarídios interagindo com TLR-4 expresso na célula dendrítica. As células dendríticas imaturas nos tecidos também expressam receptores fagocíticos que aumentam a captura da bactéria para o interior da célula.

Uma vez no interior da célula, a célula dendrítica imatura também é muito eficiente na catabolização (processamento) dos componentes proteicos da bactéria em peptídios na vesícula ácida, via MHC de classe II da célula que descrevemos

no Capítulo 8. A captura e processamento de um patógeno pela célula dendrítica também induz a expressão de altos níveis de moléculas coestimulatórias e de classe II do MHC, particularmente da família B7, a que nos referimos no Capítulo 7; descreveremos também a função das moléculas coestimulatórias e de classe II do MHC posteriormente neste capítulo. A interação das células dendríticas com patógenos bacterianos também resulta na síntese e secreção de muitas citocinas. Uma das mais importantes é a IL-12; a função da IL-12, em organizar a reposta das células T, será descrita posteriormente neste capítulo e no Capítulo 11. A célula dendrítica também regula positivamente a expressão do receptor de quimiocina CCR7 (ver Capítulo 11). Pelo fato de o ligante de CCR7 estar expresso nas vênulas do endotélio alto na entrada dos linfonodos, a célula dendrítica estimulada pelo antígeno deixa o tecido onde ela encontrou o patógeno e migra, via vasos linfáticos, para o linfonodo, "drenando" o tecido.

A migração de uma célula dendrítica carreando o antígeno para o nodo drenante, combinada com a capacidade de as células T inocentes recircularem através dos linfonodos (Capítulos 2 e 9), aumenta a probabilidade de que a rara célula T expressando o "correto" TCR — estimada em aproximadamente 1 em 10^5–10^6 da população total de células T — interaja com uma célula dendrítica que está carreando o antígeno. A parte inferior da Fig. 10.1 mostra que a interação da agora *célula dendrítica madura* com uma célula T inocente CD4⁺ ocorre na área de célula T do nodo. A célula dendrítica madura apresenta a combinação do MHC de classe II e peptídios em sua superfície celular para uma célula T CD4+ com apropriado TCR. A interação entre a célula dendrítica que carrega o antígeno e a célula T CD4+ geralmente ocorre *in vivo* no período de 8 a 10 horas após exposição ao antígeno.

> Nos últimos anos os pesquisadores desenvolveram novas abordagens para visualizar os acontecimentos que ocorrem em um linfonodo intacto (de camundongo) durante a resposta ao antígeno. A microscopia intravital multifotônica constitui uma das técnicas; ela utiliza o laser que penetra profundamente nos tecidos, com diferentes "marcadores" fluorescentes para identificar diferentes tipos de células, além de uma câmara para registrar os acontecimentos durante várias horas. Os pesquisadores podem agora visualizar os acontecimentos iniciais que ocorrem no desenvolvimento das respostas das células B e T em um linfonodo intacto pelo período de várias horas após a administração do antígeno. Esta técnica tem sido usada para visualizar a ativação das células T CD4+ pelas células dendríticas, o desenvolvimento do centro germinativo e a ativação das células T CD8+. Estas técnicas possivelmente ajudem a trazer esclarecimentos às interações celulares importantes na indução de muitas respostas imunológicas diferentes.

Deve-se observar que na ausência de sinais induzidos por patógenos, as células dendríticas imaturas expressam baixos níveis de moléculas coestimulatórias e de classe II do MHC. Assim, os antígenos que não induzem altos níveis de função coestimuladora não ativam as células T inocentes. Acredita-se que isto seja porque o encontro de uma célula dendrítica com moléculas próprias no tecido normal não provoca a ativação da célula dendrítica ou das células T — a função de coestimulação não é induzida (ver Capítulo 8). De forma semelhante, como foi mostrado nos Capítulos 3 e 8, as respostas de células T e anticorpos para muitos antígenos estranhos "inofensivos" (como, por exemplo, injeção com peptídios ou mesmo com pequenas proteínas que são encontradas em algumas vacinas) pode provocar uma pequena resposta ou não induzir qualquer resposta a menos que administrada com um *adjuvante*. Uma das características-chave de um adjuvante — e aqueles usados em espécies não humanas frequentemente incluem as bactérias ou componentes bacterianos sintéticos — é a ativação da APC, particularmente para expressar moléculas coestimulatórias.

Interações Pareadas na Superfície da APC e Células T CD4+

A Fig. 10.2 e os parágrafos nesta seção descrevem as interações-chave que ocorrem entre as superfícies da célula dendrítica (e outros tipos de APC) e a célula T CD4+ na área de célula T do linfonodo, que leva à ativação da célula T CD4+.

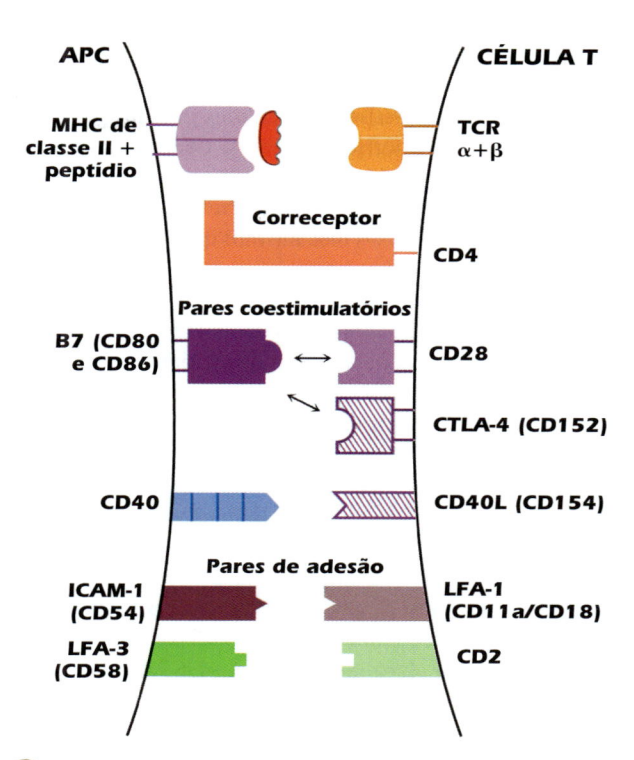

○ Figura 10.2 Interações pareadas na superfície de uma APC e uma célula T CD4+ que levam à ativação da célula T, síntese de citocinas e proliferação. As hachuras indicam um sinal de regulação positiva pela ativação.

Peptídio/MHC e TCR. A interação entre o peptídio + a molécula de classe II do MHC expressa sobre a APC e as regiões variáveis Vα + Vβ do TCR da célula T constitui o ***primeiro sinal*** antígeno-específico crítico para a ativação da célula T CD4+. Estudos recentes indicam que o TCR pode detectar um número muito pequeno de peptídios estranhos — tão baixo quanto quatro moléculas peptídicas dentre milhares de peptídios expressos em uma determinada APC — assim a célula T é muito sensível a antígeno estranho. Entretanto, pelo fato de que esta interação é de baixa afinidade ela é necessária mas não suficiente para a ativação das células T CD4+ inocentes. As interações pareadas descritas abaixo aumentam a afinidade da interação entre o TCR e o peptídio-MHC.

MHC de Classe II com Correceptor CD4. A interação da região não polimórfica de uma molécula de classe II do MHC (a região fora da fenda de ligação do peptídio) com o correceptor CD4 aumenta acentuadamente a capacidade de a célula T responder ao antígeno e em consequência baixa o limite de estimulação da célula T pelo antígeno. Estima-se que a interação CD4–classe II do MHC torna a célula 100 vezes mais respondedora ao antígeno do que na ausência da interação. Além disso, o CD4 desempenha um importante papel na transdução de sinal da célula T, o qual será posteriormente descrito com maiores detalhes sob o título "Eventos Intracelulares na Ativação da Célula T CD4+".

Pares Coestimuladores. No início deste capítulo descrevemos como a interação com o patógeno induz moléculas ***coestimuladoras*** na superfície das células dendríticas. Pares coestimuladores na superfície da célula dendrítica (e outra APC) e a célula T CD4+ liberam ***sinais secundários*** que aumentam e mantêm sinais derivados do primeiro sinal, a interação MHC-peptídio-TCR. Os mecanismos que se acreditam ser responsáveis serão descritos posteriormente neste capítulo.

As interações coestimuladoras melhor caracterizadas estão entre uma família de moléculas conhecida como ***B7***, expressa em APC profissional (células dendríticas, macrófagos e células B ativadas) e ***CD28***, expresso constitutivamente sobre as células T. A interação B7-CD28 constitui um sinal positivo decisivo na ativação da célula T CD4+. Conforme discutiremos posteriormente no Capítulo 12, na ausência do sinal B7-CD28, o primeiro sinal sozinho não só e insuficiente para ativar a célula T CD4+ inocente, mas também acarreta a inativação da célula T (anergia).

Dentro da família B7, sabe-se mais sobre a ***B7.1*** e ***B7.2*** (CD80 e CD86, respectivamente), ambos capazes de ligar-se em CD28. Não está claro, no presente, se B7.1 e B7.2 têm funções distintas. A Fig. 10.2 também mostra que B7.1 e B7.2 interagem com ***CTLA-4*** (***CD152***) que é induzido pela ativação da célula T. Conforme discutiremos mais tarde no capítulo, a interação B7-CTLA-4 desempenha um papel posterior na ativação da célula T para interromper a resposta.

Uma interação coestimulatória importante ocorre posteriormente entre ***CD40*** expressa pela APC e ***CD40 ligante*** (***CD40L*** ou ***CD154***) expresso sobre células T ativadas. A interação do MHC-peptídio com o TCR regula positivamente a expressão de CD40L pela célula T, a qual, por sua vez, induz expressão aumentada de CD40 sobre a APC. Esta interação CD40-CD40L posteriormente aumenta a expressão de B7 sobre a APC, intensificando a interação B7-CD28 entre a APC e a célula T. A interação de CD40 ligante sobre células T ativadas com CD40 expresso sobre células B tem um papel decisivo adicional nas interações das células T e B que descreveremos posteriormente neste capítulo.

Estudos recentes têm ampliado o número de moléculas na família B7, assim como seus pares ligantes sobre a superfície da célula T ativada (não mostrado na Fig 10.2). A molécula coestimulatória induzível (***ICOS***) é induzida nas células T CD4+ pela ativação do TCR e interage com o seu ligante, ***ICOSL***, expresso na APC, particularmente células B e muitos outros tipos celulares. A interação ICOS-ICOSL tem um importante papel nas interações de célula B e célula T que descreveremos posteriormente neste capítulo. A função coestimuladora das outras moléculas das famílias B7 e CD28 está sendo atualmente avaliada.

Moléculas de Adesão. Pares de interações adesivas fortalecem e estabilizam a interação da APC e célula T durante as várias horas que as células precisam estar em contato para assegurar a ativação da célula T. São elas (1) ***molécula de adesão intercelular 1*** (***ICAM-1, CD54***) expressa na APC e a integrina ***antígeno associado com a função do leucócito 1*** (***LFA-1, CD11a/CD18***) expresso na célula T (moléculas expressas sobre tipos celulares múltiplos) e (2) ***CD58*** (***LFA-3***) expressa na APC humana e ***CD2*** expresso sobre a célula T. Acredita-se também que estas interações adesivas retardam o movimento de separação da APC e célula T após as células interagirem inicialmente. Isto permite mais tempo para o TCR "varrer" a APC para o apropriado MHC de classe II-peptídio.

Eventos Intracelulares na Ativação da Célula T CD4+

A Fig. 10.3 e os parágrafos seguintes descrevem as vias intracelulares de ativação da célula T CD4+. Embora o foco da discussão seja a ativação das células T CD4+, as vias descritas são muito semelhantes para a ativação das células T CD8+ e células B.

Resumidamente, o reconhecimento do antígeno na superfície celular desencadeia múltiplas cascatas intracelulares que se estendem de modo ordenado a partir da superfície da célula por todo o citoplasma e interior do núcleo. Como consequência da ativação, a célula T também reorganiza a estrutura de seu citoesqueleto interno e sua membrana celular. Alguns eventos ocorrem dentro de segundos, outros em minutos e ainda outros dentro de horas após a interação inicial. Como resultado destes eventos a célula T muda seu padrão de expressão genética de um estado em repouso ou quiescente para um estado ativado; a célula se prolifera e amplia o tamanho do clone inicial e se diferencia em uma célula efetora capaz de executar as principais funções da célula T.

A compreensão das vias intracelulares de ativação da célula T também revela vislumbres de como a ativação da célula T pode ser bloqueada e a função das células ativadas impedida. Estes conceitos são críticos no tratamento de muitas diferentes condições — incluindo transplante, autoimunidade e alergia — em que a ativação da célula T constitui uma característica indesejável mas central (discutida posteriormente nos Capítulos 12 e 18).

Nos parágrafos abaixo esboçaremos a sequência de eventos da ativação da célula T CD4+.

Sinal Inicial. A ligação do MHC-peptídio às regiões variáveis extracelulares ($V\alpha + V\beta$) do TCR transmite um sinal via moléculas intimamente associadas CD3 e ζ para o interior da célula T. A natureza do sinal que atravessa a membrana ainda não está atualmente clara. Ela pode envolver a agregação de múltiplas moléculas de TCR na membrana da célula (similar às etapas iniciais de ativação através do BCR, descrita posteriormente neste capítulo) ou uma mudança conformacional na região transmembrânica das cadeias do TCR.

Ativação de Quinases, Fosforilação de ITAMs e Arranjo e Ativação dos Complexos de Sinalização na Membrana Celular. Um dos eventos iniciais que se detecta no interior da célula T após a ligação do TCR é a ativação, em segundos, das tirosinas quinases ***Fyn*** — associada

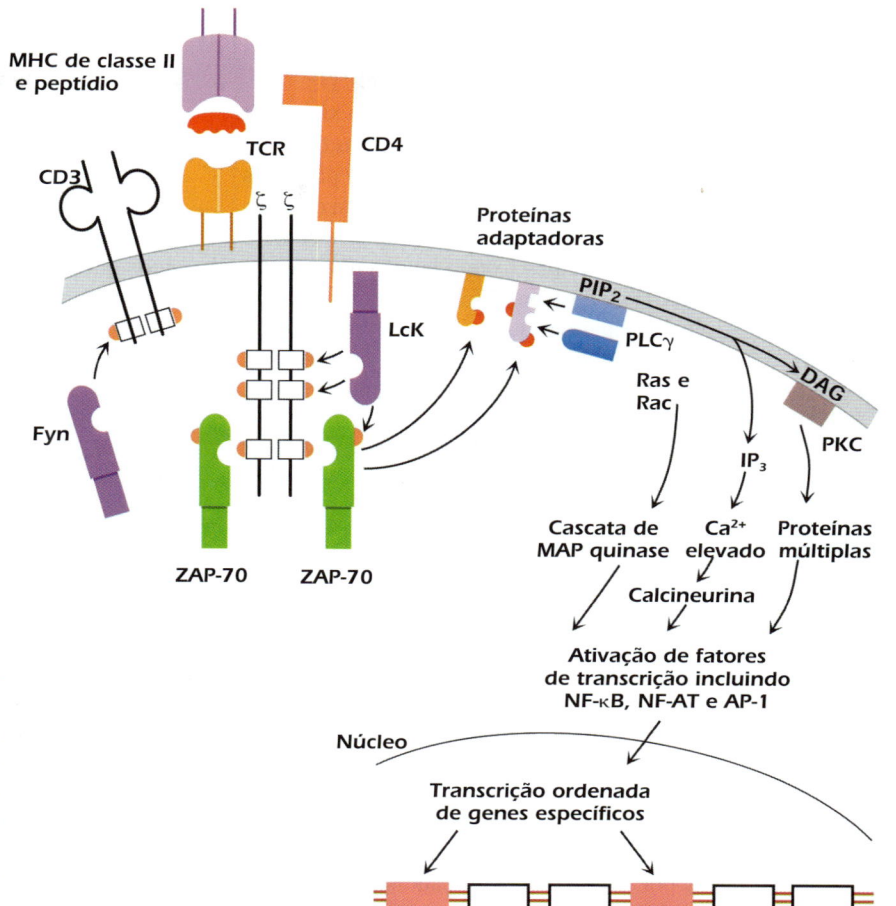

Figura 10.3 Eventos intracelulares na ativação da célula T CD4⁺. Para simplificar, são mostrados apenas uma cadeia de CD3 e ζ e um ITAM fosforilado. Os semicírculos laranja indicam grupos fosfato adicionados às moléculas ativadas. As vias intracelulares que se seguem à interação coestimuladora B7-CD28 não são mostradas; elas resultam na transcrição intensificada e estabilização aumentada do RNAm de IL-2.

com as regiões citoplasmáticas de CD3 e ζ — e ***Lck*** associadas com as regiões citoplasmáticas de CD4. Fyn e Lck pertencem à família de tirosina quinases Src, enzimas que ativam proteínas pela adição de grupos fosfatos aos resíduos de tirosina. Fyn e Lck são ativadas pela proteína de membrana CD45 (não mostrada na Fig. 10.2), uma tirosina fosfatase que remove grupos fosfatos inibidores.

Quando Fyn e Lck são ativadas, elas se ligam às regiões das cadeias de CD3 e ζ que contêm os ITAMs, anteriormente descritos, e os fosforilam. Como Lck está associada com CD4, esta ligação também puxa CD4 para íntima associação com o complexo TCR. Os ITAMs fosforilados em CD3 e ζ agem então como sítios de atracamento para uma outra tirosina quinase, a ***ZAP-70*** (que pertence a uma segunda família de tirosina quinase conhecida como Syk) Esta etapa parece crítica para a ativação da célula T porque as células T de raros indivíduos que são deficientes em ZAP-70 não respondem ao antígeno; estes indivíduos são profundamente imunodeficientes (ver Capítulo 17). Pelo fato de CD3 e ζ conterem múltiplos ITAMs, mais de uma molécula de ZAP-70 é recrutada para este complexo de proteína de sinalização.

Lck ativa ZAP-70 quando ela se junta ao complexo de múltiplas proteínas de sinalização. ZAP-70 ativada fosforila inúmeras proteínas no interior da célula. Entre os substratos mais importantes de ZAP-70 ativados estão as moléculas ***adaptadoras*** — proteínas que não têm atividade enzimática mas contêm múltiplos domínios de ligação para outras proteínas. Duas moléculas adaptadoras fosforiladas depois da ativação da célula T são mostradas na Fig. 10.3. Os adaptadores fosforilados são recrutados para a membrana da célula formando um complexo ainda maior de moléculas de transdução de sinal junto da sinapse imunológica. Em resumo, um complexo de multiproteínas de moléculas de transdução de sinal está associado em sequência e ativado sobre o lado citoplasmático da membrana da célula T.

Formação da Sinapse Imunológica. A interação da APC e peptídio com a célula T CD4⁺ forma uma área de contato entre as células, conhecida como ***sinapse imunológica***, por analogia com a área de contato entre os neurônios e outras células. A sinapse imunológica parece ser necessária para sustentar a sinalização intracelular, durando até que a APC e a célula T se separem após aproximadamente 8 horas de contato. As sinapses são também formadas quando as células T CD4⁺ interagem com células B, o que é descrito posteriormente neste capítulo. A sinapse incorpora o MHC-peptídio e TCR, CD4 e pares de moléculas coestimulatórias e de adesão. Além disso, no lado da célula T, a sinapse inclui moléculas de sinalização recrutadas a partir do lado de dentro da célula T (descrito a seguir), e proteínas do citoesqueleto.

O processo de formação e desenvolvimento da sinapse é dinâmico; sua composição e estrutura mudam com o tempo após o contato inicial. As moléculas de adesão pareadas ICAM-1 e LFA-1, por exemplo, são encontradas em diferentes regiões da sinapse em diferentes tempos após o contato inicial entra as células. Além disso, outras moléculas são incluídas ou excluídas da sinapse em diferentes tempos.

Várias experiências sugerem que a célula T reorganiza a estrutura tanto do citoesqueleto interno como de sua membrana celular como consequência da ativação. Na membrana da célula T, a estrutura dos lipídios não é homogênea, em vez disso, eles formam o que é denominado de "microdomínios" de jangadas lipídicas, enriquecidas com colesterol e glicoesfingolipídios. Quando a célula T é ativada, estas jangadas lipídicas — que foram dispersadas por toda a membrana — são mobilizadas para a sinapse e arrastam com elas os componentes de sinalização intracelular descritos abaixo. Esta redistribuição também empurra aquelas moléculas não envolvidas na interação APC célula T para fora da área de contato.

Ativação de Vias de Sinalização Intracelulares.
Moléculas adaptadoras ativadas que são recrutadas para a sinapse imunológica ligam enzimas e outros adaptadores ativando várias vias de sinalização intracelular principais. As moléculas adaptadoras ligam *fosfolipase C-*γ (*PLC-*γ); após serem fosforiladas por ZAP-70, PLC-γ catalisa a quebra do *fosfolipídio* de membrana *fosfatidilinositol bifosfato* (*PIP_2*). O PIP_2 é quebrado em dois componente *diacilglicerol* (*DAG*) e *inositol trifosfato* (*IP_3*).

O DAG ativa a enzima associada à membrana *proteína quinase C* (*PKC*), que por sua vez ativa a cascata de quinases causando, por fim, a ativação, no citoplasma, de um fator de transcrição, *NF-κB*. O IP_3 aumenta os níveis intracelulares de cálcio livre. O cálcio elevado, por sua vez, ativa a molécula citoplasmática *calcineurina*, ativando finalmente o fator de transcrição *NF-AT*. Esta via é clinicamente significativa porque os agentes imunossupressores ciclosporina A e tacrolimus (originalmente FK506) — usados para impedir a rejeição de enxertos quando os tecidos são transplantados entre indivíduos genetivamente diferentes — ligam a calcineurina e assim inibem as etapas subsequentes da ativação das células T (ver Capítulo 18).

Além disso, moléculas adaptadoras ativadas ligam e ativam proteínas de ligação à guanosina nucleotídio, conhecidas como Ras e Rac, que, por sua vez, ativam a cascata citoplasmática das *proteínas quinases mitógeno ativadas* (*MAP*) provocando a ativação do fator de transcrição AP-1.

Síntese de IL-2 e Proliferação.
A parte inferior da Fig. 10.3 mostra que os fatores de transcrição ativados NF-κB, NF-AT e AP-1 penetram no núcleo da célula T ativada e se ligam seletivamente a sequências regulatórias de vários genes diferentes. Dois dos mais importantes genes que são transcritos e traduzidos na célula T ativada (dentro de 24 horas do início da ativação) são os das citocinas IL-2 e IL-2Rα (CD25) e o da cadeia α do receptor de IL-2.

A Fig. 10.4 mostra que a célula T CD4+, que recebe o primeiro e o segundo sinal via TCR e CD28, respectivamente, sintetiza e secreta a IL-2. O papel crítico do segundo sinal B7-CD28 na síntese de IL-2 será discutido na próxima seção. A IL-2 é um fator de crescimento para células T que pode atuar sobre a célula T, que a sintetizou e a secretou, e em uma célula T adjacente. A Fig. 10.4 mostra também que a célula T CD4+ inocente em repouso expressa duas cadeias β e γ do receptor de IL-2 que liga IL-2 com baixa a moderada afinidade. A sín-

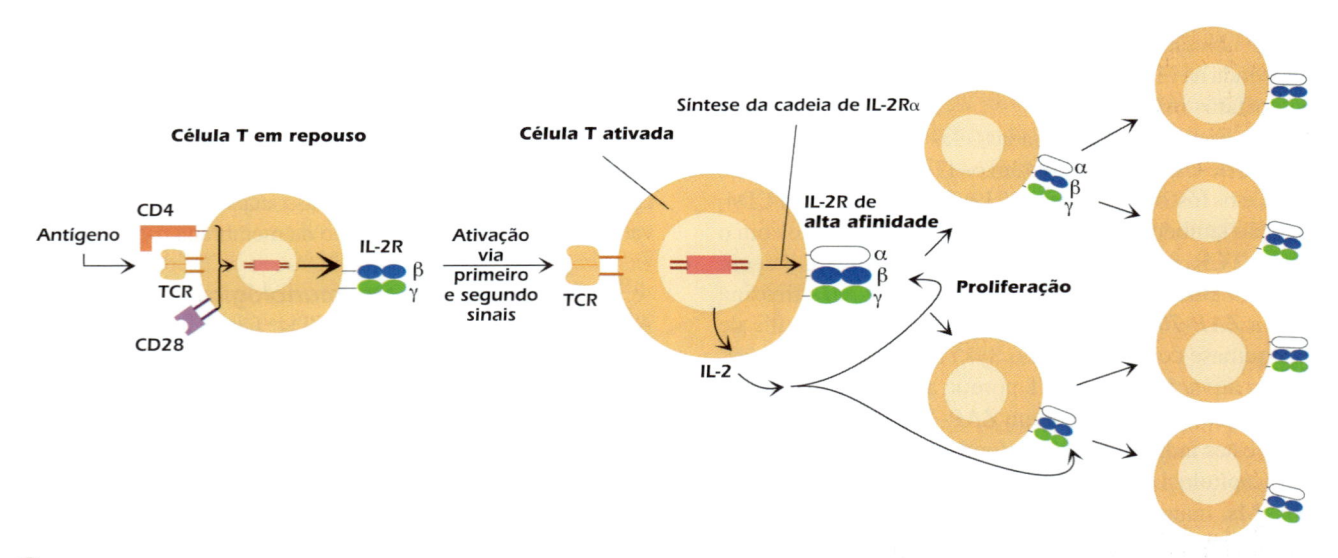

○ Figura 10.4 Célula T CD4+ ativada sintetiza e secreta IL-2 e sintetiza a cadeia α do receptor de IL-2. A interação de IL-2 e o receptor de IL-2 de alta afinidade resulta na proliferação do clone de célula T CD4+.

tese da cadeia IL-2Rα, como consequência da ativação da célula T, converte o receptor de IL-2 na superfície da célula T ativada em um receptor de três cadeias com alta afinidade (um processo descrito posteriormente no Capítulo 11). Assim, a interação de IL-2 e o receptor de IL-2 de alta afinidade resulta primeiro no aumento das células T CD4+ (para uma *célula T blástica*) e, a seguir, em proliferação (dentro de 48 a 72 horas após o início da ativação).

Síntese de IL-2 e Interações Coestimulatórias B7-CD28 e B7-CD152.

Comentada no início do capítulo, a interação de B7 expresso sobre a APC e CD28 expresso sobre a célula T CD4+ inocente fornece um sinal coestimulatório crítico ou segundo sinal na ativação da célula T. Acredita-se que o principal mecanismo pelo qual este segundo sinal aumenta a ativação da célula T seja através da intensificação da síntese da proteína IL-2 (que se calcula ser 100 vezes maior), além da síntese de IL-2 induzida apenas pela sinalização do TCR. Esta intensificação resulta de uma taxa aumentada da transcrição do gene de IL-2 (via produção aumentada de fatores de transcrição) e de um aumento no tempo de vida do RNAm de IL-2. Além disso, a interação B7-CD28 também mobiliza jangadas lipídicas no interior da célula T, o que leva tirosina quinases e outras moléculas envolvidas na ativação da célula T para o interior da célula T na área de contato entre o TCR e a APC. Acredita-se que a interação B7-CD28 seja para ativar inicialmente uma quinase de célula T, *fosfatidilinositol-3* (*PI_3*) quinase.

Mencionamos previamente o sinal *negativo* que resulta da interação entre B7.1 e B7.2 e CTLA-4 (CD152), cuja expressão é induzida sobre células T ativadas. A interação entre B7 e CTLA-4 é de afinidade mais alta do que a interação entre B7 e CD28; consequentemente a interação B7-CTLA-4 interrompe a produção de IL-2 e finaliza a proliferação de célula T, limitando a extensão da resposta imunológica. O mecanismo do efeito negativo de B7-CTLA-4 não está completamente elucidado; como a interação de B7-CD28, múltiplas vias bioquímicas estão provavelmente envolvidas. Estudos recentes sugerem que CTLA-4 age na sinapse imunológica deslocando componentes críticos do complexo de sinalização e/ou limitando sua função.

Expansão Clonal, Diferenciação em Células Efetoras e Migração para Fora do Linfonodo

Como consequência dos eventos de ativação já descritos, as células T CD4+ (e células T CD8+ se o antígeno é um microrganismo infeccioso) proliferam-se rapidamente em poucos dias após a exposição inicial ao antígeno. Isto resulta em uma enorme expansão do clone original de células T antígeno-específicas: até 10.000 vezes o tamanho do clone original em algumas infecções virais. Esta expansão é observada como um aumento do nodo em que a resposta ocorre. No fim desta fase de rápida expansão, as células T ativadas se diferenciam em *células T efetoras*, que agora têm a capacidade de realizar a função efetora (síntese de citocinas, morte de alvos etc.) de uma subpopulação particular de células T. As células efetoras geralmente exercem suas funções fora do nodo em que foram ativadas, particularmente em tecidos aos quais os patógenos tiveram acesso.

A ativação de células T no nodo também resulta em uma mudança da expressão de moléculas de adesão e receptores de quimiocinas: células efetoras (e células de memória descritas posteriormente neste capítulo) migram para fora do nódulo em que foram ativadas e se movem para diferentes tecidos. As células efetoras regulam negativamente a molécula de adesão e receptores de quimiocinas que permitiram que a célula T inocente entrasse no nodo, L-selectina (CD62L) e CCR7, respectivamente. Elas regulam positivamente as moléculas de adesão e receptores de quimiocinas, o que lhes permite migrar para fora do nódulo e se mover para diferentes sítios do corpo, particularmente para locais infectados por patógenos (ver também Capítulo 9). Assim, muitas células efetoras regulam positivamente a integrina VLA-4 (CD49CD29) e o receptor de quimiocina CCR10, que intermedeia o endereçamento para muitos tecidos (exceto a pele) e sítios de inflamação. O direcionamento para a pele é mediado pela regulação positiva de CCR10 e a molécula de adesão antígeno de linfócito cutâneo. Como no caso das células B ativadas, a migração das células T efetoras para os nódulos das mucosas é mediado pela integrina α4β7 e pelo receptor de quimiocina CCR9.

⬤ OUTRAS VIAS PARA ATIVAR CÉLULAS T CD4+

Nas seções anteriores focalizamos como um complexo MHC-peptídio expresso sobre uma APC ativa um clone específico de células T. Posto que as células T inocentes expressando qualquer uma das especificidades para um peptídio particular são raras, aproximadamente 1 em 10^5–10^6 células T (apenas uma pequena fração do conjunto total de células T) é ativada por qualquer complexo MHC-peptídio. Detectar e estudar a resposta ao antígeno destas raras células antígeno-específicas na população total de células T tem sido desafiador. Para formular questões sobre a ativação e função da célula T, os imunologistas desenvolveram muitos instrumentos para estudar as respostas das células T antígeno-específicas isoladas. Isto inclui crescimento de clones individuais de células T ativadas pelo antígeno *in vitro* e uso de camundongos transgênicos que tenham células T expressando apenas um TCR. Estas abordagens têm fornecido informações importantes (ver Capítulo 5 para posterior discussão).

Alguns agentes, contudo, podem estimular mais do que os raros clones de células T CD4+ inocentes ativados pelos complexos peptídio-MHC. Os agentes que descrevemos a seguir ativam múltiplos clones de células T para produzir citocinas e para proliferar-se.

Superantígenos

A Fig. 8.9 mostrou as propriedades características da ligação de superantígenos ao MHC e TCR. Nos seres humanos, os superantígenos são sobretudo toxinas bacterianas dos microrganismos causadores de doenças tais como *Staphylococcus aureus*. Os superantígenos ativam células T CD4+ expressando uma molécula Vβ particular como uma cadeia de seu TCR. Posto que segmentos Vβ individuais (como $V\beta_3$ ou $V\beta_{11}$) podem ser expressos em até 10% da população de células T, uma alta porcentagem de células T de várias especificidades antigênicas pode ser ativada quando um superantígeno interage com células T de um indivíduo. A liberação maciça de citocinas seguindo-se à ação do superantígeno pode resultar em lesão do hospedeiro (ver Capítulo 11).

Proteínas Vegetais e Anticorpos Contra Moléculas de Superfície da Célula T

Vários materiais que ocorrem naturalmente têm a capacidade de desencadear a proliferação e diferenciação de muitos, senão todos, dos clones de linfócitos T. Estas substâncias são chamadas de ativadores policlonais ou *mitógenos* devido a sua capacidade de induzir mitose na população celular. As glicoproteínas vegetais concanavalina A (Con A) e fitoemaglutinina (PHA) são mitógenos de célula T particularmente potentes. Estas substâncias são *lectinas*, moléculas que se ligam a resíduos de carboidratos sobre as proteínas. Acredita-se que Con A e PHA atuam através do TCR. Pelo fato de a resposta de célula T do sangue humano normal a Con A e PHA ocorrer em uma faixa bem definida, uma resposta baixa a Con A ou PHA indica frequentemente que a pessoa está imunossuprimida. Uma outra lectina vegetal, *mitógeno da erva dos cancros*, ativa tanto a célula B quanto a T.

Alguns anticorpos específicos para CD3 têm a capacidade de ativar células T. Posto que CD3 é expresso por todas as células T em associação com o receptor da célula T, estes anticorpos anti-CD3 induzem, consequentemente, a proliferação de todas as células T.

FUNÇÃO DA CÉLULA T

Células T CD4+

Como mencionado no início do capítulo, a principal função efetora das células T CD4+ é a síntese de um vasto conjunto de citocinas que afetam múltiplos tipos celulares incluindo outros conjuntos de células T, células B, células precursoras da medula óssea e muitas células efetoras da resposta imunológica natural. O impacto das citocinas sintetizadas por células T CD4+ sobre muitos tipos celulares diferentes ajuda a explicar por que a perda das células CD4+ na AIDS é tão devastadora (ver Capítulo 17).

Muitas importantes funções das células T CD4+ serão discutidas em capítulos subsequentes, enquanto as propriedades de receptores de citocinas são discutidas com detalhes no Capítulo 11. Este capítulo focalizará as citocinas produzidas pelas células T CD4+ e a interação entre células T CD4+ e células B que resulta na síntese de anticorpos. Mais tarde, neste capítulo, será discutida a função das células T CD4+ na ativação das células T CD8+.

Subpopulação de Células T CD4+ Definidas pela Produção de Citocinas e Função Efetora

Até recentemente, a célula T CD4+ inocente ativada (T_H0) era descrita como diferenciando-se em uma das duas principais subpopulações de células T CD4+, a saber, T_H1 ou T_H2, que difeririam nas citocinas que elas sintetizavam. Assim, cada subpopulação foi caracterizada pela síntese de um conjunto de citocinas características ou "*de marca*", que são descritas adiante. Como cada citocina interage com um receptor específico expresso em uma célula efetora particular (ver Capítulo 11), as citocinas sintetizadas pelas diferentes subpopulações de células T CD4+ interagem com distintos conjuntos de células efetoras. Estes conjuntos diferentes de células efetoras desempenham diferentes papéis na resposta imunológica.

O paradigma da subpopulação de células T CD4+ sintetizando citocinas de diferenciação que afetam células efetoras distintas ainda se aplica. (Algumas citocinas, incluindo a interleucina 3 e GM-CSF, são sintetizadas por ambas as subpopulações T_H1 e T_H2.) Nosso entendimento das subpopulações de células T CD4+ foi recentemente ampliado e está refletido na Fig. 10.5 e nos parágrafos seguintes. A Fig. 10.5 mostra as quatro principais subpopulações que agora incluem as *células T_H17 e T_{reg}* além de T_H1 e T_H2. A figura mostra as citocinas particulares que caracterizam as quatro subpopulações, as células com que estas citocinas interagem e os tipos de funções efetoras em que elas desempenham o papel. Na próxima seção descreveremos como estas diferentes subpopulações de células T CD4+ são geradas.

As células T_H1 sintetizam IFN-γ que atua sobre macrófagos; IL-2 e TNF-β (linfotoxinas). Estas citocinas ativam as células T CD8+ e as células NK. Uma vez que estas células tenham sido ativadas, elas destroem células do hospedeiro que tenham sido infectadas com vírus ou bactérias intracelulares tais como listeria. Estes são os traços característicos da *imunidade medida por célula*, que será descrito mais tarde nos Capítulos 16 e 18. Além disso, conforme será discutido posteriormente neste capítulo, o IFN-γ influencia a troca de isotipo da célula B para isotipos de imunoglobulina que se liga a patógenos, o que por sua vez ativa o complemento e assim aumenta a fagocitose dos patógenos microbianos pelas células fagocíticas (ver também Capítulo 13).

As células T_H2 sintetizam IL-4, IL-5 e IL-13. IL-4 e IL-13 influenciam a troca de classe da célula B para IgE e IgG_4 nos seres humanos e a IL-5 ativa eosinófilos. Estes são traços característicos da resposta imunológica contra vermes parasitas, assim como contra alérgenos (discutidos no Capítulo 14).

As células T_H17 constituem uma terceira subpopulação, caracterizada recentemente, de células T CD4+ ativadas pelo antígeno. As células T_H17 sintetizam e secretam a família de citocinas IL-17 (particularmente IL-17A e IL-17F, descritas no Capítulo 11) e IL-22. As células T_H17, IL-17 e IL-22 são ***pró-inflamatórias***, isto é, elas promovem respostas inflamatórias particularmente em locais de mucosa. As células T_H17 e as citocinas têm sido descritas em algumas condições inflamatórias autoimunológicas dos seres humanos, incluindo artrite reumatoide, esclerose múltipla e doença inflamatória do intestino e na condição cutânea de psoríase (ver Capítulos 11 e 12).

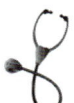

Psoríase

A IL-17 estimula muitas células do sistema imunológico inato (particularmente recrutando e ativando neutrófilos para locais de inflamação), assim como outros tipos de células (células endoteliais e células epiteliais), a sintetizar as citocinas IL-1, IL-6 e TNF-α, que também resultam em inflamação. A IL-22 age sobre muitas células da pele e sistema digestivo e ativa respostas inflamatórias. Além disso, a IL-22 induz células epiteliais a produzir peptídios antibacterianos que desempenham papel protetor em resposta a bactérias junto às superfícies mucosas.

Estudos recentes sugerem que as células T_H17 humanas e murinas parecem diferir na síntese de citocinas além de IL-17 e IL-22. Experiências posteriores serão necessárias para confirmar estes achados.

Estudos também sugerem que a subpopulação T_H17 está envolvida em respostas a bactérias extracelulares (tais como o espiroqueta *Borrelia burgdorferi*) e fungos (tais como os principais patógenos fúngicos humanos, *Candida albicans* e *Aspergillus fumigatus*). As subpopulações T_H1 e T_H2 têm pouco efeito sobre estes patógenos, sugerindo que as subpopulações T_H1, T_H2 e T_H17 das células T CD4+ respondem a grupos de patógenos diferentes não se sobrepondo.

As células T_{reg} constituem a quarta subpopulação de células T CD4+ mostrada na Fig. 10.5. As células T_{reg} inibem ou *suprimem* a diferenciação e função de outras subpopulações de células T CD4+, isto é, células T_H1, T_H2 e T_H17. Elas também suprimem a ativação e proliferação de outros tipos celulares incluindo células dendríticas e células B. As células T_{reg}, que geralmente expressam CD25, suprimem respostas imunológicas dirigidas tanto a moléculas-próprias quanto a antígenos estranhos. A importância das células T_{reg} nas respostas ao próprio é mostrada pelas condições inflamatórias autoimunológicas que resultam do desenvolvimento ou função defeituosas de células T_{reg}. Um exemplo é a desregulação imunológica na síndrome da poliendocrinopatia enteropática ligada ao X (IPEX), em que as células T_{reg} estão ausentes; ela é caracterizada por doença autoimunológica, alergia e doença intestinal inflamatória (ver Capítulo 12). Ações inibitórias das células T_{reg} são provavelmente mediadas por contato celular direto e secreção de citocinas IL-10 e fator β de transformação do crescimento (TGF-β), ambas com funções supressoras descritas mais tarde nos Capítulos 11 e 12.

As células T_{reg} são heterogêneas nos seres humanos e nos camundongos, as duas espécies em que elas foram mais estudadas. Algumas células T_{reg} (T_{reg} naturais) são autorreativas e se desenvolvem no timo, como descrevemos no Capítulo 9. Outras células T_{reg} (T_{reg} induzidas) se desenvolvem fora do timo, quer por estimulação antigênica crônica ou, como descreveremos na próxima seção, na presença de TGF-β.

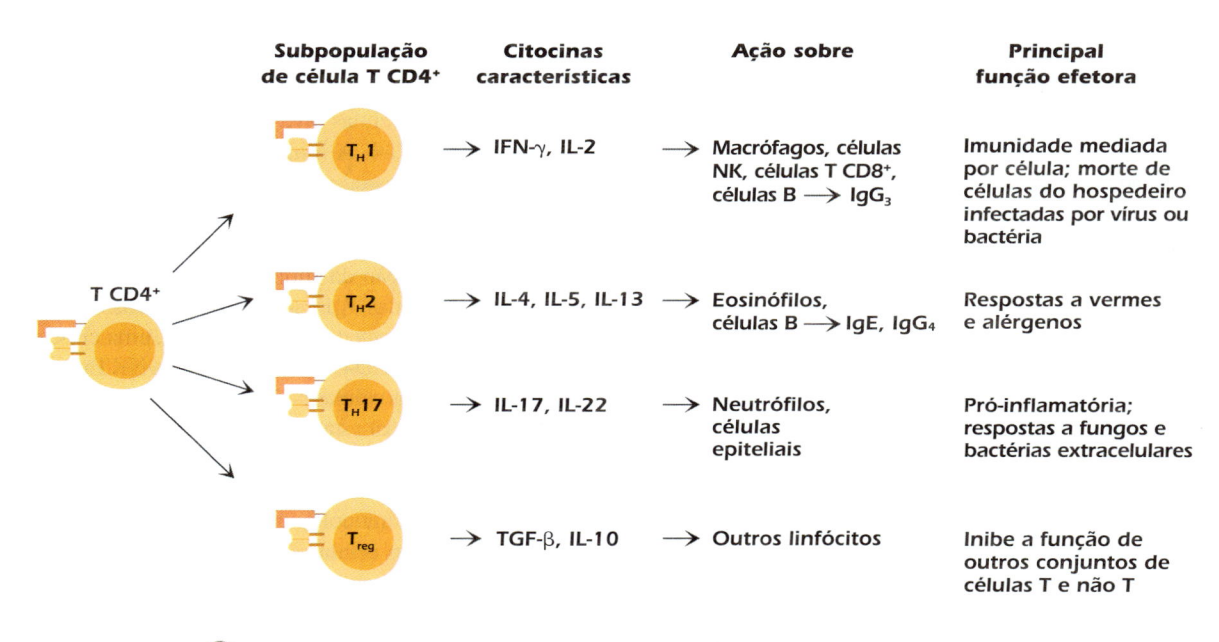

Figura 10.5 Principais subpopulações de células T CD4+: T_H1, T_H2, T_H17 e T_{reg}.

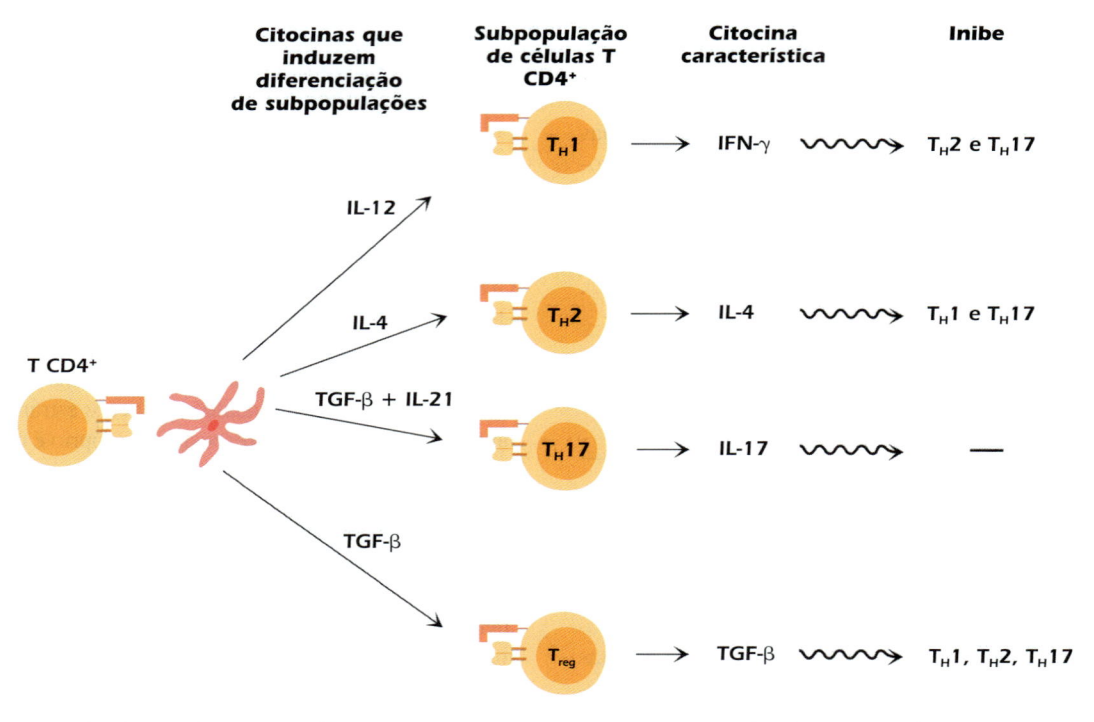

● Figura 10.6 As citocinas influenciam a diferenciação em uma subpopulação específica de células T CD4⁺. As citocinas sintetizadas por uma subpopulação de células T CD4⁺ inibem o desenvolvimento de outras subpopulações. As linhas onduladas indicam inibição. As citocinas sintetizadas pelas células T$_H$17 não são conhecidas como inibidoras da função ou desenvolvimento de outras subpopulações. As células T$_H$17 humanas se desenvolvem na presença de IL-21 e TGF, porém as células T$_H$17 de camundongo se desenvolvem na presença de IL-6 e TGF-β.

Deve-se observar que uma citocina sintetizada por uma determinada subpopulação de células T CD4⁺ não é necessariamente produzida *apenas* por aquela subpopulação de células; a IL-4, por exemplo, é sintetizada por células T$_H$2 mas é também produzida por mastócitos e por células NKT, enquanto o IFN-γ é sintetizado pelas células T$_H$1 mas também pelas células T CD8⁺. No entanto, os padrões de citocinas produzidas pelas subpopulações das células T CD4⁺ parecem ser característicos e assim são frequentemente úteis na designação de uma determinada resposta como " tipo T$_H$1" ou "tipo T$_H$2" etc.

Citocinas Influenciam a Diferenciação em Direção a uma Subpopulação Particular de Células T CD4⁺.

A Fig. 10.6 indica que as citocinas presentes durante a ativação das células T CD4⁺ conduzem a diferenciação da célula T CD4⁺ inocente para uma subpopulação específica: T$_H$1, T$_H$2, T$_H$17 ou T$_{reg}$. As citocinas que influenciam a diferenciação das células T CD4⁺ são geralmente derivadas de células do sistema imunológico natural, especificamente das células dendríticas. Assim, as células do sistema imunológico natural cumprem um papel importante na formação do padrão da resposta imunológica adaptativa. O papel crítico desempenhado por estas citocinas é frequentemente chamado de "*terceiro sinal*", que funciona em conjunto com o primeiro sinal (peptídio-MHC-TCR) e o segundo sinal (co-estimulação) na condução da diferenciação das células T CD4⁺ ativadas. No Capítulo 11 descreveremos como o desenvolvimen-

to de cada subpopulação de células T CD4⁺ está associado à ativação das vias de ativação intracelulares específicas e um fator de transcrição de "determinação de linhagem".

As células T$_H$1 se desenvolvem na presença de IL-12; como foi descrito no início deste capítulo, a IL-12 é sintetizada no início da resposta imunológica a bactérias e vírus pelas células dendríticas e por outras células do sistema imunológico natural, incluindo as células NK. As células T$_H$2 se desenvolvem na presença de IL-4. A fonte desta IL-4 não está clara atualmente; diferentes estudos mostraram que diferentes tipos celulares — incluindo mastócitos, células T CD4⁺ ativadas e células NKT — são capazes de sintetizar IL-4 necessárias à condução da diferenciação da subpopulação T$_H$2. Pesquisa recente sugere que as células T$_H$17 se desenvolvem das células T CD4⁺ inocentes na presença de TGF-β e IL-21, uma citocina sintetizada por células T CD4⁺ ativadas e células NKT que conduzem a diferenciação das células NK; estudos posteriores serão necessários para confirmar estas descobertas. O desenvolvimento das células T$_H$17 em camundongos parece exigir um conjunto diferente de citocinas, TGF-β e IL-6, a última sintetizada por muitas células do sistema imunológico natural. As células T$_{reg}$ se desenvolvem a partir das células T inocentes na presença de TGF-β.

Inibição Cruzada das Subpopulações de Células T CD4⁺.

A Fig. 10.6 também mostra que as citocinas produzidas por uma subpopulação de células T CD4⁺ inibem a função de outras subpopulações. Os exemplos-chave desta *inibição cruzada* são: (1) IFN-γ sintetizado pelas células T_H1 inibe o desenvolvimento e a função das células T_H2; (2) IL-4 sintetizada pelas células T_H2 inibe o desenvolvimento e a função das células T_H1; e (3) IFN-γ e IL-4, as citocinas características das subpopulações de células T_H1 e T_H2, respectivamente, também inibem as células T_H17; assim, o desenvolvimento tanto das células T_H1 como das T_H2 impede a indução da subpopulação T_H17. (4) Como observamos anteriormente, as células T_{reg} inibem o desenvolvimento e a função de todas as outras subpopulações de células T. Nenhuma evidência sugere que as citocinas produzidas pela células T_H17 inibem a função de qualquer outra subpopulação de células T.

Como resultado das propriedades de inibição cruzadas de citocinas diferentes, a resposta imunológica a um antígeno específico pode terminar "destorcida" ou *polarizada* em direção à produção de apenas uma subpopulação de células T CD4⁺, à produção de um conjunto de citocinas e a um tipo de resposta efetora. Um importante exemplo está na resposta a bactérias e vírus. No início da resposta imunológica a estes patógenos, as células do sistema imunológico natural — células dendríticas e células NK em particular — sintetizam IL-12. Isto polariza a resposta em direção do desenvolvimento das células T_H1 e citocina IFN-γ e em direção contrária das células T_H2 e T_H17 e das citocinas que elas sintetizam. Esta polarização em direção das células T_H1 ativa as células efetoras que removem células infectadas por vírus ou bactérias. Em contrapartida, na resposta aos vermes parasitas, a IL-4 é sintetizada logo no início da resposta, direcionando a diferenciação da célula T CD4⁺ no sentido das citocinas de T_H2 e do conjunto de respostas e células efetoras do tipo T_H2 (síntese de IgE e ativação do eosinófilo). De maneira semelhante, as respostas a alérgenos são dominadas pelo padrão do tipo IL-4 de T_H2 e da síntese de IgE (ver Capítulo 14).

Além disso, como mostrado na Fig. 10.6 e observado acima, a exposição a uma citocina em adição ao TGF-β — IL-21 em pessoas (IL-6 em camundongos) — fornece informações de como manter o equilíbrio entre as células T_H17 e T_{reg} em direção às células T_H17. Pelo fato de a IL-21 (e IL-6) ser sintetizada durante as fases iniciais da resposta a um agente infeccioso ou em uma resposta inflamatória, a síntese dessas citocinas adicionais evita o desenvolvimento da subpopulação de T_{reg} inibidora e conduz ao desenvolvimento das células T_H17, que promovem a resposta inflamatória.

O fenômeno da polarização também sugere terapias potenciais: foram, por exemplo, feitas tentativas com o objetivo de *alterar* as respostas da célula T_H2, que domina as respostas alérgicas, ou pela tentativa de inibir a função das células T_H2 ou pela ativação de outras subpopulações de células T CD4⁺ específicas para o alérgeno (ver Capítulo 14). Além disso, tratamentos que inibem a função das células T_H17 em condições tais como psoríase, ou que expandem o desenvolvimento das células T_{reg} em condições inflamatórias autoimunológicas, podem ser clinicamente benéficos.

Embora tenhamos sinalizado acima que a designação de uma resposta como a do tipo T_H1 ou T_H2, por exemplo, possa ser útil, a resposta a agentes infecciosos tais como parasitas é frequentemente complexa; um conjunto de respostas pode dominar em um estágio específico da resposta, enquanto um outro pode dominar em outro estágio. Além disso, as respostas a muitos antígenos inofensivos não apresentam um padrão alterado de citocinas. Observe-se também que outros fatores podem influenciar o desenvolvimento das células T CD4⁺ em uma subpopulação ou outra e daí então influenciar os resultados das respostas efetoras. Estes incluem a via de administração do antígeno (por exemplo, administração oral ou nasal de vacinas para desenvolver imunidade de mucosa), a concentração do antígeno e a APC que inicialmente ativa a resposta imunológica.

Função da Célula T Auxiliar: Interação das Células T CD4⁺ com Células B para Sintetizar Anticorpo

No Capítulo 7 descrevemos como a resposta da célula B no centro germinativo, para os antígenos TD, necessita das células T auxiliares (T_H) para cooperar com as células B na síntese de anticorpos de diferentes isotipos e na indução das células de memória. Agir como uma T_H é a função-chave das células T CD4⁺. Nas Figs. 10.7 e 10.8 e nos parágrafos que se seguem descrevemos as interações entre as células T e B que levam à síntese do anticorpo na resposta aos antígenos TD.

Como mostra a Fig. 10.7, a célula T_H e a célula B que cooperam na resposta a um determinado antígeno TD devem ambas ser específicas para aquele antígeno. A célula T_H e a célula B podem responder a diferentes epítopos no antígeno — a T_H para um epítopo interno gerado durante o processamento do antígeno, a célula B para um epítopo externo. Para as células T_H e B cooperarem de forma eficaz, os epítopos que elas reconhecem devem ser parte da mesma sequência da proteína. Por esta razão, a cooperação T-B na resposta a um antígeno TD também é conhecida como *reconhecimento ligado*, mostrado na Fig. 10.7.

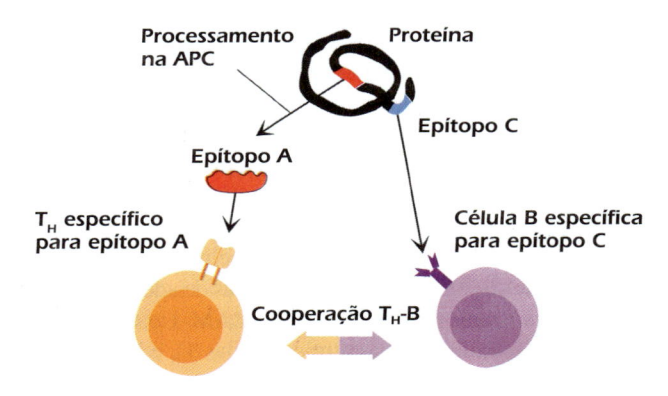

🟢 Figura 10.7 Reconhecimento ligado: para a cooperação da célula T auxiliar com a célula B na síntese do anticorpo, os epítopos reconhecidos pela célula T auxiliar (epítopo A) e a célula B (epítopo C) devem estar fisicamente ligados no mesmo antígeno.

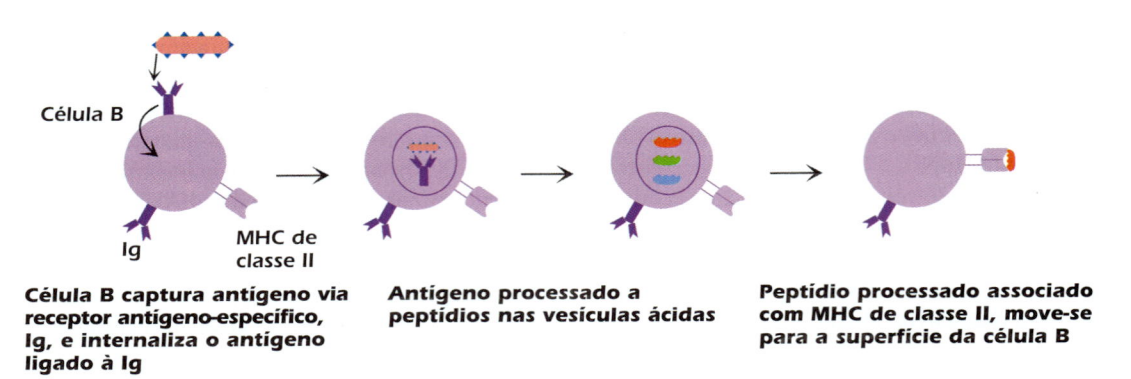

Célula B

Ig   MHC de
            classe II

**Célula B captura antígeno via
receptor antígeno-específico,
Ig, e internaliza o antígeno
ligado à Ig**

**Antígeno processado a
peptídios nas vesículas ácidas**

**Peptídio processado associado
com MHC de classe II, move-se
para a superfície da célula B**

● Figura 10.8   Células B apresentando antígeno à célula T auxiliar. Uma célula B com apropriado receptor antígeno-específico captura o antígeno proteico via interação com a Ig de membrana; a célula B processa o antígeno e apresenta os peptídios associados com as moléculas de classe II do MHC a uma célula T CD4⁺ auxiliar com o apropriado receptor.

Células B Apresentam Antígeno às Células T_H. Como mostrado na Fig. 10.8, uma etapa inicial importante na indução de uma resposta em anticorpo é a captura do antígeno "livre" por uma célula B com um receptor apropriado. (Isto geralmente ocorre na área de célula B de um órgão linfoide secundário, tal como o linfonodo). Após o antígeno se ligar à Ig de membrana, o complexo antígeno-Ig é capturado para o interior da célula e o antígeno é processado em compartimentos ácidos. Como descrito no Capítulo 8, alguns dos peptídios que resultam da catabolismo do antígeno seletivamente se ligam às moléculas de classe II do MHC, recentemente sintetizadas, que se ligam a estes compartimentos ácidos à medida que transitam através da célula B.

Os complexos peptídio-MHC de classe II na superfície da célula B podem, a seguir, ser apresentados à célula T auxiliar CD4⁺ com o apropriado TCR. Desta forma, a célula B age como uma APC para a célula T auxiliar (ver parte superior da Fig.10.9). Como descrevemos no Capítulo 7, esta interação T_H-B ocorre no folículo do linfonodo e leva fundamentalmente à formação de um centro germinativo.

Interações Pareadas Ativam Tanto as Células T_H como as Células B. A Fig. 10.9 mostra que a interação de uma célula B apresentadora de antígeno com uma célula T_H compartilha muitas das características que descrevemos inicialmente no capítulo para a ativação das células T CD4⁺ pelas células dendríticas. O complexo MHC-peptídio na célula B interagindo com o TCR produz um sinal inicial antígeno-específico importante. Os pares coestimulatórios B7-CD28, CD40-CD40 ligante (CD40L) e ICOS-ICOSL desempenham um importante papel na ativação mútua das células T_H e B, que são descritas abaixo. Além disso, as moléculas de adesão pareadas (não mostradas na figura), LFA-1 e ICAM-1 e CD2-CD58, ajudam a manter o contato entre as células T_H e B. A área de contato entre as células T_H e B também forma uma sinapse imunológica. Esta sinapse é necessária não apenas para sustentar a sinalização, mas também para que as células reorganizem suas estruturas internas de forma que as interações-chave sejam localizadas na área de contato entre as células.

A apresentação pela célula B do complexo peptídio-MHC de classe II para o TCR regula positivamente a expressão de CD40L na célula T_H. A interação de CD40L com CD40 expresso na célula B, por sua vez, regula positivamente a expressão de baixo nível da molécula coestimulatória B7 na célula B, que interage com CD28 expresso na célula T. (Esta expressão aumentada de B7 pelas células B ativadas ajuda a explicar por que as células B ativadas são APCs eficientes, enquanto as células B em repouso não o são). As interações entre CD40 e CD40L, B7 e CD28, bem como a interação ICOS-ICOSL, resultam na célula T ativada sintetizando citocinas que induzem a proliferação da célula T e também atuam na célula B ativada, que regula positivamente a expressão de receptores para as citocinas derivadas da célula T.

Pares Coestimuladores são Importantes na Síntese de Anticorpo Dependente de Célula T_H e Troca de Isotipo. A interação CD40 com CD40 ligante parece crítica na ativação das células B nas respostas a antígeno timo-dependente porque isto é necessário para a célula B trocar da síntese de IgM para outros isotipos, tal como IgG (troca de isotipo). Na ausência desta interação, apenas a IgM é produzida. Na condição conhecida como síndrome da hiper-IgM ligada ao X (ver Capítulo 17), meninos com CD40L não funcional produzem apenas anticorpo IgM e nenhum outro isotipo.

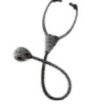

Síndrome da Hiper-IgM

A interação ICOS-ICOSL mencionada anteriormente neste capítulo e no Capítulo 7 também parece ser uma importante interação T_H-B. ICOS é induzido nas células T ativadas e é expresso pelas células T_H no centro germinativo do linfonodo. Pessoas que não possuem o produto gênico de ICOS funcional (e camundongos desprovidos de ICOS) não desenvolvem centros germinativos normais e são profundamente imunodeficientes, com baixos níveis de IgG, IgA e IgE.

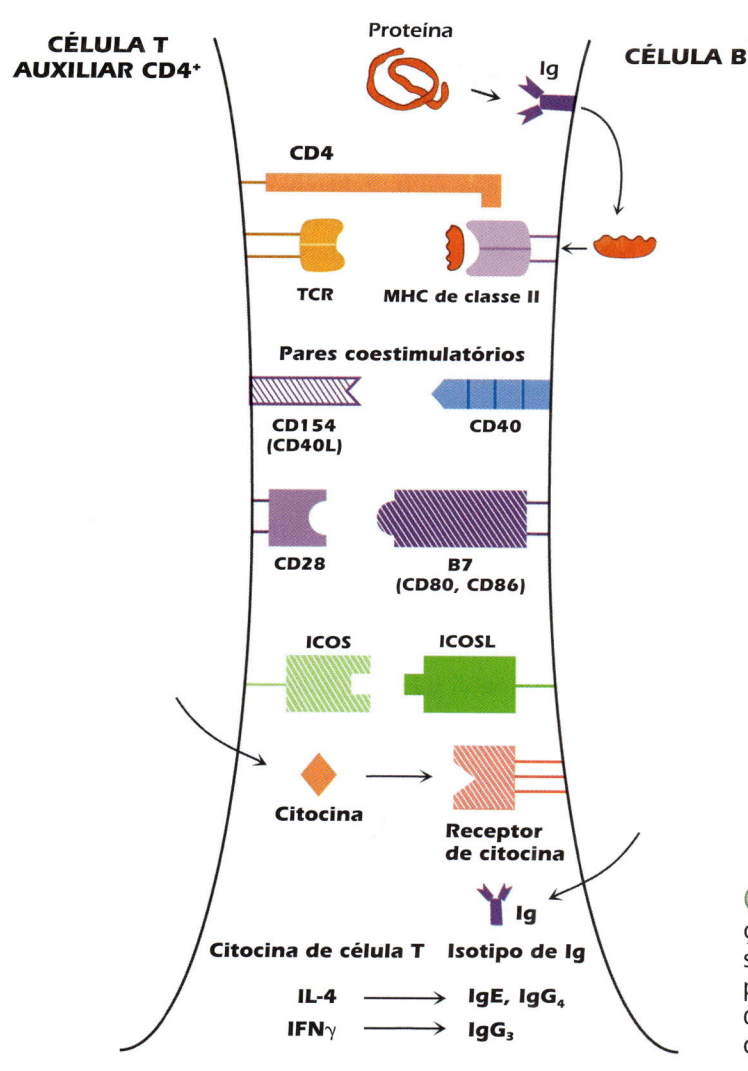

○ Figura 10.9 Interações-chave envolvidas na cooperação célula T auxiliar-B. As barras hachuradas indicam expressão de moléculas coestimuladoras reguladas positivamente pela ativação. Também são mostradas as citocinas derivadas da célula T associadas com a mudança de isotipo da célula B específica.

Assim, a troca de isotipo pela célula B necessita de interações coestimulatórias entre as células Th e B e a síntese de citocinas pela célula T ativada. A Fig. 10.8 também mostra que a citocina produzida pela célula T determina o específico isotipo do anticorpo sintetizado pela célula B. Se a célula T sintetiza IL-4, as células B trocam para a produção predominantemente de IgE e IgG$_4$; se a célula T sintetiza IFN-γ, a célula B troca para a produção de subtipos de IgG tais como IgG$_3$ que ativa o complemento (ver Capítulos 4 e 13). Acredita-se que nos sítios de mucosa, TGF-β e outras citocinas, incluindo IL-4 e IL-5, são necessárias para a troca para IgA.

Conforme descrito anteriormente neste capítulo, as células T CD4+ inocentes são mais eficientemente ativadas pelo antígeno processado e apresentado pelas células dendríticas na área de célula T do linfonodo; as citocinas presentes quando a célula T inocente é ativada pela primeira vez influencia o padrão de citocinas sintetizadas pela célula T CD4+ ativada. Por exemplo, uma célula T ativada por células dendríticas ativadas pelo tipo T_H na resposta primária, provavelmente diferenciar-se-á na presença de IL-12 no sentido de uma resposta do tipo T_H1 que sintetiza IFN-γ. Se esta célula T interage com uma célula B ativada que capturou antígeno pela sua Ig de superfície, o IFN-γ induzirá as células B a trocar a síntese de anticorpo para IgG$_3$. Os anticorpos IgG$_3$ são ativadores eficazes da cascata do complemento (ver Capítulo 13). Em termos gerais, cada tipo de antígeno induz um conjunto de respostas interconectadas que resulta na remoção do antígeno; neste exemplo, a bactéria induz a síntese de IL-12 pelas células do sistema imunológico natural, o desenvolvimento de células T CD4+, células T_H1, síntese de anticorpo IgG$_3$ pelas células B e ativação do complemento.

ATIVAÇÃO E FUNÇÃO DAS CÉLULAS T CD8+

Agora vamos voltar nossa atenção para outra importante subpopulação de células T, as células T CD8+, cuja principal função é destruir células que foram infectadas por vírus e bactérias. As células T CD8+ estão também envolvidas na destruição de células estranhas transplantadas (rejeição de enxerto) e células tumorais (ver Capítulos 18 e 19). Por esta razão, uma célula T CD8+ é chamada de **célula T citocida** ou **linfócito T citotóxico** (**CTL**). A célula destruída por um CTL é conhecida como **alvo**; o alvo pode ser uma APC como uma célula dendrítica ou qualquer outra célula do corpo. Nos parágrafos que se seguem descreveremos como as células T CD8+ são ativadas para se tornar células efetoras e como elas destroem seus alvos.

Geração de Células T CD8+ Efetoras

Muito de nosso conhecimento sobre a ativação e geração de células T CD8+ efetoras é derivado de estudos sobre agentes infecciosos em camundongos, particularmente suas respostas a vírus e bactérias. Estes estudos mostram que a população de células T CD8+ específicas para um determinado epítopo viral ou bacteriano se expande enormemente — de um total de aproximadamente 100 células inocentes para milhões de células — nos primeiros sete dias da infecção.

A ativação das células T CD8+ para se proliferar e se diferenciar em células efetoras segue muitos dos mesmos princípios que descrevemos acima para a geração de células T CD4+ efetoras: um primeiro sinal, peptídio-MHC interagindo com o TCR; segundo sinal ou sinal coestimulatório, particularmente B7-CD28 e CD40-CD40L; e um terceiro sinal, citocinas sintetizadas pelas células da resposta imunológica natural. A IL-12 é considerada decisiva na ativação das células T CD8+ e acredita-se também que os interferons α e β desempenhem uma função. Todos esses sinais são necessários para produzir uma estimulação máxima.

A Fig. 10.10 mostra várias vias para a ativação das células T CD8+ pelos vírus: as interações com as células dendríticas são consideradas críticas. A Fig. 10.10A mostra como uma célula dendrítica pode apresentar um peptídio derivado do vírus associado com a molécula de classe I do MHC e ativar diretamente uma célula T CD8+ com o apropriado TCR. (Conforme descrevemos no Capítulo 8, os peptídios derivados dos vírus associados com moléculas de classe I do MHC nestas células dendríticas pode ser resultado de uma infecção da célula ou de processamento na via de apresentação cruzada). Nesta via, as células dendríticas fornecem o primeiro e segundo sinais, assim como a IL-12, para ativar a célula T CD8+. A combinação destes sinais resulta na rápida proliferação das células T CD8+; acredita-se que a célula T CD8+ sintetize IL-2 que induz a proliferação das células T CD8+ ativadas.

Muitas respostas das células T CD8+ vírus-específicas requerem células T CD4+ vírus-específicas e essas células parecem ser importantes para a indução das células T CD8+ de memória. Entretanto, a via precisa na qual as células T CD4+ estão envolvidas para a ativação das células T CD8+ inocentes e geração de células T efetoras matadoras não está ainda completamente esclarecida.

A Fig. 10.10B mostra uma via na qual as células T CD4+ desempenham um papel na geração de células T CD8+ efeto-

ras: uma célula dendrítica que capturou um vírus como um antígeno exógeno apresenta os peptídios derivados do vírus em associação com moléculas de classe II do MHC para uma célula T CD4+ vírus-específica. Em conjunto com a interação coestimulatória B7-CD28, a célula CD4+ é ativada para proliferar-se e sintetizar IL-2. Entretanto, conforme descrito anteriormente nesta seção, a mesma célula dendrítica pode também apresentar antígenos virais às células T CD8+ via apresentação cruzada na via do MHC de classe I. Assim, a interação da célula T CD8+ com peptídios derivados dos vírus apresentados pelo MHC de classe I expresso na célula dendrítica, em combinação com IL-2 sintetizada pela célula T CD4+, induz a proliferação e diferenciação das células T CD8+ vírus-específica. Nesta via, o epítopo viral que ativa a célula T CD4+ (peptídios vermelhos) é diferente do epítopo que ativa a célula T CD8+ (peptídios verdes).

Pelo fato de ser muito baixa a probabilidade de duas raras células T antígeno-específicas (células T CD4+ e CD8+ vírus-específicas) interagirem com a mesma APC, até recentemente não estava claro se esta interação entre três células pudesse ocorrer em condições fisiológicas. Evidências recentes sugerem, entretanto, que uma interação inicial entre célula dendrítica e célula T CD4+ pode ocorrer, com a posterior junção de uma célula T CD8+ a esta interação estabilizada.

Foi sugerida uma variação da via de ativação que envolve a célula dendrítica e as células T CD4+ e CD8+ vírus-específicas para uma via chamada de **licenciamento**, na qual a ativação das células T CD4+ e T CD8+ pela célula dendrítica constitui acontecimentos separados. Na via de licenciamento, uma célula dendrítica imatura interage primeiro com uma célula T CD4+; a célula dendrítica regula positivamente moléculas coestimulatórias (particularmente CD40), e a célula T CD4+ regula positivamente CD40L. A célula dendrítica agora madura, com CD40 regulado positivamente e capacidade de sintetizar e secretar IL-12, pode separar-se da célula T CD4+ para interagir e ativar uma célula T CD8+ vírus-específica inocente.

Qualquer que seja a via utilizada para ativar a célula T CD8+, os eventos intracelulares na ativação da célula T CD8+ são semelhantes àqueles descritos anteriormente para a ativação da célula T CD4+. Como CD4, CD8 está associado com a tirosina quinase Lck; os mesmos pares de moléculas coestimulatórias e de adesão descritos na ativação das células T CD4+ — CD28–B7, LFA-1–ICAM-1 e CD2–CD58 — também estão envolvidos.

Células T CD8+ Destruindo Células Alvo

A Fig. 10.10C indica que, uma vez ativada, a célula T CD8+ inicia a destruição, por contato, da célula alvo. As interações entre peptídio associado com moléculas de classe I do MHC expressas pelo alvo e CD8 e TCR expressos pela célula T CD8+ são críticas; além disso, moléculas de adesão pareadas expressas na superfície da célula T e na célula alvo (não mostradas na figura) ajudam a manter o contato entre as células por várias horas.

A figura também mostra que a célula T CD8+ efetora contém grânulos que são formados quando a célula T CD8+ é ativada. Estes grânulos contêm proteínas com função citotóxica. A célula T CD8+ efetora também expressa a molécula de superfície Fas ligante (CD178). Como descreveremos nos parágrafos que se seguem, as proteínas contidas nos grânulos e Fas ligante são críticas na destruição da célula alvo: ambas ativam a apoptose (morte celular programada) da célula alvo.

Acredita-se que a destruição pelas células T CD8+ ocorra por duas vias. A primeira, e considerada a via predominante para a destruição da maioria das células alvo, envolve o conteúdo dos grânulos no interior das células T CD8+. Após a ligação à célula alvo, a célula T CD8+ reorganiza sua estrutura interna de modo que estes grânulos ficam próximos à área de contato com a célula alvo. A Fig. 10.10C também mostra que a célula T CD8+ libera o conteúdo dos grânulos sobre a

célula alvo por um processo conhecido como exocitose. Os principais constituintes dos grânulos envolvidos na destruição da célula alvo são perforinas e granzimas. A **_perforina_** forma poros na membrana da célula alvo. O resultante aumento da permeabilidade da membrana celular contribui para a morte da célula. A ação da perforina na membrana celular é semelhante àquela do complexo de ataque à membrana realizado pelo complemento descrito no Capítulo 13. As **_granzimas_** são serina proteases que penetram na célula alvo através dos poros criados pela perforina; as granzimas interagem com componentes intracelulares da célula alvo para induzir apoptose. A **_granulisina_** (não mostrada na figura) é uma pequena proteína que também penetra na célula alvo; ela ativa a via que acarreta a morte de patógenos intracelulares tais como _Listeria_ e _Mycobacteria_, microrganismos que vivem no interior dos macrófagos e de células dendríticas.

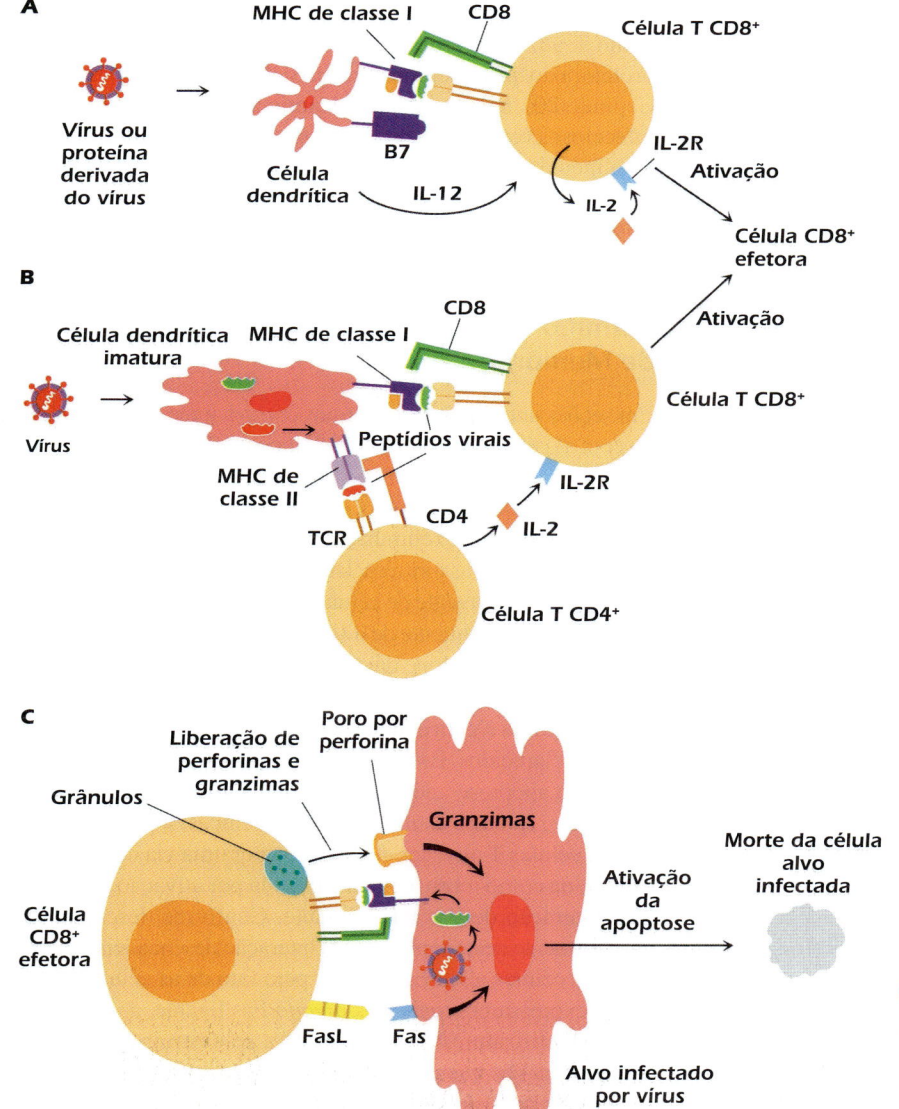

Figura 10.10 Células T CD8+: geração de células efetoras e morte da célula alvo. (A) As células dendríticas ativam diretamente as células T CD8+. (B) Uma via para as células T CD4+ ativarem as células T CD8+. (C) Célula alvo morrendo por ação da célula T CD8+ efetora.

Uma segunda via para a destruição da célula alvo ocorre através da interação da molécula Fas ligante sobre a célula T CD8+ com Fas, uma molécula de superfície expressa sobre muitas células do hospedeiro. Esta interação ativa a apoptose da célula alvo via uma ativação sequencial de caspases, um conjunto de enzimas proteolíticas, no interior da célula alvo (ver Capítulo 12 para detalhes adicionais). Como resultado, a célula morre no intervalo de horas. Considerando que a morte por apoptose não resulta na liberação do conteúdo celular, as células infectadas morrendo por apoptose podem impedir a disseminação do vírus infeccioso para outras células.

Uma vez que a célula T CD8+ tenha iniciado esta via de destruição, ela se desprende da célula alvo para se prender e matar outras células alvo.

Conforme os parágrafos anteriores ilustraram, a ativação da célula T CD8+ e a morte da célula alvo constituem acontecimentos separados. Isto pode ser demonstrado separando-se as células T CD8+ de um indivíduo que tenha sido infectado por um vírus: as células citotóxicas vírus-específicas são capazes de matar alvos infectados pelo vírus *in vitro* fora do corpo. (O teste para a atividade citocida da célula T CD8+ sobre os alvos é descrito no Capítulo 5). A destruição *in vitro* de um alvo infectado não requer fatores adicionais.

Restrição pelo MHC e Função Citocida da Célula T CD8+

Enfatizamos aqui o conceito de restrição pelo MHC das respostas da célula T mencionadas nos capítulos anteriores. Um CTL CD8+ vírus-específico reconhece e subsequentemente destrói uma célula alvo expressando uma combinação específica de peptídio viral e uma determinada molécula de classe I do MHC. Assim, isto significa que um CTL CD8+ específico para o peptídio do vírus influenza e o HLA-A2 matam uma célula alvo expressando HLA-A2 que tenha se ligado ao peptídio derivado do vírus do resfriado. Na ausência do peptídio do vírus influenza, este CTL não destrói células não infectadas ou normais de um indivíduo expressando HLA-A2. Além disso, esta célula T CD8+ vírus-específica não destrói alvos expressando diferentes combinações de peptídios mais moléculas do MHC, tais como peptídio derivado do vírus do sarampo ligado a HLA-A2 ou mesmo o mesmo peptídio do vírus da influenza ligado a uma diferente molécula de HLA. Estes achados, que conferiram a Rolf Zinkernagel e Peter Doherty o Prêmio Nobel em 1996, estabeleceram o conceito de restrição do MHC na resposta da célula T, indicando que as células T reconhecem a combinação do antígeno mais a molécula do MHC e não o antígeno sozinho.

Além disso, o reconhecimento do peptídio-MHC de classe I pela célula T CD8+ ocorre independentemente da expressão de qualquer molécula de classe II do MHC pela célula alvo. Este fato traz importantes consequências biológicas; como descrito no Capítulo 9, as molécula de classe I do MHC são expressas em quase todas as células do corpo. Uma vez que um patógeno infeccioso (tal como um vírus, um parasita ou uma bactéria) possa infectar qualquer célula nucleada do corpo, um patógeno gera peptídios que se associam com as moléculas de classe I do MHC expressas na superfície de qualquer célula nucleada do hospedeiro. A expressão do complexo peptídio derivado do patógeno-MHC de classe I na superfície celular leva ao reconhecimento pelas células T CD8+, seguido pela destruição da célula infectada. Assim, a destruição pelas células T CD8+ proporciona um mecanismo para eliminar qualquer célula do corpo infectada com um patógeno. É claro que a eliminação do patógeno resulta na destruição das células do hospedeiro, mas este é o preço que o indivíduo paga para remover a fonte de infecção.

Para repetir e elaborar o conceito introduzido no Capítulo 8, geralmente, apenas os patógenos intracelulares tais como vírus, parasitas e bactérias geram peptídios que se associam com moléculas de classe I do MHC e induzem respostas de célula T CD8+. Estes patógenos também ativam células T CD4+ patógeno-específicas e induzem a síntese de anticorpos visto que eles são capturados pelas APCs tais como as células dendríticas e macrófagos. Desta maneira, as células T CD4+, CD8+ e os anticorpos, juntamente com outras células como T γδ, estão todos envolvidos na resposta imunológica protetora do hospedeiro contra um determinado patógeno (ver Capítulo 20). Em contrapartida, antígenos inofensivos ou não infecciosos (como proteínas de vírus mortos em uma vacina) geralmente não desencadeiam respostas de célula T CD8+. Estes antígenos exógenos são capturados em compartimentos ácidos de uma APC, interagem com as moléculas de classe II do MHC e ativam respostas de anticorpos e de célula T CD4+.

Término da Resposta: Indução de Células de Memória

Em seções anteriores descrevemos como a interação do antígeno com as células T CD4+ ou CD8+ inocentes induz enorme proliferação das células inocentes para gerar uma grande população de células efetoras. Entretanto, uma vez que o antígeno, ou agente infeccioso, tenha sido eliminado, 99% deste conjunto de células T ativadas e efetoras morrem. Isto acarreta o surgimento de uma população sobrevivente de células T de memória que está ainda expandida — geralmente de 100 a 1.000 vezes — se comparado com o tamanho do clone da célula inocente original.

Os sinais que governam a redução desta população de célula T expandida e gera células de memória não estão completamente esclarecidos. Estudos indicam que as células T são suscetíveis à apoptose após terem sido ativadas, particularmente depois de repetidas estimulações antigênicas; a grande maioria das células T ativadas é eliminada por uma via de apoptose conhecida como morte celular induzida por ativação, mediada pela interação de Fas e Fas ligante. Conforme descrevemos anteriormente neste capítulo, esta interação desencadeia a apoptose das células alvo. Entretanto, pelo fato de as células T ativadas expressarem *tanto* Fas *quanto* Fas ligante, as células T ativadas utilizam esta interação para se destruírem umas às outras, uma vez que o antígeno tenha sido removido.

As células T de memória que sobrevivem à fase de redução do tamanho do clone são geralmente de vida longa, frequentemente com uma vida média de anos. Elas estão envolvidas nas respostas protetoras após uma exposição subsequente a muitos tipos de patógenos (ver Capítulo 20). As respostas da célula T de memória são também mais rápidas e eficientes do que as da resposta primária. Uma razão é que o tamanho do clone da população das células de memória específica para um determinado antígeno é muito maior do que o tamanho do clone original da população de células T inocentes. Além disso, a reinfecção ou restimulação com um antígeno particular ativa a proliferação e diferenciação das células T de memória para células efetoras, de modo que o tamanho do clone é ampliado ainda mais.

Como já foi comentado antes, as propriedades circulatórias das células T de memória e efetoras diferem daquelas das células T inocentes. Diferentemente das células inocentes, que podem circular apenas através dos linfonodos, as células efetoras e de memória podem penetrar nos tecidos. Diferentes subpopulações de células de memória têm sido identificadas com base nos tecidos nos quais elas circulam. Conforme mencionado nos capítulos anteriores, sua capacidade de penetrar nos tecidos específicos é determinada pela expressão de combinações de moléculas de adesão e receptores de quimiocinas. As *células de memória efetoras* regulam negativamente as moléculas de adesão e receptores de quimiocinas expressos pelas células inocentes (L-selectina e CCR7, respectivamente) e regulam positivamente um diferente padrão de moléculas que permitem a migração para os tecidos periféricos. Um padrão permite que as células de memória se movam para a pele e outro permite o movimento para a mucosa — principais locais do corpo sob ameaça de microrganismos infecciosos. A reexposição ao antígeno nesses locais rapidamente induz as células de memória efetoras a se tornarem células efetoras. As *células de memória centrais* expressam um padrão de moléculas de adesão e receptores de quimiocinas que é muito semelhante ao padrão expresso pelas células T inocentes; assim, as células de memória centrais recirculam através dos linfonodos periféricos. A reexposição ao antígeno nesses linfonodos induz a função efetora das células de memória centrais, embora isto geralmente ocorra menos rapidamente do que as respostas das células efetoras de memória.

Não está claro se a persistência das células de memória requer a presença do antígeno, mesmo em nível muito baixo; alguns estudos indicam que na ausência do antígeno que estimulou a resposta, as células de memória morrem. Conforme mencionado anteriormente neste capítulo, a geração de células T CD8+ de memória requer células T CD4+. Isto sugere outra razão pela qual a perda das células T CD4+ na AIDS possa ser tão devastadora; sua perda impede o desenvolvimento contínuo das células T CD8+ de memória que podem conter a infecção.

● FUNÇÃO DAS CÉLULAS NKT E CÉLULAS T γδ

Considerando que as células T CD4+ e CD8+ constituem componentes decisivos das respostas imunológicas mediadas por células adaptativas, este capítulo focalizou sua ativação e forneceu uma introdução à sua função efetora. Muitos outros aspectos das respostas imunológicas associadas com estas células serão descritos nos capítulos restantes deste livro. Antes de encerrar o assunto das células T, voltamos nossa atenção para duas outras subpopulações de células T: células NKT e células Tγδ. Acredita-se que essas subpopulações sejam um pouco mais "primitivas" do que as células CD4+ e CD8+ e mostrem características tanto das respostas imunológicas inatas quanto adaptativas.

Células NKT

No Capítulo 9 descrevemos brevemente a diferenciação da subpopulação de células T conhecidas como *células NKT* porque elas expressam um receptor de célula T assim como a molécula NK1.1 e outras moléculas típicas das células NK. As células NKT reconhecem e respondem a antígenos lipídicos e glicolipídicos derivados de patógenos infecciosos (tais como as bactérias *Sphingomonas* e *B. burgdorferi*), assim como a glicoesfingolipídios expressos pelas células do hospedeiro. Assim, as células NKT respondem tanto a microrganismos como a antígenos próprios. A maioria das células NKT utiliza um TCR "semi-invariante", um Vα com um conjunto restrito de Vβ, o qual responde a antígenos apresentados por APC CD1+, tal como as células dendríticas.

Após estimulação pelo antígeno, as células NKT muito rapidamente sintetizam altos níveis de citocinas associadas a T_H1 e T_H2, particularmente IL-4 e IFN-γ. Assim, acredita-se que as células NKT desempenhem um importante papel na eliminação precoce de bactérias. Tem sido também sugerido que as células NKT constituam uma fonte de IL-4 que polariza a diferenciação das células T CD4+ inocentes em direção à subpopulação T_H2. Além disso, acredita-se as células NKT desempenhem um importante papel na regulação de muitas respostas imunológicas diferentes; defeitos nas células NKT têm sido associados com doenças que incluem autoimunidade e câncer.

Células T γδ

No Capítulo 9 descrevemos a diferenciação da subpopulação de células T que utilizam γδ ao invés de αβ nas suas duas cadeias do TCR que reconhecem o antígeno. Acredita-se que as células Tγδ encontradas predominantemente nos sítios epiteliais das mucosas forneçam a primeira linha de defesa contra patógenos invasores. Elas rapidamente produzem citocinas, particularmente IFN-γ, em resposta a patógenos como micobactérias, e têm sido também descritas como tendo função citotóxica (utilizando mecanismos citotóxicos semelhantes àqueles das células T CD8+). Elas também podem responder a proteínas do choque térmico produzidas quando as células do hospedeiro estão submetidas a choque ou estresse. As células Tγδ geralmente não respondem a peptídios associados com moléculas do MHC mas respondem a fosfolipídios e outras pequenas moléculas não proteicas conhecidas como fosfoantígenos.

FUNÇÃO DA CÉLULA B: SÍNTESE DE ANTICORPOS NA AUSÊNCIA DA CÉLULA T AUXILIAR

Neste capítulo discutimos a função das células T e descrevemos como as células T auxiliares cooperam com as células B na resposta a antígenos timo-dependentes (TD). Um grupo importante e distinto de antígenos é chamado *timo-independente* (*TI*) uma vez que as respostas da célula B a estes antígenos não necessitam de células T auxiliares. Como o nome sugere, as respostas aos antígenos TI podem ocorrer em pessoas ou animais deficientes de timo funcional ou de células T.

Os antígenos TI são divididos em duas classes, *TI-1* e *TI-2*. Os antígenos TI-1 são mitogênicos em altas concentrações; isto é, eles são capazes de ativar múltiplos clones de células B a proliferar-se e a produzir anticorpos. Devido a esta propriedade de ativação antígeno-inespecífica, tais antígenos são denominados ativadores policlonais de células B. Os lipopolissacarídios derivados de bactérias Gram-negativas, tais como *E. coli*, são antígenos TI-1. Além disso, o revestimento de proteínas de alguns vírus como o poliovírus, que dispõe de uma estrutura repetitiva, é também antígeno TI-1. Os antígenos TI-2 incluem polissacarídios bacterianos e fúngicos (por exemplo, dextranas e ficol e o polissacarídio capsular de bactérias extracelulares como *Haemophilus influenzae* e *Streptococcus pneumoniae*); os antígenos TI-2 não são mitogênicos em altas concentrações.

As respostas a TI têm duas características biologicamente relevantes. Primeiro, diferentemente das respostas envolvendo antígenos dependentes de célula T, as respostas aos antígenos TI geram principalmente IgM e não originam células de memória. Em outras palavras, uma segunda injeção de um antígeno TI acarreta o mesmo nível de produção de IgM que a primeira, sem aumento no nível, velocidade de produção ou troca de classe. Estes achados reforçam a importância das citocinas derivadas da célula T, tanto no desenvolvimento de células de memória quanto na troca de isotipos de célula B. Segundo, mesmo se um indivíduo for deficiente de células T, uma resposta imunológica pode ainda ser desencadeada contra antígenos TI. Assim, pacientes com deficiência imunológica de célula T podem ainda produzir resposta IgM protetora contra bactérias extracelulares, mesmo se eles não puderem dar respostas significativas para vírus que são dependentes de célula T.

Vacinas Conjugadas

No Capítulo 7, descrevemos como as células B da zona marginal sintetizam inicialmente (no intervalo de 2-3 dias), anticorpos IgM protetores em resposta a muitos patógenos bacterianos. Observamos também que as células B da zona marginal não se desenvolvem até que a criança atinja 1 ou 2 anos de idade. Consequentemente, crianças muito pequenas são suscetíveis a infecções por patógenos como a bactéria *H. influenzae* b, que pode causar pneumonia e meningite.

Como observado na seção precedente, os antígenos polissacarídios capsulares de *H. influenzae* b induzem uma potente resposta TI, de limitada utilidade para o desenvolvimento de uma vacina. Entretanto, a introdução de *vacinas conjugadas* (discutida posteriormente no Capítulo 20) nos últimos 20 anos tem reduzido drasticamente doenças causadas por microrganismos como *H. influenzae* b e *S pneumoniae*. As vacinas conjugadas utilizam o princípio do *reconhecimento ligado*, que descrevemos anteriormente, para gerar resposta *timo-dependente* protetora, conforme ilustrado na Fig. 10.11: polissacarídio purificado da bactéria é conjugado, isto é, fisicamente ligado, a uma proteína *carreadora* — o toxoide

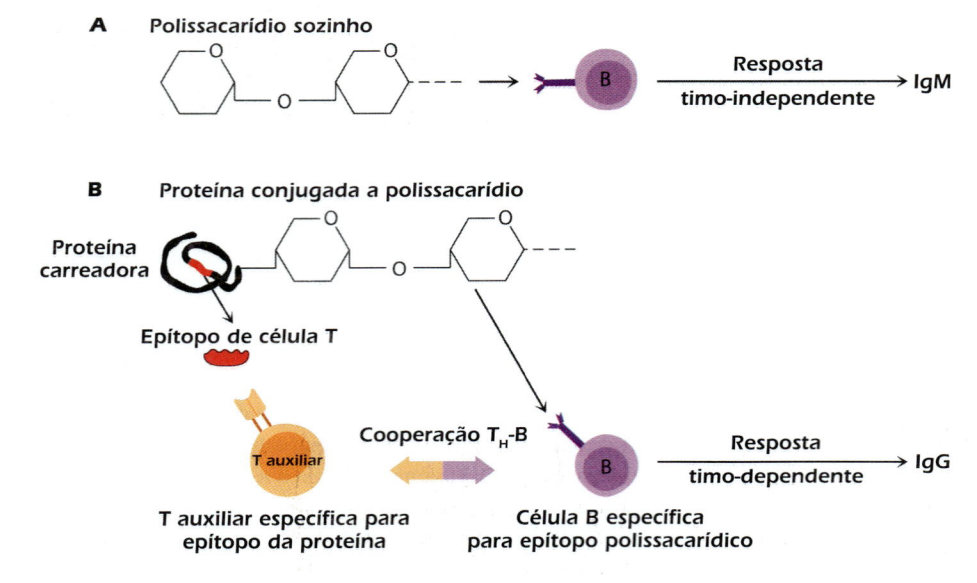

Figura 10.11 Cooperação celular B-T auxiliar no uso de vacinas conjugadas: (A) Polissacarídio sozinho, por exemplo, polissacarídio capsular purificado de *H. influenzae* ou *S. pneumoniae*, gera IgM em uma resposta timo-independente; (B) o mesmo polissacarídio conjugado a uma proteína "carreadora", tal como o toxoide tetânico, gera uma resposta em IgG timo-dependente.

tetânico é usado na vacina conjugada do *H. influenzae* b e muitas outras. A proteína carreadora gera epítopos de célula T, que ativam as células T auxiliares, e estas células T auxiliares interagem com as células B específicas para o polissacarídio. Conforme descrevemos anteriomente, a resultante resposta timo-dependente envolve troca de isotipos como IgG e o desenvolvimento de memória de longa duração.

Vias Intracelulares na Ativação da Célula B

Nesta seção descrevemos as vias intracelulares envolvidas na ativação da célula B. A Fig. 10.12 mostra que antígenos multivalentes com epítopos repetidos, como aquele encontrado em muitos antígenos TI, ativam diretamente a célula B. A ativação é iniciada pela *ligação cruzada do receptor* juntando mais de um complexo BCR na membrana celular. Como as cadeias do TCR que ligam antígeno, as cadeias H e L da Ig têm domínios intracelulares muito curtos e não desempenham um papel direto na transdução de sinal após elas se ligarem ao antígeno.

A Fig. 10.12 indica que a ligação cruzada ativa vias no interior da célula B que são muito semelhantes às cascatas que ocorrem durante a ativação da célula T CD4$^+$, que descrevemos anteriormente neste capítulo. Estas cascatas incluem a fosforilação de quinases, organização e ativação de complexos de sinalização na membrana celular e ativação de vias de sinalização intracelular. Entretanto, o resultado final da ativação da célula B é a transcrição e tradução dos genes dos receptores de citocinas e de Ig, não da transcrição e tradução de genes de citocinas que eram características-chave da ativação da célula T.

Como na ativação da célula T, um dos acontecimentos iniciais na ativação da célula B é a ativação da família de tirosinas quinases Src — Lyn, Blk, Lck e Fyn — associadas com o BCR (ver Fig. 10.12). Acredita-se que estas quinases sejam ativadas pelo mesmo CD45 descrito para a ativação da célula T. As quinases ativadas fosforilam resíduos de tirosina nos ITAMs das moléculas de Igα e Igβ (CD79a e b) associadas com cadeias de Ig na membrana. A fosforilação destes ITAMs recruta outra quinase (Syk) para o conjunto de moléculas, enquanto Syk é fosforilada e ativada. Syk é da mesma família de quinases de ZAP-70, que desempenha um papel central na ativação da célula T.

Syk ativada recruta e ativa moléculas adaptadoras que, por sua vez, ativam vias de sinalização intracelular semelhantes àquelas descritas para as células T ativadas. Estas incluem as seguintes: a ativação de PLC-γ, provocando a ativação da proteína quinase C, aumento dos níveis do íon cálcio intracelular, e a subsequente ativação de múltiplas enzimas citoplasmáticas, além da ativação de Ras e Rac que, por sua vez, ativam a cascata citoplasmática de MAP quinases. Como resultado desta sequência de vias de sinalização intracelular, fatores de transcrição (incluindo NF-AT, AP-1, e NF-κB) penetram no núcleo da célula B e promovem a transcrição de vários genes, sendo os mais importantes os genes de Ig e genes dos receptores de citocinas. Apro-

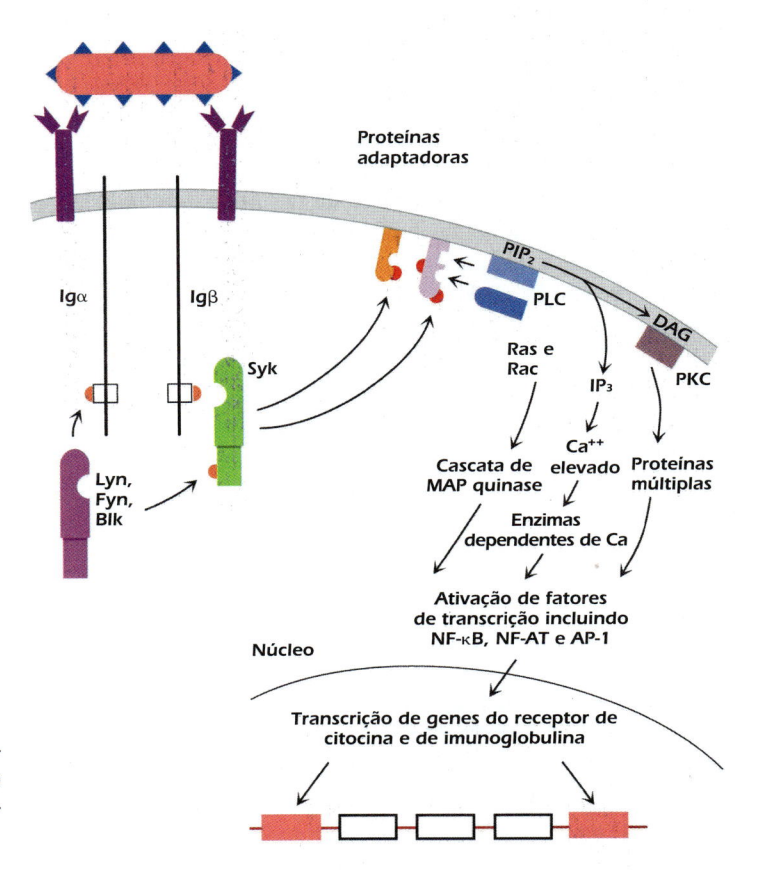

● Figura 10.12 Eventos intracelulares na ativação da célula B. Para simplificar, apenas uma cadeia de Igα e Igβ associada a cada molécula de Ig é mostrada. Os semicírculos laranja indicam grupos fosfatos adicionados às moléculas ativadas.

ximadamente 12 horas após a estimulação antigênica, a célula B aumenta em tamanho (tornando-se um blasto de célula B); este blasto de célula B prolifera-se e diferencia-se em uma célula que sintetiza e secreta Ig (uma célula plasmática). Na ausência de citocinas das células T, a célula B sintetiza IgM. Conforme descrito anteriormente neste capítulo e no Capítulo 7, na presença do antígeno e citocinas derivadas da célula T, a célula B pode trocar de isotipos e se desenvolver em uma célula B de memória ou célula plasmática que sintetiza isotipos de Ig diferentes de IgM.

Modulação do Sinal do BCR

Modulação Positiva.   Outra característica compartilhada pelo BCR e TCR é um correceptor que intensifica o sinal através do receptor de ligação ao antígeno. Para a célula T, o correceptor é CD4 ou CD8; essas moléculas potencializam a ligação de uma APC ou alvo a uma célula T, diminuindo consequentemente a quantidade de antígeno necessária para desencadear a resposta da célula T. A Fig. 10.11 mostra que as moléculas CD19, CD81 e CD21 (discutidas no Capítulo 7) — que estão associadas não covalentemente na função de membrana da célula B — desempenham um papel semelhante como correceptores para o BCR. O papel do correceptor de BCR tem sido melhor caracterizado na resposta a antígenos microbianos; estimativas indicam que de 100 a 1.000 vezes menos antígeno são necessários para estimular uma resposta em anticorpo pela ativação da célula B via correceptor mais o BCR comparado com a ativação via BCR sozinho.

A Fig. 10.13 indica como o correceptor reduz o limiar da estimulação das respostas de célula B a patógenos microbianos. Os patógenos microbianos ativam a via do complemento encontrada no plasma (ver Capítulo 13) e tornam-se revestidos ou "marcados" com o componente C3dg do complemento. O receptor para C3dg é a molécula correceptora da célula B, CD21. Assim, o patógeno ligado a C3dg fica preso à célula B via CD21. O patógeno pode também se ligar à IgM sobre a mesma célula B. Esta ligação cruzada do antígeno via IgM e C3d na superfície da célula B libera sinais de ativação simultâneos para a célula B; CD19 no complexo do correceptor é fosforilado e ativa os ITAMs de Igα/Igβ (CD79a/b). Assim, a ativação da célula B via correceptor, mais BCR, aumenta o sinal.

Modulação Negativa.   O sinal através do BCR pode também ser modulado *negativamente*. Isto ocorre como resultado da ***retroalimentação do anticorpo*** após um anticorpo ter sido sintetizado em resposta a um antígeno; o anticorpo produzido inibe a posterior resposta da célula B ao antígeno. A retroalimentação pelo anticorpo pode também ser induzida, injetando-se um anticorpo em um indivíduo, pouco tempo antes ou durante uma resposta imunológica; o anticorpo injetado interrompe a resposta ao antígeno ao qual o anticorpo é específico. A retroalimentação pelo anticorpo tem sido usada clinicamente para tratar uma condição em recém-nascidos na qual as respostas em anticorpo são produzidas para o antígeno Rh do eritrócito (ver Capítulo 15 para maior descrição das reações de incompatibilidade Rhesus).

Uma via importante na qual a presença do anticorpo inibe a função da célula B é pela formação de complexo antígeno-anticorpo que interage com o receptor de Fc de baixa afinidade com a IgG (FcRγIIb, CD32) expresso na célula B. A Fig. 10.14 mostra como isto causa a sinalização negativa da célula B: a extremidade Fc do complexo antígeno-anticorpo se liga com CD32, enquanto a extremidade antígeno do complexo se liga simultaneamente à Ig sobre a mesma célula. A ligação simultânea de Ig e FcR resulta em um sinal negativo para a célula B. Ligando-se a porção extracelular de CD32 recruta uma fosfatase para uma porção intracelular de CD32 que contém uma sequência de aminoácidos contendo tirosina. Por analogia aos ITAMs anteriormente descritos, a sequência em CD32 e outras moléculas é conhecida como ***motivo de inibição baseado na tirosina do imunorreceptor (ITIM)***. A fosfatase que se liga ao ITIM CD32 remove grupos fosfatos dos resíduos de tirosina dos polipeptídios de transdução de sinal associados ao BCR. Como resultado, o sinal de ativação através do BCR é inibido.

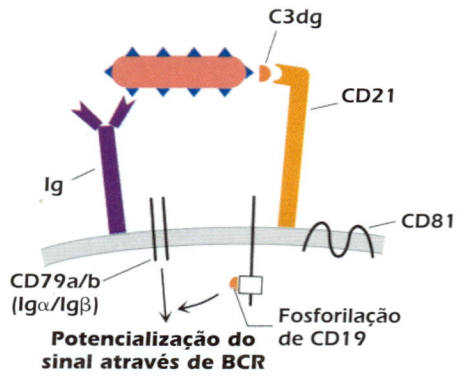

Figura 10.13   Correceptor de célula B CD19/CD21/CD81 e componente C3dg do complemento aumentam a ativação da célula B através do receptor da célula B.

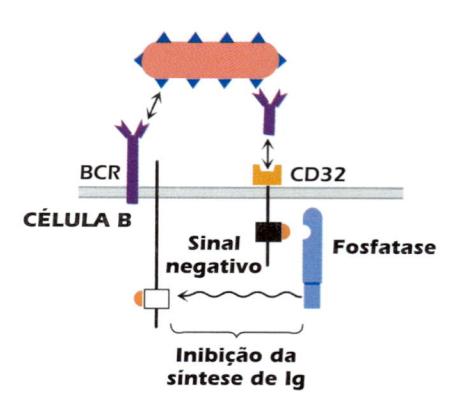

Figura 10.14   A retroalimentação pelo anticorpo inibe a ativação da célula B. A ligação simultânea dos componentes antígeno e anticorpo de um complexo antígeno-anticorpo a receptores sobre uma célula B (antígeno para Ig e porção Fc do componente anticorpo ao FcR, CD32) resulta em um sinal negativo para a célula. O retângulo na região citoplasmática do CD32 representa o ITIM.

RESUMO

1. A célula dendrítica é a principal APC especializada para ativar as células T CD4$^+$ inocentes. Na interação com um patógeno nos tecidos as células dendríticas imaturas sofrem maturação, migram para o linfonodo drenante e apresentam peptídios associados ao MHC de classe II para uma célula T CD4$^+$ com o apropriado TCR.

2. A ativação total de uma célula T CD4$^+$ inocente exige interações pareadas múltiplas na superfície da APC e da célula T: um sinal inicial (peptídio + MHC de classe II com o TCR); MHC de classe II com o correceptor CD4; um segundo sinal ou sinal coestimulatório (B7-CD28 e CD40-CD40 ligante); e moléculas de adesão pareadas.

3. A ativação da célula T envolve uma série de acontecimentos que se estendem da área de contato entre a APC e a célula T (sinapse imunológica), através do citoplasma e em direção ao núcleo. As vias importantes incluem a fosforilação de quinases, o arranjo e ativação de complexos de sinalização na membrana celular, a ativação de vias de sinalização intracelulares e a ativação de múltiplos fatores de transcrição que ativam de forma seletiva a transcrição de genes.

4. Entre os genes mais importantes transcritos e traduzidos na célula T CD4$^+$ ativada estão aqueles que codificam as citocinas, particularmente IL-2, e receptorers de citocinas incluindo uma cadeia do receptor de IL-2. Finalmente, a ativação resulta na proliferação e expansão de clones de célula T, diferenciação para uma célula T efetora e migração da célula efetora para fora do linfonodo e para tecidos ou locais onde os patógenos tenham se infiltrado.

5. Como consequência da ativação pelo antígeno, as células T CD4$^+$ secretam citocinas que afetam múltiplos tipos de células. Quatro principais subpopulações das células T CD4$^+$ foram definidas por sua função e grupo de citocinas que produzem; cada subpopulação produz um padrão característico de citocinas que interagem com conjuntos específicos de células efetoras.

6. As células T_H1 sintetizam IL-2 e IFN-γ, que ativam as células efetoras da imunidade mediada por célula. As células T_H2 sintetizam IL-4, IL-5 e IL-13, que ativam as células efetoras envolvidas em respostas a vermes parasitas e alérgenos. A subpopulação T_H17, recentemente caracterizada, sintetiza a família de citocinas IL-17, que induz respostas inflamatórias em muitos tipos de células. As células T_H17

também respondem a fungos e a algumas bactérias extracelulares. As células T_{reg} inibem a função de outras subpopulações de células T CD4$^+$ por contato celular e pela síntese de citocinas inibitórias TGF-β e IL-10.

7. As citocinas produzidas por uma subpopulação de células T CD4$^+$ em resposta a um antígeno específico inibem o desenvolvimento ou função de outras subpopulações e então deslocam a resposta em direção a uma ou outra subpopulação e a partir daí para um conjunto de células efetoras. As citocinas sintetizadas pelas células do sistema imunológico natural influenciam a diferenciação em subpopulações específicas de células T CD4$^+$.

8. As células T CD8$^+$ (CTL) interagem com e matam as células alvo infectadas por microrganismos tais como bactérias e vírus. O TCR das células T CD8$^+$ interage com peptídios derivados do patógeno ligado a uma molécula de classe I do MHC na superfície da célula alvo. Uma célula T CD8$^+$ deve ser ativada e se diferenciar em uma efetora antes que ela mate seu alvo. A célula T CD8$^+$ pode ser ativada por diferentes vias. As células T CD8$^+$ matam células alvo pela indução da apoptose por duas vias principais: (1) ação de materiais citotóxicos contidos em grânulos no interior da célula T CD8$^+$ e excretados no interior da célula alvo e (2) interação de Fas, expresso no alvo, com Fas ligante expresso na célula T CD8$^+$. Ambas as vias induzem apoptose na célula alvo.

9. Duas células antígeno-específicas, uma T CD4$^+$ auxiliar e uma célula B, precisam interagir para gerar anticorpos nas respostas aos antígenos TD. Os epítopos que a célula T auxiliar e a célula B reconhecem devem fazer parte da estrutura do mesmo antígeno (reconhecimento ligado).

10. A cooperação das células T-B envolve interações entre pares de moléculas na superfície da célula T CD4$^+$ e da célula B: um primeiro sinal antígeno-específico (peptídio-MHC de classe II expresso na célula B com o TCR) e sinais secundários críticos ou coestimuladores, que incluem CD40–CD40 ligante e ICOS-ICOS ligante. As células T e B são mutuamente ativadas, a célula T para sintetizar citocinas e a célula B para sintetizar o anticorpo. A citocina sintetizada pela célula T determina o isotipo do anticorpo sintetizado pela célula B.

11. Alguns antígenos — como os polissacarídios que têm muitos epítopos repetidos — são timo-independentes

(TI) e ativam a síntese do anticorpo pela célula B sem ajuda significativa da célula T. As respostas aos antígenos TI são predominantemente IgM e a memória imunológica não se desenvolve. As pessoas desprovidas de timo funcional ou de células T produzem respostas aos antígenos TI.

12. As vias intracelulares envolvidas na ativação da célula B são semelhantes às vias de ativação das células T CD4$^+$ e CD8$^+$. O sinal através do BCR antígeno-específico pode ser modulado positiva (via correceptor da célula B) ou negativamente (por meio do receptor de Fc de baixa afinidade para IgG).

REFERÊNCIAS

Bendelac A, Savage PB, Teyton L (2007): The biology of NKT cells. *Annu Rev Immunol* 25:297.

Billadeau DD, Nolz JC, Gomez TS (2007): Regulation of T cell activation by the cytoskeleton. *Nat Rev Immunol* 7:131.

Germain RN, Miller MJ, Dustin ML, Nussenzweig MC (2006): Dynamic imaging of the immune system: Progress, pitfalls and promise. *Nat Rev Immunol* 6:497.

Krummel MF (2007): Testing the organization of the immunological synapse. *Curr Opin Immunol* 19:460.

Sakaguchi S, Powrie F (2007): Emerging challenges in regulatory T cell function and biology. *Science* 317:627.

Sharpe AH, Abbas AK (2006): T-cell costimulation—Biology, therapeutic potential, and challenges. *New Engl J Med* 355:973.

Steinman RM, Banchereau J (2007): Taking dendritic cells into medicine. *Nature* 449:419.

Weaver CT, Hatton RD, Mangan PR, Harrington LE (2007): IL-17 family cytokines and the expanding diversity of effector cell lineages. *Annu Rev Immunol* 25:821.

Williams MA, Bevan MJ (2007): Effector and memory CTL differentiation. *Annu Rev Immunol* 25:821.

QUESTÕES DE REVISÃO

Para cada questão, escolha A MELHOR resposta.

1. O papel da APC na resposta imunológica são todos os que se seguem com *exceção* de:
A) Limitado catabolismo dos antígenos polipeptídicos.
B) Permitir a associação seletiva dos produtos dos genes do MHC e peptídios.
C) Fornecer sinais secundários necessários à ativação total das células T.
D) Apresentar peptídios não próprios associados com moléculas de classe I do MHC às células T CD4$^+$.
E) Apresentar complexos MHC-peptídios às células T com receptor apropriado.

2. Qual das seguintes afirmações sobre a IL-2 está *incorreta*?
A) É produzida principalmente por macrófagos ativados.
B) É produzida por células T CD4$^+$.
C) Pode induzir a proliferação das células T CD4$^+$.
D) Liga-se a um receptor específico nas células T CD4$^+$.
E) Pode ativar as células T CD8$^+$ na presença de antígeno.

3. Qual dos seguintes pares de proteínas de superfície celular NÃO interage entre si?
A) MHC de classe II e CD4.
B) ICAM-1 (CD54) e LFA-1 (CD11a/CD18).
C) B7 (CD80 e CD86) e CD28.
D) CD40 e CD40 ligante (CD154).
E) Ig de membrana na célula B e CD4 na célula T.

4. Qual das seguintes afirmações sobre a ativação das células T CD4$^+$ está *incorreta*?
A) A ativação resulta em fosforilação rápida dos resíduos de tirosina em proteínas associadas ao TCR.
B) Os níveis de cálcio intracelular aumentam rapidamente após a ativação.
C) A interação entre o peptídio-MHC de classe II em uma APC e o TCR de uma célula T CD4$^+$ apropriada é necessária e suficiente para a ativação total da célula T.
D) A interação de B7 e CD28 estabiliza o RNAm de IL-2 para que ocorra a tradução efetiva de IL-2.
E) A célula ativada sintetiza IL-2 e um receptor para IL-2.

5. Qual das seguintes afirmações sobre citocinas e subpopulações de células T CD4$^+$ está *incorreta*?
A) As células T$_H$1 secretam citocinas que induzem a ativação do macrófago e da célula NK.
B) As citocinas produzidas pelas células T$_H$2 são importantes nas respostas alérgicas.
C) A presença de IL-12 durante a ativação e diferenciação das células T CD4$^+$ favorece o desenvolvimento das células T$_H$1.
D) As citocinas sintetizadas pelas células T$_H$1 e T$_H$2 inibem a ação das células T$_{reg}$.
E) As citocinas sintetizadas pelas células T$_H$1 e T$_H$2 inibem a ação das células T$_H$17.

6. Quais das seguintes afirmações sobre CTL CD8$^+$ estão *incorretas*?
A) Eles lisam alvos via perforinas e granzimas.
B) Eles causam apoptose da célula alvo.

C) Eles não podem matar as células T CD4$^+$.

D) Eles interagem com o seu alvo através das moléculas pareadas da superfície celular.

E) Eles devem ser ativados antes de exercer sua função citotóxica.

7. A infeção com o vírus vacínia resulta na estimulação de células T CD8$^+$ vírus-específicas. Se essas células T CD8$^+$ vírus vacínia-específicas forem subsequentemente removidas do indivíduo, quais das células mencionadas a seguir elas matarão *in vitro?*

A) Células infectadas por vacínia expressando moléculas de classe II do MHC de qualquer indivíduo.

B) Células infectadas por influenza expressando as mesmas moléculas de classe I do MHC que as do indivíduo.

C) Células não infectadas expressando as mesmas moléculas de classe I do MHC que as do indivíduo.

D) Células infectadas por vacínia expressando as mesmas moléculas de classe I do MHC que as do indivíduo.

E) Células infectadas por vacínia expressando as mesmas moléculas de classe II do MHC que as do indivíduo.

8. Lipopolissacarídio bacteriano, um antígeno T independente, estimula a produção do anticorpo em camundongos. Qual das seguintes respostas está incorreta?

A) O anticorpo produzido será predominantemente IgM.

B) As células B de memória não serão induzidas.

C) IL-4 e IL-5 são necessárias para a produção de anticorpo durante a resposta.

D) A natureza polimérica do antígeno liga cruzadamente os receptores de superfície da célula B.

E) A ativação da célula B envolve fosforilação de moléculas intracelulares.

RESPOSTAS ÀS QUESTÕES DE REVISÃO

1. *D* A APC apresenta peptídio-MHC de classe I às células T CD8$^+$ e peptídio-MHC de classe II às células T CD4$^+$. As outras afirmações são todas características de uma APC tal como uma célula dendrítica.

2. *A* A IL-2 é produzida quase exclusivamente pelas células T ativadas.

3. *E* Os pares de moléculas das respostas A-D são todos importantes na adesão e/ou coestimulação das células T com células B e outra APC; não se acredita que a Ig interaja com CD4.

4. *C* Peptídio-MHC de classe II interagindo com o TCR é crítico, a especificidade antigênica constitui o primeiro sinal necessário para a ativação da célula T CD4$^+$, mas um segundo sinal ou sinal coestimulatório é necessário para a total ativação.

5. *D* As citocinas sintetizadas pelas células T_{reg} inibem a ação de T_H1 e T_H2 mas não vice-versa.

6. *C* Um CTL CD8$^+$ pode matar qualquer célula expressando uma molécula de classe I do MHC em associação com um peptídio não próprio, incluindo, por exemplo, uma célula T CD4$^+$ infectada com HIV.

7. *D* O princípio de restrição pelo MHC indica que o TCR das células T CD8$^+$ interage com as células alvo que expressam peptídio específico ligado a moléculas de classe I do MHC próprias. Assim, células T CD8$^+$ estimuladas com vacínia reconhecem e matam apenas alvos infectados por vacínia que expressem MHC-classe I próprio.

8. *C* Antígenos T-independentes, porque não geram citocinas derivadas das células T, não produzem IL-4 ou IL-5. Assim, não ocorre troca de isotipo ou formação de célula de memória na resposta a antígenos T-independentes.

11

CITOCINAS

Immunology: A Short Course, Sixth Edition, By Richard Coico and Geoffrey Sunshine
Copyright © 2009 John Wiley & Sons, Inc.

 ## INTRODUÇÃO

Conforme já foi compreendido, o sistema imunológico é regulado por mediadores solúveis coletivamente denominados *citocinas*. Estas proteínas de baixo peso molecular são produzidas por praticamente todas as células dos sistemas imunológicos natural e adaptativo, e, em particular, pelas células T CD4+, que influem na direção, intensidade e resultado de muitos necanismos efetores. Algumas citocinas têm, por si próprias, funções efetoras diretas. Uma forma simples de compreender como as citocinas trabalham é compará-las com os hormônios, os mensageiros químicos do sistema endócrino. Além de servir como mensageiros químicos no sistema imunológico, as citocinas também se comunicam com células em outros sistemas, incluindo o sistema nervoso. Desta forma, elas funcionam de forma integrada para facilitar a homeostase. Entretanto, elas também desempenham um papel significativo ao direcionar as respostas inflamatórias e de hipersensibilidade, além de, em alguns casos, promover reações lesivas aguda ou crônica em tecidos e em sistemas orgânicos.

Como discutiremos posteriormente neste capítulo, as células reguladas por uma determinada citocina devem expressar um receptor específico para a referida citocina. As células são reguladas de forma positiva ou negativa pela quantidade e tipos de citocinas que são expostas e pela expressão ou não dos receptores de citocinas. A regulação normal das respostas imunológicas adaptativas e naturais é intensamente controlada por uma combinação destes métodos.

 ## HISTÓRIA DAS CITOCINAS

A atividade das citocinas foi descoberta no final da década de 1960. Naquela época acreditava-se que elas atuavam de forma antígeno-dependente para aumentar as respostas proliferativas das células T. Isto foi inicialmente demonstrado quando se verificou que os macrófagos liberavam um fator mitogênico para o timócito denominado fator de ativação do linfócito (LAF). Estudos subsequentes mostraram que os sobrenadantes das células mononucleares do sangue periférico, estimulados por mitógeno, promoviam a proliferação, de longa duração, das células T na ausência de antígenos e mitógenos. Logo depois, determinou-se que este fator era produzido pelas células T e podia ser utilizado para isolar e expandir clonalmente as linhagens de células T funcionais. Este fator derivado das células T recebeu diversos nomes por diferentes pesquisadores, mais especialmente, fator de crescimento de célula T (TCGF). Os TCGFs produzidos pelos linfócitos foram coletivamente denominados *linfocinas*, enquanto aqueles produzidos por monócitos e macrófagos foram denominados *monocinas*. Para complicar a situação, os estudos de fontes celulares de linfocinas e monocinas revelaram fundamentalmente que estes fatores não eram produtos exclusivos de linfócitos e monócitos/macrófagos. Desta forma, o termo mais apropriado *citocina* foi criado como um nome genérico para estes mediadores glicoproteicos. Em 1979, um congresso internacional reuniu-se para discutir a necessidade de desenvolver um consenso relativo à definição desses fatores derivados de célula T e macrófagos. O termo *interleucina* foi criado porque as citocinas intermedeiam sinais entre os leucócitos. O LAF derivado de macrófagos e os fatores de crescimento derivados de célula T foram denominados de interleucina-1 e interleucina-2 (IL-2) respectivamente. Números já foram atribuídos a mais de 30 interleucinas; isto, indubitavelmente, continuará a mudar à medida que esforços de pesquisa identificarem novos membros desta família de citocinas. O conhecimento no campo das citocinas já ultrapassou a terminologia estabelecida em 1979. As descobertas sobre as propriedades de várias citocinas têm mudado os significados dos termos originalmente criados para descrever suas funções.

 ## PROPRIEDADES PLEOTRÓPICAS E REDUNDANTES DAS CITOCINAS

Como afirmado antes, muitas citocinas apresentam importantes efeitos biológicos sobre tipos celulares diferentes daqueles do sistema imunológico. Pelo fato de afetarem a atividade de muitos tipos celulares diferentes pode-se dizer que estas citocinas possuem *propriedades pleotrópicas*. Por exemplo, o desenvolvimento e a diferenciação das células formadoras de osso, conhecidas como osteoblastos, são regulados por diferentes citocinas do hospedeiro. A IL-2, que é produzida por linfócitos T ativados, também comanda a diferenciação de células do estroma da medula óssea humana para um fenótipo osteoblástico. Em contrapartida, TNF-α inibe a diferenciação de osteoblastos e tem sido demonstrado ser pró-apoptótico para estas células. IL-4 e IL-13 suprimem a síntese de prostaglandina do osteoblasto no osso e são quimioatraentes para estas células.

As citocinas estão também ligadas a doenças humanas que envolvem o osso. Talvez os estudos mais extensos estejam relacionados com o papel das citocinas no desenvolvimento de lesões osteolíticas observadas na artrite reumatoide (RA) e em outras doenças inflamatórias do osso, incluindo doença periodontal. A marca registrada da RA é a rápida erosão do osso periarticular, frequentemente seguida por osteoporose secundária geral (osteopenia).

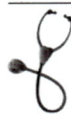 ### Artrite Reumatoide

Os avanços no conhecimento relativo a tal comunicação entre sistemas aumentarão sem dúvida nosso conhecimento a respeito de como o sistema imunológico regula células de outros sistemas, tanto em nível molecular quanto do sistema orgânico. No caso da formação de osso, isto levará a melhores tratamentos de várias doenças ósseas metabólicas e inflamatórias, bem como da lise óssea induzida por tumor.

Além de suas propriedades pleotrópicas há uma considerável redundância funcional entre as citocinas. Por exemplo, IL-2 e IL-4 são capazes de promover o crescimento, sobrevivência e diferenciação de células B ou T. Esta redundância é em parte explicada pelo uso comum de subunidades de sinalização de receptores de citocinas por certos grupos de citocinas.

Finalmente, as citocinas pouco, ou quase nunca, agem sozinhas *in vivo*. Sob condições fisiológicas e alguns casos fisiopatológicas, as células que respondem às citocinas o fazem dentro de um meio contendo múltiplas citocinas, que exibem frequentemente propriedades aditivas, sinérgicas ou antagônicas. Neste contexto, *sinergismo* quer dizer que o efeito combinado de duas ou mais citocinas é às vezes maior do que os efeitos aditivos de citocinas individuais. *Efeitos antagônicos* ocorrem quando uma citocina inibe a atividade biológica de outra.

A nomenclatura conveniente originalmente desenvolvida para definir as fontes de origem ou as atividades funcionais de certas citocinas em geral, não se manteve com o tempo. Todavia, o campo reconhece ocasionalmente que o conjunto das características funcionais de várias glicoproteínas merece a criação ainda de um outro termo coletivo para ajudar a definir uma família de citocinas. Em particular o termo *quimiocinas* foi adotado em 1992 para descrever uma família de *citocinas quimiotáticas* com sequências conservadas, sabidas serem potentes atraentes de várias subpopulações de leucócitos tais como linfócitos, neutrófilos e monócitos. Como estudante de imunologia, você pode achar que é um trabalho formidável apreender os nomes e funções de cada um dos participantes de um time de citocinas expandindo-se rapidamente. Entretanto, focalizando nosso estudo sobre algumas que merecem atenção especial, esperamos tornar o aprendizado um exercício maleável e interessante.

 ## PROPRIEDADES GERAIS DAS CITOCINAS

Propriedades Funcionais Comuns

As citocinas possuem várias características funcionais em comum. Algumas, como IFN-γ e IL-2, são sintetizadas pelas células e rapidamente secretadas. Outras, como TNF-α e TNF-β, podem ser secretadas ou expressas como proteínas associadas à membrana. A maioria das citocinas possui meia-vida muito curta; consequentemente, a síntese e a função das citocinas normalmente ocorrem em uma explosão de atividades.

Semelhantes às ações dos hormônios polipeptídicos, as citocinas facilitam as comunicações entre as células e o fazem em baixas concentrações (geralmente 10^{-10}–10^{-15}M). As citocinas podem agir local ou sistemicamente. Em nível local uma citocina pode agir tanto na mesma célula que a secreta (*autócrina*) ou em outras células (*parácrina*). Alternativamente, as citocinas podem agir sistemicamente (*endócrina*) (Fig. 11.1). Como outros hormônios polipeptídicos, as citocinas exercem os seus efeitos funcionais ligando-se a receptores específicos nas células-alvo. Desta forma, a célula alvo deve ter a capacidade de expressar um receptor para aquele fator. A atividade de uma célula respondedora pode ser regulada pela quantidade e tipo de citocinas às quais ela é exposta ou pela regulação positiva ou negativa dos receptores

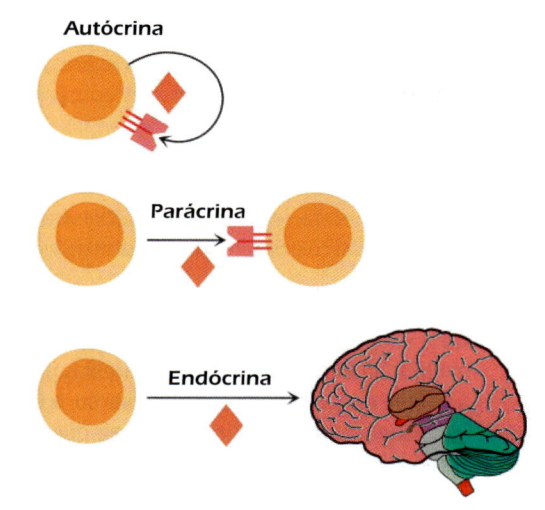

🟢 <u>Figura 11.1</u> Propriedades autócrina, parácrina e endócrina das citocinas. O cérebro é ilustrado como exemplo de um órgão que responde às citocinas de uma maneira endócrina.

de citocinas que podem, por sua vez, ser regulados por outras citocinas. Um bom exemplo de regulação de citocina pela citocina é a capacidade de a IL-1 regular positivamente os receptores de IL-2 sobre as células T. Como observado inicialmente, isto ilustra uma característica comum das citocinas: sua capacidade de agir em conjunto para criar efeitos sinérgicos.

Alternativamente, algumas citocinas se comportam de forma antagônica e desta maneira inibem a ação uma da outra em uma determinada célula. A diferenciação das células T_H0 para células T_H1 ou T_H2 tornou-se um exemplo clássico de regulação (positiva ou negativa) da diferenciação celular. As células T_H1 e T_H2 produzem diferentemente inúmeras citocinas reguladoras. As células T_H1 produzem altos níveis da citocina efetora IFN-γ, e as células T_H2 produzem IL-4 e IL-10. IFN-γ ativa macrófagos, mas inibe as células B e é diretamente tóxico para certas células. Contrariamente, a IL-4 ativa as células B, e a IL-10 inibe a ativação do macrófago (Fig. 11.2).

Quando as células produzem citocinas em resposta a vários estímulos (como, por exemplo, agentes infecciosos) elas estabelecem um gradiente de concentração que serve para controlar ou definir padrões de migração celular, um fenômeno conhecido como **quimiotaxia** (Fig. 11.3). Como discutido no Capítulo 2 e posteriormente neste capítulo, a migração celular (por exemplo, a quimiotaxia de neutrófilo) é essencial para o desenvolvimento de respostas inflamatórias resultantes de dano localizado ou de outros traumas. As quimiocinas desempenham um papel na regulação positiva da expressão de moléculas de adesão nas células endoteliais ao facilitar a quimiotaxia e migração transendotelial do neutrófilo.

Atividades Sistêmicas Comuns

Pelo fato de as citocinas poderem agir em distâncias curtas ou longas, elas cumprem uma função decisiva na ampliação

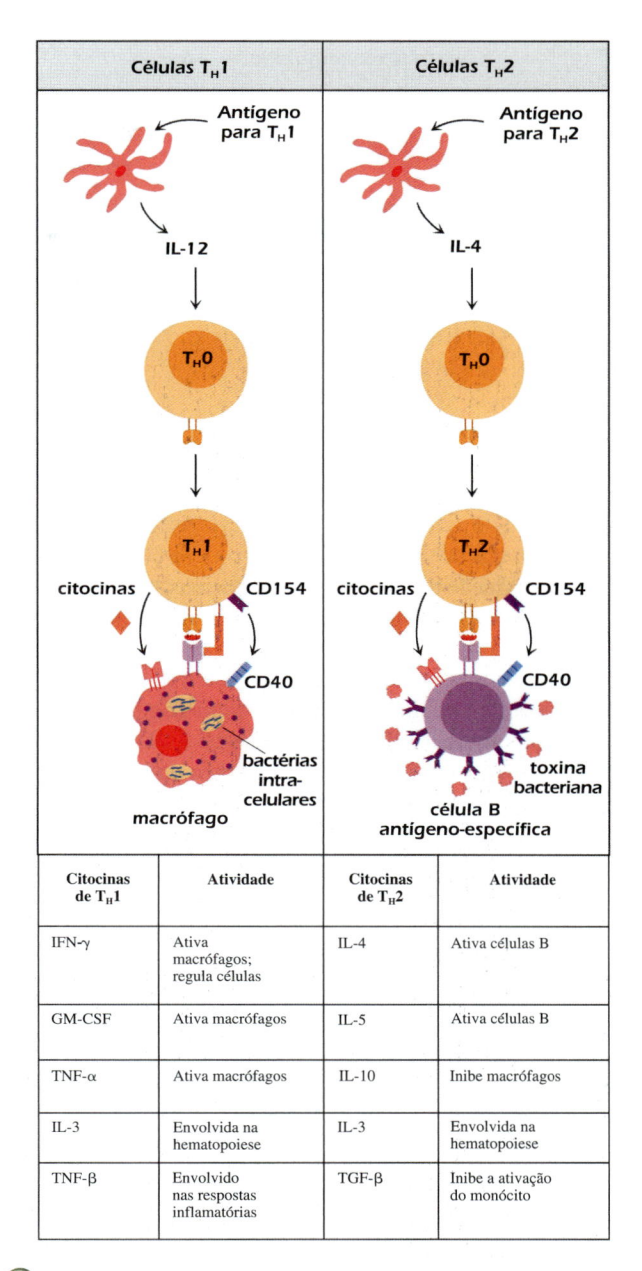

Citocinas de T_H1	Atividade	Citocinas de T_H2	Atividade
IFN-γ	Ativa macrófagos; regula células	IL-4	Ativa células B
GM-CSF	Ativa macrófagos	IL-5	Ativa células B
TNF-α	Ativa macrófagos	IL-10	Inibe macrófagos
IL-3	Envolvida na hematopoiese	IL-3	Envolvida na hematopoiese
TNF-β	Envolvido nas respostas inflamatórias	TGF-β	Inibe a ativação do monócito

🟢 <u>Figura 11.2</u> Desenvolvimento e produção de citocinas pelas células T_H1 e T_H2.

da resposta imunológica. A liberação de citocinas por apenas umas poucas células ativadas pelo antígeno resulta na ativação de múltiplos tipos celulares, que não são necessariamente antígeno-específicos ou estão localizados na área próxima. Isto é evidente em uma resposta tal como a hipersensibilidade do tipo tardio, discutida em detalhes no Capítulo 16, na qual a ativação de raras células T antígeno-específicas é acompanhada pela liberação de citocinas. Como consequência dos efeitos das citocinas, numerosos monócitos são recrutados para a área, fazendo parecer menor a população de células T originalmente ativadas pelo antígeno. É conveniente obser-

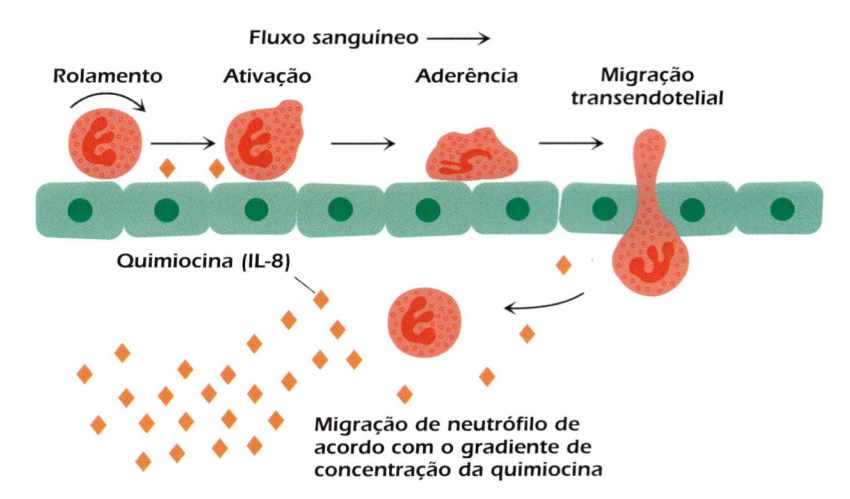

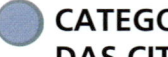 **Figura 11.3** Etapas envolvidas na quimiotaxia e migração transendotelial dos neutrófilos mostrando a ligação reversível seguida pela ativação, aderência e movimento entre as células endoteliais que formam a parede dos vasos sanguíneos (extravasamento).

var que a produção de altos níveis de citocinas, em consequência de um poderoso estímulo, pode desencadear efeitos sistêmicos prejudiciais, como a síndrome do choque tóxico (discutido posteriormente neste capítulo). De maneira similar, a manipulação terapêutica do sistema imunológico utilizando citocinas recombinantes ou antagônicas pode afetar múltiplos sistemas fisiológicos dependendo da faixa da atividade biológica associada a uma citocina específica.

Fontes Celulares Comuns e Eventos em Cascata

Uma determinada célula pode produzir muitas citocinas diferentes. Além disso, uma célula pode ser o alvo de muitas citocinas cada uma se ligando ao seu próprio receptor de superfície celular específico. Consequentemente, uma citocina pode afetar a ação de outra, o que acarretaria um efeito aditivo, sinérgico ou antagônico na célula alvo.

As interações de múltiplas citocinas produzidas durante uma resposta imunológica típica são frequentemente chamadas de *cascata de citocinas*. Esta cascata determina, em grande parte, se uma resposta a um antígeno será inicialmente mediada por anticorpo (e, se for, que classes de anticorpos serão produzidas) ou mediada por células (e, se for, se as células encarregadas da hipersensibilidade tardia ou da citotoxicidade serão ativadas). Mais tarde, neste capítulo, discutiremos os mecanismos de controle mediados por citocina e que ajudam a determinar o padrão de citocinas que se desenvolve após a ativação da célula T CD4⁺. O estímulo antigênico parece ter um papel-chave no desencadeamento das respostas de citocina. Dependendo da natureza do sinal antigênico e do meio de citocinas associado com a ativação da célula T, as células T CD4⁺ efetoras inocentes irão gerar um perfil de citocinas específico — um padrão que fundamentalmente determina se vai ser gerada uma resposta imunológica humoral ou celular. A cascata de citocinas associada às respostas imunológicas também determina a ativação ou supressão de outros sistemas, bem como o nível e a duração da resposta.

CATEGORIAS FUNCIONAIS DAS CITOCINAS

O número de citocinas atualmente bem caracterizadas e molecularmente clonadas é muito grande para que todas sejam incluídas neste capítulo. As principais citocinas que têm funções na resposta imunológica, além de uma breve descrição de suas funções são apresentadas no Quadro 11.1. Uma forma conveniente de se iniciar é classificar as citocinas nas categorias discutidas a seguir, que estão baseadas nas propriedades funcionais compartilhadas. É importante compreender que este sistema de classificação, embora conveniente, é de certa forma arbitrário considerando-se os efeitos pleotrópicos de muitas citocinas.

Citocinas que Facilitam as Respostas Imunológicas Naturais

Várias citocinas facilitam as respostas imunológicas naturais estimuladas por vírus e patógenos microbianos. Estão incluídas neste grupo a IL-1, IL-6, TNF-α, IFN-α e IFN-β. IL-1, IL-6 e TNF-α iniciam um largo espectro de atividades biológicas que ajudam a coordenar as respostas do hospedeiro à infecção. Elas são produzidas, em grande parte, pelos fagócitos (por exemplo, macrófagos e neutrófilos) e são denominadas *pirógenos endógenos* pelo fato de causarem febre. A temperatura corporal elevada é benéfica para as defesas do hospedeiro, uma vez que as respostas imunológicas adaptativas são mais intensas e a maioria dos patógenos cresce menos eficazmente em temperaturas altas. Outro importante efeito de IL-1, IL-6 e TNF-α é desencadear a resposta conhecida como resposta de fase aguda após a produção de *proteínas de fase aguda* pelos hepatócitos. Como discutido a seguir, a inflamação aguda (por exemplo, em resposta à infecção) é geralmente acompanhada pela resposta de fase aguda sistêmica. Geralmente, modificações nos níveis de proteínas plasmáticas de fase aguda ocorrem no intervalo de dois dias de infecção. Uma destas proteínas, a *proteína C reativa* (CRP), se liga à fosforilcolina na superfície bacteriana, atua como uma

● QUADRO 11.1 Citocinas Selecionadas e suas Funções

Citocina	Produzida por	Principais Funções
IL-1	Monócitos; muitos outros tipos celulares	Produz febre; estimula a síntese de proteínas de fase aguda; promove a proliferação de células T_H2
IL-2	Células T_H0 e T_H1	Fator de crescimento de célula T
IL-3	Células T_H, células NK, mastócitos	Fator de crescimento para células hematopoiéticas
IL-4	Células T CD4$^+$ T_H2, mastócitos	Fator de crescimento para células B e células T CD4$^+$ T_H2; promove a síntese de IgE e IgG; inibe as células T CD4$^+$ T_H1
IL-5	Células T_H2, mastócitos	Estimula o crescimento da célula B e secreção de Ig; fator de crescimento e diferenciação de eosinófilos
IL-6	Células T, muitos outros tipos celulares	Induz a síntese de proteínas de fase aguda, ativação da célula T e produção de IL-2; estimula a produção de Ig pela célula B e crescimento celular de progenitores hematopoiéticos
IL-7	Medula óssea, células do estroma tímico, algumas células T	Fator de crescimento para células pré-T e pré-B
IL-9	Células T	Ativação de mastócitos
IL-10	Células T_H2, macrófagos	Inibe a produção de células T_H1 e função dos macrófagos
IL-11	Fibroblastos	Estimula o crescimento de megacariócito (precursor das plaquetas)
IL-12	Células B e macrófagos	Ativa as células NK e promove a geração de células T CD4$^+$ T_H1
IL-13	Células T	Compartilha características com IL-4 (por exemplo, troca de Ig para a síntese de IgE) mas não afeta as células T; fator de crescimento das células B humanas
IL-14	Células T	Envolvida no desenvolvimento das células B de memória
IL-15	Células T e células epiteliais	Fator de crescimento das células T; similar à IL-2
IL-16	Células T, eosinófilos, mastócitos	Quimiotática para células T; pró-inflamatória
Família IL-17 (IL-17A-F)	Células T (linhagem T_H17)	Citocina pró-inflamatória, promove migração e diferenciação de neutrófilo, desempenha um papel decisivo na autoimunidade e lesão tecidual imunomediada
IL-18	Macrófagos, monócitos, células dendríticas, muitos outros tipos celulares	Induz produção de IFN-γ; aumenta a atividade lítica das células NK
IL-23	Células dendríticas ativadas	Atua nas células T de memória para estimular a secreção de IL-17
IFN-γ	Células T_H1	Ativa células NK e macrófagos; inibe as células T T_H2 CD4$^+$; induz a expressão de MHC de classe II em muitos tipos celulares
TGF-β	Linfócitos, macrófagos, plaquetas, mastócitos	Aumenta a produção de IgA; inibe a ativação de monócito e subpopulações de células T; ativa o crescimento dos fibroblastos e a cicatrização de feridas
TNF-α	Macrófagos, mastócitos	Envolvida na resposta inflamatória; ativa células endoteliais e outras células dos sistemas imunológicos e não imunológicos; induz febre e choque séptico
TNF-β (linfotoxina)	Células T	Envolvida nas respostas inflamatórias; também desempenha papel na morte das células alvo pelas células T CD8$^+$ citotóxicas
GM-CSF	Células T, monócitos	Promove crescimento de granulócitos e macrófagos; crescimento de células dendríticas *in vitro*
M-CSF	Células T, monócitos	Promove crescimento de macrófagos
G-CSF	Células T, monócitos	Promove crescimento de granulócitos

G-CSF, fator estimulador de colônias de granulócitos; GM-CSF, fator estimulador de colônias de granulócitos-macrófagos; IFN, interferon; Ig, imunoglobulina; IL-interleucina; M-CSF, fator estimulador de colônias de macrófagos; MHC, complexo principal de histocompatibilidade; NK, citocida natural; TGF, fator de transformação do crescimento; T_H, célula T auxiliar; TNF, fator de necrose tumoral.

opsonina e ativa a via clássica do complemento (Capítulo 13). Outra proteína de fase aguda com propriedade de opsonina e de ativação do complemento é a **lectina de ligação à manana** (MBL), que se liga a resíduos de manose acessíveis em muitas bactérias. Em função destas propriedades funcionais, CRP e MBL mimetizam as ações dos anticorpos que opsonizam bac-

térias e ativam a cascata do complemento. Em conjunto com outros membros da família de proteínas de fase aguda, CRP e MBL acarretam a eliminação das bactérias.

Os pirógenos endógenos também induzem aumento dos neutrófilos circulantes que são recrutados na medula óssea e vasos sanguíneos, onde os leucócitos se ligam frouxamente às células endoteliais. Finalmente, as células dendríticas dos tecidos periféricos migram para os linfonodos em resposta à atividade destas citocinas. Lá, eles servem como potentes APCs para facilitar a resposta imunológica adaptativa necessária ao controle da infecção.

O termo *interferon* foi criado pelo fato de as citocinas interferirem na replicação viral, bloqueando a disseminação dos vírus para as células não infectadas. IFN-α e IFN-β, que são sintetizados por muitos tipos celulares após a infecção viral, são diferenciados de uma outra glicoproteína, IFN-γ, produzida pelas células NK e células T efetoras ativadas. Além de suas atividades antivirais IFN-α e IFN-β induzem a expressão aumentada de moléculas de classe I do MHC na maioria das células não infectadas, potencializando assim sua resistência às células NK e tornando as células recém-infectadas mais suscetíveis à morte pelas células T citotóxicas CD8+. Finalmente, IFN-α e IFN-β ativam as células NK, o que contribui para as respostas iniciais do hospedeiro às infecções virais.

Citocinas que Regulam as Respostas Imunológicas Adaptativas

Como discutido no Capítulo 10, a ativação das células T e B na resposta ao estímulo antigênico é regulada pelas citocinas. Dependendo das citocinas envolvidas, a regulação, por ser positiva ou negativa, pode interferir na proliferação, ativação e diferenciação celular. Em última análise, as citocinas regulam a intensidade e a duração das respostas imunológicas. Uma característica importante de todas as respostas imunológicas adaptativas é a especificidade ao seu antígeno. Considerando as potentes atividades imunorreguladoras das citocinas, como o sistema imunológico assegura que as células B e T não específicas ao antígeno não são ativadas durante uma resposta imunológica? Um mecanismo que garante a especificidade da resposta imunológica é a expressão seletiva de receptores de citocinas funcionais nos linfócitos que foram estimulados pelo antígeno. Como consequência, as citocinas tendem a agir apenas nos linfócitos ativados pelo antígeno. Um segundo mecanismo envolve a necessidade de as células interagirem uma com a outra através do contato celular, também conhecido como interação *cognata*. Por exemplo, as interações cognatas que podem ocorrer entre as células T auxiliares CD4+ e a APC (por exemplo, células dendríticas, macrófagos, células B) geram altas concentrações locais de citocinas. Desta maneira, apenas a célula(s) alvo(s) participando da interação (é)são afetada(s) pelas citocinas produzidas. Finalmente, considerando que a meia-vida das citocinas é muito curta, particularmente na corrente sanguínea e nos espaços extracelulares, o período de tempo durante o qual elas são capazes de atuar em outras células alvo é muito limitado.

Citocinas que Induzem a Diferenciação de Linhagens Diversas de Células T

Linhagens Celulares T_H1 e T_H2. Agora está claro que certas citocinas desempenham um importante papel na deter-

minação do destino das células T inocentes definindo os acontecimentos de sinalização envolvidos na diferenciação da linhagem específica. Como discutido nos capítulos anteriores, as células T CD4+ inocentes ativadas (células T_H0) se diferenciam em células T_H1 sob a influência de IL-12 produzida pelas células dendríticas (DCs) e macrófagos na pele e na mucosa (Fig. 11.2). Numerosos estudos ilustram a importância desta via estabelecendo que a IL-12 é necessária para o desenvolvimento das respostas natural e adaptativa protetoras contra muitos patógenos intracelulares. Considerando o papel central deste fator no desenvolvimento da imunidade mediada por célula, não é surpresa que a IL-12 esteja também implicada no desenvolvimento de várias condições inflamatórias autoimunológicas. O advento de instrumentos de bioinformática e a base de dados sobre sequência de proteínas levaram à descoberta de duas citocinas relacionadas à IL-12 que já haviam recebido a denominação de IL-23 e IL-27. Juntas, estas citocinas constituem a família das citocinas IL-12. Como veremos na seção que se segue, essas descobertas proporcionaram uma compreensão muito mais profunda de como o nosso sistema imunológico responde aos desafios patogênicos.

Em contrapartida à diferenciação da célula T_H1, a diferenciação das células T CD4+ inocentes em células T_H2 é promovida pela IL-4 produzida pelas DCs e outras populações celulares naturais (por exemplo, mastócitos) (ver Fig. 11.2). O tipo de antígeno que inicia a resposta DC parece ser o fator-chave para determinar se uma resposta IL-12 ou IL-4 irá ocorrer e, consequentemente, se a linhagem T_H1 ou T_H2 irá se desenvolver. Por exemplo, bactérias intracelulares (como *Listeria*) e os vírus ativam as DCs, macrófagos e células NK a produzir IL-12. Na presença destas citocinas, as células T_H0 tendem a se desenvolver em células T_H1. A sinalização celular complexa e os eventos de transcrição controlando estes fenômenos estão começando a aparecer. Após a ativação, as células T CD4+ inocentes se diferenciam em T_H1 na presença de IL-12, que regula de forma positiva IFN-γ via Stat4; isto leva à ativação de Stat1 mediada por IFN-γ e à indução do fator de transcrição *T-bet* determinante da linhagem T_H1. Inversamente, outros patógenos (por exemplo, vermes parasitas) não induzem a produção de IL-12, mas causam a liberação de IL-4 por outras células (por exemplo, mastócitos). A IL-4 tende a promover o desenvolvimento das células T_H0 em células T_H2 como resultado de sua capacidade de ativar Stat6, resultando na indução do fator de transcrição conhecido como GATA3. A expressão de GATA3 resulta na remodelação da cromatina junto aos lóci genéticos da citocina de T_H2, levando ao perfil da citocina característico associado com a linhagem T_H2.

A seção que se segue introduz um grupo recentemente identificado de citocinas relacionadas (membros da família IL-17). Sua descoberta precedeu à identificação da uma nova linhagem das células T, denominada linhagem de células T T_H17, que constitui a principal fonte celular de citocinas da família IL-17. Juntas, essas duas descobertas forneceram novas visões das vias de desenvolvimento que promovem a diferenciação e a função das células T CD4+ auxiliares.

Linhagem de Células T T$_H$17. O paradigma T$_H$1/T$_H$2 fornece um arcabouço para o conhecimento da biologia da célula T e a interação da imunidade adaptativa com a imunidade natural. Acredita-se que a imunidade T$_H$1 e T$_H$2 evolui para ampliar a eliminação de patógenos intracelulares e helmintos parasitas, respectivamente. E sobre as respostas da célula T para patógenos extracelulares e fungos? A resposta surgiu recentemente, em parte, com a descoberta da ***família de citocinas IL-17*** e a descoberta subsequente de uma linhagem de células T produtoras de IL-17 denominada apropriadamente ***células T$_H$17***. As células T$_H$17 parecem ter evoluído como um braço do sistema imunológico adaptativo especializado para potencializar a proteção do hospedeiro contra bactérias extracelulares e alguns fungos, microrganismos provavelmente não eliminados pela imunidade de T$_H$1 ou T$_H$2.

A família de citocinas IL-17 inclui IL-17A, B, C, D, E e F (Quadro 11.2). IL-17A foi o nome sugerido para o primeiro membro da família. Como IL-17E já tinha sido independentemente identificada e recebido o nome de IL-25, esta denominação é comumente utilizada ao invés da outra. Como uma família, elas compartilham motivos estruturais similares e contêm um padrão não comum de ligações dissulfeto intracadeia.

Os papéis desempenhados pelas células T$_H$17 e pela família de citocinas IL-17 na defesa do hospedeiro contra patógenos estão apenas começando a aparecer. IL-17 estimula a mobilização e a geração *de novo* de neutrófilos pelo fator de estimulação de colônia de granulócito (G-CSF), consequentemente fazendo a ponte entre a imunidade natural e a adaptativa. Foi sugerido que isto deva constituir o mecanismo inicial de defesa contra traumas graves que resultariam em necrose tissular ou sepse. É interessante ressaltar que conhecemos menos sobre seu papel fisiológico do que sobre as patologias nas quais elas estão implicadas. Como discutiremos mais tarde neste capítulo, as citocinas IL-17 constituem mediadores-chave em inúmeras doenças autoinflamatórias. A identificação das células T$_H$17 como os principais efetores patogênicos em vários tipos de autoimunidade, que anteriormente se pensava ser mediada por T$_H$1, cria novas abordagens para terapias destes distúrbios, como a identificação de IL-25 como um mediador potencialmente importante de respostas de T$_H$2 desreguladas que provocam asma e outros distúrbios alérgicos.

As células T T$_H$17 se diferenciam das células T CD4$^+$ inocentes em resposta à IL-6 e TGF-β. A sinalização via IL-6 ativa Stat3 e o fator de transcrição RORγt determinante da linhagem. O preciso papel de TGF-β neste processo de diferenciação ainda não está totalmente conhecido embora se saiba que as células T defeituosas quanto à sinalização do receptor de TGF-β são incapazes de se diferenciar em células T$_H$17.

Citocinas que Inibem a Diferenciação da Célula T Linhagem Específica

As subpopulações T$_H$1 e T$_H$2 podem regular também o crescimento e função efetora uma da outra. Este fenômeno ocorre como resultado da atividade das citocinas produzidas pela subpopulação que está sendo ativada; seu aparente propósito é tornar difícil a mudança de resposta para outra subpopulação. Por exemplo, a produção de IL-10 e TGF-β pelas células T$_H$2 inibe a ativação e crescimento das células T$_H$1. De maneira semelhante, a produção de IFN-γ pelas células T$_H$1 inibe a proliferação das células T$_H$2. Estes efeitos permitem que uma subpopulação domine uma determinada resposta imunológica inibindo o crescimento da outra subpopulação.

Como foi comentado agora, a subpopulação de células T T$_H$17 se desenvolve em resposta à IL-6 e TGF-β. Esta etapa de diferenciação é fortemente inibida pelas citocinas de T$_H$1 ou T$_H$2. IL-27 também constitui um regulador negativo da diferenciação de T$_H$17. É interessante observar que, na ausência de IL-6, as células T inocentes expostas apenas a TGF-β se diferenciam em células T reguladoras (T$_{reg}$).

⬤ QUADRO 11.2 Família de Citocinas IL-17

Membro da Família	Nomes Alternativos	Peso Molecular Esperado (kDa)	Percentual de Homologia com IL-17A	Percentual de Homologia com a dos Seres Humanos	Fontes Celulares
IL-17A	IL-17 CTLA-8	35	100	62	Células T$_H$17, células T CD8, células NK, células T γδ, neutrófilos
IL-17B	CX1 NERF	41	21	88	Células T$_H$17
IL-17C	CX2	43	24	75	Células T$_H$17
IL-17D	IL-27	45	16	82	Células T$_H$17
IL-17E	IL-25	38	16	76	Células T$_H$17, células T$_H$2, eosinófilos, mastócitos
IL-17F	ML-1	34	45	54	Células T$_H$17, células T CD8, células NK, células T γδ, neutrófilos

Citocinas que Promovem Respostas Inflamatórias

Inúmeras citocinas ativam as funções das células inflamatórias e são, consequentemente, conhecidas como *citocinas próinflamatórias*. Os exemplos de citocinas pró-inflamatórias incluem IL-1, IL-6, IL-23 e TNF-α. Durante a resposta inflamatória aguda localizada, elas causam aumento da permeabilidade vascular, que acarreta edema e vermelhidão associados com inflamação. Como mediadores inflamatórios, elas atuam em conjunto com as quimiocinas para garantir o desenvolvimento das respostas fisiológicas a inúmeros estímulos como infecções e lesão tecidual. As respostas inflamatórias agudas se desenvolvem rapidamente e são de curta duração. O curto tempo está provavelmente relacionado à curta meia-vida dos mediadores inflamatórios envolvidos, assim como à influência reguladora das citocinas tais como TGF-β, que limita a resposta inflamatória (ver adiante). Geralmente, respostas sistêmicas acompanham estas respostas de curta duração e se caracterizam por uma rápida alteração dos níveis de proteínas de fase aguda, conforme descrito anteriormente neste capítulo. Algumas vezes, a ativação imunológica persistente (em uma infecção crônica) pode acarretar uma inflamação crônica que subverte o valor fisiológico das respostas inflamatórias e causa consequências patológicas.

Os neutrófilos desempenham um importante papel nos estágios iniciais das respostas inflamatórias (ver Fig. 11.3). No intervalo de poucas horas, os neutrófilos se infiltram na área do tecido onde a resposta inflamatória está ocorrendo. Sua migração do sangue para o tecido é controlada pela expressão de moléculas de adesão nas células endoteliais vasculares — um mecanismo regulado por mediadores da inflamação aguda, incluindo IL-1 e TNF-α. Após exposição a estas citocinas, as células endoteliais vasculares aumentam a expressão de moléculas de adesão (por exemplo, selectina E e P, ICAM-1; ver Capítulo 9), que por sua vez se ligam aos ligantes de selectinas (como a porção sialil de Lewis) expressas na superfície dos neutrófilos. Os neutrófilos aderem com firmeza às células endoteliais e sofrem um processo de rolamento extremidade sobre extremidade. As quimiocinas também ativam os neutrófilos e causam mudanças conformacionais nas moléculas de integrina da membrana. A Fig. 11.4 mostra uma ilustração esquemática da mudança conformacional na molécula de integrina heterodimérica (cadeias α e β) LFA-1, que permite que ela se ligue a ICAM-1. A mudança na conformação aumenta a afinidade dos neutrófilos com as moléculas de adesão sobre o endotélio.

Finalmente, o neutrófilo sofre migração transendotelial. Este processo resulta em extravasamento do neutrófilo que é direcionado para o local do tecido danificado ou infectado sob o comando das quimiocinas, em um processo conhecido como quimiotaxia. Deve-se observar que os linfócitos e os monócitos também sofrem extravasamento utilizando as mesmas etapas básicas dos neutrófilos, embora estejam envolvidas diferentes combinações de moléculas de adesão. Outras citocinas que desempenham importantes papéis nas respostas inflamatórias incluem IFN-γ e TGF-β. Além de seu papel na ativação dos macrófagos para aumentar sua atividade fagocítica, mostrou-se que o IFN-γ atrai quimiotaticamente os macrófagos para o local onde o antígeno está localizado. A migração de todos estes tipos celulares (neutrófilos, linfócitos, monócitos, macrófagos) mais os eosinófilos e os basófilos que são atraídos para o local do tecido lesado pela ativação do complemento acarreta a eliminação do antígeno e a cicatrização do tecido. TGF-β desempenha um papel na finalização da resposta inflamatória promovendo acúmulo e proliferação de fibroblastos e a deposição de proteínas da matriz extracelular necessárias para o reparo do tecido.

Citocinas que Afetam o Movimento dos Leucócitos

O termo quimiocina é utilizado para designar uma família de citocinas quimiotáticas de baixo peso molecular intimamente relacionadas, contendo 70-80 resíduos com sequência conservada, que são conhecidas como sendo potentes atraentes de várias subpopulações de leucócitos, incluindo neutrófilos, monócitos e linfócitos. O Quadro 11.3 relaciona algumas das quimiocinas importantes entre as 50 que já foram identificadas.

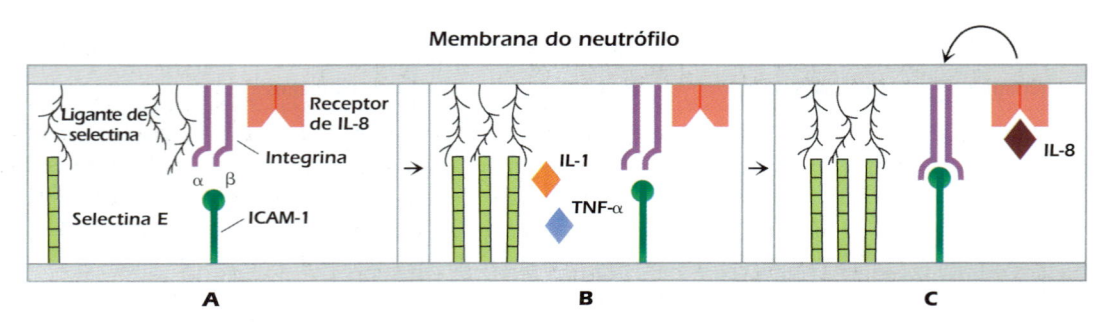

Figura 11.4 Moléculas de adesão da membrana celular e eventos de ativação de citocinas associados com a migração transendotelial de neutrófilos. (A) Ligação fraca de ligantes de selectina sobre neutrófilos para selectina E sobre as células endoteliais. (B) Regulação positiva da selectina E por IL-1 e TNF-α, o que facilita uma ligação mais forte. (C) Efeitos da ativação de IL-8 sobre os neutrófilos, o que causa alteração conformacional nas integrinas (por exemplo, LFA-1), permitindo que elas se liguem à ICAM-1.

QUADRO 11.3 Quimiocinas Selecionadas e suas Funções

Quimiocina	Produzida por	Células Quimioatraídas	Principais Funções
IL-8	Monócitos, macrófagos, fibroblastos, ceratinócitos, células endoteliais	Neutrófilos, células T inocentes	Mobiliza e ativa neutrófilos, promove angiogênese
RANTES	Células T, células endoteliais, plaquetas	Monócitos, células NK, células T, basófilos, eosinófilos	Desgranula basófilos, ativa células T
MCP-1	Monócitos, macrófagos, fibroblastos, ceratinócitos	Monócitos, células NK, células T, basófilos, células dendríticas	Ativa macrófagos; estimula basófilos a liberar histamina; promove imunidade T_H2
MIP-1α	Monócitos, macrófagos, células T, mastócitos, fibroblastos	Monócitos, células NK, células T, basófilos, células dendríticas	Promove imunidade T_H1; Compete com HIV-1
MIP-1β	Monócitos, macrófagos, neutrófilos, células endoteliais	Monócitos, células NK, células T, células dendríticas	Compete com HIV-1 pela ligação ao receptor de quimiocina

IL, interleucina; MCP, proteína quimiotática de monócito; MIP, proteína inflamatória de macrófago; NK, citocida natural; T_H, célula T auxiliar.

Estruturalmente, esta grande superfamília consiste de quatro subfamílias que apresentam um de quatro resíduos do aminoácido cisteína NH_2-terminal altamente conservado: CXC, CC, C, e CX3C (onde X representa um resíduo de aminoácido não conservado). A maioria das quimiocinas pertence aos grupos CXC e CC. Como discutido acima, as quimiocinas funcionam em conjunto com os mediadores inflamatórios para regular a expressão e conformação das moléculas de adesão nas membranas dos leucócitos. Foi demonstrado que algumas citocinas também induzem explosão respiratória, liberação de enzima, mobilização de Ca^{2+} intracelular e angiogênese. A angiogênese constitui uma função biológica compatível com o importante papel que algumas quimiocinas desempenham na cicatrização de feridas e reparo de tecidos. A produção de quimiocinas pode ser induzida ou constitutiva. As quimiocinas capazes de serem induzidas ou fortemente reguladas nos tecidos periféricos em resposta à inflamação estão basicamente envolvidas nos mecanismos de cicatrização de feridas e reparo de tecidos. Em contrapartida, as quimiocinas constitutivamente produzidas preenchem funções de manutenção interna e podem estar envolvidas no tráfego normal de leucócitos.

A IL-8, um membro da subfamília CXC, está entre as quimiocinas mais bem caracterizadas que foram identificadas até o presente momento. Ela é produzida por diferentes tipos celulares, incluindo macrófagos, células T, células endoteliais, fibroblastos e neutrófilos. A IL-8 desempenha um importante papel nas respostas inflamatórias e cicatrização de feridas principalmente devido a sua capacidade de atrair neutrófilos para os locais dos tecidos danificados. Outra importante função da IL-8 é sua capacidade de ativar neutrófilos após sua ligação ao endotélio vascular (ver Fig. 11.3).

Uma característica notável de certas quimiocinas CC (por exemplo, RANTES, MIP-1α e MIP-1β) é sua capacidade de suprimir, *in vitro,* a infecção de células T com cepas de HIV M-trópica. Estas cepas de HIV foram assim denominadas pela sua capacidade de infectar linhagens celulares de macrófagos *in vitro*, embora saiba-se atualmente que as cepas HIV M-trópicas possam também infectar células dendríticas, macrófagos e células T *in vivo* (Capítulo 17). As cepas de HIV linfócito-trópicas infectam apenas as células T CD4+ *in vitro*. As diferentes variantes de HIV e os tipos celulares que elas infectam são largamente determinados pelo receptor de quimiocina que elas utilizam como um correceptor necessário para o HIV. Por exemplo, as células dendríticas, macrófagos e células T expressam CCR5, enquanto as infecções primárias com variantes HIV M-trópica utilizam este receptor de quimiocina. Pelo fato de CCR5 também se ligar a quimiocinas RANTES, MIP-1α e MIP-1β, a adição destas quimiocinas aos linfócitos sensíveis à infecção pelo HIV bloqueia a infecção devido à competição, entre as quimiocinas CC e o vírus, pelo correceptor CCR5 da célula alvo.

Em contrapartida, o receptor de quimiocina que se liga a certos membros da subfamília CXC (CXCR4) é o correceptor responsável pela entrada das cepas de HIV linfócito-trópicas nas células alvo. O estabelecimento de um complexo heterotrimérico entre a proteína gp120 do envelope viral CD4 e um desses receptores de quimiocina facilita a entrada do vírus na célula. Entretanto, os mecanismos moleculares associados com este fenômeno estão ainda começando a ser entendidos.

Citocinas que Estimulam a Hematopoiese

Como discutido no Capítulo 2, as células mieloides e linfoides são derivadas de células-tronco pluripotentes (ver Fig. 2.1). As citocinas capazes de induzir o crescimento das células hematopoiéticas *in vitro* foram inicialmente caracterizadas utilizando-se cultura de células de medula óssea desenvolvidas em ágar semissólido e, em consequência, são denominadas como **fatores de estimulação de colônias (CSF)**. Inúmeros CSFs bioquimicamente diferentes foram identificados pela linhagem particular de células hematopoiéticas estimuladas a formar colônias. Eles incluem os **macrófagos CSF** (M-CSF), que mantêm o crescimento clonal dos macrófagos, **granulócitos CSF** (G-CSF), que mantêm o crescimento clonal dos granulócitos, e os **granulócito-macrófagos CSF** (GM-CSF) que mantêm o crescimento clonal de monócitos e macrófagos. **IL-3** é outra citocina capaz de estimular o crescimento clonal de células hematopoiéticas; entretanto, diferentemente de CSFs, a IL-3 é capaz de promover a proliferação de um grande número de populações celulares, incluindo granulócitos, macrófagos, megacariócitos, eosinófilos, basófilos e mastócitos. Além disso, na presença de *eritropoietina*, um fator de crescimento derivado dos rins que tem a capacidade de manter o crescimento e diferenciação terminal de células da linhagem eritroide, a IL-3 é também capaz de estimular o desenvolvimento de normoblastos e eritrócitos. IL-7, uma citocina produzida intensamente pela medula óssea e pelas células do estroma do timo, induz a diferenciação de células-tronco linfoides em células progenitoras B e T. À semelhança de outras categorias funcionais de citocinas, a lista de fatores envolvidos na hematopoiese cresceu significativamente nos últimos anos. Talvez mais do que qualquer outra categoria de citocinas, os CSFs emergiram como importantes agentes terapêuticos. Por exemplo, G-CSF é usado para reverter neutropenia no tratamento de pacientes que estão recebendo altas doses de quimioterapia. GM-CSF é usado para reforçar a expansão clonal de populações de granulócitos e macrófagos em pacientes submetidos a transplante de medula óssea.

 ## RECEPTORES DE CITOCINAS

Famílias de Receptores de Citocinas

Conforme já foi discutido, as citocinas podem atuar apenas sobre células alvo que expressam receptores para a citocina específica. Com frequência, a expressão de receptor de citocina, assim como a produção da própria citocina, é altamente regulada, de modo que as células em repouso ou não expressam um determinado receptor ou o expressam em uma versão de afinidade baixa ou intermediária. O receptor de IL-2 é um exemplo deste último tipo de receptor; ele pode ser expresso sobre as membranas das células quer como um dímero (cadeias β ou γ) de afinidade intermediária ou como um trímero de alta afinidade contendo três subunidades, cadeias α, β e γ (ver adiante). IL-2 é capaz de ativar células expressando a forma de alta afinidade do receptor de IL-2 — uma propriedade característica das células T que estão sofrendo estimulação antigênica. A importância relativa destas subunidades do receptor na ligação de IL-2 e na sinalização da célula alvo será discutida mais tarde neste capítulo. Por enquanto, o que precisamos saber é que a regulação do nível do receptor expresso na membrana da célula alvo, e/ou a forma do receptor, expressa ajuda para garantir que apenas uma população alvo ativada respoderá à(s) citocina(s) no microambiente local.

O entendimento de como as citocinas afetam suas células-alvo constituiu o assunto de muitos estudos recentes. Como será discutido posteriormente neste capítulo, o conhecimento sobre as interações de citocina-receptor de citocina pode ser de utilidade no planejamento de estratégias para impedir a atividade da citocina nas respostas inflamatórias tal como na artrite reumatoide ou na resposta imunológica como, por exemplo, na rejeição de transplantes.

Os receptores de citocinas podem ser divididos em cinco famílias de receptores de proteínas (Fig. 11.5).

- Receptores da superfamília de imunoglobulina
- Família de receptor de citocina de classe I
- Família de receptor de citocina de classe II

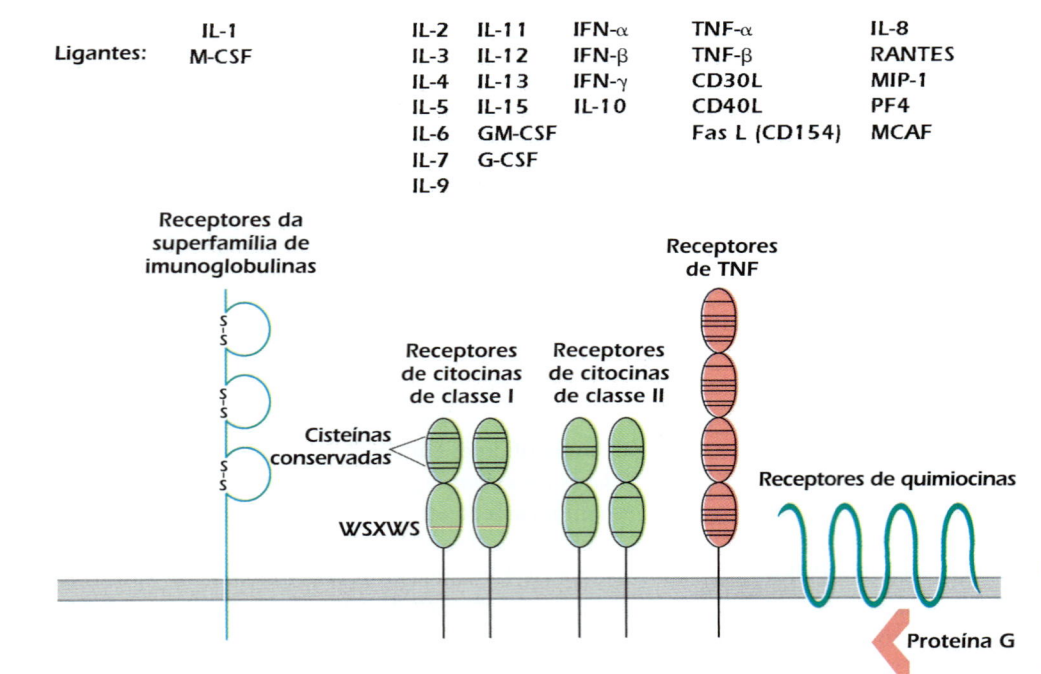

Figura 11.5 Características estruturais dos cinco tipos de receptores de citocinas. Muitos contêm resíduos de cisteína altamente conservados.

- Superfamília de receptor de TNF
- Família de receptor de quimiocinas

Os receptores da **superfamília de imunoglobulinas** contêm características estruturais compartilhadas que foram definidas pela primeira vez nas imunoglobulinas; cada um tem, pelo menos, um domínio semelhante à Ig (ver Capítulo 4). Exemplos de citocinas com receptores da superfamília de imunoglobulinas incluem IL-1 e M-CSF. **Receptores de citocinas de classe I** (também conhecidos como família de receptores de hematopoietina) são normalmente compostos de dois tipos de cadeias polipeptídicas: uma subunidade específica da citocina (cadeia α) e uma subunidade transdutora de sinal (cadeia β ou γ). Exceções importantes incluem o receptor de alta afinidade para IL-2 e o receptor de IL-15, ambos trímeros. A maioria das citocinas identificadas até o presente momento utiliza a família de classe I dos receptores de citocinas. Os **receptores de citocinas de classe II** são também conhecidos como família de receptor de interferon pelo fato de seus ligantes serem os interferons (por exemplo, IFN-α, IFN-β e IFN-γ) ou por desenvolverem atividades biológicas que se superpõem àquelas de alguns interferons (por exemplo, IL-10). A **superfamília de receptores de TNF (TNFR)** é dividida em três subgrupos divergentes que são classificados em função de diferenças em suas porções citoplasmáticas: receptores de morte, receptores de atração e receptores de ativação. Cada um desses subgrupos contém semelhantes domínios extracelulares de ligação a ligantes. Quando os TNFRs são ativados, eles intermedeiam seus sinais intracelulares através de um conjunto de proteínas adaptadoras denominadas **fatores associados ao receptor de TNF (TRAF)**. Os ligantes de TNFR podem ser proteínas secretadas ou associadas à membrana. Por exemplo, a maioria das células T efetoras expressa formas associadas à membrana, incluindo TNF-α e TNF-β (também conhecido como linfotoxina-α). Ambas podem também ser liberadas como proteínas secretadas. Outros TNFRs incluem Fas, que contém o "domínio de morte" em sua porção citoplasmática, e CD40, que está envolvido em funções como proliferação, maturação e troca de classe da célula B. Em resumo, as superfamílias TNFR e TNF regulam a vida e a mor-

te das células ativadas do sistema imunológico. Finalmente, os **receptores de quimiocina** pertencem a uma superfamília dos também chamados receptores serpentina conjugados à proteína G, que obtiveram seus nomes em função de uma configuração estrutural citoplasmática extracelular semelhante a uma serpente e por uma associação com proteínas G, que intermedeiam a transdução de sinal (Fig. 11.5). Hoje dispomos de uma lista crescente de receptores de quimiocinas CC e CXC que têm sido clonados. Alguns destes se mostraram *promíscuos*, ou capazes de se ligar não apenas às quimiocinas mas também a diversos patógenos. Estes patógenos incluem bactérias [como *Streptococcus pneumoniae*, que se liga ao receptor do fator ativador de plaquetas (PAF)], parasitas (como *Plasmodium vivax*, que se liga ao receptor de quimiocina conhecido como antígeno de grupo sanguíneo Duff), e certos vírus (como cepas do HIV-1 T-trópica que utiliza o receptor de quimiocina CXCR4).

Cadeias Comuns do Receptor de Citocina

Como observado anteriormente neste capítulo, é comum as diferentes citocinas apresentarem funções que se sobrepõem (redundantes); assim, tanto IL-1 quanto IL-6 induzem febre e vários outros fenômenos biológicos comuns. Várias citocinas utilizam receptores constituídos por múltiplas cadeias para mediar seus efeitos sobre as células alvo e alguns desses receptores compartilham, pelo menos, uma molécula receptora comum denominada **cadeia γ comum** (ver Fig. 11.6), e uma molécula de sinalização intracelular. A presença de uma molécula de receptor comum ajuda a explicar a sobreposição funcional.

O receptor de IL-2 de alta afinidade (IL-2R) consiste de uma cadeia γ comum, uma cadeia α IL-2 específica e uma cadeia β. Em contrapartida, um receptor de IL-2 de afinidade intermediária é expresso como um dímero contendo apenas cadeias β e γ (Fig. 11.7). IL-2 é capaz de ativar células expressando a forma de alta afinidade do receptor de IL-2, uma propriedade reservada às células T que estão sofrendo ativação antígeno-específica. É significativo o fato de que um defeito na cadeia IL-2Rγ comum mostrou ser a causa de uma grande deficiência imunológica no sexo masculino proveniente de doença por

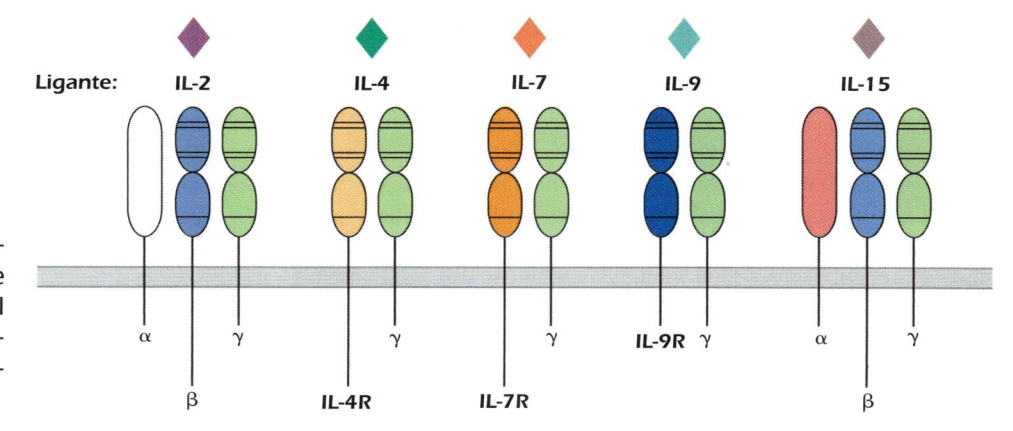

Figura 11.6 Características estruturais dos membros da família de receptores de citocinas de classe I que compartilham a cadeia γ comum (*verde*) que intermedeia a sinalização intracelular.

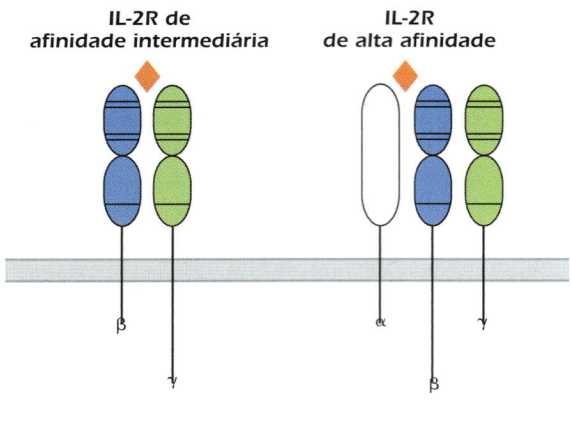

Figura 11.7 Comparação de duas formas de receptores de IL-2 expressos nas células.

imunodeficiência combinada grave ligada ao X (ver Capítulo 17). Este defeito abole a atividade funcional de múltiplas citocinas devido ao uso compartilhado da cadeia γ comum.

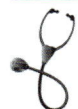

Doença por Imunodeficiência Combinada Grave

TRANSDUÇÃO DE SINAL MEDIADO PELO RECEPTOR DE CITOCINA

Já apresentamos algumas das vias de sinalização que são seletivamente ativadas por citocinas específicas para promover a diferenciação da célula T linhagem específica. Para que as citocinas produzam todos os seus diversos efeitos biológicos sobre as células alvo, elas devem gerar sinais intracelulares que resultem na produção de fatores de transcrição ativos e, finalmente, expressão gênica (Fig. 11.8). A ligação de uma citocina a seu receptor celular induz a dimerização ou polimerização de peptídios do receptor na superfície celular. O mecanismo ilustrado se aplica à maioria, senão a todas as famílias de receptores de citocinas de classes I e II. Ainda não está esclarecido como a especificidade do sinal é mantida quando diferentes receptores de citocinas utilizam as mesmas vias de sinalização citoplasmáticas. No caso das duas famílias de receptores ilustradas na Fig. 11.8, a dimerização/polimerização das subunidades do receptor se justapõem às suas porções citoplasmáticas, permitindo que o receptor dimérico se envolva na maquinaria de sinalização intracitoplasmática. A sinalização é iniciada pela ativação das *JAK quinases*, uma família de proteína tirosina quinases citosólicas. As JAK quinases interagem com os domínios citoplasmáticos do receptor, que resulta em fosforilação dos resíduos de tirosina no domínio citoplasmático, e sobre uma família de fatores de transcrição conhecida como *STATs* (transdutores de sinal e ativadores de transcrição). Uma vez

fosforilados, os fatores de transcrição STAT dimerizam e subsequentemente translocam-se do citoplasma para o núcleo, onde se ligam a regiões gênicas promotoras induzidas pela citocina.

Os acontecimentos de sinalização acima descritos resultam em propriedades biológicas da citocina em nível celular. Entretanto, em algum ponto, estes sinais devem ser finalizados. Até recentemente, o mecanismo responsável pela regulação negativa da sinalização mediada pela citocina era pouco conhecido. Estudos mais recentes identificaram uma família de proteínas intracelulares que cumpre uma função na supressão da sinalização da citocina. Estas proteínas *supressoras da sinalização da citocina (SOCS)* regulam a transdução de sinal através de interações diretas com os receptores de citocinas e proteínas sinalizadoras; além disso, possuem um mecanismo genérico de marcação associado a proteínas para degradação. Devido à contribuição central das citocinas para muitas doenças, incluindo algumas discutidas na próxima seção, a desregulação da SOCS normal pode desempenhar um papel etiológico. A manipulação da função SOCS pode trazer, no futuro, excelentes opções terapêuticas.

PAPEL DAS CITOCINAS E RECEPTORES DE CITOCINAS NAS DOENÇAS

Considerando as complexas propriedades reguladoras das citocinas, não é surpresa que a superexpressão, ou subexpressão, das citocinas ou dos receptores de citocinas, esteja implicada em muitas doenças. Discutiremos aqui alguns exemplos de doenças com fisiopatologia associada à citocina.

Síndrome do Choque Tóxico

A síndrome do choque tóxico é iniciada pela liberação de *superantígeno* (enterotoxina) por certos microrganismos. As toxinas derivadas do *Staphylococcus aureus* ou *Streptococcus pyogenes*, por exemplo, causam uma explosão na produção de

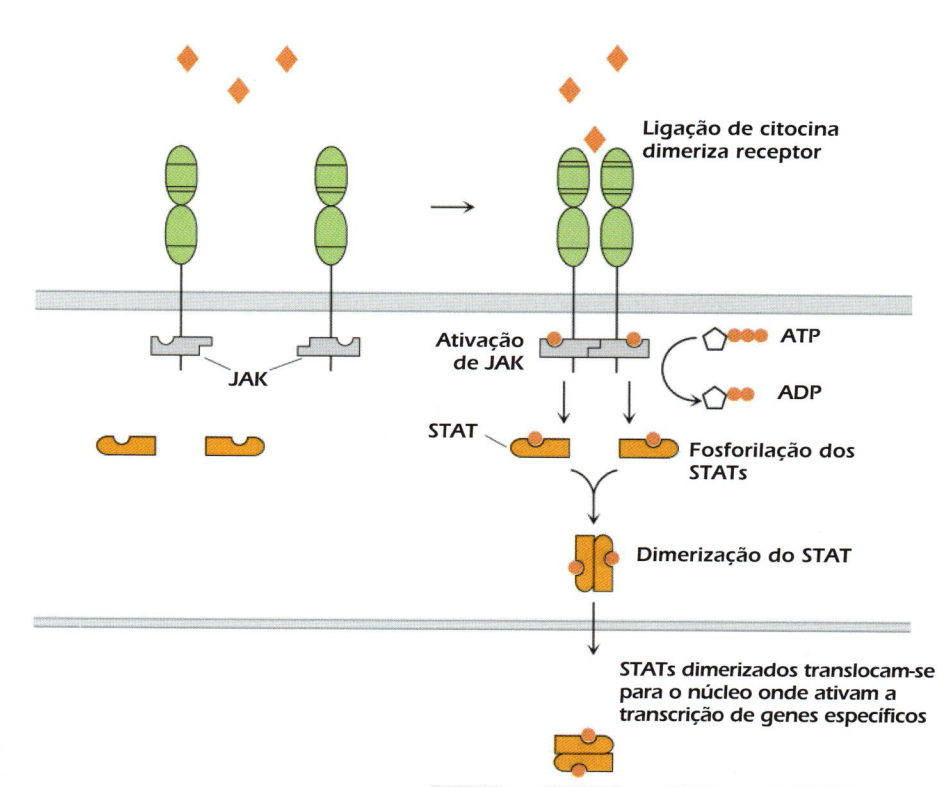

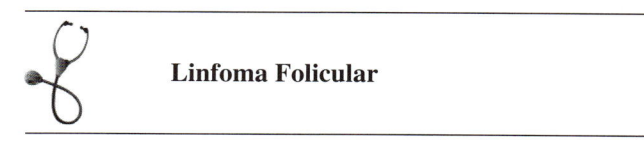

🟢 Figura 11.8 Modelo de sinalização pelo receptor de citocina utilizando quinases associadas ao receptor para ativar fatores de transcrição específicos.

citocinas pelas células T. A toxina realiza este processo ativando grande número de células T CD4⁺, que utilizam certos segmentos Vβ como parte de seu TCR. A toxina liga de maneira cruzada o segmento Vβ do TCR com a molécula de classe II do MHC expressa na APC (ver Fig. 8.9). Estima-se que uma em cada cinco células T pode ser ativada pelos superantígenos. A atividade das células T ativadas por superantígeno resulta na produção excessiva de citocinas causando, consequentemente, desregulação da rede de citocinas. Níveis muito altos de IL-1 e TNF-α induzem reações sistêmicas incluindo febre, coagulação sanguínea, diarreia, queda da pressão arterial e choque. Algumas vezes essas reações são fatais.

Choque Séptico Bacteriano

A superprodução de citocinas está também associada com infecções causadas por certas bactérias Gram-negativas, incluindo *Escherichia coli*, *Klebsiella pneumonia*, *Enterobacter aerogenes*, *Pseudomonas aeruginosa* e *Neisseria meningitidis*. As endotoxinas produzidas por estas bactérias estimulam os macrófagos a produzir quantidades excessivas de IL-1 e TNF-α, que causam choque séptico bacteriano de forma frequentemente fatal.

Câncer

Mostrou-se que inúmeras formas de câncer linfoide e mieloide estão associadas com níveis anormais, extremamente altos, de citocinas e/ou expressão de receptores de citocinas. Talvez o melhor exemplo de uma associação entre malignidade e superprodução de uma citocina e seu receptor seja a leucemia da célula T de adulto, doença que está fortemente associada ao retrovírus causador do linfoma de célula T humana (HTLV-1). As células T infectadas com HTLV-1 produzem constitutivamente IL-2 e expressam o receptor de IL-2 de alta afinidade na ausência de ativação pelo antígeno. O processo resulta na estimulação autócrina das células T infectadas, acarretando seu crescimento descontrolado. Outros exemplos incluem mielomas (células B neoplásicas), que produzem grandes quantidades de IL-6 autócrina e linfoma folicular, um linfoma no qual o ambiente reativo é resultado da abundante produção de citocinas, particularmente IL-5 (ver também Capítulo 17).

🩺 **Linfoma Folicular**

Autoimunidade e Outras Doenças de Base Imunológica

Muitas evidências sugerem que as células T exercem uma influência controlada sobre a geração de autoanticorpos e na regulação da autoimunidade (ver Capítulo 12). Muitos dos fenômenos observados são manifestações das ações de citocinas, incluindo IL-23, IL-12, IL-10, IFN-γ, IL-4 e membros da família IL-17. Pesquisas demonstraram a associação de várias anormalidades das citocinas e receptores de citocinas com doenças autoimunológicas sistêmicas. Algumas ocorrem mais tarde na doença e provavelmente não são causais, enquanto outras podem estar envolvidas no descontrole da resposta imunológica e podem ajudar a promover a autorreatividade. Por exemplo, a doença autoimunológica lúpus eritematoso sistêmico (SLE) tem sido associada a elevados níveis de IL-10. Recentes estudos sobre as citocinas envolvidas em doenças autoimunológicas têm analisado se a inclinação para o fenótipo da subpopulação de células T_H contribui para o início ou progressão da doença. A importância das células T_H2 em promover autoimunidade sistêmica foi observada em pesquisa utilizando modelos de doenças autoimunológicas em animais experimentais. Serão necessários estudos posteriores para elucidar claramente os papéis desempenhados pelas citocinas e receptores de citocinas na doença autoimunológica.

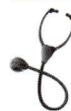

Lúpus Eritematoso Sistêmico

As citocinas desempenham um importante papel na fisiopatologia de outras doenças de base imunológica, incluindo alergia, asma e doenças inflamatórias como a artrite reumatoide (RA). Muitas características clínicas associadas com estas doenças constituem o resultado da sinalização mediada pelos receptores de citocina e os efeitos biológicos de tais sinalizações (por exemplo, ativação celular, morte celular). Nosso conhecimento sobre os papéis desempenhados pelas citocinas e receptores de citocinas na manifestação destas e de outras doenças continua a aumentar. As interações cruciais entre citocinas e seus receptores em muitas doenças autoimunológicas e em outras doenças de base imunológica justificam futuras investigações e poderiam representar uma oportunidade única para intervir com sucesso mesmo após o início dos sintomas.

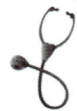

Asma

Na próxima seção discutiremos a aplicação do que já sabemos sobre as citocinas e receptores de citocinas para o desenvolvimento de tratamentos para algumas destas doenças.

EXPLORAÇÃO TERAPÊUTICA DE CITOCINAS E RECEPTORES DE CITOCINAS

O conhecimento dos componentes celular e molecular das respostas imunológicas a infecções microbianas e, especificamente, os papéis desempenhados pelas citocinas na regulação e homeostase das células hematopoiéticas abriu oportunidades para novas terapias. As muitas oportunidades para a utilização clínica de terapias com citocinas, receptores solúveis de citocinas (antagonistas), análogos de citocinas e anticorpo anticitocinas ou antirreceptor de citocinas entusiasmaram muito o interesse comercial.

Inibidores de Citocinas/Antagonistas

Foram identificados na corrente sanguínea e nos líquidos extracelulares inúmeros receptores solúveis de citocinas de ocorrência natural. Eles atuam, *in vivo*, como ***inibidores das citocinas***, ou ***antagonistas***, e são liberados da superfície celular como resultado da clivagem enzimática dos domínios extracelulares do receptor da citocina. Os receptores solúveis de citocinas circulando mantêm a capacidade de se ligar a uma específica citocina, neutralizando assim sua atividade. Exemplos de tais inibidores incluem aqueles que se ligam a IL-2, IL-4, IL-6, IL-7, IFN-γ, e, por último, TNF. A utilização experimental dos receptores solúveis de TNF tem levado ao desenvolvimento de novas classes de fármacos modificadores das respostas imunológicas denominadas ***inibidores de TNF***. Os inibidores de TNF têm mostrado utilidade clínica significativa no tratamento da RA. Pacientes com RA apresentam níveis aumentados de TNF e IL-1 em suas articulações — um fenômeno que acarreta dor, edema, rigidez e outros sintomas associados à RA. Os inibidores de TNF (**moléculas solúveis do receptor de TNF**) competem com o TNF produzido endogenamente para se ligar aos receptores de TNF (Fig. 11.9). A maioria dos pacientes com RA tratados com inibidores de TNF mostraram melhora significativa nos sintomas, mas aproximadamente 30% não responderam ao tratamento.

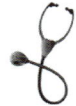

Artrite Reumatoide

O ***receptor solúvel de IL-2*** (IL-2R) também foi amplamente estudado. Ele é formado pela liberação proteolítica de uma porção de 45 kDa da cadeia α do IL-2R. A ativação crônica da célula T está associada com níveis muito altos de IL-2R solúvel na circulação sanguínea. Assim, IL-2R tem sido usada como um marcador clínico para a ativação crônica da célula T em pacientes com certas doenças autoimunológicas e aqueles sofrendo rejeição de transplante.

Outro antagonista de citocina bem caracterizado é o ***antagonista do receptor de IL-1*** (IL-1Ra) de ocorrência natural. Esta proteína também desempenha um papel na regulação da intensidade das respostas inflamatórias ligando-se ao receptor de IL-1 nas células T CD4$^+$, impedindo assim sua ativação. A ligação de IL-1Ra ao receptor de IL-1 não medeia sinalização celular através deste receptor. IL-1 Ra foi clonada e está sob investigação clínica para determinar se pode ser usada como agente terapêutico em doenças inflamatórias crônicas.

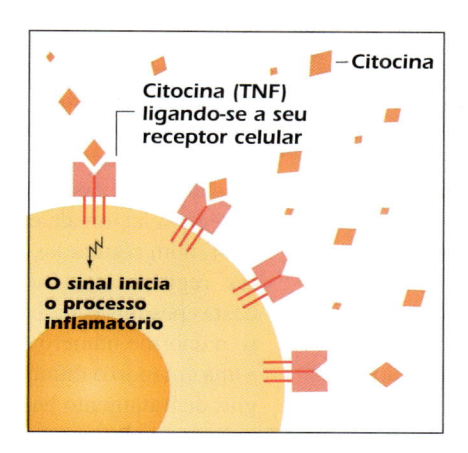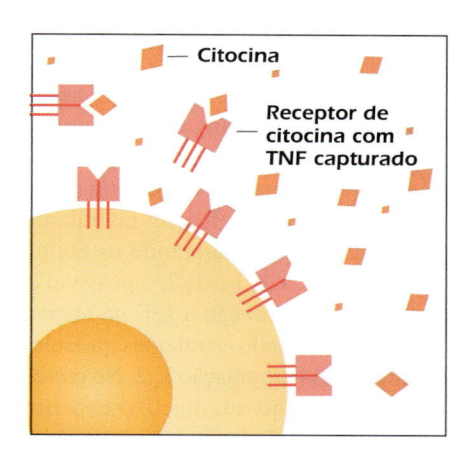

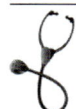 Figura 11.9 Receptores solúveis do TNF podem interferir nas propriedades inflamatórias do TNF.

Revertendo Deficiências Celulares

Inúmeras citocinas, tais como G-CSF e GM-CSF, foram utilizadas para tratar de problemas agudos tais como deficiências celulares que surgem após quimioterapia ou radioterapia. Conforme discutido anteriormente neste capítulo, o tratamento com estes fatores de crescimento hematopoiético aumenta gradativamente a velocidade de reconstituição natural das linhagens celulares hematopoiéticas desejadas.

Tratamento de Imunodeficiências

As citocinas também têm sido utilizadas no tratamento de pacientes com doenças por imunodeficiência, muitas das quais estão descritas no Capítulo 17. Por exemplo, pacientes com agamaglobulinemia ligada ao X foram tratados com sucesso com G-CSF para reverter sua neutropenia associada à doença.

Agamaglobulinemia Ligada ao X

Pacientes sofrendo de uma forma de SCID resultante de deficiência de adenosina desaminase (ADA) — uma doença frequentemente associada com uma profunda deficiência de IL-2 — foram tratados com IL-2 humana recombinante. Finalmente, várias doenças por deficiência da adesão dos leucócitos, caracterizadas por infecção progressiva ou recorrente dos tecidos moles, periodontite, má cicatrização de feridas e leucocitose, foram tratadas com sucesso com IFN-γ recombinante para reduzir a gravidade e a frequência das infecções, provavelmente aumentando a atividade antimicrobiana não oxidativa.

Tratamento de Câncer e Pacientes Transplantados

Pacientes com câncer também foram beneficiados com o uso de citocinas em imunoterapias celulares passivas. Tais terapias utilizam *células citocidas ativadas por linfocinas* (LAK), como descrito no Capítulo 19. Populações de células NK ou células T citotóxicas cultivadas na presença de altas concentrações de IL-2 geram células efetoras com potente atividade antitumor. A disponibilidade de IL-2 recombinante em grande quantidade tornou possível a terapia com a célula LAK mais IL-2, tendo alguns pacientes com melanoma e carcinoma renal apresentado respostas positivas. Outra variação da imunoterapia celular passiva constitui a utilização concomitante de IFN-γ. A administração de IFN-γ aumenta a expressão de MHC e antígenos associados ao tumor nas células tumorais, tornando-as, consequentemente, mais "visíveis" às células efetoras infundidas.

Anticorpos específicos para o receptor da citocina também se mostraram de utilidade no tratamento de alguns tipos de câncer. A relativa acessibilidade de certas células leucêmicas receptoras de citocinas positivas encorajou numerosas experiências com anticorpos nativos assim como conjugados à toxina. Em um tipo de leucemia com células leucêmicas que expressam constitutivamente a cadeia α do receptor de IL-2 (CD25) [leucemia/linfoma de célula T de adulto (ATLL)], anticorpos anti-CD25 (também conhecidos como anticorpos anti-Tac) mostraram induzir respostas terapêuticas em aproximadamente um terço dos pacientes tratados.

A terapia anti-CD25 também tem sido utilizada como parte de uma terapia imunossupressora para tratar pacientes que recebem transplantes de órgãos. O princípio de tal tratamento está baseado na ativação crônica de células T alorreativas causada pela exposição a aloantígenos expressos pelo tecido transplantado. Esta ativação induz a expressão de CD25 por estas células. A terapia anti-CD25 é frequentemente usada com outros fármacos imunossupressores para diminuir a resposta imunológica do hospedeiro aos aloantígenos, reduzindo, assim, a incidência de rejeição do enxerto. O Capítulo 18 contém informações adicionais sobre imunoterapias utilizadas para tratar pacientes que receberam transplantes de órgãos.

Tratamento de Alergias e Asma

Nosso conhecimento atual sobre as células T_H2 e os papéis desempenhados pelas citocinas que elas produzem (por exemplo, IL-4, IL-13) na fisiopatologia das alergias e asma sugere que as terapias que visam estas citocinas ou seus receptores podem ser eficazes no tratamento destas condições (Capítulo 14). Considerando os efeitos antagônicos cruzados das células T_H1 e T_H2, é possível desviar a produção de anticorpos em direção à IgE na resposta a um determinado alérgeno utilizando estratégias que seletivamente silenciam a indesejável subpopulação T_H2. No presente, este procedimento permanece como um objetivo experimental que está sendo investigado agressivamente em modelos animais. Resultados promissores surgiram de experimentações clínicas utilizando uma estratégia relacionada que visa especificamente IL-4, a principal ciotocina responsável pela mudança de classe de isotipo de célula B para IgE (ver Capítulos 10 e 14). A inoculação de anticorpos específicos para IL-4 mostrou diminuir drasticamente a produção de IL-4 em camundongos. Outra estratégia relacionada envolve o uso de receptores solúveis de IL-4, com resultados promissores, embora ainda preliminares, registrados até a presente data. As aplicações clínicas destas pesquisas não podem ser subestimadas considerando-se o enorme número de indivíduos que sofrem de alergias e asma em todo o mundo. O Capítulo 14 discute outras estratégias de tratamento baseadas em citocinas utilizadas em pacientes com alergias e asma.

RESUMO

1. As citocinas são proteínas não antígeno-específicas de baixo peso molecular que medeiam interações celulares envolvendo os sistemas imunológico, inflamatório e hematopoiético.

2. As citocinas apresentam propriedades de pleotropia e redundância, além de, com frequência, sinergismo ou antagonismos com outras citocinas.

3. As citocinas têm vida curta e podem atuar localmente — quer na mesma célula que as secretou (autócrina) ou em outras células (parácrina) — ou sistemicamente (endócrina).

4. As citocinas apresentam uma ampla variedade de atividades funcionais como ilustrado pela sua capacidade de (a) regular respostas imunológicas específicas, (b) facilitar as respostas imunológicas naturais, (c) ativar respostas inflamatórias, (d) afetar o movimento dos leucócitos, e (e) estimular a hematopoiese.

5. As subpopulações de células T_H CD4 têm sido definidas pela variedade de citocinas que produzem. As células T_H1 secretam IL-2 e IFN-γ (bem como várias outras citocinas), mas não IL-4 ou IL-5. As citocinas produzidas por estas células também ativam outras células T, células NK e macrófagos (respostas imunológicas mediadas por células). Em contrapartida, as células T_H2 secretam IL-4 e IL-5 (assim como outras citocinas), mas não IL-2 ou IFN-γ, e predominantemente afetam as respostas de anticorpos.

6. O conhecimento relacionado a uma nova subpopulação de células T CD4, chamadas células T T_H17 e a família de citocinas IL-17, está preenchendo muitos vazios em nosso conhecimento de como as respostas imunológicas são reguladas. IL-17 estimula a mobilização e geração de neutrófilos, consequentemente fazendo uma ponte entre a imunidade natural e a adaptativa.

7. As citocinas podem apenas atuar nas células alvo que expressam receptores para a referida citocina. A expressão de receptor de citocina é altamente regulada; células em repouso ou não expressam um determinado receptor ou o expressam em uma versão de afinidade baixa ou intermediária. Níveis aumentados da expressão do receptor de citocina ou a expressão de formas de alta afinidade de um determinado receptor predispõem as células alvo a responder a uma citocina.

8. A cadeia γ comum constitui uma subunidade do receptor de citocina utilizada por vários receptores de citocinas como subunidade transdutora de sinal, incluindo IL-2, IL-4, IL-7, IL-9 e IL-15. Esta característica estrutural ajuda a explicar a redundância e o antagonismo frequentemente exibidos por algumas citocinas.

9. A ligação dos receptores de citocinas pelas citocinas gera sinais intracelulares que resultam na produção de fatores de transcrição ativos e, finalmente, na expressão gênica. A ligação de uma citocina a seu receptor celular frequentemente induz dimerização ou polimerização de polipeptídios dos receptores juntos na superfície celular e permite a associação de JAK quinases com o domínio citoplasmático do receptor. Esta associação ativa as quinases e causa fosforilação dos resíduos de tirosina nos STATs (transdutores de sinal e ativadores de transcrição). Uma vez fosforilados, os fatores de transcrição STAT dimerizam-se e subsequentemente translocam-se do citoplasma para o núcleo, onde se ligam a regiões promotoras dos genes induzidas pelas citocinas. A supressão de proteínas de sinalização das citocinas (SOCS) inibe a transdução de sinal e auxilia a encerrar as respostas terminais por citocinas.

10. A expressão aumentada e diminuída de citocinas ou de receptores de citocinas também tem sido implicada em várias doenças, incluindo o choque tóxico

bacteriano, sepse bacteriana, certos tipos de câncer mieloide, ou linfoide, e autoimunidade.

11. As terapias relacionadas a citocinas constituem promessas de tratamento para certas imunodeficiências, prevenção da rejeição de enxertos e tratamento de certos tipos de câncer. A utilidade das terapias relacionadas a citocinas é melhor observada no uso de (a) fatores de crescimento hematopoiéticos (G-CSF, GM-CSF) para reverter certas deficiências celulares associadas à químio ou radioterapia, (b) a utilização da terapia antirreceptor de IL-2 ajuda a reduzir a rejeição de enxertos, e (c) IL-2 para induzir células citocidas ativadas por linfocinas (células NK e células T citotóxicas) empregadas no tratamento de pacientes com certos tipos de câncer.

REFERÊNCIAS

Alexander WS (2002): Suppressor of cytokine signaling (SOCS) in the immune system. *Nature Rev Immunol* 2:411.

Campbell JJ, Butcher EC (2000): Chemokines in tissue-specific and microenvironment-specific lymphocyte homing. *Curr Opin Immunol* 12:336.

DeVries ME, Kelvin DJ (1999): On the edge: The physiological and pathophysiological role of chemokines during inflammatory and immunological responses. *Semin Immunol* 11:95.

Ezerzer C, Harris N (2007): Physiological immunity or pathological autoimmunity—A question of balance. *Autoimmun Rev* 6(7): 488.

Fernandez-Botran R, Crespo FA, Sun X (2000): Soluble cytokine receptors in biological therapy. *Expert Opin Biol Ther* 2:585.

Kisseleva T, Bhattacharya S, Braunstein J, Schindler CW (2000): Signaling through the JAK/STAT pathway, recent advances and future challenges. *Gene* 20:1.

Koch, AE (2007): The pathogenesis of rheumatoid arthritis. *Am J Orthop* 36:5.

Leonard WJ (2001): Cytokines and immunodeficiency diseases. *Nat Rev Immunol* 1:200.

Ma A, Koka M, Burkett P (2006): Diverse functions of IL-2, IL-15, and IL-7 in lymphoid homeostasis. *Annu Rev Immunol*. 24:821.

Matsuzaki G, Umemura M (2007): Interleukin-17 as an effector molecule of innate and acquired immunity against infections. *Microbiol Immunol* 51:1139.

McGeachy MJ, Cua DJ (2007): T cells doing it for themselves: TGF-β regulation of Th1 and Th17 cells. *Immunity* 26: 547.

Minami Y, Kono T, Miyazaki T, Taniguchi T (1993): The IL-2 receptor complex: Its structure, function, and target genes. *Annu Rev Immunol* 11:245.

Weaver CT, Harrington LE, Mangan PR, Gavrieli M, Murphy, KM (2006): Th17: An effector CD4 T cell lineage with regulatory T cell ties. *Immunity* 24:677.

 ## QUESTÕES DE REVISÃO

Para cada questão, escolha A MELHOR resposta.

1. A polarização da diferenciação da célula T CD4⁺ inocente no sentido da linhagem T_H2 está associada com qual das seguintes citocinas?
   A) IL-1
   B) IL-4
   C) IL-6
   D) IL-23
   E) IL-25

2. Um paciente com artrite reumatoide ativa sente-se sistemicamente mal com febre baixa, mal-estar, enrijecimento matinal e fadiga. A(s) proteína(s) ou citocina(s) mais provavelmente responsável(is) por estes sintomas é(são):
   A) fator reumatoide
   B) TNF e IL-1
   C) IL-4 e IL-10

   D) componentes 1-9 do complemento
   E) gamaglobulina alterada

3. Quando a IL-2 é secretada pelas células T ativadas pelo antígeno específico devido à apresentação do antígeno pela APC, o que acontece com as células T inocentes, não antígeno-específicas, na vizinhança?
   A) elas proliferam devido a sua exposição à IL-2
   B) elas frequentemente sofrem apoptose
   C) elas começam a expressar receptores de IL-2
   D) elas secretam citocinas associadas com seu fenótipo de célula T
   E) nada acontece

4. IL-1, IL-6 e TNF-α constituem citocinas pró-inflamatórias que são conhecidas por:
   A) aumentar a permeabiliade vascular
   B) atuar em conjunto com as quimiocinas e promover a migração de células inflamatórias para o local da infecção
   C) iniciar as respostas de fase aguda

D) apresentar propriedades de pirógeno-endógeno

E) todas as acima

5. Qual das seguintes citocinas desempenha papel na finalização da resposta inflamatória?

A) IL-2

B) IL-4

C) TGF-β

D) IFN-α

E) IL-3

6. Supondo que não haja outros mecanismos compensatórios para substituir a função de IL-8, qual dos seguintes seria preservado como atividade funcional em uma linhagem de camundongos *knockout* para IL-8?

A) ativação de neutrófilos

B) atração de neutrófilos para os locais do tecido lesado

C) cicatrização de feridas

D) extravasamento de neutrófilos

E) redução da produção de citocinas pelas células T_H1

7. Os superantígenos causam explosão na produção de citocinas pelas células T devido a sua capacidade de se ligar cruzadamente:

A) aos segmentos Vβ dos receptores da célula T com as moléculas de classe II do MHC na APC

B) aos segmentos Vα dos receptores da célula T com as moléculas de classe II do MHC na APC

C) aos receptores de célula T e CD3

D) aos múltiplos receptores de citocinas sobre uma grande população de células T

E) CD3

RESPOSTAS ÀS QUESTÕES DE REVISÃO

1. B A ativação das células do sistema imunológico natural, como os mastócitos, desencadeia a síntese de várias citocinas, incluindo IL-4, que promove a diferenciação da célula T_H2.

2. B Pacientes com artrite reumatoide apresentam, nas articulações, elevados níveis de citocinas pró-inflamatórias TNF e IL-1, que desempenham um importante papel na dor, edema, enrijecimento e outros sintomas associados com a doença.

3. E As citocinas secretadas pelas células T ativadas pelo antígeno regulam apenas as atividades de outras células envolvidas na resposta imunológica pela ligação aos receptores de citocinas (por exemplo, IL-2R de alta afinidade) expressos por estas células. Tais receptores de citocinas são expressos apenas nas células T antígeno-ativadas que apresentam o apropriado TCR para o específico antígeno; por isso, eles não serão expressos pelas células T não antígeno-específicas na vizinhança; assim, estas células não serão ativadas por IL-2.

4. E A resposta é autoexplicativa.

5. C Entre as citocinas listadas, TGF-β desempenha um papel na finalização das respostas inflamatórias ao promover o acúmulo e proliferação de fibroblastos e deposição de proteínas da matriz extracelular necessária para o reparo do tecido.

6. E IL-8 não desempenha qualquer papel na regulação da produção de citocinas pelas células T_H1 — uma propriedade biológica conferida à IL-10 produzida pelas células T_H2. Consequentemente, a integridade funcional de T_H1 seria esperada em camundongos *knockout* para IL-8. IL-8 atrai, quimiotaticamente, e ativa neutrófilos induzindo sua aderência ao endotélio vascular e extravasamento (atividades que seriam deficientes no camundongo IL-8 *knockout*). Como estas atividades são importantes para a cicatrização de feridas, este fenômeno também seria previsto em caso de deficiência em tais camundongos.

7. A Os superantígenos se ligam simultaneamente às moléculas de classe II do MHC e ao domínio Vβ do TCR, ativando todas as células T que apresentem um determinado domínio Vβ. Assim, eles ativam grande número de células T (entre 5 e 25%), independentemente de sua especificidade antigênica, fazendo com que elas liberem citocinas em quantidades prejudiciais.

12

TOLERÂNCIA E AUTOIMUNIDADE

Contribuição de LINDA SPATZ

 INTRODUÇÃO

O sistema imunológico funciona para proteger o hospedeiro de invasões por organismos estranhos. Entretanto, esta resposta protetora pode causar dano ao hospedeiro se for dirigida contra os próprios antígenos do indivíduo, que são frequentemente chamados de ***antígenos próprios*** ou ***autoantígenos***. Consequentemente, o sistema imunológico desenvolveu uma série de controles e formas de equilíbrio que o capacitam a diferenciar sinais perigosos de sinais inofensivos, o que lhe permite responder a antígenos estranhos, mas não a antígenos próprios. Tanto as respostas imunológicas adaptativas quanto as naturais evoluíram para fazer esta distinção. Este capítulo tem como foco as respostas imunológicas adaptativas que constituem a base da tolerância aos antígenos próprios.

Um dos mais antigos experimentos a demonstrar a tolerância foi realizado por Ray Owens em 1945. Ele mostrou que gêmeos dizigóticos de bezerros que, no útero, compartilharam de um sistema vascular comum foram, quando adultos, mutuamente tolerantes a enxertos de pele um do outro. Desta forma, os antígenos "estranhos" expressos pelas células do outro gêmeo induziram tolerância de longa duração. Estas observações proporcionaram a base para o clássico experimento de Peter Medawar e seus colaboradores, na década de 1950, pelo qual eles ganharam o Prêmio Nobel. Medawar mostrou inicialmente que camundongos adultos de cepa A rejeitavam enxertos de pele oriundos de camundongos de cepa B; a diferença entre os dois eram as molé-culas do MHC que eles expressavam. Entretanto, os camundongos de cepa A que eram inoculados, no período de 24 horas após o nascimento, com células-tronco da medula óssea da cepa B, *não* rejeitavam o enxerto de pele do doador de cepa B quando atingiam a fase adulta. Esses resultados sugeriam que, diferente dos linfócitos maduros, os linfócitos quando imaturos, ou seja, quando em desenvolvimento e expostos a antígeno estranho, deixavam de desencadear uma resposta imunológica ao antígeno. Em vez disso, o antígeno era aceito como próprio e o sistema imunológico tornava-se tolerante a ele. Este fenômeno ficou conhecido como ***tolerância neonatal***.

A ***autotolerância*** pode ser definida como um estado de incapacidade de resposta ao antígeno próprio. Ela ocorre quando a interação de um autoantígeno com linfócitos específicos para os antígenos próprios resulta em sinais que não ativam o linfócito. Como consequência da interação de tolerância, diz-se que a célula, ou o indivíduo exposto ao antígeno, é tolerante. Existem vários estágios de desenvolvimento durante os quais a tolerância pode ser induzida para garantir proteção adicional contra o desenvolvimento da autoimunidade. A tolerância induzida durante os estágios iniciais de desenvolvimento do linfócito é chamada ***tolerância central***; a tolerância induzida em linfócitos maduros é chamada ***tolerância periférica***. A tolerância central ocorre nos órgãos linfoides primários (medula óssea para as células B e timo para as células T) como parte do processo conhecido como ***seleção negativa*** (ver Capítulos 7 e 9). A seleção negativa nos órgãos linfoides centrais assegura que a

Immunology: A Short Course, Sixth Edition, By Richard Coico and Geoffrey Sunshine
Copyright © 2009 John Wiley & Sons, Inc.

maioria das células B e T que migram para a periferia reaja apenas contra antígenos estranhos. Todavia, este processo não é perfeito, pois inevitavelmente algumas células autorreativas escapam para os órgãos linfoides periféricos, tais como o baço e os linfonodos. Quando isto acontece, os mecanismos de tolerância periférica podem mantê-los sob controle.

Uma questão fundamental nos estudos da tolerância e autoimunidade é saber como os linfócitos distinguem o próprio do não próprio. Conforme demonstraram os experimentos iniciais de Medawar, os antígenos próprios não têm características específicas que os diferenciem dos antígenos estranhos. Desta forma, os linfócitos devem se basear em algumas outras características para fazer esta distinção. A moderna interpretação dos estudos de Medawar determina que a exposição de antígenos aos linfócitos imaturos resulta em tolerância, enquanto a exposição de linfócitos maduros ao mesmo antígeno resulta em ativação. Que condições favorecem mais o desenvolvimento da tolerância do que o da ativação? Uma delas é que os linfócitos imaturos são muito mais sensíveis do que os linfócitos maduros aos fortes sinais transmitidos por seus receptores antigênicos. Esta é a base para a seleção negativa das células B na medula óssea e das células T no timo. Outro fator que favorece a tolerância é a exposição contínua dos linfócitos a altos níveis de antígeno, o que pode levar à sinalização crônica de receptores antigênicos. Os linfócitos são continuamente expostos a altos níveis de antígenos próprios, enquanto a exposição aos antígenos estranhos é geralmente abrupta e de curta duração. Os linfócitos também aprendem a distinguir o próprio do não próprio pelo contexto no qual eles encontram o antígeno. Se o antígeno é encontrado na ausência de sinais de coestimulação, os linfócitos tornam-se tolerantes; se o antígeno é encontrado na presença de sinais de coestimulação, os linfócitos são ativados. Pelo fato de os antígenos estranhos, tais como os microrganismos infecciosos, terem mais condições de entrar em contato com os linfócitos na presença dos sinais de coestimulação, eles são mais provavelmente ativadores de linfócitos do que os antígenos próprios.

A primeira parte deste capítulo irá discutir os mecanismos básicos da tolerância central e periférica e como esses mecanismos protegem o hospedeiro de reações imunológicas prejudiciais ao próprio. A segunda parte irá discutir como os mecanismos de tolerância podem funcionar de maneira diferente do planejado, levando à ativação de linfócitos autorreativos e ao desenvolvimento de doença autoimunológica.

TOLERÂNCIA CENTRAL

O processo de geração de diversidade de BCRs e TCRs inevitavelmente gera receptores que podem reconhecer os antígenos próprios. Este conceito foi inicialmente proposto na década de 1950 por Frank Macfarlane Burnet em sua *teoria de seleção clonal*. As células T e B com receptores para antígeno próprio são chamadas *autorreativas*. Burnet criou a hipótese de que os linfócitos autorreativos representam um perigo para o hospedeiro e devem ser eliminados, por deleção, do repertório

de linfócitos em desenvolvimento, desse modo mantendo a tolerância. Sabemos que, além da deleção, existem vários mecanismos de tolerância central que impedem a expansão dos linfócitos autorreativos. Eles incluem anergia, edição do receptor e ignorância clonal. O mecanismo específico empregado e as condições sob as quais ele se processa serão, a seguir, explorados.

Anergia, Edição de Receptor, Deleção e Ignorância Clonal

A *anergia* é definida como a inativação funcional de um linfócito, resultando em ausência de resposta no contato com o antígeno próprio. As células B anérgicas não podem ser ativadas para proliferar e se diferenciar em células secretoras de anticorpos pela ligação de seus BCRs com o autoantígeno. Do mesmo modo, as células T anérgicas não podem ser ativadas para proliferar e secretar citocinas após a ligação de seu TCR com o antígeno próprio no contexto do MHC próprio.

A evidência para a anergia central da célula B foi observada, pela primeira vez, em 1980. Nossal e Pike (1980) demonstraram que quando um sinal de ligação cruzada era transmitido para as células B imaturas via seus BCRs, as células B tornavam-se anérgicas e incapazes de amadurecer ou ser ativadas. A anergia da célula B tem sido desde então estudada em sistemas de camundongos transgênicos; as células B anti o próprio (antiself) são geradas pela introdução de genes de imunoglobulina rearranjados na linhagem germinal de camundongos. O clássico sistema do camundongo transgênico que pela primeira vez apresentou evidências de anergia, veio do laboratório de Chris Goodnow. Goodnow e seus colaboradores geraram camundongos transgênicos para os genes de cadeia pesada (HC) e cadeia leve (LC) das imunoglobulinas de um anticorpo anti-HEL. As células B desses camundongos foram capazes de produzir anticorpos para HEL. Entretanto, quando esses camundongos foram cruzados com camundongos expressando HEL solúveis (sHEL) como autoantígenos, as células B HEL-específicas tornaram-se anérgicas. Dois outros laboratórios (sob o comando de Betty Diamond e Martin Weigert) geraram camundongos transgênicos para a cadeia pesada de um anticorpo anti-DNA. Nesses dois modelos transgênicos o transgene de cadeia pesada podia parear-se com as cadeias leves endógenas do camundongo para produzir anticorpos anti-DNA. Os estudos revelaram que as células B anti-DNA presentes nesses camundongos eram anérgicas e incapazes de secretar anticorpo anti-DNA transgênico em consequência da exposição ao antígeno próprio endógeno. Essas células B anérgicas se mantinham em um estágio imaturo de desenvolvimento e tinham um tempo de vida diminuído.

Há evidências de que a anergia de célula T constitui um importante mecanismo para a tolerância desta célula na periferia, porém há poucas informações que sustentem a anergia da célula T no timo. A maior parte da seleção negativa de células T autorreativas no timo parece ocorrer por deleção (ver adiante).

A *edição do receptor* é um mecanismo importante na tolerância central das células B. Este processo continuado de rearranjo genético do receptor serve para alterar ou "editar" a especificidade do receptor do antígeno. Após a reexpressão dos genes *RAG-1* e *RAG-2,* a região variável rearranjada existente é substituída por um segmento variável posterior que se rearranja em uma região J mais à frente (ver Capítulos 6 e 7). Foi postulado que a edição do receptor evoluiu como um mecanismo para evitar a autorreatividade, uma vez que ela leva a um BCR com uma nova especificidade que, com frequência, carece de autorreatividade. Entretanto, o rearranjo secundário nem sempre elimina a autorreatividade. Neste caso, o rearranjo continuará até que todas as regiões variáveis posteriores disponíveis tenham sido exauridas ou até que um receptor não autorreativo seja gerado. As evidências para a edição do BCR foram observadas pela primeira vez na medula óssea de camundongos transgênicos para um anticorpo contra uma molécula de classe I do MHC endógeno e em camundongos transgênicos para um anticorpo anti-DNA de fita dupla (dsDNA). No laboratório de David Nemazee, camundongos foram tornados trangênicos para os genes da cadeia pesada e leve de um anticorpo antimolécula de classe I do MHC H-2k^b. Foram comparadas duas diferentes linhagens de camundongos, ambas transgênicas para as cadeias pesadas e leves do anticorpo anti-H-2k^b; uma linhagem expressava H-2k^b como autoantígeno e a outra H-2k^d. Em camundongos expressando H-2k^d, o desenvolvimento da célula B foi normal e a maioria das células B expressava o receptor codificado pelo transgene específico para H-2k^b. Entretanto, nos camundongos expressando H-2k^b, as células B sofreram contínuo rearranjo no lócus LC devido ao encontro persistente com o autoantígeno (H-2k^b), resultando em células B transgênicas com BCRs editados.

No laboratório de Martin Weigert, camundongos transgênicos para as cadeias leve e pesada de um anticorpo anti-DNA também demonstraram edição do receptor. Quando o lócus de cadeia leve foi analisado nas células B desses camundongos, observou-se um rearranjo preferencial para as regiões Jκ posteriores, especificamente Jκ$_5$, evidenciando edição continuada. Além disso, observou-se também uma frequência mais alta de células B expressando λC. Os rearranjos no lócus λ LC ocorreram depois que rearranjos contínuos no lócus κ deixaram de eliminar a autorreatividade.

Nos timócitos em desenvolvimento, o rearranjo junto ao lócus do TCR α ocorre continuamente em ambos os cromossomas até que a célula seja positivamente selecionada (o que requer o reconhecimento de um peptídio próprio e do MHC próprio) ou ela morre. Entretanto, não se sabe se o rearranjo contínuo junto ao lócus Vα desempenha ou não um papel na edição de especificidades autorreativas que possam surgir no TCR.

Deleção é o mecanismo pelo qual as células T e B autorreativas são eliminadas do repertório por ***apoptose*** (morte celular programada). A evidência da deleção das células B autorreativas surgiu de estudos no laboratório de Chris Goodnow usando camundongos transgênicos tanto para anticorpo anti-HEL como para HEL ligada à membrana como autoantígeno. Quando as células B anti-HEL entraram em contato com HEL na membrana, elas foram deletadas na medula óssea. Esses resultados se conflitaram com os estudos prévios no labora-

tório de Goodnow que demonstraram que as células B anti-HEL se tornavam anérgicas quando entravam em contato com HEL solúvel (ver adiante discussão sobre anergia). Descobriu-se então que HEL de membrana induz ligação cruzada do BCR de forma mais extensa, transmitindo um sinal mais forte à célula B, quando ela envolve seu receptor, do que HEL solúvel. Em resumo, estes estudos revelaram que o encontro com o antígeno próprio que induz ligação cruzada extensa e transmite um forte sinal provoca deleção; o encontro com um antígeno próprio que induz uma ligação cruzada mais moderada e transmite um sinal mais fraco leva à anergia.

A deleção central é um mecanismo dominante para a seleção negativa das células T autorreativas no timo. As células T duplo-positivas que se ligam com alta afinidade aos antígenos próprios e ao MHC próprio no timo sofrem rápida deleção. Isto impede que as células T autorreativas maduras saiam do timo e se desloquem para a periferia. O que intrigou os imunologistas durante muito tempo foi como as células T específicas para antígenos próprios não tímicos, tecido-específicos, podiam ser eliminadas no timo, uma vez que se pensava que estes antígenos próprios não fossem expressos no timo. A resposta ficou evidente a partir dos estudos para descobrir a causa da ***distrofia ectodérmica autoimunológica na poliendocrinopatia por candidíase (APECED)***, uma doença na qual os pacientes sofrem de vários sintomas autoimunológicos incluindo hipoparatireoidismo, insuficiência adrenal, tireoidite, diabete tipo I e insuficiência ovariana. Como descrito no Capítulo 9, um gene conhecido como *AIRE* (regulador autoimunológico), que codifica o fator de transcrição regulador permitindo que os antígenos do tecido periférico sejam expressos no timo, é defeituoso em pacientes com APECED. O *AIRE* é expresso predominantemente nos órgãos linfoides, especificamente no timo, por células epiteliais tímicas e células dendríticas. Este gene é agora conhecido por facilitar a expressão de antígenos próprios periféricos nas células medulares tímicas e está, consequentemente envolvido na seleção negativa das células T autorreativas. Nos camundongos *knockout* para o gene *AIRE,* as células T autorreativas escapam da deleção tímica e se deslocam para a periferia, onde podem causar uma doença autoimunológica.

A ***ignorância clonal*** se refere aos linfócitos autorreativos que escaparam dos mecanismos de tolerância por possuírem fraca afinidade pelo antígeno próprio ou porque o antígeno próprio está presente em baixa concentração. As células B clonalmente ignorantes podem amadurecer e se deslocar para a periferia; embora persistam no hospedeiro em um estado inativado, elas podem ser ativadas sob determinadas condições. Por exemplo, quando a concentração do autoantígeno é aumentada em consequência de elevada morte celular, resultando na liberação de quantidades excessivas de antígenos próprios intracelulares, ou quando um sinal coestimulatório forte é transmitido à célula clonalmente ignorante durante uma infecção. Esses linfócitos autorreativos geralmente não representam risco para o hospedeiro, mas podem ser precursores de células B autorreativas que sofreram mutação somática para adquirir uma afinidade mais alta para o autoantígeno.

O que determina que espectro de mecanismos levando à tolerância governará o destino dos linfócitos imaturos selecionados? Acredita-se atualmente que o limiar de sinalização do receptor seja a principal força que determina qual é o mecanismo de tolerância que governa os linfócitos imaturos. A força, ou a *avidez* da interação do BCR ou TCR com o seu autoantígeno, influencia o destino da célula. A avidez relacionada às células B depende da afinidade de interação entre o BCR e o seu antígeno, a densidade do BCR de superfície e a natureza e concentração do autoantígeno. Quanto maior for a afinidade do anticorpo pelo seu antígeno e quanto mais expresso for o BCR na membrana da célula B, maior a avidez da interação antígeno-anticorpo, eventos que estão diretamente correlacionados com a extensão da ligação cruzada do receptor de imunoglobulina. A natureza do autoantígeno também influencia sua capacidade de induzir ligação cruzada com o BCR. Por exemplo, antígenos multivalentes e ligados à membrana intermedeiam ligação cruzada mais extensa do receptor do que os antígenos monovalentes ou solúveis. Inicialmente uma célula B com alta avidez para um autoantígeno sofrerá edição do receptor na tentativa de impedir a autorreatividade. Se a edição continuada falha em produzir um BCR não autorreativo, a célula B será eliminada. As células B com avidez mais moderada para um autoantígeno são marcadas para anergia, enquanto as células B com fraca avidez para o autoantígeno tornam-se clonalmente ignorantes.

No timo, a afinidade do TCR pelo peptídio próprio mais o MHC próprio, o nível de TCR na superfície da célula T e o nível de moléculas do MHC expressas na superfície da APC determinam a avidez e afetam a seleção das células T. Além disso, o tipo de célula que apresenta o antígeno próprio à célula T parece influenciar a célula T na seleção positiva ou negativa. As células T que reconhecem peptídios junto com o MHC expresso nas células epiteliais no córtex são selecionadas de forma positiva. Na junção corticomedular, as células T entram em contato com o antígeno próprio e com as moléculas do MHC expressas nas células dendríticas. É neste contexto que as células T com alta afinidade pelos peptídios mais o MHC passam por seleção negativa e são deletadas. Não se sabe se as células dendríticas enviam sinais diferentes daqueles enviados pelas células epiteliais, levando à seleção negativa e não à seleção positiva das células T autorreativas. A anergia e a edição parecem desempenhar funções menos importantes na tolerância central da célula T.

TOLERÂNCIA PERIFÉRICA

Ocasionalmente, as células B e T autorreativas escapam da seleção negativa e entram na periferia. Além disso, as células B às vezes adquirem especificidades autorreativas através de mutação somática na periferia. A tolerância periférica evoluiu como uma rede segura para capturar células B e T autorreativas que escapam para a periferia ou nela surgem. Os mecanismos de tolerância periférica incluem a anergia, morte celular induzida por ativação mediada por Fas e a indução das células T reguladoras. Embora a edição do receptor tenha demonstrado ocorrer nas células B periféricas, ainda não está claro se o objetivo da edição periférica é impedir a autorreatividade ou aumentar a diversidade da célula B. Discutiremos esses mecanismos nas seções que se seguem.

ANERGIA

No final da década de 1960, Bretscher e Cohn defenderam a hipótese de que as células B específicas para antígenos T-dependentes necessitariam de dois sinais para serem ativadas. O primeiro sinal é dado pelo antígeno, o segundo pelas células T. É também deles a hipótese de que as células B se tornariam incapazes de responder na ausência do segundo sinal. Sabemos agora que esse segundo sinal pode ser dado pela ligação do ligante de CD40 (CD40L) na superfície da célula T com CD40 expresso na célula B. Os estudos em sistemas de camundongos transgênicos confirmaram que células B expostas ao antígeno próprio tornaram-se anérgicas na ausência da célula T auxiliar (Fig. 12.1). Considerando que as células T autorreativas são usualmente deletadas no timo,

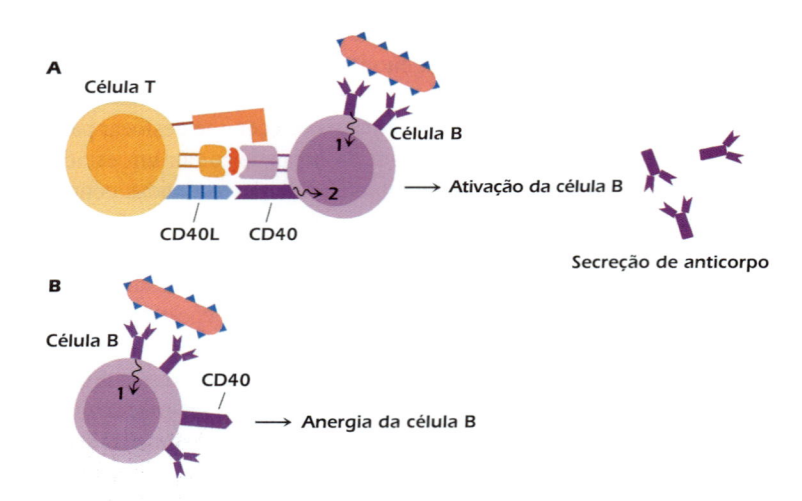

Figura 12.1 A falta de coestimulação acarreta a anergia da célula B. (A) Dois sinais são necessários para a ativação da célula B por um antígeno timo-dependente. O sinal 1 é fornecido pela ligação do antígeno e ligação cruzada do BCR. O sinal 2 é fornecido pela interação de CD40L expresso na célula T com CD40 sobre a célula B. (B) Na ausência deste segundo sinal coestimulatório, as células B não são ativadas e se tornam anérgicas.

elas em geral não estão disponíveis na periferia para prestar auxílio de coestimulação às células B autorreativas.

As células B anérgicas não podem competir com sucesso com as células B não anérgicas pela entrada nos folículos de célula B do baço e dos linfonodos. Ao invés disso, elas têm seu desenvolvimento interrompido junto a fronteira das células T-B em um processo conhecido como *exclusão folicular* e logo morrem por apoptose. Acredita-se agora que a exclusão folicular ocorre porque as células B anérgicas exigem, para sobreviver, concentrações mais altas do fator de célula B, conhecido como BAFF (fator de ativação da célula B da família do fator de necrose tumoral), do que o das células B inocentes; em um ambiente com uma quantidade limitada de BAFF, as células B anérgicas estão em desvantagem e por essa razão sofrem morte celular em vez de penetrarem nos folículos.

Acredita-se que a anergia das células T seja um importante mecanismo de tolerância para os antígenos próprios encontrados na periferia. As células T também exigem dois sinais para serem ativadas (ver Capítulo 10). O primeiro sinal é emitido pelo complexo peptídio-MHC. O segundo sinal deve ser dado pelas interações entre as moléculas coestimulatórias expressas na APC e os respectivos ligantes na célula T. Um sinal coestimulatório importante é fornecido pela ligação de B7-1 (CD80) e/ou B7-2 (CD86) expressos na APC com CD28 expresso na célula T. A emissão do sinal 1 para a célula T produz vários fatores de transcrição, um dos quais se liga à região promotora do gene da IL-2, permitindo sua transcrição. Se o sinal 1 não for acompanhado pela interação coestimulatória B7-CD28, o mRNA da IL-2 será rapidamente degradado, a proteína IL-2 não será produzida e a célula T deixará de ser ativada. Nem toda APC expressa constitutivamente moléculas coestimulatórias. As células B, os macrófagos e as células dendríticas imaturas devem ser ativadas antes de expressarem moléculas coestimulatórias (ver Capítulo 10). Consequentemente, se um macrófago inativado ou uma célula dendrítica imatura apresentar um antígeno para a célula T, a célula T se tornará anérgica em função da ausência de um sinal de coestimulação (Fig. 12.2).

INTERAÇÕES FAS-FASL

Acredita-se que a apoptose mediada por Fas tenha uma função decisiva na remoção dos linfócitos T e B autorreativos maduros. *Fas*, um monômero expresso pelos linfócitos ativados, é um membro da família de receptores TNF. A ligação de Fas pelo *ligante de Fas* (*FasL*), um membro da família de proteínas de membrana TNF, transmite um sinal apoptótico para a célula que estiver expressando Fas. FasL é expresso por vários tipos celulares, incluindo as células T ativadas e certas células epiteliais. Quando FasL se liga a Fas, ele induz a trimerização do Fas. Isto ativa um domínio de "morte" em Fas que interage com os domínios de morte de várias proteínas adaptadoras citosólicas, a mais importante das quais é *FADD (domínio de morte associado ao Fas)*. Isto então desencadeia a ativação de uma série de cisteínas proteases sconhecidas como caspases, resultando na apoptose da célula (Fig. 12.3).

A importância das interações Fas-FasL foi inicialmente estabelecida por estudos em duas linhagens de camundongos com uma condição autoimunológica que faz com que elas acumulem grandes quantidades de linfócitos no baço e nos linfonodos. Essas linhagens de camundongos, conhecidas como *lpr* (para linfoproliferativos) e *gld* (para doença linfoproliferativa generalizada), apresentavam mutações nos genes Fas e FasL, respectivamente. Tais mutações impedem que os camundongos eliminem as células B e T autorreativas, resultando em uma população elevada de linfócitos. Também foram descritas pessoas com gene Fas mutado; elas apresentam uma condição autoimunológica conhecida como *síndrome linfoproliferativa autoimunológica* (ALPS), com características semelhantes àquelas descritas para os camundongos mutantes. A apoptose mediada por Fas-FasL não apenas demonstrou ter participação na eliminação das células T autorreativas na periferia, mas estudos recentes sugerem que ela também pode desempenhar um papel na seleção negativa das células T no timo. As células B anérgicas, algumas das quais expressam Fas, são também suscetíveis de sofrer apoptose mediada por Fas. A interação com as células T CD4$^+$ que expressam FasL acarreta a morte dessas células B autorreativas.

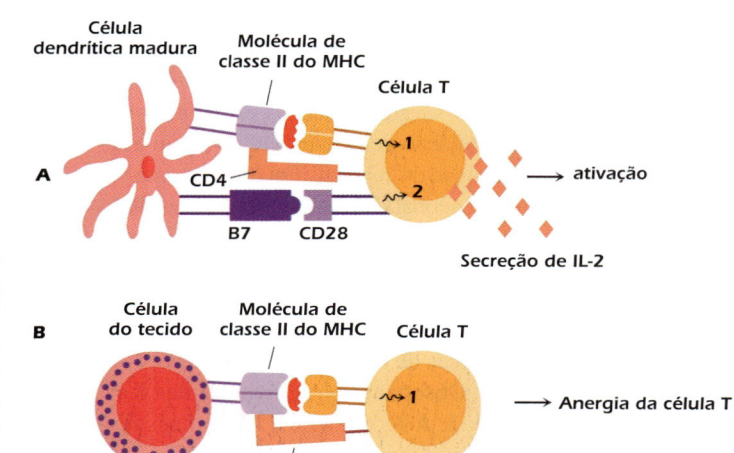

Figura 12.2 Reconhecimento do antígeno na ausência de coestimulação causa anergia da célula T. (A) São necessários dois sinais para a ativação da célula T. O sinal 1 é fornecido pelo reconhecimento do peptídio mais o MHC. O sinal 2 é fornecido pela interação da molécula coestimulatória B7.1 ou B7.2 expressas na superfície de uma APC, tal como uma célula dendrítica madura, com CD28 na superfície da célula T. (B) Se uma célula T recebe o sinal 1 na ausência do sinal 2, ela se torna anérgica.

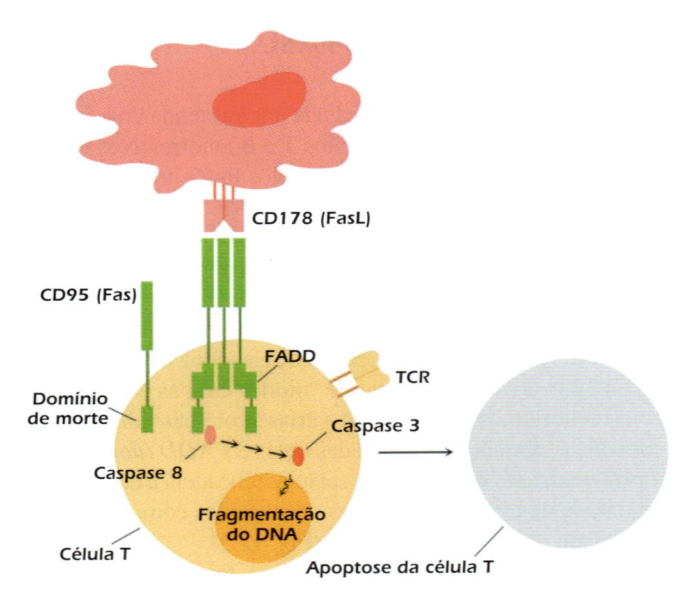

Figura 12.3 Apoptose das células T mediada por Fas. A ligação de FasL ao Fas provoca a trimerização de Fas. Isto ativa o domínio de morte em Fas que, a seguir, interage com o domínio de morte em FADD. A seguir é ativada uma cascata de caspase, o que finalmente leva à apoptose da célula que expressa Fas.

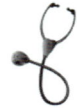

Síndrome Linfoproliferativa Autoimunológica

CÉLULAS T SUPRESSORAS/REGULADORAS

No início da década de 1970, experimentos sugeriram que uma população especializada de células T suprimia as respostas de outros linfócitos. Entretanto, a impossibilidade de isolar e clonar uma população de células T supressoras levou ao ceticismo de que essa população realmente existisse. O interesse renovado nas **células T supressoras** surgiu na década de 1990 com a identificação de uma população de células T CD4+ com a capacidade de reprimir a função da célula T. Foi inicialmente observado que a timectomia neonatal de camundongos resultava em autoimunidade, que poderia ser evitada pela transferência de esplenócitos de camundongos não tratados para os camundongos timectomizados. A atividade supressora nos esplenócitos foi finalmente ligada a uma população de células T CD4+ que passaram a ser chamadas de supressoras ou **células T reguladoras** naturais (**T_{reg}**). Observou-se que essas células T expressavam CD25, a cadeia α do receptor de IL-2, as quais ficaram conhecidas como células T supressoras **CD4+CD25+**. CD25 não é exclusiva das células T supressoras, pois também é ex-

pressa nas células T CD4+ efetoras ativadas. Isto tornou difícil o isolamento de uma subpopulação de células T supressoras puras, para estudos funcionais. Os estudos sobre a doença de Scurfy, em camundongos, e sobre a síndrome ligada ao X da desregulação imunológica na poliendocrinopatia enteropática (IPEX) em seres humanos levaram à identificação de um marcador específico para T_{reg}, conhecido como Foxp3 (*forkhead box P3*). Foxp3 é um fator de transcrição necessário ao desenvolvimento de T_{reg} no timo e mostrou induzir as células T não reguladoras a adquirirem atividade supressora na periferia. Uma mutação ligada ao X no gene Foxp3 observada em camundongos com a doença de Scurfy e na IPEX mostrou acarretar uma grave autoimunidade nos machos afetados. Foxp3 é um marcador intracelular para T_{reg}. Recentemente, uma molécula da superfície celular conhecida como GITR (gene relacionado à família do receptor TNF induzido por glicocorticoide) mostrou ser expressa em altos níveis em T_{reg} e é atualmente usada como marcador para essas células.

Como descrito no Capítulo 9, as células T_{reg} CD4+ CD25+ naturais constituem uma linhagem diferente de células T que é selecionada durante o desenvolvimento da célula T no timo. As células T_{reg} constituem aproximadamente 10% das células T CD4+ periféricas. A depleção de T_{reg} em camundongos acarreta doenças autoimunológicas órgão-específicas como tireoidite, gastrite e diabete tipo I, mas qualquer uma pode ser evitada pela reposição de T_{reg}. Além do seu papel na autotolerância, a T_{reg} pode suprimir a doença de enxerto *versus* hospedeiro (discutida no Capítulo 18), as respostas imunológicas às células tumorais, alérgenos e patógenos e as respostas imunológicas a transplantes de órgãos. As células T_{reg} precisam de IL-2 para a sua manutenção e ativação e mostraram utilizar um repertório diverso de TCRs. Entretanto, elas parecem ter uma afinidade aumentada pelos complexos do MHC da classe II-peptídio próprio. As células T_{reg} requerem a ligação do TCR específico para serem ativadas, porém uma vez ativadas, *sua função supressora é antígeno-inespecífica*. Desta forma, a célula T_{reg} pode suprimir as células T CD4+ e T CD8+ efetoras autorreativas que são específicas para antígenos diferentes daqueles reconhecidos pelas próprias T_{reg}. As células T_{reg} também demonstraram suprimir as células B, as células dendríticas e as células NK. Muitas hipóteses foram propostas para o mecanismo de supressão das células T_{reg}. Evidências sugerem que o CTLA-4, que é constitutivamente expresso nas células T_{reg}, desempenhe um importante papel na supressão por T_{reg}, uma vez que o bloqueio de CTLA-4 resulta em doença autoimunológica órgão-específica. Uma hipótese sugere que a interação de CD80 e CD86 na APC com CTLA-4 nas células T_{reg} transmite um sinal coestimulatório para T_{reg}, que induz sua atividade supressora (Fig. 12.4). O gene 3 (*LAG3*) de ativação do linfócito, uma molécula de adesão associada à CD4, que se liga a moléculas de classe II do MHC, é expresso na superfície das células T_{reg}. Acredita-se que em contato com as moléculas de classe II do MHC, *LAG3* desempenhe um papel na atividade supressora das células T_{reg}. T_{reg} pode também induzir regulação negativa das células dendríticas CD80 e CD86, transformando-as em ativa-

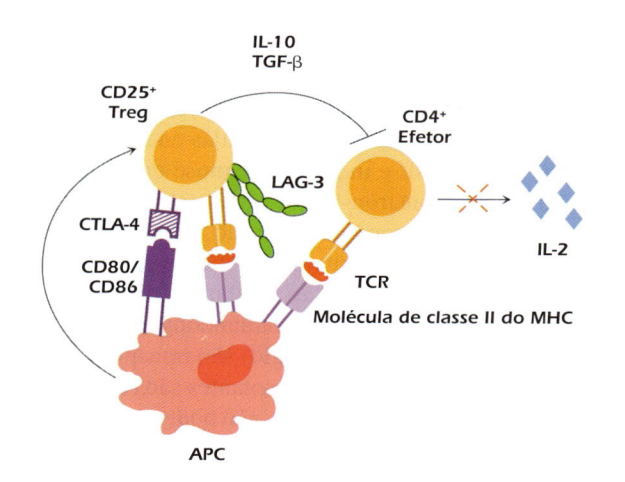

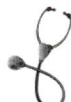

○ Figura 12.4 Supressão da célula T. As células T$_{reg}$ recebem um sinal via CTLA-4 que induz sua atividade supressora. T$_{reg}$ pode também receber um sinal desencadeando sua atividade supressora após interação de LAG-3 com uma molécula de classe II do MHC. As células T$_{reg}$ podem então suprimir a ativação das células T CD4$^+$ secretando IL-10 e TGF-β.

dores mais fracos das células T efetoras. A supressão das células T respondedoras envolve a inibição de sua proliferação e ativação, e impede a produção de IL-2. Diversos estudos sugerem que a IL-10 e o TGF-β são necessários para a supressão de T$_{reg}$, mas esse modelo ainda é controverso. A secreção de IL-10 pelas células T$_{reg}$ na lâmina própria demonstrou controlar a colite através da supressão das células T autorreativas residentes; entretanto, o bloqueio da IL-10 *in vitro* impede a eliminação da supressão. O envolvimento da expressão do TGF-β de superfície celular pelas células T$_{reg}$ foi relatado na supressão mediada pelo contato celular. Entretanto, as células T$_{reg}$ isoladas de camundongos deficientes em TGF-β ainda apresentam atividade imunossupressora. O TGF-β pode estar mais envolvido na manutenção das células T$_{reg}$.

Agora esta ficando claro que as células T$_{reg}$ CD4$^+$ CD25$^+$ são clinicamente relevantes. A estimulação dessas células T pode ser importante para o tratamento de doenças autoimunológicas e para a supressão da rejeição de enxerto halogeneico. Além disso, a depleção dessas células T pode estimular respostas imunológicas a vacinas contra tumores e contra agentes infecciosos tais como o HIV.

Dois outros tipos de células T com atividade supressora, as **células T reguladoras tipo 1 (Trl)** e **células T$_H$3**, foram identificadas dentro da subpopulação de células T CD4$^+$. Essas células são conhecidas como **células T reguladoras adaptativas** porque podem ser induzidas a partir de células T inocentes por antígenos específicos no contexto de um certo meio de citosina. Elas demonstraram induzir supressão pela liberação de citosinas inibitórias tais como o TGF-β e a IL-10. Essas células T supressoras parecem ser CD25$^-$ ou CD25^{baixa} e são diferenciadas por seus perfis de citosinas. As células Trl são ativadas *in vitro*

em cultura com IL-10. Elas produzem altos níveis de TGF-β, que é responsável por sua função imunossupressora, muito pouca IL-2 e nenhuma IL-4. As células Trl parecem estar envolvidas na mediação de proteção contra a doença inflamatória do intestino em camundongos e diabete autoimunológica em ratos, porém o seu papel na proteção contra esses distúrbios autoimunológicos em seres humanos permanece sem explicação. As células T$_H$3 foram inicialmente descritas em estudos sobre tolerância oral (ver adiante). Alimentar animais com grandes quantidades de antígenos resulta na expansão das células T$_H$3, que levou à ausência de resposta aos antígenos administrados como alimento. As células T$_H$3 parecem residir na mucosa, onde estão envolvidas nas respostas imunológicas supressoras. Embora produzam inicialmente TGF-β elas também produzem quantidades variáveis de IL-10 e IL-4, que são responsáveis por sua diferenciação. A ausência das células T$_H$3 está associada à doença inflamatória do intestino em seres humanos.

🩺 Doença Inflamatória do Intestino

As células T reguladoras naturais e adaptativas estão envolvidas na manutenção da homeostase entre a capacidade de resposta imunológica e a autotolerância. A redundância dessas subpopulações de células T reguladoras, seus papéis especializados em suprimir resposta imunológica e o seu inter-relacionamento permanecem como áreas de pesquisa ativa.

● TOLERÂNCIA ORAL

A *tolerância oral* é definida como a ausência de uma resposta imunológica celular ou humoral a antígenos ingeridos com o alimento. Ela é mediada pelas células T, e os mecanismos para estabelecê-la dependem da dose do antígeno ingerido. Uma dose baixa de antígeno ingerido parece induzir as células T$_H$3 supressoras, enquanto uma alta dose parece causar anergia ou deleção da célula T. A tolerância oral é iniciada quando o antígeno administrado oralmente encontra o GALT, que inclui as células epiteliais das vilosidades, linfócitos intraepiteliais, os linfócitos da lâmina própria e os nodos linfoides das placas de Peyer (PP). As DCs, as principais APCs do GALT, processam e apresentam a maioria dos antígenos ingeridos; entretanto, outras APCs, como macrófagos, células B e células epiteliais, também desempenham um papel importante. Quando uma grande dose de antígeno alimentar é administrada, nem toda ela é degradada ao alcançar o intestino delgado; consequentemente, alguns antígenos do alimento são absorvidos intactos pela circulação sistêmica. O antígeno é então processado e apresentado pela APC periférica na ausência de interações coestimulatórias, resultando em anergia da célula T.

A tolerância de baixa dose é induzida localmente, no intestino. O ambiente de citosina do GALT, que contém elevados níveis de IL-4, IL-10 e TGF-β, promove a diferenciação para T_H2 e T_H3 e inibe a diferenciação para T_H1. Como foi discutido anteriormente, as células T_H3 medeiam a supressão via secreção de TGF-β. O acionamento das células T_H3 é antígeno-específico, mas a supressão induzida por essas células é antígeno-inespecífica.

Diversos estudos laboratoriais demonstraram que doses baixas de antígeno oral podem suprimir modelos de doenças autoimunológicas em animais. A *encefalomielite experimental autoimunológica* (EAE) é um modelo de *esclerose múltipla* (MS) em roedor (MS). Ratos ou camundongos imunizados com proteína básica da mielina (MBP) ou proteína proteolipídica (PLP), em adjuvante de Freund completo (CFA), desenvolvem infiltração celular nas bainhas de mielina do sistema nervoso central, acarretando a desmielinização e finalmente paralisia. Esses sintomas mimetizam aqueles observados em pacientes com MS. Os camundongos alimentados com baixas doses de MBP antes da injeção de MBP estão presumivelmente protegidos de desenvolver EAE por indução das células T_H3 reguladoras. De forma semelhante, a administração oral de colágeno do tipo II suprime a artrite induzida por colágeno em linhagens de roedores suscetíveis, enquanto a administração oral de tireoglobulina suprime a tireoidite autoimunológica em camundongos.

Estudos usando antígeno oral para tratar pacientes com doenças autoimunológicas tiveram sucesso limitado. O ambiente da citosina e a presença de certas moléculas coestimulatórias podem influenciar a resposta ao antígeno oral. Foi relatado que o ambiente da citosina no intestino humano pode diferir do ambiente do intestino do camundongo. Essas diferenças precisam ser caracterizadas mais cuidadosamente antes que a tolerância oral possa ser utilizada como uma terapia eficaz para as doenças autoimunológicas.

 ## PRIVILÉGIO IMUNOLÓGICO

Existem vários locais no corpo que não desenvolvem resposta imunológica a patógenos, células tumorais ou a transplantes de tecido histoincompatíveis. Esses locais, conhecidos como *locais imunologicamente privilegiados*, incluem os *olhos*, *testículos*, *cérebro*, *ovário* e *placenta*. O privilégio imunológico do olho é ilustrado pelo fato de que o transplante de córnea em seres humanos não requer compatibilidade tecidual ou terapia imunossupressora. Acreditava-se anteriormente que a proteção imunológica em locais privilegiados devia-se, sobretudo, (1) à falta de drenagem linfática e (2) à barreira sanguínea; ambas inibem as células inflamatórias no sentido de alcançar os antígenos nos locais privilegiados. Entretanto, sabe-se agora que outros fatores, tais como as citocinas imunossupressoras IL-10, TGF-β e a expressão de FasL, desempenham papéis importantes no estabelecimento do privilégio imunológico. Estudos demonstraram que FasL é expresso em vários tipos de células encontradas nos locais imunologicamente privilegiados; a intera-

ção dessas células que expressam FasL com células T inflamatórias expressando Fas infiltrando-se causa a apoptose das células T. Observou-se que as células epiteliais pigmentares da retina humana (RPE) e as células endoteliais da córnea expressam FasL e induzem apoptose das células T inflamatórias. Demonstrou-se que o sucesso dos transplantes de córnea em camundongos é devido à expressão de FasL pelas células do transplante, que evitam o dano inflamatório do enxerto eliminando as células T infiltrantes Fas+. Quando as córneas oriundas de camundongos deficientes de FasL funcional (camundongos gld) são transplantadas para receptores halogeneicos, os transplantes são rejeitados porque os linfócitos Fas+ infiltrantes não podem ser eliminados pela apoptose mediada por FasL. As células RPE humanas também demonstraram secretar fatores solúveis, tais como TGF-β, que suprimem as células T de infiltração.

 ## AUTOIMUNIDADE E DOENÇA

Por volta do século XX, o bacteriologista e imunologista alemão Paul Ehrlich criou a expressão *horror autotóxico* para descrever uma resposta potencialmente imunotóxica contra o próprio. De acordo com Ehrlich, o corpo era incapaz de produzir uma resposta autoimunológica devido ao "horror" que isso infligiria ao indivíduo. Sabemos atualmente que os linfócitos autorreativos surgem tanto central quanto perifericamente, mas eles são normalmente mantidos sob controle e impedidos de expandir-se por mecanismos de tolerância que já descrevemos no início deste capítulo. Entretanto, algumas vezes esses mecanismos de tolerância se comportam diferentemente do esperado e os linfócitos autorreativos escapam dos pontos de controle reguladores. Se forem acionados para sofrer ativação, podem ocorrer autoimunidade e doença autoimunológica.

Diferentes das doenças por imunodeficiência, que são normalmente causadas por um defeito em um único gene, as doenças autoimunológicas são raramente causadas por anomalia de um único gene. Algumas raras exceções são a ALPS (causada por uma mutação no gene *Fas*), a APECED (causada por uma alteração no gene *AIRE*) e a IPEX (causada por um defeito no gene *FoxP3*) (ver anteriormente). Entretanto, a maioria das doenças autoimunológicas é causada por uma série de fatores genéticos e ambientais. Embora certos defeitos genéticos possam predispor um indivíduo à autoimunidade, a exposição a um fator ambiental pode ser necessária para desencadear a doença. Assim, a expressão excessiva de genes que promovem a sobrevivência do linfócito pode predispor à autoimunidade porque isto possibilita que os linfócitos autorreativos (que frequentemente têm expectativa de vida curta) vivam mais tempo. Entretanto, a sinalização natural fornecida pelos patógenos microbianos pode ainda ser o aviso necessário para a ativação desses linfócitos autorreativos. Na sessão seguinte descreveremos as causas multifatoriais das doenças autoimunológicas, incluindo as influências genéticas e ambientais.

Suscetibilidade Genética

A evidência mais comum para a existência de uma ***predisposição genética*** à doença autoimunológica é a incidência aumentada deste tipo de doença entre gêmeos univitelinos e uma incidência mais baixa, porém ainda alta, em gêmeos fraternos e membros da família quando comparados à população não aparentada. Embora ocorram tendências familiares, o padrão de herança é geralmente complexo e indica que a doença é poligênica. Isso significa que nenhum gene individualmente é suficiente para causar a doença; muitos genes podem interagir entre si. O fato de que os genes de predisposição são normalmente comuns na população em geral, torna o estudo da suscetibilidade genética ainda mais difícil. Além disso, muitas doenças autoimunológicas são geneticamente heterogêneas, e a mesma doença clínica pode resultar do efeito combinado de diferentes genes.

Uma família de genes associados à doença autoimunológica, que foi estudada de forma extensiva, é o ***complexo HLA***, o MHC humano. Isto não é de surpreender, considerando-se a importância das moléculas do HLA na formação do repertório do TCR e o seu papel na apresentação e reconhecimento de peptídio pelo TCR. Algumas moléculas MHC alelo-específicas podem ser melhores que outras na apresentação de peptídios próprios às células T autorreativas, predispondo-as desse modo à autoimunidade. A suscetibilidade às doenças autoimunológicas específicas está geralmente ligada aos alelos da classe II do MHC, mas também é observada a associação aos alelos da classe I do MHC. Por exemplo, SLE, miastenia grave e diabete do tipo I estão geralmente associados aos alelos DR3 da classe II, enquanto a artrite reumatoide está afiliada ao alelo DR4; a espondilite anquilosante está fortemente associada a um alelo da classe I do MHC (B27) (Quadro 12.1). Enquanto a suscetibilidade a uma doença autoimunológica pode estar ligada a um alelo MHC-específico, a manifestação da doença pode requerer outros genes ou certos desencadeadores ambientais.

Os estudos em camundongos mostraram que alterações na expressão de inúmeros genes diferentes do HLA podem interferir em muitas diferentes vias da função celular e contribuir para a autoimunidade. A expressão excessiva ou diminuída de genes envolvidos na apoptose e na sobrevivência da célula, expressão de citocina, vias de sinalização de BCR ou TCR, interações coestimulatórias e eliminação imunológica de células apoptóticas e dos complexos imunológicos demonstraram levar a um fenótipo autoimunológico em camundongos. Uma deficiência nas moléculas pró-apoptóticas Fas ou FasL, ou a expressão excessiva de moléculas antiapoptóticas tais como bcl-2, acarreta uma apoptose diminuída e resulta em um número aumentado de células B e/ou T autorreativas e na produção aumentada de autoanticorpos, especialmente a produção de anticorpos antinucleares. Níveis elevados do BAFF sérico, um fator que promove a sobrevivência das células B, foram observados em pacientes com síndrome de Sjögren e SLE. A expressão excessiva de várias citocinas pró-inflamatórias tais como TNF-α e IFN-α foi ligada a doenças autoimunológicas como a doença inflamatória do intestino e SLE, respectivamente. É interessante observar que alguns pacientes tratados contra infecções virais crônicas com IFN-α desenvolveram autoimunida-

QUADRO 12.1 Doenças Autoimunológicas

Doença Autoimunológica	Associação ao MHC	Alelo	Força da Associação
Classe I			
Espondilite anquilosante	B27	*B*2702, –04, –05*	Forte
Síndrome de Reiter	B27		Forte
Uveíte anterior aguda	B27		Forte
Hipertireoidismo (Graves)	B8		Fraca
Psoríase vulgar	Cw6		Intermediária
Classe II			
Artrite reumatoide	DR4	*DRB1*0401, –04, –05*	Forte
Síndrome de Sjögren	DR3		Intermediária
SLE			
Caucasiano	DR3		Fraca
Japonês	DR2		Intermediária
Doença celíaca	DR3	*DQA1*0501*	Forte
Pênfigo vulgar	DR4, DR6		Forte
Diabete melito tipo I	DR4	*DQB1*0302*	Forte
	DR3		Intermediária
Esclerose múltipla	DR2	*DRB1*1501*	Intermediária
Miastenia grave	DR3		Fraca
Síndrome de Goodpasture	DR2		Intermediária

de. A expressão excessiva de moléculas de receptor-ligante envolvidas na ativação coestimulatória das células B ou T (como CD40 e CD40L ou B7 e CD28, respectivamente) e a expressão diminuída de inibidores da ativação da célula T (como CTLA-4) também foram associadas à autoimunidade. A falta de expressão de moléculas envolvidas na regulação negativa da sinalização do BCR (tais como CD22, lyn ou SHP-1) e a expressão excessiva de moléculas envolvidas em modular positivamente a sinalização do BCR (como CD19) também foram correlacionadas à produção de autoanticorpo e à autoimunidade. Finalmente, a expressão reduzida de proteínas envolvidas na eliminação de partículas apoptóticas (tais como a proteína C reativa, a proteína amiloide sérica ou a tirosina quinase de membrana c-mer) demonstrou acarretar uma síndrome autoimunológica análoga ao SLE.

A eliminação diminuída de complexos imunológicos, causada pela deficiência dos componentes C1q, C2, C3 ou C4 do complemento, foi observada em muitos pacientes com doenças autoimunológicas (ver também Capítulo 13). Na verdade, o SLE ocorreu em mais de 80% dos indivíduos com deficiência total de C1, C4 ou C2. Uma deficiência nos produtos de clivagem C3b e C4b, que se ligam aos complexos imunológi-

cos, ou um decréscimo no receptor CR1 do complemento, que é expresso na superfície dos macrófagos, ambos também podem acarretar a eliminação deficiente de complexos imunológicos. Isso pode resultar em deposição inapropriada de complexos imunológicos nas articulações e em vários órgãos do corpo, incluindo os pulmões, coração e rins, com consequentes danos ao órgão. De forma semelhante, uma anormalidade nos receptores de Fc-gama nos macrófagos pode causar a eliminação insuficiente de complexos imunológicos e consequentemente predispor à autoimunidade.

O dano ao órgão alvo na doença autoimunológica pode também ser geneticamente determinado. Os modelos murinos de miocardite autoimunológica revelam que a suscetibilidade à doença e o dano cardíaco dependem da distribuição do antígeno, que difere em diferentes linhagens de camundongos.

Suscetibilidade Ambiental

Além da predisposição genética, vários fatores ambientais, tanto infecciosos como não infecciosos, podem desencadear autoimunidade por meio de (1) indução da liberação de antígenos sequestrados, (2) mimetismo molecular ou (3) ativação policlonal.

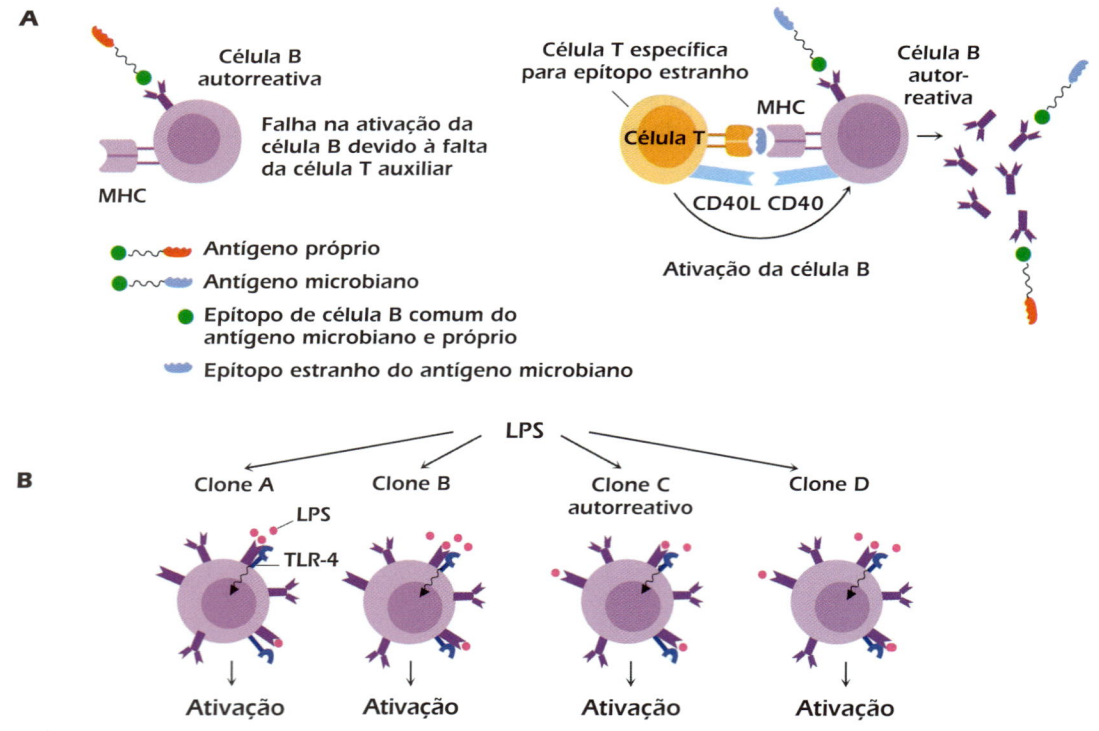

○ Figura 12.5   Possíveis mecanismos de desencadeamento da autoimunidade. (A) Mimetismo molecular. Uma célula B específica para um antígeno próprio não é ativada na ausência da célula T auxiliar. Entretanto, esta mesma célula B pode ser ativada por um antígeno microbiano que apresente um epítopo em comum com o antígeno próprio. Uma célula T que reconhece um epítopo estranho no antígeno microbiano pode fornecer ajuda à célula B autorreativa, ativando-a a secretar anticorpos que se ligam ao antígeno estranho e reagem de maneira cruzada com o antígeno próprio. (B) Ativação policlonal da célula B. Clones de células B murinas, incluindo o clone autorreativo C, podem ser ativados inespecificamente por meio de um ativador policlonal como o LPS (um componente da parede celular das bactérias Gram-negativas). O LPS se liga a um receptor na superfície da célula B, que se associa ao TLR-4. O TLR-4 envia, então, um sinal de ativação para o núcleo.

Conforme descrito anteriormente neste capítulo, alguns autoantígenos são protegidos (***sequestrados***) do sistema imunológico. Desta maneira, mesmo se alguns indivíduos possuírem células T e B autorreativas, essas células não serão ativadas para iniciar a autoimunidade porque elas nunca entrarão em contato com o autoantígeno. Os antígenos de condrócitos na cartilagem e alguns antígenos neuronais e cardíacos são exemplos de antígenos sequestrados. Quando eles são expostos ao sistema imunológico — por um acidente físico ou infecção — pode ocorrer uma resposta imunológica. Foi observado que a miocardite autoimunológica surge em alguns casos após um ataque isquêmico cardíaco. Acredita-se que a autorreatividade aos antígenos cardíacos se desenvolva como consequência da exposição de antígenos sequestrados quando o coração é danificado.

A autoimunidade também pode surgir quando um anticorpo ou célula T específica para um antígeno microbiano reage de maneira cruzada com um antígeno próprio (devido a um epítopo no antígeno microbiano que é similar ao epítopo presente no antígeno próprio). Este fenômeno é chamado ***mimetismo molecular***. Considerando que as células T autorreativas são geralmente eliminadas no timo, elas podem não estar disponíveis na periferia para ativar as células B autorreativas para secretar anticorpo em resposta ao antígeno próprio. Entretanto, um anticorpo para um antígeno próprio pode ser induzido por um antígeno estranho que contenha um epítopo homólogo, se um determinante não próprio no antígeno estranho recrutar o auxílio de célula T (Fig. 12.5A). Acredita-se que o mimetismo molecular tenha uma função no surgimento da febre reumática que às vezes se desenvolve após uma infecção por estreptococos. A febre reumática é uma doença inflamatória na qual a válvula cardíaca pode vir a ser danificada. Acredita-se que os autoanticorpos para a miosina cardíaca que reagem de maneira cruzada com a proteína M do *Streptococcus pyogenes* sejam responsáveis por este dano cardíaco. As infecções virais podem algumas vezes desencadear a autoimunidade devido à reatividade cruzada da célula T. Uma célula T específica para um peptídio viral pode reagir de maneira cruzada com um peptídio derivado de um autoantígeno. Na diabete melito do tipo I, uma célula T que reconhece um peptídio da enzima ácido glutâmico descarboxilase (GAD) (um antígeno das células β das ilhotas) demonstrou reagir de maneira cruzada com um peptídio derivado do vírus Coxsackie.

A Fig.12.5B mostra que os antígenos microbianos também podem induzir autoimunidade por ativação policlonal. Os ***ativadores policlonais*** podem ativar inespecificamente todas as células B ou T; algumas delas podem ser autorreativas e desencadear autoimunidade. Certas estruturas moleculares conservadas, encontradas em um grande grupo de microrganismos (***padrões moleculares associados a patógenos [PAMPs]***), tais como o ácido lipoteicoico (um componente da parede celular de bactérias Gram-positivas) ou o LPS em bactérias Gram-negativas, interagem com os receptores de sinalização tais como os TLRs expressos na superfície dos linfócitos ou intracelularmente. O LPS pode ativar policlonalmente as células B (incluindo as células B autorreativas) por interação com um receptor na superfície celular que está associado com o TLR-4.

A Fig. 12.6 ilustra que alguns PAMPs podem ativar as células B autorreativas interagindo com os TLRs expressos intracelularmente nos endossomas. Entretanto, para entrar em contato com os TLRs intracelulares, eles devem primeiramente conseguir penetrar na célula B por meio de BCRs específicos. Assim, sequências hipometiladas CpG do DNA normalmente encontradas no DNA bacteriano podem ser endocitadas pelas células B depois da ligação aos BCRs específicos para DNA ou proteínas que formam complexos com o DNA. Uma vez no interior do endossoma da célula B, as sequências CpG do DNA podem interagir com o TLR-9 e enviar um sinal coestimulatório. De forma semelhante, o RNA pode ativar as células B anti-RNA específicas uma vez que ele é reconhecido pelos TLR-7 e TLR-8 endossômicos. Uma hipótese interessante sugere que a sinalização inata pelas vias *toll* pode ser um mecanismo para a ativação das células B anérgicas que não respondem à sinalização via ligação cruzada de BCR.

Fármacos e Desencadeadores Hormonais de Autoimunidade

Os desencadeadores não infecciosos da autoimunidade incluem os hormônios e os fármacos. A influência dos hormônios é ilustrada pelos fatores gênero-específicos que ajudam a desencadear as doenças autoimunológicas; o SLE, por exemplo, é mais comum em mulheres do que em homens e pode ser exacerbado pelo estrogênio. Certos fármacos podem alterar quimicamente o epítopo de um antígeno próprio para torná-lo imunogênico, resultando em autoimunidade. A penicilina, por exemplo, pode se ligar a uma proteína de superfície dos eritrócitos (RBCs); este complexo todo pode, a seguir, atuar como um antígeno, colocando os anticorpos na superfície destas células, causando lise ou fagocitose dos eritrócitos, acarretando, consequentemente, anemia hemolítica induzida pelo fármaco. Outro exemplo de anemia induzida por fármaco ocorre em um número reduzido de pacientes que utilizam α-metildopa, um

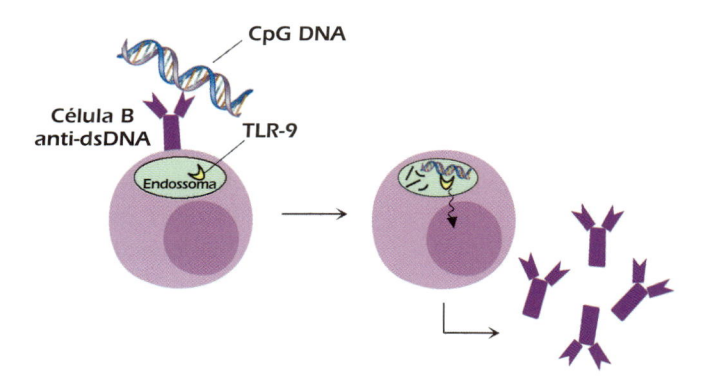

Figura 12.6 Ativação de uma célula B DNA-específica via sinalização por TLR-9. Uma célula B anti-dsDNA endocita o DNA que contém sequências ricas em CpG. Uma vez no endossoma o CpG DNA se liga ao TLR-9, que então envia um sinal de ativação para o núcleo. A célula B ativada torna-se uma célula B secretora de anti-dsDNA.

fármaco anti-hipertensivo. As manifestações clínicas semelhantes àquelas observadas no SLE podem também ser induzidas por certos fármacos. A clorpromazina (usada no tratamento da esquizofrenia), a hidralazina (usada no tratamento da hipertensão) e a procainamida (usada no tratamento de arritmias) induzem à produção de anticorpos antinucleares em alguns indivíduos e foram, em raras ocasiões, relacionadas ao lúpus induzido por fármacos. Geralmente, as doenças autoimunológicas induzidas por fármacos são *autolimitantes*: A doença desaparece quando a utilização do fármaco é interrompida.

 ## DOENÇAS AUTOIMUNOLÓGICAS

Tradicionalmente, as doenças autoimunológicas têm sido classificadas como doenças mediadas por células B ou T. Como sabemos atualmente que a maioria das respostas das células B é dependente das células T e que as células B podem ser importantes APCs para a ativação das células T, esta distinção não parece mais ter utilidade. No passado, as doenças autoimunológicas foram também classificadas como sistêmicas ou órgão-específicas. Mais uma vez, a classificação não parece mais ser útil. Em algumas doenças, o autoantígeno é ubíquo, mas o dano é limitado a um único tecido. Outras doenças autoimunológicas, anteriormente tidas como resultado de manifestações patogênicas de respostas imunológicas órgão-específicas, são atualmente reconhecidas por envolver múltiplos órgãos. Consequentemente, classificamos as doenças pelo mecanismo efetor que parece mais responsável pelo dano ao órgão: anticorpo ou célula T. Este também não é um sistema perfeito, uma vez que todos os mecanismos são operantes em muitas doenças. O Quadro 12.2 relaciona muitas doenças autoimunológicas, seus autoantígenos alvo e as células efetoras que as medeiam.

Doenças Autoimunológicas nas quais os Anticorpos Desempenham um Papel Predominante na Mediação do Dano ao Órgão

Anemia Hemolítica Autoimunológica. Na ***anemia hemolítica autoimunológica*** os anticorpos para os antígenos na superfície dos eritrócitos são responsáveis pela destruição dessas células, o que resulta em ***anemia***, como consequência do reduzido número de eritrócitos na circulação. A destruição dos eritrócitos pode ser atribuída a dois mecanismos. Um envolve a ativação da cascata do complemento e a eventual lise das células. A resultante liberação de hemoglobina pode acarretar o seu aparecimento na urina (***hemoglobinúria***). O segundo mecanismo é a opsonização dos eritrócitos facilitada pelo anticorpo e pelo componente C3b do complemento (ver Capítulo 13). No último caso, os eritrócitos são ligados aos macrófagos e engolfados por estas células que apresentam receptores para Fc e C3b que se ligam aos eritrócitos revestidos por anticorpos.

Costuma-se dividir os anticorpos responsáveis pela anemia hemolítica autoimunológica em dois grupos com base em suas propriedades físicas. O primeiro grupo consiste em ***autoanticorpos quentes***, assim chamados porque o ideal de reação com os eritrócitos é a 37°C. Os autoanticorpos quentes pertencem principalmente à ***classe IgG*** e alguns reagem com

 QUADRO 12.2 Doenças autoimunológicas, Autoantígenos Alvo e Células Efetoras

Doenças Autoimunológicas	Autoantígenos	Células Efetoras
Doença de Graves	Receptor de TSH	Células B/autoanticorpo
Miastenia grave	Receptor de acetilcolina	Células B/autoanticorpo
Anemia perniciosa	Células parietais gástricas; fator intrínseco	Células B/autoanticorpo
Vasculite ANCA-associada	Mieloperoxidase serina proteinase	Células B/autoanticorpo
Anemia hemolítica autoimunológica	Antígenos do grupo sanguíneo Rh	Células B/autoanticorpo
Púrpura trombocitopênica idiopática	Proteína da membrana da plaqueta, integrina	Células B/autoanticorpo
SLE	Histonas de dsDNA, ribonucleoproteínas (snRNPs)	Células B/autoanticorpo
Síndrome de Sjögren	Antígenos de duto salivar; SS-A, SS-B nucleoproteínas	Células B/autoanticorpo
Escleroderma	Proteínas centroméricas de fibroblastos; antígenos nucleares; IgG; Scl-70	Desconhecidas
Pênfigo vulgar	Desmogleína 3	Células B; autoanticorpo
Síndrome de Goodpasture	Colágeno do tipo IV da membrana basal renal e pulmonar	Células B; autoanticorpo
Artrite reumatoide	Antígeno desconhecido de cartilagem, IgG	Células T CD4+; CTLs; células B/autoanticorpo
Tireoidite de Hashimoto	Proteínas da tireoide (tireoglobulina, antígenos microssômicos, tireoide peroxidase)	Células T CD4+; células B/autoanticorpo
Diabete melito tipo I	Antígeno pancreático das células β das ilhotas	Células T CD4+; CTLs; células B/autoanticorpo
Esclerose múltipla	Proteína básica da mielina	Células T CD4+

os antígenos Rh na superfície dos eritrócitos. Como a ativação da cascata do complemento requer a aproximação de pelo menos duas moléculas de IgG e os antígenos Rh estão distribuídos de forma esparsa na superfície do eritrócito, a lise mediada pelo complemento não ocorre. Em vez disso, os anticorpos IgG para esses antígenos são eficazes em induzir a aderência imunológica aos macrófagos facilitando a fagocitose. Os indivíduos com anemia hemolítica autoimunológica podem ser identificados pelo teste de Coombs (ver Capítulo 5), que é feito para detectar a IgG ligada à superfície dos eritrócitos.

Um segundo tipo de anticorpo, as ***crioaglutininas***, adere aos eritrócitos apenas quando a temperatura está abaixo de 37ºC e se dissocia das células quando a temperatura se eleva a mais de 37ºC. As crioaglutininas pertencem principalmente à ***classe IgM*** e são específicas para antígenos I ou i presentes na superfície dos eritrócitos. Pelo fato de as crioaglutininas pertencerem à classe IgM, elas são altamente eficientes na ativação da cascata do complemento e causam a lise dos eritrócitos em que se ligaram. Todavia, a hemólise não é grave nos pacientes com anemia hemolítica autoimunológica causada pelas crioaglutininas, enquanto a temperatura do corpo seja mantida em 37ºC. Quando os braços, pernas ou pele são expostos ao frio, e é permitido que a temperatura do sangue circulante caia, podem ocorrer ataques graves de hemólise. Algumas vezes as crioaglutininas aparecem após infecção por *Mycoplasma pneumoniae* ou vírus, o que significa que uma doença infecciosa pode desencadear autoimunidade em indivíduos geneticamente suscetíveis.

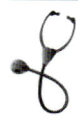

Miastenia Grave

Miastenia Grave. Outra doença autoimunológica envolvendo anticorpos para um antígeno alvo bem definido é a *miastenia grave*. O antígeno próprio alvo nesta doença é o receptor de acetilcolina nas junções neuromusculares. A Fig. 12.7A mostra que o autoanticorpo atua como um antagonista bloqueando a ligação da acetilcolina (ACh) ao receptor. Isto inibe o impulso nervoso de transmissão através da junção neuromuscular, resultando em fraqueza muscular grave, manifestada por dificuldade em mastigar, engolir, respirar e finalmente morte por falência respiratória. A miastenia grave afeta indivíduos de qualquer idade, mas o pico de incidência ocorre em mulheres na faixa final dos vinte anos de idade e homens na faixa dos cinquenta e sessenta anos. A proporção de mulher para homem é aproximadamente 3:2. Alguns bebês de mães com miastenia apresentam fraqueza muscular transitória, presumivelmente porque receberam quantidades suficientes de IgG patogênica por via transplacentária.

O desenvolvimento de miastenia grave parece estar ligado ao timo; muitos pacientes apresentam ***timoma*** concorrente (hipertrofia do timo), e a remoção do timo algumas vezes leva à regressão da doença. Moléculas que reagem de maneira cruzada com o receptor de ACh foram encontradas em várias célu-

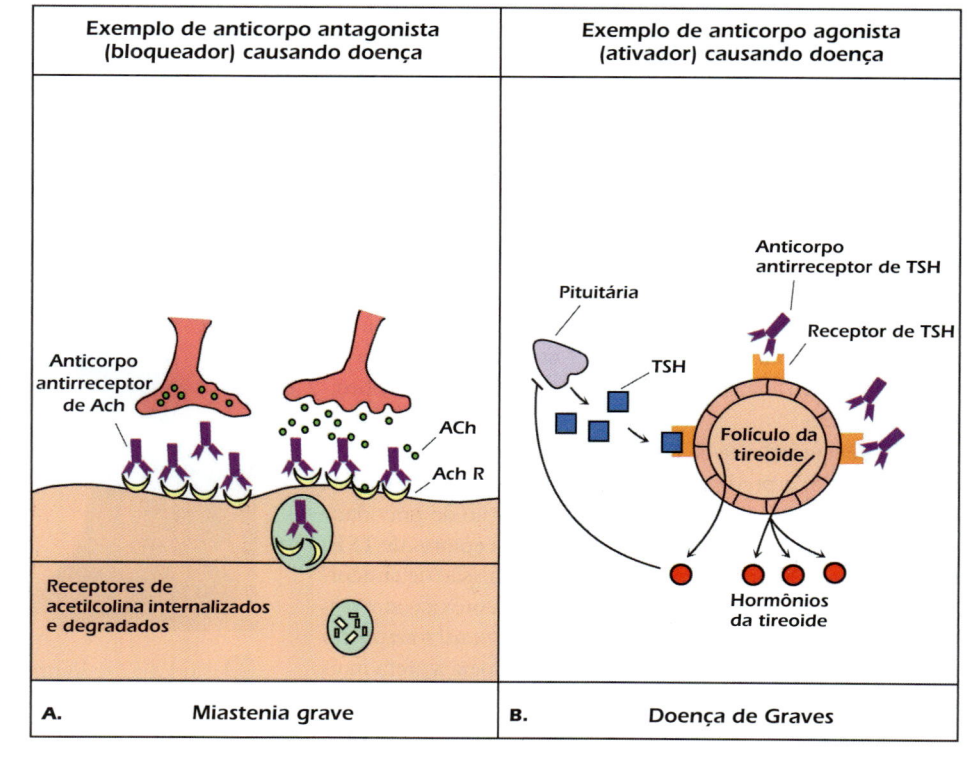

Figura 12.7 Os anticorpos específicos para os receptores de superfície celular podem ser receptores agonistas ou antagonistas. (A) O anticorpo para o receptor de ACh na miastenia grave atua como um antagonista que bloqueia a ligação de ACh ao receptor e impede a transmissão do impulso nervoso através da junção neuromuscular. (B) O anticorpo para o receptor de TSH na doença de Graves atua como um receptor agonista e induz estimulação crônica da tireoide para liberar os hormônios tireoidianos.

las no timo, tais como os timócitos e células epiteliais, mas é desconhecido se essas moléculas representam o estímulo primário para o desenvolvimento da doença, para a qual há um componente genético; a miastenia grave está associada aos alelos DR3 do HLA (ver Quadro 12.1).

A doença pode ser experimentalmente induzida em animais pela imunização com os receptores de ACh purificados do peixe-torpedo ou da enguia-elétrica, ambos homólogos em relação aos receptores dos mamíferos. Na doença experimental, que resulta da formação de anticorpos contra os receptores estranhos, os anticorpos reagem de maneira cruzada com os receptores dos mamíferos e mimetizam quase exatamente a forma natural da doença, que pode ser transferida de forma passiva pela administração de anticorpo.

Doença de Graves. Uma das principais manifestações da ***doença de Graves*** é a glândula tireoide hiperativa (***hipertireoidismo***). A doença de Graves é exemplo de uma doença autoimunológica na qual os anticorpos direcionados para o receptor hormonal atuam como agonistas e ativam o receptor em vez de interferir em sua atividade. Por razões ainda não entendidas, os pacientes com essa doença desenvolvem autoanticorpos contra os receptores de superfície das células da tireoide para o hormônio estimulador da tireoide (TSH). A Fig. 12.7B mostra que a interação dos autoanticorpos com o receptor de TSH ativa a célula de uma maneira semelhante à ativação do TSH, estimulando desta forma a produção excessiva do hormônio. Normalmente, o TSH produzido pela pituitária se liga aos receptores do TSH na glândula tireoide, ativando a glândula para produzir e secretar hormônios tireoidianos. Quando o nível dos hormônios da tireoide aumenta muito, a produção de TSH, e assim a produção dos hormônios da tireoide, é bloqueada por meio de uma alça de retroalimentação negativa. Entretanto, na doença de Graves os autoanticorpos estimulam os receptores de TSH de forma contínua, resultando numa produção contínua do hormônio da tireoide, o que leva ao hipertireoidismo. Um dos principais sintomas do hipertireoidismo é o aumento do metabolismo. Outros sinas e sintomas incluem palpitações cardíacas, intolerância ao calor, insônia, nervosismo, perda de peso, perda de cabelo e fadiga. Além disso, os pacientes com doença grave podem desenvolver problemas oculares, incluindo inflamação do tecido mole que circunda os olhos, edema dos olhos e visão dupla. Alguns pacientes com doença de Graves desenvolvem um aumento da glândula tireoide, o que é conhecido como bócio.

A evidência indireta de que a doença de Graves é autoimunológica inclui a predisposição familiar, associação genética com os genes de classe II do HLA e correlação de gravidade da doença com o título do anticorpo para os receptores de TSH. Entretanto, a melhor evidência é que a transmissão de anticorpos estimuladores da tireoide de uma mãe tireotóxica atravessa a placenta, causando ***hipertireoidismo neonatal transitório*** até que a IgG materna seja catabolizada. A doença afeta mais comumente mulheres na faixa dos trinta e quarenta anos de idade; a relação de mulheres para homens é de 8:1. Um gene de suscetibilidade para a doença de Graves foi identificado no cromossoma 20 (20q11.2).

Lúpus Eritematoso Sistêmico. O lúpus eritematoso sistêmico (SLE) é uma doença autoimunológica nove vezes mais comum em mulheres em idade reprodutiva do que em homens e três vezes mais comum em descendentes afro-americanos, caribenhos-americanos e pessoas de origem asiática e hispânica do que em caucasianos. A doença recebeu esse nome (que literalmente significa "lobo vermelho"), em consequência da erupção avermelhada nas faces ("malar"), frequentemente um sintoma inicial. Entretanto, a distribuição da erupção lembra muito mais as asas de uma borboleta do que o focinho de um lobo (Fig. 12.8). O termo sistêmico é bastante apropriado, uma vez que a doença afeta muitos órgãos do corpo. Ela é mediada por autoanticorpos e por complexos imunológicos que frequentemente se depositam na pele, articulações, pulmões, vasos sanguíneos, coração, rins e cérebro. Os sintomas incluem febre, erupção cutânea, dor nas articulações e dano ao sistema nervoso central, coração, pulmões e rins. A fisiopatologia das lesões renais é a principal causa de mortalidade do SLE.

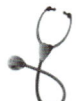

Lúpus Eritematoso Sistêmico

A origem desta doença ainda é um mistério, mas detalhes do mecanismo imunológico responsável pela patologia são parcialmente conhecidos. Os pacientes com SLE produzem anticorpos contra vários componentes nucleares do corpo [anticorpos antinucleares (ANAs)], notadamente contra dsDNA nativo. Os anticorpos podem também ser produzidos contra DNA de fita simples desnaturado, ribonucleoproteínas e

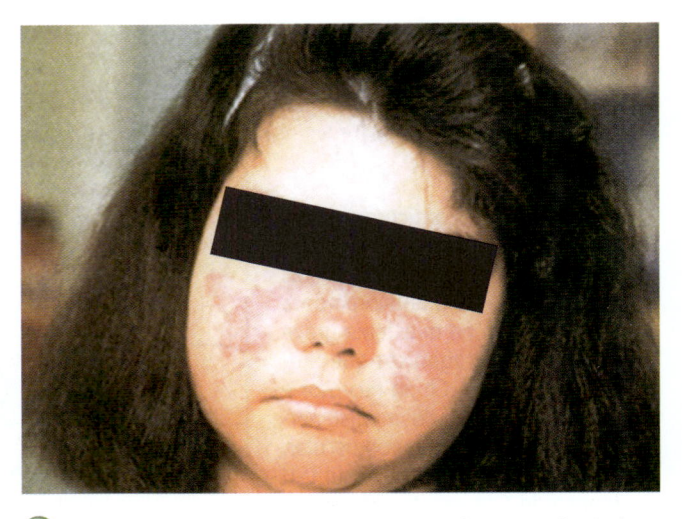

● Figura 12.8 Vermelhidão, exantema malar ou em borboleta, típico, na face de uma jovem com SLE. (Cortesia de L. Steinman, Departament of Pathology, Stanford University School of Medicine.)

núcleo-histonas, mas, clinicamente, a presença de anti-dsDNA se correlaciona melhor com a patologia do envolvimento renal no SLE (ver adiante). Os anticorpos para o DNA de fita única são produzidos em indivíduos normais, mas geralmente eles são anticorpos IgM de baixa afinidade. Entretanto, a troca de isotipo e a mutação somática podem resultar na produção de anticorpos IgG de alta afinidade para o dsDNA, contanto que as células B recebam auxílio apropriado da célula T.

O DNA de fita dupla pode ficar aprisionado na membrana basal glomerular através de interações eletrostáticas com constituintes da membrana tais como colágeno, fibronectina ou laminina. O dsDNA ligado pode então capturar os anticorpos IgG anti-dsDNA circulantes acarretando a formação de complexos imunológicos. Esses complexos podem ativar a cascata do complemento e atrair granulócitos. Alternativamente, os anticorpos anti-dsDNA podem reagir de maneira cruzada com os antígenos glomerulares. A deposição dos anticorpos IgG nos rins do paciente com lúpus pode ser demonstrada por imunocoloração de um corte do tecido renal com anticorpo anti-IgG humana fluorescentemente marcado (Fig. 12.9). Nos rins, a extensão da reação inflamatória forma a base da classificação da patologia renal. A lesão renal (***glomerulonefrite)*** leva ao extravasamento de proteína (***proteinúria***) e algumas vezes à hemorragia (***hematúria***), com sintomas aumentando ou diminuindo conforme a taxa de formação dos complexos imunológicos aumenta e diminui. À medida que a condição se torna crônica, as células T CD4+ inflamatórias penetram no local e atraem monócitos, que posteriormente contribuem para as lesões patológicas.

Embora o antígeno que inicia a produção desses anticorpos seja desconhecido, agentes infecciosos, incluindo o vírus Epstein Barr (EBV), foram cogitados como tendo participação na etiologia da doença. Foi demonstrado que os anticorpos para os antígenos do EBV reagem de maneira cruzada com alguns antígenos nucleares. Outro fator ambiental que pode influenciar o SLE é a luz UV. Mostrou-se que os raios UV do sol potencializam a doença, presumivelmente pela intensificação da morte celular, que resulta no aumento da liberação de autoantígenos nucleares alvos. A evidência para a predisposição genética ao SLE inclui o risco aumentado de desenvolvimento de SLE entre os membros da família, a taxa mais alta de concordância (25%) em gêmeos univitelinos quando comparados a gêmeos fraternos (<3%), associação com os genes de classe II do HLA e a ocorrência de uma deficiência geneticamente herdada de um componente inicial do complemento em 6% dos pacientes com SLE. Os hormônios também podem ter participação no lúpus, enquanto o estrogênio parece aumentar os sintomas da doença.

O SLE é frequentemente muito difícil de ser diagnosticado pelo fato de que os sintomas não são específicos e nem todos os pacientes apresentam os mesmos sintomas. Sintomas tais como febre, perda de peso, dor nas articulações e fadiga são também característicos de muitas outras enfermidades. Além disso, o teste laboratorial utilizado para diagnosticar a presença de ANAs (teste de ANA) não é específico para o lúpus visto que o ANA algumas vezes surge em outros distúrbios. Por esta razão, um diagnóstico de SLE pode necessitar de muitos anos de cuidadosa investigação sobre a história do paciente. Ele é baseado na combinação de testes de ANA positivos, sintomas do paciente e análise dos resultados.

Os modelos animais de lúpus têm sido úteis para a compreensão do desenvolvimento e da patogênese da doença. A linhagem de camundongo híbrida F1 NZB/W, gerada por cruzamento de camundongo New Zealand Black (NZB) com New Zealand White (NZW) e a linhagem do camundongo MRL/lpr/lpr, desenvolvem autoanticorpos para dsDNA e sintomas semelhantes ao lúpus, incluindo glomerulonefrite. Camundongos F1 NZB/NZW lembram mais precisamente o lúpus humano; a incidência da doença é maior nos camundongos fêmeas do que nos machos, enquanto a patologia renal é semelhante àquela observada nos pacientes humanos. Além disso, o defeito parece ser poligênico. Como descrito anteriormente, o defeito nos camundongos MRL/lpr/lpr é devido a uma mutação no gene *Fas*; esses animais apresentam mais de uma síndrome linfoproliferativa do que a observada em pacientes com lúpus.

Tireoidite de Hashimoto. A ***tireoidite de Hashimoto*** é uma doença autoimunológica da glândula tireoide que recebeu esse nome do médico japonês Hashimoto Hakaru, que a descreveu pela primeira vez em 1912. Esta doença, mais comumente encontrada em mulheres de meia-idade, é caracterizada pela produção de anticorpos para duas principais proteínas da tireoide: a tireoide peroxidase e o hormônio tireoglobulina. Estes autoanticorpos desempenham um importante papel na destruição da glândula tireoide, causando consequentemente um declínio na produção dos hormônios da tireoide levando ao hipotireoidismo. Os sintomas do hipotireoidismo incluem pele seca,

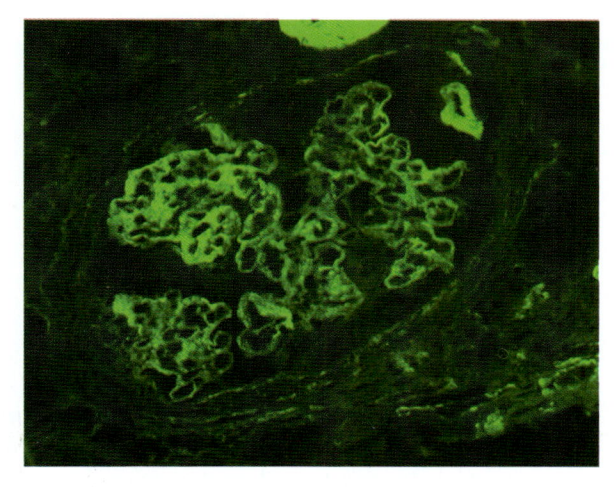

Figura 12.9 Deposição de anticorpo nos rins de um paciente com SLE. O anticorpo para IgG humana, marcado com fluorescência, utilizado para imunocoloração de um corte de rim, mostra depósitos de anticorpo IgG no glomérulo. (Cortesia de H. Rennke, Department of Pathology, Brigham and Women's Hospital, Boston.)

cabelo e unhas quebradiças, intolerância ao frio, ganho de peso, câimbras, depressão e cansaço extremo.

As células T_H1 também contribuem para a destruição da glândula tireoide na tireoidite de Hashimoto. Achados histológicos demonstram que há uma infiltração de grande número de linfócitos B e T e macrófagos na glândula tireoide (Fig. 12.10). Na tentativa de regenerar-se, a tireoide frequentemente faz lembrar muito mais um folículo linfoide com centros germinativos em proliferação do que uma glândula com células epiteliais revestindo os folículos. Em alguns pacientes, a glândula pode ficar aumentada, causando o **bócio** (Fig. 12.11).

Há uma forte evidência de suscetibilidade genética na tireoidite de Hashimoto. Membros da família do paciente com essa doença apresentam maior tendência de desenvolver tireoidite de Hashimoto bem como outras doenças autoimunológicas do que a população em geral. O tratamento da tireoidite de Hashimoto é a terapia de reposição hormonal da tireoide.

Doenças Autoimunológicas nas quais a Célula T Desempenha um Papel Predominante na Lesão do Órgão

Esclerose Múltipla. A *esclerose múltipla* (**MS**) é uma doença autoimunológica, inflamatória, mediada por célula T, caracterizada pela desmielinização ou destruição da bainha de mielina que circunda os axônios do sistema nervoso central (SNC; cérebro e medula espinhal), o que resulta em lesões da massa branca. A doença pode seguir dois cursos: um processo de remissão–recidiva ou uma paralisia progressiva crônica. Na forma de remissão–recidiva da MS, ataques repentinos podem continuar durante meses ou anos de remissão da atividade da doença. As lesões do SNC na MS parecem infiltrados celulares associados às células T_H1 que lembram a hipersensibilidade do tipo tardio (ver Capítulo 16). Há um grande número de sintomas associados à MS, incluindo mudanças nas sensações (*hipoestesia*), fraqueza múscular e/ou espasmos musculares, dificuldades na coordenação e equilíbrio (*ataxia*), problemas visuais como visão dupla ou cegueira, problemas na fala (*disartria*) ou na deglutição (*disfagia*), depressão e dano cognitivo.

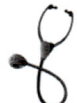

Esclerose Múltipla

Não está claro se a resposta autoimunológica é devida à liberação dos antígenos de mielina sequestrada após traumatismo do SNC ou a mimetismo molecular de um neuroepítopo pós-infecção viral. O EBV é um vírus que tem sido implicado na MS. Muito da evidência de que a MS é uma doença autoimunológica está relacionado ao modelo de EAE em roedor, descrito anteriormente neste capítulo. Animais com EAE desenvolvem muito das mes-

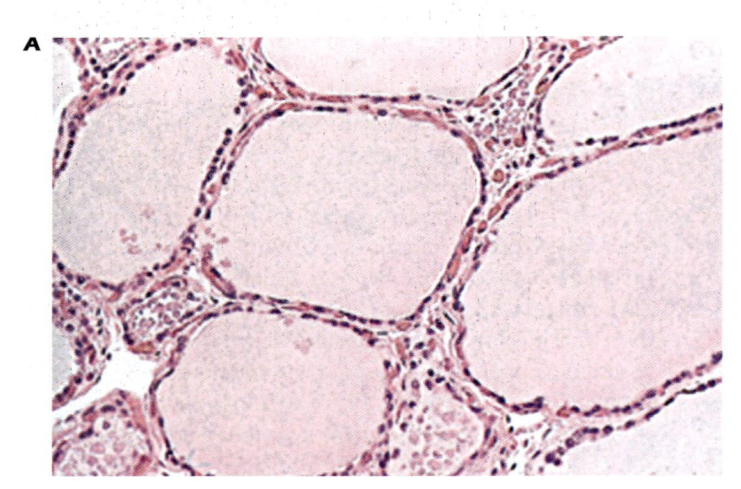

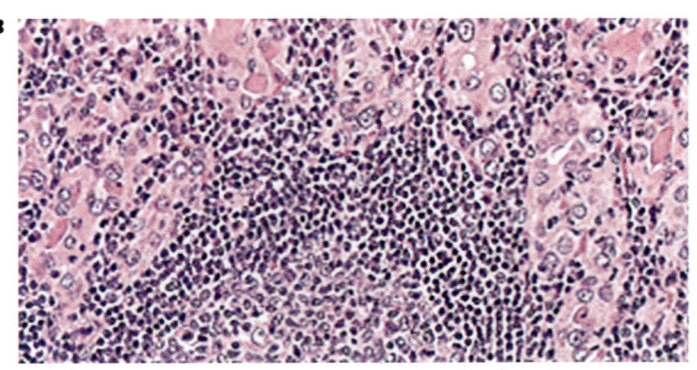

Figura 12.10 Cortes da tireoide de um indivíduo controle e paciente com tireoidite de Hashimoto. (A) Micrografia óptica da glândula tireoide normal mostrando células epiteliais foliculares revestindo um folículo. (B) Glândula tireoide de paciente com tireoidite de Hashimoto, na qual a arquitetura tímica normal da tireoide foi substituída por intensa proliferação e infiltração de linfócito. (Reimpresso com permissão de RA Goldsby, TJ Kindt e BA Osborne [eds] [2000]: *Kuby Immunology*, 4th ed. New York: Freeman.)

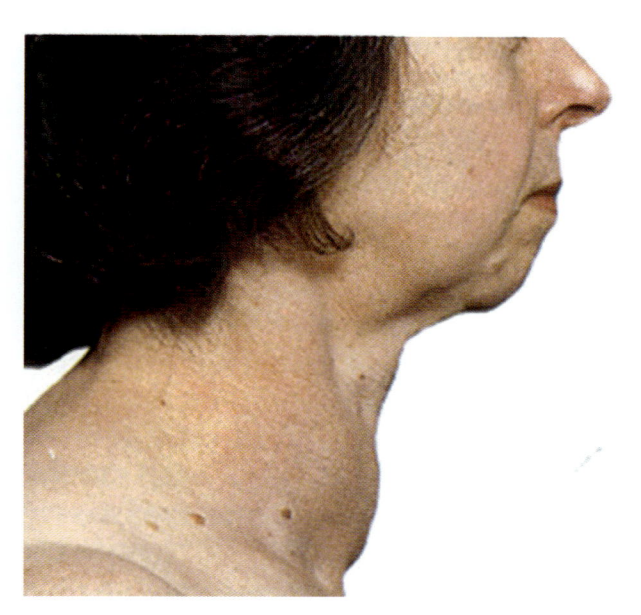

Figura 12.11 Formação de bócio em paciente com tireoidite de Hashimoto. (Reimpresso com permissão de IM, Roitt J Brostoff e DK Malem [eds] [1989]: *Immunology*, 2nd ed. New York: Grower Medical).

mas características dos pacientes com MS. Clones de células T CD4⁺ específicos para MBP ou proteína proteolipídica podem transferir a doença EAE. Evidências circunstanciais para a natureza autoimunológica de MS incluem a associação de moléculas da classe II do HLA com a suscetibilidade à doença e a descoberta de uma maior resposta da célula T aos componentes da mielina no líquido cefalorraquidiano de pacientes com MS, do que nos indivíduos do grupo controle.

Uma área de estudo estabeleceu a capacidade de as células T atravessarem a barreira hematoencefálica, que comumente impede que células e macromoléculas penetrem no SNC. A permeabilidade da barreira hematoencefálica pode ficar comprometida durante infecções virais, possibilitando assim que as células T penetrem no cérebro. Além disso, as integrinas são estimuladas nas células T ativadas, o que pode permitir que as células T venham a aderir aos vasos próximos ao cérebro. As células T ativadas podem produzir metaloproteinases, que rompem o colágeno na lâmina basal, permitindo que as células T se acumulem no SNC. Uma vez no cérebro, as células T sofrem estimulação antigênica (possivelmente via micróglia, APC semelhante a macrófago presente no cérebro) para ali se manter. As células T_H1 autorreativas são estimuladas a secretar citocinas inflamatórias tais como IFN-γ e TNF-α que ativam os macrófagos. A liberação de quimiocinas e citocinas pelos macrófagos atrai células inflamatórias para o local. Isto resulta em um acúmulo não apenas de células T e de macrófagos, mas também de neutrófilos e mastócitos. Estudos recentes também sugerem que a citocina pró-inflamatória IL-17 é produzida nas lesões de MS, e é assim que as células CD4⁺ T_H17 podem desempenhar uma função na MS. (As células T_H17 têm sido implicadas na EAE, o modelo animal de MS.) Todas essas células contribuem para o dano ao tecido. Os anticorpos estão também frequentemente presentes nessas regiões inflamatórias, embora o seu papel na doença não esteja esclarecido. O processo inflamatório induz regulação positiva da expressão de Fas nos oligodendrócitos, tornando-os alvos das células T e micróglia que expressa FasL; a morte celular programada é consequentemente induzida nos oligodendrócitos.

Associações familiares ocorrem na MS, com alta taxa de concordância entre gêmeos idênticos (25–30%) quando comparados a gêmeos fraternos (2–5%). A MS é duas vezes mais comum em mulheres do que em homens e o seu pico de incidência ocorre aos 35 anos. Estudos genéticos sugerem que aproximadamente 12 regiões do genoma humano podem ser importantes para a suscetibilidade a MS. A identificação desses genes e a determinação de como eles se relacionam com o sistema imunológico ajudarão a entender os defeitos subjacentes e a imunopatologia da MS.

Diabete Melito Tipo I. A *diabete melito tipo I* (**TIDM**), também chamada de diabete insulinodependente ou diabete juvenil, é uma forma de diabete que envolve a destruição inflamatória crônica das células β produtoras de insulina nas ilhotas de Langerhans do pancreas, o que resulta em pouca ou nenhuma produção de insulina. A insulina facilita a entrada da glicose nas células, onde ela é metabolizada para a produção de energia. Na ausência de insulina, os níveis de glicose no sangue se elevam resultando em aumento da fome, vontade frequente de urinar e sede excessiva. Outros sintomas incluem perda de peso, náusea e fadiga. O principal problema é o desenvolvimento de ***cetoacidose***, a produção de cetoácidos, que baixa o pH do sangue. Isto ocorre quando as células começam a quebrar as proteínas e ácidos graxos para atender exigências metabólicas na ausência de glicose.

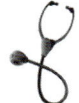 **Diabete Melito**

Na TIDM, quem mais contribui para a destruição da célula β são as células T CD8⁺ citotóxicas. Entretanto, os infiltrados inflamatórios nas ilhotas de Langerhans incluem as células T CD4⁺ e macrófagos junto às citocinas que eles secretam, como IL-1, IL-6 e IFN-α. Muitos pacientes com TIDM também desenvolvem autoanticorpos para insulina e para outros antígenos das ilhotas tais como a ácido glutâmico descarboxilase (GAD). Acredita-se que esses autoanticorpos surjam como consequência da destruição das células β e não constituem a causa inicial da destruição.

Os fatores genéticos que predispõem à TIDM incluem vários genes da região de classe II do MHC, o gene da insulina no cromossoma 11 e pelo menos 11 outros genes de suscetibilidade do diabete não ligados ao HLA. Alguns haplótipos de classe II do HLA predispõem à doença, enquanto outros são protetores. Assim, aproximadamente 50% dos pacientes

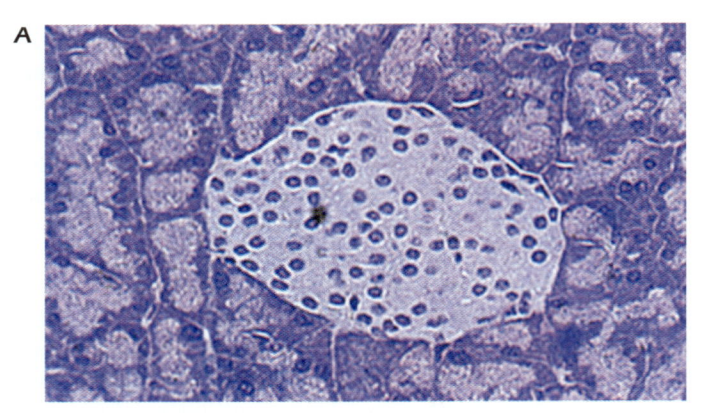

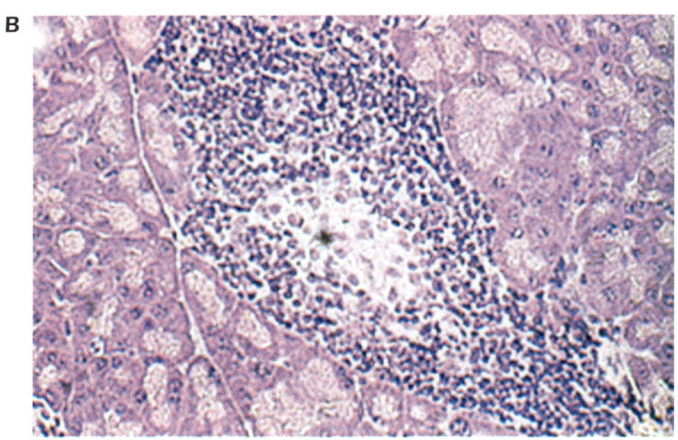

Figura 12.12 Micrografia óptica das ilhotas de Langerhans. (A) Pâncreas de um camundongo normal. (B) Pâncreas do camundongo NOD com doença semelhante à IDDM, revelando infiltração de linfócitos nas ilhotas de Langerhans (insulite). (Cortesia de M. Atkinson, Department of Pathology, University of Florida College of Medicine, Gainsville).

com TIDM são heterozigóticos para HLA-DR3/DR4, em contraste com 5% da população normal. Por outro lado, os indivíduos com HLA-DQB1*0602 raramente desenvolvem a doença. Os vírus estão entre os agentes ambientais ligados à TIDM, sugerindo que o mimetismo molecular pode estar envolvido. Foi observada a ocorrência ocasional de TIDM após infecção com coxsackievirus; uma proteína neste vírus compartilha uma certa homologia com o GAD.

Em um modelo experimental em animal, o camundongo diabético não obeso (NOD), tem muitas características-chave com a doença em seres humanos, incluindo a destruição de células pancreáticas β das ilhotas pela infiltração de linfócitos (Fig. 12.12), a associação com genes de suscetibilidade do MHC e a transmissão por células T.

Artrite Reumatoide. A ***artrite reumatoide (RA)*** é uma doença autoimunológica que causa inflamação crônica das articulações, resultando em dor, inchaço e rigidez.

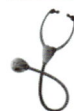

Artrite Reumatoide

Outros sintomas incluem cansaço, febre baixa e perda de apetite. A RA é caracterizada por ***sinóvia*** (tecido mole que reveste as articulações) cronicamente inflamada, densamente povoada por linfócitos, o que resulta na destruição da cartilagem e do osso. Na RA a membrana sinovial inflamada, normalmente com espessura de uma célula, torna-se tão cheia de células que mimetiza o tecido linfoide e forma novos vasos sanguíneos. A sinóvia é densamente povoada por células dendríticas, macrófagos, células T e B, células NK e células plasmáticas. Em alguns casos, a sinóvia desenvolve folículos secundários.

Acreditava-se anteriormente que o processo inflamatório na RA era iniciado pelo autoanticorpo (geralmente IgM) específico para um determinante na região Fc das IgGs. Este anticorpo anti-IgG é chamado fator reumatoide (RF). Quando o RF se liga à IgG, os complexos imunológicos resultantes podem se depositar nas articulações, onde recrutam complemento e estabelecem um processo inflamatório. Entretanto, enquanto os autoanticorpos desempenham um papel importante nesta doença, é pouco provável que o RF seja o iniciador comum da RA; 30% dos pacientes com RA não apresentam níveis detectáveis de RF. As células CD4+ T_H1 autorreativas desempenham um papel dominante no desenvolvimento da RA e recentes estudos também sugerem que as células CD4+ T_H17 e as citocinas que elas produzem têm um papel na destruição do osso que é característico de RA. A produção de IFN-γ e IL-17 pelas células T induz a ativação de macrófagos e fibroblastos sinoviais. Essas células secretam citocinas pró-inflamatórias, tais como TNF-α e IL-1, que medeiam o dano ao tecido, secretando enzimas degradativas e radicais tóxicos que destroem a integridade da cartilagem. Os macrófagos continuam a secretar citocinas pró-inflamatórias que comandam o processo inflamatório. Além disso, os **condrócitos**, as células da cartilagem, ficam expostos ao sistema imunológico e perpetuam o dano, não apenas por servir como alvos potenciais, mas também pela liberação das citocina e fatores de crescimento. O fluido sinovial frequentemente se acumula nas articulações de pacientes com RA e contém grande número de neutrófilos. Depois de repetidos ataques de acessos inflamatórios, a fibrina é depositada, a cartilagem é substituída por tecido fibroso e as articulações se unem (**ancilose**). Embora as articulações sejam os alvos primários do processo inflamatório na RA, órgãos como a pele, coração, pulmões, vasos sanguíneos e os olhos também podem ser envolvidos. Os pacientes com RA frequentemente desenvolvem a **síndrome de Sjögren**, uma doença autoimunológica caracterizada por inflamação das glândulas dos olhos e da boca, que pode causar a secura grave. Os autoanticorpos para as ribonucleoproteínas são comuns nesta síndrome.

A RA afeta três vezes mais mulheres do que homens; a idade do início da doença ocorre entre os quarenta e cinquenta anos de idade. A associação de vários genes na RA tem sido observada em estudos de grupos familiares em muitas populações diferentes. A associação dos alelos HLA-DR4 e RA foi confirmada em muitos deles, embora o subtipo varie. Por exemplo, a associação HLA-DRB1 para os caucasianos norte-americanos é *0401 e *0404. Para israelenses, é *0102 e *0405, enquanto para os índios yakima ela é *1402. Em outros grupos étnicos, não há associação de RA com genes DR4. O sequenciamento do DNA de todas essas moléculas de classe II do MHC mostra que elas compartilham um segmento do domínio mais externo da cadeia β do HLA-DR chamado de **epítopo compartilhado**. Outros genes fortemente associados com a RA incluem aqueles que codificam TNF-α e as proteínas de choque térmico. Um modelo murino de RA, induzido por injeção de colágeno II em camundongos, sugere que o colágeno II pode ser um autoantígeno importante na patogênese da doença em seres humanos. Também foi sugerido que as infecções bacterianas e virais podem desencadear RA. Os vírus que foram ligados à RA incluem o EBV, o vírus da rubéola e o da influenza.

Estratégias Terapêuticas

Durante muitos anos, a principal abordagem para o tratamento da maioria das doenças autoimunológicas foi a eliminação das células autorreativas. Como nem sempre é possível distinguir uma célula B ou T autorreativa de uma que irá proteger contra infecção microbiana, têm sido usadas terapias amplamente ablativas. Os agentes terapêuticos frequentemente incluem fármacos citotóxicos como a **ciclofosfamida** ou **azatioprina**, que interferem na replicação do DNA e destroem de forma indiscriminada os leucócitos do sangue. Além disso, os fármacos como a **ciclosporina A** ou **FK506** bloqueiam as vias de sinalização intracelular e impedem a ativação celular (ver Capítulo 18).

Mais recentemente, **terapias anticitocinas** se mostraram eficazes contra várias doenças. O bloqueio de TNF-α por anticorpo ou receptor solúvel constitui uma importante opção terapêutica na RA e na doença inflamatória do intestino. A inibição de IL-1β por receptor solúvel também parece ser uma estratégia útil na RA. Embora esses agentes imunomoduladores impeçam a resposta inflamatória e pareçam reduzir o processo da doença, eles também tornam o hospedeiro imunossuprimido. Desta maneira, as infecções representam uma importante complicação no tratamento de muitas doenças autoimunológicas, algumas das quais podem ser tratadas pela remoção ou administração de uma citocina; o IFN-β, por exemplo, é usado no tratamento da esclerose múltipla. Não se sabe como esta citocina exerce o seu efeito terapêutico.

Recentemente têm sido exploradas abordagens mais específicas para terapia. Um **anticorpo monoclonal para CD3** não depletor está sendo testado em diabete autoimunológica em fase inicial. Um anticorpo monoclonal (rituximabe) para uma molécula de superfície expressa nas células B humanas está sendo usado para tratar pacientes com RA. O seu mecanismo de ação não é claro, mas acredita-se que promova a apoptose da célula B e ADCC. O bloqueio coestimulatório para impedir a interação das moléculas B7 com CD28 parece promissor na RA e na psoríase. Estas novas abordagens têm demonstrado eficácia, mas é provável que elas venham a interferir tanto nas respostas imunológicas protetoras quanto nas patogênicas e assim se tornem imunossupressoras. As informações adicionais sobre os mecanismos de ação desses e de outros fármacos imunossupressores são apresentadas no Capítulo 18.

Existem algumas abordagens terapêuticas antígeno-específicas que podem eliminar a autorreatividade sem causar imunossupressão total. Ligantes peptídicos alterados, peptídios que se ligam na fenda do MHC, mas não são capazes de ativar uma determinada célula T, foram usados para induzir tolerância em modelos da doença em roedores, mas não demonstraram eficácia em seres humanos. Antígeno oral também foi usado para induzir tolerância em modelos animais, mas os testes clínicos com colágeno e MBP oral na artrite reumatoide e esclerose múltipla, respectivamente, não demonstraram eficácia. Ao longo dos estudos, TCRs foram administrados a pacientes como imunógeno em um esforço de elevar o número das células T citolíticas específicas para o tipo de clone.

O recente reconhecimento de populações múltiplas de células T reguladoras levou ainda a outra estratégia terapêutica. Vários estudos sugerem uma ausência ou decréscimo nos números das células T supressoras em indivíduos autoimunes. Os pesquisadores estão começando a aprender como gerar células reguladoras em indivíduos autoimunes. Ainda não há ensaios clínicos que tentem ativar as células supressoras, mas esta estratégia parece bastante eficaz em camundongos.

Além disso, a recente descoberta de uma subpopulação de células T CD4+, as células T_H17, que foram detectadas em várias condições autoinflamatórias, sugere que as futuras estratégias para tratar doenças autoimunológicas podem tentar regular o equilíbrio entre as diferentes subpopulações de células T.

RESUMO

1. A tolerância é o estado de ausência de resposta do linfócito ao antígeno. Existem vários mecanismos para a indução da tolerância das células B e T ao antígeno próprio. Eles incluem anergia, deleção, edição do receptor e supressão da célula T.

2. A tolerância pode ser induzida tanto nos linfócitos B e T imaturos (tolerância central) ou maduros (tolerância periférica). Para se tornar tolerante, a célula deve expressar um receptor antígeno-específico (BCR ou TCR).

3. A tolerância central ocorre na medula óssea com referência às células B e no timo em relação as células T. A tolerância periférica ocorre nos órgãos linfoides periféricos.

4. O destino da célula é influenciado pela avidez da interação do BCR ou TCR por um autoantígeno e pelo estágio de desenvolvimento do linfócito autorreativo quando ele encontra o antígeno próprio.

5. A falta de interações coestimulatórias pode induzir anergia da célula B e/ou T.

6. A anergia é o principal mecanismo de tolerância da célula B e/ou T periférica.

7. A supressão da célula T é mediada pelas células T_{reg} CD4$^+$ CD25$^+$. Foxp3 é um marcador das células T_{reg}.

8. A tolerância de baixa dose a antígeno alimentar induz supressão da célula T; a tolerância de alta dose induz anergia ou deleção da célula T.

9. Locais imunologicamente privilegiados são protegidos de desenvolver respostas imunológicas a patógenos, células tumorais e transplantes de tecido histoincompatíveis. IL-10, TGF-β e FasL desempenham importantes papéis no estabelecimento do privilégio imunológico.

10. A autoimunidade é uma condição na qual o corpo desencadeia uma resposta imunológica para um ou mais antígenos próprios.

11. O início das doenças autoimunológicas geralmente requer uma combinação de eventos genéticos e ambientais. Os clones autorreativos das células T e B existem normalmente, mas são mantidos sob controle por mecanismos homeostáticos. A quebra desses controles por vários mecanismos causa a ativação de clones autorreativos e doenças autoimunológicas.

12. Uma multiplicidade de órgãos e tecidos está envolvida na doença autoimunológica, e os mecanismos efetores de dano ao tecido podem envolver anticorpo, complemento, células T e macrófagos.

13. As alterações nos níveis de expressão dos genes envolvidos na sinalização das células, morte e sobrevivência celular, citocinas e eliminação imunológica das células apoptóticas e complexo imunológico podem ter uma função na suscetibilidade genética na doença autoimunológica.

14. A autoimunidade pode ser desencadeada por fatores ambientais que podem induzir liberação de antígenos próprios sequestrados, mimetismo molecular ou ativação policlonal.

15. As estratégias terapêuticas para o tratamento de doenças autoimunológicas incluem fármacos citotóxicos ou imunossupressores, terapias anticitocinas, anticorpos monoclonais que bloqueiam especificamente as interações coestimulatórias ou que induzem a eliminação celular, a ativação de células T supressoras e a regulação do equilíbrio entre as subpopulações de células T.

REFERÊNCIAS

Bretscher PA, Cohn M (1968): Minimal model for the mechanism of antibody induction and paralysis by antigen. *Nature* 166:444–448.

Cambier JC, Gauld SB, Merrell KT, Vilen BJ (2007): B-cell anergy: From transgenic models to naturally occurring anergic B-cells? *Nature Rev Immunol* 7:633–643.

Davidson A, Diamond B (2001): Autoimmune diseases. *New Engl J Med* 345:340–350.

Frank MM, Austen KF, Claman HN, Unanue ER (eds) (1995): *Samter's Immunologic Diseases*, 5th ed. Boston: Little, Brown.

Fulcher DA, Lyons AB, Korn SL, Cook MC, Koleda C, Parish C. Fazekas de St. Groth B. Basten A (1996): The fate of self-reactive B-cells depends primarily on the degree of antigen receptor engagement and availability of T-cell help. *J Exp Med* 183:2313–2328.

Gay D, Saunders T, Camper S, Weigert M (1993): Receptor editing: An approach by autoreactive B-cells to escape tolerance. *J Exp Med* 177:999–1008.

Green DR, Ferguson TA (2001): The role of Fas ligand in immune privilege. *Nature Rev/Mol Cell Biol* 2:917–924.

Hahn BV (1998): Mechanisms of disease: Antibodies to DNA. *N Engl J Med* 338:1333.

Hartley SB, Crosbie J, Brink R, Kantor AB, Basten A, Goodnow C (1991): Elimination from peripheral lymphoid tissues of self-reactive B-lymphocytes recognizing membrane-bound antigens. *Nature* 353:765–769.

Kim JM, Rudensky A (2006): The role of the transcription factor Foxp3 in the development of regulatory T-cells. *Immunol Rev* 212:86–98.

Kishimoto H, Sprent J (2000): The thymus and negative selection. *Immunol Res* 21:315–323.

Leadbetter EA, Rifkin IR, Hohlbaum AM, Beaudette BC, Shlomchik MJ, Marshak-Rothstein A (2002): Chromatin–IgG complexes activate B-cells by dual engagement of IgM and toll-like receptors. *Nature* 416:603–607.

Mathis D, Benoist C (2007): A decade of AIRE. *Nature Rev Immunol* 7:645–650.

Miyara M, Sakaguchi (2007): Natural regulatory T-cells: Mechanisms of suppression. *Trends Mol Med* 13:108–116.

Nagler-Anderson C, Shi HN (2001): Peripheral nonresponsiveness to orally administered soluble protein antigens. *Crit Rev Immunol* 21:121–131.

Nemazee D (2006): Receptor editing in lymphocyte development and central tolerance. *Nature Rev Immunol* 6:728–740.

Nossal GJ, Pike BL (1980): Clonal anergy: Persistence in tolerant mice of antigen-binding B-lymphocytes incapable of responding to antigen or mitogen. *Proc Natl Acad Sci USA* 77:1602–1606.

O'Dell JR (1999): Anticytokine therapy—A new era in the treatment of rheumatoid arthritis? *New Engl J Med* 340:310.

Powell JD, Ragheb JA, Kitagawa-Sakakida S, Schwartz RH (1998): Molecular regulation of interleukin-2 expression by CD28 co-stimulation and anergy. *Immunol Rev* 165:287–300.

Rose NR (1998): The role of infection in the pathogenesis of autoimmune disease. *Semin Immunol* 10:5.

Sandel PC, Monroe JG (1999): Negative selection of immature B-cells by receptor editing or deletion is determined by site of antigen encounter. *Immunity* 10:289–299.

Shevach EM (2002): CD4+CD25+ suppressor T-cells: More questions than answers. *Nature Rev Immunol* 2:389–400.

Sorensen TL, Ransohogg RM (1998): Etiology and pathogenesis of multiple sclerosis. *Semin Neurol* 18:287.

Tiegs SL, Russell DM, Nemazee D (1993): Receptor editing in self-reactive bone marrow B-cells. *J Exp Med* 177:1009–1020.

Weiner H (2001): Oral tolerance: Immune mechanisms and the generation of T$_H$3-type TGF-beta-secreting regulatory cells. *Microb Infect* 3:947–954.

 ## QUESTÕES DE REVISÃO

Para cada questão, escolha A MELHOR reposta.

1. Um indivíduo normalmente não produz uma resposta imunológica para uma proteína própria porque:
   A) as proteínas próprias não podem ser processadas em peptídios.
   B) os peptídios oriundos de proteínas próprias não podem se ligar a moléculas de classe I do MHC
   C) os peptídios oriundos de proteínas próprias não podem se ligar às moléculas de classe II do MHC
   D) os linfócitos que expressam um receptor reativo para uma proteína própria são inativados por deleção, anergia ou edição do receptor
   E) os linfócitos em desenvolvimento não podem rearranjar os genes V necessários para produzir um receptor para as proteínas próprias

2. Qual das seguintes doenças autoimunológicas provou ser consequência de um único defeito genético?
   A) lúpus eritematoso sistêmico
   B) síndrome linfoproliferativa autoimunológica
   C) esclerose múltipla
   D) artrite reumatoide
   E) tireoidite de Hashimoto

3. O fator reumatoide, encontrado no líquido sinovial de pacientes com artrite reumatoide, é mais frequentemente:
   A) IgM reagindo com as cadeias L de IgG
   B) IgM reagindo com os determinantes da cadeia H de IgG
   C) IgE reagindo com antígenos bacterianos
   D) anticorpo anticolágeno
   E) anticorpo anti-DNA

4. Em qual das seguintes doenças as células T$_H$1 CD4+, as células T CD8+ citotóxicas e os autoanticorpos contribuem para a patologia?
   A) miastenia grave
   B) lúpus eritematoso sistêmico
   C) doença de Graves
   D) anemia hemolítica autoimunológica
   E) diabete melito tipo I

5. Uma mulher de 22 anos de idade apresenta um exantema eritematoso em suas faces, que piora com a exposição ao sol. Ela perdeu aproximadamente 5 quilos, reclama de dor generalizada nas articulações e sente-se cansada o tempo todo. O exame físico mostrou-se normal exceto pela erupção. Os testes laboratoriais revelam contagem de leucócitos de 5.500 (normal). A análise da urina mostra níveis elevados de proteína, mas nenhuma hemácia, leucócito ou bactéria. Qual das seguintes condições é mais provável de ser encontrada pelo laboratório nesta doença?
   A) número diminuído de células T auxiliares (CD4+)
   B) baixo nível de inibidor de C1
   C) altos níveis de anticorpos anti-DNA de fita dupla
   D) número aumentado de células T citotóxicas
   E) baixa atividade microbicida dos neutrófilos

6. O bloqueio de qualquer um dos processos listados pode resultar em tolerância periférica das células T maduras, exceto:
   A) a interação das moléculas coestimulatórias nas células T com seus ligandes na APC
   B) mecanismos de transdução de sinal intracelular

C) seleção negativa dos timócitos

D) ativação do gene de IL-2

E) ligação do antígeno com as moléculas do MHC

7. Qual das seguintes condições é menos provável de causar autoimunidade?

A) perda das células T supressoras

B) liberação de antígeno próprio sequestrado

C) predisposição genética

D) ativação policlonal

E) aumento da eliminação de complexos imunológicos

8. Uma mulher de 30 anos de idade com história prévia de febre reumática desenvolveu recentemente sopro cardíaco. A causa mais provável é:

A) fator reumatoide circulante

B) mimetismo molecular de um antígeno estreptocócico e miosina cardíaca

C) imunodeficiência variável comum

D) anormalidade congênita

9. Curtis Jones, um funcionário aposentado da área de serviços sanitários, desenvolveu visão dupla. Observou-se durante exame neurológico que ele tinha fraqueza dos músculos faciais e da língua, além de anormalidade nos movimentos oculares. Vários meses mais tarde ele apresentou dificuldade na mastigação, na deglutição do alimento e na respiração. Testes sorológicos revelaram a presença de autoanticorpos dirigidos aos receptores da junção neuromuscular. O diagnóstico mais provável é:

A) esclerose múltipla

B) miastenia grave

C) artrite reumatoide

D) tireoidite de Hashimoto

E) doença de Graves

RESPOSTAS ÀS QUESTÕES DE REVISÃO

1. *D* A seleção negativa geralmente assegura que um linfócito expressando um receptor reativo para uma proteína própria seja inativado por deleção, anergia ou edição do receptor no caso de uma célula B autorreativa.

2. *B* Foi demonstrado que a ALPS se eleva como uma consequência direta de um gene Fas que sofreu mutação, o que acarreta diminuição da apoptose dos linfócitos mediada por Fas. A maioria das outras doenças autoimunológicas (como SLE, MS, RA e tireoidite de Hashimoto) tem origem multigênica; acionadores ambientais também podem ser responsáveis.

3. *B* O fator reumatoide é geralmente um anticorpo IgM que reage com determinantes da porção Fc da IgG.

4. *E* O autoanticorpo foi implicado na miastenia grave, doença de Graves, SLE e anemia hemolítica autoimunológica. A diabete insulinodependente tipo I é mediada pelas células T efetoras e por autoanticorpos.

5. *C* Uma erupção eritematosa que surge após exposição ao sol e dores generalizadas nas articulações são sintomas comuns do lúpus eritematoso sistêmico. A principal característica dessa doença autoimunológica é a produção de anticorpos anti-dsDNA. Estes anticorpos podem se depositar na pele, articulações e rins resultando nos sintomas descritos por esse paciente. A deposição de anticorpos nos rins pode induzir nefrite e levar à excreção de proteína na urina.

6. *C* A interferência na seleção negativa dos timócitos rompe a tolerância da célula T central, não da periférica.

7. *E* Uma diminuição (não um aumento) na eliminação dos complexos imunológicos, como observado em certas deficiências do complemento, predisporia o indivíduo a uma doença autoimunológica.

8. *B* Descobriu-se que os anticorpos para a proteína M do *Streptococcus pyogenes* reagem de maneira cruzada com a miosina cardíaca e estão implicados no dano à válvula cardíaca, característico de febre reumática.

9. *B* Acredita-se que os anticorpos para o receptor de acetilcolina na junção neuromuscular sejam a causa da miastenia grave. Esses autoanticorpos bloqueiam a ligação da acetilcolina ao receptor, resultando em fraqueza muscular.

13

COMPLEMENTO

INTRODUÇÃO

O sistema-complemento desempenha um importante papel na defesa contra inúmeros microrganismos infecciosos, como parte tanto da resposta imunológica natural quanto da resposta imunológica adquirida mediada por anticorpos. Ele foi assim denominado em consequência das primeiras observações de sua atividade — um material sérico, sensível ao calor, que "complementava" a capacidade de o anticorpo matar bactérias — e atualmente sabemos que o complemento é constituído por aproximadamente 30 proteínas entre as circulantes e as expressas na membrana. Os componentes do complemento são sintetizados no fígado e por células envolvidas na resposta inflamatória.

As atividades biológicas desencadeadas pela ativação do complemento potencializam as vias que removem os patógenos microbianos e ele, o complemento, também age diretamente sobre o patógeno. Entretanto, pelo fato de suas atividades serem muito intensas, elas podem também causar dano ao hospedeiro. Assim, em condições normais, a ativação do complemento é altamente regulada. Neste capítulo descreveremos as diferentes vias de ativação do complemento, suas funções-chave e como a ativação do complemento é regulada. Também serão descritas as condições clínicas que resultam da ativação inadequada do complemento ou a deficiência de alguns de seus componentes.

VISÃO GERAL DA ATIVAÇÃO DO COMPLEMENTO

Existem três vias de ativação do complemento: a via clássica, a via da lectina e a via alternativa. As principais características de cada via são mostradas na Fig. 13.1 e discutidas nos parágrafos que se seguem. Cada via é iniciada quando um componente sérico do complemento se liga à superfície de um patógeno. A *via clássica* é ativada quando o componente C1 do complemento se liga a um *complexo antígeno–anticorpo* (mais frequentemente, o anticorpo se liga à superfície do patógeno como, por exemplo, uma bactéria); a *via da lectina* é ativada quando a *lectina de ligação à manana (MBL)* se liga a resíduos terminais de manose na superfície de bactérias Gram-positivas ou Gram-negativas, fungos e leveduras, enquanto a *via alternativa* é ativada quando o componente C3b do complemento se deposita na superfície do patógeno.

As etapas iniciais de cada via de ativação envolvem a ativação sequencial de sucessivos componentes do complemento na superfície do patógeno: a ativação de um componente induz uma função enzimática que atua no componente seguinte na cascata, clivando-o em fragmentos biologicamente ativos, e assim por diante. Desta maneira, vários componentes ativados do complemento se depositam na superfície do patógeno.

As três vias de ativação do complemento convergem para a clivagem do componente C3 para formar um intermediário

Immunology: A Short Course, Sixth Edition, By Richard Coico and Geoffrey Sunshine
Copyright © 2009 John Wiley & Sons, Inc.

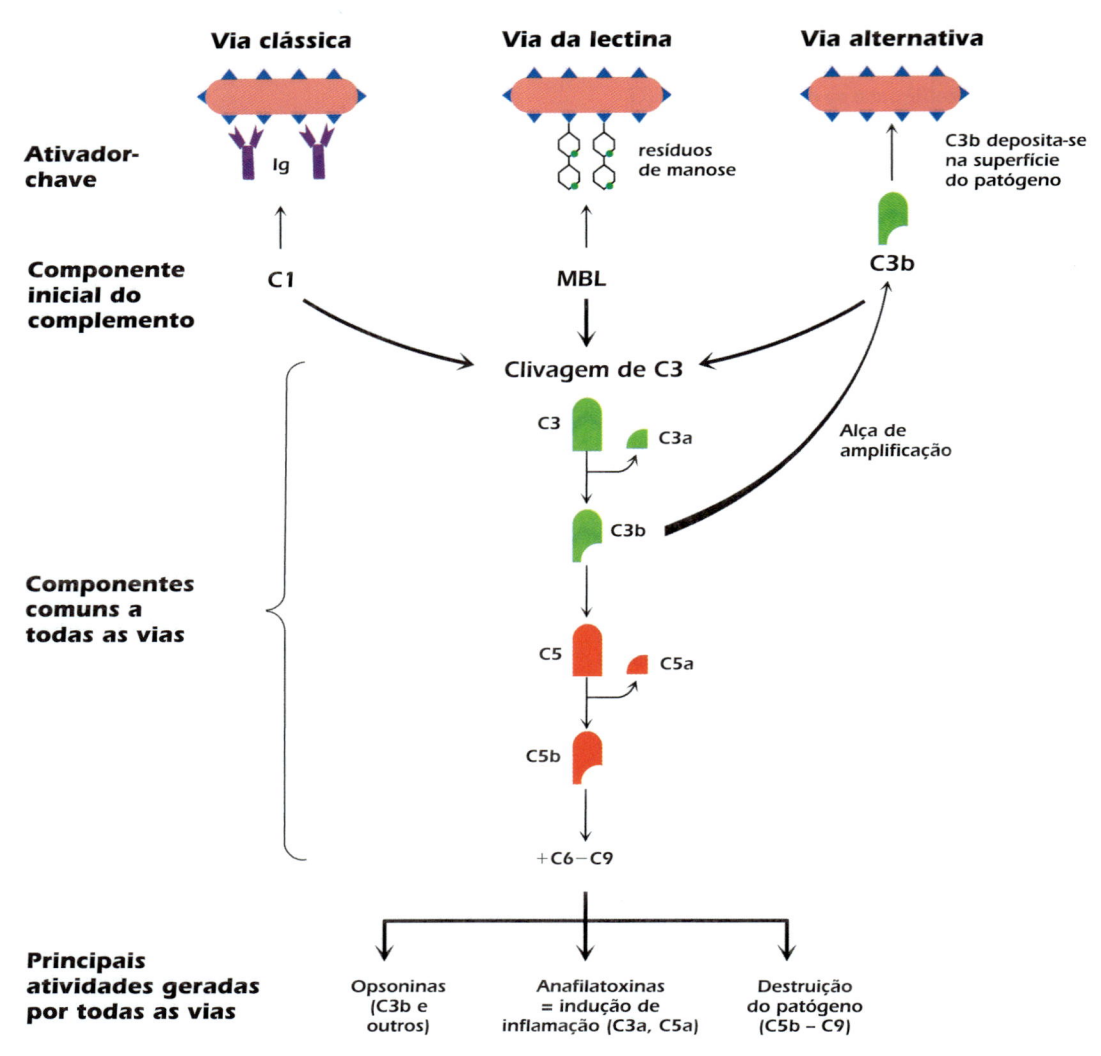

Via clássica   **Via da lectina**   **Via alternativa**

Ativador-chave

resíduos de manose

C3b deposita-se na superfície do patógeno

Componente inicial do complemento

C1   MBL   C3b

Clivagem de C3

C3   C3a

Alça de amplificação

C3b

Componentes comuns a todas as vias

C5   C5a

C5b

+C6−C9

Principais atividades geradas por todas as vias

Opsoninas (C3b e outros)   Anafilatoxinas = indução de inflamação (C3a, C5a)   Destruição do patógeno (C5b − C9)

Figura 13.1 Resumo das vias de ativação do complemento, clássica, da lectina e alternativa: ativadores-chave, componentes iniciais do complemento, componentes comuns a todas as vias e principais atividades geradas.

crítico, **C3b**, que se liga covalentemente à superfície do patógeno. Na via alternativa, a ativação é desencadeada pela deposição espontânea de C3b na superfície do patógeno, de modo que a geração de mais moléculas de C3b a partir de C3 resulta em uma alça de amplificação que promove posteriormente o desencadeamento da via.

C3b é uma *opsonina*, o que significa que a sua deposição na superfície de um patógeno aumenta a captura do patógeno pelas células fagocíticas (ver também Capítulo 4). A clivagem de C3 também produz um pequeno fragmento, **C3a**, que é liberado na fase fluida. C3a é uma *anafilatoxina*, uma molécula que induz intensa resposta inflamatória.

Após a ligação de C3b à superfície do patógeno, o componente seguinte da sequência, C5, é clivado e produz C5b e C5a. De maneira semelhante a C3a, C5a é uma pequena anafilatoxina de fase fluida. C5b se deposita na superfície do patógeno, permitindo a ligação dos componentes C6 a C9. Estes compo-

nentes terminais C5b a C9 formam, na superfície do patógeno, um complexo conhecido como complexo de ataque à membrana, que acarreta a destruição (lise) do patógeno.

Desta maneira, todas as três vias de ativação do complemento resultam em três principais atividades biológicas: a produção de opsoninas sobre a superfície do patógeno, a síntese de moléculas de fase fluida, que potencializam a resposta inflamatória, e a destruição direta do patógeno. Todas estas atividades acarretam tanto a rápida remoção quanto a destruição direta do patógeno.

Descreveremos, a seguir, cada uma das vias e as atividades biológicas com maiores detalhes.

Via Clássica

A via clássica foi assim denominada porque foi a primeira do complemento a ser estudada. Os componentes proteicos são C1, C2 e assim por diante até C9; os números se referem à ordem pela qual os componentes foram sendo descobertos e não à sua posição na sequência de ativação. Aos produtos de clivagem são adicionadas letras minúsculas, como C3a ou C4b. Os fragmentos maiores como C3b e C4b podem ser posteriormente clivados gerando produtos como C3c, C3d e assim por diante.

Ativadores. Os *complexos antígeno–anticorpos* constituem os principais ativadores da via clássica, sendo a ligação do anticorpo à superfície de um patógeno o exemplo predominante. A síntese do anticorpo em resposta a um patógeno é a característica-chave da resposta imunológica humoral adaptativa. Desta maneira, a via clássica do complemento constitui o principal mecanismo efetor da resposta imunológica adaptativa, o que acarreta a eliminação dos patógenos.

Complexos antígeno–anticorpos solúveis também ativam a via clássica. Embora eles sejam normalmente removidos pelos macrófagos, podem ser encontrados em condições autoimunológicas como no SLE, o que será discutido posteriormente neste capítulo e no Capítulo 17. Outros ativadores da via clássica incluem alguns vírus (como o HIV-1, discutido mais adiante neste capítulo), células necróticas e membranas subcelulares (por exemplo, de mitocôndrias), imunoglobulinas agregadas, e beta-amiloide, encontrado nas placas do mal de Alzheimer. A *proteína C reativa* — um componente da resposta inflamatória ("um reagente da fase aguda") — se liga ao polissacarídio fosfocolina, expresso na superfície de muitas bactérias (como *Streptococcus pneumoniae*), e também ativa a via clássica.

Etapas Iniciais da Via Clássica do Complemento que Levam à Clivagem de C3.

A Fig. 13.2 mostra a maneira predominante pela qual a via clássica é iniciada: C1 se liga à região Fc de duas moléculas de IgG adequadamente espaçadas ou a uma molécula de IgM (esta não é mostrada na figura) ligada a um antígeno expresso na superfície de uma bactéria. Assim, IgM e IgG — em particular a subclasse IgG$_3$ — são efetivos ativadores da via clássica do complemento. É bom lembrar que nos Capítulos 7 e 10 descrevemos como a IgM é sintetizada no início da resposta imunológica, em resposta tanto a antígenos timo-dependentes quanto timo-independentes; além disso, observamos que as respostas das células T CD4$^+$ às bactérias estão voltadas para o desenvolvimento de células T$_H$1 e secreção de interferon γ, o que favorece a síntese de IgG$_3$ nas respostas de anticorpos a antígenos timo-dependentes. Desta forma, a síntese de IgM ou IgG$_3$ na resposta imunológica humoral adaptativa resulta na ligação destes anticorpos ao patógeno que induziu a sua formação e, finalmente, acarreta a sua eliminação via ativação do complemento.

Nem todas as classes de imunoglobulinas são igualmente eficazes na ativação da via clássica do complemento. Entre as imunoglobulinas humanas, a capacidade de se ligar e ativar C1 é apresentada em ordem decrescente, IgM > IgG$_3$ > IgG$_1$ >> IgG$_2$. A subclasse IgG$_4$ e outras classes de anticorpos — IgA, IgE e IgD — não se ligam ou ativam C1, portanto, não ativam a via clássica do complemento.

C1 é um complexo constituído por 3 diferentes proteínas: C1q (constituído por seis subunidades idênticas) combinado com duas moléculas de C1r e C1s. Como consequência da ligação de C1q à região Fc de IgM ou IgG ligado ao antígeno, C1s torna-se enzimaticamente ativo. Esta forma enzimaticamente ativa, conhecida como *C1s esterase*, cliva o componente seguinte na via clássica, C4, em dois fragmentos, C4a e C4b. O pedaço menor, C4a, permanece na fase fluida, enquanto C4b se liga covalentemente à superfície do patógeno. C4b ligado à superfície celular se liga com C2, que é clivado por C1s. A clivagem de C2 gera os fragmentos C2b, o qual permanece na fase fluida, e C2a. C2a se liga a C4b na superfície celular para formar um complexo, C4b2a. O complexo C4b2a é conhecido como *C3 convertase da via clássica*; como descreveremos posteriormente, esta enzima cliva o componente seguinte na via, o C3.

Via da Lectina

Ativadores. Resíduos terminais de manose expressos por bactérias Gram-positivas (*Staphylococcus aureus* e *Haemophilus influenzae* tipo b), ou Gram-negativas (*Klebsiella, Escherichia coli*), fungos (*Candida* e *Aspergillus fumigatus*) e partículas de leveduras ativadas pela via da lectina. Pelo fato de que a via da lectina é ativada na ausência de anticorpo, ela faz parte das defesas imunológicas naturais.

Os resíduos terminais de manose que ativam a via da lectina não são encontrados na superfície das células dos mamíferos, por isso, acredita-se que esta via de ativação do complemento constitua uma outra forma pela qual o corpo discrimina entre o próprio e o não próprio. Referências a este conceito crítico já foram feitas na parte inicial deste livro, tanto sobre a imunidade natural (receptores de reconhecimento de padrões para patógenos expressos na APC) como sobre a imunidade adaptativa (autotolerância de células T e B).

Etapas Iniciais da Via da Lectina que Resultam na Clivagem de C3.

A Fig. 13.2 mostra que a via da lectina é iniciada quando um patógeno, como uma bactéria, que expressa manose na sua superfície, se liga à MBL (estruturalmente homóloga ao C1q da via clássica). A MBL, encontrada na circulação complexada com proteases, é conhecida como *serinas proteases associadas à manose (MASPs)*. Uma vez ligada à bactéria, uma das proteases, MASP-2, cliva sequencialmente C4 e C2 para formar C4b2a na superfície bacteriana. Conforme já comentado antes, C4b2a é também formado na via clássica. Assim, a via clássica e a da lectina convergem neste ponto.

Via Alternativa ou Via Alternada

Ativadores. A via alternada de ativação do complemento é desencadeada, por algumas substâncias estranhas, na ausência de anticorpos específicos. Assim, a via alternativa de ativação do complemento é um braço efetor das defesas imunológicas naturais. Os ativadores mais intensamente estudados incluem os lipopolissacarídios da parede celular de bactérias Gram-negativas (que são *endotoxinas*), a parede celular de algumas leveduras e a proteína presente no veneno de cobra conhecido como fator do veneno de cobra. Alguns agentes que

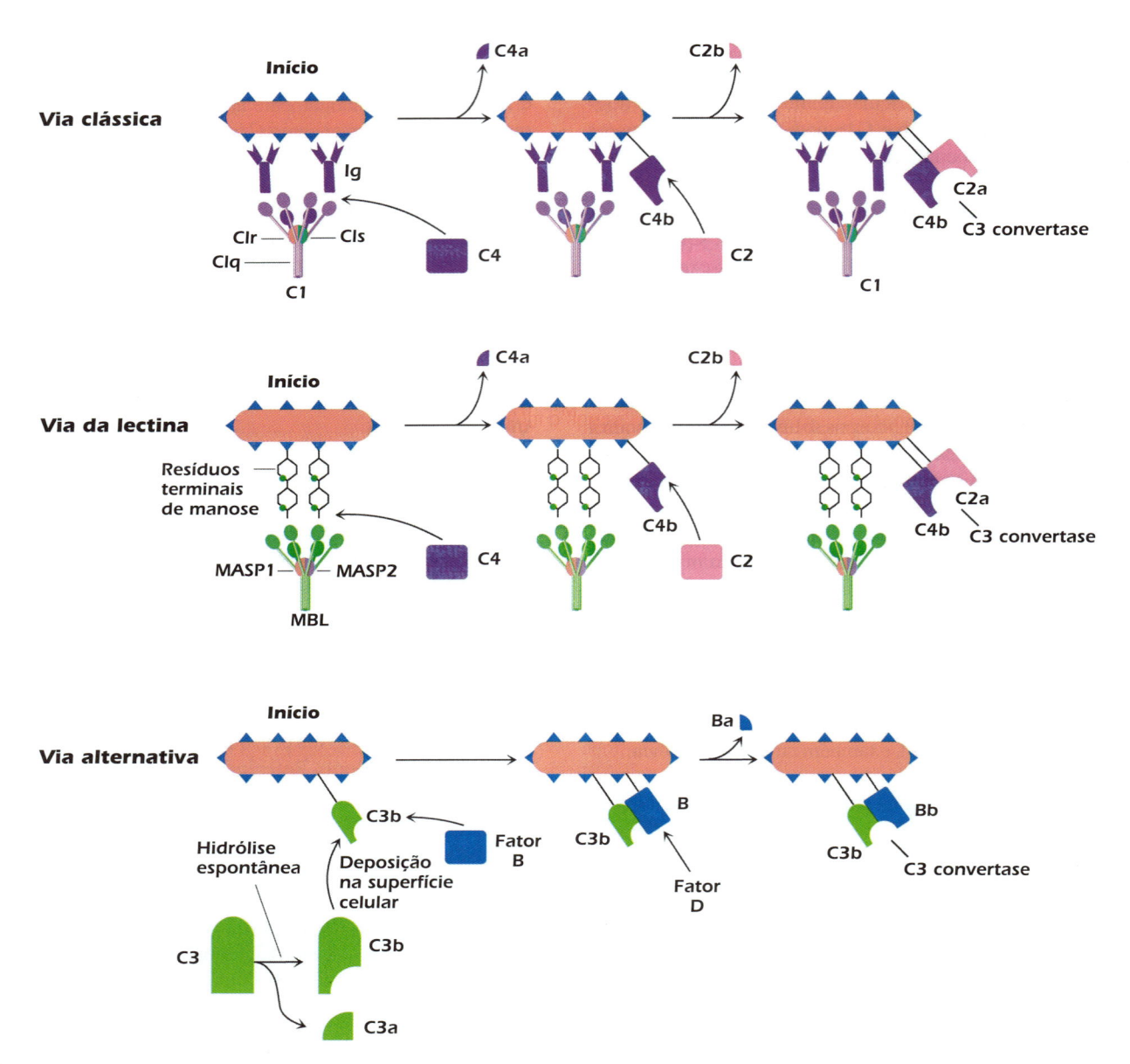

○ Figura 13.2 Etapas iniciais na ativação da via clássica, da lectina e alternativa do complemento, levando à formação de C3 convertase, C4aC2b tanto na via clássica como na via da lectina, e C3bBb na via alternativa.

ativam a via clássica — vírus, imunoglobulinas agregadas e células necróticas — também desencadeiam a via alternativa.

Etapas Iniciais da Via Alternativa que Promovem a Clivagem de C3.   A deposição de C3b na superfície celular inicia a via alternativa (ver Fig. 13.2). C3b é gerado na circulação em pequena quantidade por clivagem espontânea de um grupo tiol reativo em C3; este C3b "pré-formado" pode se ligar a proteínas e carboidratos expressos em superfícies celulares quer de um patógeno ou de uma célula do hospedeiro (mamíferos). Desta maneira, a via alternativa está sempre "ligada" e a ativação continuada pode lesar as células do hospedeiro. Entretan-

to, como descreveremos posteriormente com maiores detalhes, as células dos mamíferos regulam a progressão da via alternativa. As células dos microrganismos não possuem estes reguladores e são incapazes de impedir o desenvolvimento das etapas subsequentes na via alternativa.

Após a deposição de C3b, a proteína sérica denominada **fator B** se combina com ele na superfície celular para formar um complexo, C3bB. A seguir, o **fator D** cliva o fator B no complexo C3bB associado à superfície celular, gerando um fragmento, Ba, que é liberado na fase fluida, e Bb, que permanece ligado a C3b. Este C3bBb é a **C3 convertase da via alternativa**, que cliva C3 em C3a e C3b.

Etapas Compartilhadas por Todas as Vias: Ativação de C3 e C5

O lado esquerdo da Fig. 13.3 mostra a primeira etapa que é comum a todas as três vias de ativação do complemento, a clivagem de C3. A C3 convertase — C4b2a das vias clássica e da lectina e C3bBb da via alternativa — cliva C3 em dois fragmentos: o menor, C3a, é liberado na fase fluida; o maior, C3b, continua a cascata de ativação do complemento ligando-se covalentemente às superfícies celulares ao redor do sítio de ativação do complemento.

A alça de amplificação criada pela geração de um grande número de moléculas C3b, geradas pela C3 convertase, C3bBb da via alternativa, é uma característica desta via. Em condições normais, C3bBb se dissocia rapidamente da superfície celular, mas ela pode também ser estabilizada pela ligação de uma proteína sérica denominada *properdina* (também conhecida como *fator P*; Fig. 13.3). Como resultado, C3bBb estabilizado pela properdina é capaz de se ligar e rapidamente clivar altos níveis de C3 em C3b. Conforme descrito antes, a deposição de C3b na superfície celular constitui a etapa inicial na ativação da via alternativa. Assim, a deposição, sobre a superfície celular, de C3b em níveis rapidamente crescentes resulta na ativação quase explosiva da via alternativa. Como estudaremos a seguir, a capacidade de a properdina ativar esta alça de amplificação é equilibrada por moléculas negativas ou reguladoras. Consequentemente, a via alternativa não é continuamente ativada.

C3b se ligando à C3 convertase das vias clássica/lectina ou da alternativa permite que o componente seguinte da sequência, C5, se ligue e seja clivado (seção média da Fig. 13.3). Por esta razão, as C3 convertases com C3b ligado são chamadas de *C5 convertases* (C4b2a3b nas vias clássica/lectina, C3bBb3b na via alternativa). A clivagem de C5 produz dois fragmentos: C5a, que é liberado na fase fluida e tem potentes propriedades de anafilatoxina, e C5b, que se liga à superfície celular e forma o núcleo para a ligação dos componentes terminais do complemento, o que é descrito na seção seguinte.

Via Terminal

Os componentes terminais da cascata do complemento — C5b, C6, C7, C8 e C9 — são comuns a todas as três vias de ativação do complemento. A Fig. 13.4 mostra que estes componentes se ligam uns aos outros e formam o complexo de ataque à membrana (MAC) resultando na lise celular.

A primeira etapa na formação do MAC é a ligação de C6 ao C5b na superfície celular. A seguir, C7 se liga a C5b e C6, inserindo-se na membrana externa da célula. A ligação sub-

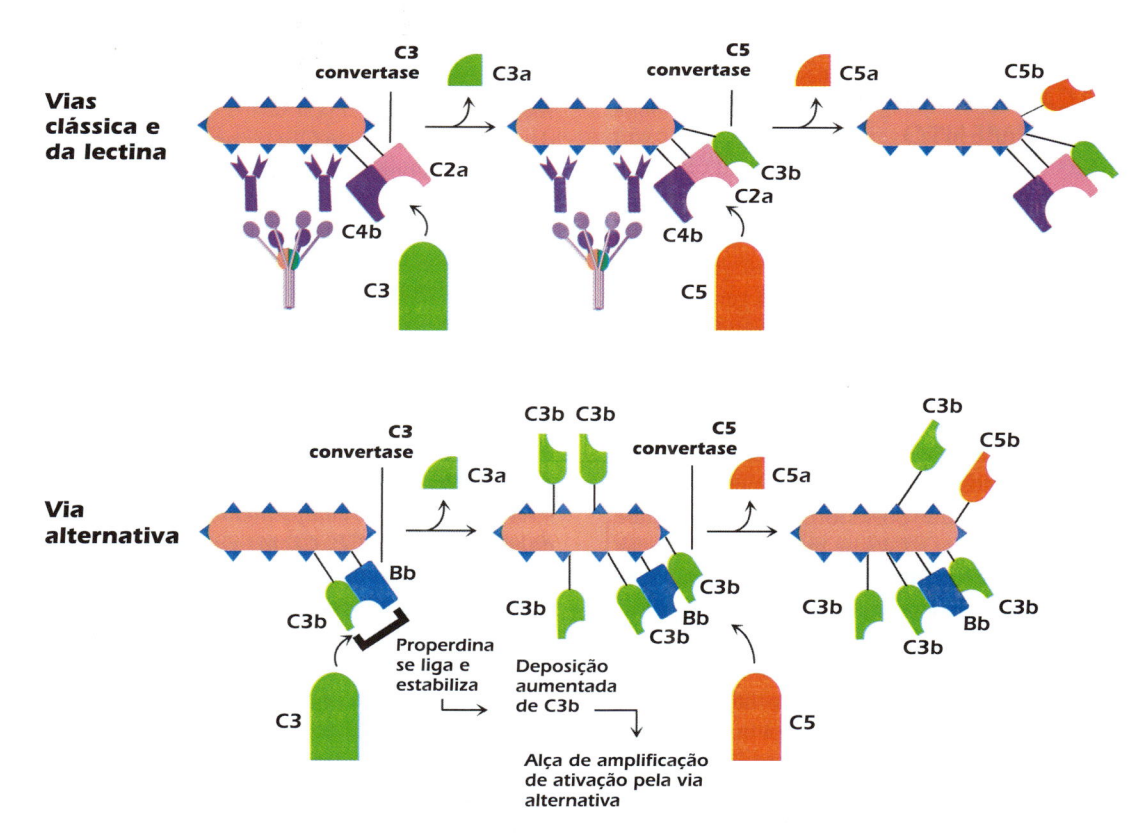

Figura 13.3 Clivagem de C3 pela C3 convertase e C5 pela C5 convertase nas vias clássica e da lectina (painel superior) e na via alternativa (painel inferior). Em todas as vias, C3 é clivado em C3b, que se deposita na superfície celular, e C3a, que é liberado na fase fluida. De maneira similar, C5 é clivado em C5b, que se deposita na superfície celular, e C5a, liberado na fase fluida. Na via alternativa, a estabilização de C3bBb pela properdina aumenta a deposição de C3b na superfície celular e a amplificação da ativação do complemento.

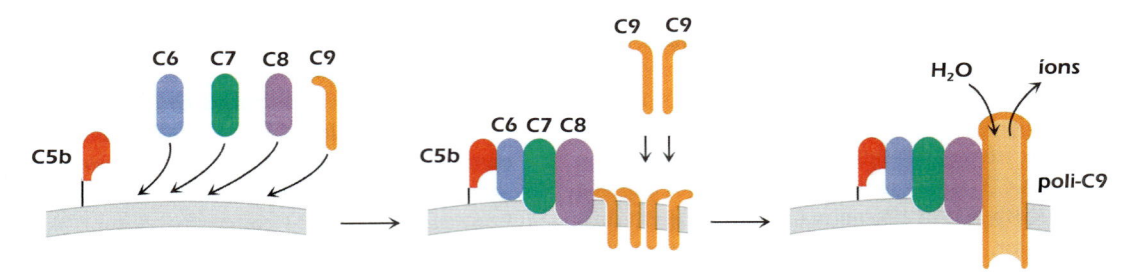

● Figura 13.4 Formação do MAC. Os componentes finais do complemento C5b-C9 se ligam sequencialmente para formar um complexo na superfície celular. Múltiplos componentes C9 se ligam a este complexo e se polimerizam para formar um poli-C9, criando um canal que lesa a membrana celular.

sequente de C8 ao complexo C5b67 resulta em um complexo que penetra profundamente na membrana celular. C5b-C8 na membrana celular atua como receptor de C9, uma molécula semelhante à perforina (ver Capítulo 10) que se liga a C8. Moléculas adicionais de C9 interagem com a molécula de C9 no complexo para formar C9 polimerizado (poli-C9). O poli-C9 forma um canal transmembrana que interfere no equilíbrio osmótico da célula: íons passam através do canal e a água entra na célula. A célula incha e a membrana torna-se permeável a macromoléculas que, a seguir, escapam da célula. O resultado é a lise celular.

● REGULAÇÃO DA ATIVIDADE DO COMPLEMENTO

A ativação incontrolada do complemento pode rapidamente depletar componentes do complemento tornando o hospedeiro incapaz de se defender contra invasão subsequente por agentes infecciosos. Além disso, os fragmentos gerados pela ativação do complemento (especialmente os produtos de clivagem de C3, C4 e C5) induzem uma potente resposta inflamatória que pode lesar o hospedeiro. Na verdade, acredita-se que a ativação do complemento desempenhe um papel adverso em condições autoinflamatórias tais como na artrite reumatoide e em ataques cardíacos, quando o complemento é ativado por tecido necrótico (discutido posteriormente neste capítulo). Além disso, sugeriu-se que a falta de regulação da função do complemento nos olhos desempenha um papel na degeneração macular relacionada à idade, o que, nos Estados Unidos, acarreta deficiência visual e cegueira. A troca de um único aminoácido (atribuída ao polimorfismo de um único nucleotídio no gene) no fator H, regulador do complemento, cuja função descreveremos adiante, está associada com um aumento, de quase três vezes, do risco de desenvolver esta condição e pode explicar a ocorrência de 50% de todos os casos.

Em condições normais não ocorre a ativação inapropriada do complemento, uma vez que muitas etapas nas vias do complemento são negativamente reguladas por inibidores específicos. Alguns desses inibidores negativos são específicos para uma via de ativação do complemento, porém muitos inibem todas as vias. A importância desses reguladores do complemento está relacionada à condição clínica que aumenta quando as moléculas reguladoras estão ausentes: o indivíduo pode tanto sofrer lesão por respostas inflamatórias, quanto tornar-se suscetível a doenças infecciosas. Algumas dessas condições serão descritas no final do capítulo.

A maior parte das moléculas que regula a ativação do complemento está expressa na superfície das células dos mamíferos mas não nas células microbianas. Consequentemente, o dano ao hospedeiro pela ativação do complemento é geralmente limitado em comparação com o dano ao patógeno.

Inibidor de C1 Esterase (C1INH) é uma proteína sérica que inibe a primeira etapa da ativação da via clássica do complemento. C1INH se liga a C1r e C1s, causando a dissociação destas subunidades do C1q e impedindo, consequentemente, a ativação do complemento. C1INH regula também a via alternativa inibindo a função de C3bBb; recentes evidências indicam ainda que C1INH também controla a via da lectina inibindo MASP1 e MASP2. Conforme descrito na seção final deste capítulo, C1INH também inibe a função de enzimas em outras cascatas séricas, particularmente a que envolve a coagulação e a formação de cininas, potentes mediadores de efeitos vasculares. Outros importantes reguladores da ativação do complemento serão descritos posteriormente e mostrados na Fig. 13.5.

A proteína de ligação a C4b (C4BP) é encontrada no soro enquanto *o fator de aceleração da dissociação (DAF, CD55), o receptor (CR)1 do complemento (CD35), e a proteína cofator de membrana (MCP, CD46)* são moléculas amplamente distribuídas na superfície celular, que regulam a C3 convertase, C4b2a, das vias clássica e da lectina. A Fig.13.5A mostra que todas essas proteínas podem se ligar individualmente com C4b e deslocar o componente C2a enzimaticamente ativo.

O *fator I*, outra proteína sérica, cliva C4b na superfície celular após C2a ter sido deslocado (Fig. 13.5A). Como a clivagem do C4b pelo fator I requer a presença de uma ou mais moléculas de C4BP, MCP e CR1, estas moléculas são conhecidas como *cofatores* para a clivagem mediada pelo fator I. Deve ser destacado que o DAF dissocia o complexo C4b2a mas não atua como um cofator para o fator I. O fator I cliva C4b em dois fragmentos: C4c, liberado na fase fluida, e C4d, que permanece ligado à superfície celular. C4c e C4d não dão

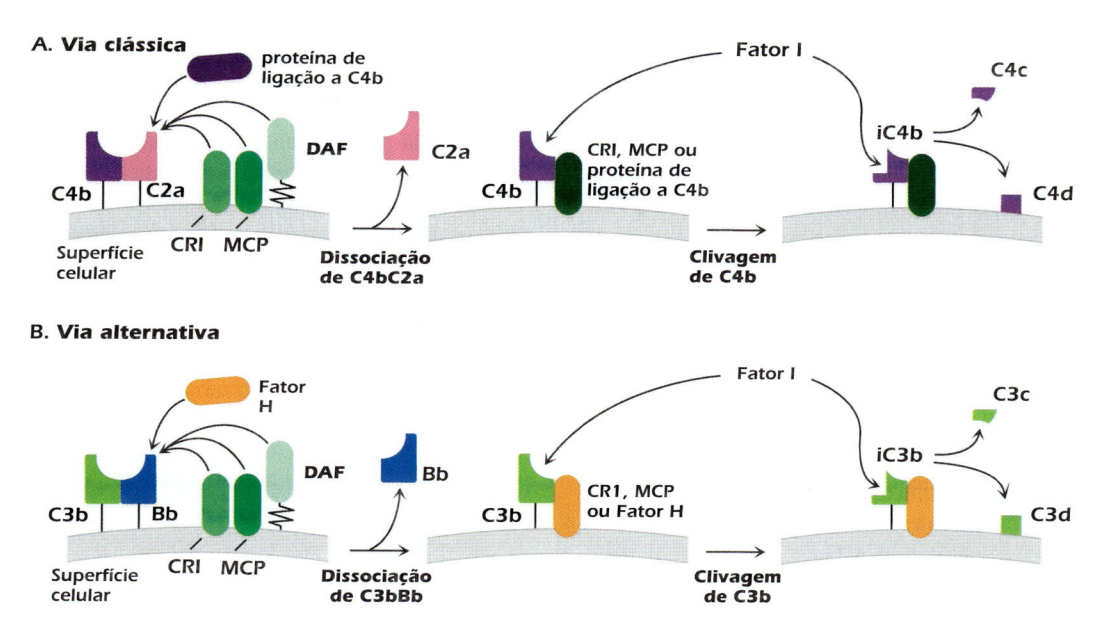

Figura 13.5 Reguladores de C3 convertases na (A) via clássica e (B) via alternativa. Os reguladores podem dissociar a convertase, clivar o componente do complemento que permanece na superfície celular ou atuar como um cofator para esta clivagem. A proteína de ligação a C4 regula exclusivamente a via clássica, enquanto o fator H regula a via alternativa. O fator I, DAF, CR1 e MCP regulam ambas as vias.

prosseguimento à cascata do complemento e não se conhecem suas atividades biológicas.

O *fator H*, uma proteína sérica, apresenta duas importantes funções reguladoras na via alternativa. Inicialmente, o fator H compete com o fator B, previamente descrito para se ligar ao C3b na superfície celular (mostrado na Fig. 13.2). O fator B se ligando ao C3b dá continuidade à via alternativa, mas se o fator H se ligar ao C3b, a via é interrompida. A natureza da superfície à qual C3b está ligado é importante na determinação de qual fator irá se ligar a ele: o ácido siálico que reveste as células dos mamíferos favorece a ligação do fator H, por outro lado, as células bacterianas carecem de ácido siálico e, assim, favorecem a ligação do fator B ao C3b. Como resultado, as células dos mamíferos ficam protegidas pela função reguladora do fator H, mas as células bacterianas se tornam o alvo de subsequente ativação do complemento.

A Fig. 13.5B ilustra uma segunda função do fator H: Ele se liga à C3 convertase C3bBb, na via alternativa, e desloca Bb, impedindo uma posterior ativação da cascata do complemento. Uma vez que o fator H tenha se ligado ao C3b, o fator I cliva C3b; desta maneira, o fator H é um cofator da clivagem de C3b mediada pelo fator I na via alternativa. C3b é clivado em etapas, inicialmente a *iC3b* (indicando um C3b *inativo*) e, em seguida, em dois fragmentos adicionais, *C3c*, que é liberado para a fase fluida e não tem função biológica, e *C3d*, que permanece ligado à superfície celular. Os produtos de clivagem iC3b, C3c e C3d não dão prosseguimento à cascata do complemento, mas, como descrito antes, iC3b e C3d apresentam importantes atividades biológicas que descreveremos na próxima seção.

A Fig. 13.5B também mostra que as mesmas moléculas de superfície celular que inibem a função da C3 convertase, da via clássica, C4b2a (DAF, MCP e CR1) regulam a convertase C3bBb da via alternativa. Conforme mencionado no parágrafo anterior, o fator I regula tanto a via clássica quanto a via alternativa clivando C4b na primeira e C3b na via alternativa.

A via terminal de ativação do complemento e a formação do MAC são também altamente reguladas. Em consequência de a associação de C5b com a membrana celular ser relativamente inespecífica, a associação dos componentes terminais da via C6–C9 com C5b na superfície celular formaria um MAC que poderia danificar ou lisar células "expectadoras inocentes" do hospedeiro. Este dano é impedido tanto por proteínas associadas à membrana quanto por proteínas de fase fluida. *CD59*, uma proteína de membrana largamente distribuída, impede a lise ao se ligar ao complexo C5b–C8 na superfície celular, impedindo a polimerização de C9. A *proteína S (vitronectina)* e a *SP-40,40 (clusterina)* são proteínas de fase fluida que se ligam com C5b6, C5b67, C5b678 e C5b6789 impedindo a interação com membranas.

ATIVIDADES BIOLÓGICAS DO COMPLEMENTO

As principais funções do sistema-complemento estão resumidas a seguir e apresentadas nas Figs. 13.6 e 13.7. Os componentes do complemento interagem com uma grande variedade de células que expressam receptores específicos. O Quadro 13.1 apresenta os nomes, funções e padrões de expressão celulares destes receptores. Os receptores podem ser classificados em duas amplas categorias: CR1 até CR4 e CRIg (um receptor recentemente descrito encontrado nos macrófagos) que se ligam tanto a C3b, e aos seus produtos de clivagem, quanto a C3b e C4b e aos seus produtos de clivagem, e ainda receptores para C3a, C4a e C5a, que se ligam a pequenos componentes solúveis gerados pela clivagem de C3, C4 e C5. (A distribuição dos receptores de C4a não é apresentada; ela se justapõe à distribuição celular do receptor de C3a.)

Produção de Opsoninas

A mais importante função do complemento na defesa do hospedeiro é geralmente considerada como a geração de fragmentos com atividade opsônica que se depositam na superfície dos patógenos (Fig. 13.6). As principais opsoninas geradas são C3b

e C4b, porém iC3b, um fragmento de C3b que não ativa o complemento, também apresenta atividade opsônica. As bactérias revestidas pelas opsoninas são rapidamente capturadas e destruídas pelas células fagocíticas tais como macrófagos e neutrófilos. Estas células expressam os receptores CR1, CR3 e CR4, que apresentam amplas especificidades para opsoninas geradas pelas vias do complemento e para outros componentes do complemento. O papel de CR1 na regulação da ativação do complemento foi anteriormente descrito neste capítulo.

Produção de Anafilatoxinas

A segunda maior função associada com a ativação do complemento é a ação das *anafilatoxinas*. C5a é a mais potente, seguida de C3a; C4a é a menos potente. O termo "anafilato-

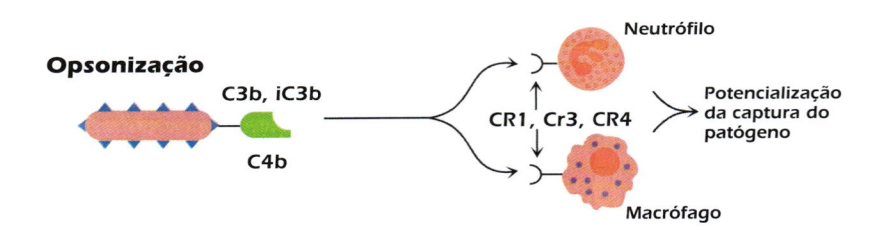

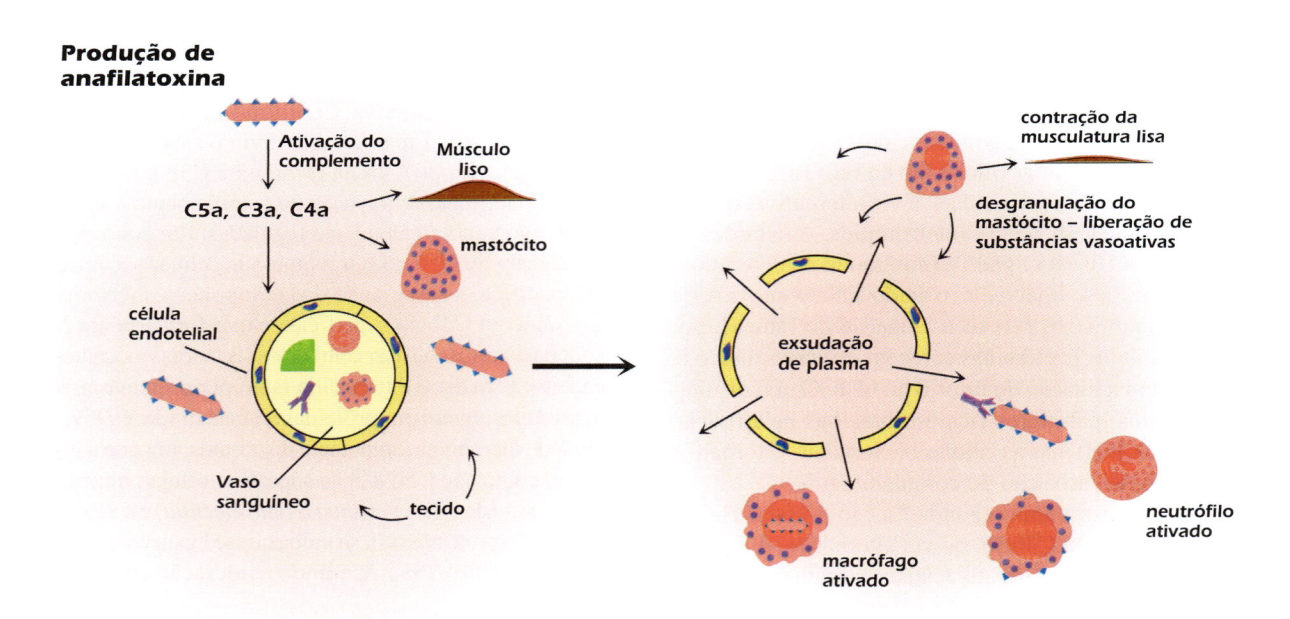

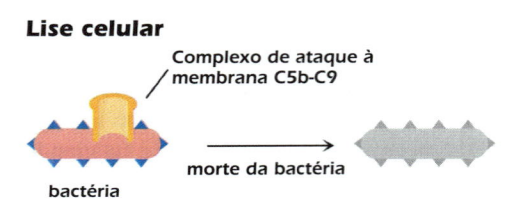

● <u>Figura 13.6</u> Principais funções do complemento: produção de opsoninas, produção de anafilatoxinas e lise dos patógenos.

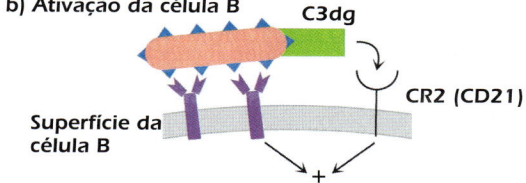

Potencialização da resposta da célula B

a) Memória

Complexo antígeno-anticorpo + C3dg — CR2 — Célula dendrítica folicular no centro germinativo

Célula B + iC3b — CR1

b) Ativação da célula B — C3dg — CR2 (CD21)

Superfície da célula B +

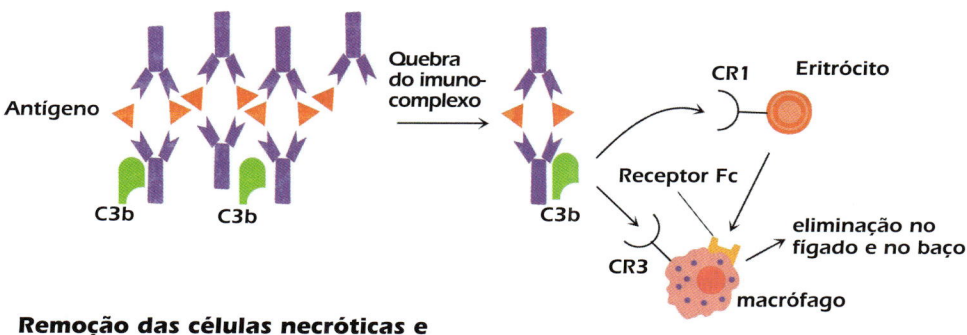

Remoção de imunocomplexos

Antígeno — Quebra do imuno-complexo

C3b — C3b — C3b

CR1 — Eritrócito

Receptor Fc

CR3 — macrófago — eliminação no fígado e no baço

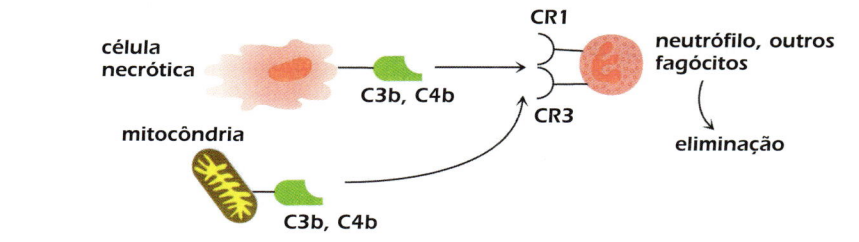

Remoção das células necróticas e membranas subcelulares

célula necrótica — C3b, C4b

mitocôndria — C3b, C4b

CR1 — neutrófilo, outros fagócitos — CR3 — eliminação

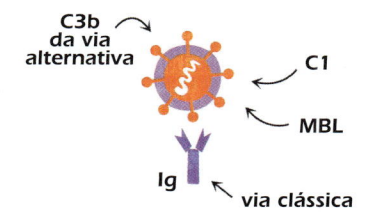

Respostas aos vírus

C3b da via alternativa — C1 — MBL — Ig ← via clássica

○ Figura 13.7 Outras funções decisivas do complemento: potencialização da resposta da célula B, remoção de imunocomplexos, remoção de células necróticas e de membranas subcelulares, além de resposta aos vírus.

xina" é derivado do reconhecimento inicial de sua função: a capacidade de induzir características semelhantes às do choque da resposta alérgica sistêmica ou *anafilática* (ver Capítulo 14). Sabe-se atualmente que esses pequenos peptídios desempenham importantes papéis na indução da resposta infla-

matória, que constituem defesas do corpo na remoção de agentes infecciosos que penetraram nos tecidos.

As anafilatoxinas interagem com receptores expressos em muitos diferentes tipos de células (ver Quadro 13.1). A Fig. 13.6 mostra que elas ativam as células endoteliais vasculares (reves-

● QUADRO 13.1 Receptores do Complemento

Receptor do Complemento	Distribuição Celular	Componentes do Complemento Ligados	Função do Receptor
CR1 (CD35)	Eritrócitos, monócitos, macrófagos, eosinófilos, neutrófilos, células B, algumas células T, células foliculares dendríticas, mastócitos	C3b, iC3b, C3c, C4b	Potencializa a fagocitose; regula as vias de ativação do complemento
CR2 (CD21)	Precursor tardio e linfócitos B maduros, algumas células T (incluindo timócitos), células dendríticas foliculares	C3b, iC3b, C3d/C3dg	Parte do correceptor das células B: diminui o limiar de ativação da célula B pelo antígeno
CR3 (CD11b/CD18, também conhecido como Mac-1)	Monócitos, macrófagos, células NK, granulócitos	iC3b (e muitos componentes não pertencentes ao complemento, incluindo lipopolissacarídios bacterianos, e outras moléculas de superfície, e fibrinogênio)	Potencializa a fagocitose
CR4 (CD11c/CD18)	Células mieloides, células dendríticas, células B ativadas, células NK, alguns linfócitos citotóxicos, plaquetas	iC3b (e muitos ligantes não pertencentes ao complemento, semelhantes àqueles que interagem com CR3)	Potencializa a fagocitose
CRIg	Macrófagos	C3b, iC3b	Potencializa a fagocitose
Receptor de C3a	Células dos músculos lisos, células endoteliais, células epiteliais, plaquetas, mastócitos, macrófagos, neutrófilos, basófilos, eosinófilos	C3a	Medeia a resposta anafilatóxica
Receptor de C5a (CD88)	Células dos músculos lisos, células endoteliais, células epiteliais, plaquetas, mastócitos, macrófagos, neutrófilos, basófilos, eosinófilos	C5a	Medeia respostas anafilatóxicas

tem as paredes dos vasos sanguíneos), aumentando a permeabilidade dos vasos sanguíneos e permitindo o acúmulo local de líquidos (edema) nos tecidos. O influxo do líquido contendo células fagocíticas (macrófagos e neutrófilos), anticorpos e componentes do complemento para o interior dos tecidos aumenta a resposta ao patógeno. As anafilatoxinas são também *quimiotáticas* para neutrófilos, isto é, as células migram da área de menor concentração para uma área de maior concentração. Como resultado, os neutrófilos circulando no sangue são ativados, deixam a circulação no local da inflamação e destroem o material estranho. As anafilatoxinas também induzem contração da musculatura lisa. A interação das anafilatoxinas nos tecidos, com os basófilos ou mastócitos, resulta na liberação de inúmeros mediadores inflamatórios, incluindo a histamina. Os efeitos da histamina e das anafilatoxinas na permeabilidade vascular e na contração dos músculos lisos são semelhantes.

Lise

A terceira maior função do complemento é a lise dos patógenos (Fig. 13.6). A etapa terminal das três vias de ativação do complemento é a formação do MAC na superfície celular. Este processo resulta na lise celular, principalmente de um patógeno microbiano.

Outras Importantes Funções do Complemento

Potencialização das Respostas da Célula B aos Antígenos. A ligação dos componentes do complemento C3d ou ***C3dg***, produto final da quebra de C3, a CR2 (CD21) aumenta, de várias formas, a resposta de anticorpo. A Fig. 13.7 apresenta as duas vias que já descrevemos anteriormente: inicialmente C3dg se liga ao antígeno que se encontra complexado à Ig na superfície da célula B. C3dg pode se ligar simultaneamente a CR2, que é parte de um correceptor da célula B (discutido nos Capítulos 7 e 10). A sinalização, tanto através da Ig ligada à membrana quanto do correceptor, aumenta a ativação da célula B. Desta maneira, C3dg ligado ao antígeno e à superfície da célula B diminui, em mais de 1.000 vezes, o limiar de ativação da célula B em comparação à ligação na ausência de C3dg.

Em segundo lugar, no Capítulo 7 descrevemos como as células dendríticas foliculares no centro germinativo se ligam ao complexo antígeno–anticorpo e apresentam o antígeno à célula B para proliferação. Esta interação é decisiva para o eventual desenvolvimento das células de memória. As células dendríticas foliculares expressam o receptor CR2 do complemento, que conforme descrito antes, liga C3dg, e CR1, que, por sua vez, liga iC3b. Assim, as células dendríticas foliculares podem apresentar complexos antígeno–anticorpos, ligados a um destes componentes do complemento, às células B do centro germinativo. Desta maneira, os componentes do complemento também cumprem um papel na indução das células B de memória.

Em terceiro lugar, o processamento de antígenos T-dependentes pelas células B é mais rápido quando o antígeno está ligado a C3dg do que quando não; supõe-se que a ligação de C3dg a CR2, na superfície da célula B, aumenta a captura e o processamento do antígeno. Este mecanismo pode representar uma outra maneira pela qual o complemento aumenta a resposta da célula B a antígenos T-dependentes.

Controlando a Formação e a Eliminação de Imunocomplexos.

Quando os anticorpos se ligam a antígenos multivalentes, a ligação cruzada entre as moléculas tende a produzir grandes complexos antígeno–anticorpos que aumentam gradativamente de tamanho até atingirem a condição de insolúveis. Embora, *in vitro*, a precipitação dos complexos tenha se tornado útil para a identificação dos antígenos e anticorpos (ver Capítulo 5), a formação *in vivo* de grandes complexos insolúveis pode ser prejudicial ao hospedeiro. Conforme descreveremos na seção final deste capítulo, pessoas deficientes dos componentes iniciais da via clássica do complemento e, em algumas condições de autoimunidade como, por exemplo, SLE, podem apresentar grandes imunocomplexos insolúveis nos tecidos como na pele e nos rins, induzindo inflamação e lesão de células circundantes (ver também Fig. 12.9).

A deposição de C3b em grandes complexos antígeno–anticorpos interfere na ligação que mantém o complexo unido. Como resultado, ele se quebra em pedaços menores que podem ser eliminados pelos macrófagos (Fig. 13.7). A deposição de C3b nos complexos antígeno–anticorpos também permite a ligação a eritrócitos que expressam o receptor CR1 em sua superfície. Os eritrócitos eliminam os complexos do sangue transportando-os através da circulação para o fígado e baço. Nestes órgãos, os complexos são transferidos do CR1 do eritrócito para os receptores CR3 e Fc do macrófago. Os macrófagos fagocitam os complexos e os eliminam.

Remoção de Células Mortas ou em Fase de Morte.

Células morrendo por necrose podem ativar o complemento, levando à deposição de C4b e C3b na superfície celular. A célula é, a seguir, eliminada ao interagir com CR1 ou CR3 presentes nas células fagocitárias (Fig. 13.7). As membranas subcelulares, das organelas como as mitocôndrias e retículo endoplasmático, também ativam diretamente tanto a via clássica quanto a via alternativa e são eliminadas de maneira semelhante. A proteína C reativa, uma proteína de fase aguda, e componentes da resposta inflamatória, que foram mencionados no início deste capítulo, também se ligam às células necróticas e às células danificadas ativando a via clássica do complemento. A mesma estrutura com que a proteína C reativa se liga na superfície das células bacterianas, o polissacarídio fosfocolina, está também exposta nas células danificadas ou necrosadas dos mamíferos. Recentes evidências indicam que as células em fase de morte, como resultado da apoptose, podem desencadear a ativação do complemento.

Em todas estas situações, o complemento remove dos tecidos as células mortas ou morrendo, contribuindo, desta maneira, para a homeostase. Em algumas condições, entretanto, a ativação do complemento pelas células mortas ou em fase de morte pode ter consequências clínicas. Exemplos relevantes incluem a ativação do complemento por isquemia e reperfusão. Na *isquemia*, a área do tecido morre após o suprimento de sangue e oxigênio ter sido cortado (importantes exemplos incluem tecido cardíaco após o ataque do coração ou tecido cerebral depois de uma pancada). A *reperfusão* constitui uma tentativa de restaurar o suprimento sanguíneo no tecido afetado. A ativação do complemento é considerada de grande importância para as respostas inflamatórias associadas com estes estados patológicos que danificam tecidos saudáveis. As terapias baseadas no complemento estão sendo atualmente analisadas com a finalidade de reduzir os efeitos deletérios da resposta inflamatória.

Respostas a Vírus.

O complemento desempenha um importante papel na defesa contra infecção viral (Fig. 13.7). O componente C1 pode se ligar diretamente à superfície de vários vírus e tornar-se ativado, incluindo o retrovírus tipo C, lentivírus, HIV-1 e HTLV-1. Além disso, a MBL da via da lectina se liga e é ativada por resíduos de manose na superfície do HIV-1, HIV-2 e do vírus influenza. Geralmente, na resposta contra estes vírus, os anticorpos gerados medeiam posteriores ligações e ativação da via clássica na superfície do vírus. Subunidades que se repetem no capsídio viral ou superfícies de membrana ativam a via alternativa do complemento. A ligação das proteínas do complemento provoca a opsonização e fagocitose pelas células fagocíticas, bem como a lise do vírus. A ligação do complemento também interfere na capacidade de interação do vírus com a membrana de suas células alvo, bloqueando assim a entrada do vírus na célula.

Muitos vírus utilizam mecanismos que subvertem a ação das proteínas do complemento. Alguns vírus, por exemplo, produzem proteínas que mimetizam funções inibidoras do complemento: o herpes vírus produz proteínas que têm atividades semelhantes ao DAF, e/ou MCP, e outras que bloqueiam a formação de C5b-9. O vírus vacínia também produz uma proteína que se liga ao C3b e C4b inibindo a ativação do complemento: a proteína tem tanto atividade de aceleração da dissociação como também atua como um cofator para o fator I. HIV-1, HTLV-1, o vírus da imunodeficiência dos símios (SIV) e o citomegalovírus (CMV) capturam as proteínas de controle do complemento DAF, MCP e CD59 quando os vírions brotam das membranas das células hospedeiras. Como consequência destas estratégias, os vírus ficam protegidos das respostas mediadas pelo complemento.

Alguns vírus também se ligam a receptores de complemento facilitando sua entrada na célula. Uma das interações mais estudadas é a que ocorre na infecção dos linfócitos B humanos com o vírus Epstein-Barr: a glicoproteína de membrana gp350/220 do vírus se liga a CR2 (CD21) expresso na superfície da célula B, permitindo ao vírus penetrar na célula. Alguns vírus ativam o complemento e utilizam o C3b neles depositado para se ligar aos receptores de complemento da célula hospedeira; desta forma, o HIV-1 utiliza CR1, CR2 e CR3 para infectar as células T, as células B e os monócitos. Outros vírus se ligam a reguladores de complemento expressos na membrana da célula: o *Paramyxovirus* (vírus do sarampo) utiliza a MCP, enquanto o vírus da família picornavírus utiliza o DAF para infectar as células epiteliais.

DEFICIÊNCIAS DE COMPLEMENTO

Como foi agora descrito, o sistema-complemento desempenha um importante papel na defesa do hospedeiro contra microrganismos. É particularmente importante na defesa contra o que é conhecido como bactérias *piogênicas* (formadoras de pus) que incluem espécies de *Neisseria* (a bactéria responsável por meningite e algumas doenças sexualmente transmissíveis), *S. pneumoniae, H. influenzae* e *S. aureus*. A principal via de defesa contra estes microrganismos parece ser a produção do anticorpo IgG que se liga à bactéria, seguindo-se a opsonização, a ativação do complemento, a fagocitose e a morte intracelular. Desta maneira, as deficiências genéticas ou adquiridas, nas quais qualquer uma destas atividades encontra-se diminuída, tornam o indivíduo particularmente sensível a estes microrganismos. Além disso, abordamos a importância do complemento na remoção de imunocomplexos da circulação e descreveremos nesta seção como a deficiên-

cia de determinados componentes do complemento pode resultar na deposição dos imunocomplexos nos tecidos, levando a condições de inflamação e de autoimunidade.

O Quadro 13.2 resume as condições clínicas que se desenvolvem em consequência da deficiência de componentes específicos do complemento ou de reguladores das funções do complemento. Indivíduos geneticamente deficientes de específicos componentes do complemento são relativamente raros (aproximadamente 1 em cada 10.000), e as deficiências nem sempre estão associadas ao desenvolvimento de condições clínicas. A deficiência de C3 é rara, mas pode ser grave e até mesmo potencialmente fatal visto que C3 é o centro de todas as vias do complemento. Indivíduos deficientes de C3 são suscetíveis a infecções piogênicas recorrentes e podem também desenvolver distúrbios inflamatórios associados a imunocomplexos circulantes. Um destes distúrbios, a ***glomerulonefrite membranoproliferativa***, corresponde à inflamação da alça capilar nos glomérulos renais e se caracteriza pelo aumento do número de células e espessamento da parede capilar.

As deficiências em qualquer um dos componentes da via clássica C1, C4 ou C2 estão associadas com o aumento da suscetibilidade a doenças autoimunológicas como o SLE (ver Capítulo 12). A predisposição ao SLE nestes indivíduos parece ser o resultado de um defeito na capacidade em processar e eliminar os imunocomplexos. Normalmente, no SLE, grandes imunocomplexos insolúveis se acumulam ao longo da membrana basal nos rins. Indivíduos deficientes de C1, C4 ou C2 também apresentam um risco aumentado de infecções com bactérias piogênicas. Entretanto, os indivíduos deficientes dos componentes da via alternativa ou dos últimos componentes comuns a todas as vias apresentam um maior risco de infecção com bactérias piogênicas. Isto sugere que a ativação da via clássica do complemento pode não ser tão importante quanto a via alternativa na defesa contra estas bactérias.

A deficiência do componente properdina da via alternativa, ou dos fatores B ou D, está associada com infecções pio-

---

QUADRO 13.2 Deficiências do Complemento

Deficiência do Componente do Complemento	Efeito na Função do Complemento	Manifestação Clínica
C3	C3b e outros fragmentos opsônicos não produzidos, componentes terminais não ativados	Infecções piogênicas graves e condições inflamatórias (glomerulonefrite)
C1, C4 ou C2	Não ocorre ativação da via clássica	Condições autoimunológicas (SLE) e infecções piogênicas
Properdina, fator B ou fator D	Incapacidade de formar MAC	Infecções piogênicas graves
Lectina de ligação à manose	Não ocorre ativação da via da lectina	Infecções bacterianas recorrentes
C5, C6, C7, C8 ou C9	Incapacidade de formar MAC	Infecções recorrentes por *Neisseria*
C1 inibidor (C1INH)	Ativação desregulada de todas as vias de ativação	Angioedema
CD59, DAF	MAC lesa as células do hospedeiro	Hemoglobinúria paroxística noturna (hemólise e trombose)
Fator H, fator I	Ativação desregulada de C3	Glomerulonefrite, síndrome hemolítica-urêmica
Receptor 3 do complemento (CR3)	Adesão imperfeita e migração de leucócitos	Infecções bacterianas recorrentes

gênicas, particularmente por *Neisseria*. A deficiência da lectina de ligação à manose pode ser um grande problema no início da vida, manifestando-se por meio de graves infecções recorrentes. Os indivíduos que carecem dos componentes do complexo de ataque à membrana, C5b-C9, tendem a ter infecções recorrentes por *Neisseria*.

As deficiências ou doenças dos receptores do complemento ou das proteínas reguladoras do complemento também podem ter sérias consequências. Pacientes com CR3 alterado podem apresentar uma doença conhecida como deficiência na adesão dos leucócitos I (descrita com maiores detalhes no Capítulo 17), na qual a adesão e migração de todos os leucócitos ficam prejudicadas. Estes pacientes sofrem de infecções recorrentes por bactérias piogênicas, mas o pus não é formado. As deficiências no fator H ou no fator I resultam em ativação descontrolada da via alternativa, acarretando a depleção de C3. Os resultados são semelhantes àqueles vistos nos indivíduos com deficiência de C3 descrita anteriormente: aumento da suscetibilidade a infecções por microrganismos piogênicos e doenças por imunocomplexos. A deficiência do fator H também está associada com a ***síndrome hemolítica-urêmica***, caracterizada pela destruição dos eritrócitos, lesão das células endoteliais e, nos casos graves, insuficiência renal.

A proteína reguladora C1INH constitui a única proteína-controle dos componentes C1r e C1s da via clássica, e a sua deficiência resulta em clivagem descontrolada de C2 e C4. (Conforme descrito antes, C1INH também inibe etapas da ativação do complemento tanto na via da lectina quanto na via alternativa.) Deficiência genética de C1INH acarreta o ***angioedema hereditário (HAE)***.

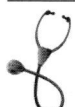

Angioedema Hereditário

Esta condição é caracterizada por edemas localizados na pele e mucosa resultantes da dilatação e aumento da permeabilidade dos capilares. Os sintomas se manifestam por surtos recorrentes de tecidos edemaciados, como da face e membros, dor abdominal e edema da laringe, que pode comprometer a respiração. Acredita-se que esta condição seja resultado do efeito do C1INH inibindo a atividade de enzimas nas cascatas séricas, diferentes da cascata do complemento; uma destas vias séricas forma cininas, incluindo bradicininas, que são potentes vasodilatadores, induzindo a permeabilidade vascular e a contração da musculatura lisa. Acredita-se que a deficiência de C1INH acarrete a produção aumentada destes mediadores vasculares.

Hemoglobinúria Paroxística Noturna (PNH). Este é um distúrbio raramente adquirido que também envolve proteínas reguladoras do complemento. A condição ocorre principalmente em adultos jovens e é caracterizada pela destruição crônica dos eritrócitos e formação de trombos (agregados de plaquetas e fatores sanguíneos que induzem bloqueio vascular), anemia hemolítica e presença de hemoglobina na urina, predominantemente à noite. A condição resulta de uma mutação somática no gene que controla a produção de glicosilfosfatidilinositol (GPI), âncora que liga muitas proteínas de membrana à superfície celular (ver Capítulo 6). Na PNH, a âncora não é feita adequadamente e as proteínas não se prendem à superfície celular; elas são secretadas pelas células para a fase fluida. Várias proteínas são afetadas, incluindo DAF e CD59, proteínas reguladoras do complemento. A ausência destas moléculas torna a membrana dos eritrócitos particularmente sensível à lise mediada pelo complemento.

Em outras condições adquiridas, C3 pode ser diminuído de uma forma extensa de modo que os imunocomplexos não são eliminados e o indivíduo torna-se suscetível à infecção. O processo pode ocorrer em alguns indivíduos que produzem um autoanticorpo conhecido como ***fator C3 nefrítico***. Este anticorpo estabiliza a C3 convertase da via alternativa (C3bBb), gerando uma enzima de fase fluida altamente eficiente e duradoura que cliva C3. O fator C3 nefrítico foi descrito em alguns indivíduos com SLE e em uma rara doença conhecida como lipodistrofia parcial, envolvendo a perda de gordura da parte superior do corpo. Estas condições são também caracterizadas por glomerulonefrite. As células de gordura, particularmente aquelas da parte superior do corpo, produzem o fator D, que cliva C3bBb. A perda das células de gordura na lipodistrofia parcial pode resultar de lise celular localizada, mediada por complemento.

RESUMO

1. O sistema complemento — compreendendo aproximadamente 30 proteínas séricas e ligadas à membrana — desempenha um papel efetor decisivo tanto na resposta da imunidade natural quanto na da imunidade adaptativa mediada por anticorpos.

2. A ativação do complemento ocorre por um mecanismo em cascata cuja sequência gera moléculas biologicamente ativas. As principais atividades biológicas geradas pela ativação do complemento são realizadas pelas opsoninas (aumentam a captação de patógenos pelas células fagocíticas) e anafilatoxinas (induzem respostas inflamatórias). Os componentes do complemento biologicamente ativos interagem com receptores específicos expressos em inúmeros tipos celulares. A ativação do complemento também resulta na lise direta do patógeno.

3. A ação do complemento pode ser iniciada por três diferentes vias: (a) a via clássica, predominantemente pela ligação do componente C1 do complemento a complexos antígeno–anticorpos; (b) a via da lectina, em função da presença de resíduos terminais de manose na superfície das bactérias que interagem com a lectina de ligação à manose; e (c) a via alternativa, pela deposição do componente C3b do complemento na superfície do patógeno. A via alternativa apresenta uma alça de amplificação que potencializa a ativação.

4. As três vias de ativação convergem com a clivagem de C3 para formar C3b e C3a.

5. A etapa final de todas as vias de ativação do complemento é idêntica — a formação de um complexo de ataque à membrana, compreendendo os componentes de C5b até C9. A formação desse complexo acarreta a lise da célula.

6. A atividade do complemento e de seus componentes é fortemente regulada por várias proteínas. Elas são encontradas na fase fluida (fatores H e I, C1 inibidor, proteína de ligação com C4b) e na superfície de muitas células de mamíferos (DAF, MCP e CR1). As proteínas reguladoras do complemento não são expressas na superfície das células microbianas.

7. O complemento tem outras importantes funções além da geração de opsoninas, anafilatoxinas e na lise celular. Essas outras funções incluem a potencialização das respostas do linfócito B ao antígeno, controle da formação e eliminação de imunocomplexos, remoção de células mortas ou em fase de morte, e interação com os vírus.

8. A deficiência dos componentes do complemento, reguladores das vias do complemento, ou receptores dos componentes do complemento pode resultar no aumento da suscetibilidade à infecção ou no desenvolvimento de condições inflamatórias.

REFERÊNCIAS

Atkinson JP, Goodship TH (2007): Complement factor H and the hemolytic uremic syndrome. *J Exp Med* 204:1245–1248.

Frank MM (2006): Hereditary angioedema: The clinical syndrome and its management in the United States. *Immunol Allergy Clin North Am* 26:653–668.

Haines JL, Hauser MA, et al (2005): Complement factor H variant increases the risk of age-related macular degeneration. *Science* 308:419

Riedemann NC, Ward PA (2003): Complement in ischemia reperfusion injury. *Am J Pathol* 162:363.

Roozendaal R, Carroll MC (2007): Complement receptors CD21 and CD35 in humoral immunity. *Immunol Rev* 219:157–166.

Rus H, Cudrici C, Niculescu F (2005): The role of the complement system in innate immunity. *Immunol Res* 33:103–112.

Takahashi K, Ip WE, Michelow IC, Ezekowitz RA (2006): The mannose-binding lectin: A prototypic pattern recognition molecule. *Curr Opin Immunol* 18:16–23.

Wallis R (2007): Interactions between mannose-binding lectin and MASPs during complement activation by the lectin pathway. *Immunobiology* 212:289.

Walport MJ (2001): Complement. *N Engl J Med* 344:1058–1066, 1140–1144.

QUESTÕES DE REVISÃO

Para cada questão, escolha A MELHOR resposta.

1. Um paciente é admitido com infecções bacterianas múltiplas e constata-se que ele apresenta ausência completa do componente C3 do complemento. Que função mediada pelo complemento permaneceria intacta em tal paciente?
   A) lise da bactéria
   B) opsonização da bactéria
   C) geração de anafilatoxinas
   D) geração de fatores quimiotáticos para neutrófilos
   E) nenhuma das respostas acima

2. O complemento é necessário para:
   A) lise dos eritrócitos pela enzima lecitinase

   B) lise de células tumorais mediada por células NK
   C) fagocitose
   D) lise de bactérias mediada por anticorpos
   E) todas as respostas acima

3. Qual das seguintes características está associada ao desenvolvimento do SLE?
   A) deficiência de C1, C4 ou C2
   B) deficiência de C5, C6 ou C7
   C) deficiência dos últimos componentes do complemento
   D) aumento do nível sérico de C3
   E) aumento dos níveis de C1, C4 ou C2

4. Os fragmentos de C5 ativados podem acarretar todas as características, *exceto*:

A) contração da musculatura lisa
B) vasodilatação
C) atração de leucócitos para o local da infecção
D) ligação de linfócitos aos macrófagos
E) iniciação da formação do complexo de ataque à membrana

5. A via alternativa de ativação do complemento é caracterizada por todas as afirmações abaixo, *exceto*:
   A) ativação dos componentes do complemento anteriores a C3 na cascata
   B) participação da properdina
   C) geração de anafilatoxinas
   D) ativação de C4
   E) regulação pelo fator H

6. O DAF regula o sistema-complemento para impedir a lise celular mediada pelo complemento. O processo envolve:

A) dissociação do complexo C3 convertase
B) bloqueio da ligação da C3 convertase à superfície das células bacterianas
C) inibição do complexo de ataque à membrana na ligação às membranas bacterianas
D) atuação como um cofator para a clivagem de C3b
E) a dissociação da C5 convertase

7. As substâncias que se seguem ativam a via alternativa do complemento:
   A) lipopolissacarídios
   B) alguns vírus e células infectadas por vírus
   C) parede celular de fungos e leveduras
   D) muitas cepas de bactérias Gram-positivas
   E) todas as respostas acima

RESPOSTAS ÀS QUESTÕES DE REVISÃO

1. E Todas estas funções são mediadas pelos componentes do sistema-complemento que são gerados na sequência de ativação do complemento após C3. Assim, todas estas funções ficam prejudicadas na ausência de C3.

2. D O complemento é necessário para a lise da bactéria por IgM ou IgG (via clássica). O complemento não é necessário para a lise de eritrócitos pela lecitinase ou por fagocitose. Entretanto, as opsoninas, tal como o fragmento C3b, que são geradas durante a ativação do complemento, podem potencializar a fagocitose. Embora algumas células tumorais possam iniciar a via alternativa de ativação do complemento, o complemento não desempenha qualquer papel na lise destas células, mediada por NK.

3. A A deficiência homozigótica herdada de uma das proteínas iniciais da via clássica do complemento (C1, C4 ou C2) está profundamente associada com o desenvolvimento do SLE e provavelmente resulta de um processamento anormal dos imunocomplexos na ausência de uma via clássica funcional de fixação do complemento. Os níveis séricos de C3 e C4 diminuem no SLE devido ao grande número de imunocomplexos que se ligam a eles. As deficiências dos últimos componentes estão associadas com infecções recorrentes com microrganismos piogênicos.

4. D C5a é uma anafilatoxina que induz desgranulação de mastócitos, resultando na liberação de histamina, causando vasodilatação e contração da musculatura lisa. C5a é também quimiotática, atraindo leucócitos para a área de sua liberação, onde o antígeno está reagin-

do com o anticorpo e ativando o sistema-complemento; este processo constitui uma parte da resposta inflamatória à infecção. C5b se deposita na membrana e inicia a formação do complexo final de ataque à membrana. Nem C5a nem C5b promove a ligação de linfócitos a macrófagos.

5. D A via alternativa de ativação do complemento conecta-se com a via clássica pela ativação de C3. Assim, ela não requer C1, C4 ou C2. A properdina é essencial para a ativação da via alternativa, uma vez que ela estabiliza o complexo formado entre C3b e o fator sérico B ativado, C3bBb, que atua como uma C3 convertase e ativa C3. Durante a ativação da via alternativa são gerados C3a e C5a; ambos são anafilatoxinas e causam desgranulação de mastócitos. O fator H é o regulador-chave da via alternativa.

6. A O DAF é um regulador, de superfície celular, da ativação do complemento que desestabiliza as C3 convertases das vias alternativa e clássica (C3bBb e C4b2a, respectivamente). À semelhança de outros reguladores da ativação do complemento — incluindo CR1, fator H e C4bBP — estas proteínas aceleram a dissociação da C3 convertase, liberando o componente com atividade enzimática (Bb ou C2a) do componente ligado à membrana celular (C3b ou C4b).

7. E Todos estes patógenos e partículas de origem bacteriana podem iniciar a via alternativa de ativação do complemento. O ácido teicoico da parede celular dos microrganismos Gram-positivos e também parasitas como os tripanossomas também podem ativar o complemento através desta via.

14

HIPERSENSIBILIDADE: TIPO I

 INTRODUÇÃO

Em determinadas circunstâncias, a resposta imunológica produz danos e algumas vezes resultados fatais. Estas reações deletérias são coletivamente conhecidas como *hipersensibilidade*. Os mecanismos celular e molecular destas reações são praticamente idênticos às respostas normais de defesa de um hospedeiro. Elas causam danos imunologicamente mediados ao hospedeiro pelo fato de serem reações exageradas a antígenos estranhos ou por serem reações inadequadas aos antígenos próprios.

Classificação da Hipersensibilidade Segundo Coombs e Gell

No início da década de 1960, as reações de hipersensibilidade foram divididas em quatro tipos, enumerados I a IV, por Coombs e Gell (1963), sendo posteriormente resumidos. Embora, com o passar dos anos, as diferenças utilizadas para separar estes quatro tipos de hipersensibilidade tenham se alterado, à medida que o nosso conhecimento de imunologia celular e molecular aumentou, a classificação de Coombs e Gell ainda permanece atual.

- **Tipo I.** As reações mediadas pela IgE (comumente designadas *reações alérgicas* ou *alergia*) são estimuladas pela ligação da IgE, via sua região Fc, a receptores Fc IgE específicos de alta afinidade denominados *FcεRI*. Conforme veremos posteriormente neste capítulo, os receptores FcεRI são expressos em mastócitos e basófi-

los. Devido a sua alta afinidade pela IgE, esses receptores se ligam à IgE mesmo na ausência de antígeno. Quando as moléculas de IgE se encontram com o antígeno, inicia-se uma cascata de acontecimentos que acarreta a desestabilização e liberação de mediadores inflamatórios e citocinas dos mastócitos e basófilos. Todo este processo resulta nas manifestações clínicas da hipersensibilidade do tipo I, que inclui rinite, asma e, nos casos graves, anafilaxia (das palavras gregas *ana*, que significa "contra" e *phylaxis*, que significa "proteção"). As reações de hipersensibilidade do tipo I são rápidas, ocorrendo minutos após o desafio (reexposição ao antígeno). Consequentemente, as reações alérgicas são também denominadas *hipersensibilidade imediata*.

- **Tipo II.** As reações citolíticas ou citotóxicas ocorrem quando os anticorpos IgM ou IgG se ligam de maneira inapropriada ao antígeno localizado na superfície de células próprias e ativam a cascata do complemento. O resultado é a destruição da célula.

- **Tipo III.** Reações por complexos imunológicos ocorrem quando complexos antígeno-IgM ou antígeno-IgG se acumulam na circulação ou nos tecidos e ativam a cascata do complemento. Os granulócitos são atraídos ao local da ativação resultando dano em consequência da liberação de enzimas líticas de seus grânulos. As reações ocorrem horas após o desafio com o antígeno.

- **Tipo IV.** Reações mediadas por células — comumente denominadas *hipersensibilidade do tipo tardio (DTH)*

Immunology: A Short Course, Sixth Edition, By Richard Coico and Geoffrey Sunshine
Copyright © 2009 John Wiley & Sons, Inc.

— são mediadas por mecanismos efetores dependentes de célula T envolvendo tanto células T_H1 CD4$^+$ quanto células T citotóxicas CD8$^+$. Os anticorpos não participam das reações de hipersensibilidade do tipo IV. As células T_H1 ativadas liberam citocinas que promovem acúmulo e ativação de macrófagos que, por sua vez, causam dano local. Este tipo de reação tem início tardio, que pode ocorrer dias ou semanas após o desafio com o antígeno.

Este capítulo trata da hipersensibilidade do tipo I. As hipersensibilidades dos tipos II e III serão discutidas no Capítulo 15, enquanto a hipersensibilidade do tipo IV será discutida no Capítulo16.

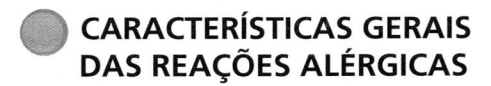

CARACTERÍSTICAS GERAIS DAS REAÇÕES ALÉRGICAS

A sequência de acontecimentos envolvidos no desenvolvimento de reações alérgicas pode ser dividida em várias fases: (1) *fase de sensibilização*, durante a qual os anticorpos IgE são produzidos em resposta a um estímulo antigênico ligando-se, posteriormente, a receptores específicos presentes nos mastócitos e basófilos; (2) *fase de ativação*, durante a qual a reexposição (desafio) ao antígeno deflagra a resposta dos mastócitos e basófilos através da liberação do conteúdo de seus grânulos; e (3) *fase efetora*, durante a qual ocorre uma resposta complexa resultante dos efeitos de muitos mediadores inflamatórios liberados pelos mastócitos e basófilos. Conforme já mencionado, as manifestações clínicas destes mecanismos efetores incluem rinite, asma e anafilaxia.

Fase de Sensibilização

A imunoglobulina responsável pelas reações alérgicas é a *IgE*. Todo indivíduo normal pode formar anticorpos IgE específicos para inúmeros antígenos quando este antígeno é aplicado de maneira apropriada por via *parenteral* (penetrando no corpo por via subcutânea, intramuscular ou endovenosa, mas não através do trato alimentar). Entretanto, como será discutido adiante, alguns indivíduos são geralmente predispostos a certas alergias. Deve-se observar que as reações alérgicas podem ser desencadeadas não apenas pela reexposição ao mesmo antígeno que induziu a síntese da IgE, mas também por outros antígenos que apresentem os mesmos epítopos. A sensibilização a *alérgenos* pode ocorrer através de inúmeras maneiras, incluindo o contato com a pele, ingestão, injeção e inalação. Aproximadamente 50% da população gera resposta de IgE para os antígenos transportados pelo ar que são encontrados apenas nas superfícies mucosas, como as que revestem as narinas e pulmões, bem como a conjuntiva dos olhos. Entretanto, após repetidas exposições a um grande número de alérgenos transportados pelo ar, como pólen de plantas, esporos de mofo, ácaros de poeira domiciliar e pelos de animais, aproximadamente 20% da população geral desen-

volve sintomas clínicos, resultando em rinite alérgica sazonal ou constante. Um termo desatualizado mas ainda comumente utilizado para descrever os sintomas clínicos induzidos por alérgenos transportados pelo ar é *febre do feno*.

O termo *atopia* (da palavra grega *atopos*, que significa "*fora do lugar*") é frequentemente utilizado para definir a hipersensibilidade mediada por IgE, e o adjetivo *atópico* para descrever pacientes afetados. Filhos de indivíduos atópicos com frequência sofrem das mesmas alergias, indicando, que são comuns, *tendências familiares*. Evidências sugerem que as respostas por IgE são geneticamente controladas por genes ligados ao MHC, localizado no cromossoma 6. Recentemente, outros genes reguladores de IgE foram implicados, incluindo o gene do *receptor de Fc de IgE (FcεRI)* de alta afinidade, situado no cromossoma 11, e *conglomerado genético de IL-4 T_H2*, no cromossoma 5, que contém os genes para IL-3, IL-4, IL-5, IL-9 e IL-13.

Dependência da Célula T_H2 para a Produção de Anticorpos IgE. Várias evidências têm demonstrado que a produção do anticorpo IgE é dependente da célula T_H2. O mecanismo pelo qual estas células promovem a troca de isotipo da célula B ainda não foi totalmente esclarecido, embora esteja evidente que algumas citocinas produzidas pelas células T_H2, principalmente IL-4 e IL-13, desempenham um importante papel. A administração de anticorpos neutralizantes para IL-4 em camundongos inibe a produção de IgE. Além disso, camundongos deficientes de IL-4 (IL-4 *knockout*) não podem produzir IgE após infecção com *Nippostrongylus brasiliensis* — um nematódio que induz elevada resposta de IgE em camundongos normais. Uma comparação dos níveis de IL-4 em pessoas alérgicas *versus* não alérgicas mostrou que os níveis de IL-4 são significativamente maiores na população alérgica. Compatível com esta observação, constatou-se que os níveis de IgE são aproximadamente 10 vezes mais elevados nos indivíduos alérgicos. Nos indivíduos normais, a concentração de IgE sérica é a mais baixa de todas as imunoglobulinas. Foi sugerido que os baixos níveis de anticorpos IgE em indivíduos não alérgicos são mantidos pelos efeitos supressores mediados pelo IFN-γ produzido pelas células T_H1, que reprimem a produção de IgE. Desta maneira, em indivíduos normais, o equilíbrio é mantido entre as citocinas derivadas de T_H2, que potencializam as respostas de IgE, e as citocinas derivadas de T_H1 que fazem o efeito oposto, ou seja, reprimem as respostas por IgE. Acontecimentos naturais como infecções com certos patógenos podem alterar este equilíbrio e estimular a produção de IgE pelas células B. Consequentemente, a sensibilização alérgica pode resultar de falha de mecanismos de controle, levando à superprodução de IL-4 pelas células T_H2 e, finalmente, à produção aumentada de IgE pelas células B. Quando é alcançada uma adequada exposição ao alérgeno, através de repetidos contatos com a mucosa, ingestão ou injeção parenteral, que resulte na produção de anticorpos IgE, o indivíduo é considerado *sensibilizado*. Tendo ocorrido a produção e secreção do anticorpo IgE pelas células B estimuladas pelo alérgeno, ele rapidamente se liga aos *mastócitos* e *basófilos* à medida que circula próximo a essas células.

Os mastócitos, as mais importantes células efetoras responsáveis pelas reações alérgicas, constituem uma família ubíqua de células geralmente encontradas ao redor dos vasos sanguíneos no tecido conjuntivo, no revestimento do intestino e nos pulmões. Eles são grandes células mononucleadas, contendo muitos grânulos, que se coram intensamente pelos corantes básicos (ver Fig.14.1). Os mastócitos são derivados de células progenitoras que migram para os tecidos (como o tecido conjuntivo e o epitélio), onde se diferenciam em mastócitos maduros. Em algumas espécies, incluindo os seres humanos, os basófilos circulantes também participam das respostas alérgicas e funcionam praticamente da mesma maneira que os mastócitos localizados nos tecidos. Ao contrário dos mastócitos, os basófilos amadurecem na medula óssea e estão presentes na circulação em sua forma diferenciada. Uma das mais importantes características que os mastócitos e basófilos compartilham são os receptores (FcɛRI) em suas membranas, os quais se ligam à porção Fc da IgE com alta afinidade. Uma vez ligadas, as moléculas de IgE persistem na superfície celular por semanas. A célula permanece sensibilizada enquanto suficientes anticorpos IgE permanecerem ligados; as moléculas de IgE irão desencadear a ativação da célula quanto ela entrar em contato com o antígeno.

A sensibilização também pode ocorrer passivamente, pela transferência de soro contendo anticorpos IgE específicos para um determinado antígeno. Um procedimento de interesse apenas histórico, conhecido como teste de Prausnitz–Kustner (PK), foi realizado para testar os anticorpos responsáveis pelas reações anafiláticas. O soro de um indivíduo alérgico foi injetado na pele de uma pessoa não alérgica. Após um ou dois dias, durante os quais os anticorpos injetados localmente se difundiram em direção aos mastócitos vizinhos, ligando-se a eles, o local da injeção foi considerado sensibilizado e respondia com uma *reação urticariforme* (*urticária*) quando era injetado o antígeno ao qual o indivíduo era alérgico. Tal reação em animais passivamente sensibilizados é chamada de *anafilaxia cutânea passiva* (*PCA*).

Fase de Ativação

A fase de ativação das reações alérgicas começa quando o mastócito é estimulado a liberar seus grânulos e seus mediadores inflamatórios. Pelo menos dois dos receptores para a porção Fc das moléculas de IgE devem estar associados em uma configuração estável para que ocorra a fase de ativação. De forma mais simples e mais relevante, do ponto de vista imunológico, esta ligação é realizada por um antígeno multivalente que possa se ligar a uma molécula de IgE diferente para cada um dos vários epítopos de sua superfície, ligando-as cruzadamente e ativando efetivamente a célula para responder liberando seus grânulos (desgranulação) (ver Fig. 14.2). As consequências fisiológicas da desgranulação dos mastócitos mediada pela IgE depende da dose do antígeno e da via de inoculação. Os mastócitos que se desgranulam no interior do *trato gastrointestinal* induzem aumento da secreção líquida e peristalse que, por sua vez, resulta em diarreia e vômito. Em contrapartida, a desgranulação dos mastócitos no *pulmão* provoca a diminuição do diâmetro das vias respiratórias e aumento da secreção de muco. Estes fatos acarretam congestão e bloqueio das vias respiratórias (tosse, espirro, fleuma) e edema, além de secreção de muco nas vias nasais. Por fim, a desgranulação dos mastócitos presentes nos *vasos sanguíneos* causa aumento do fluxo sanguíneo e da permeabilidade vascular, resultando em aumento de líquidos nos tecidos. Isto acarreta fluxo aumentado de linfa a partir dos linfonodos locais, o que, por sua vez, provoca aumento do número de células e proteínas no tecido, com todos estes acontecimentos contribuindo para a resposta inflamatória.

A ligação cruzada dos receptores FcɛRI pode também ser realizada de outras maneiras experimentalmente úteis, como, por exemplo, a adição de anticorpo específico para moléculas de IgE ou para moléculas receptoras de IgE na superfície de mastócitos (Fig. 14.3A), exposição a lectinas que se ligam a açúcares (Fig. 14.3B), ou o uso de substâncias químicas de li-

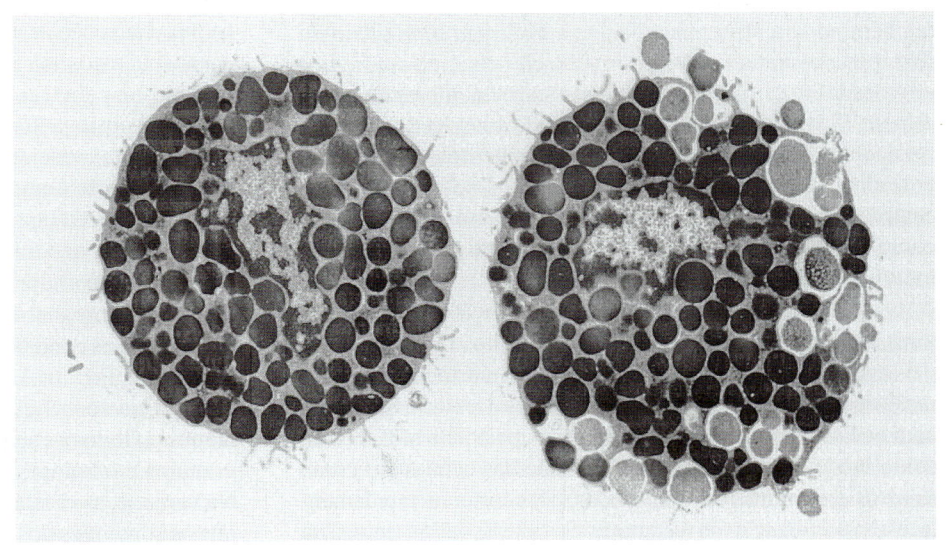

Figura 14.1 (A) Micrografia eletrônica de um mastócito normal mostrando um grande núcleo semelhante ao do monócito e grânulos eletrodensos. (B) Mastócito que foi desafiado e está começando a liberar o conteúdo dos grânulos, como observado pela diminuição da opacidade e formação de vacúolos se conectando com o exterior. (Fotografia cortesia do Dr. T. Theoharides, Tufts Medical School.)

A **B**

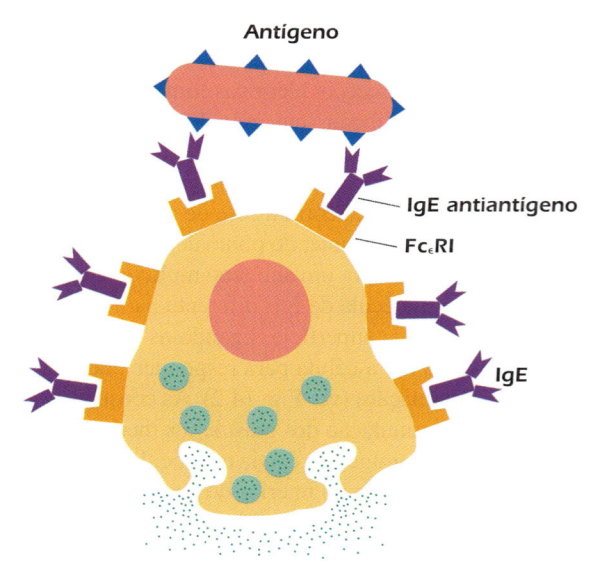

Figura 14.2 Desgranulação de mastócitos mediada pela ligação cruzada do antígeno à IgE presa aos receptores Fc de IgE (FcεRI).

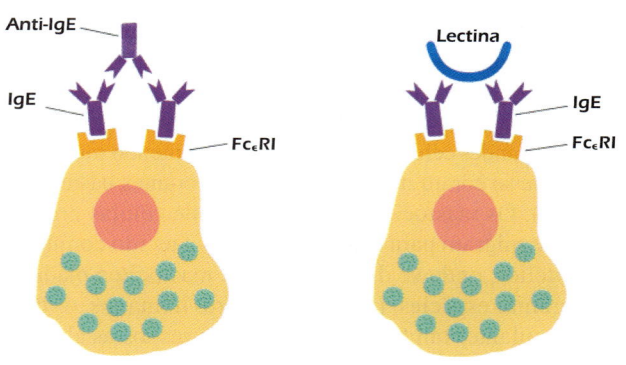

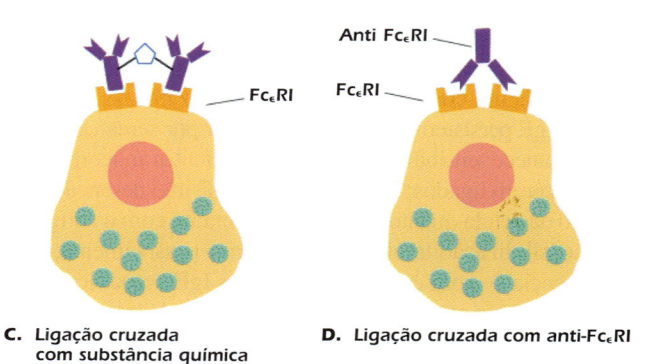

Figura 14.3 Indução da desgranulação do mastócito.

gação cruzada (Fig. 14.3C) ou ainda anticorpos contra FcεRI (Fig. 14.3D). Como esperado, dímeros ou agregados de IgE também ligarão de maneira cruzada estes receptores Fc e ativarão os mastócitos à **desgranulação**. Finalmente, a ativação dos mastócitos pode também ser alcançada utilizando-se ionóforos de cálcio, que causam um rápido influxo de íons cálcio para o interior da célula, desencadeando a cascata de sinalização que acarreta a desgranulação.

Os mastócitos também podem ser ativados através de outros mecanismos diferentes da ligação cruzada dos receptores Fc de IgE. As reações anafilactoides são produzidas pelas **anafilatoxinas** C3a e C5a (produtos da ativação do complemento, ver Capítulo 13) assim como por vários fármacos como a codeína, morfina e corantes para contraste, marcados com iodo radioativo. Fatores físicos como calor, frio ou pressão, também podem ativar mastócitos; a **urticária induzida pelo frio**, por exemplo, constitui uma reação cutânea anafilática provocada em certos indivíduos pelo resfriamento de uma área da pele. Finalmente, como foi comentado antes, certas lectinas (moléculas que ligam açúcares) podem se ligar de maneira cruzada a receptores Fc de IgE (ver Fig. 14.3B). Altas concentrações de lectina são encontradas em certos alimentos, tal como o morango, o que pode explicar a urticária em alguns indivíduos após a ingestão desta fruta.

O acionamento de um mastócito pela ligação de seus receptores dá início a uma série de acontecimentos rápidos e complexos que culminam na desgranulação do mastócito e na liberação de potentes mediadores inflamatórios. Devido à facilidade com que o resultado pode ser medido, o mastócito tem servido como modelo para o estudo da ativação das células em geral. Entre os acontecimentos conhecidos, por ocorrerem rapidamente, estão a agregação de receptores e as alterações na fluidez da membrana, fatos estes que resultam da metilação de fosfolipí-

dios, os quais acarretam aumento temporário dos níveis intracelulares de adenosina monofosfato cíclica (cAMP) seguido por um influxo de íons Ca^{2+}. Os níveis intracelulares de cAMP e de guanosina monofosfato cíclica (cGMP) são importantes na regulação de acontecimentos subsequentes. Em geral, um aumento sustentado de cAMP intracelular, neste estágio, diminuirá, ou mesmo interromperá, o processo de desgranulação. Desta forma, a ativação de adenilato ciclase, a enzima que converte a adenosina trifosfato (ATP) em cAMP, produz um importante mecanismo para o controle dos acontecimentos anafiláticos.

Como observado inicialmente, as reações alérgicas são frequentemente mencionadas como hipersensibilidade imediata. Esta designação é apropriada considerando-se as consequências muito rápidas da ligação cruzada dos receptores de Fc de IgE, começando com o transporte microfilamentar de grânulos dos mastócitos até a superfície celular. Uma vez na superfície celular, as membranas dos grânulos fundem-se com a membrana celular e os conteúdos são liberados para o exterior via exocitose (ver Fig. 14.1B). Dependendo da extensão da reação cruzada na superfície celular, qualquer célula pode liberar alguns ou todos os seus grânulos. Esta liberação explosiva de grânulos é fisiológica e não implica lise ou morte da célula. Na verdade, as células desgranuladas regeneram-se; uma vez que os conteúdos dos grânulos sejam novamente sintetizados, as células estarão prontas para reassumir suas funções.

Fase Efetora

Os sintomas das reações alérgicas são inteiramente atribuídos aos mediadores inflamatórios liberados pelos mastócitos ativados. É útil classificar estes mediadores em duas categorias principais (Fig. 14.4). A primeira categoria consiste de **mediadores pré-formados** básicos, que são armazenados nos grânulos por atração eletrostática a uma matriz proteica e liberados como resultado do influxo de íons, principalmente Na^+ (Fig. 14.4A). As citocinas liberadas dos mastócitos em desgranulação, incluindo IL-3, IL-4, IL-5, IL-8, IL-9, TNF-α, e GM-CSF, também funcionam atraindo e ativando células inflamatórias no local. As células inflamatórias participam das chamadas reações de fase tardia das respostas alérgicas (descrito posteriormente neste capítulo) de acordo com os mediadores secundários dos mastócitos — aqueles sintetizados *de novo*. Esta segunda categoria de mediadores, a seguir formada pelos mastócitos, é constituída de substâncias sintetizadas, em parte, a partir de lipídios da membrana (Fig. 14.4B). Muitas substâncias potentes são liberadas durante a desgranulação, entretanto, apenas os membros mais importantes de cada categoria são aqui considerados.

Mediadores Pré-formados

Histamina. A histamina é formada na célula pela descarboxilação do aminoácido histidina; ela é estocada na célula pela ligação, via interação eletrostática, a uma matriz proteica ácida denominada heparina. Quanto liberada, a histamina liga-se ra-

pidamente a inúmeras células via dois tipos principais de receptores, H1 e H2, que cumprem diferente distribuição no tecido e intermedeiam efeitos também diferentes. Quando a histamina se liga aos receptores H1 no músculo liso, ela causa constrição; quando se liga aos receptores H1 nas células endoteliais causa a separação de suas junções, resultando em permeabilidade vascular. Os receptores H2 estão envolvidos na secreção de muco, permeabilidade vascular aumentada e liberação de ácido a partir da mucosa estomacal. Todos estes efeitos são responsáveis por alguns dos principais sinais da anafilaxia sistêmica: a dificuldade em respirar (asma) ou asfixia resulta da constrição do músculo liso ao redor dos brônquios no pulmão, enquanto a queda da pressão sanguínea é consequência do extravasamento de líquido nos espaços teciduais, à medida que a permeabilidade dos vasos sanguíneos aumenta. Os receptores H1 são bloqueados pelos anti-histamínicos (por exemplo, Benadryl®) que competem diretamente com a histamina por sítios no receptor H1; quando estes fármacos são administrados o mais rápido possível, eles podem contrabalançar seus efeitos. O bloqueio dos receptores H2 requer outros fármacos tal como a cimetidina. Algum tempo após a introdução dos anti-histamínicos, observou-se que eles eram ineficazes no controle da constrição do músculo liso que, no início, era mais lenta e mais persistente do que aquela produzida pela histamina. Esta observação levou à descoberta da **substância de reação lenta da anafilaxia** (SRS-A), agora conhecida como fazendo parte de um grupo de **leucotrienos** (ver adiante).

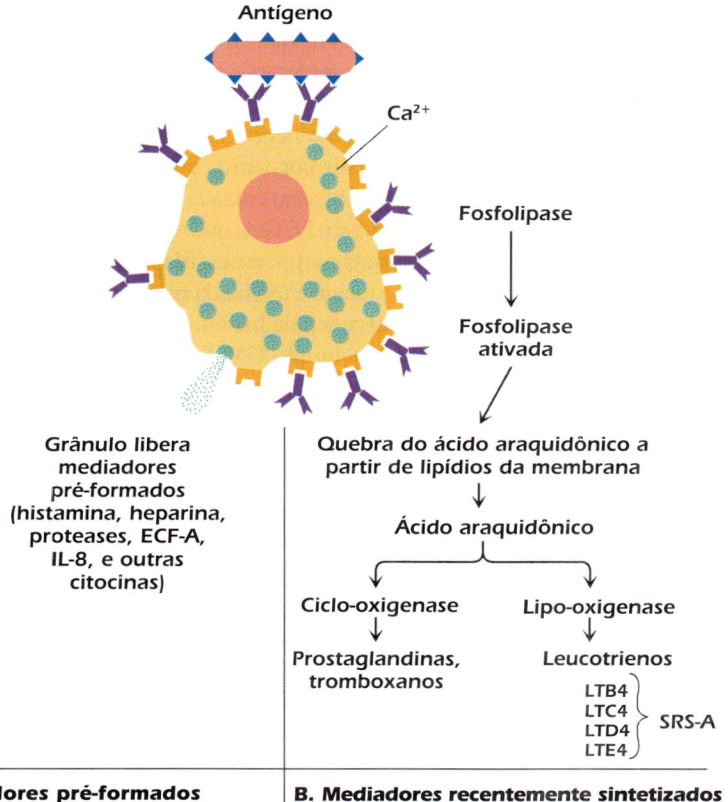

A. Mediadores pré-formados | **B. Mediadores recentemente sintetizados**

🟢 Figura 14.4 Mediadores liberados durante a ativação dos mastócitos.

Serotonina. A serotonina está presente nos mastócitos de um número limitado de espécies, como os roedores. Seus efeitos são semelhantes aos da histamina, provocando constrição do músculo liso e aumentando a permeabilidade vascular.

Fatores Quimiotáticos. Inúmeros fatores quimiotáticos são liberados após a desgranulação dos mastócitos. Peptídios de baixo peso molecular denominados **fatores quimiotáticos eosinofílicos** (ECF) também são liberados na desgranulação. Eles produzem um gradiente quimiotático capaz de atrair eosinófilos para o local. Os mediadores da fase tardia — PAF e leucotrienos — também participam da quimiotaxia das células inflamatórias para o local e as suas funções serão explicadas posteriormente. Outra importante célula inflamatória atraída para o local é o **neutrófilo**. A quimiotaxia destes granulócitos polimorfonucleares ocorre em resposta à IL-8 liberada pelos mastócitos ativados. Como veremos posteriormente, os granulócitos são importantes na fase tardia da hipersensibilidade mediada pela IgE. Outras células atraídas para o local, em resposta aos fatores quimiotáticos derivados dos mastócitos, incluem basófilos, macrófagos, plaquetas e linfócitos.

Nas reações alérgicas, os eosinófilos servem como indicador tardio da presença de reações mediadas por IgE, especialmente a reação de fase tardia que será discutida posteriormente neste capítulo. Os eosinófilos podem também liberar arilsulfatase e histaminase; estas enzimas destroem vários mediadores da reação de hipersensibilidade, desta forma limitando-a. Os eosinófilos têm uma função adicional nas infecções por vermes, o que também será discutido posteriormente neste capítulo.

Heparina. A heparina é uma proteoglicana ácida que constitui a matriz do grânulo com a qual estão ligados mediadores básicos como a histamina e a serotonina. Sua natureza ácida contribui para as propriedades metacromáticas (coloração intensa) dos mastócitos, quando são aplicados corantes básicos, tal como azul de toluidina. A liberação da heparina causa a inibição da coagulação, o que pode ser de alguma forma útil na recuperação subsequente do mastócito ou na introdução posterior de um antígeno na área da reação; entretanto, ela não está envolvida diretamente nos sintomas da anafilaxia.

Mediadores Recentemente Sintetizados

Leucotrienos. Quando uma preparação do músculo liso, tal como a trompa uterina do porquinho-da-índia, é tratada com histamina ocorre uma rápida contração. Como observado anteriormente, este fenômeno foi originalmente considerado como devido à SRS-A. Sabe-se atualmente que a SRS-A consiste de um conjunto de peptídios que estão ligados a um metabólito do **ácido araquidônico**. Coletivamente, estes peptídios agrupados são conhecidos como **leucotrienos** (**LTs**). Os leucotrienos, denominados LTB4, LTC4, LTD4 e LTE4, causam constrição prolongada do músculo liso mesmo quando presentes em pequenas quantidades. Eles são considerados a causa primária da asma anti-histamínica resistente em seres humanos.

Tromboxanos e Prostaglandinas. Os leucotrienos são apenas um dos complexos produtos liberados a partir dos lipídios da membrana celular por fosfolipases, durante o acionamento dos mastócitos. O ácido araquidônico é um hidrocarbonato poli-insaturado de cadeia longa que pode ser oxigenado por duas vias diferentes (Fig. 14.4B): (1) por lipo-oxigenase para produzir os leucotrienos mencionados anteriormente e (2) por ciclo-oxigenase para produzir **prostaglandinas** e **tromboxanos**. Muitos dos tromboxanos são vasoativos, causando broncoconstrição e quimiotaxia para inúmeros leucócitos como neutrófilos, eosinófilos, basófilos e monócitos.

Fator de Ativação de Plaquetas. O **fator de ativação de plaquetas** (**PAF**) faz com que as plaquetas se agreguem e liberem seus conteúdos, que incluem o mediador **histamina** e, em algumas espécies, a **serotonina**. A ativação das plaquetas pode também induzir a liberação de metabólitos do ácido araquidônico, desta forma aumentado os efeitos da ativação dos mastócitos. O PAF, por si só, é uma das mais potentes e conhecidas causas de broncoconstrição e vasodilatação, rapidamente produzindo sintomas semelhantes ao choque, mesmo quando presente em quantidades muito pequenas.

Reação de Fase Tardia

Como mencionado anteriormente, muitas das substâncias liberadas durante a ativação e desgranulação do mastócito são responsáveis pelo início de uma intensa resposta inflamatória, que se manifesta por infiltração e acúmulo de eosinófilos, neutrófilos, basófilos, linfócitos e macrófagos. Os eosinófilos e os neutrófilos constituem os mais importantes destes elementos que contribuem com uma grande porcentagem de células ativadas durante uma resposta inflamatória. Esta resposta, denominada **reação de fase tardia** ocorre frequentemente dentro de 48 horas e pode persistir por vários dias (Fig. 14.5). O mastócito desgranulado por ligação cruzada de IgE ligada ao antígeno em sua superfície, libera ECF-A, que recruta eosinófilos para a área de reação. A passagem de eosinófilos e outros leucócitos da circulação para o tecido é facilitada pela permeabilidade vascular aumentada causada pela histamina e outros mediadores. Várias citocinas, incluindo GM-CSF, IL-3, IL-4, IL-5 e IL-13, desempenham papéis importantes no crescimento e diferenciação do eosinófilo e na adesão celular de certos tipos celulares. Em conjunto, estes mediadores inflamatórios geram uma segunda onda mais suave de contração do músculo liso do que a resposta imediata, junto com a permanência do edema. No caso de indivíduos que estão sofrendo de asma alérgica, a reação de fase tardia também promove o desenvolvimento de uma das principais características desta forma de asma: a hiper-reatividade das vias respiratórias a estímulos de broncoconstritores inespecíficos tais como histamina e metacolina.

Os eosinófilos podem também se ligar à IgE através da expressão de receptores Fc de IgE (FcεRII ou CD23) de baixa afinidade. Eles também expressam receptores Fc para a porção Fc de IgG. Desta forma, tanto a IgE quanto a IgG ligadas

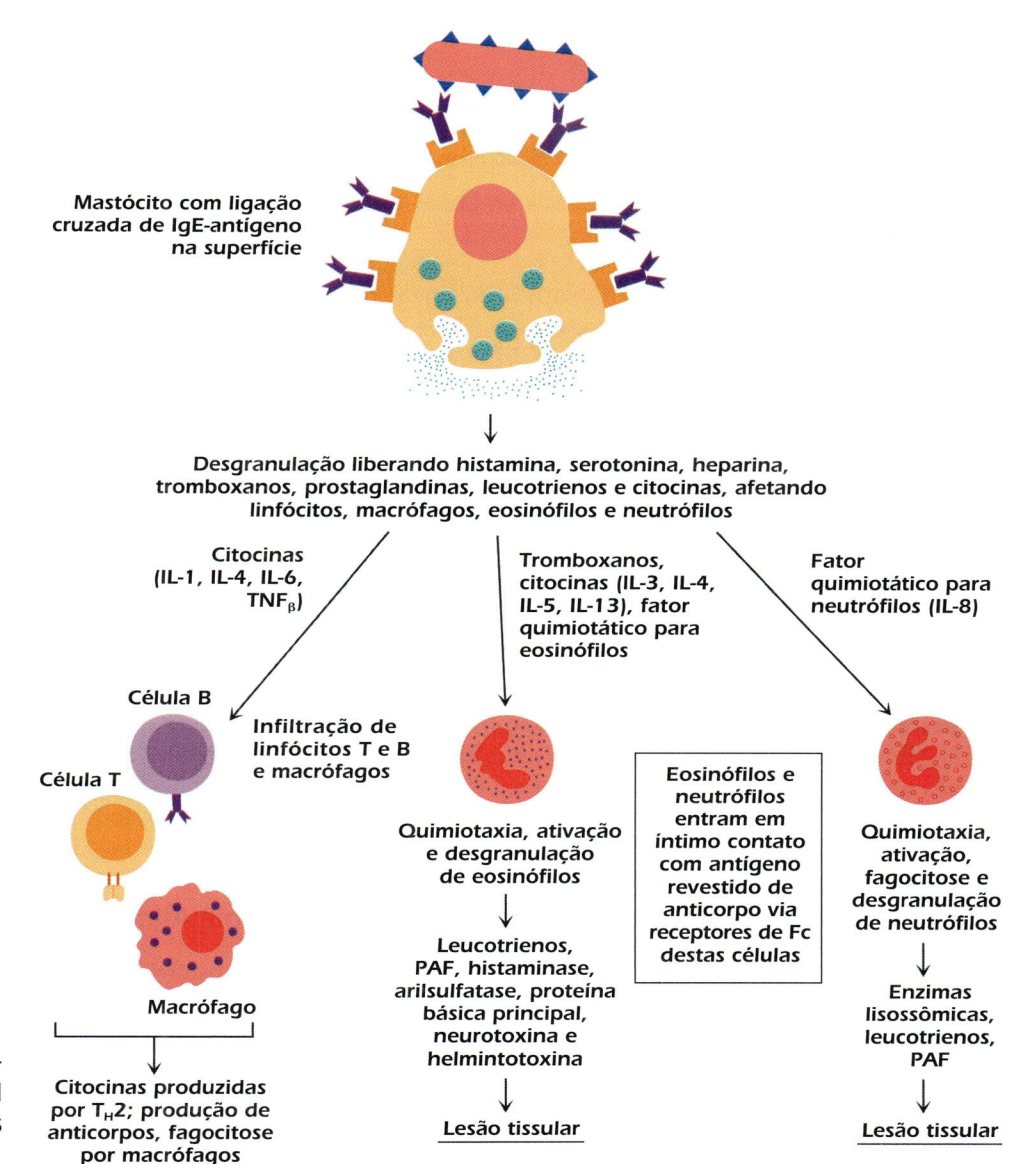

Figura 14.5 Reação de fase tardia da hipersensibilidade do tipo I mediada por IgE mostrando alguns dos mediadores envolvidos.

ao antígeno irão ligar-se a seus respectivos receptores Fc causando a ativação de eosinófilos. Semelhantes aos mastócitos, uma vez que seus receptores são acionados, eles desgranulam-se liberando leucotrienos que causam a contração muscular. Eles também liberam o PAF e a ***proteína básica principal***. A proteína básica principal tem a capacidade de destruir vários parasitas (como os esquistossomas) afetando sua mobilidade e danificando sua superfície. A proteína básica principal também é tóxica para o epitélio do trato respiratório de mamíferos. Finalmente, a desgranulação de eosinófilos libera a ***proteína catiônica eosinofílica*** (***ECP***), uma neurotoxina e helmintotoxina potente. Embora as suas atividades estejam direcionadas para os invasores estranhos, todas essas substâncias biologicamente ativas podem causar dano aos tecidos circundantes.

Os neutrófilos recrutados para o local em resposta aos fatores quimiotáticos ficam em íntimo contato com o antígeno re-

vestido pelo anticorpo via receptores de Fc de IgG que são normalmente expressos nessas células. Consequentemente, estas células ficam ativadas para fagocitar os complexos imunológicos antígeno-anticorpo que, além disso, liberam suas poderosas enzimas lisossômicas, que causam grande dano ao tecido. Semelhantes aos produtos da desgranulação dos eosinófilos, os produtos da desgranulação dos neutrófilos também incluem os leucotrienos e o PAF. Os linfócitos T e B e os macrófagos também penetram na área sensibilizando ou imunizando o hospedeiro contra o antígeno agressor ou microrganismo.

A Fig. 14.6 ilustra os mecanismos gerais envolvidos nas reações alérgicas. Esta série de eventos desencadeados e mediados por IgE está envolvida na eliminação de parasitas, como será descrito posteriormente neste capítulo. Infelizmente, os mesmos eventos ocorrem em certos indivíduos quando o antígeno é uma substância inofensiva tal como o pólen, pelos de animais ou ácaros de poeira comum, resultando em dano ao tecido.

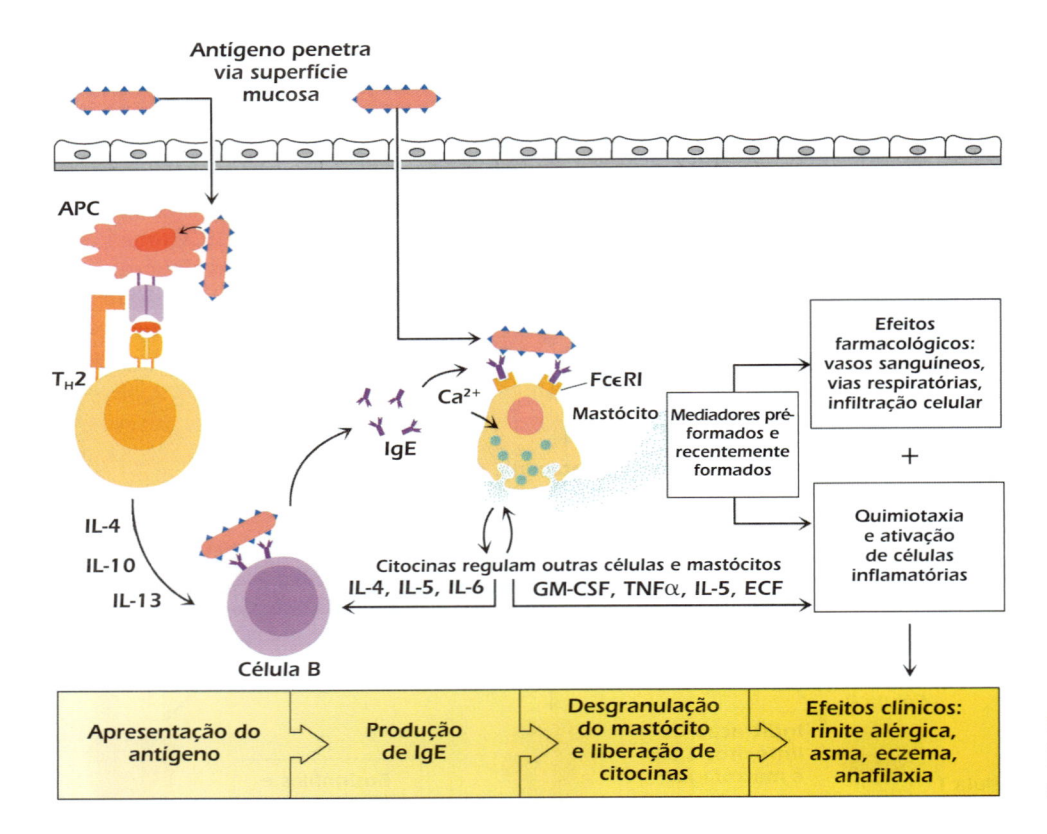

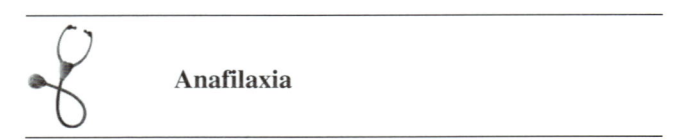

Figura 14.6   Visão geral da indução e mecanismos efetores da hipersensibilidade do tipo I.

ASPECTOS CLÍNICOS DAS REAÇÕES ALÉRGICAS

As consequências clínicas das reações alérgicas podem variar de reações localizadas como rinite alérgica, asma, dermatite atópica e alergia alimentar a graves reações sistêmicas potencialmente fatais como a anafilaxia. Embora definidas como anafilaxia localizada, as reações asmáticas também podem ser fatais. A desgranulação do mastócito constitui o mecanismo central em cada uma dessas reações.

Anafilaxia

Rinite Alérgica

A *rinite alérgica* (comumente conhecida como *febre do feno*) é o distúrbio atópico mais comum em todo o mundo. É causada por alérgenos transportados pelo ar que reagem com mastócitos sensibilizados por IgE nas vias nasais e conjuntiva. Os mediadores liberados dos mastócitos aumentam a permeabilidade capilar e causam vasodilatação localizada, levando aos sintomas típicos que incluem espirro e tosse.

Alergia Alimentar

Outro distúrbio atópico comum, a *alergia alimentar*, é causada pelo consumo de certos alimentos (por exemplo, amendoim, arroz, ovos). A ingestão de tais alimentos por indivíduos suscetíveis pode desencadear a reação cruzada de IgE alérgeno-específica sobre os mastócitos do trato gastrointestinal superior e inferior. A desgranulação do mastócito e a liberação do mediador acarretam a contração localizada do músculo liso e a vasodilatação causando frequentemente vômito e diarreia. Em alguns casos o alérgeno é absorvido pela corrente sanguínea como consequência do aumento da permeabilidade das membranas mucosas, permitindo que os alérgenos alimentares sejam transportados para os mastócitos presentes na pele. Isto causa *reações de pápula e eritema* (*urticária atópica*, ver Fig. 14.7) comumente conhecidos como urticária.

Dermatite Atópica

Uma forma de reação alérgica observada mais frequentemente em crianças mais jovens, a *dermatite alérgica* é causada pelo desenvolvimento de lesões cutâneas inflamatórias induzidas por citocinas dos mastócitos liberadas após a desgranulação. Estas potentes citocinas inflamatórias liberadas próximo ao local de contato do alérgeno estimulam a quimiotaxia de grande número de células inflamatórias, especialmente eosinófilos. As erup-

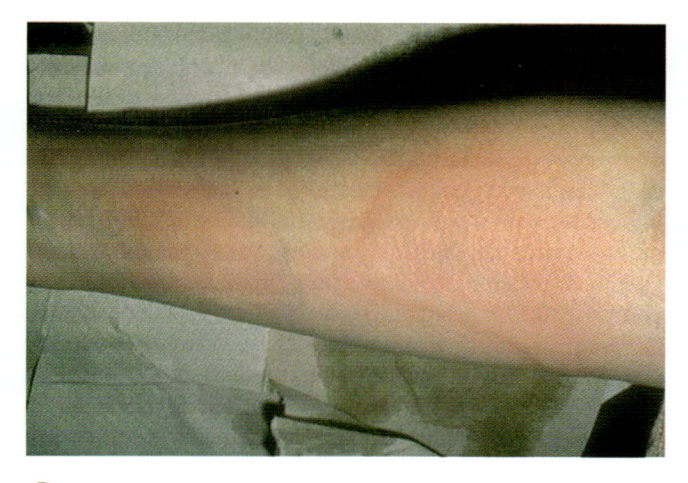

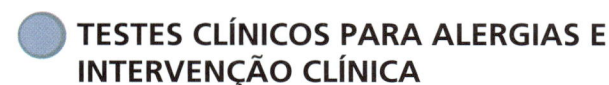 Figura 14.7   Reação de pápula e eritema (urticária atópica)

ções cutâneas que se desenvolvem são eritematosas e repletas de pus (células brancas).

Asma

A *asma* é uma forma comum de anafilaxia localizada. Trata-se de uma doença obstrutiva crônica das vias respiratórias inferiores caracterizada por exacerbações episódicas de limitação do fluxo de ar, reversível pelo menos parcialmente. Acredita-se que as manifestações clínicas da asma sejam o resultado de três acontecimentos fisiopatológicos básicos no interior das vias respiratórias: (1) obstrução reversível, (2) aumento da resposta brônquica a inúmeros estímulos físicos e químicos (hiperreatividade das vias respiratórias) e (3) inflamação. Nos últimos anos a incidência e a gravidade da asma aumentaram acentuadamente nos Estados Unidos. As taxas de mortalidade foram mais altas em crianças que vivem em cidades interioranas. Estudos epidemiológicos sugeriram que o cálice da barata é o principal alérgeno indutor de asma nessas crianças. Muitos outros alérgenos, incluindo polens transportados pelo ar, poeira, antígenos virais e várias substâncias químicas, podem provocar a asma alérgica. A asma também pode ser induzida por fenômenos que variam de exercício até a exposição a temperaturas frias, independente da exposição aos alérgenos, um fenômeno conhecido como asma intrínseca.

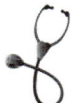   **Asma**

Acredita-se que a inflamação das vias aéreas represente um papel importante na patogenia deste distúrbio e seja, portanto, o principal alvo para a intervenção farmacológica. O recrutamento, induzido pelas citocinas, de grande número de células inflamatórias, particularmente eosinófilos, causa dano significativo ao tecido. Este dano é mediado por muitas substâncias

tóxicas liberadas por estas células inflamatórias, incluindo radicais de oxigênio, óxido nítrico e citocinas. Estes eventos acarretam o desenvolvimento de muco, expressão de proteínas e líquidos (edema) e lesão do epitélio, os quais combinados causam oclusão do lúmen brônquico. As moléculas de adesão desempenham papel importante nos acontecimentos iniciais que resultam no recrutamento das células inflamatórias. Várias citocinas liberadas por células T_H2 e mastócitos (tais como IL-4, IL-13 e TNF-α) aumentam a expressão de moléculas de leucócitos e de adesão endotelial, incluindo ICAM-1, selectina E, molécula de adesão da célula vascular 1 e LFA-1. Uma vez expressas, estas moléculas de adesão aumentam a adesão entre a célula endotelial e o eosinófilo, facilitando a migração transendotelial e a sobrevivência prolongada no interior do tecido pulmonar. Antagonistas experimentais da molécula de adesão (por exemplo, anticorpo monoclonal anti-ICAM-1) estão sendo investigados como possíveis terapias para o tratamento da asma. Resultados promissores, utilizando tais reagentes imunoterapêuticos em modelos animais, estimularam o interesse no desenvolvimento de antagonistas que possam ser administrados com segurança nos seres humanos.

TESTES CLÍNICOS PARA ALERGIAS E INTERVENÇÃO CLÍNICA

Detecção

Do ponto de vista clínico, o grau de sensibilidade a um alérgeno específico é geralmente determinado a partir de reclamações do paciente e pela extensão dos testes cutâneos. Para evitar consequências graves ao desafio intradérmico de pacientes que podem ser extremamente sensíveis a certos alérgenos, é inicialmente realizado o *teste de punctura na pele* (*prick-test*) introduzindo quantidades mínimas do antígeno. Uma resposta positiva ao desafio intradérmico, denominado pápula e eritema, é caracterizado pelo *eritema* (vermelhidão causada pela dilatação de vasos sanguíneos) e *edema* (inchamento produzido pela liberação de soro para o tecido) (Fig. 14.7). A reação é a mais rápida de todas as reações de hipersensibilidade e alcança o seu pico dentro de 10 a 15 minutos; depois regride, não deixando qualquer dano residual.

O tamanho da reação cutânea local é parcialmente indicativo do grau de sensibilidade ao alérgeno que está sendo administrado. Além disso, se a história clínica dos sintomas se relaciona bem com o tempo de contato com o antígeno, a resposta anafilática cutânea pode ser considerada como evidência de que aqueles sintomas (por exemplo, espirro, coceira nos olhos) são atribuídos ao alérgeno. Outros testes mais quantitativos são utilizados também (ver a seguir).

Testes mais quantitativos que se relacionam, em algum grau, com os sintomas clínicos estão disponíveis no laboratório. Um teste conhecido como *radioalergossorvente* (*RAST*) envolve a ligação covalente do alérgeno a uma matriz insolúvel, tal como discos de papel ou pérolas. A matriz coberta de antígeno é, a seguir, mergulhada em uma amostra do soro do paciente permitindo a ligação de qualquer anticorpo que seja específico para o alérgeno. Após o disco ser lavado, é acrescentado um anticorpo radiomarcado específico para IgE. A quantidade de radioatividade ligada é uma medida da quantidade de anticorpo IgE específico na amostra do soro. Mais comumente, testes fluorescentes ou ELISA utilizam anti-IgE ligado a enzima ao invés do anticorpo radiomarcado para a detecção de IgE alérgeno-específico no soro dos pacientes.

Intervenção

Intervenção Ambiental. Em alguns casos, a forma mais fácil para controlar as alergias é evitar a exposição a alérgenos conhecidos, recomendação que frequentemente é pouco seguida. Se alguns polens são a causa da reação, é preferível que o paciente vá para áreas livres de polens durante a estação em que as plantas agressoras polinizam. ***Máscaras*** e ***filtros de ar*** também são úteis, mas para a população alérgica em geral é difícil evitar os alérgenos.

Intervenção Farmacológica. A química farmacêutica moderna oferece inúmeros fármacos que são mais ou menos eficazes em vários estágios da evolução de reações alérgicas. Muitos deles são broncodilatadores desenvolvidos para tratar pacientes com doenças pulmonares obstrutivas tal como a asma. Os broncodilatadores são agentes que dilatam as passagens de ar nos pulmões. Isto permite que o paciente respire mais facilmente, o que é importante na melhoria dos broncoespasmos agudos. Os broncodilatadores também são empregados como suplementos no tratamento profilático e sintomático de outras doenças pulmonares obstrutivas, como bronquite e enfisema. O Quadro 14.1 apresenta uma lista de agentes farmacológicos importantes utilizados para tratar alergias e doenças pulmonares obstrutivas.

⬤ QUADRO 14.1 Agentes Farmacológicos Utilizados no Tratamento de Alergias e Doença Pulmonar Obstrutiva

Categoria Farmacológica	Agente(s)	Atividade Farmacológica	Uso Clínico
β agonistas (broncodilatadores)	Albuterol	Relaxa as contrações dos músculos lisos dos bronquíolos; aumenta a passagem de ar dos pulmões; ação rápida (terapia de emergência)	Asma, bronquite e enfisema; prevenção de broncospasmo induzido pelo exercício
	Salmeterol	Semelhante ao albuterol, exceto que não pode ser utilizado em terapia de emergência	O mesmo do albuterol
	Epinefrina	Antagonista da histamina; relaxa os músculos lisos e diminui a permeabilidade vascular	Ataques agudos de broncospasmo associado ao enfisema, bronquite ou anafilaxia
	Metaproterenol	Agente adrenérgico que tem basicamente atividade β_2; o principal efeito é relaxar os bronquíolos	Mesma indicação da epinefrina; pode também ser utilizado para a prevenção do broncospasmo associado a doença pulmonar obstrutiva crônica
	Isoproterenol	Agente adrenérgico com atividade básica β_2	Asma, bronquite, enfisema e broncospasmo brando
Derivados da xantina (broncodilatadores)	Aminofilina	Relaxa diretamente os músculos lisos dos brônquios e vasos sanguíneos pulmonares	Impede ataques graves de asma brônquica; utilizada no tratamento da apneia e bradicardia em crianças prematuras
	Teofilina	Relaxa diretamente os músculos lisos dos brônquios e vasos sanguíneos pulmonares; inibe a desgranulação dos mastócitos	Semelhante à aminofilina
Estabilizadores da membrana do mastócito	Cromoglicato sódico	Diminui ou impede a desgranulação dos mastócitos; impede o influxo de Ca^{2+}	Utilizado para tratar ou impedir broncospasmo brando associado com asma; rinite alérgica

(continua)

QUADRO 14.1 Agentes Farmacológicos Utilizados no Tratamento de Alergias e Doença Pulmonar Obstrutiva (*continuação*)

Categoria Farmacológica	Agente(s)	Atividade Farmacológica	Uso Clínico
Modificadores de leucotrienos	Zafirlucaste	Liga-se aos receptores dos leucotrienos, impedindo consequentemente edema das vias respiratórias, constrição dos músculos lisos e processos inflamatórios alterados	Asma
	Ziluton	Inibe a formação dos leucotrienos para impedir a broncoconstrição	Asma
Anti-histamínicos	Muitos estão disponíveis, incluindo fexofenadina (Allegra), loratadina (Claritin) e cetirizina (Zyrtec)	Agem basicamente bloqueando os receptores H1; inibem a contração dos músculos lisos (pulmão e intestino), dilatação dos pequenos vasos sanguíneos e produção de muco	Rinite alérgica, dermatite atópica, urticárias, alguns exantemas
Corticosteroides	Muitos estão disponíveis, incluindo hidrocortisona, metilprednisolona, prednisolona, prednisona, budesonida, flunisolida e propionato de fluticasona	Potentes fármacos anti-inflamatórios com atividade imunossupressora quando utilizado em altas doses; os efeitos são numerosos e difundidos; efeitos imunomoduladores atuam principalmente pela inibição da transcrição gênica (por exemplo, inibição da síntese de COX-2)	Asma, rinite alérgica, urticária, eczema

Intervenção Imunológica. Por muitos anos os imunologistas clínicos praticaram uma forma de imunoterapia denominada ***hipossensibilização***. Ao longo de um grande período, os pacientes recebiam doses crescentes de antígeno ao qual eram sensíveis. A melhora dos sintomas observada em alguns pacientes foi atribuída a vários fatores diferentes. O mais popular e racional é baseado na observação de que tais injeções aumentam a síntese do anticorpo IgG específico para o alérgeno. A IgG circulante presumivelmente se liga e remove o alérgeno antes que ele possa alcançar e reagir com o anticorpo IgE na superfície dos mastócitos. Desta forma, o nome ***anticorpo bloqueador*** ficou associado ao anticorpo da classe IgG havendo uma relativa correlação entre os títulos do anticorpo IgG gerado e a melhoria clínica.

Outros achados durante a hipossensibilização incluem um aumento inicial dos níveis do anticorpo IgE, seguido de uma diminuição prolongada sob terapia contínua. Esta diminuição foi ligada a uma redução na intensidade dos sintomas e é atribuída tanto à indução de tolerância quanto à troca das células T_H2 para T_H1. Depois de repetidas doses subclínicas do antígeno, ocorre também uma diminuição progressiva na sensibilidade dos mastócitos e basófilos à ativação pelo antígeno. É possível que os benefícios aparentes desta terapia imunológica se devam a mais de um desses fatores. Seja qual for a razão para a melhora, esta forma de terapia tem geralmente maior sucesso quando trabalha com alérgenos que penetram diretamente na circulação, tal como o veneno da picada de abelha, do que aqueles alérgenos contraídos pelas superfícies mucosas como pólen, contra o qual a terapia de anticorpo IgG é pouco provável de ser eficaz.

Estão atualmente sob investigação imunoterapias experimentais para o tratamento da hipersensibilidade mediada por IgE. Uma terapia particularmente promissora para o tratamento de pacientes com asma e rinite alérgica emprega o anticorpo monoclonal humanizado anti-IgE (ver Capítulo 5) produzido por engenharia genética em laboratório, de forma que ele não se ligue de maneira cruzada à IgE presa nos mastócitos e basófilos. Também constituem áreas atuais de pesquisa a utilização de DNAs plasmidiais que codificam um antígeno específico (utilizado para induzir uma resposta diminuída), citocinas tais como IL-12 e IL-10 (utilizadas para causar uma troca das respostas de T_H2 para T_H1), anticitocinas como a anti-IL-4 (para inibir a produção de IL-4) e antagonistas de receptor de citocina.

Outras abordagens sobre intervenção imunológica vêm sendo tentadas em animais experimentais, como, por exemplo, a administração de alérgenos quimicamente alterados (o pólen da erva-de-santiago desnaturado pela ureia ou acoplado a polietilenoglicol) mostrou suprimir ou estabilizar a resposta primária de IgE. O mecanismo pode envolver a indução de células T_{reg} supressoras que são tanto antígeno-específicas quanto isotipo-específicas. Os alérgenos modificados não se combinam com os anticorpos IgE preexistentes e consequentemente não desencadeiam resposta anafilática. A utilização destes alérgenos modificados parece oferecer outra abordagem promissora no tratamento da alergia. Vêm sendo realizados esforços para posicionar as respostas de T_H2 na direção das respostas de T_H1. A razão para esta abordagem está baseada no papel-chave que as células T_H2 desempenham nas reações alérgicas ao produzirem citocinas como a IL-4, que induz a troca de classe de IgE nas células B.

PAPEL PROTETOR DA IgE

Há muito tempo temos nos referido às propriedades da IgE associadas às reações de hipersensibilidade. E sobre o papel fisiológico desta imunoglobulina? As reações alérgicas apresentam efeitos protetores que são evidentes quando o antígeno sensibilizador é derivado de um ou de muitos vermes parasitas, como os helmintos. As respostas imunológicas a estes vermes favorecem a indução de IgE. A histamina e outros mediadores associados com a resposta anafilática são liberados em resposta aos antígenos dos vermes e reagem de maneira cruzada com a IgE na superfície dos mastócitos (e eosinófilos). Os efeitos da permeabilidade aumentada devido à liberação de histamina trazem componentes séricos, incluindo anticorpos IgG, para o local da infestação pelo verme. Os anticorpos IgG ligam-se à superfície do verme e atraem os eosinófilos que migraram para a área como resultado dos efeitos quimiotáticos do ECF-A. A seguir, os eosinófilos ligam-se ao verme revestido de IgG via seu receptor de membrana para Fc e liberam os conteúdos de seus grânulos (Figs. 14.8 e 14.9). Como ressaltado anteriormente, os eosinófilos também expressam receptores de Fc de IgE de baixa afinidade, o que facilita a ligação destas células com os vermes revestidos por IgE. A proteína básica principal liberada dos grânulos dos eosinófilos reveste a superfície do verme e acarreta, de maneira desconhecida, sua morte e eventual expulsão do corpo. Como podemos observar, todos os componentes da reação do tipo I se combinam para realizar esta função protetora. Estes efeitos benéficos sugerem que a ampla faixa de respostas envolvendo a IgE pode ter evoluído nos esforços para combater o parasitismo pelos vermes.

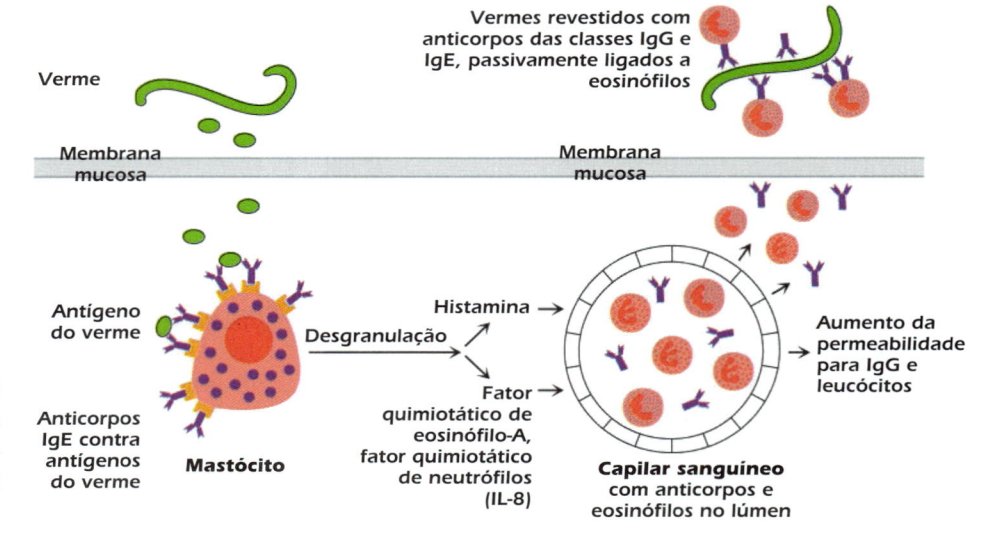

Figura 14.8 Destruição de verme por eosinófilos que migraram para a área e foram ativados após a desgranulação de mastócitos mediada pelo complexo IgE-antígeno.

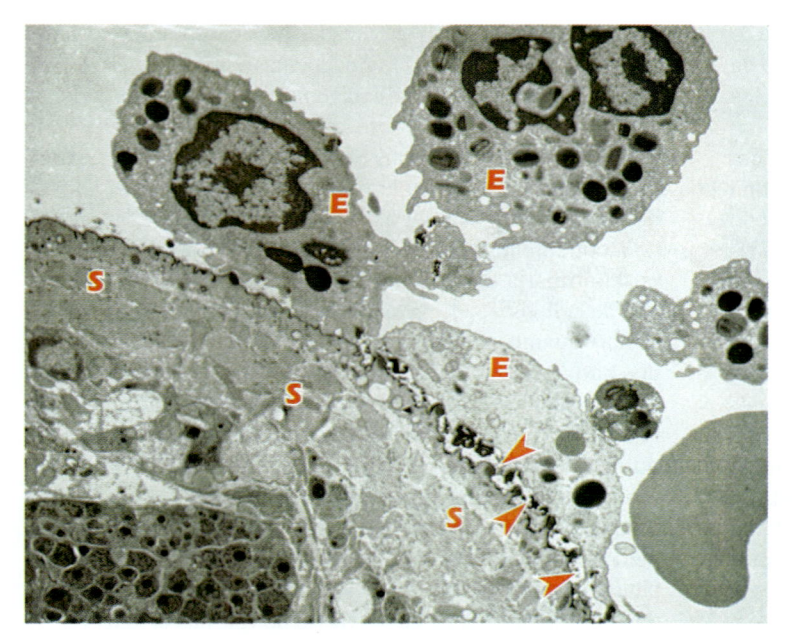

Figura 14.9 Micrografia eletrônica (×6.000) de eosinófilos (E) aderindo a esquistossoma (S) revestida por anticorpo. A célula da esquerda ainda não sofreu desgranulação, mas uma da direita descarregou material eletrodenso (setas), que pode ser observado entre a célula e o verme. (Fotografia cortesia do Dr. J. Caulfield, Harvard Medical School.)

RESUMO

1. As reações alérgicas são mediadas pelos anticorpos IgE que se ligam a receptores específicos de alta afinidade para a região Fc da IgE (FcεRI) na superfície dos mastócitos e basófilos. Quando estes receptores se ligam de maneira cruzada, após a ligação da IgE ao antígeno, a célula responde liberando seus grânulos e seus mediadores inflamatórios.

2. As respostas de IgE são dependentes da célula T. Os alérgenos estimulam a indução de células T_H2, que liberam inúmeras citocinas (IL-4, IL-13) que estimulam as células B a sofrer troca de classe para gerar respostas de IgE.

3. Após a ligação cruzada dos antígenos à IgE sobre os mastócitos ou basófilos, os mediadores inflamatórios liberados por estas células apresentam efeitos tanto iniciais quanto tardios sobre o hospedeiro; os efeitos tardios podem permanecer por vários dias.

4. Os sintomas das reações alérgicas podem ser atribuídos principalmente aos mediadores inflamatórios liberados pelos mastócitos e basófilos ativados. Os sintomas imediatos típicos das reações alérgicas incluem aumento da permeabilidade vascular, contração dos músculos lisos e influxo de eosinófilos.

5. O estágio inicial das reações alérgicas é caracterizado pela liberação de mediadores de vida curta pré-formados ou rapidamente sintetizados tais como histamina e prostaglandinas, que causam um rápido aumento da permeabilidade vascular e contração do músculo liso.

6. As reações alérgicas de estágio tardio são causadas pela síntese induzida e liberação de mediadores incluindo leucotrienos, citocinas e quimiocinas liberadas pelos mastócitos ativados. Estes mediadores recrutam outros leucócitos, incluindo eosinófilos e células T_H2, para o local da inflamação, causando edema prolongado e uma forma mais branda de contração do músculo liso em comparação com as respostas imediatas. Em uma reação asmática ocorre hiper-reatividade das vias respiratórias a estímulos broncoconstritores inespecíficos como os produzidos pela histamina e metacolina.

7. As manifestações clínicas das reações alérgicas incluem reações localizadas como a rinite alérgica, dermatite atópica, alergias alimentares e doenças pulmonares obstrutivas como a asma, bronquite e enfisema.

8. As reações sistêmicas podem acarretar anafilaxia potencialmente fatal.

9. Apesar de sistemáticas reações perigosas produzidas pelas reações de hipersensibilidade do tipo I mediadas por IgE, o valor desta imunoglobulina provavelmente reside na sua capacidade de combater infecções parasitárias.

10. Os agentes terapêuticos comuns utilizados no tratamento das reações alérgicas incluem broncodilatadores (beta-agonistas e derivados da xantina), corticosteroides, cromoglicato sódico, anti-histamínicos e modificadores de leucotrienos.

REFERÊNCIAS

Bacharier LB, Geha RS (2000): Molecular mechanisms of IgE regulation. *J Allergy Clin Immunol* 105:S547.

Bevan MA, Metzger H (1993): Signal transduction by Fc receptors: The FcεRI case. *Immunol Today* 14:222.

Coombs RRA, Gell PGH (1963): The classification of allergic reactions underlying disease. In Gell PGH, Coombs RRA (eds): *Clinical Aspects of Immunology*. Oxford, UK: Blackwell.

Finkelman, FD (2007): Anaphylaxis: Lessons from mouse models. *J Allergy Clin Immunol* 120(3):506.

Golden DB (2007): What is anaphylaxis? *Curr Opin Allergy Clin Immunol* 7(4):331.

Heusser C, Jardieu P (1997): Therapeutic potential of anti-IgE antibodies. *Curr Opin. Immunol.* 9:805.

Kuhn R (2007): Immunoglobulin E blockade in the treatment of asthma. *Pharmacotherapy* 27(10):1412.

Naclerio R, Solomon W (1997): Rhinitis and inhalant allergins. *JAMA* 278:1842.

Peters-Golden M, Henderson WR Jr (2007): Leukotrienes. *N Engl J Med* 357(18):1841.

Ray A, Cohen L (1999): T_H2 cells and GATA-3 in asthma: New insights into the regulation of airway inflammation. *J Clin Invest* 104:985.

Townley RG (2007): Interleukin 13 and the beta-adrenergic blockade theory of asthma revisited 40 years later. *Ann Allergy Asthma Immunol* 99(3):215.

Umetsu DT, Dekruyff RH (2006): Immune dysregulation in anthma. *Curr Opin Immunol* 18(6):727.

Umetsu DT, Dekruyff RH (2006): The regulation of allergy and asthma. *Immunol Rev* 212:238.

QUESTÕES DE REVISÃO

Para cada questão, escolha A MELHOR resposta.

1. Um rapaz de 22 anos de idade com acentuada alergia a gatos visita uma casa com vários destes animais. Duas horas mais tarde ele chega a um centro médico de urgência com grave exacerbação da asma, onde é tratado com um broncodilatador de ação imediata e epinefrina. Inicialmente, após o tratamento seus sintomas se resolvem; entretanto, 8 horas depois ele é forçado a ir para a emergência com outra exacerbação. Qual é a mais provável causa de seus sintomas?
   A) ligação cruzada adicional da IgE sobre os mastócitos ocasionando a liberação de mediadores lipídicos e citocina
   B) produção de IFN-γ pelas células T_H1 CD4$^+$
   C) ativação do complemento acarretando a desgranulação do mastócito por C5a e C3a
   D) infiltração de eosinófilos e basófilos acarretando a liberação de mediadores pró-inflamatórios
   E) recrutamento de neutrófilos e liberação dos componentes de seus grânulos citoplasmáticos

2. Um rapaz de 21 anos de idade, alérgico a pelo de gato, é exposto a um gato de amigos enquanto usava uma máscara facial para reduzir o contato com o alérgeno. Todavia, horas depois ele estava espirrando e tossindo. Qual das seguintes opções explica melhor a reação alérgica por ele sofrida?
   A) os mastócitos do trato gastrointestinal desgranularam-se após a reação cruzada do alérgeno com a IgE alérgeno-específica na sua superfície e os mediadores inflamatórios deslocaram-se para os pulmões.
   B) os mastócitos dos vasos sanguíneos desgranularam-se após a reação cruzada do alérgeno com a IgE alérgeno-específica na sua superfície, causando uma resposta inflamatória sistêmica
   C) os mastócitos dos pulmões desgranularam-se após a reação cruzada do alérgeno com a IgE alérgeno-específica em sua superfície
   D) os mastócitos da pele desgranularam-se após a reação cruzada do alérgeno com a IgE alérgeno-específica em sua superfície causando uma resposta inflamatória sistêmica

3. A sequência normal de acontecimentos em uma reação alérgica é a que se segue:
   A) o alérgeno combina-se com a IgE circulante; a seguir, o complexo alérgeno-IgE liga-se aos mastócitos
   B) o alérgeno liga-se à IgE fixada aos mastócitos
   C) o alérgeno é processado pela APC e, a seguir, liga-se aos receptores de histamina
   D) o alérgeno é processado pela APC e, a seguir, liga-se aos mastócitos
   E) o alérgeno combina-se com a IgG

4. Epinefrina:
   A) causa broncodilatação
   B) é eficaz mesmo após o início dos sintomas anafiláticos
   C) relaxa os músculos lisos
   D) diminui a permeabilidade vascular
   E) todas as acima

5. Um voluntário concorda em ser passivamente sensibilizado com IgE específica para o antígeno de erva-de-santiago (um alérgeno). Quando desafiado intradermicamente com o alérgeno, ele desenvolve uma reação cutânea típica devido a uma reação de hipersensibilidade imediata. Se a inoculação com IgE sensibilizante tiver sido precedida pela inoculação (no mesmo local) do fragmento Fc de IgE humana, seguida pela inoculação intradérmica do alérgeno, qual dos seguintes resultados se esperaria?
   A) não ocorreria qualquer reação, uma vez que os fragmentos Fc iriam interagir com o alérgeno impedindo-o de ter acesso aos mastócitos sensibilizados
   B) não ocorreria qualquer reação, uma vez que os fragmentos Fc iriam interagir com os anticorpos IgE, fazendo com que os sítios de ligação ao antígeno ficassem indisponíveis para a ligação ao antígeno
   C) não ocorreria qualquer reação, uma vez que os fragmentos Fc iriam interagir com os receptores FcεR nos mastócitos
   D) a reação seria exacerbada devido ao aumento da concentração local de fragmentos Fc da IgE
   E) a reação seria exacerbada devido à ativação do complemento

6. O(s) seguinte(s) mecanismo(s) pode(m) estar envolvido(s) na eficácia clínica da terapia de dessensibilização para o tratamento de pacientes com alergia a alérgenos conhecidos:
   A) produção aumentada de IgG, que se liga ao alérgeno antes que ele alcance os mastócitos
   B) alteração da resposta da célula T de T_H2 para T_H1
   C) sensibilidade diminuída dos mastócitos e basófilos à desgranulação pelo alérgeno
   D) produção diminuída de anticorpo IgE
   E) todas as respostas acima

7. Anti-histamínicos:
   A) bloqueiam os receptores H1 e inibem a contração dos músculos lisos, dilatação dos pequenos vasos sanguíneos e produção de muco
   B) ligam-se diretamente com a histamina, bloqueando seus efeitos inflamatórios
   C) influenciam a atividade dos leucotrienos
   D) inibem a ligação da IgE aos mastócitos
   E) são agentes adrenérgicos que relaxam principalmente os bronquíolos

8. No teste RAST para o pólen da erva-de-santiago:
   A) o soro do paciente é inicialmente misturado com anti-IgE radiomarcada
   B) apenas os anticorpos IgE antierva-de-santiago são detectados
   C) o soro do paciente inibe competitivamente a ligação da anti-IgE
   D) é utilizado IgE monovalente
   E) é utilizado complemento

9. A reação anafilática:
   A) evolui em minutos e diminui em 30 minutos
   B) pode ser seguida pela reação inflamatória horas depois
   C) é consequência da liberação de agentes farmacológicos
   D) pode envolver componentes da matriz do grânulo do mastócito
   E) todas as acima

RESPOSTAS ÀS QUESTÕES DE REVISÃO

1. D O tempo de ocorrência dos sintomas exibidos pelo indivíduo é característico das reações alérgicas da fase tardia na qual ocorre infiltração de eosinófilos. O recrutamento de eosinófilos assim como a passagem de outros leucócitos da circulação para o tecido são facilitados pelo aumento da permeabilidade vascular causada pelas citocinas pró-inflamatórias e histamina.

2. C Apesar da utilização de barreiras protetoras como a máscara facial para impedir a inalação do alérgeno pelo indivíduo, pequena quantidade de antígenos transportados pelo ar, como o pelo de gato, pode penetrar por esta via e causar desgranulação dos mastócitos sensibilizados por IgE no pulmão.

3. B Os indivíduos alérgicos já possuem resposta de IgE a alérgenos específicos. A IgE se liga passivamente às células que expressam receptores Fc de alta afinidade (por exemplo, mastócitos) e interage com os alérgenos quando presentes. O processo resulta em reação cruzada dos FcεR de alta afinidade, acarretando a desgranulação dos mastócitos. O alérgeno não precisa ser processado pela APC para se ligar à IgE.

4. E Todos são efeitos da epinefrina e tornam-se úteis para o tratamento de sintomas anafiláticos agudos.

5. C Uma vez que os fragmentos Fc da IgE podem se ligar aos FcεR de alta afinidade expressos na superfície dos mastócitos, a IgE alérgeno-específica não teria acesso a esses receptores e consequentemente não se ligaria a estas células. Quando o alérgeno é introduzido intradermicamente, ele se liga à IgE alérgeno-específica no local, mas isto não resulta em ligação cruzada dos FcεR, que estão saturados com fragmentos Fc de IgE solúvel. Consequentemente, não ocorre qualquer reação de hipersensibilidade imediata.

6. E Todos são considerados envolvidos em graus variáveis na terapia de injeção.

7. A Os anti-histamínicos atuam bloqueando os receptores histamínicos H1, NÃO a histamina propriamente dita. Eles não atuam influenciando a atividade dos leucotrienos, ou pela ligação da IgE aos mastócitos, e não são agentes adrenérgicos.

8. B O ensaio RAST quantifica o anticorpo IgE que pode se ligar ao alérgeno preso a uma matriz insolúvel. O teste detecta os anticorpos IgE antierva-de-santiago. Não são utilizados no teste IgE monovalente nem complemento.

9. E Todas são verdadeiras. A e C são verdadeiras da clássica resposta de pápula e eritema, enquanto B e D descrevem características da resposta de fase tardia, que constitui complicação de algumas reações anafiláticas.

15

HIPERSENSIBILIDADE: TIPOS II E III

INTRODUÇÃO

As reações de hipersensibilidade caracterizadas como reações dos tipos II e III são mediadas por anticorpos pertencentes aos isotipos IgG, IgM e, em alguns casos, IgA ou IgE. A distinção entre essas duas formas de hipersensibilidade reside no tipo e localização do antígeno envolvido e na maneira como o antígeno entra em contato com o anticorpo. As *reações de hipersensibilidade do tipo II* são estimuladas pela ligação do anticorpo diretamente a um antígeno na superfície de uma célula. As *reações de hipersensibilidade do tipo III* são estimuladas por complexos imunológicos antígeno-anticorpo. Os antígenos-alvo envolvidos nas reações de hipersensibilidade dos tipos II e III são, com frequência, antígenos próprios.

HIPERSENSIBILIDADE DO TIPO II

Três diferentes mecanismos mediados por anticorpos estão envolvidos nas reações de hipersensibilidade do tipo II. A célula alvo é danificada ou destruída por inúmeros mecanismos associados com (1) reações mediadas pelo complemento, (2) citotoxicidade anticorpo-dependente e (3) disfunção celular mediada por anticorpo. Como ilustrado pelos exemplos apresentados a seguir, muitas dessas reações constituem manifestações de autoimunidade mediada por anticorpo. Os mecanismos de geração dos autoanticorpos foram discutidos no Capítulo 12. Os anticorpos envolvidos nessas reações de hipersensibilidade são dirigidos contra antígenos próprios normais (por exemplo, anticorpos de reação cruzada que surgem após uma infecção) ou contra autoantígenos modificados (como autoanticorpos induzidos por fármacos que surgem após a ligação destes fármacos a certas membranas celulares).

Reações Mediadas por Complemento

Nas reações de hipersensibilidade mediadas por complemento, os anticorpos reagem com a membrana celular dos antígenos próprios, acarretando a fixação do complemento. Como discutido no Capítulo 13, o processo ativa a cascata do complemento, acarretando *lise* da célula. Alternativamente, a ligação do anticorpo à superfície celular e subsequente ativação do complemento (para gerar C3b) causa a opsonização da célula alvo (Fig. 15.1A). A *opsonização* culmina na fagocitose e destruição da célula pelos macrófagos e neutrófilos expressando receptores superficiais para Fc ou receptores para C3b. As células sanguíneas são mais comumente afetadas por este mecanismo. É interessante assinalar que camundongos "knockout" para o receptor de Fc de IgG não conseguem desencadear reações de hipersensibilidade do tipo II (e do tipo III) — um achado que enfatiza o papel essencial desempenhado pelos receptores de Fc de IgG em iniciar estas cascatas de reações.

Citotoxicidade Mediada por Célula Anticorpo-dependente

A citotoxicidade mediada por célula anticorpo-dependente (ADCC) utiliza receptores de Fc expressos em muitos tipos celulares (tais como as células NK, macrófagos, neutrófilos e eosi-

Immunology: A Short Course, Sixth Edition, By Richard Coico and Geoffrey Sunshine
Copyright © 2009 John Wiley & Sons, Inc.

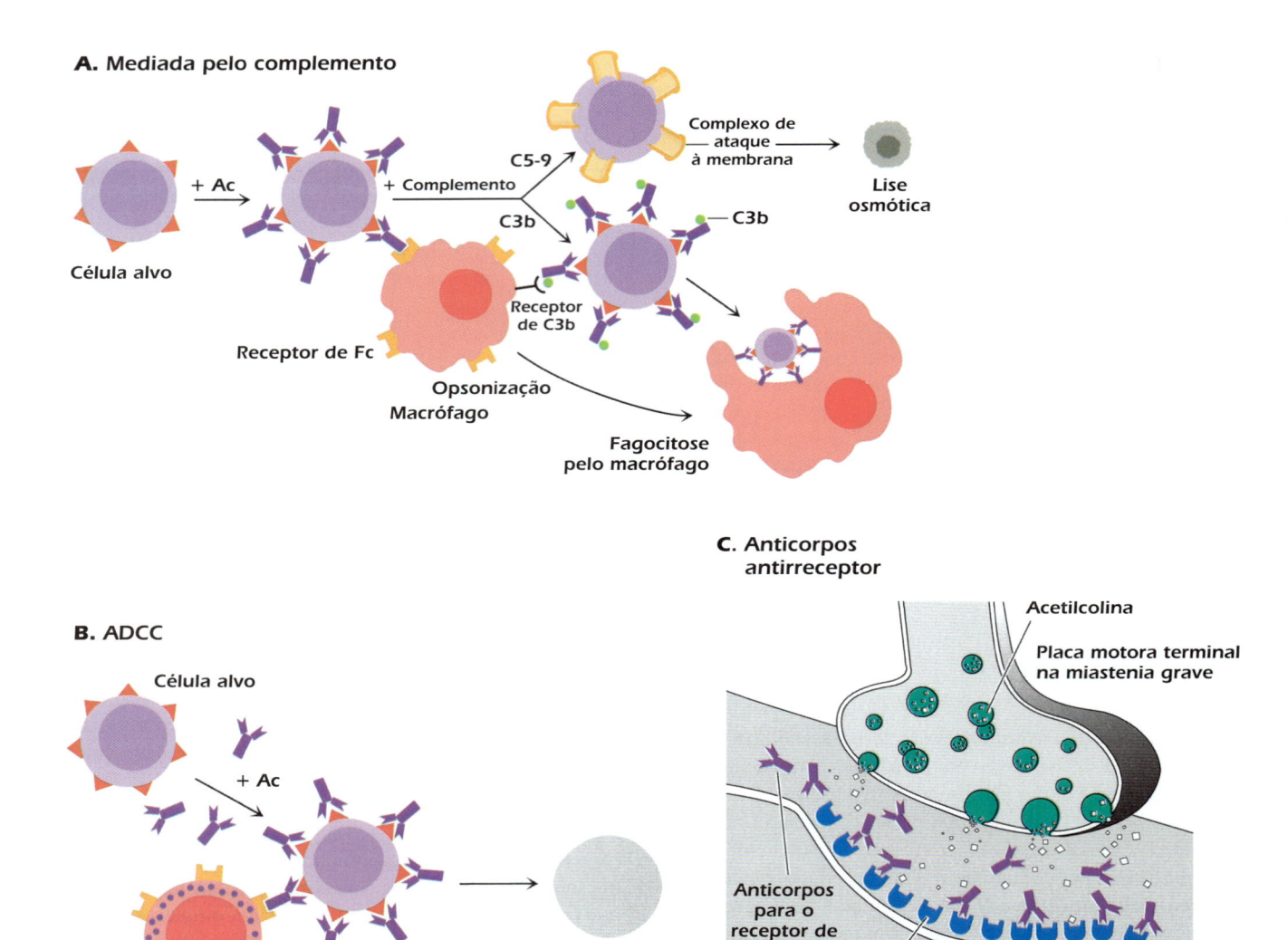

Figura 15.1 Três mecanismos de lesão mediada por anticorpo na hipersensibilidade do tipo II. (A) Reações mediadas pelo complemento acarretam a lise de células ou as tornam suscetíveis à fagocitose. (B) Na ADCC, as células alvo recobertas por IgG são destruídas pelas células que possuem receptores para Fc de IgG (como as células NK e macrófagos). (C) Anticorpos antirreceptores alteram a função normal dos receptores. Neste exemplo, os anticorpos para o receptor da acetilcolina interferem na transmissão neuromuscular na miastenia grave.

nófilos) para colocar estas células em contato com as células alvo recobertas de anticorpo (Fig. 15.1B). A lise dessas células alvo requer contato mas não envolve fagocitose ou fixação de complemento. Além disso, a lise das células alvo ADCC-mediada é análoga àquela das células T citotóxicas e envolve a liberação de grânulos citoplasmáticos (lisosomas modificados) contendo *perforinas* e *granzimas*. Uma vez liberadas dos grânulos líticos as perforinas inserem-se na membrana da célula alvo e polimerizam-se para formar poros. As granzimas, que consistem de pelo menos três serinas proteases, penetram no citoplasma da célula alvo e ativam acontecimentos que acarretam a apoptose.

As reações de ADCC são geralmente desencadeadas pela ligação da IgG a receptores de Fc específicos para IgG (FcεIII,

também conhecidos como CD16). Entretanto, anticorpos IgE também podem estar envolvidos na ADCC. Nesta situação, os receptores Fc de IgE de baixa afinidade (FcεRII) expressos em certas células, incluindo os eosinófilos (ver Capítulo 14), ligam-se à porção Fc dos anticorpos IgE ligados a antígenos da célula alvo tais como parasitas (ver Fig. 14.8).

Disfunção Celular Mediada por Anticorpo

Em alguns tipos de reações de hipersensibilidade do tipo II, os anticorpos se ligam a *receptores de superfície celular* que são decisivos para a integridade funcional da célula (Fig. 15.1C). Quando os autoanticorpos se ligam a tais receptores, eles interferem ou desregulam a função celular sem causar lesão celular ou inflamação.

Na seção que se segue daremos vários exemplos de reações de hipersensibilidade do tipo II mediada por anticorpos, de importância clínica.

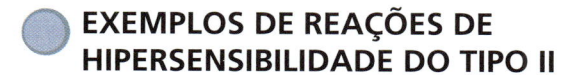

EXEMPLOS DE REAÇÕES DE HIPERSENSIBILIDADE DO TIPO II

Reações Transfusionais

A transfusão de sangue ABO incompatível resulta em reações citotóxicas mediadas pelo complemento. Por exemplo, por motivos que ainda não estão completamente elucidados, as pessoas com sangue tipo "O" apresentam anticorpos anti-A e anti-B (*isoemaglutininas*) na circulação, que reagem com substâncias dos grupos sanguíneos "A" e "B", respectivamente. Se estas pessoas forem transfundidas com eritrócitos expressando antígeno do grupo sanguíneo "A", as consequências podem ser desastrosas. Considerando que há uma grande quantidade de anticorpos IgM anti-A na circulação dessas pessoas, todos os eritrócitos do tipo A transfundidos se ligarão a algum anticorpo. Ocorreriam consequências semelhantes se elas fossem transfundidas com eritrócitos expressando o antígeno do grupo sanguíneo "B". Como visto no Capítulo 13, uma única molécula de IgM é suficiente para ativar muitas moléculas de complemento. Em função da eficiência com que os anticorpos IgM ativam o complemento, e da ausência de mecanismos reparadores, os eritrócitos serão lisados intravascularmente pela ação destrutiva do complemento sobre suas membranas. Isto não só anula os efeitos benéficos da transfusão como também o indivíduo se confronta com o risco de lesão renal em consequência do bloqueio causado pelas grandes quantidades de membrana de eritrócitos, além dos possíveis efeitos tóxicos da liberação do heme.

Reações Induzidas por Fármacos

Em algumas pessoas, certos fármacos atuam como *haptenos*, combinando-se com células ou com outros constituintes sanguíneos circulantes e induzindo a formação de anticorpos. Quando os anticorpos se combinam com as células revestidas pelo fármaco ocorrem lesões citotóxicas. O tipo de lesão patológica depende do tipo de célula que liga o fármaco. Por exemplo, alguns fármacos podem se ligar às plaquetas tornando-as imunogênicas. A resposta do anticorpo acarreta lise das plaquetas resultando em trombocitopenia (baixa contagem de plaquetas sanguíneas). Este distúrbio, por sua vez, pode dar origem à *púrpura* (hemorragia na pele, membranas mucosas e órgãos internos), o principal problema na trombocitopenia induzida por fármacos. A interrupção do uso do fármaco acarreta o desaparecimento dos sintomas. Outros fármacos, como o cloranfenicol (um antibiótico), podem se ligar aos leucócitos; a fenacetina (um analgésico) e a clorpromazina (um tranquilizante) podem se ligar aos eritrócitos. Uma resposta imunológica a estes fármacos pode acarretar *agranulocitose* (diminuição do número de granulócitos) de leucócitos e anemia hemolítica no caso dos eritrócitos. O dano na célula alvo nestes exemplos pode ser mediado por dois dos mecanismos descritos acima: citólise via complemento ou fagocitose mediada pelos receptores de Fc ou C3b.

Embora a discussão anterior tenha enfatizado as reações do tipo II induzidas por fármacos, a hipersensibilidade a fármacos também pode induzir reações de hipersensibilidade imediata (tipo I) mediada por IgE (ver Capítulo 14), reações de hipersensibilidade tardia (tipo IV), (discutidas no Capítulo 16), e reações mediadas por complexos imunológicos (tipo III) discutidas abaixo.

Reações de Incompatibilidade Rh

Mecanismo semelhante ocorre nas reações de incompatibilidade Rhesus (Rh) observadas em neonatos de pais com grupos sanguíneos Rh incompatíveis. Os antígenos Rh são assim denominados pelo fato de que o antissoro de coelho gerado contra os eritrócitos do macaco Rhesus aglutina os eritrócitos de aproximadamente 85% dos seres humanos testados. Os eritrócitos de tais indivíduos são consequentemente denominados Rh$^+$; as células dos restantes 15% da população são consideradas Rh$^-$. As mães Rh$^-$ podem se tornar sensibilizadas aos antígenos Rh durante sua primeira gravidez, se a criança tiver eritrócitos Rh$^+$. A sensibilização ocorre como resultado da liberação de alguns eritrócitos da criança na circulação da mãe durante o nascimento. Se a mãe for suficientemente imunizada para produzir anticorpos anti-Rh do isotipo IgG, os subsequentes fetos Rh$^+$ correrão risco uma vez que os anticorpos IgG são capazes de atravessar a placenta, conforme explicado no Capítulo 4. Em uma segunda ou subsequente gravidez, quando os anticorpos IgG anti-Rh cruzarem a placenta, eles se ligarão ao antígeno Rh nos eritrócitos do feto. Em consequência de ser baixa a densidade dos antígenos Rh na superfície dos eritrócitos, esses anticorpos geralmente não provocam aglutinação ou lise das células diretamente. Entretanto, as células revestidas por anticorpos são rapidamente destruídas pelo efeito opsônico das porções Fc da IgG, que interagem com os receptores para a porção Fc sobre as células fagocíticas do sistema reticuloendotelial. O resultado é a destruição progressiva dos eritrócitos fetais ou do recém-nascido. As consequências patológicas da diminuição do transporte de oxigênio incluem icterícia associada com a quebra da hemoglobina, uma condição conhecida como doença hemolítica do recém-nascido (*eritroblastose fetal*). A prevenção desta reação de incompatibilidade Rh pode ser feita pela administração de anticorpos anti-Rh à mãe, no intervalo de 72 h após o parto, com a finalidade de bloquear eficazmente a fase de sensibilização. O processo causa uma rápida eliminação das células Rh$^+$ da circulação materna. Uma preparação amplamente utilizada de anticorpos anti-Rh envolve o uso de anticorpos contra o antígeno D (*Rhogam*), atualmente conhecido como sendo o mais forte e mais importante imunógeno de todos os antígenos Rh.

Reações Envolvendo Receptores de Membrana Celular

Um exemplo de disfunção celular mediada por anticorpo, e devida à reatividade com um receptor celular, é observado na doença autoimunológica *miastenia grave*.

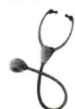

Miastenia Grave

Autoanticorpos antagonistas que reagem com *receptores de acetilcolina* nas placas motoras terminais dos músculos esqueléticos impedem a transmissão neuromuscular, ocasionando fraqueza muscular (ver Fig. 15.1C). De modo contrário, em alguns casos, os autoanticorpos podem servir como agonistas, ocasionando a estimulação das células alvo. Um exemplo é na doença de Graves, onde os anticorpos direcionados contra o receptor do hormônio estimulador da tireoide, localizado nas células epiteliais da tireoide, estimulam as células ocasionando hipertireoidismo. A miastenia grave e a doença de Graves foram discutidas com maiores detalhes no Capítulo 12, que está relacionado à autoimunidade.

Reações Envolvendo Outros Determinantes da Membrana Celular

Como consequência de certas doenças infecciosas ou por outras razões, alguns indivíduos produzem autoanticorpos reativos contra suas próprias células sanguíneas. Quando os eritrócitos constituem o alvo, a ligação dos autoanticorpos antieritrócitos diminui a vida média dos eritrócitos ou os destrói completamente. A destruição pode ser mediada pelo complemento, resultando na hemólise dos eritrócitos. Ela também pode ser mediada pela fagocitose que ocorre após a ligação dos fagócitos (1) às regiões Fc dos autoanticorpos ou (2) a ligação de C3b aos autoanticorpos. Este processo pode acarretar anemia progressiva se a produção de novos eritrócitos não puder compensar as células destruídas. Ocasionalmente, o anticorpo apenas se liga, de modo efetivo, em baixas temperaturas (as chamadas *crioaglutininas*); neste caso a diminuição da temperatura do corpo, particularmente dos braços e pernas, acarreta a efetiva ligação do anticorpo e destruição dos eritrócitos.

Outro exemplo de destruição celular pelos autoanticorpos é a *púrpura trombocitopênica idiopática*. Nesta condição, os anticorpos direcionados para as plaquetas acarretam a destruição das plaquetas pelo complemento ou por células fagocitárias com receptores para Fc ou C3b. A diminuição do número de plaquetas pode causar sangramento (púrpura). De maneira similar, os autoanticorpos direcionados contra os granulócitos podem induzir agranulocitose, predispondo os indivíduos a inúmeras infecções. Finalmente, os autoanticorpos podem ser

formados contra outros componentes teciduais; os anticorpos formados contra o colágeno da membrana basal causam a *síndrome de Goodpasture* (ver Capítulo 12), e aqueles direcionados contra os desmossomas resultam em *pênfigo vulgar*.

 HIPERSENSIBILIDADE DO TIPO III

Em condições normais, os *imunocomplexos* circulantes constituídos por anticorpos ligados a antígenos estranhos são removidos pelas células fagocitárias. A fagocitose é facilitada pela ligação das regiões Fc dos anticorpos, presentes nesses complexos, a receptores de Fc de IgG expressos sobre as células fagocíticas. Além disso, os eritrócitos que possuem receptores para C3b podem ligar imunocomplexos que fixaram complemento e os transportar para o fígado, onde os complexos são removidos pelas células de Kupffer fagocíticas. Foi identificado um mecanismo da imunidade natural, recentemente descoberto, para a remoção desses complexos imunológicos. Ele envolve uma *glicoproteína rica em histidina (HRG)* que é sintetizada em grande quantidade pelo fígado e liberada na corrente sanguínea. Ao contrário dos outros mecanismos de eliminação de imunocomplexos conhecidos, tal como o sistema complemento, a HRG não requer pré-ativação. A HRG está, portanto, mais rapidamente disponível para remover os complexos imunológicos da circulação. É interessante assinalar que a HRG também tem a capacidade de eliminar células apoptóticas ligando o DNA livre. Mediante suas interações com o DNA livre e imunocomplexos, a HRG pode mascarar epítopos reconhecidos pelas células B produtoras de autoanticorpos (tais como fatores reumatoides e anticorpos anti-DNA). Esta última propriedade pode regular a ativação do sistema imunológico adaptativo e indica que a HRG pode desempenhar um importante papel na melhora das reações autoimunológicas.

O que acontece quando os mecanismos fisiológicos destinados a eliminar os imunocomplexos estão "sufocados" pela grande quantidade destes complexos? O resultado é que os imunocomplexos de determinados tamanhos podem, inapropriadamente, depositar-se nos tecidos e desencadear inúmeros acontecimentos patogênicos sistêmicos conhecidos como *reações de hipersensibilidade do tipo III*. Se esta reação for sistêmica, ela é também conhecida como *doença por imunocomplexo sistêmica*. As reações localizadas são também conhecidas como *doença por imunocomplexo localizada*. Ambas podem estar associadas com a deposição dos imunocomplexos nas articulações, rins, pele, plexo coroide e artéria ciliar ocular. O dano tissular causado por esses imunocomplexos varia dependendo do sítio de localização. Se, por exemplo, o sítio de deposição do imunocomplexo for o menisco da articulação, pode ocorrer a destruição das membranas sinoviais e da cartilagem.

A geração de imunocomplexos pode ser estimulada por *antígenos exógenos* tais como bactérias ou vírus ou, como no caso da reação de Arthus descrita a seguir, pela exposição intradérmica ou intrapulmonar de grande quantidade de proteína estranha. Alternativamente, os ***antígenos endógenos*** podem servir de alvo para os autoanticorpos; em tais casos o resultado clínico é considerado um fenômeno autoimunológico (ver Capítulo 12). O DNA constitui o antígeno endógeno no SLE.

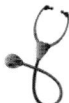

Lúpus Eritematoso Sistêmico

Pacientes com SLE apresentam, com frequência, manifestações sistêmicas (multiórgãos) e localizadas da doença por imunocomplexos. As lesões tissulares localizadas ocorrem como resultado da formação de complexos antígeno-anticorpo (imunocomplexos *in situ*) em sítios extravasculares tal como o glomérulo renal. Os imunocomplexos são também formados *in situ* na membrana basal glomerular em inúmeras doenças glomerulares.

O mecanismo de lesão da doença mediada por imunocomplexo é o mesmo não importando se a deposição do complexo imunológico é sistêmica ou local. O ponto central para a patogenia da lesão tissular é a fixação do complemento pelos imunocomplexos, ativação da cascata do complemento e liberação de fragmentos biologicamente ativos (como as anafilatoxinas C3a e C5a; ver Capítulo 13). A ativação do complemento resulta em permeabilidade vascular aumentada e estimula o recrutamento de fagócitos polimorfonucleares que liberam enzimas lisossômicas (como as proteases neutras), que podem danificar a membrana basal glomerular.

A IgG constitui o isotipo de imunoglobulina normalmente envolvido nas reações de hipersensibilidade do tipo III, mas a IgM também pode estar envolvida. Como nas reações de hipersensibilidade do tipo II, os receptores para Fc de IgG (CD16) expressos nos leucócitos desempenham um papel importante no desencadeamento das cascatas das reações do tipo III. Os complexos antígeno-anticorpo podem fixar complemento e/ou ativar células efetoras (principalmente neutrófilos) que causam dano tissular. Os C3a e C5a gerados pela ativação do complemento induzem os mastócitos e os basófilos a liberarem metabólitos do ácido araquidônico e quimiocinas que atraem basófilos, eosinófilos, macrófagos e neutrófilos adicionais para a área. Os polimorfonucleares liberam suas enzimas lisossômicas na superfície do tecido afetado. Os macrófagos são estimulados a liberar TNF-α e IL-1, enquanto as plaquetas formam microtrombos e contribuem para a proliferação celular ao liberarem fator de crescimento derivado das plaquetas (PDGF).

Doença por Imunocomplexo Sistêmica

A patogenia da doença por imunocomplexo sistêmica pode ser dividida em três fases. Na primeira fase, os complexos imunológicos antígeno-anticorpo se formam na circulação (Fig. 15.2A). Segue-se a deposição desses imunocomplexos em vários tecidos (Fig. 15.2B), que dá início à terceira fase — as reações inflamatórias em vários tecidos (Fig. 15.2C). Vários fatores ajudam a determinar se a formação do imunocomplexo

acarretará sua deposição no tecido e doença. O tamanho dos complexos parece ser importante. Complexos muito grandes formados em condições de excesso de anticorpo são rapidamente removidos da circulação pelas células fagocitárias e tornam-se inofensivos. Pelo fato de os pequenos complexos ou os complexos intermediários circularem por longos períodos de tempo e se ligarem com menos avidez aos receptores Fc de IgG expressos nas células fagocíticas, eles tendem a ser mais patogênicos do que os grandes complexos. Um segundo fator que pode influenciar o desenvolvimento da doença por imunocomplexo sistêmica é a integridade do sistema mononuclear fagocítico. Uma disfunção intrínseca deste sistema aumenta a possibilidade de persistência dos imunocomplexos na circulação. A sobrecarga do sistema fagocítico com grandes quantidades de imunocomplexos também compromete sua capacidade de mediar a remoção desses complexos da circulação. Por motivos que não são bem conhecidos, os locais favoritos de deposição dos imunocomplexos são os rins, as articulações, a pele, o coração e os pequenos vasos. A localização nos rins pode ser explicada, em parte, pela função de filtração do glomérulo.

Doença do Soro. O protótipo da doença por imunocomplexo sistêmica é a ***doença do soro***. O nome vem de observações feitas por volta do século XX por von Pirquet e Schick que analisavam as consequências do tratamento de certas doenças infecciosas, tais como difteria e tétano, com antissoro produzido em cavalos. Sabia-se que as consequências patológicas da infecção tanto por *Corynebacterium* quanto por *Clostridium* eram devidas à secreção de exotoxinas extremamente nocivas às células do hospedeiro (Capítulo 20). As bactérias, por si, são relativamente pouco invasivas e acarretam poucas consequências. Assim, a estratégia que evoluiu para o tratamento dessas doenças foi neutralizar rapidamente as toxinas, antes que quantidades grandes o suficiente para matar o hospedeiro se fixassem nos tecidos. Considerando que a imunização ativa requer várias semanas para produzir níveis apropriados de anticorpos, tornou-se necessário proteger o indivíduo por meio da imunização passiva. Grandes quantidades de anticorpos antitoxina pré-formados eram injetadas, logo que a doença era diagnosticada, com a finalidade de evitar a morte pela toxina. Cavalos, que eram facilmente disponíveis, fáceis de ser imunizados e capazes de gerar grandes quantidades de antissoro útil, foram os animais de escolha para a produção de antitoxina. Hoje sabemos que a administração de grandes quantidades de ***soro heterólogo*** (soro de outra espécie) faz com que o receptor sintetize anticorpos para a imunoglobulina estranha. O processo leva à formação de complexos antígeno-anticorpo, o que acarreta os sintomas clínicos associados com a doença do soro, a qual também pode acometer pacientes com uma reação secundária à administração de fármacos não proteicos. As manifestações clínicas clássicas são febre, artralgia, linfadenopatia e erupção cutânea. Além disso, o potencial desenvolvimento da doença do soro tornou-se um fator importante na administração de anticorpos monoclonais produzidos em roedores para tratamento de neoplasias, rejeição de enxertos ou doença autoimunológica.

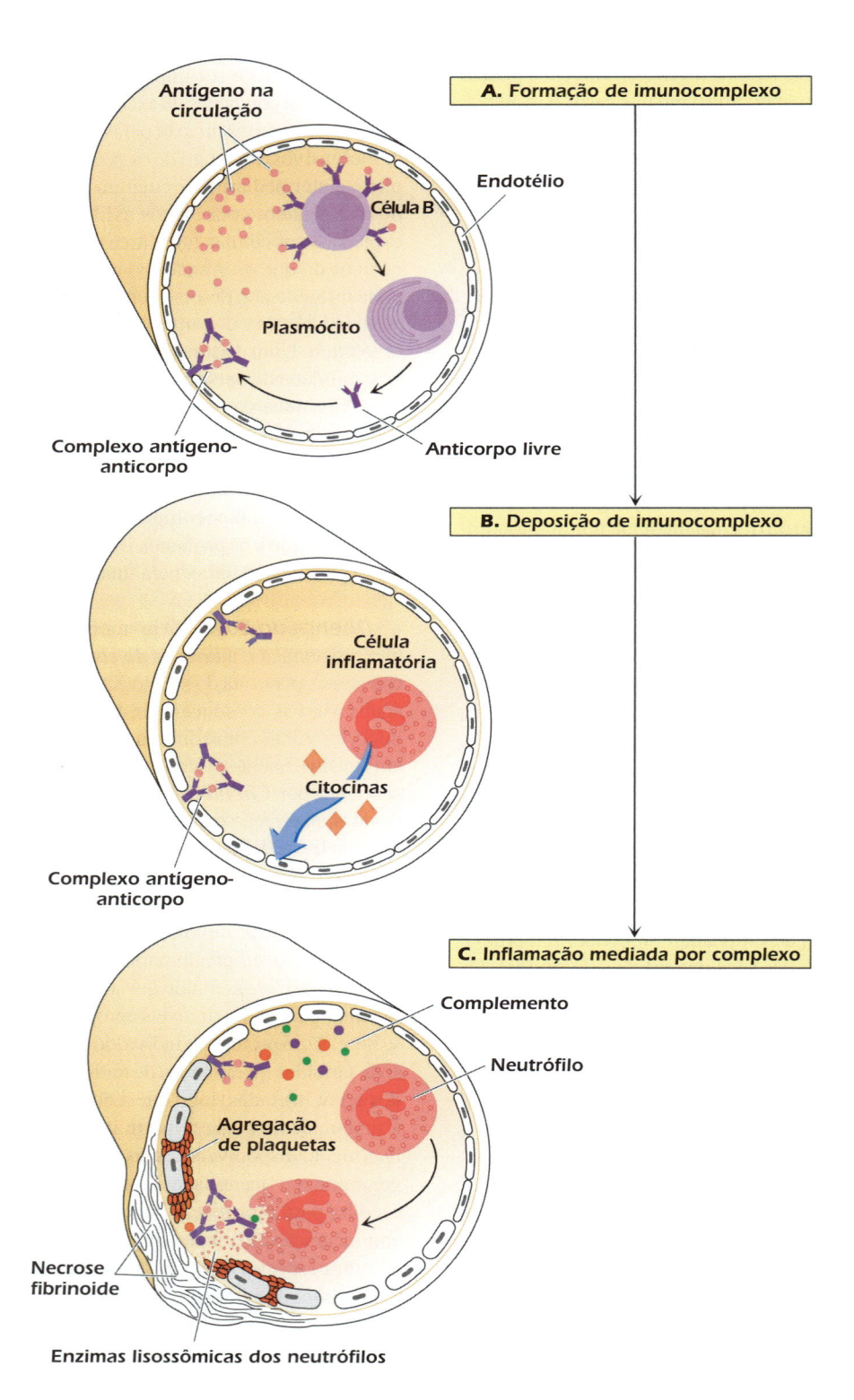

A. Formação de imunocomplexo

Antígeno na circulação

Endotélio

Célula B

Plasmócito

Complexo antígeno-anticorpo

Anticorpo livre

B. Deposição de imunocomplexo

Célula inflamatória

Citocinas

Complexo antígeno-anticorpo

C. Inflamação mediada por complexo

Complemento

Neutrófilo

Agregação de plaquetas

Necrose fibrinoide

Enzimas lisossômicas dos neutrófilos

Figura 15.2 Três fases sequenciais na indução de hipersensibilidade do tipo III sistêmica (imunocomplexos): (A) formação do imunocomplexo; (B) deposição do imunocomplexo; (C) inflamação mediada pelo complexo.

Doença por Imunocomplexo Associada à Infecção.
Talvez o melhor exemplo de doença por imunocomplexo associada à infecção seja a ***febre reumática***. Em indivíduos suscetíveis, esta doença está associada a infecções (tais como aquelas da garganta) causadas pelos ***estreptococos do grupo A*** e envolve inflamação e lesão do coração, das articulações e dos rins. Inúmeros antígenos da parede celular e da membrana dos estreptococos mostraram reagir de maneira cruzada com antígenos presentes no músculo cardíaco, cartilagem e membrana basal glomerular dos seres humanos. Acredita-se que os anticorpos para os antígenos dos estreptococos se liguem a estes componentes do tecido normal e induzam reações inflamatórias através de uma via semelhante àquela descrita anteriormente. Os imunocomplexos resultantes participam tanto da inflamação das articulações quanto das lesões características desta doença.

Em inúmeras outras infecções, alguns indivíduos produzem anticorpos que reagem de maneira cruzada com algum constituinte do tecido normal. Indivíduos predispostos à ***síndrome de Goodpasture***, por exemplo (ver Capítulo 12) algumas vezes desenvolvem a doença após infecções respiratórias virais. A hemorragia pulmonar e a glomerulonefrite dos pacientes com Goodpasture são causadas pelos anticorpos que se ligam diretamente à membrana basal nos pulmões e rins, ativam o complemento e causam lesão na membrana através do acúmulo de neutrófilos e liberação de enzimas degradativas. A síndrome de Goodpasture é algumas vezes considerada uma reação de hipersensibilidade do tipo II, uma vez que ela também envolve efeitos citotóxicos mediados por anticorpos nas células normais. A diferença entre esta doença mediada por anticorpo associada à infecção e a doença por complexos imunológicos da doença do soro é que o exame microscópico das lesões de Goodpasture revela um depósito linear semelhante a fitas ao longo da membrana basal (Fig. 15.3), como seria esperado se um tapete contínuo de anticorpo se ligasse aos antígenos superficiais. Em contrapartida, na doença do soro, o empilhamento de imunocomple-

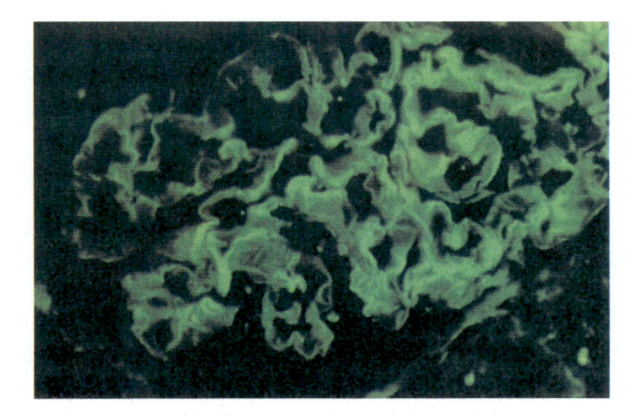

Figura 15.3 Depósito de anticorpo semelhante a fita, ao longo da membrana basal (associado com a síndrome de Goodpasture), revelado por anticorpos fluorescentes anti-Ig humana. (Cortesia do Dr. Angelo Ucci, Tufts University Medical School.)

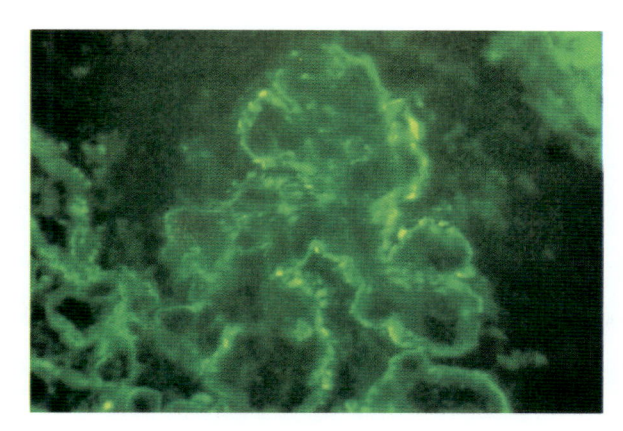

Figura 15.4 Padrão de coloração em "altos e baixos" de anticorpo fluorescente específico para imunoglobulina humana: depósitos de complexos imunológicos na membrana basal glomerular em associação com a doença do soro. (Cortesia do Dr. Angelo Ucci, Tufts University School of Medicine.)

xos pré-formados sobre a membrana basal acarreta o depósito em altos e baixos (Fig. 15.4).

Durante o curso de algumas outras doenças infecciosas (como malária, hanseníase e dengue), pode ocorrer a existência simultânea de grandes quantidades de antígeno e anticorpo ocasionando a formação e deposição de agregados imunológicos. Assim, o conjunto de sintomas em algumas dessas doenças pode incluir um componente ao qual se atribui a reação de hipersensibilidade do tipo III.

Deficiência de Complemento. Como observado acima, a maioria dos imunocomplexos não causa dano, visto que eles são removidos da circulação antes de se alojarem nos tecidos. Os complexos com C3b se ligam a eritrócitos portando CR1. Os eritrócitos entregam os complexos aos fagócitos mononucleares no interior do fígado e do baço para remoção por fagocitose. Os componentes da via clássica do complemento reduzem o número de epítopos antigênicos a que os anticorpos podem se ligar, intercalando-se na rede do complexo, resultando em complexos menores solúveis. São estes complexos menores que se ligam mais rapidamente aos eritrócitos. Nos pacientes com deficiências de complemento afetando C1, C2 e C4 (ver Capítulo 13), os complexos permanecem grandes e se ligam fracamente aos eritrócitos. Estes complexos não ligados aos eritrócitos são capturados rapidamente pelo fígado e, a seguir, liberados para ser depositados em tecidos como a pele, rins e músculos, onde podem causar reações inflamatórias.

Doença por Imunocomplexo Localizada

Em 1903, um cientista francês chamado Maurice Arthus imunizou coelhos com soro de cavalo, através de repetidas injeções intradérmicas. Após várias semanas, ele observou que cada injeção subsequente produzia uma reação de crescente gravidade no local da inoculação. Inicialmente foram observados um discreto

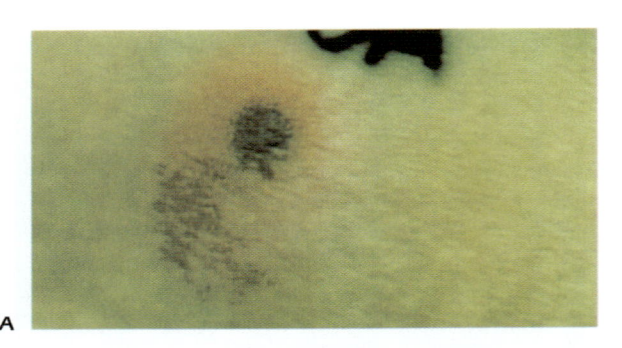

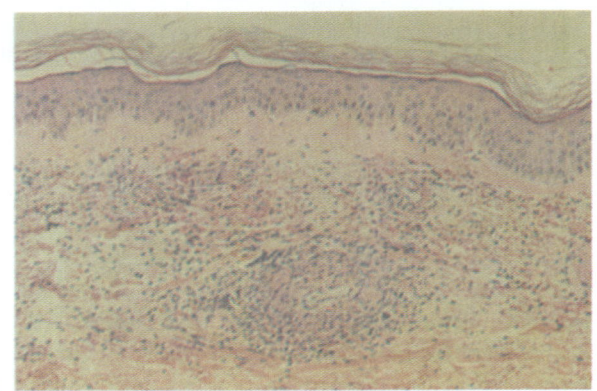

Figura 15.5 Reação de Arthus da hipersensibilidade do tipo III: (A) aspecto macroscópico mostrando manifestação hemorrágica (púrpura); (B) características histológicas da reação de Arthus mostrando infiltrado de neutrófilos. (Cortesia do Dr. M. Stadecker, Tufts University Medical School.)

eritema (vermelhidão) e um edema (acúmulo de líquido) no intervalo de 24 horas após a injeção. Estas reações desapareciam sem consequências no dia subsequente, porém injeções posteriores produziam respostas edematosas maiores, e por volta da quinta ou sexta inoculação as lesões tornavam-se hemorrágicas com necrose e lenta cicatrização. Este fenômeno, conhecido como *reação de Arthus*, é o protótipo das reações por imunocomplexo locali-

zadas. Como nas reações de hipersensibilidade por imunocomplexos sistêmicas, as reações localizadas envolvem antígenos solúveis. As respostas inflamatórias locais ocorrem após a reação do antígeno com anticorpo IgG-antígeno específico já formado. Quando os anticorpos pré-formados entram em contato com o antígeno em concentrações apropriadas (excesso de anticorpo) no interior ou próximo à parede dos vasos, imunocomplexos insolúveis se formam e se acumulam como fariam na placa de gel difusão (ver Capítulo 5). Os acontecimentos fisiopatológicos subsequentes são muito semelhantes àqueles descritos no padrão sistêmico (ver Fig. 15.2). O resultado final é a ruptura da parede do vaso e hemorragia acompanhada por necrose do tecido local (Figs. 15.5A,B).

Um exemplo clínico da reação de hipersensibilidade tipo Arthus é visto em uma doença denominada **pulmão de fazendeiro**. A doença é o resultado de uma reação de hipersensibilidade do tipo III intrapulmonar que ocorre em pacientes com **alveolite alérgica extrínseca** (inflamação dos alvéolos induzida pelo alérgeno). Como o nome sugere, a doença pulmão de fazendeiro algumas vezes ocorre em indivíduos envolvidos em atividade agropecuária; assim, ela é classificada como uma doença ocupacional. Em indivíduos sensíveis, a exposição ao feno mofado acarreta, no intervalo de 6 a 8 horas, um grave distúrbio respiratório (pneumonite). Os indivíduos afetados produzem grande quantidade de anticorpo IgG-específico para os esporos dos actinomicetos termofílicos que crescem no feno estragado. A inalação dos esporos acarreta uma reação nos pulmões que lembra a reação de Arthus observada na pele, isto é, a formação de agregados antígeno-anticorpos e consequente inflamação.

Existem muitas reações pulmonares do tipo III semelhantes, que recebem nomes relacionados à ocupação ou ao agente causador, tais como doença do criador de pombo, doença do lavador de queijo, bagaçose (bagaço é a fibra de cana-de-açúcar), doença do extrator de cortiça do sobreiro, doença do triturador de páprica e a doença conhecida como pulmão do fabricante do telhado de sapé, cada vez mais rara. A sujeira do ambiente de trabalho, envolvendo exposição maciça a materiais potencialmente antigênicos, obviamente favorece o desenvolvimento destas formas de doença ocupacional.

RESUMO

1. As reações de hipersensibilidade do tipo II envolvem lesão das células alvo e são mediadas por anticorpos através de três vias principais. Na primeira via, os anticorpos (geralmente IgM mas também IgG) ativam toda a sequência do complemento e causam lise.

2. Na segunda via da hipersensibilidade do tipo II, os anticorpos (geralmente IgG) se ligam a receptores para Fc nas células fagocíticas, enquanto o C3b se liga a receptores para C3b, também nas células fagocíticas, causando a destruição do alvo revestido por C3b e/ou anticorpo através da ADCC. Estas reações geralmente envolvem células sanguíneas circulantes, como eritrócitos, leucócitos e

plaquetas, e as consequências são aquelas esperadas com a destruição de um determinado tipo de célula.

3. A terceira via da hipersensibilidade do tipo II leva a consequências de disfunção celular causada pela ligação a receptores de superfície celular de autoanticorpos antagonistas ou agonistas causadores de doença (como ocorre na miastenia grave ou doença de Graves, respectivamente).

4. As reações de hipersensibilidade do tipo III envolvem a formação de imunocomplexos antígeno-anticorpos que podem ativar a cascata do complemento e induzir resposta inflamatória aguda. A liberação de certos produtos do

complemento (C3a e C5a) provoca aumento da permeabilidade vascular local e permite a liberação de soro (edema) e a atração quimiotática de neutrófilos. No processo de ingestão dos imunocomplexos, os neutrófilos liberam enzimas lisossômicas degradativas que produzem lesões teciduais características desta reação.

5. Se o local da reação do tipo III for a parede de um vaso sanguíneo, o resultado será hemorragia e necrose; se o local for a membrana basal glomerular, ocorrerá perda da integridade e extravasamento de proteínas e eritrócitos na urina; e se o local for o menisco de uma articulação, ocorrerá a destruição de membranas sinoviais e de cartilagem.

6. Existem múltiplas formas de reações de hipersensibilidade do tipo III variando de reações localizadas a sistêmicas. As reações se manifestam dependendo do tipo e localização do antígeno e da maneira pela qual ele é associado ao anticorpo. Entretanto, em todos os casos, o resultado depende do complemento e dos granulócitos como mediadores da lesão tecidual.

REFERÊNCIAS

Carlson JA, Chen KR (2006): Cutaneous vasculitis update: Small vessel neutrophilic vasculitis syndromes. *Am J Dermatopathol* 28:486.

Chang S, Carr W (2007): Urticarial vasculitis. *Allergy Asthma Proc* 28(1):97.

Cuellar ML (2002): Drug-induced vasculitis. *Curr Rheumatol Rep* 4:55.

Dixon FJ, Cochrane CC, Theofilopoulus AN (1988): Immune complex injury. In Samter M, Talmage DW, Frank MM, Austen KF, Claman HN (eds): *Immunological Diseases*, 4th ed. Boston: Little, Brown.

Gorgani NN, Theofilopoulos AN (2007): Contribution of histidine-rich glycoprotein in clearance of immune complexes and apoptotic cells: Implications for ameliorating autoimmune diseases. *Autoimmunity* 40:260.

Nimmerjahn F, Ravetch JV (2006): Fc gamma receptors: Old friends and new family members. *Immunity* 24:19.

 ## QUESTÕES DE REVISÃO

Para cada questão, escolha A MELHOR resposta.

1. Qual das doenças abaixo mais provavelmente envolve, como agente etiológico, uma reação a um hapteno?
   A) síndrome de Goodpasture após uma infecção respiratória causada por vírus
   B) anemia hemolítica após tratamento com penicilina
   C) artrite reumatoide após uma infecção parasitária
   D) pulmão de fazendeiro após exposição ao feno mofado

2. Em um modelo experimental murino para o estudo da anemia hemolítica autoimunológica, a administração endovenosa de um anticorpo monoclonal da classe IgA específico para um antígeno eritrocitário não resulta em anemia. A melhor explicação para esta observação é:
   A) a IgA se localizaria no trato gastrintestinal
   B) a região Fc do anticorpo IgA não se liga a receptores para Fc nas células fagocíticas
   C) a IgA não pode ativar o complemento além da quebra de C2
   D) a IgA utilizada apresenta baixa afinidade para os antígenos dos eritrócitos
   E) a IgA utilizada requer um componente secretor para exercer o efeito

3. As lesões glomerulares na doença por imunocomplexo podem ser visualizadas microscopicamente com um anticorpo fluorescente contra:
   A) cadeias pesadas de IgG
   B) cadeias leves κ
   C) C1
   D) C3
   E) todas as respostas anteriores

4. Os complexos imunológicos estão envolvidos na patogênese de qual das seguintes doenças associadas à febre reumática?
   A) glomerulonefrite após infecção estreptocócica
   B) doença do criador de pombo
   C) doença do soro
   D) anemia hemolítica autoimunológica
   E) pênfigo vulgar

5. A lesão final aos vasos na artrite mediada por imunocomplexos é devida a:
   A) citocinas produzidas pelas células T
   B) histamina e SRS-A
   C) complexo de ataque à membrana C5, C6, C7, C8, C9
   D) enzimas lisossômicas dos leucócitos polimorfonucleares
   E) células T citotóxicas

6. A doença do soro é caracterizada por:
   A) deposição de imunocomplexos nas paredes dos vasos sanguíneos quando há moderado excesso de antígeno
   B) fagocitose dos complexos pelos granulócitos
   C) consumo de complemento
   D) aparecimento dos sintomas antes que o anticorpo livre possa ser detectado na circulação
   E) todas as respostas anteriores

7. A hipersensibilidade do tipo II:
- A) é anticorpo-dependente
- B) é complemento-independente
- C) é mediada por células T CD8$^+$
- D) requer a formação de imunocomplexos
- E) envolve a destruição celular mediada por anticorpo

8. Um paciente é suspeito de ter a doença pulmão de fazendeiro. Realiza-se então um teste de provocação com a inalação de extrato de feno mofado. Uma queda aguda na função respiratória é observada no intervalo de 10 minutos retornando ao normal em apenas duas horas para cair novamente dentro de outras duas horas. A explicação mais provável é que:
- A) o paciente tenha hipersensibilidade mediada por célula T
- B) este é um padrão normal de pulmão de fazendeiro
- C) o paciente desenvolveu uma resposta secundária após a inalação do antígeno
- D) os sintomas do pulmão de fazendeiro são complicados por uma reatividade mediada por IgE ao mesmo antígeno
- E) todas as respostas acima

RESPOSTAS ÀS QUESTÕES DE REVISÃO

1. *B* A penicilina pode funcionar como hapteno, ligando-se aos eritrócitos e induzindo anemia hemolítica. A, C e D são exemplos de reações por imunoagregados (tipo III) necessitando complemento e neutrófilos para os efeitos patológicos.

2. *B* Considerando que as células fagocíticas apresentam receptores para Fc de IgG, a IgA ligada não causaria engolfamento e lesão. Assim, A, C, D e E são falsas.

3. *E* As lesões da doença por imunocomplexos são dependentes da presença de antígeno, anticorpo e complemento. Consequentemente, todas podem ser demonstradas por imunofluorescência na lesão: A e B, porque são parte da IgG; C e D porque constituem os componentes iniciais do complemento ativados pelos agregados imunológicos.

4. *A* A febre reumática é uma doença associada a infecções causadas pelos estreptococos do grupo A e tem implicações com o desenvolvimento de anticorpos antiestreptococos que reagem de maneira cruzada com antígenos presentes nos músculos cardíacos, na cartilagem e na membrana basal glomerular dos seres humanos.

5. *D* Nem as células T nem os mastócitos são responsáveis pela lesão tecidual final na doença por imunocomplexos. Consequentemente, A, B e E podem ser eliminadas. O complexo lítico final do complemento também não está envolvido, uma vez que a ativação do complemento até C5 é suficiente para atrair leucócitos polimorfonucleares, cujas enzimas lisossômicas causam lesão ao tecido.

6. *E* Todas são características da doença do soro.

7. *E* As reações de hipersensibilidade do tipo II ocorrem após o desenvolvimento de anticorpos contra antígenos-alvo expressos nas células normais ou células com determinantes de membrana alterados. Os anticorpos ligam-se na superfície destas células e medeiam lesão ou destruição por um ou mais mecanismos, incluindo reações mediadas pelo complemento. As células T citotóxicas CD8$^+$ e os imunocomplexos não estão envolvidos nestas reações.

8. *D* O início dos sintomas nas reações de hipersensibilidade do tipo III na doença conhecida como pulmão de fazendeiro e em doenças ocupacionais semelhantes geralmente ocorre várias horas após a exposição ao antígeno causal. O aparecimento das dificuldades respiratórias em poucos minutos leva a crer que uma resposta anafilática do tipo I também está presente. Provavelmente, o paciente formou tanto anticorpos IgE quanto IgG para os antígenos do actinomiceto. Uma reação positiva de pápula e eritema, na pele, garante uma posterior confirmação.

16

HIPERSENSIBILIDADE: TIPO IV

INTRODUÇÃO

Em contrapartida às reações de hipersensibilidade mediada por anticorpo, discutidas nos dois capítulos anteriores, a *hipersensibilidade do tipo IV* é mediada por célula. Diferenciando-se marcadamente da hipersensibilidade do tipo I (mediada por IgE), que está prontamente disponível para reagir com alérgenos, as respostas do tipo IV envolvem a ativação, proliferação e mobilização de células T antígeno-específicas. Em função da demora na resposta imunológica comparada com as reações de hipersensibilidade mediada por anticorpo, a hipersensibilidade do tipo IV é frequentemente mencionada como *hipersensibilidade do tipo tardio (DTH)*. Assim como a hipersensibilidade mediada por anticorpo, as reações da DTH podem danificar as células e tecidos do hospedeiro. Os efeitos prejudiciais da DTH são causados pela liberação inapropriada de grandes quantidades de citocinas (incluindo quimiocinas) pelas células T ativadas. As quimiocinas atraem e ativam outras células mononucleares, que não são antígeno-específicas, incluindo monócitos e macrófagos. O recrutamento e a ativação destas células é que têm a principal responsabilidade pelo aparecimento das deletérias reações de hipersensibilidade do tipo 4.

Dependendo do antígeno envolvido, as reações da DTH medeiam aspectos da função imunológica, que podem ser tanto benéficos (resistência a vírus, bactérias, fungos e tumores) quanto prejudiciais (dermatite alérgica e autoimunidade). Outros antígenos capazes de produzir reações da DTH incluem aqueles expressos por células estranhas nos casos de transplante ou um dos muitos produtos químicos (servindo como haptenos), capazes de penetrar na pele e se acoplar a carreadores proteicos do corpo.

As reações da DTH cutânea são iniciadas quando células T CD4 de memória são ativadas pelas células de Langerhans e outras APCs na pele. Durante a ativação, as células T CD4 liberam mediadores inflamatórios que recrutam células efetoras para o local de administração do antígeno. Acredita-se que os monócitos/macrófagos sejam as principais células efetoras neste modelo, entretanto, células T CD8$^+$ citolíticas e células NK também podem participar desta função. As células efetoras ativadas desencadeiam uma resposta inflamatória, que resulta na eliminação do antígeno e no extravasamento de plasma, que acompanha o edema no local do desafio. A intensidade da resposta ao antígeno é medida por um aumento do edema no local do desafio (tal como visto durante o desenvolvimento da reação cutânea à tuberculina).

CARACTERÍSTICAS GERAIS E FISIOPATOLOGIA DA DTH

As características clínicas das reações de hipersensibilidade do tipo IV variam dependendo do antígeno sensibilizante e da via de exposição. Estas variações incluem a hipersensibilidade de contato, hipersensibilidade do tipo tuberculina e hipersensibilidade granulomatosa (ver a próxima seção). Entretanto, em geral um mecanismo fisiopatológico comum

Immunology: A Short Course, Sixth Edition, By Richard Coico and Geoffrey Sunshine
Copyright © 2009 John Wiley & Sons, Inc.

contribui para cada uma destas variações. Os principais acontecimentos envolvem três etapas: (1) ativação de células inflamatórias T_H1 e T_H17 antígeno-específicas em um indivíduo previamente sensibilizado; (2) elaboração de citocinas pró-inflamatórias pelas células T_H1 e T_H17 antígeno-específicas; e (3) recrutamento e ativação de leucócitos inflamatórios antígeno-inespecíficos. Geralmente, estes acontecimentos ocorrem por um período de vários dias (48-72 horas).

Mecanismos Envolvidos na DTH

Os mecanismos envolvidos na sensibilização da DTH e a elucidação da reação que se segue ao desafio antigênico são atualmente bem compreendidos. Assim como nas reações de hipersensibilidade mediada por anticorpo, a exposição prévia ao antígeno é necessária para gerar a DTH. Tal exposição (a *fase de sensibilização*, Fig. 16.1A) ativa e aumenta o número de células T_H1 e T_H17 antígeno-específicas; por ocasião de desafios subsequentes com o mesmo antígeno, esta população aumentada de células responde produzindo citocinas que promovem as reações DTH (*fase de desencadeamento*, Fig. 16.1B). Durante a fase de desencadeamento, as células T_H1 e T_H17 ativadas medeiam a ativação e o recrutamento de células inflamatórias antígeno-inespecíficas para o local da reação, incluin-

do macrófagos, células NK, células T CD8⁺ citotóxicas, células B e neutrófilos. O estágio de sensibilização normalmente acontece por uma ou duas semanas, período em que ocorrem os mecanismos normais de ativação de célula T (ver Capítulo 10). Em contrapartida, o estágio de desencadeamento requer aproximadamente 18-48 horas após o desafio antigênico para recrutar e ativar estas células — um período que culmina nas características histológicas e clínicas da DTH. As manifestações clínicas da DTH podem durar várias semanas ou, em alguns casos, podem se tornar crônicas (por exemplo, a DTH em certas doenças autoimunológicas como a miastenia grave).

As células T desafiadas pelo antígeno produzem várias citocinas durante o estágio de desencadeamento, especialmente quimiocinas e IFN-γ, que causam quimiotaxia e ativação de macrófagos (Fig. 16.2). O recrutamento e a ativação de células antígeno-inespecíficas pelas células T_H1 e T_H17 antígeno-específicas demonstram a interação entre a imunidade adquirida e a natural, discutida no Capítulo 2. Outra citocina produzida por estas células é a IL-12, que suprime a subpopulação T_H2 e promove a expansão das subpopulações de T_H1 e T_H17 direcionando, desta forma, a produção de mais citocinas que, por sua vez, ativam mais macrófagos. Assim, a IL-12 desempenha um importante papel na DTH. O Quadro 16.1 resume a importância das citocinas envolvidas nas reações da DTH.

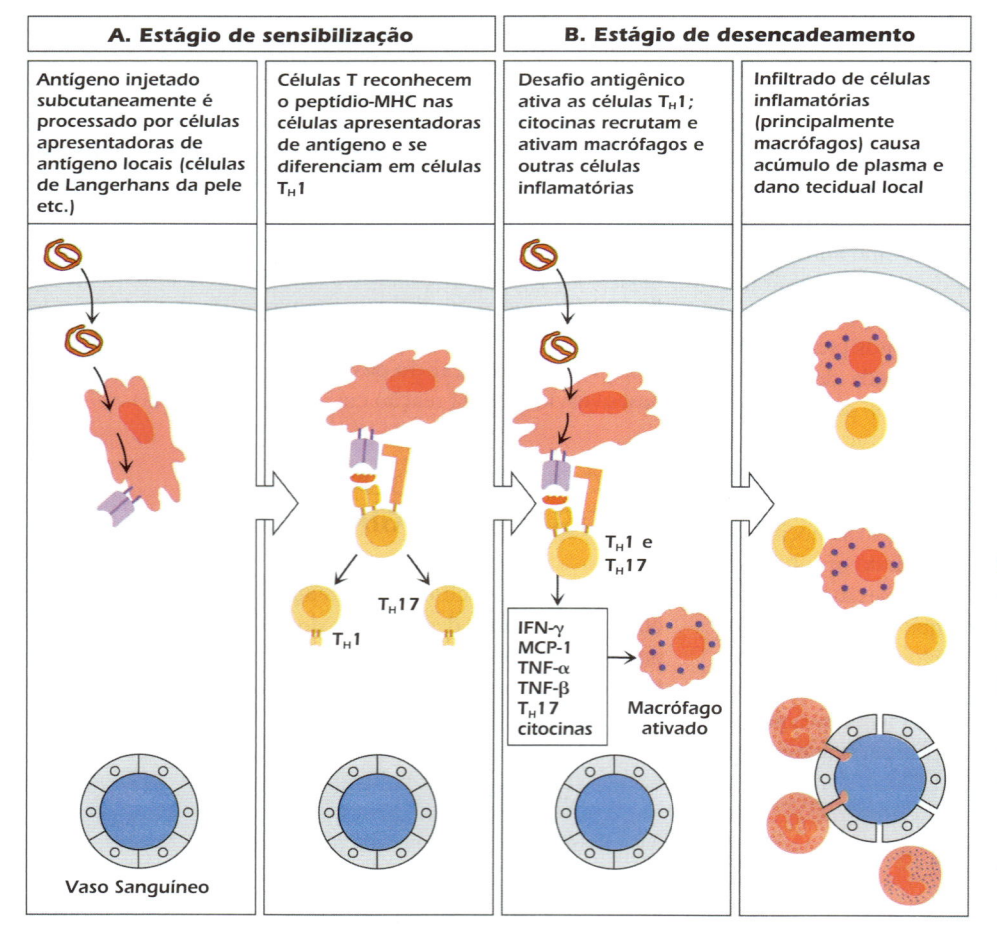

A. Estágio de sensibilização		**B. Estágio de desencadeamento**	
Antígeno injetado subcutaneamente é processado por células apresentadoras de antígeno locais (células de Langerhans da pele etc.)	Células T reconhecem o peptídio-MHC nas células apresentadoras de antígeno e se diferenciam em células T_H1	Desafio antigênico ativa as células T_H1; citocinas recrutam e ativam macrófagos e outras células inflamatórias	Infiltrado de células inflamatórias (principalmente macrófagos) causa acúmulo de plasma e dano tecidual local

T_H17
T_H1
T_H1 e T_H17
IFN-γ
MCP-1
TNF-α
TNF-β
T_H17 citocinas
Macrófago ativado
Vaso Sanguíneo

Figura 16.1 Reação DTH. (A) O estágio de sensibilização pelo antígeno envolve a apresentação do antígeno às células T, pela APC, levando à liberação de citocinas e diferenciação das células T_H0 em T_H1 e T_H17. (B) O desafio com antígeno (estágio de desencadeamento) envolve a apresentação do antígeno às células T_H1, pela APC, causando a ativação de T_H1 e T_H17, a liberação de citocinas e o recrutamento e ativação de macrófagos.

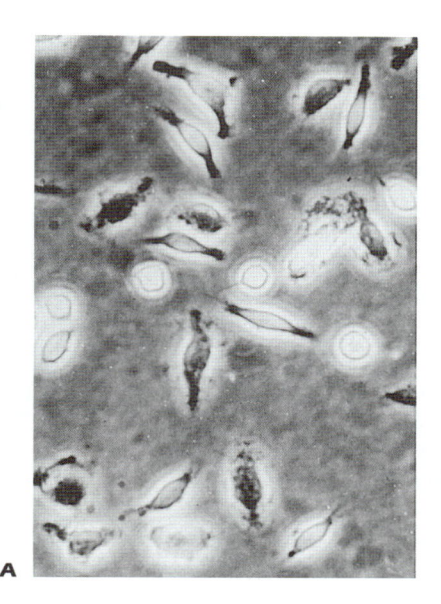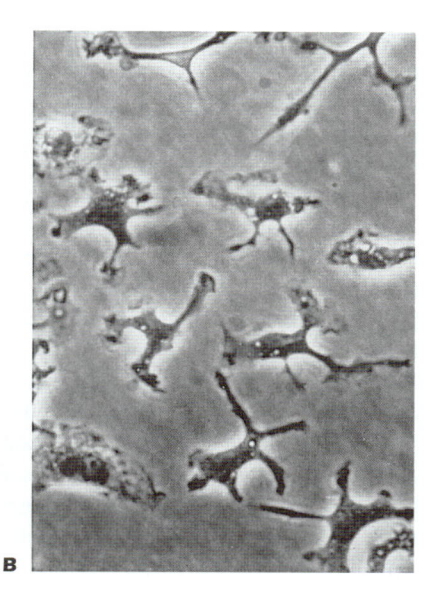

Figura 16.2 Efeito do IFN-γ em macrófagos peritoneais. (A) Macrófagos normais em cultura logo que eles começam a aderir. (B) Macrófagos que se aderiram após a ativação com IFN-γ, se espalharam com o desenvolvimento de numerosos pseudópodes e tornaram-se maiores. Também são visíveis mais grânulos lisossômicos. (Cortesia do Dr. M. Stadecker, Tufts University Medical School.)

As reações da DTH também envolvem as células T $CD8^+$, que são ativadas e expandidas primeiramente durante o estágio de sensibilização da resposta. Estas células podem danificar tecidos por meio da citotoxicidade mediada por célula (ver Capítulo 10). A ativação das células T $CD8^+$ ocorre como consequência da capacidade de muitas substâncias químicas, capazes de induzir reações da DTH, cruzarem a membrana celular (como o pentadecacatecol, a substância química que induz a reação da **hera venenosa**). No interior da célula, estas substâncias químicas reagem com proteínas citosólicas para formar peptídios modificados; estes peptídios são translocados para o retículo endoplasmático e entregues à superfície celular, no contexto das moléculas do MHC de classe I. Células apresentando tais proteínas próprias modificadas são, subsequentemente, danificadas ou mortas pelas células T $CD8^+$.

Deveria ser óbvio, a partir da discussão anterior, que muitas das funções efetoras na DTH são realizadas por macrófagos ativados. Na circunstância mais favorável, a DTH resulta na destruição do microrganismo infeccioso (ver a seguir), que pode ter iniciado a resposta no local do primeiro contato. Acredita-se que esta destruição seja, predominantemente, o resultado da ingestão do microrganismo pelos macrófagos. Devido ao envolvimento de células T_H1 e T_H17, as reações celulares ocorrem em um ambiente de citocinas contendo IFN-γ, que em seguida ativa os fagócitos. O agente infeccioso fagocitado é, a seguir, degradado por enzimas lisossômicas e subprodutos da atividade da explosão respiratória, tais como peróxido e radicais superóxido. Tecidos estranhos, tecido tumoral e antígenos solúveis ou conjugados são tratados de maneira semelhante.

EXEMPLOS DE DTH

Sensibilidade de Contato

A **sensibilidade de contato** (às vezes chamada **dermatite de contato**) é uma forma de DTH, na qual o órgão-alvo é a pele e a resposta inflamatória é produzida como resultado do contato com substâncias sensibilizantes na sua superfície. Assim, ela é principalmente uma reação epidérmica caracterizada por eczema no local de contato com o alérgeno, que geralmente chega ao máximo em 48-72 h após o contato. O protótipo desta forma de DTH é a **dermatite por hera venenosa** (Fig. 16.3A). A substância irritante é contida em um óleo secretado pelas folhas do arbusto da hera venenosa e de outras plantas relacionadas. Estes óleos contêm uma mistura de catecóis (di-hidroxifenóis) com longas cadeias laterais de hidrocarbonetos. Estas características permitem que eles penetrem na pele em virtude de sua afinidade por lipídios (permitindo que se dissolvam nos lipídios cutâneos) e de sua capacidade em se acoplar covalentemente (através da formação de quinonas) a alguma molécula carreadora na superfície celular. Outros desencadeadores da hipersensibilidade de contato são geralmente também

QUADRO 16.1 Citocinas Envolvidas nas Reações de DTH

Citocina[a]	Efeitos Funcionais[b]
IFN-γ	Ativa macrófagos a liberar mediadores inflamatórios
Quimiocinas MCP-1 RANTES MIP-1α MIP-1β	Recruta macrófagos e monócitos para o local
TNFα	Causa dano tecidual local
TNFβ	Aumenta a expressão de moléculas de adesão nos vasos sanguíneos

[a]MCP, proteína cofator de membrana; MIP, proteína inflamatória de macrófago; TNF, fator de necrose tumoral.
[b]Efeitos funcionais adicionais estão descritos no Capítulo 11.

haptenos solúveis em lipídios. Eles possuem uma variedade de formas químicas, tendo todos, em comum, a capacidade de penetrar na pele e formar conjugados hapteno carreadores. Substâncias químicas tais como o 2,4-dinitroclorobenzeno (DNCB) são usadas para induzir sensibilidade de contato. Uma vez que virtualmente todo indivíduo normal é capaz de desenvolver hipersensibilidade de contato com uma dose-teste deste composto, ele é frequentemente usado para avaliar o potencial de reatividade das células T (imunidade mediada por célula) do paciente. Metais como níquel e cromo, que estão presentes em bijuterias e fechos de roupas íntimas, são também capazes de induzir sensibilidade de contato possivelmente através da quelação (interação iônica) de proteínas da pele.

A sensibilidade de contato é iniciada pela apresentação de alérgenos irritantes pelas APCs da pele (*células de Langerhans*) às células T, expressando TCRs antígeno-específicos. Ainda não se sabe se o sensibilizador se acopla diretamente a componentes da superfície celular das células de Langerhans ou se ele se acopla primeiro às proteínas no soro ou tecido que são, a seguir, capturadas pelas células de Langerhans. O contato inicial resulta na expansão dos clones de células T_H1 antígeno-específicas. Contato subsequente (desafio) com o antígeno sensibilizante dá início ao estágio de desencadeamento da DTH discutida anteriormente. A aparência histológica desta variante de DTH mostra infiltrados de células mononucleares na derme (Fig. 16.3B), o que se manifesta com a separação das células da epiderme, *espongiose* (um edema intercelular inflamatório da epiderme) e formação de bolhas (Fig. 16.3A).

Em muitos casos, quantidade suficiente do antígeno sensibilizante permanece no local do contato inicial, de modo que, em aproximadamente uma semana, quando a expansão de células T já ocorreu de forma suficiente, o antígeno remanescente age como estímulo, promovendo a fase de desencadeamento sem novo contato com o antígeno sensibilizante.

O procedimento comumente realizado para testar a presença de sensibilidade de contato é o *teste de contato*. Uma solução do antígeno suspeito é espalhada na pele e coberta com curativo oclusivo. O aparecimento, dentro de três dias, de uma área de *induração* (saliência endurecida) e *eritema* (vermelhidão) indica sensibilidade.

Hipersensibilidade Granulomatosa

Diferentes da DTH associada com a maioria das reações de dermatite de contato, nas quais o antígeno é rapidamente eliminado, as lesões resultantes de uma *hipersensibilidade granulomatosa* regridem lentamente resultando em um pequeno dano tecidual. Em algumas circunstâncias, o antígeno pode persistir como uma fonte crônica de estímulo imunológico. Ovos de esquistossoma, por exemplo, e micobactérias encapsuladas em lipídio são resistentes à degradação enzimática e consequentemente podem durar por um prolongado período de tempo (por toda a vida, em alguns casos). Nestas circunstâncias, o acúmulo contínuo de macrófagos leva ao agrupamento de células epitelioides, que se fundem para formar células gigantes no *granuloma*. O tempo

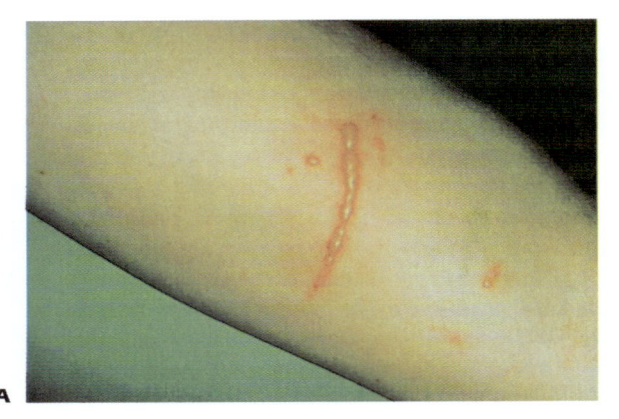

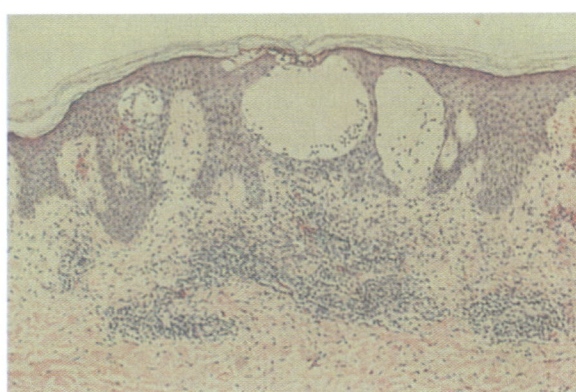

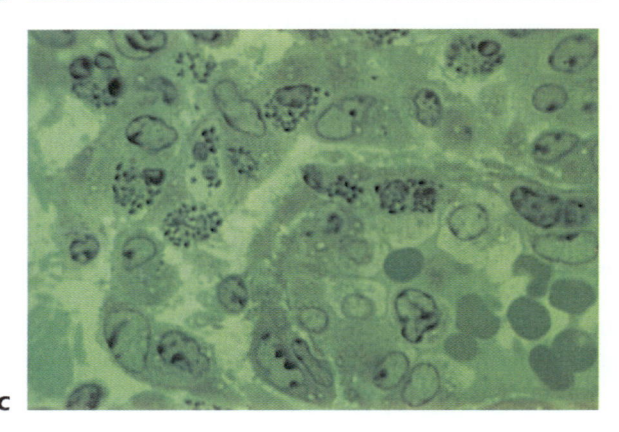

Figura 16.3 (A) Aparência macroscópica de sensibilidade de contato do tipo IV à hera venenosa. (B) Aparência histológica da reação de hipersensibilidade de contato tipo IV, mostrando a formação de vesícula intraepitelial e infiltrado mononuclear na derme. (C) Reação basofílica cutânea mostrando basófilos e algumas células mononucleares, 24 horas após o teste cutâneo. (Cortesia do Dr. M. Stadecker, Tufts University Medical School.)

máximo de reação para o desenvolvimento de um granuloma é de 21-28 dias. As alterações patológicas resultam da incapacidade dos macrófagos para destruir os patógenos fagocitados (por exemplo, *Mycobacterium leprae*) ou em degradar grandes antígenos inertes. Os granulomas podem ser destrutivos devido ao seu deslocamento do tecido normal e podem resultar em necrose caseosa (aspecto de queijo). Isto é característico em doenças como a tuberculose causada pela infecção por *Mycobacterium tuberculosis*, em que uma bainha de linfócitos circunda o cerne podendo provocar uma fibrose significativa.

Assim, a hipersensibilidade granulomatosa pode ser atribuída mais à tentativa persistente do hospedeiro em isolar e conter o patógeno do que aos efeitos dos microrganismos invasores. Em doenças como varíola, sarampo e herpes, os *exantemas* característicos (erupções cutâneas) são de certa forma atribuídos às respostas de DTH contra o vírus, com destruição adicional devido ao ataque das células T CD8$^+$ citotóxicas contra as células epiteliais infectadas pelos vírus.

Hipersensibilidade do Tipo Tuberculina

As *reações do tipo tuberculina* são *reações inflamatórias cutâneas* caracterizadas por uma área de edema firme e avermelhado, na pele, que atinge seu máximo em 48-72 horas após o desafio. A denominação tipo tuberculina é derivada do protótipo da reação de DTH, em que um antígeno lipoproteico chamado tuberculina, isolado do *M. tuberculosis*, foi usado para evidenciar a exposição ao agente causador da tuberculose (TB). No entanto, é bom lembrar que antígenos solúveis de outros microrganismos, incluindo *M. leprae* e *Leishmania tropica*, também podem induzir reações DTH do tipo tuberculínico. Atualmente, os testes para TB são realizados através da injeção intradérmica de um extrato lipoproteico mais purificado, isolado de *M. tuberculosis*, chamado *derivado proteico purificado* (*PPD*). O teste de PPD (também chamado teste de Mantoux) é extremamente útil na vigilância da saúde pública à TB. Se um indivíduo foi previamente sensibilizado aos antígenos expressos por *M. tuberculosis*, como consequência de infecção com esse microrganismo, a lesão característica do tipo tuberculina irá aparecer no local da injeção no intervalo de 48-72 horas. É observado o aparecimento de eritema e induração, alcançando seu nível máximo 72 horas após o desafio (ver Fig. 16.4A). A induração pode ser facilmente distinguida do *edema* (acúmulo de fluido) pela ausência de marcas quando pressionada. Mesmo quando são graves, estas reações raramente levam ao dano necrótico e regridem lentamente. Uma biópsia realizada no início da reação revela principalmente células mononucleares da série monócito/macrófago com poucos linfócitos espalhados. Caracteristicamente, os infiltrados mononucleares aparecem sob a forma de uma bainha perivascular antes de invadirem profusamente o local de deposição do antígeno (ver Fig. 16.4B). Os neutrófilos não são uma característica relevante da reação inicial. Em casos mais graves, as reações de hipersensibilidade do tipo tuberculina podem progredir para a hipersensibilidade granulomatosa (discutida anteriormente). Biópsias de tecido em que isto ocorre mostram um padrão mais complexo com a chegada de células B e a formação de granulomas em lesões persistentes. A rigidez, ou endurecimento, é devida à deposição de fibrina na lesão.

Normalmente, apesar de o teste de PPD ser bastante confiável, reações falso-negativas ou falso-positivas podem ser vis-

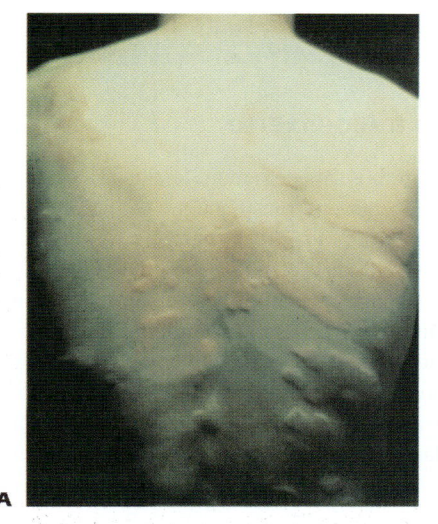

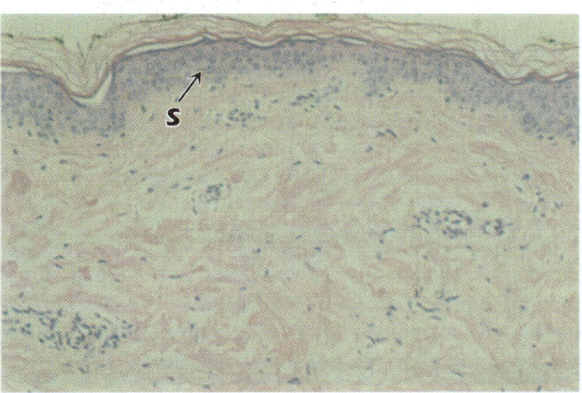

○ Figura 16.4   (A) Reação de DTH do tipo IV (reação à tuberculina) — aspecto macroscópico mostrando induração e eritema 48 h após o teste tuberculínico. (Cortesia de A. Gottlieb, Tulane University Medical School.) (B) Reação de DTH do tipo IV — imagem histológica mostrando infiltrado dérmico de célula mononuclear (*seta*). (Cortesia de M. Stadecker, Tufts University Medical School.)

tas em algumas situações. Indivíduos imunossuprimidos (como aqueles infectados pelo vírus da imunodeficiência humana ou alguns em quimioterapia de alta dose) podem ter reações falso-negativas ao PPD, devido à incapacidade de resposta das células T antígeno-específicas (anergia; ver Capítulo 12).

Quando o PPD é usado para testar indivíduos em exposição ao *M. tuberculosis*, aqueles que foram vacinados com cepa atenuada não patogênica do microrganismo que causa a TB em gado (*Mycobacterium bovis* ou BCG), também podem apresentar reações falso-positivas. A eficácia da vacina BCG contra a TB pulmonar humana varia enormemente em diferentes populações. A hipótese prevalente atribui esta variação a interações entre a vacina e as micobactérias ambientais comuns, mas o preciso mecanismo ainda não foi elucidado. A vacinação de rotina com BCG não é realizada em muitos países, incluindo os Estados Unidos, devido à sua eficácia questionável e ao impacto que tal prática poderia ter sobre nossa capacidade em confirmar se as pessoas foram expostas ao *M. tuberculosis*.

Rejeição a Aloenxerto

Conforme iremos saber em mais detalhes no Capítulo 18, se um indivíduo receber um transplante de células, tecidos ou órgãos oriundos de um ***doador alogeneico*** (um indivíduo da mesma espécie, porém geneticamente diferente), normalmente ele se tornará vascularizado e pode ser inicialmente aceito. Entretanto, se as diferenças genéticas forem no MHC, ocorre a rejeição do enxerto mediada por célula T, com duração e intensidade relacionadas ao grau de incompatibilidade entre doador e receptor. Após a vascularização, há uma invasão inicial do enxerto, através das paredes dos vasos sanguíneos, por uma população mista de células T antígeno-específicas e monócitos não antígeno-específicos. Esta reação inflamatória logo causa a destruição dos vasos, enquanto a privação de nutrientes é rapidamente seguida por necrose e colapso do tecido transplantado.

Exemplos Adicionais de DTH

Um tipo incomum de DTH foi observado nos seres humanos depois de repetidas injeções intradérmicas de antígeno. A resposta é tardia no início (frequentemente em cerca de 24 horas), mas consiste inteiramente de eritema, sem a induração típica das clássicas reações de hipersensibilidade tardia. Quando esta condição foi estudada experimentalmente, descobriu-se que o eritema era constituído por um infiltrado celular, mas o tipo celular predominante era o basófilo (Fig. 16.3C). Estudos em cobaias (*guinea pigs*) mostraram que a resposta era principalmente mediada por células T e estava sujeita às mesmas restrições do MHC assim como nas clássicas respostas mediadas por estas células. No entanto, quando a hipersensibilidade tardia clássica estava presente, os infiltrados de basófilos não eram observados. Assim, a hipersensibilidade cutânea por basófilos parecia ser uma variante das respostas mediadas por célula T, mas seu mecanismo exato era desconhecido. O quadro da reação complicou-se ainda mais quando foi mostrado que a transferência passiva de soro poderia, sob certas circunstâncias, provocar uma resposta de basófilos.

O significado fisiológico da hipersensibilidade cutânea por basófilos permaneceu sem explicação até o momento em que se mostrou que cobaias (*guinea pigs*) picadas por certos carrapatos desenvolviam graves reações de hipersensibilidade cutânea por basófilos, no local em que o carrapato se fixava. A infiltração de basófilos e, presumivelmente, a liberação de mediadores inflamatórios de seus grânulos, resultava na morte do carrapato e seu eventual desprendimento. Assim, a hipersensibilidade cutânea por basófilos pode ter um importante papel em certas formas de imunidade a parasitas. Mais recentemente, infiltrados de basófilos também foram encontrados na dermatite de contato por alérgenos tais como a hera venenosa, na rejeição de transplante renal e em algumas formas de conjuntivite. Todas estas observações indicam que os basófilos podem ser importantes em alguns tipos de doença por hipersensibilidade tardia.

Outros exemplos de DTH incluem as reações aos antígenos próprios em certas doenças autoimunológicas, como a miastenia grave, artrite reumatoide, diabetes do tipo I e esclerose múltipla (ver Capítulo 12). À semelhança das infecções persistentes que podem causar DTH crônica, estas reações são frequentemente crônicas como resultado de uma ativação clonal contínua de células T_H1 autorreativas.

TRATAMENTO DA DTH

Terapias para o tratamento da hipersensibilidade mediada por célula T podem variar de acordo com o tipo de DTH envolvida. Na maioria dos casos, as reações de DTH, como a dermatite de contato e as reações do tipo tuberculina, regridem após um período que pode levar de dias a semanas, após a remoção do antígeno. Corticosteroides, aplicados tanto de forma tópica quanto sistemicamente, constituem um tratamento bastante efetivo para estas formas de DTH. Em variantes mais graves de DTH, tais como a hipersensibilidade granulomatosa induzida por patógeno, rejeição do aloenxerto e aquelas observadas em certas doenças autoimunológicas, são normalmente usadas formas mais agressivas de terapia imunossupressora, incluindo tratamento com fármacos contendo ciclosporina ou uso tópico de inibidores de calcineurina (como o tacrolimus, ver Capítulo 18 para maiores detalhes sobre terapias imunossupressoras).

RESUMO

1. Os acontecimentos normais associados à imunidade mediada por célula, que são cruciais para a proteção contra parasitas intracelulares, tais como vírus, muitas bactérias e fungos, podem também causar reações de DTH.

2. Os principais acontecimentos que levam às reações de DTH envolvem três etapas: (a) ativação de células T_H1 e T_H17 inflamatórias antígeno-específicas, em

um indivíduo previamente sensibilizado; (b) elaboração de citocinas pró-inflamatórias (por exemplo, IFN-γ) e citocinas da família T_H17 pelas células T_H1 e T_H17 antígeno-específicas, respectivamente; e (c) recrutamento e ativação de leucócitos inflamatórios não antígeno-específicos.

3. Existem diversas variedades de DTH, incluindo (a) hipersensibilidade de contato caracterizada por eczemas,

que atingem seu máximo 48-72 horas após contato com o alérgeno; (b) hipersensibilidade granulomatosa caracterizada por um granuloma, que é máxima 21-28 dias após o antígeno ser introduzido; e (c) hipersensibilidade do tipo tuberculina, caracterizada por uma área de eritema (vermelhidão) firme e vermelha e induração (saliência enrijecida) que é máxima 48-72 horas após o desafio.

4. Outras variantes incluem reações que ocorrem em certas doenças autoimunológicas mediadas por célula T (por exemplo, miastenia grave, artrite reumatoide, diabetes do tipo I e esclerose múltipla) e em alguns indivíduos que receberam aloenxerto.

5. Células T CD8⁺ citotóxicas também podem participar dos danos associados às reações de DTH.

6. Os macrófagos fagocíticos constituem a principal característica histológica da DTH e exercem papel protetor nesta forma de hipersensibilidade quando patógenos estão envolvidos.

7. Quando os macrófagos são incapazes de destruir o patógeno, é induzido um granuloma (hipersensibilidade granulomatosa). Os granulomas podem também se desenvolver após a fagocitose de substâncias inertes. Histologicamente, os granulomas são caracterizados pela presença de macrófagos, células epitelioides, células gigantes e linfócitos CD4 e CD8.

REFERÊNCIAS

Brandt L, Feino CJ, Weinreich OA, Chilima B, Hirsch P, Appelberg R, Andersen P (2002): Failure of the *Mycobacterium bovis* BCG vaccine: Some species of environmental mycobacteria block multiplication of BCG and induction of protective immunity to tuberculosis. *Infect Immun* 70:672.

Burger D, Dayer JM (2002): Cytokines, acute-phase proteins, and hormones: IL-1 and TNF-alpha production in contact-mediated activation of monocytes by T lymphocytes. *Ann NY Acad Sci* 966:464.

Fyhrquist-Vanni N, Alenius H, Lauerma A (2007): Contact dermatitis. *Dermatol Clin* 25:613.

Posadas SJ, Pichler WJ (2007): Delayed drug hypersensitivity reactions—New concepts. *Clin Exp Allergy* 37:989.

Romano A, Demoly P (2007): Recent advances in the diagnosis of drug allergy. *Curr Opin Allergy Clin Immunol* 7:299.

Sicherer SH, Leung DY (2007): Advances in allergic skin disease, anaphylaxis, and hypersensitivity reactions to foods, drugs, and insects. *J Allergy Clin Immunol* 119:1462.

Vukmanovic-Stejic M, Reed JR, Lacy KE, Rustin MH, Akbar AN (2006): Mantoux Test as a model for a secondary immune response in humans. *Immunol Lett* 107:93.

Wollina U (2007): The role of topical calcineurin inhibitors for skin diseases other than atopic dermatitis. *Am J Clin Dermatol* 8:157.

QUESTÕES DE REVISÃO

Para cada questão, escolha A MELHOR resposta.

1. Qual das seguintes afirmativas não envolve a imunidade mediada por célula?
   A) sensibilidade de contato ao batom
   B) rejeição a um aloenxerto
   C) doença do soro
   D) teste de Mantoux
   E) imunidade à varíola

2. Uma reação cutânea positiva de hipersensibilidade do tipo tardio envolve a interação de:
   A) antígeno, complemento e citocinas
   B) antígeno, células T sensibilizadas pelo antígeno e macrófagos
   C) complexos antígeno-anticorpos, complemento e neutrófilos
   D) anticorpo IgE, antígeno e mastócitos
   E) antígeno, macrófagos e complemento

3. As reações cutâneas tardias em resposta à injeção intradérmica de um antígeno podem ser fortemente reduzidas por:
   A) exposição a altas doses de raios X

   B) tratamento com anti-histamínicos
   C) tratamento com soro antineutrófilos
   D) remoção do baço
   E) níveis reduzidos de complemento

4. Qual das seguintes afirmações é característica da sensibilidade de contato?
   A) a melhor terapia é a administração oral do antígeno
   B) teste de contato com o alérgeno é inútil para o diagnóstico
   C) a sensibilização pode ser transferida de forma passiva com o soro de um indivíduo alérgico
   D) algumas substâncias químicas agindo como haptenos induzem sensibilidade por se ligarem covalentemente às proteínas do hospedeiro que funcionam como carreadoras
   E) anti-histamínicos constituem o tratamento de escolha

5. Testes cutâneos positivos para a hipersensibilidade do tipo tardio contra antígenos injetados intradermicamente indicam que:
   A) ocorreu uma resposta imunológica humoral
   B) ocorreu uma resposta imunológica mediada por célula

C) os sistemas tanto de células B quanto T estão funcionais

D) o indivíduo produziu previamente resposta em IgE ao antígeno

E) foram formados complexos imunológicos no local da injeção

6. Respostas imunológicas mediadas por células T podem resultar em:

A) formação de granulomas

B) induração do local de reação

C) rejeição de um transplante cardíaco

D) eczema cutâneo numa área de contato prolongado com uma roupa íntima de látex

E) todas as anteriores

7. Qual das seguintes afirmações sobre o teste cutâneo do PPD é verdadeira?

A) ele é específico para o *Mycobacterium tuberculosis*

B) ele pode ser positivo em um indivíduo que foi previamente imunizado com BCG

C) ele não distingue entre tuberculose presente ou passada

D) a induração pode variar; assim, um teste positivo depende da condição imunológica do paciente testado

E) B, C e D são verdadeiras

RESPOSTAS ÀS QUESTÕES DE REVISÃO

1. *C* A doença do soro é mediada por complexo antígeno-anticorpo que envolve a participação de componentes do sistema complemento e neutrófilos. Todas as outras respostas envolvem imunidade mediada por células de extensão significativa.

2. *B* Reações mediadas por célula ocorrem a partir do estímulo das células T pelo antígeno, com recrutamento de macrófagos. Anticorpos, complemento e mastócitos não têm importância neste processo, embora tenham importância nas respostas de hipersensibilidade imediata.

3. *A* Altas doses de raios X destruirão as células T, que são responsáveis por iniciar a resposta. Histamina, neurófilos, baço e o complemento não têm importância e qualquer tratamento que os atinja não afetará a resposta de DTH.

4. *D* Os alérgenos envolvidos são aqueles capazes de penetrar na pele e se ligar às proteínas carreadoras do hospedeiro; assim, a D está correta. Em certas situações experimentais, a ingestão oral do antígeno mostrou induzir supressão após subsequente indução de sensibilidade de contato, entretanto, ainda não mostrou ser uma estratégia terapêutica eficiente nos seres humanos; assim, A está errada. B está errada porque o teste de contato consiste da aplicação de um antígeno irritante sob um curativo oclusivo, e uma resposta DTH positiva após 24-48 horas é considerada evidência de sensibilidade.

A transferência passiva de respostas imunológicas mediadas por célula é realizada por células T e não por soro; dessa forma, C está errada. Corticosteroides, e não anti-histamínicos, constituem o tratamento de escolha para a sensibilidade de contato, assim, E também está incorreta.

5. *B* Uma reação de hipersensibilidade do tipo tardio, evidenciada por eritema e induração dentro de 24-72 horas após injeção do antígeno, indica que a reação mediada por célula ocorreu. Tais reações não envolvem produção de anticorpos pelas células B, assim, A, C, D e E estão incorretas.

6. *E* Todos estes efeitos são manifestações de imunidade mediada por célula. A formação de granulomas é característica de uma reação de DTH crônica. A induração normalmente ocorre no local da reação. Rejeição cardíaca é exemplo de uma resposta ao aloenxerto. Algumas substâncias químicas usadas na preparação da borracha podem induzir reações de sensibilidade de contato, como eczema, após prolongada exposição da pele.

7. *E* Todas as afirmações, exceto a A, são verdadeiras. Os testes de PPD positivos ocorrem em indivíduos imunocompetentes que foram infectados por *M. tuberculosis*. Entretanto, reações positivas aos testes de PPD também ocorrem em indivíduos previamente vacinados com *Mycobacterium bovis*, também conhecido como BCG.

17

DISTÚRBIOS POR IMUNODEFICIÊNCIA E NEOPLASIAS DO SISTEMA LINFOIDE

Contribuição de SUSAN R.S. GOTTESMAN

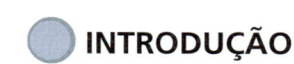 INTRODUÇÃO

À primeira vista, a conexão entre as síndromes por imunodeficiência e neoplasias do sistema linfoide não é evidente: as síndromes por imunodeficiência são caracterizadas por *ausência* ou deficiência, enquanto as neoplasias refletem *excesso* ou proliferação descontrolada. Então por que elas são discutidas no mesmo capítulo? A relação entre esses dois tipos de distúrbios do sistema imunológico demonstra a estreita sintonia e integração dos elementos deste sistema. Deficiências, particularmente em um único ramo do sistema imunológico, afetam a capacidade de os elementos restantes controlarem seu desenvolvimento. Por esta razão, as imunodeficiências são um campo fértil para o desenvolvimento de neoplasias. Considerando que os fenômenos autoimunológicos constituem manifestações posteriores da perda da regulação imunológica, que muitas vezes acompanha a imunodeficiência, três estados mórbidos aparentemente diferentes — imunodeficiência, autoimunidade e neoplasia linfoide — frequentemente coexistem em um único indivíduo. As doenças autoimunológicas primárias foram discutidas no Capítulo 12; as reações autoimunológicas resultantes da imunodeficiência ou acarretando a neoplasia linfoide serão descritas com detalhes neste capítulo.

Conforme já visto nos capítulos anteriores, a resposta imunológica é mediada pelos linfócitos T e B, células NK, células da linhagem mieloide/monócito, células dendríticas e complemento. As interações entre essas células, seus mediadores solúveis (anticorpos e citocinas), e complemento são altamente controladas. Os distúrbios no desenvolvimento e diferenciação das células, na síntese de seus produtos ou nas interações entre elas podem acarretar deficiências imunológicas com gravidade clínica variando de branda a fatal. Entretanto, as consequências clínicas das deficiências nas quais o sistema imunológico mostra **redundância** (sobreposição nas funções de um componente com o outro) são notoriamente ausentes. Por exemplo, parte da rede de citocinas exibe normalmente redundância e raramente desperta a atenção médica.

Embora as imunodeficiências congênitas (condições presentes ao nascimento) sejam geralmente raras, as descrições iniciais destas "experiências da natureza" ajudam a compreender o funcionamento do sistema imunológico. Os modelos animais que mimetizam diferentes tipos de imunodeficiência humana tornaram evidentes as subdivisões celulares da imunidade específica em linfócitos T e B — isto é, imunidade humoral *versus* imunidade mediada por célula. Hoje, as informações obtidas a partir da análise dessas raras síndromes por imunodeficiência e neoplasmas linfoides em nível molecular são aplicadas ao seu tratamento e ao desenvolvimento de imunoterapias para as doenças autoimunológicas e neoplasias linfoides e não linfoides. O capítulo se inicia com descrições das síndromes por imunodeficiências congênitas e adquiridas e termina com neoplasias do sistema imunológico.

Immunology: A Short Course, Sixth Edition, By Richard Coico and Geoffrey Sunshine
Copyright © 2009 John Wiley & Sons, Inc.

SÍNDROMES POR IMUNODEFICIÊNCIA

As imunodeficiências são divididas em duas categorias principais: na *imunodeficiência primária*, que pode ser hereditária ou adquirida, a deficiência é a causa da doença; na *imunodeficiência secundária* a deficiência imunológica é resultado de outras doenças ou condições.

As imunodeficiências primárias podem ser classificadas tomando-se por base a manifestação clínica. Esta categoria corresponde, grosseiramente falando, ao ramo do sistema imunológico que está funcionando de maneira errada: (1) imunidade mediada por célula T; (2) imunidade mediada por anticorpo ou célula B; (3) ambas as imunidades, por célula T ou B; (4) imunidade inespecífica mediada por células fagocíticas e/ou células NK; e (5) ativação do complemento. Anormalidades de citocinas, quimiocinas e seus receptores não constituem uma categoria separada, mas são incorporadas em grupos de 1 a 4, uma vez que elas constituem os meios utilizados pelas células para se comunicarem e funcionarem.

A resposta imunológica expressa é, com frequência, o resultado de interações entre vários tipos celulares; por exemplo, uma deficiência na produção de anticorpos e função da célula B pode, na verdade, ser causada por um problema subjacente nas células T ou na interação das células T-B. A classificação baseada no aparente defeito *expresso*, ao invés de sua causa subjacente (que pode ser desconhecida), constitui um útil arcabouço para o diagnóstico de novos pacientes. Este método de classificação também permite a correlação com modelos animais nos quais o defeito imunológico fundamental pode ser mais rapidamente identificado.

A imunodeficiência deve sempre ser suspeitada em um paciente com infecções recorrentes. Como apresentado no Quadro 17.1 os tipos de infecções podem, com frequência, facilitar o diagnóstico de um problema subjacente. Por exemplo, otite média bacteriana recorrente (infecção dos ouvidos) e pneumonia bacteriana são comuns em indivíduos com deficiência de célula B e anticorpos. Suscetibilidade aumentada a infecções por fungos, protozoários e vírus é vista como imunodeficiência mediada por célula e por célula T. Infecções sistêmicas com bactérias que são normalmente de baixa virulência, infecções cutâneas superficiais ou infecções com microrganismos *piogênicos* (produtores de pus) sugerem deficiência de células fagocíticas. Infecções recorrentes com microrganismos piogênicos estão associadas com deficiência de complemento. De particular importância é a ocorrência de *infecções oportunistas*, doenças causadas por microrganismos presentes no ambiente e que não são patogênicos nos indivíduos imunocompetentes. *Pneumocystis jiroveci*, citomegalovírus (CMV), *Toxoplasma gondii*, *Mycobacterium avium* e *Candida* estão entre as causas mais comuns de infecções oportunistas associadas com deficiência na imunidade mediada por células.

Síndromes por Imunodeficiência Primária

Com exceção da deficiência de IgA (discutida posteriormente neste capítulo), a frequência de síndromes por imunodeficiência primária é muito baixa — cerca de 1 em 10.000. Aproximadamente 50% de todos os casos são de deficiência de anticorpos, 20% são deficiências combinadas em anticorpo e imunidade mediada por célula, 18% são distúrbios fagocíticos, 10% são distúrbios na imunidade mediada por células sozinha e 2% são deficiência de complemento. A Fig. 17.1 mostra que, em geral, quanto mais cedo o defeito genético ou bloqueio ocorre no desenvolvimento, mais ramos do sistema imunológico são afetados e mais grave é a doença.

 QUADRO 17.1　Principais Manifestações Clínicas dos Distúrbios Imunológicos

Distúrbio	Doenças Associadas
Deficiência	
Deficiência do linfócito B — deficiência na imunidade mediada por anticorpo	Infecções bacterianas recorrentes como otite média e pneumonia recorrente
Deficiência do linfócito T — deficiência na imunidade mediada por célula	Suscetibilidade aumentada a infecções por vírus, fungos e protozoários
Deficiência dos linfócitos T e B — deficiência combinada de imunidade mediada por célula e anticorpo	Infecções aguda e crônica com vírus, bactérias, fungos e protozoários
Deficiência da célula fagocítica	Infecções sistêmicas com bactérias de virulência geralmente baixa; infecções com bactérias piogênicas; formação de pus e cicatrização de ferida prejudicada
Deficiência da célula NK	Infecções virais associadas com vários distúrbios da célula T e síndromes linfoproliferativas ligadas ao X
Deficiência de componentes do complemento	Infecções bacterianas; autoimunidade
Excesso Desregulado	
Linfócitos B	Gamopatias monoclonais; outras neoplasias de célula B; síndromes linfoproliferativas
Linfócitos T	Neoplasias de célula T; linfoproliferações autoimunológicas
Componentes do complemento	Angioedema por defeito no inibidor de C1 esterase

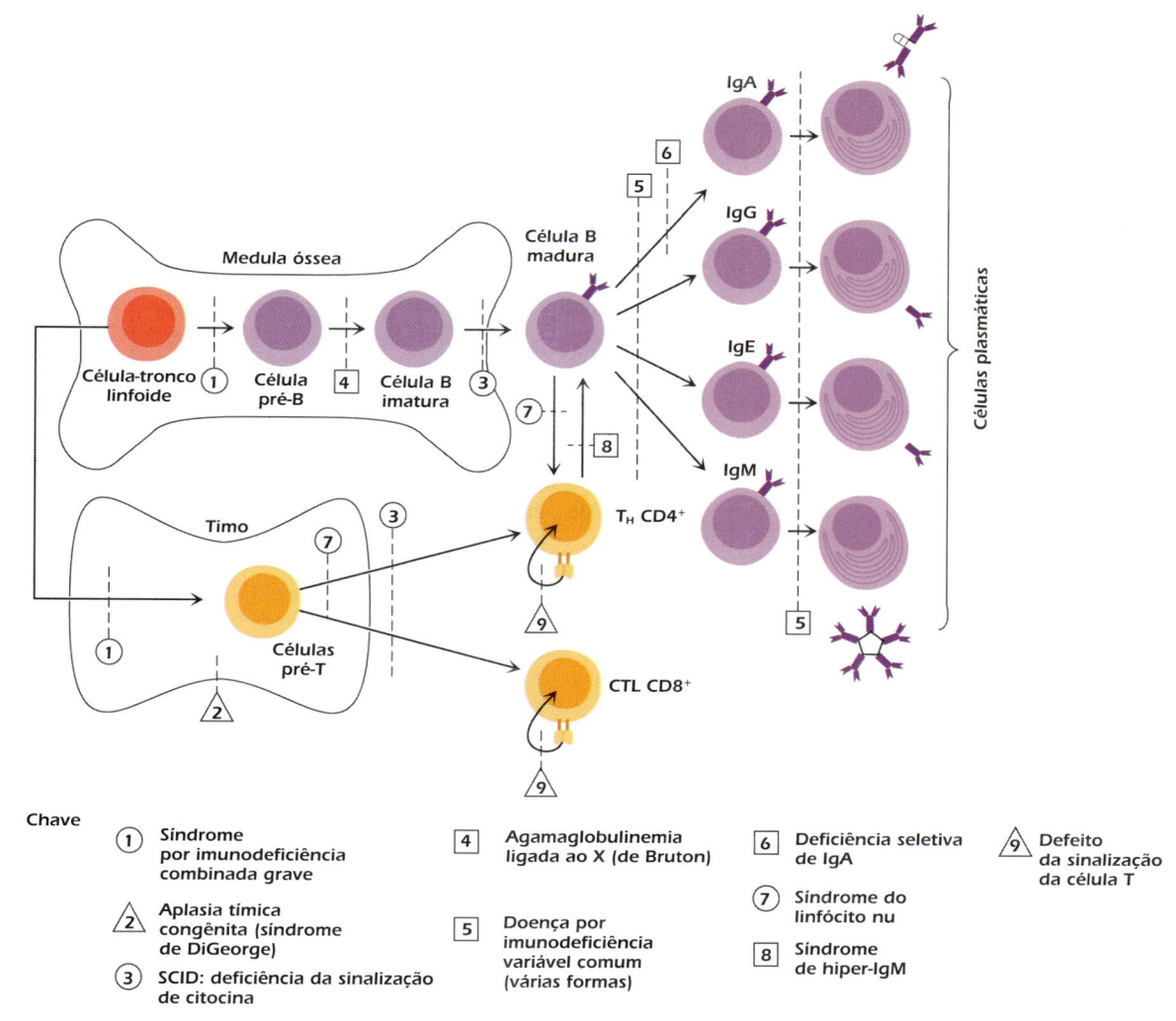

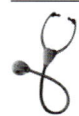

○ Figura 17.1 Locais de desenvolvimento linfopoiético defeituoso associado com síndromes por imunodeficiência primária. (*Círculos*) Lesões relativas a imunodeficiências combinadas; (*triângulos*) lesões referentes a distúrbios de célula T; (*quadrados*) lesões relacionadas a deficiências imunológicas humorais ou predominantemente de células B.

Doenças por Imunodeficiência Combinada Grave.

Originalmente denominada agamaglobulinemia suíça, a SCID compreende um grupo heterogêneo de doenças nas quais tanto a imunidade mediada por células quanto a produção de anticorpos estão alteradas (ver Fig. 17.1). Os indivíduos com SCID são suscetíveis a praticamente todos os tipos de infecção microbiana (viral, bacteriana, fúngica e por protozoários), mais notadamente CMV, *P. jiroveci* e *Candida*. A vacinação com vírus vivo atenuado pode ser fatal nas crianças com SCID.

Doença por Imunodeficiência Combinada Grave

Os pacientes podem ser subclassificados, no início da avaliação, de acordo com as subpopulações de linfócitos presentes em seu sangue (Quadro 17.2). Um grupo, denominado T^-B^+, apresenta essencialmente ausência de células T e números normais ou aumentados de células B não funcionais. Este grupo de pacientes pode também ser desprovido de células NK. Um segundo grupo, T^-B^-, apresenta grave linfopenia em função da ausência de células B e T. Poucos pacientes são T^+B^+, e raros são T^+B^-. O tratamento de escolha para todos os pacientes com SCID é um transplante de medula óssea desprovida de célula T (célula T depletada) proveniente de um doador HLA compatível.

Subgrupo T^-B^+

SCID LIGADA AO X. Pacientes com SCID ligada ao X constituem 40-50% dos casos de SCID, a maioria destes apresentando linfopenia T^-B^+ e ausência de células NK. Mutações têm sido encontradas no gene localizado no cromossoma X que codifica a cadeia γ, que é comum aos receptores de IL-2, IL-4, IL-7, IL-9 e IL-15 (ver Capítulo 11). Assim, a mutação impede respostas a inúmeras citocinas (Fig. 17.2A).

QUADRO 17.2 Doenças por Imunodeficiência Combinada Grave

Distúrbio Específico	Deficiência Subjacente	Modo de Herança[a]
Subgrupo T⁻B⁺		
SCID ligada ao X	Mutação da cadeia γ dos receptores de citocina	Ligada ao X
SCID autossômica recessiva	Mutação de tirosina quinase JAK3	AR
Subgrupo T⁻B⁻		
Deficiência de adenosina desaminase	Enzima ADA	AR
Deficiência de purina nucleosídio fosforilase	Enzima PNP	AR
Deficiência de recombinase	Enzima Rag 1 ou Rag 2	AR
Subgrupo T⁺B⁻		
Síndrome de Omenn	Deficiência parcial de Rag	AR
Subgrupo T⁺B⁺		
Síndrome do linfócito nu	Ativador da transcrição do MHC de classe II (4 proteínas)	AR
	Defeito do TAP do MHC de classe I	AR
Deficiência de ZAP-70	Domínio de quinase da PTK associada ao TCR, ZAP-70	AR
Distúrbios Multissistêmicos		
Síndrome de Wiskott–Aldrich	Proteína WAS	Ligada ao X
Ataxia telangectasia	Proteína ATM para o reparo do DNA	AR

[a]AR: autossômica recessiva.

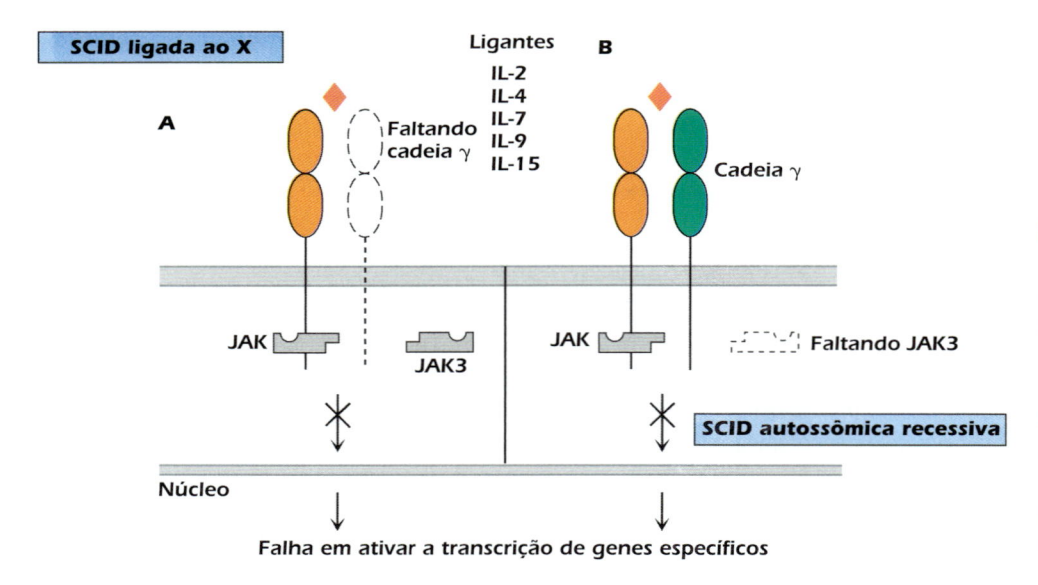

Figura 17.2 Subgrupo T⁻ B⁺. (A) Receptores de citocina que compartilham a cadeia γ comum não geram sinais intracelulares após a ligação do ligante quando esta cadeia está faltando. (B) A sinalização do receptor de citocina mediada pela cadeia γ comum é defeituosa quando a tirosina quinase JAK3 está faltando. Ambos resultam em SCID.

SCID Autossômica Recessiva.   Um pequeno grupo de pacientes caracterizado por linfopenia T⁻B⁺NK⁻ mostra um padrão de herança autossômica recessiva (ao invés de ligada ao X). Estes indivíduos apresentam um fenótipo idêntico ao grupo SCID ligado ao X e não podem ser diferenciados clinicamente. As mutações são localizadas no gene para tirosina quinase JAK3 (Fig. 17.2B), a molécula intracelular responsável por transmitir sinais a partir da cadeia γ dos receptores (ver Capítulo 11). A expressão de JAK3 é normalmente restrita às células hematopoiéticas.

Um grupo ainda menor de pacientes com SCID autossômica recessiva apresenta linfopenia T⁻B⁺ NK⁺. Estes indivíduos sofrem mutações na cadeia IL-7Rα ou em uma cadeia de CD3.

Modelos animais com defeitos localizados mostraram ser muito instrutivos no delineamento destas deficiências humanas.

Nos modelos murinos de gene *knockout* (ver Capítulo 5), os *knockouts* de cadeia γ, à semelhança dos pacientes SCID, apresentam desenvolvimento defeituoso nas linhagens tanto B quanto T. Os *knockouts* de IL-7 e IL-7R apresentam semelhança maior com pacientes SCID, sugerindo que, em camundongos, a IL-7 é crucial para o desenvolvimento e/ou funcionamento das células T e B e que a ausência de IL-7 não é compensada por outras citocinas. Em contrapartida, *knockouts* de IL-2 mostram apenas alguma disfunção imunológica, com desenvolvimento normal de células T e B e sem um fenótipo SCID.

Subgrupo T⁺B⁻

Deficiência de Adenosina Desaminase.   A adenosina desaminase (ADA), uma enzima da via de salvação da purina, é uma ***enzima de manutenção geral*** (enzima utilizada na função diária de todas ou da maioria das células) expressa ubiquamente. Os indivíduos que não apresentam esta enzima contribuem para aproximadamente 20% dos pacientes SCID e mostram um padrão de herança autossômica recessiva. A deficiência resulta no acúmulo de resíduos tóxicos, causando, com o tempo, a progressão dos sintomas e fazendo com que a detecção precoce e o tratamento sejam particularmente críticos neste grupo de pacientes.

A deficiência de ADA tem seu maior impacto sobre o sistema imunológico, resultando em carência de desenvolvimento dos linfócitos B e T. Muitos pacientes apresentam uma característica associada de anormalidade esquelética. A razão para que esses pacientes não exibam maiores problemas multissistêmicos não está totalmente esclarecida. O estudo desta doença genética rara tem mostrado a importância particular da via de salvação no desenvolvimento e diferenciação dos linfócitos e tem levado ao desenvolvimento de fármacos antileucêmicos para interromper o desenvolvimento de precursores de linfócitos malignos. Os pacientes deficientes de ADA carecendo de doadores de medula óssea compatíveis constituíram o primeiro grupo tratado com terapia genética por transfecção de um gene funcional para ADA. Entretanto, mesmo após anos de desenvolvimento, esta abordagem experimental ainda apresenta grandes dificuldades. Um tratamento alternativo é realizado por suplementação contínua da enzima.

DEFICIÊNCIA DE PURINA NUCLEOSÍDIO FOSFORILASE. Uma mutação em outra enzima na via de salvação da purina, a purina nucleosídio fosforilase (PNP), também acarreta o acúmulo de produtos tóxicos que são particularmente prejudiciais ao sistema neurológico e às células T. Em consequência, todos os tecidos linfoides — timo, tonsilas, linfonodos e baço — são depletados. Paradoxalmente, embora as crianças com esta condição sejam marcadamente imunodeficientes, é comum, nelas, o aparecimento de doenças autoimunológicas.

DEFICIÊNCIAS DE RECOMBINASE E SCID RADIOSSENSIBILIDADE. Os genes que ativam a recombinação (*RAG*) 1 e 2 codificam enzimas envolvidas no rearranjo dos genes da Ig nas células pré-B e os genes do TCR nas células pré-T (ver Capítulos 6 e 9). Ambas as enzimas são necessárias para o rearranjo genético, de modo que mutações em ambas resultam na completa ausência de células T, células B e Ig. A maturação é interrompida nos estágios celulares pré-T e pré-B. Normalmente a função da célula NK fica intacta. Mutações em genes de outras proteínas (tais como Artemis), que estão envolvidos na recombinação de Ig e TCR e reparo do DNA, irão gerar um quadro clínico semelhante. A relação com o reparo do DNA contribui para a radiossensibilidade.

Subgrupo T⁺B⁻

SÍNDROME DE OMENN. A síndrome de Omenn é uma SCID "de vazamento" com atividade reduzida, mas parcial, da proteína Rag. Ainda não dispomos de um completo conhecimento desta doença. As manifestações clínicas dos pacientes com síndrome de Omenn são semelhantes às da doença do enxerto *versus* hospedeiro grave (GVH) (discutida no Capítulo 19) mais do que aquela da falta de atividade da proteína Rag. Embora sejam acentuadamente imunodeficientes (são incapazes de desencadear uma resposta imunológica eficaz contra qualquer patógeno), os pacientes com síndrome de Omenn demonstram falta de regulação do sistema imunológico resultando em um ataque contra eles próprios. Pela análise do sangue periférico, estes pacientes são T^+B^- e apresentam maciça infiltração de eosinófilos e células T ativadas na pele e trato gastrintestinal que produzem citocinas do tipo T_H2 (ver Capítulos 10 e 11). Este acontecimento resulta em uma síndrome de hiper-IgE e má nutrição em consequência da perda de proteína. A taxa de sucesso do transplante de medula óssea nos indivíduos com síndrome de Omenn é baixa comparada com outros tipos de pacientes com SCID, sendo as deficiências devidas à rejeição do enxerto. Assim, embora os pacientes com síndrome de Omenn sejam imunodeficientes, eles ainda precisam de pré-tratamento com terapia de imunossupressão.

Subgrupo T⁺B⁺

SÍNDROME DO LINFÓCITO NU. A síndrome do linfócito nu (BLS) resulta de uma incapacidade de expressar moléculas do HLA (o MHC humano) e, em consequência, um defeito na apresentação do antígeno, ao invés de uma anormalidade celular intrínseca do linfócito. A BLS é dividida em três grupos, dependendo da classe de molécula HLA que está faltando: classe I, classe II ou ambas. Apenas aqueles indivíduos que não expressam moléculas do HLA de classe II mostram consistentemente imunodeficiências. Os números de células T e B circulantes podem ser normais; entretanto, na ausência de moléculas de classe II do HLA, os antígenos proteicos não podem ser apresentados às células T CD4⁺ (Fig. 17.3). Consequentemente, não há colaboração entre a APC (células B, macrófagos/monócitos, células dendríticas) e células T CD4⁺. Como resultado, não é fornecida ajuda às células B para a produção de anticorpos ou para as células T gerarem células T citotóxicas (ver Capítulo 10), o que resulta em uma manifestação clínica de imunodeficiência combinada. Considerando que a expressão de moléculas de classe II do MHC é necessária às células epiteliais tímicas para a seleção positiva das células T CD4⁺, proporcionalmente um menor número de células T CD4⁺ é produzido no timo (ver Fig. 17.1, defeito 7). Consequentemente mais pacientes apresentam uma proporção diminuída de células T CD4⁺ para T CD8⁺, resultando em uma relação inversa de célula T CD4:CD8. As células T CD4⁺ presentes são funcionais, como demonstrado pela sua capacidade de responder quando estimuladas *in vitro*. Considerando que a doença GVH pode ainda ocorrer nestes pacientes, são necessários para o tratamento doadores de medula óssea HLA compatíveis.

A mutação responsável por afetar as moléculas de classe II na BLS não está propriamente nos genes de classe II do HLA mas em um dos quatro genes que codificam os fatores reguladores necessários para transcrever os genes de classe II. Um melhor entendimento deste erro de transcrição na BLS poderia re-

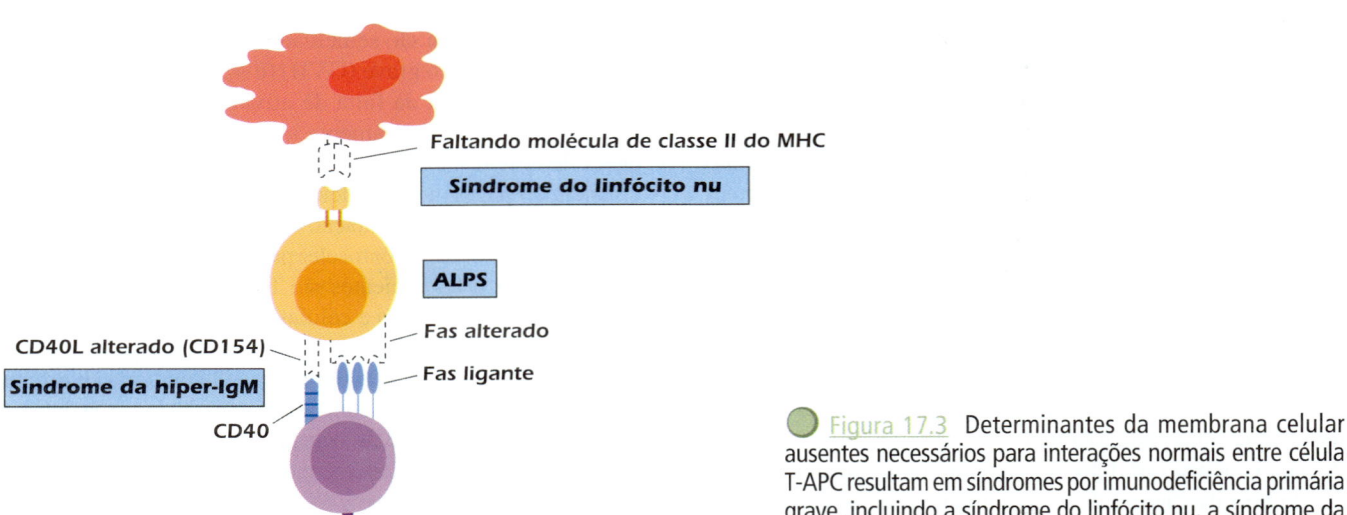

○ Figura 17.3 Determinantes da membrana celular ausentes necessários para interações normais entre célula T-APC resultam em síndromes por imunodeficiência primária grave, incluindo a síndrome do linfócito nu, a síndrome da hiper-IgM e deficiência de Fas.

sultar no desenvolvimento de métodos para "desligar" a expressão de moléculas de classe II do HLA. Teoricamente isto poderia ser aplicado para impedir a rejeição de órgãos transplantados (como os rins e fígado) em indivíduos imunocompetentes.

Foram identificados poucos pacientes deficientes da expressão de molécula de classe I do HLA, alguns sendo descobertos casualmente. Isto é, indubitavelmente, devido ao fato de que nem todos os indivíduos deficientes da expressão de moléculas de classe I do HLA mostram imunodeficiência clinicamente significativa. Aqueles que o fazem geralmente apresentam doença pulmonar inflamatória crônica tardia na infância. Assim como os pacientes da BLS que apresentam expressão defeituosa de moléculas de classe II do HLA, pacientes com deficiência de moléculas de classe I do HLA não apresentam mutação nos genes de classe I do HLA, mas, em vez disso, eles possuem um gene mutado para a ***proteína transportadora*** (*Tap*). Conforme descrito no Capítulo 9, a Tap transporta peptídios gerados no citosol para o interior do retículo endoplasmático, onde eles interagem e estabilizam a estrutura das moléculas de classe I do MHC. Na ausência do produto de gene *Tap*, a expressão das moléculas de classe I do MHC na superfície celular é muito baixa. No caso de deficiências de moléculas de classe I do HLA, a seleção positiva das células T CD8$^+$ no timo é defeituosa e seus níveis no sangue periférico ficam diminuídos. Por motivos ainda não esclarecidos, quando os pacientes com estes defeitos são assintomáticos eles apresentam pneumonias bacterianas recorrentes em lugar das esperadas infecções virais.

MUTAÇÃO ZAP-70. Pacientes com mutação na tirosina quinase ZAP-70 da célula T, que transduz o sinal transmitido pelo TCR, também apresentam fenótipo semelhante à SCID. Esta mutação será descrita com maiores detalhes posteriormente neste capítulo.

Outros Distúrbios Multissistêmicos. Além das doenças por imunodeficiência combinada que acabamos de discu-

tir, vários distúrbios multissistêmicos herdados resultam em quadro clínico semelhante à SCID.

SÍNDROME DE WISKOTT-ALDRICH. A síndrome de Wiskott-Aldrich é uma doença ligada ao X mostrando uma clássica tríade de sintomas: (1) diátese hemorrágica (tendência ao sangramento) causada por trombocitopenia (baixo nível de plaquetas no sangue) e pequeno tamanho das plaquetas, (2) infecções bacterianas recorrentes e (3), paradoxalmente, reações alérgicas (incluindo eczema, elevados níveis de IgE e alergias alimentares). A longo prazo, os pacientes apresentam um risco aumentado de desenvolvimento de neoplasias, particularmente do sistema linfoide. A base genética da doença é a mutação de um gene ligado ao X que codifica uma proteína da síndrome de Wiskott-Aldrich (WASP), que é expressa em todas as células-tronco hematopoiéticas. A WASP interage com o citoesqueleto, permite o remodelamento após a ligação ao receptor, contribui para a sinapse imunológica entre as células que estão interagindo e afeta a maturação e migração das células do sistema imunológico natural e adaptativo. Nas células dos pacientes com esta síndrome, o citoesqueleto não pode efetivamente se reorganizar em resposta ao estímulo.

Os defeitos imunológicos são variados, mas tanto as células T quanto as células B são funcionalmente anormais, com os números de células T parcialmente diminuídos. Caracteristicamente, os pacientes são incapazes de responder a antígenos polissacarídicos. O tratamento consiste de antibióticos e agentes antivirais administrados prontamente a cada infecção. Foi relatada a reconstituição das células T e B após transplante de medula óssea. Sem tratamento, a expectativa média de vida é de aproximadamente três anos. Com o aumento da sobrevida, a incidência de neoplasias também aumenta.

ATAXIA TELANGIECTASIA. A ataxia telangiectasia (AT) constitui outro distúrbio genético multissistêmico no qual sintomas neurológicos (andar trôpego ou ataxia) e dilatação vascular anormal (telangiectasia) acompanham a suscetibilidade aumentada às infecções; linfopenia (baixo número de linfócitos no sangue periférico); hipoplasia tímica e níveis diminuídos de IgA, IgE e algumas vezes de IgG. O defeito imunológico envolve as respostas imunológicas tanto celular quanto humoral (dependentes ou independentes de célula T); as regiões T dependentes dos tecidos linfoides são afetadas mais gravemente. A base genética desta síndrome constitui uma mutação no gene que codifica uma proteína conhecida como ATM, parte de uma via ativada quando a célula sofre quebra do DNA em consequência de radiação ionizante e dano oxidativo. Os pacientes da AT apresentam o desenvolvimento das células T e B prejudicado. A geração normal de ambas as linhagens envolve fases críticas de proliferação celular extensa, apoptose e eventos de recombinação de DNA; todas elas podem ser desreguladas com uma proteína ATM alterada não funcional. Crianças com AT também apresentam risco aumentado de desenvolvimento de neoplasias, particularmente neoplasmas linfoides. Este processo pode ser resultado de um defeito ATM dependente do reparo do DNA ou paralisação do ciclo celular após dano cromossômico. A AT foi grupada com a *síndrome de Bloom* e a *anemia de Fanconi*; todos os três distúrbios apresentam imunodeficiências variáveis semelhantes e suscetibilidade ao dano do DNA.

Em resumo, as causas subjacentes dos defeitos graves na imunidade humoral e mediada por célula são variadas. Elas variam de mutação nas enzimas encontradas em todas as células, que teriam efeito global no corpo (tal como deficiências em ADA e PNP), a mutações envolvendo proteínas de sinalização especificamente expressas nas células T (tal como a mutação em ZAP-70).

Os modelos animais têm fornecido muitas informações tanto para a compreensão dos defeitos observados nas síndromes humanas quanto para ajudar a delinear etapas no desenvolvimento das células T e B normais. A linhagem de camundongo mutante SCID, que tem um defeito genético em uma proteína reparadora das quebras do DNA de fita dupla, foi o primeiro modelo de camundongo utilizado para o estudo deste grupo de doenças. Desde então, os modelos de camundongo *knockout* têm sido produzidos para a maioria destas doenças genéticas humanas espontâneas com a finalidade de estudá-las (ver Capítulo 5). Além disso, os camundongos SCID e nus (discutidos mais tarde neste capítulo), que apresentam diminuída capacidade de rejeitar tecidos estranhos, podem ser utilizados como "tubos de ensaio vivos" para estudar o crescimento de células-tronco hematopoiéticas humanas e tumores humanos.

Distúrbios por Imunodeficiência Associados com Células T e Imunidade Mediada por Células.
Como observado no Quadro 17.1, os pacientes com doenças por deficiência associadas às células T são suscetíveis a infecções por vírus, fungos e protozoários. Além disso, pelo fato de as células T serem necessárias para ajudar as células B a produzir anticorpos para os antígenos T-dependentes (ver Capítulo 10), os pacientes com deficiências associadas às células T também apresentam defeitos seletivos na produção de anticorpos. Consequentemen-

te, os pacientes deficientes de células T podem ser clinicamente difíceis de serem distinguidos dos pacientes com SCID.

Aplasia Tímica Congênita (Síndrome de DiGeorge).
A síndrome de DiGeorge constitui uma deficiência de célula T na qual o timo e outros órgãos não linfoides se desenvolvem de maneira anormal. A síndrome é causada pela migração defeituosa de células da crista neural fetal para o interior da terceira e quarta bolsas faríngeas. O processo geralmente ocorre durante a 12.ª semana de gestação. Na síndrome de DiGeorge, o coração e a face se desenvolvem de maneira anormal e o timo e as glândulas paratireoides não se desenvolvem, resultando em *aplasia tímica* e *hipoparatireoidismo* juntamente com doença cardíaca. Devido à falta de estrutura tímica ocorre ausência de células T maduras e imunodeficiência. Os camundongos atímicos nus constituem um modelo animal da síndrome de DiGeorge; nestes animais, o timo e os folículos pilosos não se desenvolvem.

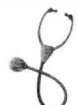

Síndrome de DiGeorge

A síndrome de DiGeorge não é hereditária; ela ocorre esporadicamente e geralmente é o resultado de uma deleção no cromossoma 22q11. Os recém-nascidos apresentam hipocalcemia (baixos níveis de cálcio sérico), resultante da ausência das glândulas paratireoides, além de sintomas de doença cardíaca congênita. As crianças afetadas sofrem de infecções recorrentes ou crônicas com vírus, bactérias, fungos e protozoários. Elas apresentam muito poucas células T maduras ou não apresentam estas células na periferia (sangue, linfonodos ou baço) (ver Fig. 17.1, defeito 2). Embora as células B, as células plasmáticas e os níveis séricos de Ig possam ser normais, muitos pacientes são incapazes de desencadear uma resposta em anticorpo após imunização com antígenos T-dependentes. A falta de células T auxiliares, que são necessárias para a troca de isotipo de Ig, resulta na ausência de IgG e outros isotipos após a imunização. A resposta de IgM para antígenos T-independentes está intacta. Considerando que os indivíduos com síndrome de DiGeorge carecem de células T e são incapazes de gerar respostas normais de anticorpos, eles *nunca* deveriam ser imunizados com vacinas virais vivas atenuadas.

Crianças com síndrome de DiGeorge costumavam ser tratadas com enxerto de timo fetal, o que resultava no aparecimento de células T derivadas do hospedeiro, no intervalo de uma semana. O timo fetal usado para o transplante necessita ter <14 semanas de gestação para evitar reações de GVH que poderiam ocorrer se timócitos maduros do doador fossem transferidos para um receptor imunoincompetente. O timo fetal doado fornece o ambiente (as células epiteliais tímicas) para o desenvolvimento das células T do receptor, a partir de precursores linfoides normais do paciente. Embora as células T produzidas fossem normais, a imunidade mediada por células e o auxílio para a produção de anticorpo não eram completamente restaurados. As células T do receptor aprendiam a reconhecer o MHC do timo transplantado como "próprio" e algumas vezes colaboraram fracamente com as APCs periféricas próprias do corpo (ver Capítulos 8 e 9). Como esta estratégia de tratamento não foi inteiramente bem-sucedida, atualmente a terapia ocorre principalmente em resposta aos sintomas. Alguns pacientes apresentam remanescentes pequenos do tecido tímico, permitindo a maturação tardia das células T (embora ainda diminuída). Outros problemas médicos associados com a síndrome, tais como doenças cardíacas congênitas, contribuem para um diagnóstico sombrio.

Deficiências de Célula T com Números de Células T Periféricas Normais.

Vários pacientes têm sido identificados com defeitos funcionais e não numéricos em suas células T. Clinicamente eles podem apresentar infecções oportunistas e uma incidência intensamente aumentada de doenças autoimunológicas. Estudos familiares mostraram padrões de herança autossômica recessiva. A análise molecular demonstra que as causas subjacentes são heterogêneas com expressão deficiente de tirosina quinase ZAP-70, CD3ε ou CD3γ (Fig. 17.4).

Como descrito no Capítulo 10, ZAP-70 é necessário para a transdução do sinal intracelular após ligação ao TCR. Por motivos ainda desconhecidos, os pacientes que apresentam expressão defeituosa de ZAP-70 apresentam quadro clínico do tipo SCID (imunidade humoral e mediada por células defeituosas). A ausência de atividade de célula T sugere que ZAP-70 desempenha um papel crítico na função das células T maduras (ver Fig. 17.1, defeito 3); entretanto, a razão para o efeito sobre a função das células B permanece desconhecida e leva à possibilidade de um papel similar nas células B. Além disso, embora as contagens no sangue periférico, linfonodos e timo sejam essencialmente normais, as células T CD8+ estão ausente em pacientes que apresentam a expressão de ZAP-70 defeituosa. Isto indica que ZAP-70 é também necessário para a diferenciação das células T CD8+ no timo.

Mutações nas cadeias de CD3 são muito raras; apenas poucos pacientes com tais defeitos foram descritos. Os modelos murinos confirmam que todas as cadeias peptídicas de CD3 são necessárias para a sinalização normal através do TCR. Não está claro, entretanto, se estes modelos murinos verdadeiramente mimetizam os poucos pacientes relatados.

Síndrome Linfoproliferativa Autoimunológica.

A síndrome linfoproliferativa autoimunológica (ALPS) é uma doença autossômica dominante caracterizada pela intensa proliferação do tecido linfoide com desenvolvimento inicial de linfoma. Este defeito genético resulta em fenômeno autoimunológico sistêmico (daí o nome) e suscetibilidade aumentada apenas para infecções virais crônicas. Os pacientes apresentam números aumentados de células T duplo-negativas (CD4− CD8−) mas podem eventualmente desenvolver linfomas de células B. A maioria dos pacientes com ALPS apresenta mutação no gene que codifica a proteína Fas (CD95) (ver Fig. 17.3). A sinalização por meio desta proteína normalmente ativa a **apoptose** ou morte celular programada (ver Capítulos 10 e 12). Sem a ativação da apoptose, as células que deveriam morrer, tais como as células autoimunológicas, continuam a viver, enquanto as respostas imunológicas que deveriam ser "desligadas" permanecem. A proliferação descontrolada das células B cria uma base fértil para as mutações que produzem os linfomas de células B. A maioria dos pacientes com ALPS apresenta uma molécula Fas normal e uma com mutação, o que sugere que a molécula Fas mutada interfere na função da molécula normal quando elas são ligadas de maneira cruzada. Alguns pacientes com ALPS apresentam defeitos em outros componentes da via da apoptose, tais como Fas ligante ou caspase 10.

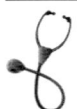

Síndrome Linfoproliferativa Autoimunológica

Duas linhagens de camundongos — *lpr* e *gld* — apresentam fenótipos semelhantes aos dos pacientes de ALPS. O camundongo *lpr* apresenta uma mutação no gene Fas e o camundongo *gld* apresenta uma mutação no gene Fas ligante. Por mui-

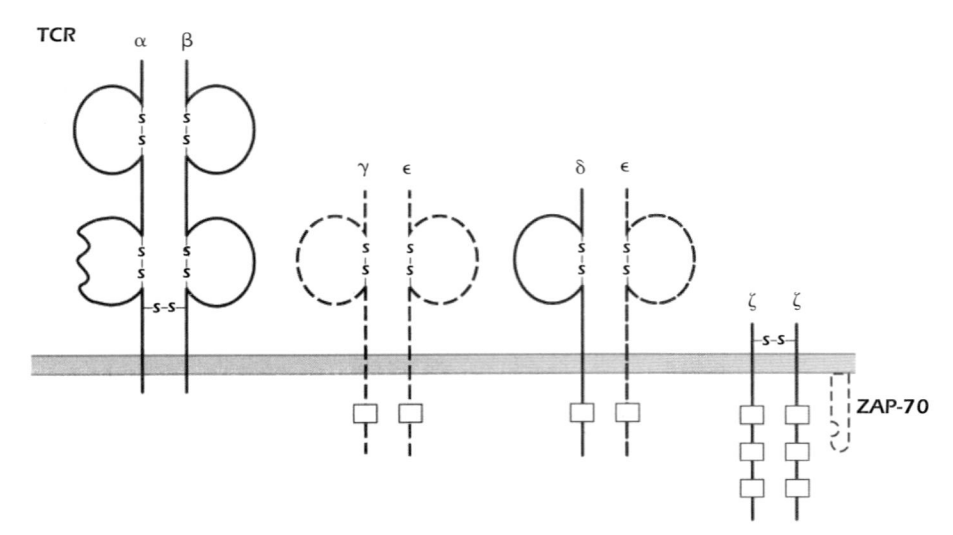

○ Figura 17.4 Deficiências de moléculas (mostradas com linhas pontilhadas) envolvidas na sinalização da célula T através do TCR antígeno-específico.

tos anos, os camundongos *lpr* foram estudados como modelo de doença autoimunológica, especificamente SLE, antes que o seu gene Fas defeituoso fosse descoberto.

Candidíase Mucocutânea Crônica. A candidíase mucocutânea crônica consiste de uma coleção de síndromes pouco definidas caracterizadas por infecções por *Candida* na pele e membranas mucosas. Este microrganismo fúngico ubíquo é geralmente não patogênico. Os pacientes normalmente apresentam imunidade mediada por célula T normal para microrganismos diferentes de *Candida* e imunidade mediada por célula B também normal (produção de anticorpo) para todos os microrganismos incluindo *Candida*. Desta maneira, eles apresentam apenas um defeito seletivo no funcionamento das células T. Este distúrbio afeta tanto os homens quanto as mulheres, é particularmente prevalente em crianças e pode ser herdado.

Distúrbios por Imunodeficiência Associados a Imunoglobulina ou Célula B. As doenças imunológicas associadas a imunoglobulinas ou célula B variam desde o desenvolvimento defeituoso de célula B com completa ausência de todas as classes de Ig até deficiências em uma única classe ou subclasse de Ig. Os pacientes sofrem de infecções recorrentes ou crônicas que podem ter seu início na infância (agamaglobulinemia de Bruton ou ligada ao X) ou na fase de adulto jovem. A avaliação inclui análise do número e função das células B, imunoeletroforese e determinações quantitativas das classes e subclasses de Ig.

Agamaglobulinemia Ligada ao X. Descrita pela primeira vez em 1952 por Bruton, a agamaglobulinemia ligada ao X (XLA) é também denominada ***agamaglobulinemia de Bruton***. O distúrbio, que é relativamente raro (1 em 100.000), se manifesta pela primeira vez aos cinco ou seis meses de idade, quando a criança perde a IgG de origem materna que foi transferida por passagem transplacentária. Nesta idade, a criança apresenta graves e repetidas infecções bacterianas como resultado da intensa diminuição ou total ausência de todas as classes de Ig.

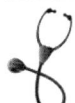 **Agamaglobulinemia Ligada ao X**

O principal defeito reside na incapacidade que as células pré-B, presentes em número normal, têm para se desenvolver em células B maduras. O gene *BTK*, que sofreu mutação em XLA, normalmente codifica a enzima tirosina quinase que reside no citosol. O *BTK* é essencial para a transdução de sinal de pré-BCR nas células B em desenvolvimento. Na ausência deste sinal, as células não se desenvolvem (ver Fig. 17.1, defeito 4). Apenas o cromossoma X que não sofreu mutação está ativo em todas as células B maduras das mulheres portadoras do gene mutante. A XLA é consequentemente uma das várias doenças por imunodeficiência herdadas na qual uma mutação na tirosina quinase citoplasmática é responsável pelo distúrbio (ver

anteriormente descrições da forma JAK3 de SCID e a forma ZAP-70 da deficiência de célula T).

As análises do sangue, medula óssea, baço e linfonodos de pacientes com XLA revelam ausência quase total de células B maduras e células plasmáticas, explicando os baixos níveis de Ig. Caracteristicamente, as crianças afetadas apresentam tonsilas marcadamente subdesenvolvidas. Os números limitados de células B parecem normais em relação a sua capacidade de se tornarem células plasmáticas. Crianças com XLA apresentam otite média bacteriana recorrente, bronquite, septicemia, pneumonia, artrite, meningite e dermatite. Os microrganismos mais comuns citados como agentes etiológicos das infecções nestes pacientes são o *Haemophilus influenzae* e *Streptococcus pneumoniae*. Com frequência, os pacientes sofrem de má absorção devido à infestação do trato gastrintestinal por *Giardia lamblia*. Surpreendentemente, os pacientes com XLA são também suscetíveis a infecções por vírus que penetram no organismo através do trato gastrintestinal, tais como vírus echo e pólio. As infecções não respondem bem aos antibióticos administrados sozinhos; o tratamento consiste de injeções periódicas de *γ-globulina endovenosa* (*IVGG*) contendo grandes quantidades de IgG (discutido posteriormente no Capítulo 20). Embora esta imunização passiva tenha mantido alguns pacientes por 20 ou 30 anos, o prognóstico é reservado na medida em que, devido a repetidas infecções, a doença pulmonar crônica frequentemente recidiva.

Duas outras raras mutações, deficiência da cadeia pesada μ e deficiência da cadeia λ₅, resultam em um quadro clínico idêntico como resultado da mesma fisiopatologia subjacente. A cadeia λ₅ é parte da suposta cadeia leve nas células pró-B; junto com a cadeia pesada μ e uma terceira cadeia formam a célula pré-B. Estas células pró-B e pré-B não apresentam receptores funcionais (pré-BCR) para receber os sinais necessários que permitem sua sobrevivência e maturação continuada. Ambas as mutações apresentam padrões de herança autossômica recessiva.

Hipogamaglobulinemia Transitória. Por ocasião do quinto ou sexto mês de idade a IgG materna transferida passivamente desaparece, e a produção de IgG pelo lactente se inicia. Crianças prematuras podem apresentar deficiência transitória de IgG se elas não forem ainda capazes de sintetizar Ig. Ocasionalmente, uma criança nascida a termo pode também deixar de produzir quantidades apropriadas de IgG, mesmo quanto os níveis de IgM e IgA estiverem normais. A causa parece ser uma deficiência no número e função das células T auxiliares. A hipogamaglobulinemia transitória pode persistir de poucos meses a dois anos. Ela não é ligada ao sexo e pode ser diferenciada da agamaglobulinemia hereditária não ligada ao X pela presença de números normais de células B no sangue. Embora o tratamento geralmente não seja necessário, as crianças afetadas precisam ser identificadas, uma vez que elas não devem ser imunizadas durante este período.

Doença por Imunodeficiência Variável Comum. Os pacientes com doença por imunodeficiência variável comum

(CVID) apresentam níveis marcadamente diminuídos de IgG e IgA séricas, com níveis normais ou baixos de IgM e células B periféricas. A causa da doença, que afeta tanto homens quanto mulheres, ainda não está completamente esclarecida e provavelmente não é uniforme. O início pode ocorrer em qualquer idade, com picos entre 1 a 5 anos e 15 a 20 anos. Os indivíduos afetados sofrem de infecções respiratórias e gastrintestinais recorrentes por bactérias piogênicas e, paradoxalmente, de doenças autoimunológicas associadas com autoanticorpos tais como anemia hemolítica, trombocitopenia autoimunológica e SLE. Muitos também apresentam distúrbios da imunidade mediada por célula. A longo prazo, estes pacientes apresentam incidência aumentada de câncer, particularmente linfomas e cânceres gástricos.

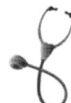

Síndrome por Imunodeficiência Variável Comum

A CVID é caracterizada por uma deficiência na maturação das células B e células produtoras de anticorpos (ver Fig. 17.1, defeito 5). Este defeito pode ser devido a uma incapacidade de as células B proliferarem em resposta ao antígeno, à proliferação normal de células B sem secreção de IgM, à secreção de IgM sem troca de classe para IgG ou IgA (em função de uma anormalidade intrínseca das células B ou células T), ou ausência de glicosilação das cadeias pesadas de IgG. Na maioria dos casos, os distúrbios parecem ser o resultado da síntese e secreção diminuída de Ig. A doença é familiar ou esporádica com influências ambientais desconhecidas desencadeando-a. No sangue periférico, os pacientes apresentam números normais ou quase normais de células B mas, geralmente, uma acentuada redução das células B de memória (células B CD27$^+$/IgD$^-$). As células B de memória são aquelas que foram expostas ao antígeno no centro germinativo, onde elas sofreram hipermutação e troca de isotipo de seus genes de imunoglobulina e agora estão prontas a responder rapidamente com anticorpos de alta afinidade na reexposição ao antígeno.

O tratamento depende da gravidade. Para os casos graves, com muitas infecções recorrentes ou crônicas, é indicada a terapia com IVGG. Os pacientes tratados podem ter uma vida útil normal. As mulheres com CVID têm gestação normal mas, é claro, não transferem IgG materna para o feto.

Deficiência Seletiva de Imunoglobulina.   Várias síndromes estão associadas com a deficiência seletiva de uma única classe ou subclasse de Ig. Algumas delas são acompanhadas por níveis compensatórios elevados de outros isotipos, tais como níveis aumentados de IgM nos casos de deficiência de IgG ou IgA.

A *deficiência de IgA* é a imunodeficiência mais comum no mundo ocidental, com uma incidência de aproximadamente 1 em 800 (ver Fig. 17.1, defeito 6). A causa é desconhecida mas parece estar associada à diminuição da liberação de IgA por linfócitos B. A deficiência de IgA pode também ocorrer de forma transitória como uma reação adversa a fármacos. Os pacientes podem sofrer infecções sinopulmonares virais ou bacterianas recorrentes e/ou doença celíaca (absorção defeituosa no intestino); alternativamente eles podem ser inteiramente assintomáticos. A deficiência isolada de IgA pode também preceder a expressão desenvolvida de CVID; as duas doenças são frequentemente encontradas nas mesmas famílias.

O tratamento de pacientes sintomáticos com deficiência de IgA é feito pela administração de antibióticos de largo espectro. A terapia com imunoglobulina sérica não é útil uma vez que as preparações comerciais contêm apenas baixos níveis de IgA e porque a IgA *injetada* não alcança as áreas do sistema imunológico secretor, onde a IgA é normalmente o anticorpo de proteção. Além disso, os pacientes podem desencadear respostas em anticorpo (usualmente IgG ou IgE) para a IgA do imunossoro transferido, causando reações de hipersensibilidade. O prognóstico para a deficiência seletiva de IgA é geralmente bom, com muitos pacientes sobrevivendo normalmente.

As deficiências seletivas de outros isotipos de Ig incluem *deficiência de IgM*, uma doença rara na qual os pacientes sofrem de infecções graves e recorrentes com microrganismos contendo cápsulas polissacarídicas tais como pneumococos e *H. influenzae*. Foram descritas deficiências seletivas nas subclasses de IgG, porém elas são ainda mais raras.

Distúrbios nas Interações T-B.   Existem, pelo menos, duas doenças nas quais as linhagens de células B e T parecem sofrer maturação normalmente, mas demonstram interações anormais entre elas. Embora ambos os distúrbios descritos abaixo sejam devidos a anormalidades subjacentes da célula T, os sintomas clínicos predominantes estão nas respostas de célula B ou na resposta imunológica humoral.

Síndrome de Hiper-IgM.   Os pacientes com síndrome da hiper-IgM (HIGM) apresentam infecções respiratórias recorrentes na faixa entre 1 a 2 anos de idade, níveis muito baixos de IgG, IgA e IgE sérica e IgM de normal para elevada (ver Fig. 17.1 defeito 8). As células B que são normais em número são funcionais *in vitro* e trocarão de isotipo quando adequadamente estimuladas. As células T também são normais em número, distribuição de subpopulações e respostas proliferativas a mitógenos. A forma mais comum, X-HIGM, é causada por uma mutação no gene *CD40L* no cromossoma X, que resulta na ausência de CD40 ligante (CD154) nas células T$_H$ (ver Fig. 17.3). CD40L se liga a CD40 expresso nas células B (ver Capítulo 10). Esta interação é necessária para a proliferação da célula B, troca de classe e mesmo para a formação de centro germinativo. A interação CD40-CD40L também desempenha um papel na interação macrófago-T$_H$1; este aspecto pode explicar a propensão destes pacientes para desenvolver infecções oportunistas, particularmente pneumonia por *Pneumocystis carinii* (PCP), e seu prognóstico mais sombrio comparado a pacientes com XLA. Pela mesma razão, as reações da DTH estão ausentes.

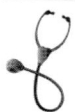

Síndrome de Hiper-IgM

Um segundo grupo de pacientes com características semelhantes à X-HIGM apresenta um defeito na molécula CD40 e desta forma um padrão de herança autossômica recessiva. Um terceiro grupo, com um defeito posterior na interação entre CD40 e um modulador do fator de transcrição NF-κB (ver Capítulo 10), apresenta um modo de herança ligado ao X. Como é frequente nos distúrbios genéticos envolvendo moléculas intracelulares reguladoras, essas crianças mostram anormalidades também nas células do sistema não imunológico, refletindo o uso ubíquo destas moléculas em muitos tipos de células.

Recentemente, foram descritos dois outros grupos de pacientes com HIGM. Um apresenta uma mutação na citidina desaminase induzida por ativação (AID), a molécula essencial para a hipermutação somática e troca de isotipo, e um segundo grupo apresenta uma mutação na uracil-DNA glicosilase, uma enzima também ativa na troca de isotipo.

Síndrome Linfoproliferativa Ligada ao X (Síndrome de Duncan).

A síndrome linfoproliferativa ligada ao X (XLPS) foi primeiramente observada em seis indivíduos do sexo masculino maternalmente aparentados da família Duncan, daí sua denominação. Esta doença rara é geralmente devida a uma mutação no gene que codifica a SAP, uma proteína associada à SLAM (molécula de sinalização da ativação do linfócito) — localizado no cromossoma X. A SAP é uma molécula intracitoplasmática que liga vários receptores de superfície com moléculas subsequentes nas células T, B, NK, eosinófilos e plaquetas. A despeito da grande distribuição da molécula entre inúmeras linhagens de células hematopoiéticas, quaisquer anormalidades são usualmente sutis e indetectáveis até que o paciente se exponha ao EBV. A exposição ao EBV resulta em um curso grave de mononucleose infecciosa que pode ser fatal. Isto presumivelmente resulta da não destruição das células infectadas pelas células T e NK. O desenvolvimento de linfoma maligno ou disgamaglobulinemia acontece frequentemente nos sobreviventes da infecção ou pode ocorrer sem a exposição prévia ao EBV. Os linfomas de célula B são predominantemente agressivos em locais extranodais, particularmente no trato gastrintestinal. O linfoma de Burkitt (descrito posteriormente neste capítulo) é o tipo mais comum. Embora o padrão dos linfomas seja similar àqueles em outros pacientes com proliferações de células B induzidas por EBV fracamente controlado, devido a defeitos na célula T (tais como na AIDS ou em pacientes transplantados imunossuprimidos), a incidência é muito maior nas XLPs. A incapacidade de as células T regularem o crescimento da célula B, uma vez que ele tenha sido iniciado, é considerada uma parte importante do defeito subjacente. O prognóstico é extremamente sombrio.

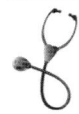

Síndrome Linfoproliferativa Ligada ao X

Disfunções Fagocíticas. As células fagocíticas — leucócitos polimorfonucleares e macrófagos/monócitos — desempenham um importante papel, tanto na imunidade natural como na adquirida, contra patógenos, agindo sozinhas ou em conjunto com os linfócitos. As deficiências herdadas que afetam a função celular fagocítica ajudaram a identificar muitas das moléculas necessárias a cada fase da eliminação dos patógenos do fagócito. Estas etapas e as deficiências associadas incluem migração e adesão de células fagocíticas (deficiência da adesão de leucócito), fagocitose e fusão lisossômica (síndrome de Chédiak-Higashi) e explosão respiratória para a destruição (doença granulomatosa crônica) (Fig. 17.5). A disfunção fagocítica pode também ser secundária; as causas incluem fatores extrínsecos como fármacos e doenças sistêmicas (por exemplo, diabete melito) ou defeitos em outros ramos do sistema imunológico.

Deficiência na Adesão de Leucócito. Como discutido no Capítulo 11, para que os leucócitos cheguem ao local da infecção nos tecidos, eles primeiro precisam sair da corrente sanguínea, o que é conseguido em várias etapas. A primeira consiste no rolamento lento da célula ao longo do endotélio através da interação de selectinas no endotélio com os ligantes de selectina nos leucócitos (ver Fig. 11.3). Os quimioatraentes fazem com que a célula pare de rolar. A célula adere mais firmemente, seguida pela migração transendotelial. Estas últimas etapas envolvem a interação de integrinas dos leucócitos com seus ligantes nas células endoteliais.

A ***deficiência na adesão de leucócito (LAD)*** constitui um grupo de doenças nas quais a interação entre o leucócio e o endotélio vascular é rompida (Fig. 17.5A). A ***LAD-1*** é uma doença autossômica recessiva mapeada no cromossoma 21. Os pacientes possuem um defeito na subunidade β das moléculas de integrina impedindo a sua expressão. A subunidade β é comum a três integrinas encontradas nos granulócitos, monócitos e linfócitos: LFA-1 (CD11a/CD18), Mac-1 (CD11b/CD18) e p150,95 (CD11c/CD18). Como resultado, a adesão e a migração de todos os leucócitos ficam prejudicadas. Indivíduos LAD-1 sofrem de infecções bacterianas recorrentes do tecido mole e apresentam aumentada contagem de leucócitos, porém sem formação de pus ou cicatrização eficaz de ferida. Como é de se esperar, a função do linfócito também é afetada pela a falta de expressão de LFA-1. Os recém-natos com LAD-1 têm caracteristicamente separação tardia de seu cordão umbilical.

A ***LAD-3*** é uma doença clinicamente idêntica à LAD-1 recentemente identificada. Os indivíduos com LAD-3 expressam ambas as cadeias de integrinas, mas a molécula não é ativada em resposta ao estímulo. Os leucócitos são, portanto,

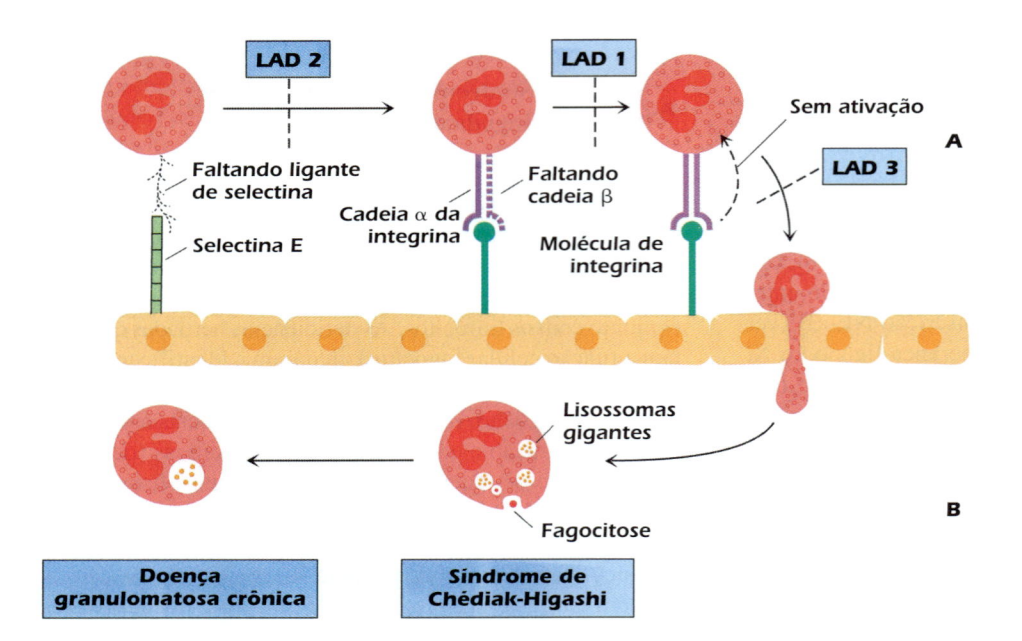

Figura 17.5 (A) Os defeitos na adesão celular destroem a capacidade de os leucócitos interagirem com o endotélio vascular, causando impedimento da migração dessas células do sangue para os locais da infecção. (B) Impedimentos nos mecanismos necessários à fagocitose resultam em morte intracelular defeituosa dos microrganismos.

capazes de rolar porém não de se prender em resposta aos sinais das células endoteliais, como na LAD-1 (Fig. 17.5A).

Os indivíduos com **LAD-2** possuem um defeito nos ligantes de selectinas; consequentemente as células desses pacientes não podem rolar ao longo da superfície endotelial (Fig. 17.5A). O defeito subjacente na LAD-2 está no metabolismo da fucose, que resulta na ausência de ligantes fucosilados disponíveis para ligação às selectinas. Embora os sintomas de imunodeficiência sejam brandos, o defeito no metabolismo da fucose resulta em outras anormalidades do desenvolvimento. Como ocorre na LAD-1 e na LAD-3, há pouca ou nenhuma formação de pus, e as crianças afetadas não exibem sinais clínicos clássicos de infecção grave.

Síndrome de Chédiak-Higashi. A síndrome de Chédiak-Higashi (CHS) é uma doença autossômica recessiva caracterizada por grânulos e organelas gigantes anormais (Fig. 17.5B) causada por uma mutação do gene *LYST*; este gene codifica uma proteína que pode desempenhar importante função no tráfego de proteínas da organela. Os lisossomas e melanossomas são particularmente afetados, resultando em defeitos na pigmentação, anormalidades na função do neutrófilo, célula NK e plaqueta, e também anormalidades neurológicas. Os neutrófilos mostram diminuída morte intracelular dos microrganismos, que é resultado tanto da desgranulação como da fusão defeituosa dos lisossomas com os fagossomas. Com o tempo, os pacientes desenvolvem infiltrados maciços de linfócitos e macrófagos no fígado, baço e linfonodos. Os microrganismos piogênicos como *Streptococcus* e *Staphylococcus* causam infecções recorrentes e às vezes fatais. O prognóstico é sombrio.

Doença Granulomatosa Crônica. Na doença granulomatosa crônica (CGD), a fase final da destruição dos microrganismos ingeridos é defeituosa (Fig. 17.5B) e a sobrevivência intracelular continuada dos microrganismos resulta na formação de granuloma. Em indivíduos normais os neutrófilos e os fagócitos mononucleares ativados destroem os microrganismos através do *surto respiratório*, que consome oxigênio e gera peróxido de hidrogênio além de radicais superóxido livres. As mutações em qualquer uma das 4 subunidades da enzima que catalisa o surto (NADPH oxidase) pode resultar em CGD. A forma mais comum de CGD é devida a uma mutação em uma das subunidades da NADPH oxidase, ligada à membrana, gp91^{phox}, que é codificada pelo gene *CYBB* localizado no cromossoma X. Assim, a maioria dos pacientes exibe um padrão de herança recessiva ligada ao X. As outras subunidades da NADPH oxidase são codificadas por genes autossômicos. Os pacientes com CGD com mutações nessas outras subunidades mostram herança autossômica recessiva. As mutações nestes pacientes ocorrem principalmente em uma das duas subunidades citosólicas da enzima p47^{phox} ou p67^{phox}.

Os sintomas aparecem durante os 2 primeiros anos de vida. Os pacientes apresentam suscetibilidade aumentada a infecções com microrganismos que normalmente são de baixa virulência, como *Staphylococcus aureus*, *Serratia marcescens* e *Aspergillus*. As anormalidades associadas incluem linfoadenopatia (aumento no tamanho do linfonodo) e hepatoesplenomegalia (aumento no tamanho do fígado e do baço) decorrentes de infecções agudas e crônicas. O tratamento é feito por imunização agressiva e terapia com antibióticos de largo espectro, agentes antifúngicos e interferon-γ.

Outras doenças com níveis reduzidos ou ausentes de enzimas associadas a fagócitos incluem **glicose-6-fosfatase desidrogenase**, **mieloperoxidase** e **fosfatase alcalina**, todas resultantes da diminuída morte intracelular dos microrganismos.

Deficiência de IL-12/23 – Interferon-γ. Uma mutação de qualquer molécula operativa nas interações entre IL-12, IL-23, IFN-γ e seus receptores resulta na incapacidade de os monócitos responderem com secreções de TNF-α; consequentemente, os indivíduos que carregam estas mutações são seletivamente suscetíveis a micobactérias fracamente patogênicas. Foram identificadas cinco mutações: IFN-γR1 (cadeia de ligação do ligante) e IFN-γR2 (cadeia de transdução de sinal), ambas na APC; STAT1 (transdução de sinal de IFN-γR); IL-12β (subunidade p40) produzida por APC e IL-12Rβ₁ (subunidade β do receptor IL-12) nas células T e NK. Este grupo de doenças demonstra a importância de IFNγ e IL-12 no controle das infecções por micobactérias, mas também sugere que existem mecanismos de compensação para outros efeitos dessas citocinas. A imunização com BCG vivo, comum em algumas partes do mundo, é perigosa para pacientes com este defeito.

Deficiência da Célula Citocida Natural.
Muito pouco se conhece sobre a deficiência da célula NK em seres humanos, pois apenas alguns casos foram registrados. Os estudos em animais sugerem que a deficiência da célula NK prejudica a rejeição de enxertos alogeneicos e está ligada a uma suscetibilidade mais alta a doenças virais e metástase aumentada de tumores. Os defeitos da célula NK são vistos na SCID, em alguns distúrbios das células T e células fagocíticas e na síndrome linfoproliferativa ligada ao X.

Doenças Causadas por Anormalidades no Sistema Complemento.
Como descrito no Capítulo 13, o complemento é importante na opsonização e morte das bactérias e células alteradas, na quimiotaxia e na ativação da célula B. Os componentes do complemento também participam da eliminação dos complexos antígeno-anticorpo evitando a deposição destes complexos imunológicos e subsequente doença. As deficiências no complemento são herdadas como características autossômicas; indivíduos heterozigóticos possuem metade do nível normal de um determinado componente. Para a maioria dos componentes isto é suficiente para evitar doença clínica. Normalmente, a meia-vida dos componentes ativados do complemento é cuidadosamente controlada por inibidores que quebram os produtos ou dissociam os complexo imunológicos.

Deficiências dos Componentes Iniciais do Complemento.
Os primeiros componentes do complemento são particularmente importantes na geração de opsoninas C3b (Fig.17.6). Os pacientes com deficiências de C1, 4 ou 2 da via clássica ou com deficiência no próprio C3 apresentam infecções aumentadas com microrganismos encapsulados (*S. pneumoniae*, *Streptococcus pyogenes*, *H. influenza*) e aumento das doenças reumáticas. A razão para a última é a eliminação

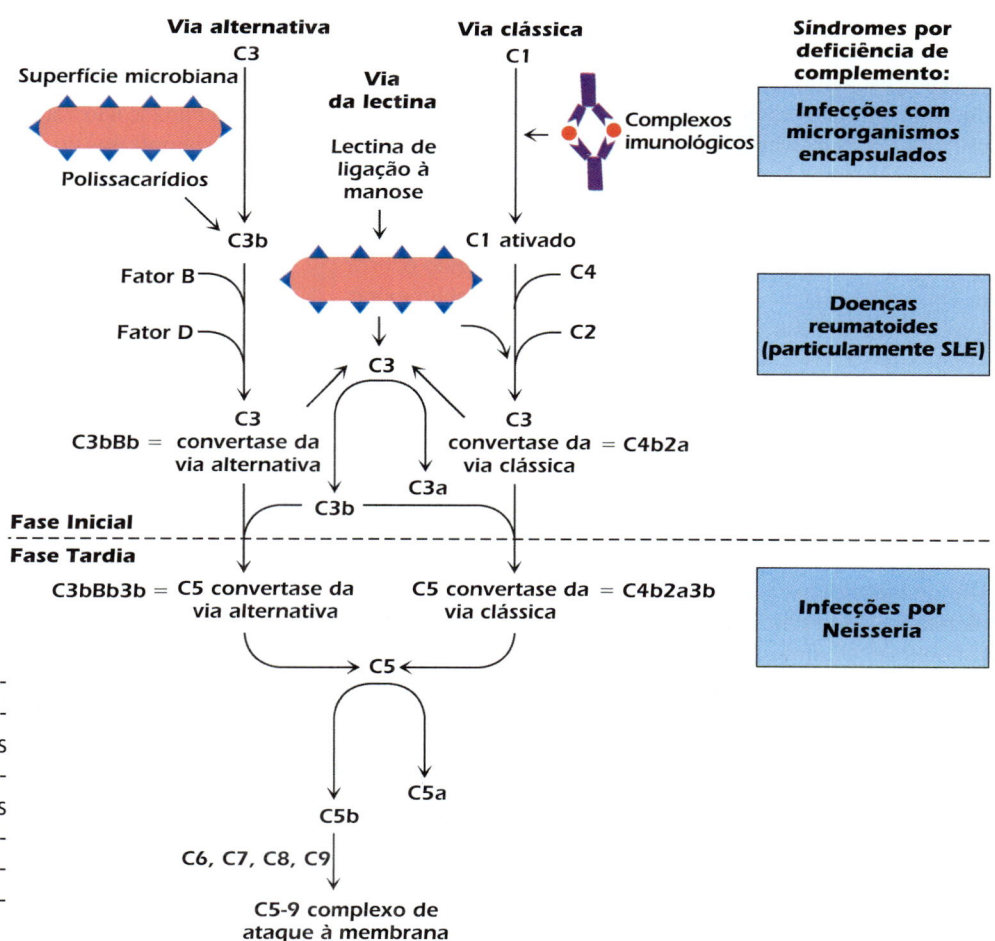

Figura 17.6 Cascata do complemento mostrando que as deficiências nos componentes iniciais predispõem os indivíduos a infecções causadas por microrganismos capsulados e síndromes reumatoides. As deficiências nos componentes finais estão associadas a infecções por *Neisseria*.

inadequada dos complexos imunológicos como consequência da baixa geração de C3b e, frequentemente, a doença autoimunológica é mais agressiva. Na verdade, o SLE é a doença mais comum na apresentação dos sintomas de algumas deficiências do complemento. O SLE nestes indivíduos tem um início precoce e mais grave do que sem esta associação e pode ocorrer na ausência de autoanticorpos que são frequentemente encontrados em outros casos de SLE (ver Capítulo 12). A deficiência da lectina de ligação à manose, que se liga à superfície de microrganismo sem anticorpo e ativa a via da lectina, também resulta em risco de infecções bacterianas e sintomas semelhantes aos do lúpus. Considerando que todas as vias de ativação do complemento — clássica, alternativa e lectina de ligação à manose — ativam C3, as próprias deficiências de C3 estão associadas com a maioria de sintomas graves, particularmente complicações infecciosas.

Deficiências dos Componentes Finais do Complemento.

As deficiências dos componentes finais do complemento (C5-C9) interferem na geração do MAC. O MAC é diretamente lítico e responsável pelas defesas básicas contra as bactérias Gram-negativas, particularmente *Neisseria meningitidis* (Fig. 17.6).

Controle Defeituoso dos Componentes do Complemento

ANGIOEDEMA HEREDITÁRIO. No angioedema hereditário falta aos pacientes um *inibidor* funcional de *C1 esterase*. (A doença é também chamada de deficiência do inibidor de C1 esterase.) Sem este inibidor, a ação de C1 em C4, C2 e o sistema de calicreína fica descontrolada, gerando grandes quantidades de peptídios vasoativos que causam aumento da permeabilidade dos vasos sanguíneos. Os pacientes sofrem de edema localizado, que é potencialmente fatal quando ocorre na laringe e obstrui as vias aéreas. O tratamento inclui evitar fatores desencadeantes (usualmente traumatismo) e infusão do inibidor de C1 esterase, se disponível.

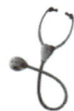

Angioedema Hereditário

DEFICIÊNCIA DA PROTEÍNA GLICOSIL FOSFATIDIL INOSITOL. Uma família de proteínas com âncoras GPI é expressa nas membranas dos eritrócitos, linfócitos, granulócitos, células endoteliais (células que revestem os vasos sanguíneos) e células epiteliais. Essas proteínas, que incluem o *fator de aceleração do decaimento* (DAF ou CD55) e *CD59*, protegem as células contra a lise espontânea pelo complemento (ver Fig. 13.4). Na ausência desses inibidores de superfície celular, os granulócitos, as plaquetas e especificamente os eritrócitos ficam suscetíveis à lise espontânea pelo complemento. Existem raras famílias com mutações herdadas no DAF, CD59 ou todas as proteínas GPI. Os pacientes mostram sintomas de anemia grave, eventos trombóticos e infecções crônicas.

Uma forma adquirida da doença, denominada *hemoglobinúria paroxística noturna* (*PNH*), é mais comum. Na PNH, os pacientes apresentam deficiência de uma enzima necessária para a produção de todas as proteínas GPI ancoradas, decorrente de uma mutação somática adquirida na célula tronco mieloide inicial. As três linhagens não linfoides (granulócitos, plaquetas e eritrócitos) são afetadas. Em muitos pacientes, as células-tronco com esta mutação eventualmente adquirem mutações adicionais, dominam as células normais na medula óssea e interrompem a maturação, resultando em leucemia mielógena aguda. Durante o curso da PNH crônica, ocorre hemólise intravascular mais acentuadamente nos rins, à noite, onde o ambiente ácido ativa a via alternativa do complemento. Esta manifestação clínica está refletida em seu nome hemoglobinúria paroxística noturna.

Doenças por Imunodeficiência Secundária

Como observado no início deste capítulo, as doenças por imunodeficiência secundária são consequência de outras doenças. De longe, a causa mais comum das doenças por imunodeficiência em todo o mundo é a má nutrição. Nos países desenvolvidos, a imunodeficiência mais frequente é a *iatrogênica*, ou seja, inadvertidamente causada por tratamento médico especialmente em consequência do uso de agentes quimioterápicos na terapia do câncer ou imunossupressão deliberada para transplante de órgão ou doença autoimunológica. Imunodeficiências secundárias podem ser observadas na autoimunidade não tratada ou em infecções bacterianas intensas. As neoplasias do sistema imunológico frequentemente também suprimem os componentes não malignos resultando em suscetibilidade aumentada desses pacientes à infecção.

SÍNDROME DA IMUNODEFICIÊNCIA ADQUIRIDA

Descrição Inicial e Epidemiologia

Em 1981 vários casos de uma pneumonia incomum causada por PCP foram registrados em homossexuais do sexo masculino na área de São Francisco, Califórnia, seguidos pelo reconhecimento de uma forma agressiva do sarcoma de Kaposi em uma população semelhante na cidade de Nova York. Desde aqueles casos iniciais a AIDS continua até hoje, mais de 20 milhões de pessoas morreram em todo o mundo e mais de 30 milhões estão atualmente infectadas.

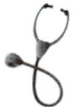

Síndrome da Imunodeficiência Adquirida

A *AIDS é causada pela infecção pelo HIV*. O vírus é transferido pelo sangue e fluidos corporais. Sangue, sêmen, secreções vaginais, leite materno e (em um pequeno número) saliva de um indivíduo infectado, todos contêm vírus livres ou células abrigando vírus. Desta forma, o HIV pode ser transmitido por contato sexual, compartilhamento de agulhas, transfusão de sangue ou de seus produtos, transferência placentária, passagem através do canal uterino e alimentação através do leite materno.

Embora tenha sido reconhecida inicialmente em homossexuais sexualmente ativos do sexo masculino nas grandes cidades dos Estados Unidos, a AIDS não tem preferência sexual. No mundo inteiro, a transmissão heterossexual é a mais comum. Nos Estados Unidos, embora os homossexuais do sexo masculino e os usuários de drogas endovenosas ainda constituam os principais grupos infectados, o maior aumento na taxa de incidência está entre mulheres heterossexuais e minorias raciais (afro-americanos e hispânicos). A transmissão do vírus pela transfusão de sangue e de seus produtos foi virtualmente eliminada nos Estados Unidos por meio da triagem de doadores, testando as unidades de sangue coletadas e inativando, pelo calor, os concentrados dos fatores da coagulação. Por motivos que ficarão claros mais tarde na discussão, um perigoso "espaço de tempo" ainda existe durante o qual a infecção de unidades de sangue ou órgãos não pode ser detectada. A transmissão de mãe para recém-nato, que acontece em mais de 80% dos casos pediátricos, pode ser muito diminuída pela terapia antiviral da futura mãe, bem como a restrição ao parto normal e o aleitamento materno. Entretanto, estas afirmações positivas são quase como uma nota de rodapé para uma epidemia que continua a se espalhar por todo o mundo sem sinais de remissão, especificamente na África e no sudoeste da Ásia.

Vírus da Imunodeficiência Humana

O HIV é um retrovírus humano envelopado da família lentivírus. Foram descritas duas cepas de HIV, o HIV-1 e HIV-2. O HIV-2, a cepa menos virulenta é encontrada principalmente na África Ocidental. A partícula viral contém dois filamentos separados idênticos de RNA genômico e três enzimas; *integrase*, *protease* e *transcriptase reversa* (Fig. 17.7). Elas estão empacotadas no antígeno *p24* do core com *p7*, uma nucleoproteína, e *p9*; todas elas estão circundadas pela proteína de matriz *p17*. O envelope viral que é derivado da membrana celular do hospedeiro apresenta glicoproteínas virais incluindo *gp120* e *gp41*, que são decisivas para a infecção. A gp120, que esta ligada de forma não covalente à proteína transmembrana gp41, tem alta afinidade por CD4; consequentemente, todas as células que expressam CD4 são potenciais alvos para o vírus. Estas células incluem macrófagos/monócitos e células dendríticas, bem como células T CD4$^+$.

Depois de se ligar à CD4, a gp120 passa por uma mudança conformacional e deve então se ligar a uma segunda molécula (um correceptor), na superfície da célula alvo, para que o HIV penetre na célula. Vários *receptores de quimiocina* (ver Capítulo 11) são correceptores para o HIV. O correceptor específico utilizado pelo vírus depende da variante da molécula de gp120 expressa em sua superfície. A variação em gp120 consequentemente determina o que é chamado *tropismo* do vírus, estabelecendo que a célula alvo CD4$^+$ pode ser infectada por aquela partícula viral. O *HIV com tropismo para o macrófago* utiliza o receptor de quimiocina CCR5 e precisa apenas de um baixo nível de CD4 na célula hospedeira. O CCR5 é expresso por macrófagos e células dendríticas, ambos expressando baixos níveis de CD4 de superfície. O *HIV linfotrópico* utiliza o receptor de quimiocina CXCR4 expresso nas células T e exige uma alta densidade de CD4 na superfície celular. As variantes do HIV que usam CCR5 são chamadas R5 e aquelas que usam CXCR4 são chamadas X4; variantes capazes de se ligar a ambos os correceptores de quimiocinas são chamadas R5X4. Os dois correceptores são proteínas G conjugadas com 7 domínios transmembranares. O CCR5 normalmente se liga às quimioci-

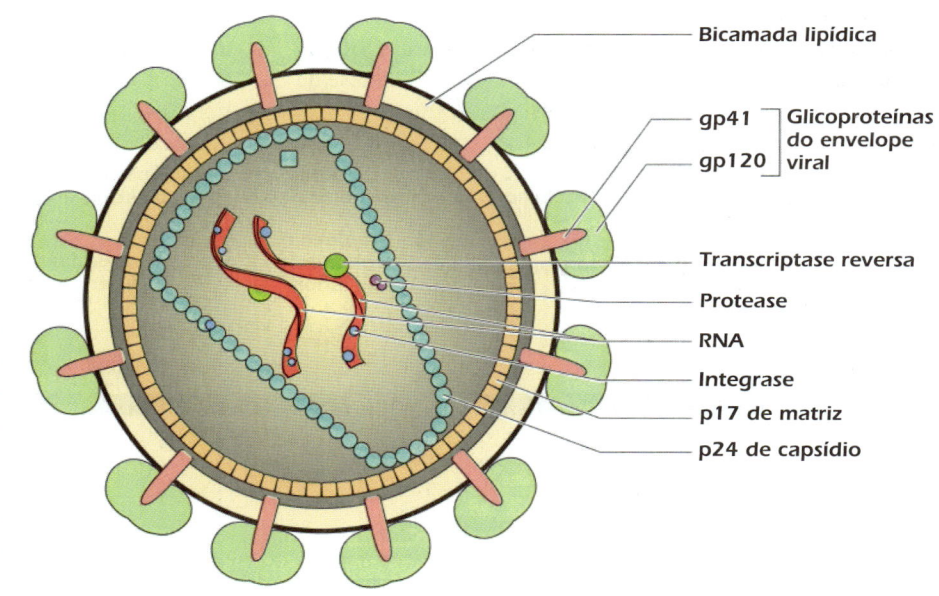

Figura 17.7 Estrutura do HIV-1 mostrando dois filamentos de RNA idênticos (genoma viral) e enzimas associadas. As enzimas incluem a transcriptase reversa, integrase e protease, empacotadas em um *core* de forma cônica composto de proteína de capsídio (p24) com uma matriz circundante com proteína p17, todas revestidas por um envelope de membrana fosfolipídica derivada da célula do hospedeiro. As proteínas da membrana codificadas pelo vírus (gp41 e gp120) estão ligadas ao envelope.

Legendas da figura:
- Bicamada lipídica
- gp41 — Glicoproteínas do envelope viral
- gp120
- Transcriptase reversa
- Protease
- RNA
- Integrase
- p17 de matriz
- p24 de capsídio

nas, RANTES, proteína quimiotática de monócitos 1α (MIP-1γ) e MIP-1ϵ. CXCR4 liga o fator 1 derivado do estroma.

Acredita-se que o CCR5 seja o principal correceptor para o estabelecimento da infecção primária, considerando que os indivíduos com mutações em CCR5 parecem estar, pelo menos parcialmente, protegidos. Se um indivíduo é inicialmente infectado com uma variante macrófago trópica, via contato sexual, a infecção viral pode ser estabelecida nos macrófagos e nas células dendríticas do MALT. Estas células infectadas funcionarão como um ***reservatório*** do vírus tanto local quanto distalmente, desde que elas não sejam mortas pela infecção e sejam capazes de migrar pelo corpo. A exposição das células infectadas por HIV ao antígeno promove a replicação viral (especificamente nos macrófagos), uma alteração para a forma linfotrópica e posteriormente rápida disseminação pelo corpo. Desta forma, o tropismo do vírus produzido no interior do indivíduo infectado se altera com o passar do tempo. Esta evolução é devida a mutações no gene gp120 que resulta em alterações em sua sequência de aminoácidos.

Após a ligação de gp120 a CD4 e ao seu correceptor, gp41 penetra na membrana celular permitindo a fusão do envelope viral com a membrana celular e subsequente entrada viral. Na célula hospedeira, o RNA viral é replicado para uma cópia de cDNA pela enzima viral transcriptase reversa. O cDNA pode permanecer no citoplasma ou penetrar no núcleo e ficar integrado ao genoma do hospedeiro, como um provírus, com a ajuda da enzima viral integrase. A replicação viral continua em baixo nível, às vezes por vários anos, de modo que a infecção por HIV permanece em uma fase relativamente, mas não verdadeiramente, "latente".

O genoma do HIV tem uma região de repetição terminal longa (LTR) em cada extremidade (Fig. 17.8). A LTR é necessária à integração viral e tem locais de ligação para proteínas reguladoras. Quando a célula T é ativada pelo antígeno, uma cascata de reações provoca a ativação do fator de trancrição NF-κB. O NF-κB se liga à região promotora em LTR, ativando a transcrição do provírus pelo RNA polimerase do hospedeiro.

A transcrição do provírus produz um longo transcrito de mRNA que é cortado em sítios alternativos para a síntese de diferentes proteínas. As duas primeiras proteínas produzidas são *tat* e *rev*. Tat penetra no núcleo, onde atua como um fator de transcrição. Liga-se à região LTR e aumenta a taxa de transcrição viral. Rev também atua no núcleo, ligando-se ao elemento que responde a Rev no transcrito de mRNA viral. A ligação de rev aumenta a taxa de transporte do RNA para o citoplasma. Quando o mRNA é transportado mais rapidamente para o citoplasma, ocorre menos quebra no núcleo e diferentes proteínas podem então ser produzidas a partir dessas formas de mRNA. Nesta segunda onda de síntese de proteína viral, os componentes estruturais do *core* e envelope virais são produzidos em forma precursora. Na terceira onda, o RNA não quebrado é transportado para o citoplasma e serve como RNA para as novas partículas virais e para a tradução de *gag* e *pol*: *gag* codifica a p24, p17 e p7/p9; *pol* codifica a protease, a transcriptase reversa e a integrase virais. A protease cliva estes produtos de *gag* e *pol*, que são inicialmente sintetizados como uma poliproteína única.

A liberação do vírus das células T CD4$^+$ frequentemente resulta na lise da célula. Os macrófagos e as células dendríticas em geral não são destruídos pelo HIV, entretanto, podem servir como reservatórios transportando o vírus para outras partes do corpo (tecido linfoide e sistema nervoso central) e produzindo um número pequeno de partículas sem consequências citopáticas. As células dendríticas carregam o vírus principalmente em sua superfície, enquanto os macrófagos permitem um nível baixo constante de produção viral. A estimulação de macrófagos e células T infectados pelas citocinas ou antígenos resulta em replicação viral aumentada e fase produtiva.

Curso Clínico

O curso clínico da infecção por HIV pode ser dividido em três fases: infecção aguda, fase latente crônica e fase crítica.

Infecção Aguda. Por ocasião da infecção inicial com HIV, muitos pacientes são assintomáticos. Outros mostram uma doença semelhante ao resfriado caracterizada por febre, dor de garganta e mal-estar generalizado que se inicia duas

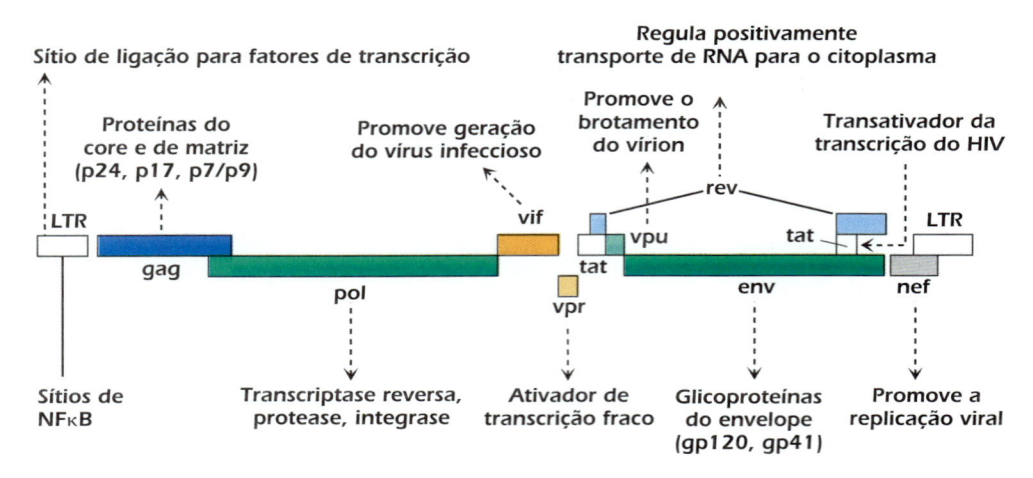

○ Figura 17.8 Genes e proteínas do HIV-1. O genoma de RNA do HIV-1 é flanqueado por regiões de LTR necessárias para as integrações virais e regulação do genoma viral. Vários genes virais se sobrepõem, resultando em diferentes arcabouços de leitura, o que permite que o vírus codifique muitas proteínas em um pequeno genoma. As funções dos produtos gênicos também são mostradas.

ou quatro semanas após a infecção e dura de uma a duas semanas. Durante este tempo, ocorre viremia (vírus no sangue periférico) e uma queda acentuada no número de células T CD4$^+$ circulantes. O sistema imunológico responde gerando CTLs e anticorpos específicos para o vírus. Os CTLs que destroem as células infectadas pelo vírus são parcialmente responsáveis pela queda do número das células T CD4$^+$. Nesta ocasião, o paciente apresentará *soroconversão* e expressará anticorpo detectável específico para as proteínas do HIV. O número de células T CD4$^+$ no sangue periférico se recupera parcialmente. As células dendríticas e os macrófagos infectados disseminam os vírus pelo tecido linfoide através do corpo.

Fase Latente Crônica.

Embora a resposta imunológica pareça padrão para uma infecção viral, ela apenas contém o vírus em vez de erradicá-lo. A extremamente alta taxa de mutação do vírus pode explicar a ineficácia da resposta imunológica. Uma fase "latente" é estabelecida podendo durar até quinze anos. Durante este período relativamente assintomático continua a ocorrer uma pequena taxa de replicação viral, e um declínio gradual do número de células T CD4$^+$. Consequentemente, o HIV nunca é verdadeiramente latente.

Ao contrário do esperado, o número de células T infectadas pelo vírus no sangue periférico é extremamente baixo. Os linfonodos constituem a localização predominante das células infectadas. Como descrito anteriormente, os macrófagos atuam como reservatórios. As células dendríticas foliculares do centro germinativo (ver Capítulo 7) funcionam não apenas como reservatório mas também apresentam o vírus na sua superfície. Este fato acarreta uma contínua apresentação do vírus às células T e B, culminando na intensa hiperplasia folicular (centro germinativo) e linfoadenopatia típica desta fase.

As células T sofrem uma lenta taxa de lise, que eventualmente resulta na involução dos linfonodos. Esta morte das células T parece ser o resultado de uma combinação de fatores. Primeiro, a produção dos vírus na célula acarreta lise. Segundo, a célula infectada parece ser mais suscetível à apoptose. Terceiro, CTLs destroem algumas células infectadas. Finalmente, células T CD4$^+$ não infectadas podem ser mortas por um mecanismo semelhante à citotoxicidade mediada por célula anticorpo-dependente do tipo espectadora, como resultado da ligação de gp120 solúvel e anticorpo anti-gp120 a suas moléculas CD4 de superfície.

Durante esta fase, a contagem das células T CD4$^+$ periféricas do paciente, a relação de células CD4:CD8 e a carga viral são monitoradas. Em indivíduos saudáveis, a relação entre as células CD4:CD8 é de aproximadamente 2, mas nesta fase da infecção pelo HIV a relação se inverte, com as células T CD8 apresentando números maiores que as T CD4. A relação inversa das células CD4:CD8 pode ser vista em outras infecções virais mas normalmente é devida a um aumento das células T CD8$^+$ e não a um decréscimo das células T CD4$^+$ como observado na infecção pelo HIV. Como o número de células T CD4$^+$ diminui progressivamente, o paciente torna-se sintomático, entrando na fase final crítica, AIDS.

Fase Crítica.

A AIDS foi originalmente reconhecida pela manifestação clínica de infecções incomuns e neoplasias; elas continuam sendo as marcas registradas da doença manifesta. Os Centros de Controle e Prevenção de Doenças (CDC) identificaram as doenças que são consideradas associadas à AIDS (Quadro 17.3). O diagnóstico de qualquer uma delas (ou o limite definido do nível da célula T CD4 <200 células/μl ou <14% de células T) identifica o paciente como portador de AIDS ao invés de estar meramente infectado com o HIV. As doenças podem ser classificadas em três categorias — neoplasias incomuns, infecções oportunistas e síndromes debilitantes gerais — refletindo os principais efeitos do HIV sobre o sistema imunológico e o SNC.

Vários fatores concorrentes parecem iniciar esta fase sintomática ou crítica. A queda gradual das células T CD4$^+$ resulta em um *estado de imunodeficiência* que torna o indivíduo

 QUADRO 17.3 Doenças associadas à AIDS Definidas pelo CDC[a]

Infecções — frequentemente disseminadas
Fúngicas
    Candidíase
    Criptococose
    Histoplasmose
    Coccidioidomicose
    Criptosporidiose
Parasitárias
    Toxoplasmose
    Pneumocisto
    Criptosporidiose
    Isosporíase
Bacterianas
    Micobacteriose (incluindo atípica)
    Salmonelose
Virais
    Citomegalovírus (CMV)
    Vírus do herpes simples
    Leucoencefalopatia multifocal progressiva
Neoplasmas
Sarcoma
    Sarcoma de Kaposi
Linfoma
    Linfoma de Burkitt
    Linfoma difuso de grande célula B
    Linfoma de efusão primário
    Linfoma primário do SNC
Carcinoma
    Câncer invasivo do colo do útero
Condições Gerais
    Encefalopatia e demência por HIV
    Síndrome de definhamento
    Contagem de célula T CD4$^+$ <200μl é definidora de AIDS

[a]As doenças selecionadas são discutidas no texto

suscetível a infecções oportunistas, de maneira semelhante aos pacientes com síndromes por imunodeficiência primária e pacientes transplantados imunossuprimidos. A **ativação das células T infectadas pelo vírus**, pelo antígeno, resulta em estimulação da transcrição viral e formação de novos vírus. Este acontecimento acarreta a morte acelerada das células T, exacerbando o estado de imunodeficiência. A rápida replicação viral também aumenta a taxa de **mutação viral**, permitindo ao vírus escapar de qualquer controle imunológico remanescente.

Os padrões de doenças associadas à AIDS em um indivíduo podem refletir parcialmente o modo de transmissão do HIV (transmissão sexual *versus* uso de drogas endovenosas). Isto é sugerido pelas diferenças das infecções e neoplasias observadas entre os pacientes com AIDS e diferentes exposições ao HIV, bem como o contraste entre pacientes com AIDS e outros indivíduos imunossuprimidos. Alguns indivíduos infectados com o HIV podem ser coinfectados com outros microrganismos sexualmente transmitidos, alguns dos quais podendo acarretar uma forma agressiva de câncer no estado de imunodeficiência do paciente. De fato, acredita-se que todas as neoplasias observadas nos pacientes com AIDS sejam causadas por vírus de DNA oncogênicos. O *papilomavírus humano* (**HPV**), por exemplo, está associado com o desenvolvimento de câncer cervical em mulheres. A exposição ao HPV, combinada ao estado de imunodeficiência do indivíduo, pode ser responsável por uma incidência marcadamente acentuada e agressiva do **câncer cervical invasivo** nas mulheres HIV$^+$. O CDC inclui o câncer cervical invasivo nas neoplasias associadas à AIDS.

A forma agressiva do **sarcoma de Kaposi (KS)** é, de fato, característica nos pacientes com AIDS, particularmente nos homens homossexuais, e pode ocorrer na fase inicial da doença. O KS é uma proliferação anormal de pequenos vasos sanguíneos; na sua forma comum, ele se apresenta como um tumor que cresce lentamente na pele ou nos membros inferiores de homens de idade avançada. O **herpes-vírus humano 8 (HHV-8)** foi identificado no KS de pacientes com AIDS. Este vírus também está associado com uma forma não comum de linfoma agressivo observado nos pacientes com AIDS, denominado **linfoma de efusão primária**. Novamente, esta neoplasia é mais comum em pacientes com AIDS, do sexo masculino, homossexuais, alguns dos quais apresentam linfoma e KS concorrente.

Os **linfomas agressivos de células B**, principalmente **linfomas associados ao EBV**, apresentam incidência semelhante àquela observada nos pacientes imunossuprimidos que se submeteram a transplante. Estes linfomas são geralmente o **linfoma de Burkitt**, ou **linfoma difuso de grande célula B** (ver adiante), e com frequência envolvem locais fora dos linfonodos (extranodais). Nos pacientes com AIDS, o SNC é um local frequente de linfoma primário. Duas outras neoplasias que não são características da AIDS, mas têm um curso mais agressivo nos pacientes com AIDS, são o carcinoma das células escamosas da cabeça e região do pescoço (também possivelmente associado ao HPV) e o linfoma de Hodgkin atípico.

As doenças infecciosas associadas à AIDS refletem a incapacidade de o paciente com acentuada deficiência do sistema imunológico mediado por células manipular microrganismos que normalmente não são patogênicos (infecções oportunistas). Como em qualquer paciente imunodeficiente de célula T, a **PCP** constitui a principal complicação infecciosa, mas a **candidíase** também é observada com frequência. A formação de granuloma — uma função dependente de célula T auxiliar — é precária nestes pacientes, acarretando descontroladas **infecções por micobactérias**. O *Mycobacterium avium*, que normalmente não é um patógeno humano, pode causar uma infecção arrasadora. *Cryptosporidia, M. avium* e CMV estão entre os microrganimos mais comuns a infectar o trato gastrintestinal nos pacientes com AIDS e podem causar diarreia grave. O SNC é suscetível à infecção por *Cryptococcus, Toxoplasma* e CMV.

As múltiplas infecções causam necrose celular contínua (morte), uma importante característica da AIDS. Microrganismos e restos celulares acarretam estímulo antigênico crônico em um sistema imunológico deficiente. As células B mostram evidência de resposta à estimulação, enquanto os pacientes apresentam hipergamaglobulinemia policlonal (nível elevado de Ig sérica), complexos imunológicos circulantes e acentuada produção de célula plasmática. Apesar da atividade da célula B, os pacientes mostram-se incapazes de desenvolver uma resposta em anticorpo eficaz aos antígenos recentemente encontrados, talvez devido ao defeito da célula T; entretanto, eles também apresentam dificuldade nas respostas independentes da célula T a microrganismos encapsulados. Além disso, as células B infectadas com o EBV (normalmente eliminadas pelas células T) são suscetíveis a eventos de transformação adicionais, resultando nas neoplasias de célula B discutidas anteriormente.

O SNC é infectado pelo HIV, presumivelmente via transporte de macrófagos. O vírus infecta as células da micróglia (células derivadas da medula óssea e da mesma linhagem dos macrófagos), oligodendrócitos e astrócitos. Isto pode dar início ao processo, resultando em **demência** relacionada à AIDS e **encefalopatia** progressiva. No total, até 50% dos pacientes com AIDS apresentam sintomas no SNC e mais de 70% mostram alterações no SNC por ocasião da autópsia.

Finalmente, estes pacientes sofrem de **caquexia**, ou síndrome de definhamento, em um grau muito mais elevado do que aquele que pode ser atribuído a suas doenças concomitantes. Acredita-se que o HIV altere o perfil de citocinas dos macrófagos para aumentar a produção de TNF, levando ao desenvolvimento de perda excessiva de peso e fadiga.

O curso clínico da AIDS mudou, pelo menos para os indivíduos nos países desenvolvidos com acesso à medicação. O primeiro melhoramento foi observado no tratamento inicial, profilático e agressivo de infecções, particularmente do PCP. Inicialmente, a maioria dos pacientes morria no início da infecção. Com os tratamentos agressivos, a maioria começou a sobreviver o suficiente para desenvolver neoplasias que aumentaram entre os pacientes com AIDS na década de 1990. Um segundo melhoramento, mais recente, foi a introdução de terapias antivirais múltiplas, que prolongam a fase crônica da infecção pelo HIV, retardando assim a entrada do indivíduo na fase manifesta da AIDS.

Prevenção, Controle, Diagnóstico e Terapia na Infecção por HIV

A *prevenção e o controle* do HIV são melhor efetuados evitando-se o contato, sem proteção, com o sangue e fluidos orgânicos de indivíduos infectados. A educação e vigilância públicas do que se deve evitar e o que é seguro (contato sexual) são necessárias para controlar a doença e impedir possível pânico.

Desde 1985, todas a doações de sangue nos Estados Unidos são testadas em relação aos anticorpos para o HIV. Considerando que o desenvolvimento da resposta em anticorpo após a exposição ao HIV pode necessitar de até cinco semanas, este teste ainda deixa um longo período de tempo no qual o indivíduo recentemente infectado pode não ser detectado. Consequentemente, cada doador de sangue é analisado por um processo de entrevista e responde a questões diretas tanto orais como escritas a respeito do comportamento de alto risco. A viremia após a infecção precede a resposta imunológica; o teste para o RNA viral, que requer uma etapa de ampliação, é muito sensível e tem diminuído significativamente, mas não eliminado, o período de tempo. O NAT (teste do ácido nucleico) do HIV pode ser acionado para detectar tanto o cDNA do provírus em leucócitos quanto para o RNA viral no plasma. O último também forma a base para o teste quantitativo de carga viral (ver a seguir).

Mulheres HIV$^+$ grávidas são submetidas à terapia antiviral para diminuir a carga viral e consequentemente reduzir o risco de transferência do vírus por via placentária. As cesarianas são realizadas a fim de eliminar a infecção durante a passagem através do canal vaginal. Finalmente, a exposição por meio do leite materno é evitada.

Para pessoas acidentalmente expostas aos produtos infectados, a terapia é administrada o mais rápido possível após a exposição para evitar o estabelecimento da infecção.

O *diagnóstico* da infecção por HIV é geralmente feito pela detecção de anticorpos para as partículas virais por meio do ELISA e confirmada pela análise de Western blot, que detecta anticorpos para proteínas virais específicas (ver Capítulo 5). Os pacientes são monitorados seguindo a sua contagem absoluta de células T CD4$^+$ no sangue periférico e monitorando os títulos virais por meio de análise quantitativa do RNA viral (carga viral). Contagens de CD4$^+$ acima de 500/μL não estão associadas a infecções oportunistas. O CDC determinou contagens de CD4 abaixo de 200/μL como um indicador de AIDS manifesta, tornando este um dos critérios que definem a AIDS.

A *terapia* que utiliza azidotimidina (AZT), um nucleosídio inibidor de transcriptase reversa foi o primeiro tratamento promissor para a infecção com HIV. Os inibidores de protease formam uma segunda classe de agentes terapêuticos, e inibidores não nucleosídicos da transcriptase reversa uma terceira. A resistência aos fármacos para agentes isolados se desenvolve rapidamente pelo fato de o HIV ser capaz de uma taxa de mutação espontânea surpreendente durante o curso da infecção em um indivíduo. As mutações surgem a partir da ausência de fidelidade da transcriptase reversa e da polimerase do RNA.

Os indivíduos HIV$^+$, porém assintomáticos, são submetidos à *terapia antiviral de agente tríplice*, chamada *terapia antirretroviral altamente ativa (HAART)*. A HAART combina três fármacos de, pelo menos, duas das classes de inibidores dirigidos contra a transcriptase reversa e protease do HIV. Espera-se que a terapia de agente tríplice retarde o aparecimento de cepas mutantes. Esta terapia evita a infecção de novas células, entretanto as células anteriormente infectadas permanecem até que sejam lisadas. Após o início da terapia, a queda nos títulos virais é rápida e intensa, mas um pequeno título basal quase sempre permanece. Como é de se esperar, a descontinuidade dos fármacos por um período prolongado resulta na ressurgência do vírus. As mutações podem permitir que eles escapem ao controle desses agentes, assim ainda há uma grande necessidade de desenvolver um extenso arsenal de fármacos para o tratamento da doença. Entretanto, a HAART, especialmente quando iniciada precocemente, alterou o cenário da epidemia de AIDS nos países desenvolvidos. A infecção por HIV em indivíduos desses países com acesso à medicação deixou de ser uma sentença virtual de morte para se transformar em uma doença crônica. Entretanto, esta luz de esperança não deve de forma alguma minimizar a gravidade desta infecção. Além disso, a terapia não ocorre sem efeitos colaterais, incluindo a supressão das células hematopoiéticas, náusea e mal-estar. Os sobreviventes de longo período estão começando a lutar com as doenças relativas à idade mais avançada em faixas prematuras, e tempo adicional se faz necessário para avaliar o verdadeiro sucesso desta abordagem terapêutica.

Como discutido anteriormente, as infecções e outras doenças associadas à AIDS devem também ser tratadas; foi a instituição bem-sucedida de tratamento profilático para a infecção que inicialmente levou ao aumento de vida útil e melhoria da qualidade de vida.

Muitas doenças infecciosas foram controladas por meio de vacinas, a forma mais eficaz de evitar a disseminação de infecções na população. As vacinas provocam uma resposta imunológica de longa duração antes da exposição ao agente infeccioso (Capítulo 20). Entretanto, o desenvolvimento de uma vacina para o HIV apresenta desafios importantes. Primeiro, ainda não sabemos que ramo efetor do sistema imunológico — anticorpo, CTL etc. — precisa ser melhorado para desencadear uma resposta que venha a eliminar o vírus em sua entrada no organismo. Em indivíduos recentemente infectados, o HIV escapa da erradicação apesar de respostas citotóxicas da célula T e do anticorpo. Segundo, a capacidade de o vírus "se esconder" nas células reservatórias e a sua alta taxa de mutação representam problemas importantes que precisam ser superados para que uma vacina seja eficaz. Terceiro, a disponibilidade de modelos animais em que candidatos à vacina para outras doenças infecciosas são amplamente testados é limitada devido a sua falta de suscetibilidade à infecção pelo HIV. O melhor modelo é o macaco, que desenvolve uma doença semelhante à AIDS após a infecção com o vírus da imunodeficiência símia (SIV). Finalmente, o teste de vacinas em seres humanos apresenta uma série de problemas éticos.

Uma compreensão da biologia molecular e da estrutura de todos os componentes do HIV ao longo de seu ciclo de vida será essencial para o desenvolvimento de uma vacina segura.

NEOPLASMAS DO SISTEMA LINFOIDE

Um tema comum ao longo deste capítulo é a ideia de que a falta de regulação do sistema imunológico pode resultar no surgimento de neoplasmas, especificamente os neoplasmas das células linfoides. Isto é verdade para pacientes com doenças por imunodeficiência primária e AIDS, bem como pacientes imunossuprimidos transplantados (ver também Capítulo 19). Nessas circunstâncias, as neoplasias malignas são com frequência linfomas de célula B mais agressivos, muitas vezes associados à infecção por EBV. Embora a transformação maligna de qualquer elemento do sistema imunológico possa ocorrer na ausência de imunodeficiência clinicamente aparente, quando tumores são analisados em nível molecular, torna-se óbvia a desregulação intrínseca em direção às células malignas ou a elas impostas pelo ambiente. Nesta seção descrevemos inicialmente os conceitos gerais dos neoplasmas linfoides seguidos por exemplos específicos de tipos importantes.

A referência a uma malignidade como a *leucemia* significa que as células malignas estão predominantemente presentes na circulação e/ou na medula óssea. Um *linfoma* se apresenta como uma massa sólida nos linfonodos, no baço, no timo ou nos órgãos extranodais. Às vezes, o mesmo tipo de célula maligna pode ser encontrado tanto em uma quanto na outra (*leucemia/linfoma*).

Em 1996, a Organização Mundial de Saúde (OMS) recomendava um sistema de classificação baseado na origem da célula (célula B *versus* célula T/NK) e estágio de diferenciação [imatura (precursora) *versus* madura (periférica)] (Quadro 17.4). Esses tumores são considerados como desenvolvimento excessivo de uma célula linfoide transformada que parece "congelada" em seu processo de desenvolvimento. Elas têm os mesmos marcadores de superfície e muitas das mesmas propriedades correspondentes à célula normal naquele estágio de desenvolvimento. Entretanto, as células malignas não podem continuar a sofrer maturação, podem se acumular em grande número e todas se originam a partir de um único clone (em outras palavras, elas são *monoclonais*). Elas ocuparão os mesmos sítios ou trafegarão no mesmo padrão de suas contrapartes normais — por exemplo, medula óssea para as células B imaturas, timo para as células T imaturas — até que sejam dispersadas para outros locais.

A análise por "Southern blot" do DNA extraído de neoplasmas de células T ou B mostra uma única banda para os genes de Ig e os de TCR, respectivamente. Isto demonstra que todas as células tumorais apresentam o mesmo rearranjo desses genes e estabelecem a monoclonalidade daquele crescimento linfoide. Para alguns neoplasmas linfoides, uma única anormalidade molecular foi identificada e pode contribuir para a transformação daquela célula. Estas mudanças moleculares são

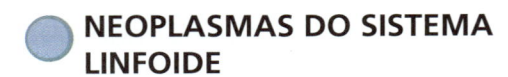

QUADRO 17.4 Classificação da Organização Mundial de Saúde para os Neoplasmas Linfoides[a]

Neoplasmas de Célula B
Linfoma/leucemia linfoblástica de célula B precursora
Neoplasmas de célula B madura
Leucemia linfocítica crônica/linfoma de pequenos linfócitos/leucemia prolinfocítica
Linfoma folicular
Linfoma de célula do manto
Tipo de linfoma de zona marginal do tecido linfoide associado à mucosa (MALT)
Linfoma da zona marginal nodal
Linfoma da zona marginal esplênica
Leucemia da célula pilosa
Linfoma difuso de grande célula B (incluindo os subtipos: mediastinal, de efusão primária, intravascular)
Linfoma de Burkitt
Mieloma da célula plasmática
Linfoma linfoplasmocítico
Proliferações de células B com potencial maligno incerto
Granulomatose linfomatoide
Distúrbios linfoproliferativos pós-transplante

Neoplasmas de células T/NK
Linfoma/Leucemia linfoblástica de célula T precursora
Neoplasmas de célula NK/célula T madura (selecionados)
Leucemia linfocítica granular de grande célula T
Leucemia de célula NK
Linfoma de célula T periférica (inespecífico)
Micose fungoide
Síndrome de Sezary
Linfoma de grande célula anaplástica cutânea primária
Linfoma de grande célula anaplástica sistêmico
Linfoma de célula T/NK extranodal, tipo nasal
Linfoma de célula T intestinal
Linfoma de célula T γδ hepatoesplênico
Leucemia/linfoma de célula T adulta

Linfoma de Hodgkin
Linfoma de Hodgkin predominante de linfócito nodular
Linfoma de Hodgkin clássico
Esclerose nodular
Celularidade mista
Rico em linfócitos, clássico
Depletado de linfócito

[a]Neoplasmas selecionados são discutidos no texto.

também incorporadas no esquema de classificação. Considerando que a classificação da OMS é baseada na célula de origem e não na manifestação clínica, as leucemias não são mais designadas separadamente dos linfomas se elas forem derivadas do mesmo tipo de célula maligna. O grupamento feito pela OMS tem sentido prático, porque o tratamento é frequentemente baseado no tipo de célula maligna.

Neoplasmas de Célula B

Linfoma/Leucemia Linfoblástica de Precursor de Célula B.

As leucemias linfoblásticas agudas de célula B (B-ALLs) correspondem aos estágios de desenvolvimento de pró-B-, pré-B- ou célula B imatura conforme demonstrado pela expressão de marcadores CD de superfície junto com a extensão do rearranjo genético de Ig e expressão de proteína nas células leucêmicas individuais do paciente (Fig. 17.9). As células malignas podem expressar um marcador de blasto ou de célula-tronco CD34 (particularmente células pró-B) e expressarão CD10 e CD19, que são os marcadores iniciais de célula B. De maneira similar, a célula pró-B ou pré-pré B normal e a célula pré-B, B-ALLs correspondentes expressam desoxinucleotidil transferase terminal (TdT) no núcleo. A expressão desta enzima, normalmente necessária para rearranjar os genes de Ig

(e os genes de TCR), reflete o fato de que as células B-ALL estão em processo de rearranjo genético. Estas células não expressam contudo uma molécula de Ig completa em suas superfícies e têm apenas cadeias μ citoplasmáticas se estiverem no estágio de células pré-B. A quimioterapia tem sido bem sucedida no tratamento de crianças com essas leucemias.

Neoplasmas de Célula B Madura

Linfoma/Leucemia de Burkitt. A doença de Burkitt pode se apresentar como uma leucemia ou um linfoma; ambas as formas são caracterizadas pela translocação que coloca o *oncogene c-myc* próximo ou do gene da cadeia H de Ig ou de um dos dois genes de cadeia L [t(8;14), t(8;22) ou t(2,8)] (Fig. 17.10). A proteína c-*myc* está normalmente envolvida em ativar genes para proliferação celular quando uma célula em repouso recebe um sinal para se dividir. A translocação para os

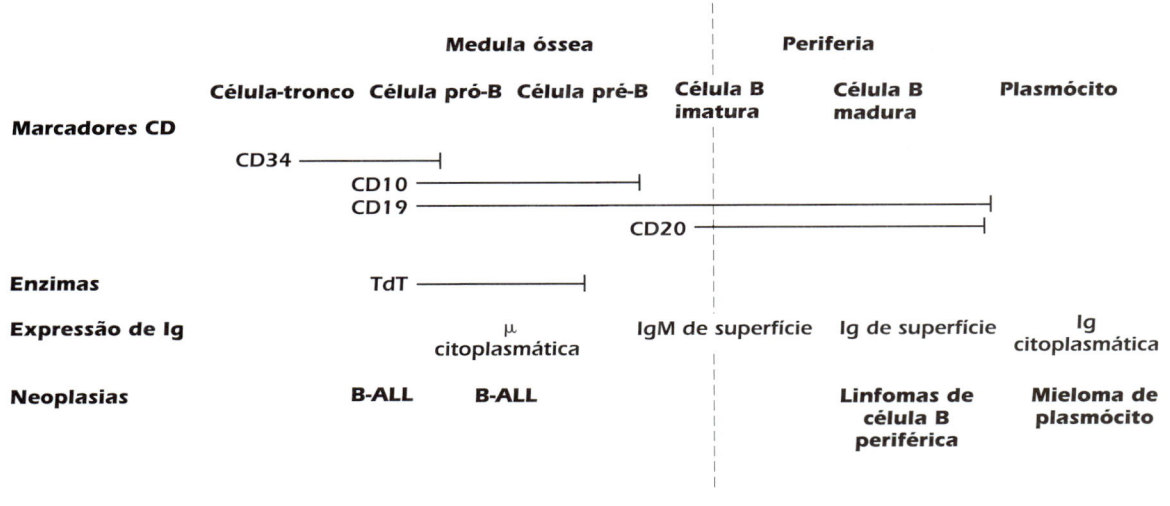

Figura 17.9 Correlação entre o desenvolvimento da célula B e neoplasias de célula B.

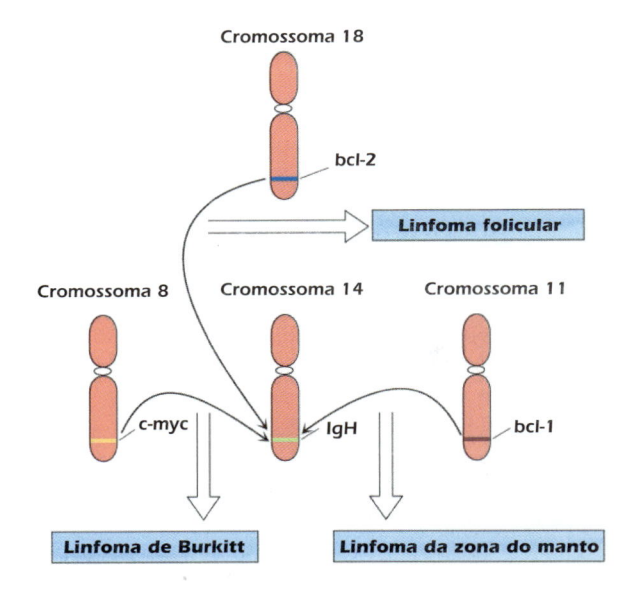

Figura 17.10 Alguns neoplasmas de célula B associados com translocações de genes para lócus cromossômicos do gene que codifica a cadeia H de Ig no cromossoma 14.

genes de Ig leva à expressão aumentada de c-*myc* e à proliferação celular aumentada. A estimulação antigênica da célula B pode possivelmente iniciar a superexpressão de c-*myc*, agora sob o controle do gene de Ig.

Na África Equatorial, este linfoma é endêmico em crianças e está associado à infecção por EBV das células B. O linfoma de Burkitt é uma das doenças malignas observadas em pacientes imunossuprimidos por medicamentos ou com AIDS. Nestes pacientes, o genoma do EBV é algumas vezes, mas nem sempre, encontrado nas células do linfoma.

Linfoma Folicular. A contraparte da célula normal dos linfomas foliculares é a célula B do centro germinativo (Fig. 17.11). Conforme descrito no Capítulo 7, células B estimuladas pelo antígeno entram em um folículo primário gerando um centro germinativo. As células B podem responder proliferando-se e sofrendo maturação da afinidade, por troca de isotipo de Ig e por diferenciação em plasmócitos ou células de memória. Se seu anticorpo tem pouca especificidade ou baixa afinidade com aquele antígeno, a célula sofre *apoptose* ou morte celular. Em linfomas foliculares, o *gene bcl-2*, que produz uma proteína que interfere na apoptose, é translocado para o gene da cadeia H da Ig [t(14;18)] (ver Fig. 17.10). Isto resulta em contínua expressão da proteína bcl-2 impedindo a morte de todas as células. De fato, estes neoplasmas de célula B apresentam uma baixa taxa de proliferação e um longo curso clínico crônico. Eles apresentam o fenótipo (marcadores superficiais CD) de células B de centro folicular normais: CD19⁺, CD20⁺, CD10⁺ e Ig de superfície.

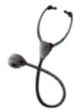

Linfoma Folicular

Linfoma de Célula do Manto. O centro germinativo normal é circundado por um colar de células B pequenas, quiescentes, que não respondem ao antígeno (ver Fig. 17.11). O neoplasma destas células da zona do manto têm o mesmo fenótipo de célula B de sua contraparte normal: CD19⁺, CD20⁺, CD5⁺ e sIgM. A maioria de linfomas de célula do manto de-

monstra superexpressão da ***proteína ciclina D1***, usualmente, mas nem sempre o resultado da translocação do ***gene bcl-1*** para o gene da cadeia H de Ig [t(11;14)] (ver Fig. 17.10). A ciclina D1 é normalmente responsável por promover a progressão do ciclo celular da fase G_1 para a fase S, levando à divisão celular. O linfoma de célula do manto tem uma taxa proliferativa mais alta e um curso mais agressivo do que os linfomas foliculares.

Linfoma de Zona Marginal. Os linfomas de zona marginal comumente surgem no MALT e estão frequentemente associados com estimulação antigênica crônica ou doença autoimunológica. Assim, a infecção crônica do estômago por ***Helicobacter pylori*** pode levar ao desenvolvimento de linfoma gástrico que é, então, prevenível por tratamento com antibiótico. Pacientes com tireoidite autoimunológica (***tireoidite de Hashimoto***) e doença autoimunológica das glândulas salivares (***síndrome de Sjögren***) apresentam uma alta incidência do desenvolvimento de linfoma de célula B no órgão afetado.

A associação entre doença autoimunológica ou infecção e linfoma sugere duas hipóteses interessantes que não são mutuamente exclusivas. Primeiro, a estimulação antigênica crônica, particularmente em resposta a um número limitado de epítopos, fornece terreno fértil para o desenvolvimento de um linfoma de célula B. As células B podem ser particularmente vulneráveis ao desenvolvimento de mutações transformadoras na medida em que elas continuam a sofrer mutação somática de seus genes de Ig em resposta à estimulação. A segunda hipótese é que um defeito na regulação das células B, seja intrínseco ou devido à falta de regulação negativa de célula T, causa tanto a doença autoimunológica como, eventualmente, o linfoma.

Conforme descrito anteriormente nesta seção, as células malignas do sistema imunológico seguem os padrões de tráfego de suas contrapartes normais. Linfomas de zona marginal do MALT permanecem localizados por um período prolongado e então seguem o padrão circulatório das células normais do MALT, migrando para outros sítios do MALT no corpo.

Leucemia Linfocítica Crônica/Linfoma de Pequeno Linfócito. Acreditou-se, originalmente, que a leucemia lin-

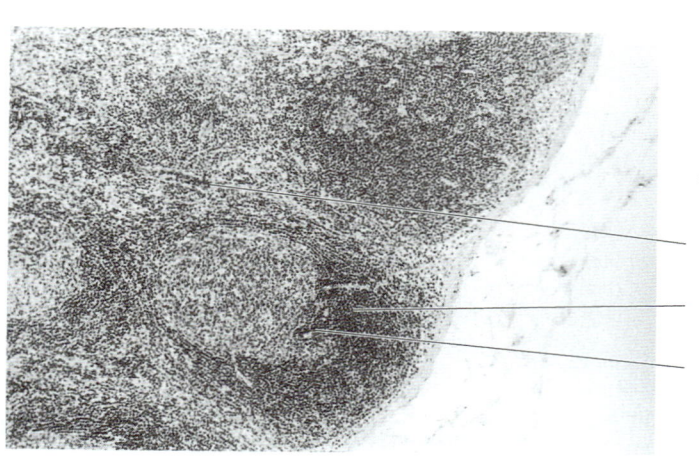

Sítios de:

Linfomas de célula T (CLL/SLL)

Linfoma da célula do manto

Linfoma folicular

○ Figura 17.11 Corte de um linfonodo normal mostrando sítios envolvidos pelos linfomas de células B e T. CLL/SLL, linfomas da célula do manto e linfoma folicular são todos derivados da célula B.

focítica crônica (CLL) ou linfoma de pequeno linfócito (SLL) fosse uma transformação maligna de uma subpopulação de células B conhecidas como células B-1 (ver Capítulo 7). Em alguns pacientes, ela se apresenta inicialmente com um quadro leucêmico, com envolvimento sanguíneo e de medula óssea (CLL); em outros, ela se apresenta primeiro nos linfonodos (SLL) (ver Fig. 17.11). Similares às células B-1, as células CLL/SLL expressam os marcadores de células B maduras sIgM, CD19 e CD20, assim como CD5. Um subgrupo tem genes de Ig hipermutados, sugerindo uma origem pós-centro germinal e, portanto, a transformação de uma subpopulação de células B diferentes de B-1.

Leucemia Linfocítica Crônica/Linfoma de Pequeno Linfócito

A maioria dos casos de CLL (>65%) tem uma deleção no cromossoma 13 junto a q14.3. Esta região não codifica uma proteína mas um micro RNA (miRNA 15 e 16), que tem a função normal de regular negativamente o mRNA para *bcl-2*. Por isso, as células CLL têm frequentemente a superexpressão de *bcl-2* como resultado do controle pós-transcricional.

A CLL é a leucemia mais comum na América do Norte e na Europa Ocidental e é vista principalmente em indivíduos mais velhos. Estes pacientes são extremamente suscetíveis à infecção sugerindo que suas células não malignas não estão funcionando apropriadamente. Anticorpos autoimunológicos são comuns, particularmente contra eritrócitos, resultando em anemia hemolítica autoimunológica. Estes anticorpos podem ser produzidos pelo clone maligno ou, mais frequentemente, por células B não transformadas. A associação desta condição autoimunológica com uma leucemia/linfoma sugere novamente que um neoplasma linfoide surge no estabelecimento da desregulação imunológica ou é a sua causa. A CLL tem um longo curso clínico, mas eventualmente há envolvimento maciço de cada órgão, sangue periférico e medula óssea.

Linfoma Difuso de Grande Célula B. Os linfomas difusos de grande célula B constituem um grupo heterogêneo de linfomas que podem surgir *de novo* em um único sítio, podem progredir a partir de um dos linfomas de crescimento lento descrito anteriormente (tais como o linfoma folicular) ou podem ser consequência de uma infecção viral transformante fracamente controlada (EBV ou HHSV8) em indivíduos imunossuprimidos. Em todos os casos, as células geralmente expressam os marcadores de célula B CD19 e CD20 e Ig de superfície.

Historicamente, o comportamento dos linfomas difusos de grande célula B *de novo* têm sido imprevisíveis. A análise de microplaca de expressão de genes (ver Capítulo 5) tem dividido os linfomas em dois grupos principais baseando-se em seus padrões de ativação genética e tem demonstrado uma correlação entre esses dois grupos e a resposta à terapia. Aqueles linfomas com perfis de expressão genética similar às células

B do centro germinativo têm uma resposta e prognóstico muito melhores do que aqueles com perfis de expressão genética parecendo aqueles das células B ativadas ou imunoblásticas. Similarmente, dois subgrupos podem ser delineados baseando-se em ter uma translocação ou mutação do gene *bcl-6*. Estas alterações genéticas resultam na expressão continuada desta proteína. O gene *bcl-6* codifica um regulador transcricional que normalmente reprime o conjunto de genes necessários para a diferenciação do plasmócito e mantém a transcrição dos genes que permitem à célula B continuar como célula B no centro germinativo (isto é, sofrer ulterior maturação da afinidade e troca de isotipo). Pacientes com linfoma mostrando mutações ou translocações de *bcl-6* têm um prognóstico melhor quando comparados àqueles com outros linfomas de célula B.

A associação de infecção por EBV com linfomas difusos de grande célula B e linfoma de Burkitt em paciente imunossuprimidos ilustra as consequências de uma quebra na capacidade que o sistema imunológico tem em regular o crescimento celular aberrante. A infecção de células B por EBV (via receptor de EBV CD21) provoca a proliferação policlonal de células B. Em indivíduos saudáveis, estas células B infectadas por EBV expandidas são removidas pelos CTLs do corpo (ver Capítulo 10). Em situações nas quais as células T estão faltando, as células B infectadas continuam a se expandir; algumas podem sofrer ainda mais mutações, tais como translocação de c-*myc* que causam transformação, crescimento independente e acúmulo de mutações adicionais. Para pacientes sob terapia imunossupressora com uma proliferação atípica de célula B, é ainda possível impedir o desenvolvimento do linfoma interrompendo o tratamento imunossupressor e deixando o sistema imunológico do corpo controlar a proliferação anormal. Esta opção, é claro, não é possível em pacientes com AIDS.

Neoplasmas de Plasmócitos. Desenvolvimento neoplásico de plasmócitos pode ocorrer em um único ponto resultando em um *plasmocitoma*. Se ele ocorre em múltiplos sítios, predominantemente por todo o osso, é chamado *mieloma múltiplo* ou *mieloma de plasmócito*. Similar aos plasmócitos normais, a IL-6 funciona como um fator de crescimento autócrino para células de mieloma.

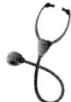

Neoplasmas de Plasmócitos

Plasmócitos neoplásicos podem continuar a sintetizar e a secretar seus produtos de Ig. Em muitos casos, esta proteína monoclonal secretada causa mais dificuldade para o paciente do que as próprias células malignas. Depósitos de cadeia leve denominados *amiloides* podem causar insuficiência orgânica, especialmente nos rins. Conforme descrito no Capítulo 4, a excreção, na urina, de cadeias leves livres derivadas de pacientes com mieloma múltiplo — *proteínas de Bence Jones* — levou a uma compreensão inicial da estrutura da cadeia leve da Ig.

O produto monoclonal das células de mieloma é detectado no soro e algumas vezes na urina como um pico conhecido como pico M na região γ de uma avaliação eletroforética (ver Fig. 4.1). Um pico, ao invés de uma banda larga, se forma porque todas as imunoglobulinas são idênticas e migram para o mesmo lugar devido ao tamanho e carga (ver Capítulo 5). A maioria dos casos produz IgG monoclonal; a IgA é o segundo isotipo de Ig encontrado mais frequentemente. Os níveis de todas as outras imunoglobulinas normais estão acentuadamente diminuídos nestes pacientes, que estão imunossuprimidos em relação a produção de anticorpos e consequentemente suscetíveis à infecção. Antes do aparecimento do mieloma desenvolvido, os pacientes podem ter uma pequena quantidade de Ig monoclonal em seus soros por muitos anos. Muitos indivíduos permanecem neste estágio, nunca progredindo para a doença. Pequenos picos M podem também ser encontrados em associação com outros neoplasmas linfoides como CLL ou mesmo com condições não malignas.

Linfoma Linfoplasmocítico (macroglobulinemia de Waldenström).

O linfoma linfoplasmocítico/macroglobulinemia de Waldenström é um neoplasma de um único clone de células B; a aparência microscópica do clone é uma mistura de linfócitos, plasmócitos e algo entre os dois — as células linfoplasmocitoides. As células neoplásicas envolvem os linfonodos, medula óssea e baço. Embora incomuns, estes linfomas são de interesse para os imunologistas porque eles produzem e secretam grande quantidade de IgM monoclonal, tornando-os assim acessíveis ao estudo. O tamanho grande e a alta concentração de IgM no sangue podem combinar-se para diminuir o fluxo sanguíneo e obstruir vasos (síndrome da hiperviscosidade). Em alguns pacientes, a IgM tem uma estrutura anormal, levando-a à precipitação no frio (crioglobulina); isto resulta em problemas circulatórios nas extremidades (dedos das mãos e dos pés).

Neoplasmas de Célula T

Leucemia Linfoblástica Aguda de Precursor de Célula T/Linfoma.

A leucemia linfoblástica aguda de precursor de célula T/linfoma (T-ALL) é um neoplasma de células T imaturas com características idênticas àquelas dos timócitos paralisados em seu estado imaturo. Conforme mostra a Fig. 17.12 as T-ALLs expressam os pan-marcadores de T CD2, CD5 e CD7, que aparecem cedo no desenvolvimento da célula T no timo. Algumas T-ALLs apresentam as características de timócitos iniciais ou imaturos e não expressam CD4 ou CD8 (que são duplos-negativos). A maioria das T-ALLs é levemente mais madura expressando tanto CD4 quanto CD8 (duplos-positivos) mas pouco ou nenhum CD3 em sua superfície, similar a timócitos comuns. Estas células não completaram ainda o rearranjo de seus genes de TCR e ainda expressam TdT. A T-ALL apresenta-se como uma leucemia ou massa tímica. O tratamento não tem tido tanto sucesso quanto para B-ALL.

Neoplasmas de Células T Maduras.

Linfomas de células T periféricas têm apresentações variadas. Eles são encontrados onde quer que as células T migrem normalmente, a saber, pele, pulmão, parede de vaso, trato gastrintestinal e linfonodos. Eles também retêm algumas das funções das células T normais maduras; consequentemente, a produção de citocinas por células neoplásicas resulta em um fundo de células inflamatórias, incluindo eosinófilos, plasmócitos e macrófagos. Linfomas de células T periféricas geralmente têm um curso mais agressivo do que os linfomas de células B. Dois serão realçados aqui: linfoma de célula T cutânea e leucemia/linfoma de célula T adulta.

Linfoma de Célula T Cutâneo.

Quando confinado a pele, este linfoma é conhecido ainda pelo seu nome histórico, *micose fungoide*, porque se acreditava originalmente que os pacientes tinham uma infecção fúngica crônica da pele que

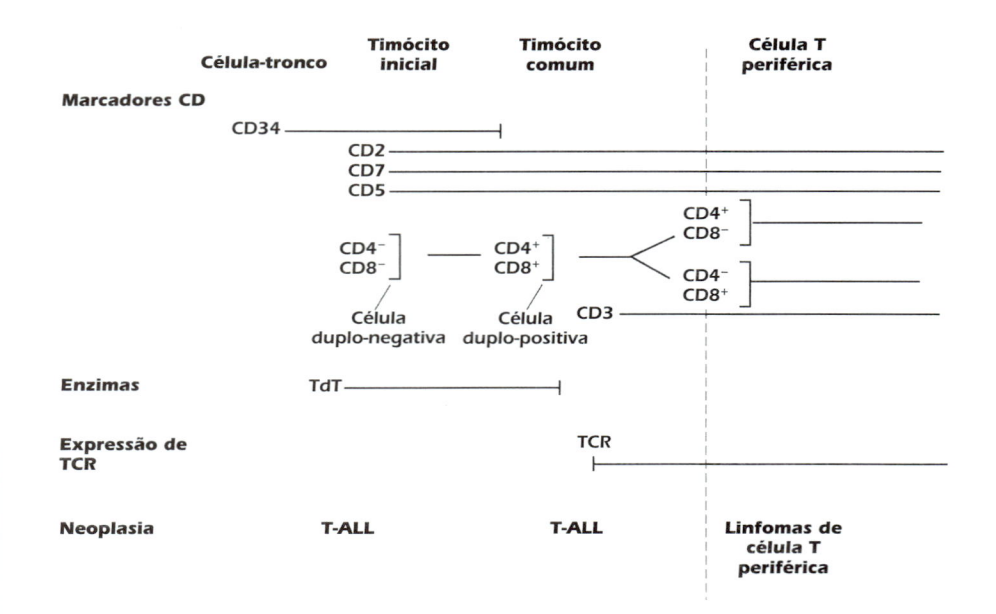

● Figura 17.12 Correlação do desenvolvimento da célula T com neoplasias da célula T.

aumentava e diminuía por muitos anos. Agora compreendemos que a doença da pele é causada pela infiltração da epiderme por células T CD4$^+$ malignas. Eventualmente, as células podem espalhar-se para os linfonodos e mesmo para o sangue. Estas células T malignas na circulação são denominadas células Sezary e diz-se que o paciente tem *síndrome de Sezary*.

Leucemia/Linfoma de Célula T adulta.

A leucemia/linfoma de célula T adulta (ATLL) é um neoplasma de célula T agressivo que foi descrito na década de 1970 em uma região do Japão, onde é endêmico. Encontra-se também no Caribe, partes da África Central e numa pequena região do sudeste dos Estados Unidos. A ATLL é um neoplasma de células T maduras, geralmente CD4$^+$. A IL-2 é um fator de crescimento autócrino para estas células. Em tentativas iniciais de tratamento, verificou-se que o neoplasma respondia temporariamente — por uns poucos meses — à administração de um anticorpo (conhecido como anti-Tac) específico para a cadeia α do receptor de IL-2 (CD25).

A ATLL é causada pelo retrovírus HTLV-1, que foi descrito e isolado antes do reconhecimento da AIDS e HIV. A estrutura genômica proviral é similar ao HIV, contendo uma LTR e codificando proteínas estruturais e regulatórias assim como enzimas virais, transcriptase reversa, integrase e protease. Tax, a proteína viral que transativa a transcrição de HTLV-1 por ligar-se à região LTR, também ativa genes do hospedeiro, incluindo aqueles que codificam IL-2, cadeia α de IL-2R e um hormônio semelhante ao da paratireoide (normalmente não expresso por células T). Consequentemente, a ativação da transcrição proviral está associada com ativação e proliferação das células T do hospedeiro. Pacientes com ATLL frequentemente têm elevações extremas nos níveis de cálcio sérico como resultado da síntese aumentada do hormônio semelhante ao da paratireoide.

A transmissão do HTLV-1 é similar à do HIV e ocorre por contato com sangue e fluidos orgânicos, com transferência ainda maior por meio do leite materno. Assim, muitos pacientes são infectados com HTLV-1 durante a infância. O período de incubação deste vírus é longo, geralmente 20–40 anos. O vírus infecta principalmente a subpopulação de células T CD4$^+$ e também o sistema nervoso. Uma subpopulação de pacientes apresenta-se com doença neurológica.

Felizmente, apenas uma proporção muito baixa (aproximadamente 1%) de pacientes infectados desenvolve ATLL. O desencadeamento para o desenvolvimento da doença após tantos anos é desconhecido. As células T CD4$^+$ abrigam o vírus em um estado quiescente. Diferentemente do HIV, o vírus uma vez ativado não é citolítico para estas células. Ao contrário, o HTLV-1 causa transformação e proliferação contínua das células T. Uma vez que um paciente seja diagnosticado como ATLL, a sobrevivência é geralmente de 6 a 12 meses. Estoques de sangue nos Estados Unidos e Reino Unido são analisados quanto à presença deste vírus.

Linfoma de Hodgkin

O *linfoma de Hodgkin* é caracterizado pela presença de números relativamente reduzidos de células malignas grandes, binucleadas, chamadas células de Reed-Sternberg (descritas abaixo), em um fundo reativo de células T pequenas, eosinófilos, plasmócitos, macrófagos e fibroblastos. Este meio reativo é o resultado da produção abundante de citocinas, particularmente IL-5, pelas células tumorais e/ou células de fundo. Os pacientes mostram sinais clínicos de produção aumentada de citocinas: febre, sudorese noturna e perda de peso. Caracteristicamente, estes pacientes demonstraram evidência de respostas imunológicas mediadas por células deprimidas, sem qualquer reação de DTH aos antígenos comuns do teste, e suscetibilidade aumentada a infecções virais e parasitárias.

A origem da linhagem da célula Reed-Sternberg, que não expressa marcadores específicos de linhagem e é caracterizada pela expressão apenas de CD15 e CD30, foi assunto de muito debate. Estudos recentes aplicando técnicas moleculares de análise de células malignas singulares têm mostrado rearranjo dos genes de Ig, demonstrando uma origem de célula B. O achado de hipermutação nesses genes de Ig sugere que a célula Reed-Sternberg deriva-se de uma célula B de centro pósgerminativo. Embora a célula maligna tenha sido identificada como uma célula B (e grande), este linfoma se comporta diferentemente dos linfomas de grandes células B e, por isso, é classificado separadamente. De modo geral, os linfomas são grupados como linfomas de Hodgkin e linfomas não Hodgkin.

Imunoterapia

O crescente conhecimento da biologia do linfoma, combinado com os avanços técnicos em anticorpo monoclonal e produção de proteína, tem levado ao desenvolvimento de uma nova geração de opções de tratamento. Anticorpos monoclonais quiméricos e humanizados dirigidos contra CD20, em particular, são largamente utilizados para o tratamento de linfomas de célula B. Estes anticorpos são geralmente usados sozinhos ("frios"), causando eliminação da célula tumoral por opsonização das células revestidas pelo anticorpo. Agentes adicionais para bloquear citocinas, ou receptores de citocinas que estimulam a proliferação de células malignas, estão sendo combinados com quimioterapia convencional. Quimioterapias convencionais, que são agentes largamente inespecíficos, matam todas as células em divisão. A tecnologia usada no desenvolvimento destas novas terapias específicas é também amplamente aplicável ao desenvolvimento de fármacos para o tratamento de doenças autoimunológicas e cânceres não linfoides, tais como o câncer de mama.

O sistema imunológico normalmente trabalha como uma rede finamente sintonizada, respondendo a invasores estranhos, não causando qualquer dano a si próprio e retornando a um estado mais quiescente (mas com memória), uma vez que a ameaça tenha desaparecido. Eliminando, estimulando permanentemente ou permitindo o desenvolvimento descontrolado de qualquer componente característico ocorre perturbação dos elementos remanescentes. Assim, sem regulação apropriada da rede, a ocorrência de qualquer uma das principais categorias de distúrbios — imunodeficiência, doenças autoimunológicas ou neoplasmas linfoides — permite o surgimento de um, ou ambos, dos outros tipos de doença.

RESUMO

1. Distúrbios por imunodeficiência são chamados de primários quando a deficiência é causa da doença e secundária quando a deficiência é o resultado de outras doenças ou de efeitos de regimes de tratamento.

2. Doenças por imunodeficiência podem ser devidas a distúrbios no desenvolvimento ou função das células B, células T, células fagocíticas ou componentes do complemento.

3. Os distúrbios por imunodeficiência predispõem os pacientes a infecções recorrentes. O tipo de infecção que se desenvolve é algumas vezes característico do ramo particular do sistema imunológico que está deficiente. Defeitos na imunidade humoral acarretam suscetibilidade aumentada a infecções bacterianas; na imunidade mediada por células, a infecções virais e fúngicas; nas células fagocíticas, a microrganismos piogênicos; e nos componentes do complemento a infecções bacterianas e autoimunidade.

4. As deficiências imunológicas constituem um tipo de defeito ou distúrbio do sistema imunológico. Outros aspectos de tais distúrbios são a proliferação desregulada de linfócitos B ou T, a superprodução de produtos de linfócitos, ou células fagocíticas, e a ativação sem controle de componentes do complemento. Isto pode explicar a associação de deficiências imunológicas com doença autoimunológica e malignidades.

5. O HIV causa uma doença imunossupressora maciça conhecida como AIDS por infectar e matar os linfócitos T CD4$^+$.

6. Neoplasmas linfoides são proliferações monoclonais descontroladas que podem ser relacionadas com suas contrapartes normais por marcadores de superfície e estágio de diferenciação. Muitos neoplasmas linfoides apresentam translocações cromossômicas específicas, causando desregulação da proliferação da célula e morte. Algumas estão associadas com infecções por vírus como o EBV e o HTLV-1, agindo tanto como promotores de crescimento quanto como vírus oncogênicos.

REFERÊNCIAS

Ammann AJ (1994): Mechanisms of immunodeficiency. In Stites DP, Terr Al, Parslow TG (eds): *Basic and Clinical Immunology*, 8th ed. East Norwalk, CT: Appleton & Lange.

Anderson DC, Springer TA (1987): Leukocyte adhesion deficiency: An inherited defect in Mac-1, LFA-1, and p150, 95 glycoproteins. *Annu Rev Med* 38:175.

Bacchelli C, Buckridge S, Thrasher A, Gaspar HB (2007): Translational minireview series on immunodeficiency: Molecular defects in common variable immunodeficiency. *Clin Exp Immun* 149:401–409.

Baltimore D, Feinberg MB (1989): HIV revealed: Towards a natural history of the infection. *N Engl J Med* 132:1673.

Berger EA, Murphy PM, Farber JM (1999): Chemokine receptors as HIV-1 coreceptors: Roles in viral entry, tropism and disease. *Annu Rev Immunol* 17:657.

Buckley RH (2004): Molecular defects in human severe combined immunodeficiency and approaches to immune reconstitution. *Ann Rev Immunol* 22:625–655.

Cavazzana-Calvo M, Hacein-Bay S, de Saint Basile G, De Coene F, Selz F, Le Deist F, Fischer A (1996): Role of interleukin-2 (IL-2), IL-7, and IL-15 in natural killer cell differentiation from cord blood hematopoietic progenitor cells and from γc transduced severe combined immunodeficiency X1 bone marrow cells. *Blood* 88:3901–3909.

Chiorazzi N, Ferrarini M (2003): B cell chronic lymphocytic leukemia: Lessons learned from studies of the B cell antigen receptor. *Annu Rev Immunol* 21:841–894.

Cicardi M, Zingale L, Zanichelli A, Deliliers DL (2007): Established and new treatments for hereditary angioedema: An update. *Mol Immunol* 44:3858–3861.

Cimmino A, Calin GA, Fabbri M, Iorio MV, Ferracin M, Shimizu M, Wojcik SE, Aqeilan RI, Zupo S, Dono M, Rassenti L, Alder H, Volinia S, Liu CG, Kipps TJ, Negrini M, Croce CM (2005): MiR-15 and miR-16 induce apoptosis by targeting BCL2. *Proc Natl Acad Sci USA* 102:13944–13949.

Clerici M, Shearer GM (1994): The T$_H$1-T$_H$2 hypothesis of HIV infection: New insights. *Immunol Today* 14:107.

Cunningham-Rundles C, Ponda PP (2005): Molecular defects in T- and B-cell primary immunodeficiency diseases. *Nature Rev Immunol* 5:880–892.

Espeli M, Rossi B, Mancini SJC, Roche P, Gaunthier L, Schiff C (2006): Initiation of pre-B cell receptor signaling: Common and distinctive features in human and mouse. *Sem Immunol* 18:56–66.

Fahey JL (1993): Update on AIDS. *Immunologist* 1:131.

Fauci AS (1993): Multifactorial nature of human immunodeficiency virus disease: Implications for therapy. *Science* 262:1011.

Geier JK, Schlissel MS (2006): Pre-BCR signals and the control of Ig gene rearrangements. *Sem Immunol* 18:31–39.

Green WC (1993): AIDS and the immune system. *Sci Am* (Sept):99.

Hazenberg MD, Hamann D, Schuitemaker H, Miedema F (2000): T-cell depletion in HIV-1 infection: How CD4$^+$ T cells go out of stock. *Nature Immunol* 1:285.

Helbert MR, Lage-Stehr J, Mitchison NA (1993): Antigen presentation, loss of immunologic memory and AIDS. *Immunol Today* 14:340.

Jaffe ES, Harris NL, Stein H, Vardiman JW (eds) (2001): *World Health Organization Classification of Tumours. Pathology and Genetics of Tumours of Haematopoietic and Lymphoid Tissues*. Lyon, France: IARC Press.

Jain A, Ma CA, Liu S, Brown M, Cohen J, Strober W (2001): Specific missense mutations in NEMO result in hyper-IgM syndrome with hypohydrotic ectodermal dysplasia. *Nature Immunol* 2:223–228.

Kawakami Y, Kitaura J, Hata D, Yao L, Kawakami, T (1999): Functions of Bruton's tyrosine kinase in mast and B cells. *J Leukocyte Biol* 65:286–290.

Kohler H, Muller S, Nara P (1994): Deceptive imprinting in the immune response against HIV-1. *Immunol Today* 15:475.

Lusso P, Gallo RC (1995): Human herpes virus 6 in AIDS. *Immunol Today* 16:67.

McLean-Tooke A, Spickett GP, Gennery AR (2007): Immunodeficiency and autoimmunity in 22q11.2 deletion syndrome. *Scand J Immunol* 66:1–7.

Nomura K, Kanegane H, Karasuyama H, Tsukada S, Agematsu K, Murakami G, Sakazume S, Sako M, Tanaka R, Kuniya Y, Komeno T, Ishihara S, Hayashi K, Kishimoto T, Miyawaki T (2000): Genetic defect in human X-linked agammaglobulinemia impedes a maturational evolution of pro-B cells into a later stage of pre-B cells in the B-cell differentiation pathway. *Blood* 96:610–617.

Ochs HD, Smith CIE, Puck JM (2007): *Primary Immunodeficiency Diseases*. New York: Oxford University Press.

Orkin SH (1989): Molecular genetics of chronic granulomatous disease. *Annu Rev Immunol* 7:277.

Quartier P, Bustamamente J, Sanai O, Plebani A, Debre M, Deville A, Litzman J, Levy J, Fermand JP, Lane P, Horneff G, Aksu G, Yakin I, Davies G, Texcan I, Ersoy F, Catalan N, Imai K, Fischer A, Durandy A (2004): Clinical immunologic and genetic analysis of 29 patients with autosomal recessive hyper-IgM syndrome due to activation-induced cytidine deaminase deficiency. *Clin Immunol* 110:22–29.

Rosenberg ZF, Fauci AS (1990): Immunopathogenic mechanisms of HIV infection: Cytokine induction of HIV expression. *Immunol Today* 11:176.

Snapper SB, Rosen FS (1999): The Wiskott-Aldrich Syndrome Protein (WASP): Roles in signalling and cytoskeletal organization. *Annu Rev Immunol* 17:905.

Straus SE, Sneller M, Lenardo MJ, Puck JM, Strober W (1999): An inherited disorder of lymphocyte apoptosis: The autoimmune lymphoproliferative syndrome. *Ann Intern Med* 130:591–601.

Wamatz K, Denz A, Dräger R, Braun M, Groth C, Wolff-Vorbeck G, Eibel H, Schlesier M, Peter HH (2002): Severe deficiency of switched memory B cells (CD27^{+I}IgM$^-$IgD$^-$) in subgroups of patients with common variable immunodeficiency: A new approach to classify a heterogeneous disease. *Blood* 99:1544–1551.

Zhu Y, Nonoyama S, Morio T, Muramatsu M, Honjo T, Mizutani S (2003): Type two hyper-IgM syndrome caused by mutation in activation-induced cytidine deaminase. *J Med Dent Sci* 50:41–46.

● QUESTÕES DE REVISÃO

Para cada questão escolha A MELHOR resposta.

1. Um bebê de 8 meses de idade tem uma história de infecções repetidas por bactéria Gram-positiva. A causa mais provável para esta condição é:
   A) A mãe não conferiu imunidade suficiente ao bebê *in utero*.
   B) O bebê sofre de eritroblastose fetal (doença hemolítica do recém-nascido).
   C) O bebê tem um defeito na via alternativa do complemento.
   D) O bebê é alérgico ao leite materno.
   E) Nenhuma das respostas acima.

2. Um homem de 50 anos de idade, trabalhador de uma usina atômica, que anteriormente tinha criopreservada uma amostra de sua própria medula óssea, foi exposto acidentalmente a uma dose mínima letal de radiação. Ele foi subsequentemente transplantado com sua própria medula óssea. Este indivíduo pode esperar:
   A) Ter infecções bacterianas recorrentes.
   B) Ter sérias infecções fúngicas devidas a deficiências na imunidade mediada por células.
   C) Desencadear respostas de anticorpo apenas para antígenos timo-independente.
   D) Todas as respostas acima.
   E) Nenhuma das respostas.

3. Qual dos seguintes distúrbios por deficiência imunológica está associado exclusivamente com uma anormalidade da resposta imunológica humoral?
   A) Agamaglobulinemia ligada ao X (agamaglobulinemia de Bruton).
   B) Síndrome de DiGeorge.
   C) Síndrome de Wiskott–Aldrich.
   D) Candidíase mucocutânea crônica.
   E) Ataxia telangiectasia .

4. Um aumento agudo nos níveis de IgG com um pico na região de IgG visto no padrão eletroforético das proteínas do soro é uma indicação de:
   A) Deficiência de IgA ou IgM.
   B) Mieloma de plasmócito.

C) Macroglobulinemia.
D) Hipogamaglobulinemia.
E) Infecções fúngicas graves.

5. Pacientes com síndrome de DiGeorge podem falhar em produzir IgG em resposta à imunização com antígenos T-dependentes porque:
A) Eles têm um número diminuído de células B que produzem IgG.
B) Eles têm números aumentados de células T supressoras.
C) Eles têm um número diminuído de células T auxiliares.
D) Eles têm células apresentadores de antígeno anormais.
E) Eles não podem produzir IgM durante respostas primárias.

6. Uma criança de 2 anos de idade teve três episódios de pneumonia e dois episódios de otite média. Demonstrou-se que todas as infecções eram pneumocócicas. Qual dos seguintes distúrbios é a causa mais provável?
A) Uma deficiência transitória isolada de célula T.
B) Uma deficiência combinada de células T e B.
C) Uma deficiência de célula B.
D) Anemia transitória.
E) AIDS.

7. Uma mulher saudável deu à luz um bebê. Constatou-se que a criança recém-nascida era HIV soropositiva. Este achado é mais provavelmente o resultado de:
A) O vírus sendo transferido através da placenta para o bebê.
B) A produção de anticorpos anti-HIV pelo bebê.
C) Os antígenos eritrocitários do bebê reagindo de maneira cruzada com o vírus.

D) Os antígenos eritrocitários da mãe reagindo de maneira cruzada com o vírus.
E) IgG materna HIV-específica transferida através da placenta para o bebê.

8. Doença por imunodeficiência pode resultar de:
A) Defeito no desenvolvimento dos linfócitos T.
B) Defeito no desenvolvimento das células-tronco da medula óssea.
C) Defeito na função do fagócito.
D) Defeito na função do complemento.
E) Todas as respostas acima.

9. Um bebê de 9 meses de idade foi vacinado contra varíola com vírus atenuado da varíola. Ele desenvolveu uma lesão necrótica progressiva da pele, músculos e tecido subcutâneo no sítio de inoculação. A reação à vacina resultou provavelmente de:
A) Deficiência de linfócito B.
B) Reação ao adjuvante.
C) Deficiência de complemento.
D) Deficiência de célula T.
E) Deficiência de linfócitos B e T.

10. A(s) consequência(s) clínica(s) mais comum(ns) da deficiência de C3 é(são):
A) Incidência aumentada de tumores.
B) Suscetibilidade aumentada a infecções virais.
C) Suscetibilidade aumentada a infecções fúngicas.
D) Suscetibilidade aumentada a infecções bacterianas.
E) Todas as respostas acima.

RESPOSTAS ÀS QUESTÕES DE REVISÃO

1. E Nenhuma dessas é provavelmente a causa subjacente para a história. O bebê é provavelmente hipogamaglobulinêmico. Hipogamaglobulinemia leva a infecções bacterianas recorrentes. Infecções virais e fúngicas são controladas pela imunidade mediada por células, que é normal em indivíduos hipogamaglobulinêmicos. A resposta A está incorreta porque a IgG da mãe, que passou através da placenta, teria uma meia-vida de 23 dias e por isso não se esperaria que permanecesse na circulação do bebê por 8 meses. Nesta idade, qualquer Ig presente na circulação do bebê é sintetizada pelo bebê. A resposta B é irrelevante, posto que a eritroblastose fetal é causada pela destruição dos eritrócitos Rh^+ do recém-nascido, pelos anticorpos da mãe Rh^- contra o antígeno Rh. A resposta C é improvável posto que a via clássica do complemento ainda seria protetora; um defeito na via alternativa não resultaria na incapacidade seletiva de proteger apenas contra infecções por bactérias Gram-positivas. A resposta D é incorreta porque mesmo alérgico ao leite materno, o bebê não apresentaria frequência aumentada de infecções bacterianas.

2. E As células de medula óssea autóloga, que contém células-tronco, replicarão, diferenciarão e repovoarão o sistema hematopoiético-reticuloendotelial, tornando o indivíduo imunologicamente normal. Assim, não se espera que o indivíduo tenha infecções bacterianas, virais ou fúngicas ou responda a antígenos diferentemente de um indivíduo normal.

3. A O único distúrbio por imunodeficiência que está associado a uma anormalidade exclusivamente da resposta humoral é a agamaglobulinemia ligada ao X (de Bruton). A síndrome de DiGeorge resulta de aplasia tímica, na qual há uma deficiência nas células T que influenciam respostas de IgG, que requerem células T auxiliares. A síndrome de Wiskott–Aldrich está associada com várias anormalidades. A ataxia telangiectasia é uma doença com defeitos em ambas as respostas imunológicas celular e humoral, com as áreas dependentes de células T dos tecidos linfoides sendo as mais afetadas. A candidíase mucocutânea crônica é uma coleção mal definida de síndromes associadas com defeito seletivo no funcionamento das células T.

4. B Este padrão é característico de mieloma de plasmócito (mieloma de IgG). O mieloma de plasmótico pode ser reconhecido pela síntese de grandes quantidades de anticorpo homogêneo de qualquer isotipo. Embora pacientes com mieloma de plasmócito possam sofrer síntese diminuída de outros isotipos de Ig, o padrão eletroforético não é necessariamente uma indicação de deficiência de IgA ou IgM.

5. C Pacientes com síndrome de DiGeorge têm um número diminuído de células T, especialmente células T auxiliares, que são essenciais para a resposta de IgG a antígenos T-dependentes. Estes paciente têm células B funcionando normalmente e são capazes de responder a antígenos T-independentes ou apenas com respostas de IgM (respostas primárias) a antígenos T-dependentes.

6. *C* A causa das infecções aos dois anos de idade é muito provavelmente deficiência de célula B, que é caracterizada por infecções bacterianas recorrentes provocando a otite média e pneumonia. Deficiência de célula T resultaria geralmente em infecções virais fúngicas e por protozoários. O mesmo é verdadeiro para a deficiência combinada de células B e T. A resposta D (anemia transitória) é irrelevante neste caso; anemia não está geralmente associada com infecções aumentadas. É improvável que com uma história apenas de infecções pneumocócicas a criança tivesse AIDS. A última síndrome está associada mais com infecções características tais como *Pneumocystis carinii* e várias infecções virais.

7. *E* A explicação mais provável é que a mãe "saudável" tenha sido infectada com HIV-1 e estivesse fazendo IgG anti- HIV, que é transferida para o feto e recém-nascido transplacentariamente. Embora seja possível que o HIV fosse transferido para a criança através da placenta, isto não levaria o recém-nascido a produzir anticorpos para o vírus nesta tenra idade. Assim, as respostas A e B são incorretas. As respostas C e D são falsas porque esta situação improvável resultaria no reconhecimento do antígeno viral como "próprio" e o indivíduo não produziria anticorpos contra si próprio.

8. *E* Todas estão corretas. Distúrbios por imunodeficiência podem resultar de defeitos no desenvolvimento de células-tronco da medula óssea em linfócitos e em outras células que participam da resposta imunológica. Eles também podem resultar de defeitos em funções dos fagócitos, que são importantes na fagocitose e apresentação do antígeno. Distúrbios por imunodeficiência também podem resultar de defeitos na função do complemento e ausência ou mau funcionamento de um ou mais dos componentes do complemento, ativadores ou reguladores.

9. *D* Deficiência de célula T resultaria na ausência de defesas imunológicas cruciais contra infecção viral — isto é, imunidade mediada por célula. A imunidade mediada por célula desempenha importante papel na imunidade às infecções virais, muito maior que o papel do anticorpo ou complemento. De fato, indivíduos com imunidade mediada por célula T prejudicada não deveriam ser vacinados com vírus vivos que, mesmo se atenuados, podem causar uma séria infecção.

10. *D* Deficiência em C3 está associada com suscetibilidade aumentada a infecções bacterianas, porque C3 desempenha um papel importante na opsonização e destruição das bactérias. C3 é um componente de todas as vias de ativação do complemento: via alternativa, clássica e lectina de ligação à manose. A imunidade mediada por célula é geralmente mais importante na resistência do hospedeiro a infecções virais e fúngicas. Em geral, a imunidade mediada por célula é considerada também mais importante do que o complemento na resistência do hospedeiro a tumores.

18

TRANSPLANTE

 INTRODUÇÃO

Conforme já foi discutido, o sistema imunológico evoluiu no sentido de distinguir entre o próprio e o não próprio. Uma vez que a estranheza tenha sido estabelecida, o sistema imunológico continua em direção ao seu objetivo principal, o de destruir o material estranho, seja um microrganismo ou seu produto, uma substância presente no ambiente ou uma célula tumoral. O Capítulo 19 descreverá os mecanismos imunológicos que ocorrem em resposta a um tumor.

O mesmo poder de discriminar o próprio do não próprio do sistema imunológico é indesejável em certos aspectos terapêuticos, tais como o transplante de células, tecidos ou órgãos de um indivíduo para outro. Antes do advento das terapias imunossupressora eficazes, os transplantes de órgão, de uma maneira geral, culminavam com o fenômeno da rejeição com uma especial exceção, a das transfusões de sangue. A *rejeição ao transplante* é um fenômeno no qual o tecido ou as células transplantadas expressando determinantes MHC derivados do doador, que são diferentes daqueles do hospedeiro, são destruídos pelos mecanismos imunologicamente mediados. As transfusões de sangue representam a forma de "transplante" celular mais antiga e de maior sucesso e continuam a ser as mais comuns. A razão para este sucesso se deve ao fato de que os eritrócitos não expressam antígenos do MHC. Além disso, eles expressam apenas um número limitado de tipos diferentes de antígenos eritrocitários; estes incluem quatro antígenos do sistema de grupo sanguíneo ABO e dois antígenos de grupo sanguíneo Rh.

Assim, é relativamente fácil determinar o tipo sanguíneo do doador e o receptor dos eritrócitos. A tipagem evita a rápida destruição do eritrócito do doador mediada pelo anticorpo. Em contrapartida, os antígenos do MHC expressos em outras células, tecidos e órgãos são geneticamente polimórficos na população, fazendo com que a tipagem do doador e do receptor seja extremamente difícil.

A nossa compreensão atual dos mecanismos celulares e moleculares associados à rejeição ao transplante e às terapias imunossupressoras eficazes tornaram comuns o transplante de várias células, tecidos e órgãos com objetivos terapêuticos (Quadro 18.1). Assim, mais de 10.000 rins são transplantados anualmente com uma alta taxa de sucesso. Os transplantes de coração, pulmões, córnea, fígado e medula óssea, que eram considerados pioneiros e dignos de nota há cerca de 25 anos, tornaram-se agora procedimentos comuns. Embora a sua incidência tenha sido reduzida de forma significativa com os avanços das terapias imunossupressoras, a rejeição permanece um fator significativo. Assim, a imunologia dos transplantes continua a ser uma área importante da pesquisa.

 RELAÇÃO ENTRE DOADOR E RECEPTOR

Antes de discutir os mecanismos imunológicos associados à rejeição de transplantes, é importante compreender os vários tipos de transplantes. Estes são mostrados na Fig. 18.1 e descritos a seguir.

Immunology: A Short Course, Sixth Edition, By Richard Coico and Geoffrey Sunshine
Copyright © 2009 John Wiley & Sons, Inc.

● QUADRO 18.1 Transplante de Órgãos e Tecidos Específicos

Órgão/Tecido	Usos Clínicos	Comentários
Pele	Queimaduras, feridas crônicas, úlceras por diabete, úlceras venosas	Comumente enxertos autólogos; crescente uso de pele artificial consistindo de elementos do estroma e células cultivadas de origem alogeneica ou xenogeneica.
Rim	Insuficiência renal em estágio final	Sobrevivência do enxerto excede agora 85% em um ano, mesmo com órgãos de doadores não relacionados
Fígado	Hepatoma e atresia biliar	Bem-sucedido em cerca de 2/3 dos receptores em um ano
Coração	Insuficiência cardíaca	Taxas de sobrevivência acima de 80% em um ano
Pulmão	Doenças pulmonares ou cardiopulmonares avançadas	Algumas vezes realizado junto com transplante de coração
Medula óssea	Leucemias e linfomas incuráveis, doenças por imunodeficiência congênita	Risco de doença por GVH, uma característica única do transplante de medula óssea; crescente uso em transplante de células-tronco hematopoiéticas
Córnea	Cegueira	Compatibilização de HLA desnecessária, posto que este é um sítio "privilegiado" que normalmente carece de drenagem linfática
Pâncreas	Diabete melito	Transplantes de pâncreas e rim realizados algumas vezes juntos; taxas de sucesso aproximando-se daquelas vistas nos transplantes renais

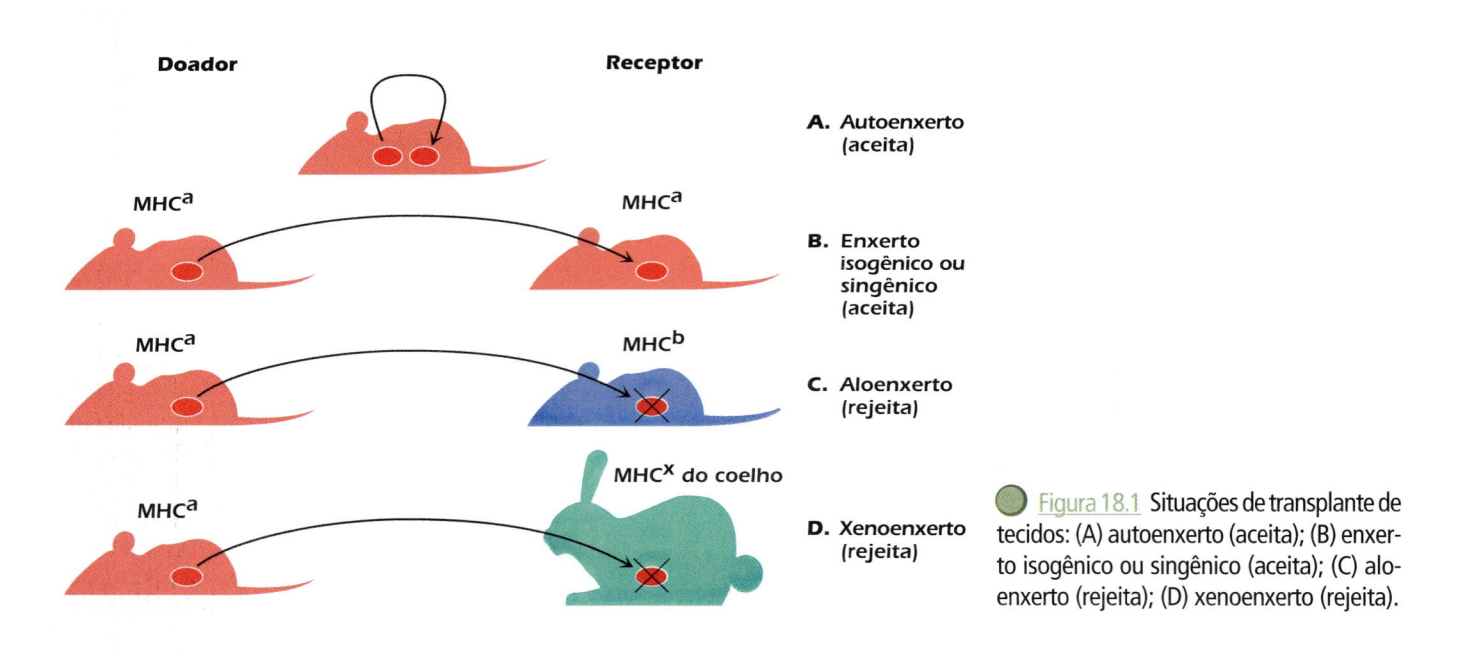

● Figura 18.1 Situações de transplante de tecidos: (A) autoenxerto (aceita); (B) enxerto isogênico ou singênico (aceita); (C) aloenxerto (rejeita); (D) xenoenxerto (rejeita).

1. Um *autoenxerto* é um enxerto ou transplante de uma área para outra no mesmo indivíduo, como o transplante normal de pele de uma área do indivíduo para uma área queimada do mesmo indivíduo (Fig. 18.1A). O enxerto é reconhecido como autóctone, ou *autólogo* (próprio), e nenhuma resposta imunológica é induzida contra ele. Fora as dificuldades técnicas no processo do transplante, o enxerto sobreviverá ou "pegará" nesta nova localização.

2. Um *isoenxerto* (enxerto **isogênico**) ou **sinenxerto** (enxerto *singênico*) é um enxerto ou transplante de células, tecido ou órgãos de um indivíduo para outro que seja **singeneico** ao doador (geneticamente idêntico) (Fig.

18.1B). Um exemplo de um isoenxerto é o transplante de um rim de um gêmeo idêntico (homozigótico) para o outro. Como no caso de um autoenxerto, o receptor que é geneticamente idêntico em relação ao MHC, e a todos os outros lóci do doador, reconhece o tecido do doador como "próprio" e não desencadeia uma resposta imunológica contra ele. O doador e o receptor são descritos como *histocompatíveis*.

3. Um *aloenxerto* é um enxerto ou transplante de um indivíduo para outro da mesma espécie porém com MHC diferente (Fig. 18.1C). Devido ao alto grau de polimorfismo do MHC dentro de uma determinada espécie não

consanguínea, este transplante *alogeneico* resultará em rejeição do tecido estranho transplantado. O doador e o receptor, neste caso, são considerados *não histocompatíveis* ou *histoincompatíveis*.

4. O *xenoenxerto* é um enxerto entre um doador e um receptor de espécies diferentes (Fig. 18.1D). O transplante é reconhecido como estranho e a resposta imunológica desencadeada contra ele destruirá ou rejeitará o enxerto. O doador e o receptor são descritos como histoincompatíveis.

MECANISMOS IMUNOLÓGICOS RESPONSÁVEIS PELA REJEIÇÃO AO ALOENXERTO

A evidência mais direta de que a resposta imunológica esteja envolvida na rejeição ao enxerto é revelada pelos experimentos nos quais a pele é transplantada de um indivíduo para outro da mesma espécie, porém geneticamente diferente (transplante alogênico antes descrito). A pele de um camundongo com pelo preto transplantado para as costas de outro camundongo de pelo branco, MHC diferente, parece normal por uma ou duas semanas. Entretanto, após aproximadamente duas semanas, o transplante de pele começa a ser rejeitado e é completamente eliminado em poucos dias. Este processo é denominado *rejeição primária*. Após esta rejeição, se o receptor for transplantado com uma outra pele do mesmo doador, o transplante será rejeitado no período de 6 a 8 dias. Esta rejeição acelerada é chamada de *rejeição secundária*. Se, no entanto, a rejeição primária for seguida por um transplante de pele de uma linhagem de camundongo com MHC diferente, a rejeição ocorre em uma velocidade similar àquela do transplante inicial — com a chamada *cinética da rejeição primária*. Assim, a rejeição secundária é uma expressão da memória imunológica específica para antígenos expressos pelo transplante. A participação das células T CD4$^+$ e CD8$^+$ na rejeição secundária pode ser mostrada transferindo-se estas células de um indivíduo sensibilizado ao aloenxerto para um receptor singeneico normal. Se o receptor singeneico normal for transplantado com o mesmo aloenxerto que foi usado no doador da célula T original, o resultado será uma rejeição secundária. Isto determina que a célula T ativada no transplante inicial medeia a rejeição acelerada no segundo hospedeiro. Entretanto, os anticorpos também podem contribuir para a destruição do tecido transplantado na rejeição secundária.

Muitas outras linhas de evidências estabelecem a natureza imunológica da rejeição ao transplante:

1. Exame histológico do local da rejeição revela infiltração de células linfoides e monócitos lembrando a reação DTH (ver Capítulo 16); ambas as células CD4$^+$ e CD8$^+$ estão presentes no local (e, como veremos posteriormente, ambas desempenham um papel crucial na rejeição ao transplante).

2. Animais carentes de linfócitos T (tais como os camundongos atímicos ou seres humanos com a síndrome de DiGeorge, ver Capítulo 17), não rejeitam aloenxertos.

3. O processo de rejeição diminui consideravelmente ou não ocorre em nenhum dos indivíduos tratados com fármacos imunossupressores.

A evidência direta para a base imunológica da rejeição aos transplantes veio da observação de que na ausência de terapia imunossupressora os animais transplantados com tecidos ou células estranhas geram células T alorreativas e anticorpos aloantigênicos específicos que destroem o transplante.

CATEGORIAS DE REJEIÇÃO AO ALOTRANSPLANTE

Clinicamente, as rejeições ao alotransplante se classificam em três categorias principais: (1) rejeição hiperaguda, (2) rejeição aguda e (3) rejeição crônica. Seguem-se descrições das reações de rejeição que podem ser observadas após o transplante de um rim; elas também se aplicam à rejeição de outros tecidos.

Rejeição Hiperaguda

A *rejeição hiperaguda* ocorre em poucos minutos ou horas após o transplante e é o resultado da destruição do transplante pelos chamados *anticorpos pré-formados* por antígenos MHC incompatíveis e, em alguns casos, por carboidratos expressos nos tecidos transplantados (como, por exemplo, células endoteliais). Os anticorpos pré-formados são aqueles que foram produzidos no receptor antes do transplante. Em alguns casos, esses anticorpos pré-formados são gerados como resultado de transplantes anteriores, transfusões de sangue ou gravidez. Estes anticorpos citotóxicos ativam o sistema-complemento seguindo-se a ativação e deposição das plaquetas, o que causa edema e hemorragia intersticial no tecido transplantado diminuindo o fluxo sanguíneo. A trombose com dano endotelial e a necrose fibrinoide são frequentemente observadas nos casos de rejeição hiperaguda. O receptor pode ter febre e leucocitose e pode também produzir pouca ou nenhuma urina. A urina do receptor pode conter vários elementos celulares, como os eritrócitos. A imunidade mediada por células não é um fator na rejeição hiperaguda.

Rejeição Aguda

A *rejeição aguda* ocorre em um receptor que não tenha sido previamente sensibilizado ao transplante. Esta forma de rejeição é mediada por célula T e acredita-se resultar do reconhecimento direto de aloantígenos expressos pelas células do doador (conforme discutido em maiores detalhes posteriormente neste capítulo). A rejeição aguda é experimentada comumente por indivíduos que recebam tecido errado ou por receptores de aloenxerto que recebam tratamento imunossupressor insuficiente para prevenir a rejeição. Assim, uma reação de rejeição aguda pode começar poucos dias após o transplante do rim, com perda completa da função renal dentro de 10-14 dias. A rejeição aguda de um rim é acompanhada pela rápida diminuição da função renal. Aumento e flacidez do rim enxertado, aumento no nível de creatinina sérica, diminuição da excreção de urina, diminuição do fluxo sanguíneo renal e presença de células sanguíneas e proteínas na urina são características da rejeição aguda. Histologicamente, a imunidade mediada por células manifestada pela intensa infiltração de linfócitos e macrófagos acontece no sítio da rejeição. A reação de rejeição aguda pode ser reduzida por terapia imunossupressora com corticosteroides, ciclosporina e outros fármacos, como veremos posteriormente neste capítulo.

Rejeição Crônica

A *rejeição crônica,* que é causada tanto pela imunidade humoral quanto pela mediada por célula, ocorre no aloenxerto meses ou anos após o tecido transplantado ter assumido sua função normal. Nos casos de transplante renal, a rejeição crônica é caracterizada pela insuficiência renal vagarosa, mas progressiva. Histologicamente, a reação crônica é acompanhada por lesões inflamatórias proliferativas das arteríolas, espessamento da membrana basal glomerular e fibrose intersticial. Pelo fato de o dano causado por lesão imunológica já ter acontecido, a terapia imunossupressora neste ponto é inútil e pouco pode ser feito para salvar o enxerto.

É importante compreender que a velocidade, extensão e mecanismos subjacentes à rejeição do enxerto podem diferir daqueles apresentados acima para o transplante renal; estes fatores dependem do tecido transplantado e do local do enxerto. A circulação do receptor, drenagem linfática e expressão de antígenos do MHC sobre o enxerto, junto com vários outros fatores, determinam a velocidade da rejeição. Enxertos de medula óssea e pele, por exemplo, são muito sensíveis à rejeição se comparados aos enxertos de coração, rim e fígado.

● PAPEL DAS MOLÉCULAS DO MHC NA REJEIÇÃO DO ALOENXERTO

Antígenos que provocam uma resposta imunológica associada com a rejeição de enxerto são chamados de *antígenos de transplantação* ou *antígenos de histocompatibilidade*. Na verdade, o complexo principal de histocompatibilidade foi assim denominado devido ao seu papel central na rejeição de enxerto. Por que estas moléculas servem como alvos antigênicos principais para as células T responsáveis, em última análise, pela rejeição do enxerto? Há pelo menos duas razões. A primeira, conforme discutido no Capítulo 8, é que os produtos genéticos do MHC constituem proteínas de superfície celular. Todas as células nucleadas expressam moléculas de classe I do MHC, mas as moléculas de classe II são expressas normalmente apenas em uma subpopulação de células hema-

topoiéticas e por células do estroma tímico. Outros tipos celulares podem também ser induzidos a expressar MHC de classe II após sua exposição à citocina pró-inflamatória, o interferon-γ (ver Capítulo 11). No cenário do transplante de um órgão, quando doador e receptor têm MHC diferentes (alogeneico), a resposta imunológica será dirigida sobretudo contra antígenos de classe I do MHC estranho expressos sobre as células do tecido enxertado. A segunda razão é que as moléculas do MHC estranho ativam um número enorme de clones de célula T no receptor. Estima-se que até 5% de todos os clones de célula T do corpo possam ser ativados em resposta à ativação do aloantígeno, ordens de grandeza maiores do que a resposta para outros antígenos. As moléculas do MHC não próprio com seus peptídios ligados reagem cruzadamente com receptores de célula T expressos em muitos clones diferentes de célula T. Outros mecanismos que também contribuem para a apresentação de aloantígenos do transplante para as células T do receptor são discutidos abaixo.

Mecanismos de Reconhecimento do Aloantígeno pelas Células T

Conforme discutimos nos Capítulos 8 e 9, as células T são preparadas no timo para reconhecer antígenos estranhos no contexto do MHC próprio, especificamente, o fenótipo alélico encontrado no timo durante a diferenciação da célula T. Assim, a exposição de um indivíduo a moléculas do MHC não próprio expresso sobre o enxerto representa uma situação artificial mas clinicamente relevante.

Existem dois mecanismos de reconhecimento de aloantígeno pelas células T: direto e indireto. Quando as células T são expostas a células estranhas expressando MHC não próprio (classe I ou classe II), muitos clones são "iludidos" a ativação porque seus TCRs se ligam (associam-se) ao complexo MHC-peptídio estranho sendo apresentado. Este mecanismo de *reconhecimento direto* (Fig. 18.2A) é devido presumivelmente ao reconhecimento do MHC estranho ligado a peptídios derivados do doador. É importante lembrar que as moléculas do MHC podem e de fato ligam-se fisiologicamente a peptídios próprios. Proteínas próprias são rotineiramente digeridas dentro de organelas citosólicas denominadas proteossomas, enquanto peptídios são liberados para o retículo endoplasmático onde eles podem se ligar às moléculas de classe I do MHC. Acredita-se que tais complexos de MHC-peptídio próprio estabilizem a estrutura das moléculas do MHC sem qualquer consequência quando expressos na superfície das células de um indivíduo normal porque há tolerância para os peptídios próprios. Quando peptídios estranhos estão ligados a moléculas do MHC do doador expressas pelas células enxertadas, o complexo MHC-peptídio do doador tem reatividade cruzada funcional com a combinação MHC próprio-peptídio e assim ativa células T peptídio-específicas. Em consequência disto, quando peptídios derivados do doador são apresentados à célula T pelas APCs que são "passageiras" no tecido transplantado (células dendríticas do doador, em particular) elas são reconheci-

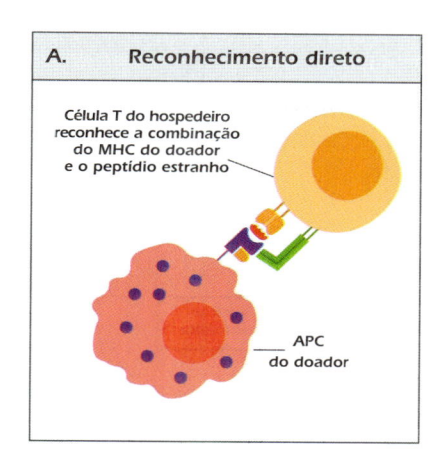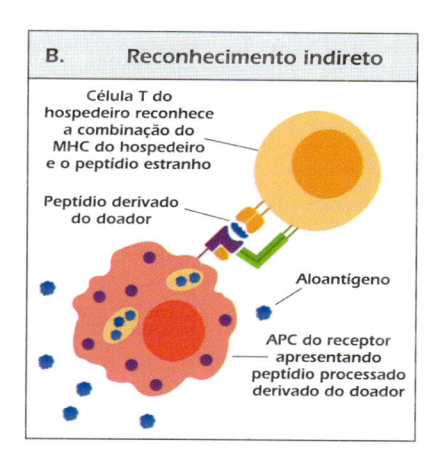

Figura 18.2 Reconhecimento de aloantígenos em órgãos e tecidos transplantados, (A) direto, (B) indireto.

das como estranhas. A ativação dessas APCs passageiras ocorre em resposta a "sinais de perigo" que elas encontram devido a consequências lesivas inevitáveis em um transplante de órgão. A ativação da APC do doador é evidenciada por sua expressão aumentada de moléculas de classe II do MHC, expressão aumentada de moléculas coestimuladoras de célula T e uso de receptores de quimiocinas para facilitar seu tráfego para órgãos secundários do hospedeiro. Resumindo, estas APCs ativadas tornam-se estimuladores potentes das células T do hospedeiro.

O *reconhecimento indireto* de aloantígeno das células T envolve a APC do receptor (Fig. 18.2B). A APC do hospedeiro processa proteínas aloantigênicas e apresenta os peptídios resultantes sobre moléculas de MHC próprias para as células T expressando TCRs para estes epítopos estranhos. Este é essencialmente o mesmo processo pelo qual epítopos derivados de qualquer outra proteína estranha ativam células T peptídio-específicas. Sabe-se atualmente que uma importante fonte de peptídios derivados do doador apresentados deste modo direto são os *antígenos H secundários* codificados por genes fora do MHC. Respostas a antígenos H secundários são geralmente mediadas por células T CD8+ porque elas são apresentadas por moléculas de classe I do MHC. Como discutiremos posteriormente neste capítulo, os antígenos H secundários parecem ser importantes no transplante de medula óssea e têm sido implicados na doença do GVH (discutida posteriormente neste capítulo) em casos de transplantes de medula óssea HLA compatíveis.

Resumindo, a ativação direta de células T por aloantígenos é devida ao reconhecimento de antígenos do MHC derivados do doador expressos por células do doador servindo como APC (ver Fig. 18.2A). A ativação indireta de células T ocorre via reconhecimento de peptídios celulares derivados do doador (principalmente antígenos H secundários) ligados a antígenos do MHC expressos pela APC do hospedeiro (ver Fig. 18.2B). A contribuição relativa destes dois mecanismos para a rejeição do enxerto não é conhecida. Acredita-se que o mecanismo direto de reconhecimento de aloantígeno seja importante na rejeição aguda de enxertos. A destruição das células do doador em tais casos é mediada diretamente por células T. No entanto, o reconhecimento indireto de aloantí-

genos por células T também envolve a ativação de macrófagos do hospedeiro causando lesão tecidual e fibrose. A ativação indireta provoca o desenvolvimento de respostas de aloanticorpos citotóxicos, que podem também desempenhar um papel importante na destruição do enxerto.

Papel das Linhagens de Célula T e Citocinas na Rejeição de Aloenxerto

A aloativação das células T gera células CD4+ e CD8+ aloespecíficas. As citocinas produzidas são sintetizadas principalmente por clones ativados de células T CD4+. As citocinas mais importantes geradas durante estas respostas são IL-2, IFN-α, IFN-β, IFN-γ, TNF-α e TNF-β. A IL-2 é importante para a proliferação das células T e diferenciação de CTL e células T_H1 que participam das reações DTH associadas com a rejeição de enxerto. O IFN-γ é importante para a ativação de macrófagos, que migram para a área do enxerto e causam lesão tecidual; o TNF-β é citotóxico para células presentes no enxerto. O IFN-α, IFN-β, TNF-β e TNF-α aumentam a expressão de moléculas de classe I enquanto o IFN-γ aumenta a expressão de moléculas de classe II nas células do hospedeiro e do aloenxerto, aumentando assim a eficácia do reconhecimento do antígeno e intensificando a rejeição do enxerto.

Está claro agora que, além dos papéis desempenhados pelas células T_H1, outras linhagens de células T CD4+ também participam da rejeição de enxerto (Fig. 18.3). Como foi discutido em capítulos anteriores, dependendo do microambiente nos órgãos linfoides periféricos, as células T auxiliares CD4+ diferenciam-se em tipos diversos de células efetoras que intermedeiam diferentes tipos de respostas. Na presença de IL-12, células T_H1 dominam e intermedeiam a ativação de macrófago dependente de IFN-γ e DTH (ver Capítulo 16). Na presença de IL-4, as células T_H2 intermedeiam a rejeição eosinofílica dependente de IL-5. Na presença do TGF-β, IL-6 e IL-23, as células T_H17 emergem e acredita-se que intermedeiem a rejeição neutrofílica. Na presença do TGF-β apenas, as células T_{reg} dominam e promovem a aceitação do aloenxerto por múltiplos mecanismos incluindo recrutamento de mastócito dependente de IL-9.

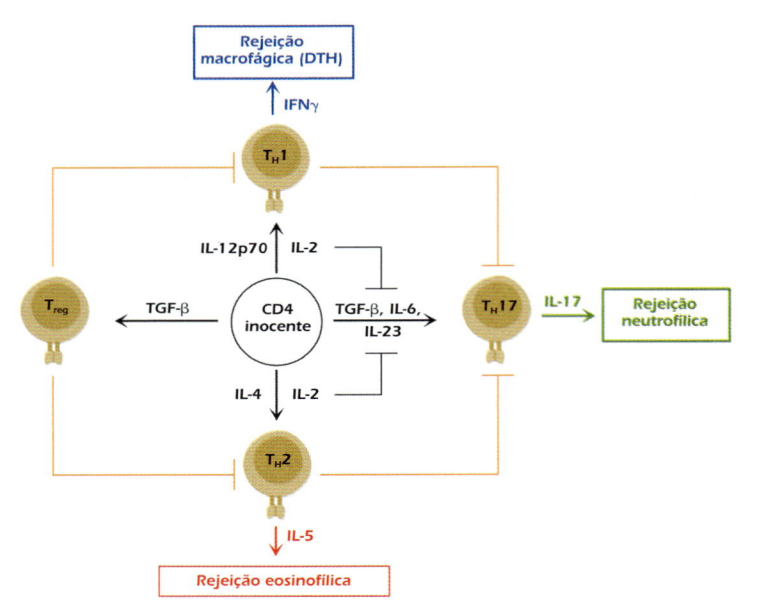

Figura 18.3 Ativação de múltiplas células T CD4$^+$ pelo aloenxerto provocando a rejeição de enxerto.

TESTES LABORATORIAIS UTILIZADOS PARA TIPAGEM DE TECIDO

A fim de reduzir os riscos de rejeição de enxertos, são realizados testes laboratoriais antes do transplante para determinar os fenótipos do MHC do doador e do receptor. Estes testes são frequentemente chamados de *tipagem de tecido*. A tipagem de tecido nos seres humanos envolve ensaios que determinam a expressão do alelo do HLA das células do doador e do hospedeiro (geralmente, por conveniência, linfócitos do sangue periférico). Esta informação é, a seguir, utilizada para constatar a grandeza da identidade/não identidade do MHC entre os dois indivíduos. Ela também prediz o potencial de sucesso do procedimento de transplante. Com o advento de drogas imunossupressoras altamente eficazes, tentativas para tipar doador e receptor pela similaridade de seus antígenos HLA estão se tornando menos importantes em certos estabelecimentos de transplantes de órgãos (tais como o rim). Contudo, a análise do HLA é decisiva a fim de diminuir a ocorrência da doença-do-enxerto-*versus*-hospedeiro em alguns transplantes, incluindo o de medula óssea (ver a seguir).

Historicamente, a tipagem do HLA foi conduzida usando-se métodos sorológicos. Painés de anticorpos monoclonais HLA-específicos foram empregados para fenotipar os antígenos do MHC expressos nas células usando métodos de imunofluorescência (Capítulo 5). Com o advento da PCR, na década de 1980, a tipagem molecular tornou-se possível. As variações genéticas no DNA com ampliação por PCR puderam então ser detectadas de vários modos, incluindo o polimorfismo do comprimento do fragmento de restrição (RFLP), identificação por PCR, análise de sequência, tipagem de oligonucleotídios alelo-específicos e tipagem do *primer* sequência-específico por PCR. Estes métodos altamente sensíveis são muito mais preci-

sos do que a tipagem sorológica, uma vez que eles podem detectar diferenças em nível de um único aminoácido.

A genotipagem molecular dos antígenos HLA do doador e do receptor tem também eliminado a necessidade de efetuar ensaios funcionais para tipagem tecidual. A abordagem clássica para determinar a funcionalidade da compatibilidade do HLA entre células do doador e do hospedeiro é a *reação leucocitária mista* (MLR). Este método ainda é usado em alguns protocolos experimentais e envolve a cocultura de leucócitos do doador e do receptor por vários dias. Células T do doador respondem a antígenos do MHC alogeneicos (alo-MHC) expressos sobre as células do receptor e são estimuladas a produzir citocinas e proliferar-se na presença desses antígenos (ver Quadro 18.2). O mesmo é verdadeiro para os leucócitos do receptor que proliferar-se-ão na presença de aloantígenos das células do doador. A proliferação é usualmente medida introduzindo-se um precursor de DNA marcado radioativamente (tal como a timidina radiomarcada) na cultura. Quanto maior a extensão da proliferação, mais DNA é sintetizado pelas células em proliferação e mais radioatividade é incorporada no DNA das células.

Na maioria dos casos, é essencial se certificar de que os linfócitos do receptor reagirão contra o antígeno de histocompatibilidade do doador; não é importante determinar se os linfócitos do doador reagirão contra os aloantígenos do receptor. Por esta razão, a MLR é feita como uma "MLR de mão única" em que as células do doador são tratadas com mitomicina C ou irradiação X para impedir sua proliferação. Deste modo, as únicas células com capacidade de proliferar-se são as células T do receptor. Nestas condições, as células T CD4$^+$ do receptor irão proliferar-se quando estimuladas com moléculas de classe II do MHC estranho. Esta resposta levará à produção de citocinas, que ajudam a ativar as células T CD8$^+$ citotóxicas alorreativas. A atividade funcional de tais células pode ser subsequentemente medida em ensaios de células CTL (ver Capítulos 5 e 10).

QUADRO 18.2 Casos de Reação Linfocitária Mista Associada com Diferentes Situações de Transplantes

Situação do Transplante	Relação do HLA	Tratamento de Leucócitos que Reagem	MLR
Tecido entre gêmeos idênticos	HLA idêntico (singeneico)	Nenhum tratamento	(−) Nenhuma reação
Tecido entre doador e receptor não relacionados	HLA diferente (alogeneico)	Nenhum tratamento	(+)Intensidade da reação depende do grau da diferença do HLA entre doador e receptor
Tecido entre doador e receptor não relacionados	HLA diferente (alogeneico)	Células do doador são tratadas com um inibidor de mitose, testando assim a reatividade apenas das células do receptor (para testar compatibilidade doador-receptor)	(+) Esta é uma MLR em uma direção; intensidade da reação depende do grau da diferença do HLA entre doador e receptor
Transplante de medula óssea ou enxerto de tecido de um receptor imunoincompetente	HLA diferente (alogeneico)	As células do receptor são tratadas com um inibidor de mitose, testando assim a reatividade apenas das células do doador (teste realizado para evitar reação de GVH)	(+) Esta é uma MLR em uma única direção; a intensidade da reação depende do grau de diferença do HLA entre doador e receptor

 ## PROLONGAMENTO DA SOBREVIVÊNCIA DO ALOENXERTO: TERAPIA IMUNOSSUPRESSORA

O principal problema clínico na imunologia de transplante é determinar como os componentes e interações regulatórias envolvidas na rejeição do enxerto podem ser manipulados para permitir a aceitação de um aloenxerto ou um xenoenxerto. Abordagens inespecíficas usando drogas imunossupressoras que reduzem a imunocompetência global do receptor a todos os antígenos estranhos têm sido usadas com sucesso para atingir este objetivo. Contudo, devido ao fato de que os pacientes devem ser tratados continuamente com estas drogas para manter o estado imunossuprimido, eles estão predispostos a infecções oportunistas e neoplasias. Quimioprofilaxia usando drogas antimicrobianas é utilizada em pacientes sofrendo supressão imunológica generalizada inespecífica, para ajudar a reduzir a incidência de infecções, mas o potencial para a malignidade não pode ser atingido profilaticamente.

Mais recentemente têm sido investigadas estratégias experimentais que visam respostas aos antígenos de um doador em particular. A meta final desta abordagem é atingir tolerância duradoura para o tecido do doador. Conforme discutido no Capítulo 12, existem vários mecanismos pelos quais a tolerância das células T e B a antígenos próprios é alcançada. Eles incluem deleção clonal, anergia e supressão. Embora as estratégias de induzir tolerância tenham sido combinadas com terapias imunossupressoras convencionais (discutidas a seguir), nos ensaios clínicos nenhuma dessas estratégias tem sido usada para substituir tal terapia contínua em transplantes clínicos.

Atualmente, as drogas imunossupressoras são usadas para três propósitos:

Terapia de Indução. A terapia de indução é usada para suprimir o sistema imunológico aproximadamente duas semanas antes do transplante para reduzir a incidência de rejeição imediata do enxerto.

Terapia de Manutenção. A fim de assegurar que o sistema imunológico seja mantido controlado para facilitar a sobrevivência do enxerto ao longo do tempo, combinações de drogas imunossupressoras sinergísticas são usadas para interferir em mecanismos imunológicos específicos (como a ativação da célula T). Geralmente, doses de drogas imunossupressoras usadas na terapia de manutenção são mais baixas do que na terapia de indução para permitir que o sistema imunológico funcione (embora subotimamente) e para diminuir a incidência de infecções oportunistas.

Tratamento Específico. Em alguns casos, episódios de rejeição aguda podem ocorrer meses ou anos após o transplante. Drogas imunossupressoras são usadas nessas situações geralmente em níveis de doses similares àquelas usadas nos regimes de terapia de indução.

Vários dos agentes imunossupressores padrões e experimentais usados em transplante estão arrolados no Quadro 18.3 e discutidos abaixo. Eles são comumente usados em várias combinações para impedir a rejeição de enxerto no transplante de coração, rim, pulmões, células de ilhota pancreática, fígado e outros órgãos e tecidos.

Agentes Anti-inflamatórios

Corticosteroides como *prednisona*, *prednisolona* e *metilprednisolona* são agentes anti-inflamatórios poderosos. Como os derivados farmacológicos da família de glicocorticoides de

QUADRO 18.3 Drogas Imunossupressoras Utilizadas em Transplantes

Inibidores da expressão de genes de linfócitos	Corticosteroides Ciclosporina (Neoral) FK506
Inibidores da transdução do sinal de citocina	Anti-CD25 Rapamicina Leflunomida
Inibidores da síntese de nucleotídios	Azatioprina (Imuram) Mercaptopurina Clorambucil Ciclofosfamida

hormônios esteroidais, seus efeitos fisiológicos resultam da ligação a receptores de esteroides intracelulares expressos em quase toda célula do corpo. A ação imunossupressora dos corticosteroides deve-se a vários efeitos, a maioria dos quais é consequência da regulação de transcrição genética induzida por costicosteroide. Os corticosteroides inibem a expressão de vários genes que codificam citocinas inflamatórias. Elas incluem IL-1, IL-2, IL-3, IL-4, IL-5, IL-8, TNF-α e GM-CSF. Os corticosteroides também inibem a expressão de moléculas de adesão as quais, por sua vez, inibem a migração de leucócitos para os sítios da inflamação. Os corticosteroides consequentemente inibem a atividade de células inflamatórias e promovem a liberação de endonucleases celulares, induzindo apoptose em linfócitos e eosinófilos. Além disso eles reduzem a fagocitose e morte por neutrófilos e macrófagos e também reduzem a expressão de moléculas de classe II do MHC. Desse modo, os corticosteroides inibem a ativação e a função da célula T.

A despeito desses efeitos anti-inflamatórios benéficos, é importante reconhecer que os corticosteroides também têm efeitos tóxicos potentes, incluindo retenção de líquidos, ganho de peso, diabete, diminuição da espessura da pele e perda óssea. Por isso, a eficácia dos corticosteroides no controle de doença envolve o uso criterioso destes agentes para atingir o melhor equilíbrio entre seus efeitos benéficos e tóxicos. Como será discutido posteriormente, em função do crescente arsenal de terapias imunossupressoras, os corticosteroides são frequentemente usados em combinação com outros agentes pan-imunossupressores em um esforço para manter a dose e os efeitos colaterais tóxicos no mínimo.

Drogas Citotóxicas

Antimetabólitos que suprimem a resposta imunológica incluem os antagonistas purínicos azatioprina, mercaptopurina e micofenolato mofetil, que interferem na síntese de RNA e DNA por inibirem o ácido inosínico, o precursor das purinas, ácidos adenílico e guanílico. Clorambucil e ciclofosfamida, compostos que alquilam o DNA, também interferem no metabolismo do DNA. Esses agentes foram originalmente desen-

volvidos para tratar câncer. A observação de que eles são também citotóxicos para linfócitos levou ao seu emprego como agentes terapêuticos imunossupressores. Contudo, pelo fato de que interferem na síntese de DNA de muitos tecidos do corpo, eles têm uma faixa de efeitos tóxicos incluindo anemia, leucopenia, trombocitopenia, lesão intestinal e perda de cabelo. Foram também relatadas reações fatais a estas drogas citotóxicas. Conforme observado antes, a disponibilidade de outros agentes imunossupressores permite que drogas citotóxicas sejam usadas em terapias de combinação em doses mais baixas, menos tóxicas.

Agentes que Interferem na Sinalização e Produção de Citocina

Uma terapia imunossupressora altamente eficaz envolve o uso de drogas que interferem na calcineurina — uma fosfatase decisiva para eventos intracelulares levando à transcrição do gene da citocina — IL-2 em particular (ver Capítulo 10). Estas drogas, que são comumente usadas como suplementos de drogas citotóxicas e antimetabólito imunossupressor, incluem ciclosporina e FK506 (tracolimus). Elas exercem seus efeitos farmacológicos ligando-se às imunofilinas B, uma família de proteínas intracelulares envolvida nas vias de sinalização de linfócito. Após a ligação às imunofilinas estes agentes interferem nas vias de transdução de sinal necessárias para a expansão clonal dos linfócitos.

A ciclosporina é um peptídio cíclico derivado de um fungo do solo (*Tolypocladium inflatum*). Quando ele forma um complexo com a *ciclofilina* — uma imunofilina citoplasmática — o complexo se liga e bloqueia a atividade fosfatase da calcineurina. Em última análise, ela inibe a transdução de sinal do TCR e suprime a síntese de receptores de IL-2 e a produção de IL-4 e IFN-γ. Além disso, sabe-se que a ciclosporina induz a síntese de TGF-β, uma citocina com capacidade imunossupressora. A ciclosporina é eficaz quando administrada antes do transplante, mas ineficaz em suprimir a rejeição em processo. Evidências indicam que a ciclosporina é nefrotóxica e associada com um risco aumentado de câncer quando administrada por muito tempo. Tem sido sugerido que estes e outros efeitos colaterais são grandemente devidos à propriedade de induzir TGF-β da ciclosporina.

O FK506 (tracolimus) é um composto macrolídio obtido da bactéria filamentosa *Streptomyces tsukabaenis*. Os macrolídios têm um anel lactona multirramificado ligado a um ou mais desoxiaçúcares. Embora sua estrutura seja consideravelmente diferente daquela da ciclosporina, suas atividades biológicas e imunossupressoras são semelhantes. O FK506 se liga a uma imunofilina citoplasmática diferente (proteína de ligação de FK506). Como a ciclosporina, ela interfere na ativação da célula T bloqueando a atividade da calcineurina e a produção de citocina.

Um outro fármaco que interfere na produção de citocinas pelas células T é a rapamicina (Sirolimus). Como o FK506, a rapamicina é um composto macrolídio, derivado da bactéria *Streptomyces hygroscopicus*. Como a ciclosporina e o FK506, a rapamicina inibe a ativação da célula T, mas usando um mecanismo farmacológico diferente. Diferente da ciclosporina e do FK506, que bloqueiam a atividade da calcineurina, a rapamicina inibe a ativação da célula T por bloquear a transdução de sinal mediada pela IL-2 e outras citocinas, não por inibir a produção de IL-2.

Terapia Imunossupressora por Anticorpo

Preparações de anticorpos antilinfócitos tais como antilinfócito de cavalo e globulina antitimócito de coelho (ATG) têm sido usadas como complemento à terapia imunossupressora padrão por muito anos. Embora esta abordagem terapêutica possa efetivamente remover linfócitos não desejados, o tratamento de seres humanos com grandes quantidades de proteína estranha tem a desvantagem de induzir a doença do soro causada pela formação de complexos imunológicos (ver Capítulo 15). Contudo, a ATG é usada ainda hoje para tratar rejeição aguda de enxerto. É claro que o desafio para aqueles que tentam desenvolver novas terapias baseadas em anticorpos para pacientes transplantados é encontrar anticorpos que sejam menos imunogênicos mas mantenham seus efeitos dirigidos ao alvo. Anticorpos monoclonais e anticorpos engenheirados quiméricos camundongo — ser humano ou anticorpos humanizados estão sendo usados para este fim (ver Capítulo 5). O primeiro anticorpo monoclonal de camundongo a ser usado como agente imunossupressor em seres humanos foi o OKT3, que é dirigido contra CD3 expresso nas células T. Mais recentemente têm sido usados dois anticorpos quiméricos (Daclizamabe e Basiliximabe) com especificidade para a cadeia α do receptor de IL-2 (CD25). Eles inibem a expressão do receptor de IL-2 nas células T ativadas — um fenômeno que interfere na capacidade de proliferação das células T em resposta à IL-2. O advento de anticorpos engenheirados trouxe grande esperança para a redução das limitações da terapia de aloanticorpos por diminuir a antigenicidade destas proteínas.

Novas Estratégias e Fronteiras Imunossupressoras

O uso de anticorpos para várias outras moléculas importantes de adesão de célula T (como anti-ICAM-1) e ativação de célula T está atualmente sob investigação. Na última categoria, um anticorpo de camundongo humanizado contra CD154 humano (também conhecido como CD40 ligante) tem mostrado recentemente que impede a rejeição aguda de aloenxerto renal em primatas não humanos. Outros antígenos-alvo incluem as moléculas coestimulatórias CD80 (B7.1) e CD86 (B7.2). Conforme discutido no Capítulo 10, a ligação de CD80 e CD86 com CD28 inicia uma cascata de acontecimentos de ativação da célula T. Inversamente, a ligação de CD152 (CTLA-4), um ligante alternativo para estas moléculas coestimulatórias, libera sinais inibitórios para as células T respondedoras. Conforme previsto, o bloqueio na ligação de CD28 interfere na transmissão de sinais necessários para a expressão de genes e a ativação de célula T. Assim, anticorpos que interferem na ativação da célula T mediada por molécula coestimulatória podem ter eficácia em pacientes de transplante. Uma abordagem experimental usa o ligante inibitório CTLA-4 para suprimir a função destas moléculas coestimulatórias. Em estudos com animais, a injeção de CTLA-4 solúvel tem permitido a sobrevivência duradoura de certos tecidos transplantados. Evidências sugerem que o mecanismo responsável pelo efeito benéfico de CTLA-4 envolve o bloqueio da coestimulação das células T que reconhecem o antígeno do doador, induzindo assim o estado de ausência de resposta (anergia).

Nosso conhecimento das linhagens de células T CD4+ e as citocinas que elas produzem, têm aumentado consideravelmente nos últimos anos. A descoberta das células T T_H17 que produzem uma família de citocinas IL-17 (Capítulo 11) e o renovado interesse pela investigação das células T com atividade supressora (células T_{reg}) originaram novas hipóteses considerando os mecanismos imunológicos para rejeições de transplante e, por extensão, novas abordagens para impedir a rejeição (ver Fig. 18.2). Assim, sugeriu-se que a derivação das respostas em direção a T_H17 ou T_H1, sem a participação das células T_{reg}, pode ser responsável pela rejeição aguda de transplantes de órgãos. Bloqueando citocinas-chave *in vivo*, mais notadamente a IL-6, pode haver um deslocamento da T_H17 para um fenótipo regulatório (T_{reg}) ajudando a prevenir a rejeição de enxerto.

Está claro, a partir da discussão acima, que várias abordagens experimentais estão atualmente sob investigação com a esperança de encontrar agentes imunossupressores que sejam menos tóxicos e não deixem o receptor desamparado frente a infecções oportunistas. Contudo, com todas as abordagens experimentais mencionadas acima, os principais agentes mais comumente usados hoje para imunossupressão clínica são os corticosteroides, ciclosporina, FK506 e azatioprina.

TRANSPLANTE DE CÉLULA-TRONCO HEMATOPOIÉTICA

O transplante de célula-tronco hematopoiética constitui uma situação de transplante especial porque é realizado principalmente entre um doador imunocompetente e um receptor imunocomprometido. Historicamente, o procedimento envolvia o uso da medula óssea como fonte; hoje, o sangue periférico é mais comumente usado.

O transplante de célula-tronco hematopoiética (HCT) é usado para tratar várias condições, incluindo SCID, síndrome de Wiskott-Aldrich (ver Capítulo 17) e leucemia avançada. O HCT é também usado para tratar doenças de célula sanguínea tais como talassemia e anemia falciforme, em que um gene mutante é herdado. O gene mutante se expressa apenas nas células hematopoiéticas formadoras do sangue. Nestes pacientes, o transplante de células-tronco hematopoiéticas constitui uma forma de terapia genética: as células-tronco formadoras de sangue, geneticamente anormais, são substituídas por células funcionando normalmente.

O objetivo final do HCT é restaurar ou reconstituir a hematopoiese normal do receptor. Células-tronco hematopoiéticas dão origem a todas as linhagens de células do sangue (ver Capítulo 2). Um pequeno número destas células pluripotentes circula também no sangue. Este achado, junto com nosso conhecimento sobre as citocinas que controlam a proliferação e a diferenciação das células-tronco hematopoiéticas (conhecidas como fatores de estimulação de colônias de granulócitos ou G-CSFs), tem dado origem ao uso clínico do G-CSF para aumentar o número de células-tronco hematopoiéticas na medula e no sangue. A quantificação destas células é facilitada por sua expressão característica de CD34. A administração do G-CSF induz as células precursoras mieloides a se diferenciar em neutrófilos maduros. Os neutrófilos produzem proteases que são capazes de clivar as proteínas que ancoram células $CD34^+$ no microambiente da medula óssea. Assim, células-tronco hematopoiéticas $CD34^+$ são mobilizadas para entrar na periferia, onde quantidades suficientemente grandes de células podem ser recuperadas para uso em HCT. Graças à eficácia e conveniência deste procedimento, sangue periférico de indivíduos tratados com G-CSF está sendo usado crescentemente como fonte de células-tronco hematopoiéticas.

Os dois tipos mais comuns de HCT são o **HCT alogeneico** e o **HCT autólogo**. Em casos raros, o HCT é usado quando o transplante é realizado entre gêmeos idênticos (transplante singeneico). O transplante de célula-tronco singeneica está associado com um risco imunológico relativamente baixo por causa da similaridade genética entre doador e receptor. O HCT autólogo é uma terapia importante, mas estritamente falando não é um transplante, é uma técnica de obter células-tronco do sangue ou medula e retorná-las para o mesmo indivíduo. Por isso, barreiras imunológicas ao transplante não existem. Este procedimento é comumente usado para tratar pacientes com neoplasias hematológicas tais como leucemia, linfoma ou mieloma. As células-tronco são recuperadas da medula óssea ou do sangue e conservadas congeladas (criopreservadas) enquanto o paciente é tratado intensivamente com quimioterapia e/ou irradiação para controlar a neoplasia e diminuir acentuadamente o número de células malignas na medula e sangue. Finalmente as células-tronco autólogas são infundidas no paciente de maneira que a produção de células sanguíneas possa ser restaurada.

O HCT alogeneico envolve o uso de células do doador obtidas de fonte sanguínea, medula óssea ou cordão umbilical e sangue da placenta, em que a concentração e crescimento de células-tronco formadoras de células sanguíneas são ainda maiores do que no sangue de adultos. Diferentemente do HCT autólogo, onde não há risco de reatividade imunológica contra células infundidas, no HCT alogeneico, dois resultados de rejeições imunológicas potenciais podem resultar: (1) as células-tronco do doador e as células hematopoiéticas, às quais elas dão origem, podem ser rejeitadas pelo receptor (efeito do hospedeiro versus enxerto) ou (2) pode ocorrer uma reação imunológica aos antígenos do MHC do hospedeiro (doença-do-enxerto-versus-hospedeiro, ver adiante). Quando o receptor é imunocompetente, a rejeição imunológica pelas células T do hospedeiro é geralmente impedida pela terapia imunossupressora intensiva do receptor antes do transplante (terapia de indução). Esta abordagem é também usada em pacientes com neoplasias; as células cancerosas dividindo-se rapidamente são destruídas via terapia de indução antes do HCT. Pacientes com doenças por imunodeficiência (como SCID) não requerem tal terapia de indução posto que não há risco de rejeição pelo hospedeiro. Para reduzir o risco da doença-do-enxerto-versus-hospedeiro, as células T são rigorosamente eliminadas da população de células do doador. Esta remoção, que pode ser conseguida por vários métodos (tais como tratamento com anticorpos monoclonais anticélula T e complemento), amplia a escolha de doadores de medula óssea.

⬤ DOENÇA-DO-ENXERTO-VERSUS-HOSPEDEIRO

Conforme observado acima, o HCT de um doador para um receptor com HLA diferente resulta em uma reação, desencadeada pelas células T enxertadas, contra os antígenos do MHC (e/ou H secundários) do receptor. Esta resposta se manifesta como **doença-do-enxerto-versus-hospedeiro (GVHD)**. A GVHD ocorre quando células lionfoides imunocompetentes são transplantadas em indivíduos que estão imunologicamente comprometidos (como aqueles que sofreram terapia de alta dose de radiação ou quimioterapia). A GVHD pode ser aguda ou crônica. A GVHD aguda é responsável por 15% a 40% das mortes pós-transplante de HCT e constitui a principal causa de morbidade pós-HCT-alogeneico; a GVHD crônica ocorre em até 50% dos pacientes que sobrevivem três meses pós-HCT.

Dois princípios importantes ajudam a explicar a fisiopatologia da GVHD aguda. Primeiro, ela representa uma resposta inflamatória exagerada mas "normal" contra antígenos estranhos (aloantígenos do hospedeiro, ubíquos neste caso). Segundo, os linfócitos do doador encontram tecidos, no receptor, que foram profundamente danificados devido a uma doença subjacente do hospedeiro ou devido a regimes de terapia pré-HCT tais como radiação ou quimioterapia.

Nos seres humanos, a GVHD pode produzir esplenomegalia (baço aumentado), hepatomegalia (fígado aumentado), linfadenopatia (linfonodos aumentados), diarreia, anemia, perda de peso e outros distúrbios em que as causas subjacentes são a inflamação e a destruição de tecido. A GVHD é iniciada por células T, derivadas do doador, que reconhecem os antígenos do MHC (e antígenos H secundários) do receptor como estranhos. Procedimentos padrões são usados para eliminar praticamente todas as células T maduras da fonte de células-tronco hematopoiéticas do doador, mas as células-tronco pluripotentes darão origem, ao longo do tempo, às células T derivadas do doador. É interessante assinalar que a maioria das células inflamatórias inatas que participa da destruição das células do hospedeiro na GVHD são células do hospedeiro recrutadas para o local da reação por citocinas (principalmente TNFα e IL-1) liberadas por células do doador ativadas participando da reação do GVH. A menos que a reação seja controlada, a GVHD ativa mecanismos de defesa imunológica destruidores, acionados pelas células derivadas do hospedeiro e do doador, que podem causar a morte do receptor. A GVHD pode ser modulada e controlada usando diversos agentes imunossupressores. A administração de inibidores de calcineurina tais como ciclosporina ou tracolimus, junto com metotrexato, por um curto período, tornou-se o regime imunossupressor padrão para HCT alogeneico.

 ## TRANSPLANTE XENOGENEICO

Estima-se que mais de 50.000 pessoas que necessitam de transplantes de órgãos morrem a cada ano enquanto esperam por um doador compatível. Estudos estão sendo realizados considerando o uso de órgãos não humanos para atender a falta crítica de órgãos humanos disponíveis para transplantes. Por questões éticas e práticas, espécies estreitamente relacionadas com o ser humano, tais como o chimpanzé, não têm sido amplamente utilizadas. Atenção tem sido focalizada no porco, que tem alguns órgãos anatomicamente similares aos nossos. É interessante observar que as respostas de células T humanas a antígenos do MHC xenogeneicos não são tão fortes como a resposta a moléculas do MHC alogeneicas.

O principal problema do uso de órgãos de outras espécies em receptores humanos é a existência de anticorpos, naturais ou pré-formados, em resíduos de carboidratos expressos sobre as células endoteliais do enxerto. Como consequência, a ativação da cascata do complemento ocorre rapidamente e segue-se a rejeição hiperaguda. Uma outra questão é a possibilidade de que órgãos e tecidos animais possam albergar vírus que venham a infectar seres humanos. Este temor é enfatizado pela possibilidade de que a pandemia por HIV possa ter sido causada pela transmissão de um vírus de macacos para os seres humanos. Nos Estados Unidos, o CDC e outras agências de saúde pública têm traçado protocolos para acompanhar pacientes que receberam xenoenxertos usando ensaios sensíveis para detectar vírus importados.

 ## O FETO: UM ALOENXERTO TOLERADO

Um fenômeno intrigante associado com rejeição de aloenxerto é que o feto, que expressa antígenos de histocompatibilidade paternos que não são expressos pela mãe, não seja rejeitado pela mãe como um aloenxerto. Sabe-se que a mãe pode desencadear uma resposta de anticorpo contra os antígenos fetais, como exemplificado pelos anticorpos anti-Rh produzidos por mães Rh negativas. Ainda mais importante, mulheres multíparas têm anticorpos para os antígenos MHC do pai. Parece que na maioria dos casos os anticorpos são inofensivos para o feto e é a capacidade de a mãe (ou melhor, a incapacidade) responder com a produção de células T citotóxicas contra o feto que é importante. Há evidências de que as células do trofoblasto fetal, que constituem a camada mais externa da placenta e entram em contato com o tecido materno, não expressam moléculas de classe I ou classe II do MHC polimórficas; elas parecem expressar apenas a molécula de classe Ib, do MHC, não polimórfica, HLA-G. Assim, o trofoblasto fetal não se sensibiliza para uma resposta imunológica celular associada com rejeição de enxerto.

Foi sugerido que a principal função do HLA-G é fornecer um ligante para os KIRs nas células NK maternas, impedindo-as de matar as células fetais (ver Capítulo 2). O HLA-G é expresso também no epitélio medular do timo onde pode se assegurar a tolerância da célula T a esta molécula. Finalmente, nenhuma célula expressando grande quantidade de moléculas classe II do MHC (como as células dendríticas) tem sido encontrada na placenta.

Outros fatores que afetam a resposta imunológica e podem estar envolvidos na relação materno-fetal incluem citocinas, proteínas inibidoras de complemento e outros fatores ainda não conhecidos. A α-fetoproteína, uma proteína sintetizada no saco vitelino e fígado fetal, também parece ser importante para a sobrevivência do feto e já se demonstrou que tem propriedades imunossupressoras. O feto é apenas o mais relevante de vários tecidos no corpo que não iniciam uma resposta imunológica ou não são afetados por componentes imunológicos; eles são chamados de *sítios imunologicamente privilegiados*. Um conhecimento maior dos mecanismos imunológicos responsáveis pela tolerância da mãe ao feto pode proporcionar as condições para a indução intencional de tolerância a células, tecidos e órgãos enxertados.

RESUMO

1. As células T alorreativas são responsáveis principalmente pela rejeição do aloenxerto. Anticorpos aloantigênicos específicos são responsáveis pela rejeição hiperaguda e podem também participar de outros tipos de rejeição.

2. Os mais importantes antígenos de transplante, que causam rejeição rápida do aloenxerto, são derivados do MHC do doador, chamados HLA nos seres humanos e H-2 nos camundongos. As diferenças genéticas entre doador e receptor podem também resultar em peptídeos celulares alogeneicos (antígenos H secundários) sendo apresentados pelas moléculas do MHC do hospedeiro às células T. As reações a essas proteínas alogeneicas também podem causar a rejeição do enxerto.

3. Sabe-se existir dois mecanismos de reconhecimento de aloantígenos pelas células T do hospedeiro: (a) a ativação direta das células T pelos aloantígenos é devida ao reconhecimento de antígenos do MHC derivados do doador expressos pelas células do doador servindo como APC e (b) a ativação indireta das células T ocorre via reconhecimento de peptídios celulares derivados do doador (principalmente antígenos H secundários) ligados a antígenos do MHC expressos pela APC do hospedeiro.

4. O grau de histocompatibilidade entre doador e receptor pode ser determinado por sorologia ou, mais comumente, por tipagem molecular dos tecidos.

5. A sobrevivência dos aloenxertos é prolongada utilizando-se vários agentes imunossupressores, incluindo agentes anti-inflamatórios, agentes citotóxicos, antimetabólitos e agentes que interferem na produção de IL-2 e na sinalização mediada por citocina. Modalidades mais novas incluem o uso de agentes biológicos que têm como alvo moléculas co-estimulatórias associadas com a ativação da célula T.

6. O feto constitui um aloenxerto natural que é tolerado. Múltiplos fatores parecem estar envolvidos nesta forma de tolerância, incluindo a ausência de moléculas de classe I e II do MHC nas células trofoblásticas fetais e a "ausência" da expressão do MHC de classe II nas células da placenta.

REFERÊNCIAS

Afzali B, Lombardi G, Lechter RI, Lord GM (2007): The role of T helper 17 (Th17) and regulatory T cells (Treg) in human organ transplantation and autoimmune disease. *Clin Exp Immunol* 148:32.

Alegre ML, Florquin S, Goldman M (2007): Cellular mechanisms underlying acute graft rejection: Time for reassessment. *Curr Opin Immunol* 19:563.

Auchincloss H Jr, Sachs D (1998): Xenogeneic transplantation. *Annu Rev Immunol* 16:433.

Auchincloss H Jr, Sykes M, Sachs D (1998): Transplantation immunology. In Paul WE (ed): *Fundamental Immunology*, 4th ed. New York: Lippincott-Raven.

Beniaminovitz A, Itescu S, Lietz K, Donovan M, Burk EM, Groff BD, Edward N, Mancini DM (2000): Prevention of rejection in cardiac transplantation by blockade of the interleukin-2 receptor with a monoclonal antibody. *N Engl J Med* 342:613.

Charlton B, Auchincloss H Jr, Fathman CG (1994): Mechanisms of transplantation tolerance. *Annu Rev Immunol* 12:707.

Devetten M, Armitage JO (2007): Hematopoietic cell transplantation: Progress and obstacles. *Ann Oncol* 18:1450.

Ferrara JLM, Deeq HJ (1991): Graft versus host disease. *N Engl J Med* 324:667.

Hunt JS (1992): Immunobiology of pregnancy. *Curr Opin Immunol* 4:591.

Kirk, AD (1999): Treatment with humanized monoclonal antibody against CD154 prevents acute renal allograft rejection in nonhuman primates. *Nat Med* 5:686.

LaRosa DF, Rahman AH, Turka L (2007): The innate immune system in allograft rejection and tolerance. *J Immunol.* 178: 7503.

Nash RA, Antin JH, Karanes C (2000): Phase 3 study comparing methotrexate and tacrolimus with methotrexate and cyclosporine for prophylaxis of acute graft-versus-host disease after marrow transplantation from unrelated donors. *Blood* 96:2062.

Schreiber SL, Crabtree GR (1992): The mechanism of action of cyclosporin A and FK-506. *Immunol Today* 13:136.

Sun Y, Tawara, I, Toubai, T (2007): Pathophysiology of acute graft-versus-host disease: Recent advances. *Translat Res* 150:197.

QUESTÕES DE REVISÃO

Para cada questão, escolha A MELHOR resposta.

1. No transplante clínico, anticorpos citotóxicos pré-formados contra antígenos MHC expressos no tecido enxertado causam:
A) rejeição crônica
B) rejeição hiperaguda
C) rejeição aguda
D) hipersensibilidade do tipo tardio
E) nenhum problema sério

2. Após o transplante de um órgão sólido, a inclinação da resposta imunológica em uma direção que promove a ativação das células T T_H1 e T_H17 seria esperada para:
A) ajudar a evitar a rejeição de aloenxertos
B) reduzir a progressão de doenças autoimunológicas
C) promover a rejeição de aloenxerto
D) promover a resposta de anticorpos
E) induzir células T reguladoras

3. Qual das seguintes afirmações constitui um mecanismo fisiopatológico para a ativação da APC do doador em indivíduos que receberam transplante de órgão?
A) sua exposição às células lesadas no receptor
B) geração de anticorpos contra antígenos MHC do doador pelas células B do hospedeiro
C) incapacidade de as células T reguladoras do receptor suprimirem a ativação da APC
D) ativação policlonal das células T do receptor
E) produção de IL-4 pelas células T_H2

4. A rejeição do transplante pode envolver:
A) imunidade mediada por células
B) ativação das células T_H17
C) citotoxicidade dependente de complemento
D) liberação de interferon-γ pelas células T_H1 alorreativas
E) todas as acima

5. A genotipagem molecular do HLA de linfócitos do sangue periférico de um indivíduo precisando de um doador de transplante de rim confirma a expressão dos seguintes alelos: HLA-A1, -A3; HLA-B7, -B8; HLA-DR3, -DR4. Qual o resultado mais provável de um transplante renal realizado neste indivíduo usando um doador com o seguinte genótipo de HLA: HLA-A1, A1; HLA-B8, -B22; HLA-DR3, -DR4?
A) o enxerto seria aceito sem qualquer terapia imunossupressora
B) o enxerto sofreria rejeição hiperaguda
C) o enxerto seria rejeitado mesmo se fosse utilizada terapia imunossupressora
D) o enxerto seria aceito se fosse usada terapia imunossupressora de manutenção

6. Um teste clínico investigando a eficácia de um anticorpo monoclonal humanizado anti-CD28 para a sobrevivência prolongada de um aloenxerto de rim mostrou que pacientes tratados com este reagente biológico apresentaram significativamente menos episódios de rejeição crônica. O provável mecanismo responsável por este efeito é melhor explicado por:
A) ligação de anti-CD28 às células B, que bloqueiam sua interação com B7.1 e B7.2 expressos nas células T
B) formação de complexos imunológicos circulantes CD28-anti-CD28
C) ligação de anti-CD28 às células T, o que interfere na transdução de sinal necessária para a ativação da célula T
D) ligação de anti-CD28 às células T supressoras, que se tornam ativadas
E) ligação de anti-CD28 às células B e T, que interferem na transdução de sinal e ativação de ambas as populações de células

RESPOSTAS ÀS QUESTÕES DE REVISÃO

1. *B* A reação hiperaguda é causada por anticorpos citotóxicos préformados que fixam complemento e causam a ativação e deposição de plaquetas, o que, por sua vez, causa edema e hemorragia no tecido transplantado. Isto ocorre minutos ou horas após o transplante e rapidamente leva a uma diminuição do fluxo sanguíneo pelo tecido, culminando com a rejeição do enxerto. Pelo fato de as escolhas A, C e D serem mediadas por células, elas estão incorretas. A escolha E está errada por óbvias razões.

2. *C* Devido ao fato de que as células T_H1 e T_H17 produzem citocinas pró-inflamatórias, o direcionamento das respostas imunológicas no sentido de ativar estas células promoveria a rejeição do enxerto. O direcionamento da resposta imunológica para T_{reg} seria para promover a sobrevivência do enxerto.

3. *A* A ativação da APC do doador presente no tecido do aloenxerto como "APC passageira" é mediada, em grande parte, pela sua exposição a células do hospedeiro danificadas induzidas por radiação/quimioterapia ou relacionadas com a doença.

4. *E* Todas estão corretas. O importante no processo de rejeição de um alotransplante é a imunidade mediada por células. Aqui, as células T, que reconhecem os aloantígenos, ficam ativadas; as células T liberam citocinas, uma das quais é o IFN-γ, que recruta e ativa células fagocíticas que, junto com células T citotóxicas, destroem o enxerto. Contudo, a reação ao aloenxerto pode também envolver anticorpos (IgM e IgG) que podem causar lesão ao tecido via ativação do complemento e recrutamento de células polimorfonucleares para o local da reação. As células polimorfonucleares danificariam o enxerto pela liberação de suas enzimas lisossômicas.

5. *B* O único alelo HLA não compatível entre o doador e o receptor é o HLA-B22 expresso pelo doador; todos os outros alelos HLA são compatíveis. Assim, com manutenção apropriada de terapia imunossupressora, o rim transplantado deve provavelmente sobreviver durante muito tempo.

6. *C* Modelos experimentais têm demonstrado que a injeção de anticorpo monoclonal anti-CD28 em camundongos que receberam aloenxertos prolonga a sobrevivência do aloenxerto. O bloqueio da ligação de CD28 interfere na transmissão de sinais necessários para a expressão genética (tais como a síntese de IL-2) e ativação de célula T. B7.1 e B7.2 são moléculas coestimulatórias que ligam CD28 expresso em células apresentando antígeno, causando a ativação da célula T.

19

IMUNOLOGIA DO TUMOR

 INTRODUÇÃO

As respostas imunológicas para as células tumorais ocorrem, em grande parte, em consequência da expressão de componentes de superfície nas células malignas que dão origem às estruturas antigênicas. Evidências em experimentos para este fenômeno foram obtidas em estudos com camundongos; quando células tumorais foram injetadas via subcutânea em camundongos singeneicos (MHC compatível), as células formaram nódulos que cresceram por alguns dias e depois regrediram. Quando células tumorais idênticas foram reinjetadas em camundongos, elas não produziram nódulos nem cresceram. Os camundongos que rejeitavam o tumor geraram uma resposta imunológica para ele. Subsequentemente, foi mostrado que *antígenos de transplante específicos do tumor* (*TSTAs*), conhecidos mais comumente como *antígenos tumorais*, estão presentes em muitos tumores em várias espécies animais, incluindo os seres humanos.

O principal foco deste capítulo é sobre o papel do sistema imunológico na destruição de célula tumoral. Acredita-se que as células tumorais são formadas em indivíduos normais e, a seguir, destruídas por mecanismos efetores imunológicos normais, sem constatação ou consequência, durante toda a vida. Obviamente, estes mecanismos imunológicos nem sempre são bem-sucedidos. A esperança é que nosso crescente conhecimento sobre os mecanismos de defesa do hospedeiro e sobre o fenômeno da imunovigilância proporcione nova compreensão sobre prevenção e melhor tratamento do câncer. *Imunovigilância* é a capacidade que têm os mecanismos imunológicos, inato e adaptativo, de vigiar e destruir células tumorais. Compreender os

mecanismos celulares e moleculares responsáveis pela imunovigilância é o principal objetivo da imunologia do tumor, além, ainda, de dois outros objetivos que são (1) esclarecer o relacionamento imunológico entre o hospedeiro e o tumor e (2) utilizar a resposta imunológica contra tumores com o propósito de diagnóstico, profilaxia e terapia. Várias estratégias para alcançar esses objetivos serão discutidas neste capítulo.

 ANTÍGENOS TUMORAIS

Avanços nas metodologias imunológicas e de biologia molecular facilitaram grandemente a identificação de antígenos tumorais capazes de estimular reações imunológicas. Antes de definir as diferentes categorias de antígenos tumorais, é importante ressaltar os principais mecanismos biológicos que podem levar ao aparecimento dos antígenos tumorais imunogênicos; estes incluem mutação, ativação genética e ampliação clonal. Assim como as respostas imunológicas normais contra antígenos estranhos, o potencial imunogênico dos antígenos tumorais é manifestado quando a expressão dos mesmos estimula os mecanismos imunológicos efetores. Os pré-requisitos antigênicos que se aplicam aos imunógenos estranhos também se aplicam aos antígenos tumorais. Conforme discutido no Capítulo 3, uma substância deve contar com as seguintes características para ser imunogênica: (a) estranheza, (b) alto peso molecular, (c) complexidade química e (d) degradabilidade com a capacidade de interagir com os antígenos MHC do hospedeiro. Os antígenos tumorais imunogê-

Immunology: A Short Course, Sixth Edition, By Richard Coico and Geoffrey Sunshine
Copyright © 2009 John Wiley & Sons, Inc.

nicos preenchem estes requisitos e, assim, têm o potencial para induzir respostas imunológicas. Em muitos casos, os antígenos tumorais não imunogênicos são antígenos próprios para os quais há um certo grau de tolerância, o que constitui as principais barreiras tanto para a imunidade ao tumor induzida pela vacina quanto *de novo*. Conforme veremos mais adiante nesse capítulo, esforços para superar tais barreiras incluem o uso de peptídios derivados de antígenos próprios expressos nas células tumorais; estes peptídios são produzidos por engenharia genética de forma a conter aminoácidos alterados para aumentar a imunogenicidade do antígeno tumoral.

Alguns antígenos tumorais consistem de estruturas que são características das células cancerosas e não estão presentes nas células normais. Outros antígenos tumorais podem ser comuns tanto nas células malignas quanto nas normais, mas só estão expostos nas células malignas. Outros antígenos tumorais também representam estruturas que estão presentes nas células fetais ou embrionárias, mas ausentes nas células adultas normais. Estes últimos são conhecidos como *antígenos oncofetais*. Alguns antígenos tumorais não são qualitativamente diferentes daqueles encontrados nas células normais, entretanto, são superexpressos (presentes em níveis significativamente altos) nas células cancerosas. Estas estruturas superexpressas são geralmente produtos de *oncogenes*. Assim, o nível do *receptor do fator de crescimento epidérmico humano* (*HER*), em certos cânceres de mama ou de ovário, é alto devido à superexpressão do oncogene *HER-2/neu-1*. Outro exemplo são os produtos elevados do oncogene *ras*, presentes em algumas células de câncer de próstata humana. As características estruturais dos antígenos tumorais produzidos por estes vários mecanismos são, frequentemente, semelhantes entre os indivíduos. Por vezes, esta semelhança foi utilizada para avanços terapêuticos no tratamento do câncer, porque normalmente os antígenos tumorais expressos podem servir de alvo para a imunoterapia (como os anticorpos monoclonais contra o HER para tratar câncer de mama e de ovário). Finalmente, retrovírus oncogênicos (como o vírus da leucemia de célula T humana), que podem transformar células normais em células cancerosas, também induzem antígenos de células tumorais com grande similaridade estrutural.

Genes normais que foram previamente desativados podem também ser ativados por *carcinógenos*. Diz-se que, geralmente, antígenos tumorais específicos em tumores induzidos por carcinógenos constituem produtos de genes mutantes que, frequentemente, são predispostos a tais mutações pela presença da, assim chamada, zona de perigo. Existe pouca ou nenhuma reação cruzada entre os tumores induzidos por carcinógenos. Provavelmente, esta ausência de reação cruzada é devida a mutações aleatórias induzidas por carcinógenos químicos ou físicos, que levam a um amplo conjunto de antígenos diferentes. Se, por exemplo, o carcinógeno químico metilcolantreno for aplicado de maneira idêntica na pele de dois animais geneticamente idênticos ou em dois lugares semelhantes no mesmo indivíduo, as células do tumor desenvolvido (neste caso, sarcomas) irão exibir antígenos característicos para cada tumor, sem reação imunológica cruzada entre eles. De forma semelhante, há pouca ou nenhuma reação cruzada entre tumores induzidos por agentes físicos, tais como a luz ultravioleta ou pelo raio X.

Os carcinógenos também podem causar ampliação clonal de células isoladas expressando um determinado antígeno normal, podendo convertê-lo, de alguma forma, de uma molécula não imunogênica em um antígeno imunogênico. Os eventos de transformação induzidos por carcinógenos, que causam o surgimento de tais clones expandidos, muito provavelmente afetam genes com zonas de perigo sensíveis à mutação, enquanto reduzem os genes responsáveis pela produção de outras proteínas normais. Quando estas proteínas normais são *clonotípicas* (expressas somente por um único clone de células), sua expressão é ampliada drasticamente, tornando-as imunogênicas caso a tolerância a elas seja interrompida. Assim, os idiotipos dos receptores antígeno-específicos expressos pelas células B ou T podem não ser suficientes para estimular resposta em um hospedeiro normal, mas podem servir como antígenos-alvo para células tumorais que tenham o mesmo idiotipo.

As seções seguintes proporcionam uma visão geral das várias categorias de antígenos tumorais e mecanismos imunológicos efetores que desempenham papel importante em prevenir o desenvolvimento de células tumorais. A contínua expansão do conhecimento nas áreas da imunologia dos tumores facilita o desenvolvimento de imunoterapias, clinicamente úteis, específicas para os tumores.

CATEGORIAS DE ANTÍGENOS TUMORAIS

Os antígenos tumorais podem ser classificados em várias categorias principais (Quadro 19.1) que diferem tanto pelos fatores que induzem a malignidade quanto pelas propriedades imunoquímicas dos antígenos tumorais.

Produtos Gênicos de Célula Normal

Alguns antígenos tumorais são derivados de genes normais que, em circunstâncias normais, são programados para serem expressos somente durante a embriogênese; eles são os antígenos oncofetais mencionados anteriormente, cujos exemplos incluem a família de proteínas do *antígeno associado ao melanoma* (*MAGE*), em que nenhuma delas é expressa em qualquer tecido adulto normal, exceto nos testículos (um local imunologicamente privilegiado). Os antígenos MAGE são candidatos a antígenos vacinais antitumor, porque sua expressão é compartilhada por vários melanomas. Outra categoria de antígenos oncofetais, os *antígenos do câncer de testículo* (*CT*), é codificada por genes que são, normalmente, expressos somente nas células germinativas humanas. Os antígenos CT são expressos em vários tipos de tumores, incluindo melanoma e carcinoma de bexiga, pulmão e fígado. Como muitos outros antígenos associados a tumores, os elementos de restrição pelo MHC dos epítopos antigênicos foram identificados para ambos os antígenos MAGE-1 e CT. Esta informação está sendo usada em ex-

⬤ QUADRO 19.1 Categorias de Antígenos Tumorais

Categoria		Tipo de Antígeno	Nome do Antígeno	Tipos de Câncer
Produtos gênicos de célula normal	Embrionário	Antígenos oncofetais	MAGE-1	Vários
			MAGE-2	Vários
			CEA	Pulmão, pâncreas, mama, cólon, estômago
			AFP	Fígado, melanoma; carcinoma de bexiga, pulmão e testículo
	Diferenciação	Enzimas intracelulares normais	Antígeno-específico da próstata, antígeno CT	Próstata
			Tirosinase	Melanoma
		Oncoproteína	HER-2/neu	Mama, ovário
		Carboidrato	Lewis	Linfoma
	Ampliação clonal	Idiotipo de imunoglobulina	Anticorpo específico de clone de célula B	Linfoma
Produtos gênicos de célula mutante	Mutações ocasionais	Produto oncogênico	Proteínas RAS mutantes	Vários
		Produto gênico supressor	p53 mutante	Vários
		CDK	CDK-4 mutante	Melanoma
Produtos gênicos de vírus	Gene viral transformador	Proteínas nucleares	Proteínas E6 e E7 de HPV	Cervical

perimentos objetivando o desenvolvimento de vacinas de peptídios tumorais imunogênicos. A meta é identificar peptídios que possam ser apresentados pelos antígenos de classe I do MHC na APC, para ativar respostas de célula T citotóxica (CD8$^+$).

Outros exemplos de antígenos oncofetais incluem o *antígeno carcinoembrionário* (*CEA*) e a *α-fetoproteína* (*AFP*). O CEA é encontrado principalmente no soro de pacientes com cânceres no trato gastrintestinal, especialmente câncer de cólon. Níveis elevados de CEA foram detectados na circulação de pacientes com alguns tipos de câncer de pulmão, pancreático e alguns tipos de câncer de mama e estômago. Entretanto, níveis elevados de CEA também foram detectados na circulação de pacientes com doenças não neoplásicas tais como enfisema, colite ulcerativa e pancreatite, assim como no soro de alcoólatras e fumantes inveterados. A AFP está normalmente presente em altas concentrações no feto e no soro materno, mas ausente no soro de indivíduos normais. A AFP é secretada rapidamente pelas células de uma grande variedade de cânceres, particularmente, em pacientes com hepatomas e teratocarcinomas testiculares.

Finalmente, clones ampliados de células B e T malignas expressando receptores antígeno-específicos representam ainda outro exemplo de como produtos gênicos de célula normal podem ser caracterizados como antígenos tumorais. O idiotipo de uma determinada imunoglobulina ou TCR expresso por uma célula B ou T transformada, respectivamente, identifica, de fato, aquele clone como uma única população de células malignas.

Produtos Gênicos de Célula Mutante

Vários antígenos tumorais são produtos de genes mutantes. Em todos os casos, estes antígenos resultaram de uma *mutação somática* (uma mudança genética inexistente no DNA normal autólogo). Frequentemente, estas mutações ocorrem em genes que codificam regiões funcionalmente importantes de proteínas expressas. Há vários exemplos bem caracterizados de antígenos tumorais que são derivados de produtos gênicos de células mutantes. A *leucemia mielogênica crônica* (*CML*) é caracterizada pelo *cromossoma Filadélfia*, um cromossoma 22 encurtado resultante de translocação recíproca entre o gene *bcr* no cromossoma 22 e o gene *abl* no cromossoma 9 [t(9;22)]. O equivalente molecular do t(9;22) pode ser detectado em praticamente todos os casos de CML. Ele se manifesta com a expressão de um gene de fusão *bcr/abl* que codifica RNAs quiméricos, que produzem grande quantidade de tirosina quinase codificada pelo gene *abl*. Este produto gênico quimérico parece ser, pelo menos em parte, responsável pela proliferação celular descontrolada. Terapia-alvo com um potente inibidor de tirosina quinase derivada de *bcr/abl* (Imatinib) mostrou-se altamente eficaz no tratamento da CML e de várias outras malignidades, incluindo os tumores estromais gastrintestinais.

Outro exemplo de produto gênico de célula mutante é visto em muitos casos de melanoma familiar. Esta doença está associada com uma mutação na *quinase-4 ciclina dependente*

⬤ QUADRO 19.2 Ativação de Proto-oncogenes Celulares nos Cânceres Humanos

Proto-oncogene	Mecanismo de Ativação	Mudança Cromossômica	Câncer Associado
c-*myc*	Rearranjo genético	Translocação: 8-14, 8-2 ou 8-22	Linfoma de Burkitt
c-*abl*	Rearranjo genético	Translocação, 9-22	CML
c-*H-ras*	Mutação pontual		Carcinoma de bexiga
c-*K-ras*	Mutação pontual		Carcinoma de pulmão e cólon
N-*myc*	Ampliação genética		Neuroblastoma

(***CDK-4***), que reduz a ligação ao seu inibidor (p16INK-4), que parece ser uma proteína supressora de tumores. Mais um exemplo de antígeno tumoral formado por um gene de célula mutante é a ***proteína p53*** mutante. A mutação de p53 gera uma mudança conformacional comum em p53a, uma proteína que normalmente age como supressor de crescimento celular. As mutações em p53 estão entre as mais comuns vistas nos tumores humanos e em animais de laboratório. Normalmente, elas ocorrem em regiões evolucionalmente conservadas do gene *p53* e resultam na superprodução de proteínas, que então servem como antígeno imunogênico para células B e T autólogas. Respostas em anticorpo e de célula T também são vistas quando mutações ocorrem em *ras,* proteínas codificadas por oncogenes. Proteínas mutantes *ras,* resultantes da substituição da glicina na posição 12 de *ras*, representam uma das mais comuns mutações em cânceres humanos.

Evidência em experimento mostra que a imunidade ao tumor pode ser induzida, *in vivo,* contra o peptídio p53 normal pelos peptídios p53 mutantes, se os peptídios mutantes forem administrados aos animais com IL-12, para promover respostas de célula T em direção a um fenótipo pró-inflamatório T_H1. Como p53 é normalmente superexpressa em células cancerosas, as respostas de células T citotóxicas emergentes podem destruir as células tumorais. Além disso, camundongos depletados geneticamente de p53 podem ser induzidos a gerar células T citotóxicas específicas para p53 normal que, se forem transferidas adotivamente para camundongos p53 selvagens, podem erradicar tumores superexpressando tal proteína sem causar autoimunidade no hospedeiro.

Antígenos Tumorais Codificados por Oncogenes

Embora uma ampla discussão sobre carcinogênese esteja além do objetivo deste capítulo, é importante resumir a ***teoria do oncogene*** para uma melhor compreensão das propriedades daquelas proteínas derivadas de oncogene, que podem se tornar antígenos tumorais. Sabe-se que todos os oncogenes retrovirais têm parentesco próximo com o genoma de praticamente todas as células normais de vertebrados, chamados genes c-*onc* ou ***proto-oncogenes***. Os produtos gênicos dos proto-oncogenes foram identificados como proteínas com funções conhecidas em células normais, tais como os receptores do fator de crescimento e transdutores de sinal. A teoria do oncoge-

ne postula que quando tais proto-oncogenes sofrem mutação, ou são ativados por mecanismos aberrantes, eles expressam de forma acentuada, ou inapropriada, as formas mutantes de seus produtos gênicos e, com isso, contribuem para as transformações neoplásicas e para o desenvolvimento de câncer. Os oncogenes são ativados de forma aberrante nas células somáticas em muitos tipos de câncer humano, incluindo carcinoma, sarcoma, leucemia e linfoma. Os principais mecanismos da ativação são a translocação cromossômica, a mutação ocasional e a ampliação gênica. O Quadro 19.2 oferece uma lista parcial dos proto-oncogenes conhecidos e dos cânceres a eles associados.

Estudos em animais mostraram que tumores induzidos por vírus oncogênicos exibem grande reatividade imunológica cruzada. Isto porque qualquer vírus oncogênico induz a expressão dos mesmos antígenos no tumor, não importando o tecido de origem ou da espécie animal. Assim, vírus DNA que infectam animais, tais como o poliomavírus, SV40, e o papilomavírus Shope, induzem tumores que exibem grande reatividade cruzada entre os vírus do mesmo grupo. Muitos vírus leucemogênicos, como o vírus da leucemia Rauscher, induzem a formação de tumores que exibem reatividade cruzada não somente com os vírus do grupo, mas também entre alguns outros grupos. Evidências consideráveis sugerem que vários cânceres humanos, tais como o linfoma de Burkitt, carcinoma nasofaríngeo, leucemia de célula T e carcinoma hepatocelular, são causados por vírus.

Conforme era previsto, as proteínas virais, que acabam servindo como antígenos tumorais, são expressas de forma intracelular como proteínas nucleares predominantes. Para os CTLs reconhecerem estes antígenos, eles devem ser processados e apresentados sob a forma de peptídios associados ao MHC de classe I. Estudos usando CTLs específicos para o SV40 confirmaram que estas células podem reconhecer fragmentos processados de proteínas que estão principalmente localizadas no espaço intracelular. Os antígenos tumorais característicos das células transformadas pelo SV40 e vários outros vírus, incluindo o poliomavírus, o adenovírus e o HPV, têm sido intensamente estudados; em muitos casos, eles estão claramente relacionados ao fenótipo transformado e ao estabelecimento da malignidade. Tais vírus têm os chamados ***genes de região inicial***, designados por *E1A/E1B* e *E6/E7*, que são transcritos durante os estágios iniciais da replicação viral e em células transformadas por adenovírus e papilomavírus humano, respectivamente. Como em outras categorias de antígenos tumorais, estas proteínas são candidatas a alvo para terapia.

Fatores Imunológicos que Influenciam a Incidência de Câncer

No final da década de 1950, surgiu uma hipótese para ajudar a explicar a principal razão do desenvolvimento da imunidade mediada por célula T durante a evolução dos vertebrados. Foi proposto que a principal função deste ramo do sistema imunológico era proporcionar uma defesa específica contra células próprias alteradas ou células neoplásicas. O termo *imunovigilância* foi criado para descrever o conceito de resistência imunológica contra o desenvolvimento do câncer. Entretanto, existe um reconhecimento crescente de que a imunovigilância representa apenas uma dimensão da complexa relação entre o sistema imunológico e o câncer. O conceito de imunovigilância é sustentado por estudos em animais imunocomprometidos e por estudos epidemiológicos de pacientes com várias imunodeficiências (primária, secundária ou adquirida); uma incidência aumentada de câncer está correlacionada com estes estados, mas somente cânceres associados a vírus ou, em alguns casos, exposição à UV. Em contrapartida, as formas mais comuns de câncer não estão aumentadas em indivíduos imunocomprometidos. No entanto, pacientes com doenças por imunodeficiência são, normalmente, suscetíveis às infecções virais e a certas neoplasias malignas (Quadro 19.3).

A ausência de imunovigilância em cânceres espontâneos ou naqueles induzidos por carcinógenos não implica que tais tumores não expressem antígenos tumorais imunogênicos. Estas células tumorais, como aquelas induzidas por vírus, são sensíveis à destruição imunológica. Todavia, o desenvolvimento natural de respostas imunológicas específicas ao tumor às vezes falha em impedir o desenvolvimento do câncer. De fato, trabalho recente mostrou que o sistema imunológico pode também promover o surgimento de tumores primários, com imunogenicidade reduzida, que são capazes de escapar ao reconhecimento e destruição imunológica. Estes achados impulsionaram o desenvolvimento da **hipótese de imunoedição** do câncer, para englobar mais amplamente o potencial das funções do sistema imunológico de proteger o hospedeiro e delinear o tumor durante o desenvolvimento tumoral. A imunoedição do câncer é um processo dinâmico composto por três fases: **eliminação, equilíbrio** e *escape* (Figura 19.1). A eliminação representa o conceito clássico da imunovigilância do câncer, o equilíbrio é o período de latência imunologicamente mediada após a destruição incompleta do tumor durante a fase de eliminação, enquanto o escape se refere ao crescimento final dos tumores que superaram todas as barreiras imunológicas. Na fase de eliminação, células e moléculas do sistema imunológico, inato e adaptativo, que compreendem a rede de imunovigilância para o câncer, podem erradicar o tumor em desenvolvimento e proteger o hospedeiro contra a formação do tumor. Se este processo não for bem-sucedido, as células tumorais podem entrar na fase de equilíbrio, onde podem ser mantidas permanentemente, ou serem moldadas imunologicamente pelos "editores" imunológicos para produzir novas populações de células tumorais diferentes. Eventualmente, estas variantes podem escapar do sistema imunológico, através de inúmeros mecanismos, e se tornarem clinicamente detectáveis na fase de escape. Mesmo nos estágios iniciais da tumorigênese, estas células podem expressar diferentes marcadores tumorais específicos e formar sinais pró-inflamatórios de "perigo", que iniciam o processo de imunoedição do câncer (Figura 19.1B).

MECANISMOS EFETORES DA IMUNIDADE CONTRA TUMOR

Até recentemente, a maioria das informações sobre os mecanismos imunológicos efetores, específicos dos antígenos tumorais, e a capacidade de destruírem as células tumorais, foi derivada de experimentos com tumores transplantados em animais ou de experimentos *in vitro*. Há agora uma enorme evidência que sugere que as respostas imunológicas, adaptativa e inata, também exercem importante papel no relacionamento entre o hospedeiro e o tumor nos seres humanos.

Os mecanismos imunológicos efetores que são potencialmente capazes de destruir tumores *in vitro* estão resumidos no Quadro 19.4. Em geral, a destruição das células tumorais por estes mecanismos é mais eficiente no caso de tumores dispersos (isto é, quando as células tumorais alvo estão em uma suspensão de células individualizadas) do que no caso de tumores

QUADRO 19.3 Neoplasias Malignas de Incidência Aumentada em Pacientes Imunodeficientes

Tipo de Imunodeficiência	Câncer	Vírus Associado[a]
Primário (congênito)	Carcinoma hepatocelular	HBV
	Linfoma de célula B	EBV
Secundário (por exemplo, induzido por fármaco)	Linfoma de célula B	EBV
	Carcinoma de célula escamosa (pele)	HPV
	Carcinoma hepatocelular	HBV
	Carcinoma cervical	HPV
AIDS	Carcinoma celular	HBV
	Carcinoma cloacogênico ou oral	HPV
	Linfoma de célula B	EBV

[a]HBV, vírus da hepatite B; EBV, vírus Epstein-Barr; HPV, papiloma vírus humano.

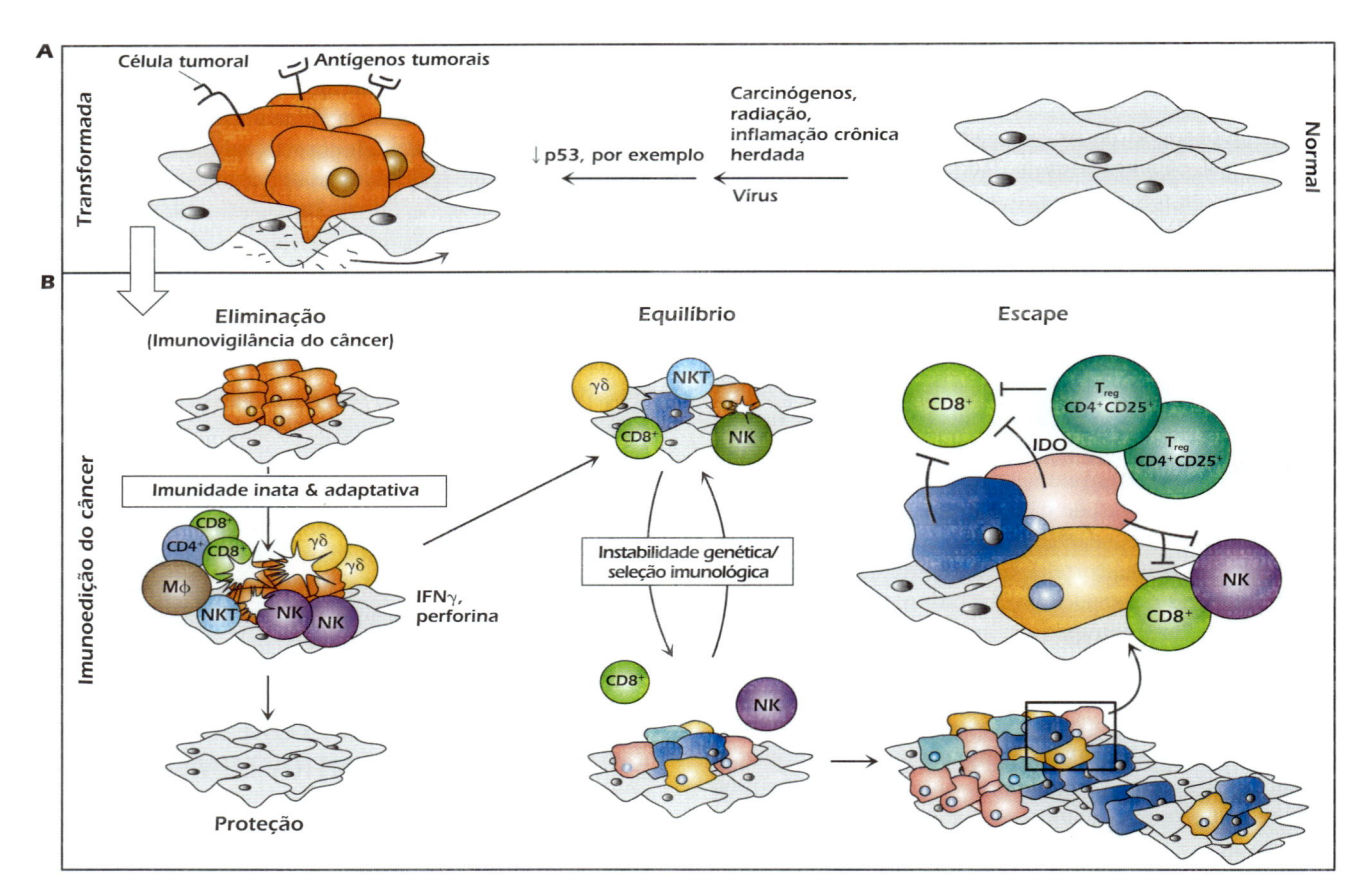

● Figura 19.1   As três fases da imunoedição do câncer: eliminação, equilíbrio e escape. (Adaptado de GP Dunn, LJ Old e RD Schreiber (2007): *Immunity* 21: 137.)

● QUADRO 19.4   Mecanismos Efetores na Imunidade Contra o Câncer

Mecanismo Efetor	Comentários
Anticorpos e células B (lise mediada pelo complemento, opsonização)	Função pouco compreendida na imunidade contra tumores
Células T (citólise, apoptose)	Crítico na rejeição de tumores induzidos por vírus ou produtos químicos
Células NK (citólise, ADCC, apoptose)	Células tumorais não expressando nenhum dos alelos de classe I do MHC são efetivamente rejeitadas pelas células NK
Células LAK (citólise, apoptose)	Respostas antitumorais vistas em certos cânceres humanos seguindo cânceres pós-transferência adotiva de células LAK
Macrófagos e neutrófilos (citostase, citólise, fagocitose)	Podem ser ativadas por produtos bacterianos para destruir ou inibir o crescimento de célula tumoral
Citocinas (apoptose, recrutamento de células inflamatórias)	A inibição de crescimento pode ocorrer pela transferência adotiva de células tumorais transfectadas com certas citocinas (por exemplo, GM-CSF)

sólidos, provavelmente porque as células dispersas são mais acessíveis à ação imunológica.

A qualidade e a dimensão de uma resposta imunológica aos antígenos tumorais dependem do contexto da apresentação do antígeno. Em respostas imunológicas normais, quando células dendríticas (DCs), agindo como APC, encontram certos sinais de perigo resultantes de dano celular ou invasão por um patógeno (por exemplo, RNA de dupla fita), elas são ativadas e amadu-

recem para produzir citocinas que promovem a diferenciação de células T_H0 CD4+ em células T_H1 (Capítulo 11). Tal ativação de DC, então, promove respostas imunológicas mediadas por célu-las. Alternativamente, quando as DCs ativadas polarizam as cé-lulas T_H0 em direção ao fenótipo T_H2, as respostas em anticorpo são facilitadas. Ambos os tipos de respostas imunológicas po-dem, teoricamente, participar da destruição de células tumorais. Entretanto, muitas estratégias baseadas em imunoterapia são direcionadas para promover respostas mediadas por células, já que a destruição das células tumorais pelos CTLs é o principal objetivo.

Resposta de Célula B Contra Tumores

Foi mostrado que ambos os anticorpos IgG e IgM destroem células tumorais *in vitro* na presença de complemento. Vários estudos conduzidos em camundongos indicam que anticorpos antitumorais são efetivos *in vivo* para destruir células de leucemia e linfoma e para reduzir metástase de vários outros sistemas tumorais. Entretanto, outros estudos *in vivo* e *in vitro* mostraram que os mesmos anticorpos na presença de complemento são ineficientes para destruir as células do mesmo tumor quando estes se apresentam em forma sólida.

Destruição de Células Tumorais por Opsonização e Fagocitose.
A destruição de células tumorais por fagocitose foi demonstrada *in vitro*, mas somente na presença de soro imune antitumor e complemento. A importância destes achados *in vivo* permanece desconhecida.

Perda das Propriedades Adesivas das Células Tumorais Mediadas por Anticorpo.
A atividade metastática de certos tipos de tumor requer a adesão das células tumorais entre si e ao tecido circundante. Anticorpos direcionados contra a superfície da célula tumoral podem interferir nas propriedades de adesão das células tumorais. Assim como a destruição por opsonização e fagocitose, a importância deste mecanismo *in vivo* é desconhecida.

Resposta Celular Contra Células Tumorais

Destruição de Células Tumorais por Linfócitos T.
A destruição de células tumorais *in vitro* por células T específicas para o antígeno tumoral foi demonstrada inúmeras vezes para vários tumores, tanto dispersos quanto sólidos. Além disso, a partir de muitos estudos com animais para experimentos (principalmente, mas não exclusivamente, camundongos), existe forte evidência de que células T citotóxicas específicas para tumores sejam responsáveis pela destruição de tumores induzidos por vírus *in vivo*. Conforme discutido adiante, certas citocinas são peças essenciais nas respostas antitumorais mediadas por CTLs, incluindo IFN-α e TNF. Células T auxiliares CD4+ também exercem o papel principal na indução, regulação e manutenção de tais CTLs.

Citotoxicidade Mediada por Célula Dependente de Anticorpo.
A citotoxicidade celular dependente de anticorpo (ADCC) envolve (1) a ligação de anticorpos específicos ao tumor à superfície das células tumorais; (2) a interação de várias células, tais como granulócitos e macrófagos, que dispõem de receptores de superfície para a porção Fc do anticorpo ligado à célula tumoral; e (3) a destruição das células tumorais por substâncias liberadas destas células que têm receptores para a porção Fc do anticorpo. A importância de tais mecanismos na destruição das células tumorais *in vivo* ainda não está clara.

Destruição de Células Tumorais pelas Células NK, NK/T e Células Citocidas Ativadas por Citocinas.
Conforme discutido em capítulos anteriores, as células NK constituem uma população de células linfoides que representam entre 10%-20% das células mononucleares do sangue periférico, capazes de lisar células tumorais com MHC de classe I negativo e células infectadas por vírus (ver Fig. 2.5). A maioria das células NK está localizada no sangue periférico, linfonodos, baço e medula óssea, mas podem ser induzidas a migrar para o local de inflamação por diferentes quimioatraentes, incluindo as quimiocinas.

As células NK têm receptores para a região Fc da IgG (CD16) e podem participar da ADCC (ver Capítulo 4). Assim como os macrófagos ativados, as células NK secretam TNF-α, que provoca hemorragia e necrose tumoral; no entanto, o exato mecanismo pelo qual as células NK reconhecem e matam as células tumorais ainda não está claro. Mais recentemente, evidências obtidas indicam que as células NK/T constituem outra população de células do sistema imunológico inato, que é essencial para a eliminação de tumor *in vivo* (ver Capítulo 2).

As células citocidas ativadas por citocinas [historicamente e atualmente chamadas de células citocidas ativadas por linfocinas (LAK)] são células matadoras específicas para o tumor obtidas de pacientes. Elas têm sido utilizadas com pouco sucesso para tratar pacientes com tumores sólidos; novas estratégias usando células T isoladas de tumores, chamadas de infil-

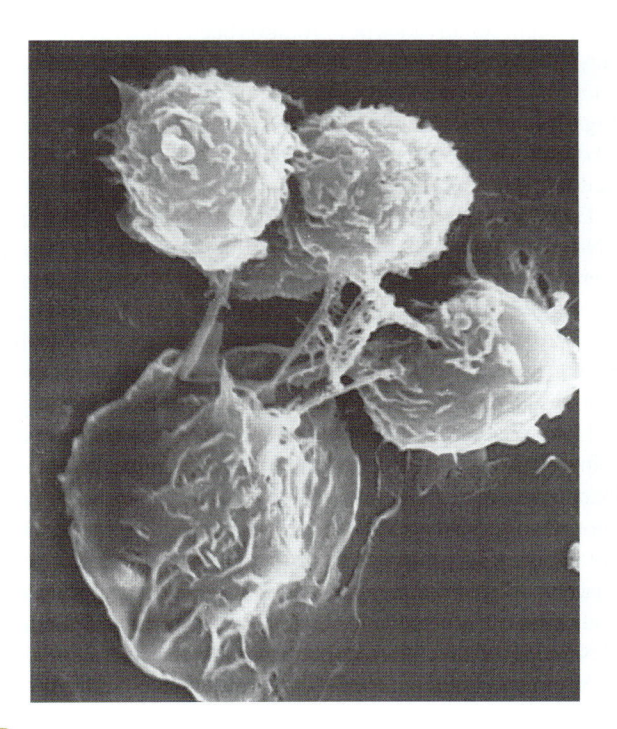

● Figura 19.2 Micrografia eletrônica de varredura mostrando macrófagos ativados com filamentos estendendo-se pela superfície de três células de melanoma ($\times$ 4.500). (Cortesia fotográfica do Dr. K.L. Erickson, School of Medicine, University of California, Davis. Reprodução com permissão de Lippincott/Harper and Row.)

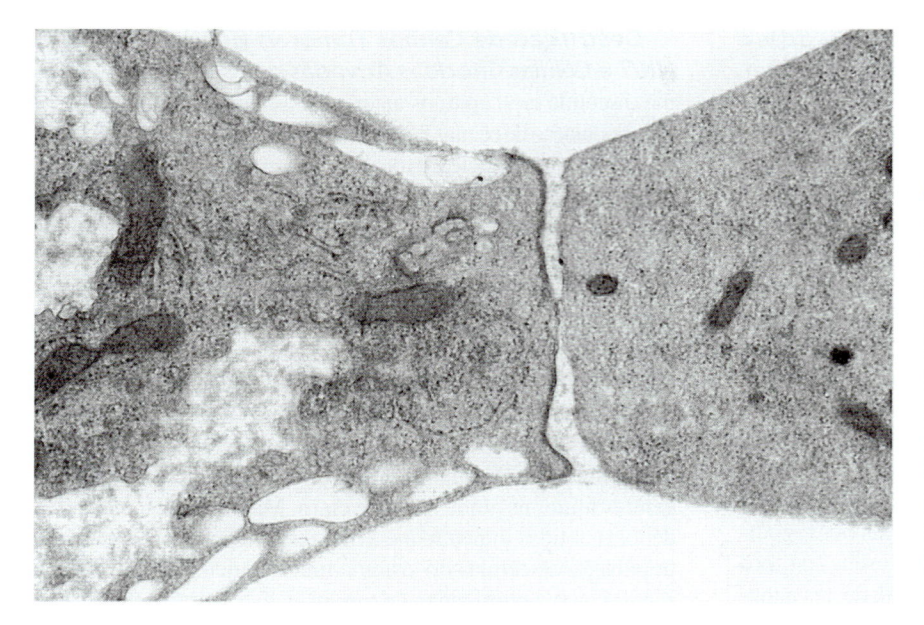

● Figura 19.3 O beijo da morte. Foto de microscopia eletrônica mostrando o ponto de contato entre um macrófago ativado (à esquerda) e uma célula de melanoma, após 18 h de cocultura, levando à citólise da célula do melanoma-alvo. Material floculento é encontrado entre as células; uma placa densa está associada com as membranas celulares dos prolongamentos do macrófago; microtúbulos também aparecem nestas projeções ($\times$ 26.000). (Cortesia fotográfica do Dr. K. L. Erickson, School of Medicine, University of California, Davis. Reprodução com permissão de Lippincott/Harper and Row.)

trados linfocitários tumorais (TILs), e transferidas adotivamente para pacientes, mostraram constituir uma promessa terapêutica.

Destruição de Células Tumorais por Neutrófilos e Macrófagos Ativados.

Normalmente, macrófagos e neutrófilos não são citotóxicos para as células tumorais *in vitro*. Eles podem ser ativados por produtos bacterianos *in vitro* para causar citostasia ou citólise seletiva de células malignas. Os macrófagos podem também se tornar altamente citotóxicos (Figs. 19.2 e 19.3) quando ativados por citocinas; a mais notável dentre elas é o IFN-γ produzido por uma população de linfócitos T ativados, que, por si próprios, não são citotóxicos.

Estas células T CD4+ são específicas do tumor: Elas liberam IFN-γ após a ativação pelo antígenos tumoral. Outras citocinas liberadas por estes linfócitos T ativados por antígeno atraem macrófagos para o local. O IFN-γ também impede a migração de macrófagos para longe do antígeno. O mecanismo de ativação dos macrófagos, pelas células T específicas para antígenos tumorais, é semelhante aos mecanismos envolvidos nas reações DTH na rejeição ao enxerto ou na morte dos microorganismos: Células T antígeno-específicas são ativadas pelos antígenos e liberam citocinas que atraem e ativam macrófagos. Estes macrófagos ativados são citotóxicos para microorganismos, células tumorais e mesmo para células "próprias" próximas a eles. A atividade danosa e letal dos macrófagos ativados é devida a vários produtos que eles liberam, especialmente enzimas lisossômicas e TNF-α. Evidências cada vez maiores indicam que a destruição de células tumorais por macrófagos ativados ocorre *in vivo*. A resistência ao tumor, por exemplo, pode ser anulada através da depleção específica dos macrófagos, enquanto a resistência aumentada ao tumor é acompanhada de uma elevação no número de macrófagos ativados. Finalmente, macrófagos ativados são frequentemente encontrados no local de regressão do tumor. No entanto, a relação entre o tumor e os macrófagos associados ao tumor é bastante complexa. Se, por um lado, os macrófagos podem e matam células tumorais, foi mostrado também que macrófagos e células tumorais produzem de forma recíproca fatores de crescimento, levando quase a uma relação de simbiose. Assim, mudanças no delicado balanço entre macrófagos e células tumorais podem afetar drasticamente o destino do tumor.

Citocinas

Conforme discutido anteriormente e no Capítulo 11, as citocinas têm uma variedade de funções secundárias que podem facilitar os mecanismos efetores na imunologia do câncer. Dependendo das citocinas produzidas, os mecanismos imunológicos efetores podem ser estimulados ou inibidos. Consequentemente, a imunidade adquirida, e/ou inata, pode tanto estimular quanto inibir o desenvolvimento de células prémalignas ou malignas. Os efeitos promotores do crescimento das citocinas podem ser vistos em certas células tumorais que produzem e respondem às citocinas de maneira autócrina. De forma semelhante, a produção de TGF-β por alguns tumores estimula o crescimento tumoral em função das propriedades angiogênicas e imunossupressoras destas citocinas.

Citocinas como TNF-α e IFN-γ têm efeitos antitumorais porque, dentre outras funções, elas regulam positivamente os antígenos de MHC de classe I e II em algumas células tumorais. A expressão reduzida destes antígenos permite que as células tumorais escapem das ações das células T citotóxicas e NK. Desta forma, citocinas que regulam positivamente os antígenos do MHC facilitam mecanismos efetores importantes mediados por célula. Os efeitos causados por altos níveis prolongados de certas citocinas foram estudados usando células tumorais transfectadas com genes de citocinas. A transfecção com genes codificadores de citocinas IL-1, IL-7, IL-12, GM-CSF ou IFN-γ, seguida pela transferência adotiva de tais células para camundongos com tumor, mostrou inibir significativamente o crescimento tumoral. O GM-CSF e a IL-12 são normalmente usados em vacinas antitumorais pré-clínicas ou clínicas.

LIMITAÇÕES DA EFICIÊNCIA DAS RESPOSTAS IMUNOLÓGICAS CONTRA TUMORES

Não há dúvida de que uma resposta imunológica possa ser induzida contra os tumores. Por que, então, apesar da resposta imunológica, o tumor continua a crescer no hospedeiro? Vários mecanismos possíveis podem ser operacionais, tanto sozinhos quanto em combinação com outros. Conforme mostrado no Quadro 19.5, fatores relacionados ao tumor e ao

 QUADRO 19.5 Mecanismos de Escape do Tumor à Destruição Imunológica

Relacionado ao tumor	*Incapacidade de o tumor proporcionar um antígeno-alvo adequado*
	• Falta de epítopo antigênico (antígeno tumoral)
	• Falta de molécula de classe I do MHC
	• Processamento antigênico deficiente pela célula tumoral
	• Modulação antigênica
	• Disfarce antigênico do tumor
	• Resistência da célula tumoral à via tumoricida efetora
	Incapacidade de o tumor induzir uma resposta imunológica efetiva
	• Falta de epítopo antigênico
	• Reduzida expressão de MHC ou antígeno tumoral pelo tumor
	• Falta de sinal coestimulatório
	• Produção de substâncias inibitórias (por exemplo, citocinas) pelo tumor
	• Liberação de antígeno tumoral e indução à tolerância
	• Indução de defeitos de sinalização da célula T pela carga tumoral
Relacionado ao hospedeiro	*Incapacidade de o hospedeiro responder aos antígenos das células tumorais*
	• Supressão imunológica ou deficiência do hospedeiro, incluindo apoptose e defeitos de sinalização de células T, em função de carcinógenos (físicos ou químicos), infecções ou idade
	• Apresentação deficiente de antígenos tumorais pela APC do hospedeiro
	• Incapacidade de os efetores do hospedeiro alcançarem o tumor (por exemplo, barreira estromal)
	• Incapacidade de o hospedeiro matar as variantes das células tumorais por causa dos antígenos imunodominantes nas células tumorais parentais
	• Impedimento da imunidade ao tumor por T_{reg}

hospedeiro podem influenciar no escape das células tumorais à destruição pelo sistema imunológico.

Os fatores relacionados ao tumor, ligados à imunossensibilidade defectiva, variam desde a ausência de um epítopo antigênico até a resistência das células tumorais contra as vias efetoras tumoricidas. A imunogenicidade defectiva do tumor também pode ser resultante do escape do tumor à destruição imunológica. Aqui, mais uma vez, a falta de um epítopo antigênico encabeça uma lista de possíveis mecanismos. Vários outros mecanismos, incluindo a falta de expressão de moléculas coestimulatórias pelas células tumorais, a liberação dos antígenos tumorais e subsequente indução à tolerância, também podem contribuir para a incapacidade de tais células induzirem respostas imunológicas. Finalmente, o ambiente estromal é importante para prevenir ou permitir a destruição imunológica das células tumorais. Sob certas circunstâncias, o estroma é o local de ciclos parácrinos estimulatórios que levam ao rápido crescimento das células malignas e, assim, impedem a destruição imunológica.

Os mecanismos relacionados ao hospedeiro e que promovem a evasão dos tumores da destruição imunológica também estão resumidos no Quadro 19.5. Tais mecanismos incluem a imunossupressão, a contenção pelas células T_{reg} da imunidade ao tumor, a apresentação deficiente dos antígenos tumorais pelas APCs e a incapacidade de os mecanismos efetores do hospedeiro alcançarem o tumor devido às barreiras estromais. No entanto, o possível local privilegiado onde o tumor se encontra pode facilitar a imunoevasão. Finalmente, estudos mostraram que a expressão de antígeno tumoral imunodominante tende a impedir a sensibilização a outros antígenos tumorais evitando, assim, o ataque imunológico às variantes.

A imunossupressão inespecífica mediada pelas células tumorais também pode permitir que tumores escapem da destruição imunológica. Certos tipos de tumores sintetizam vários compostos, tais como prostaglandinas, que reduzem muitos aspectos da resposta imunológica. No entanto, o papel deste mecanismo no escape da destruição pela resposta imunológica ainda não está claro.

Finalmente, a resposta imunológica e seus vários componentes têm capacidade limitada de destruição efetiva dos tumores (ou, da mesma forma, microrganismos invasores). Assim, embora a imunização possa resultar em proteção efetiva contra uma dose de células tumorais, o que seria letal, ela se torna ineficiente se a dose de células tumorais for suficientemente grande. Frente a uma resposta imunológica, a progressão do crescimento do tumor em um hospedeiro imunocompetente pode ser devida ao rápido aumento da massa do tumor, que ultrapassa o aumento da capacidade da resposta imunológica; a grande massa de tumor, eventualmente, se sobrepõe a qualquer efeito da resposta imunológica.

 ## IMUNODIAGNÓSTICO

O imunodiagnóstico dos tumores pode ser realizado para alcançar dois objetivos distintos: (1) a detecção imunológica de antígenos específicos de células tumorais e (2) a quantificação da resposta imunológica do hospedeiro ao tumor. O imunodiagnóstico é baseado na reatividade imunológica cruzada em que métodos imunológicos podem ser usados para detectar antígenos tumorais e outros "marcadores" nos casos onde tais antígenos tumorais exibam similaridades de indivíduo para indivíduo. Na presença de tal reação imunológica cruzada, anticorpo ou linfócitos de indivíduos com o mesmo tipo de tumor poderiam reagir de maneira cruzada com os antígenos do tumor, não importando de qual pessoa ele foi derivado. Embora esta abordagem seja útil para monitorar pacientes na recorrência do tumor pós-terapia, nenhum marcador tumoral tem especificidade ou sensibilidade indiscutível para aplicação no diagnóstico inicial ou na triagem de câncer sólido.

Conforme discutido anteriormente neste capítulo, células tumorais podem expressar produtos citoplasmáticos, de superfície celular ou secretados que são diferentes em natureza e/ou em quantidade daqueles produzidos por suas células equivalentes normais. Devido à fraca antigenicidade dos marcadores específicos de tumores, tais diferenças qualitativas ou quantitativas têm sido normalmente demonstradas através do uso de anticorpos produzidos em animais xenogeneicos. O uso de anticorpos monoclonais murinos aumentou significativamente a especificidade do imunodiagnóstico humano de células tumorais e seus produtos. Atualmente, os anticorpos monoclonais estão sendo utilizados não somente na detecção de antígenos e produtos associados à presença de células tumorais, mas também na localização e formação de imagem dos tumores. Injeção de anticorpos antitumorais específicos marcados radioativamente (radioimunoconjugados), no indivíduo com desenvolvimento de tumor, permite a visualização dos anticorpos radiomarcados, ligados ao tumor, através da tomografia acoplada a computador (CAT). Este método facilita a detecção de pequenas metástases assim como de massa de tumor primário. Alguns dos mais amplamente usados e confiáveis métodos de imunodiagnóstico para a detecção de malignidades estão descritos a seguir.

Detecção de Proteínas de Mieloma Produzidas por Plasmócitos Tumorais

Concentrações séricas altas anormais de imunoglobulinas monoclonais de um certo isotipo de Ig ou a presença de cadeias leves destas imunoglobulinas (proteínas de Bence Jones) na urina são indicativas de tumores de plasmócitos. A concentração destas proteínas de mieloma no sangue ou na urina é reflexo da massa tumoral. Consequentemente, a eficiência e a duração da terapia tumoral podem ser monitoradas por medições periódicas da concentração de proteínas do mieloma no soro e na urina.

Detecção de α-Fetoproteína

A α-fetoproteína (AFP) é a principal proteína produzida pelas células hepáticas do feto e é encontrada no soro fetal. Após o nascimento, o nível da AFP cai para aproximadamen-

te 20 ng/ml. Níveis da AFP estão elevados em pacientes com câncer de fígado (hepatomas), mas também estão elevados nos carcinomas embrionários de ovário ou testículos, assim como em doenças hepáticas não cancerosas como cirrose e hepatite. Concentrações séricas de AFP de 500-1.000 ng/ml são normalmente indicativas da presença de tumor produtor desta proteína, por isso, é necessário monitorar tais níveis para verificar a regressão ou progressão do tumor.

Antígeno Carcinoembrionário

Antígeno carcinoembrionário (CEA) é o nome dado a uma glicoproteína produzida normalmente pelas células que revestem o trato gastrintestinal, particularmente o cólon. Se estas células se tornam malignas, a sua polaridade pode mudar e desta forma o CEA é liberado no sangue e não no cólon. As concentrações sanguíneas do CEA excedendo a 2,5 ng/ml são geralmente indicativas de malignidade; assim, monitorar os níveis do CEA é útil no acompanhamento do crescimento ou regressão do tumor. Entretanto, mais uma vez, níveis do CEA, no sangue, mais elevados do que o normal podem ser devidos a doenças não cancerosas, tal como cirrose hepática ou doenças inflamatórias do trato intestinal ou pulmão.

Detecção do Antígeno-específico da Próstata

O antígeno-específico da próstata (PSA) é uma glicoproteína, localizada nas células do ducto epitelial da glândula prostática, que pode ser detectada em baixas concentrações no soro de homens saudáveis. Níveis acima de 8-10 ng/ml no sangue são sugestivos de câncer de próstata. Testes confirmatórios são necessários uma vez que prostatite e hipertrofia benigna da próstata também podem liberar PSA, derivada do epitélio glandular da próstata, na circulação sanguínea. O teste é especialmente útil para monitorar o aumento ou decréscimo significativo dos níveis sanguíneos de PSA, que se correlacionam com o aumento ou redução do tamanho do tumor.

Antígeno-125 Associado ao Câncer

Um procedimento clinicamente útil para o diagnóstico e monitoramento da terapia para o câncer ovariano envolve a medida por imunodiagnóstico dos níveis séricos do antígeno 125 associado ao câncer (CA-125). No entanto, níveis circulantes de CA-125 também aumentam durante processos inflamatórios peritoneais.

Anticorpo Monoclonal B72.3 Radiomarcado

O B72.3 é um anticorpo monoclonal que reconhece todos os carcinomas humanos (antígeno pancarcinoma). Este reagente está sendo utilizado em estudos de localização de tumores para encontrar depósitos tumorais ocultos.

Existem outros marcadores associados às malignidades tais como enzimas e hormônios que podem ser detectados por métodos imunológicos. Determinações qualitativas assim como quantitativas de todos os marcadores tumorais são úteis no acompanhamento da extensão da malignidade e do efeito da terapia.

 ## IMUNOPROFILAXIA TUMORAL

O desenvolvimento mais recente na imunoprofilaxia tumoral se refere ao uso aprovado da proteína L1 do capsídio do HPV para prevenir o câncer cervical em mulheres. A abundância de evidências epidemiológicas e moleculares levou à conclusão de que, praticamente, todos os casos de câncer cervical e seu precursor de lesões intraepiteliais são o resultado de infecções com um ou outro subgrupo de HPVs. Embora a duração da proteção proporcionada por esta vacina seja desconhecida, uma vez que as respostas em anticorpo induzidas são, provavelmente, HPV-específicas, a imunização deve ocorrer antes da exposição ao vírus. Vacinas de segunda geração em desenvolvimento estão focadas nas estratégias futuras de imunização, que podem oferecer proteção após exposição ao HPV.

Outros antígenos tumorais que foram caracterizados em nível molecular também têm sido usados junto com os vetores virais (tal como a vacínia), para vacinar ativamente o hospedeiro. A imunização ativa também tem sido estudada pela injeção intramuscular de formas de plasmídio de DNA nu (*vacinas de DNA*), com o objetivo de expressão, pela célula muscular, do antígeno tumoral característico. Em alguns estudos, os genes que codificam citocinas, tais como o GM-CSF, a IL-2 e a IL-12, também são introduzidos para melhorar a apresentação de antígenos tumorais pelas células dendríticas no local de injeção.

Uma estratégia de imunização direcionada aos vírus oncogênicos também é esperada para melhorar a profilaxia contra cânceres associados a vírus. De forma experimental, esta abordagem tem sido bem-sucedida na proteção de galinhas contra a doença de Marek; além disso, um significativo grau de proteção contra a leucemia e sarcoma de felinos tem sido alcançado pela imunização de gatos com o respectivo vírus oncogênico. A imunização contra o próprio tumor necessita que ele tenha antígenos específicos e que estes reajam imunologicamente de forma cruzada com qualquer tipo de vacina preparada. Literalmente, há milhares de relatos da efetiva imunização contra tumores transplantados em animais usando como imunógenos (1) doses subletais de células tumorais hepáticas, (2) células tumorais nas quais a replicação foi bloqueada, (3) células tumorais com a superfície da membrana plasmática modificada enzimática ou quimicamente e (4) extratos de antígenos da superfície de células tumorais não modificados ou quimicamente modificados. Apesar deste sucesso relatado na proteção experimental de animais contra tumores transplantados, a eficácia da imunoprofilaxia contra tumores espontâneos ainda não foi suficientemente avaliada nos seres humanos. Esta falta de dados está relacionada com a necessidade de imunógenos apropriados e ao perigo de se produzirem elementos imunológicos que podem, de fato, aumentar a metástase sendo assim deletérios ao hospedeiro.

 ## IMUNOTERAPIA

Leonardo da Vinci (1452–1519) escreveu que "o supremo azar é quando a teoria supera a realização". Infelizmente, esta é uma imagem precisa do atual estado da imunoterapia do câncer. A imunoterapia engloba inúmeras intervenções e técnicas com o objetivo comum de estimular as respostas imunológicas que são destrutivas às células tumorais. Numerosas tentativas têm sido feitas para tratar cânceres nos animais e seres humanos pela imunologia. Embora relatos de imunoterapia bem-sucedida de cânceres humanos estejam surgindo na literatura, até o momento ela não foi provada como tratamento

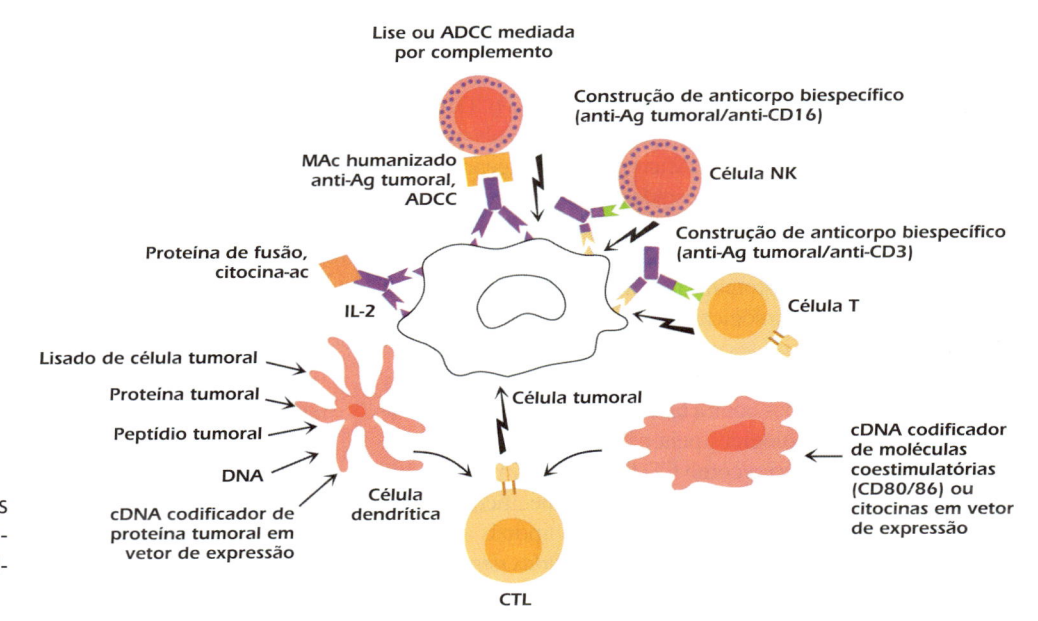

Figura 19.4 Estratégias atuais na imunoterapia experimental: Ag, antígeno; MAc, anticorpo monoclonal.

eficiente para o câncer, tanto quando usada apenas como tratamento, quanto como auxiliar em outras terapias, tais como quimioterapia, radioterapia ou cirurgia.

Atualmente, uma ampla gama de estratégias está sendo utilizada na imunoterapia experimental de tumores (ver Fig. 19.4). **Anticorpos monoclonais tumor-específicos** podem mediar a citólise, tanto por envolver as células NK através de seus receptores Fc (ADCC), quanto pela ativação do complemento. O rituximabe (anti-CD20) constitui o primeiro anticorpo monoclonal a ser registrado para o tratamento de linfomas de células B. Estudos aleatórios demonstraram sua atividade em linfoma folicular, linfoma de células do manto e linfoma difuso de grande célula B em pacientes não tratados ou recorrentes.

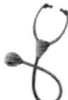

Linfoma Folicular

Devido a sua alta atividade e baixa toxicidade, o rituximabe transformou o destino dos pacientes com linfoma de célula B. Outros exemplos de anticorpos monoclonais hoje em uso em tumores são o anti-CD20, para o tratamento de certos linfomas, e o anti-Her2/neu-1 para o tratamento de determinados pacientes com câncer de mama e ovariano. Testes de imunoterapia do câncer estão sendo realizados, em que toxinas (como a ricina) ou isótopos radioativos, ligados a anticorpos tumorais específicos, são administrados especificamente para que as células tumorais sejam diretamente eliminadas. O nível de eficácia destas **imunotoxinas** no tratamento de câncer precisa ser estabelecido. Anticorpos xenogeneicos (anticorpos monoclonais murinos anti-humanos), que foram criados por engenharia molecular usando a tecnologia do DNA recombinante para humanizar suas regiões constantes (ver Capítulo 5), também estão sendo testados como candidatos à imunoterapia. A formação de **anticorpo biespecífico,** moldado para atrair células imunológicas efetoras a entrar em contato com as células do tumor e para, simultaneamente, estimular a atividade citotóxica das células efetoras, também está sob investigação. Exemplos incluem anticorpos que reconhecem antígenos tumorais característicos e receptores Fc de IgG (CD16) que ativam as células NK. Da mesma forma, anticorpo biespecífico construído para conter Fab específico para os antígenos tumorais e CD3 também estão sendo estudados. Uma abordagem relativamente nova envolve a criação de proteínas de fusão recombinantes consistindo de anticorpos antitumor e citocinas (**imunocitocinas**). Tais proteínas de fusão são destinadas para concentrar funções imunológicas efetoras mediadas por citocina no local do tumor. Várias abordagens são idealizadas para estimular ou apoiar a função de CTLs específicos para o tumor. Os CTLs podem ser ativados contra tais antígenos pelas células tumorais tornadas imunológicas pela expressão de citocinas ou moléculas coestimulatórias como CD80/CD86. Um método altamente eficiente para o estímulo dos CTLs específicos para os tumores envolve a apresentação de peptídios tumorais antigênicos às moléculas de classe I do MHC pelas **células dendríticas**. Estas APCs altamente eficientes, normalmente expressam altos

níveis de moléculas coestimulatórias de superfície celular, dessa forma aumentando a capacidade de apresentar antígenos tumorais para as células T efetoras (ver Capítulos 8 e 10). As células dendríticas podem ser carregadas diretamente com peptídios. Elas podem, também, ser expostas a lisados de célula tumoral, proteínas tumorais ou transfecção de cDNA derivado de tumor em um vetor de expressão e, a seguir, transferidas adotivamente para um hospedeiro portador de tumor na tentativa de ativar as células T citotóxicas para destruir as células tumorais.

Anticorpos monoclonais imunoestimulatórios e, em particular, anti-CTLA-4 também foram utilizados em vacinas antitumorais para potencializar as respostas antitumorais. Pelo fato de o CTLA-4 ser um inibidor das respostas de células T, ele pode restringir as respostas imunológicas antitumorais. O ipilimumabe é um anticorpo monoclonal anti-CTLA-4 totalmente humano que supera a supressão de célula T mediada pelo CTLA-4 para aumentar a resposta imunológica contra os tumores. Estudos pré-clínicos e clínicos iniciais de pacientes com melanoma avançado mostraram que o ipilimumabe promove atividade antitumoral quando usado como monoterápico e quando utilizado em combinação com outros tratamentos como quimioterapia, vacinas ou citocinas.

Tentativas na imunoterapia de malignidades animais e humanas também objetivaram o aumento da imunidade específica anticâncer, utilizando a elevação inespecífica da resposta imunológica. Em particular, o estímulo de macrófagos usando BCG ou *Corynebacterium parvum* tem sido utilizado com algum sucesso. Um exemplo é o uso do BCG para o tratamento de pacientes com câncer de bexiga urinária superficial residual. Instilações repetidas de micobactérias vivas na bexiga, via cateter, após cirurgia, tornaram-se o tratamento de escolha para o câncer superficial de bexiga. Finalmente, o uso de anticorpos monoclonais anti-CTLA-4 em determinados protocolos de vacinação antitumoral mostra-se promissor.

Experimentos também estão em progresso investigando os efeitos da regressão tumoral por várias citocinas, como IFN-α, IFN-β, IFN-γ, IL-1, IL-2, IL-4, IL-5, IL-12, TNF e outras, tanto isoladamente quanto em combinação. No momento, tais experimentos são, em grande parte, inconclusivos. Células LAK e TIL também foram aplicadas clinicamente no tratamento de câncer, apresentando resultados variáveis. As células LAK são produzidas *in vitro* através do cultivo de linfócitos periféricos, do próprio paciente, com IL-12. Após reinfusão no paciente, grande melhora foi conseguida em inúmeros casos. Sucesso tem sido documentado no uso de TILs transferidos adotivamente para pacientes com melanoma. Estes linfócitos são removidos de biopsia de tumor e expandidos *in vitro* com IL-2; quando de volta para a pessoa com o câncer, sua atividade antitumoral tem sido muitas vezes maior do que a das células LAK, reduzindo assim a quantidade necessária para a terapia.

Nosso crescente conhecimento sobre o câncer e o sistema imunológico continua a aperfeiçoar e desenvolver novas estratégias imunoterapêuticas. Tais estratégias devem, portanto, ser avaliadas cuidadosamente em modelos pré-clínicos para assegurar seu potencial. A grande promessa de exploração do sistema imunológico para o tratamento e prevenção de câncer deve ser moderada pelos poucos exemplos de eficácia documentada que surgiram, assim como os riscos envolvidos. Apesar disso, graças ao rápido avanço na biotecnologia e identificação molecular de antígenos tumorais humanos, estamos entrando numa nova era na imunoterapia do câncer. No presente, a imunologia do tumor tem melhorado significativamente o diagnóstico do câncer e é provável que os métodos de diagnóstico baseados na imunologia continuarão a oferecer novas e melhores formas para detectar células tumorais e monitorar o seu crescimento.

RESUMO

1. A imunologia dos tumores lida com (a) aspectos imunológicos da relação hospedeiro-tumor e (b) a utilização da resposta imunológica para o diagnóstico, profilaxia e tratamento do câncer.

2. Os antígenos tumorais induzidos pelos carcinógenos não reagem imunologicamente de forma cruzada. Por outro lado, intensa reatividade cruzada é exibida com antígenos tumorais induzidos por vírus. Vários tipos de tumores produzem substâncias oncofetais que, normalmente, estão presentes durante o desenvolvimento embrionário.

3. A resposta imunológica aos tumores envolve tanto a resposta imunológica humoral quanto a celular. A destruição das células tumorais pode ser alcançada por (a) anticorpos e complemento, (b) fagocitose, (c) perda das propriedades de adesão das células tumorais causada pelos anticorpos, (d) linfócitos T citotóxicos e auxiliares, (e) ADCC e (f) macrófagos, neutrófilos, células NK, NK/T e LAK ativadas.

4. A resposta imunológica aos tumores parece ser importante, conforme indicado pela incidência aumentada de tumores em hospedeiros imunossuprimidos e pela presença de componentes imunológicos no local da regressão tumoral. Entretanto, esta resposta imunológica ao tumor pode não ser eficaz em eliminá-lo devido a vários mecanismos relacionados ao tumor e ao hospedeiro.

5. O imunodiagnóstico pode ser diretamente orientado para a detecção de antígenos tumorais ou pode também objetivar a resposta imunológica do hospedeiro contra o tumor.

6. A imunoprofilaxia pode ser dirigida contra os vírus oncogênicos ou contra o próprio tumor.

7. A imunoterapia de malignidade emprega várias preparações para o aumento das respostas imunológicas específicas e inespecíficas ao tumor. Testes incluem a (a) imunização ativa, (b) terapia passiva com anticorpos, (c) aplicação local de vacinas com bactérias vivas (BCG), (d) uso de citocinas e (e) transferência adotiva de células efetoras.

REFERÊNCIAS

Bui JD, Schreiober RD (2007): Cancer immunosurveillance, immunoediting and inflammation: Independent or interdependent processes? *Curr Opin Immunol* 19:203.

Coiffier B (2007): Rituximab therapy in malignant lymphoma. *Oncogene* 26:3603.

Dunn GP, Old, LJ, Schreiber RD (2004): The immunobiology of cancer immunosurveillance and immunoediting. *Immunity* 21:137.

Haupt K, Roggendorf M, Mann K (2002): The potential of DNA vaccination against tumor-associated antigens for antitumor therapy. *Exp Biol Med* 227:227.

Herrera L, Stanciu-Herrera C, Morgan C, Ghetie V, Vitetta ES (2006): Anti-CD19 immunotoxin enhances the activity of chemotherapy in severe combined immunodeficient mice with human pre-B acute lymphoblastic leukemia. *Leuk Lymph* 47:2380.

Jager E, Chen YT, Drifhout JW (1998): Simultaneous humoral and cellular immune response against cancer-testis antigen NY-ESO-1: Definition of human histocompatibility leukocyte antigen (HLA)-A2-binding peptide epitopes. *J Exp Med* 187:265.

Ljunggren H-G, Malmberg K-J. (2007): Prospects for the use of NK cells in immunotherapy of human cancer. *Nature Rev Immunol* 7:329.

Meklat F, Li W, Wang Z, Zhang, Y, Zhang J, Jewell A, Lim SH (2007): Cancer-testis antigens in haematological malignancies. *Br J Haematol* 136:769.

Melief CJ, Offringa R, Toes RE, Kast WM (1996): Peptide-based cancer vaccines. *Curr Opin Immunol* 8:651.

Noguchi Y, Richards EC, Chen YT, Old LJ (1995): Influence of interleukin-12 on p53 peptide vaccination against established Meth A sarcoma. *Proc Natl Acad Sci USA* 92:2219.

Ottmann OG, Druker BJ, Sawers CL, Goldman JM, et al (2002): A phase two study of imatinib in patients with relapsed or refractory Philadelphia chromosome-positive acute lymphoid leukemias. *Blood* 15:1965.

Rosenberg SA (1999): A new era for cancer immunotherapy based on the genes that encode cancer antigens. *Immunity* 10:281.

Schmitt A, Hus I, Schmitt M (2007): Dendritic cell vaccines for leukemia patients. *Exp Rev Anticancer Ther* 7:275.

Tan, T-T Coussens LM (2007): Humoral immunity, inflammation and cancer. *Curr Opin Immunol* 19:209.

Weber, J (2002): Peptide vaccines for cancer. *Cancer Invest* 20:208.

Weber J (2007): Review: Anti-CTLA-4 antibody ipilimumab: Case studies of clinical response and immune-related adverse events. *Oncologist* 12:864.

QUESTÕES DE REVISÃO

Para cada questão, escolha A MELHOR resposta.

1. Que defeito em um dos seguintes mecanismos imunológicos está associado com o aparecimento de muitos tumores linforreticulares primários nos seres humanos?
   A) imunidade humoral
   B) atividade de célula NK
   C) atividade de célula NK/T
   D) função de neutrófilo
   E) imunidade mediada por célula

2. Antígenos tumorais mostraram reagir imunologicamente de forma cruzada em casos de:
   A) tumores induzidos por carcinógenos químicos
   B) tumores induzidos por vírus RNA
   C) todos os tumores
   D) tumores induzidos por irradiação com luz ultravioleta
   E) tumores induzidos pelo mesmo carcinógeno químico em dois locais separados no mesmo indivíduo

3. Qual das seguintes afirmações *não* é considerada um mecanismo pelo qual as citocinas medeiam efeitos antitumorais?
   A) elas aumentam a expressão de moléculas de classe I do MHC
   B) elas ativam linfócitos de infiltração tumoral (TILs)
   C) elas têm atividade antitumoral direta
   D) elas induzem citólise mediada por complemento
   E) elas aumentam a atividade de células T citotóxicas, macrófagos e células NK

4. Qual das seguintes questões pode envolver a rejeição ao tumor?
   A) citotoxicidade mediada por célula T
   B) ADCC
   C) citotoxicidade dependente de complemento
   D) destruição de células tumorais por células fagocíticas
   E) todas acima

5. Qual das seguintes características melhor define as imunotoxinas?
   A) substâncias tóxicas liberadas por macrófagos
   B) citocinas
   C) toxina complementada com a antitoxina correspondente
   D) toxinas conjugadas com imunoglobulinas específicas ao antígeno
   E) toxinas liberadas pelas células T citotóxicas

6. Foi mostrado que linfomas de células B poderiam ser eliminados com anticorpos anti-idiotipo. O uso desta estratégia para tratar tumor de plasmócitos poderia não ser seguro porque:
   A) tumores de plasmócitos não têm antígenos tumorais específicos
   B) não é esperado que tumores de plasmócitos sejam suscetíveis à ADCC
   C) tumores de plasmócitos podem ser mortos *in vivo* somente por linfócitos T citotóxicos que tenham os mesmos antígenos A, B e C transplantados
   D) Os plasmócitos não têm Ig de superfície
   E) O idiotipo na superfície do plasmócito é diferente daquele da célula B

RESPOSTAS ÀS QUESTÕES DE REVISÃO

1. *E* Existe um aumento de cerca de 100 vezes na incidência de tumores linfoproliferativos em indivíduos com imunidade comprometida, particularmente aqueles com imunidade mediada por célula comprometida.

2. *B* A reatividade imunológica cruzada foi demonstrada somente em casos de tumores induzidos por vírus (provocados tanto por vírus RNA quanto DNA). Tumores induzidos por carcinógenos químicos ou físicos não exibem reação cruzada, mesmo se induzidos pelo mesmo carcinógeno em locais separados no mesmo indivíduo.

3. *D* Interferon-α, β e γ aumentam a expressão de moléculas de classe I do MHC nas células tumorais, tornando-as mais vulneráveis à destruição pelos CTLs. A IL-2 ativa as células LAK e TIL. O TNF-α e β têm atividade antitumoral direta. O IFN-γ aumenta a atividade dos CTLs, macrófagos e células NK, cada um deles com um importante papel na destruição da célula tumoral. Como as citocinas não têm importância na ativação do complemento, D está errada.

4. *E* Todas estão corretas. A destruição das células tumorais pode ser mediada pela citotoxicidade mediada por célula T, pela ADCC, pela citotoxicidade mediada pelo complemento e por células fagocíticas que são atraídas até o tumor pelas linfocinas de célula T e/ou pelos componentes do complemento e se tornam ativadas pelas linfocinas ou realizam fagocitose aumentada como resultado da presença de opsoninas nas células alvo.

5. *D* As imunotoxinas consistem de substâncias tóxicas (ou átomos radioativos) conjugadas às moléculas de imunoglobulina específicas para células tumorais ou outras células alvo.

6. *D* A única afirmação relevante é a de que os plasmócitos não têm imunoglobulinas de superfície e não podem, dessa forma, ser suscetíveis ao tratamento com anticorpos anti-idiotipo. Tumores de plasmócitos têm antígenos tumorais específicos e podem ser suscetíveis à ADCC que tenha anticorpos contra estes antígenos; assim, A e B estão erradas, como também C e E.

20

RESISTÊNCIA E IMUNIZAÇÃO CONTRA DOENÇAS INFECCIOSAS

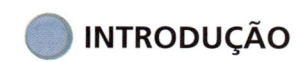

INTRODUÇÃO

Agora você já deve estar plenamente capaz de reconhecer a função primária do sistema imunológico: a defesa do organismo contra doenças causadas por patógenos. Historicamente, as doenças infecciosas têm sido apontadas como a principal causa de morte em populações humanas, afetando principalmente crianças. Através da história da humanidade ocorreram diversas epidemias catastróficas por doenças infecciosas como, por exemplo, a peste bubônica causada pela bactéria *Yersinia pestis* que matou, durante meados do século XIV, um quarto da população europeia. As doenças infecciosas influenciaram fortemente, através de pressões seletivas, a evolução do sistema imunológico. Como discutimos em capítulos anteriores deste livro, as defesas do hospedeiro são caracterizadas por considerável abrangência e redundância. A *abrangência* se refere à defesa em vários níveis e inclui barreiras físicas, tais como a pele e membranas mucosas, e os mecanismos imunológicos natural e adaptativo. A *redundância* é exemplificada pela existência de vários tipos de células fagocíticas, APCs, células produtoras de citocinas, opsoninas e assim por diante, de maneira que múltiplos mecanismos estão presentes para cumprir diversas funções imunológicas. A redundância do sistema imunológico permite ao hospedeiro sobreviver por um prolongado período de tempo, mesmo nos casos de um sistema imunológico fortemente debilitado. Acredita-se, por exemplo, que indivíduos com deficiências nos isotipos de imunoglobulinas, como a de IgA, a deficiência de imunoglobulinas mais comum, levam uma vida normal devi-

do ao fato de as outras classes de imunoglobulinas compensarem essa deficiência imunológica.

Os microrganismos diferem em patogenicidade e virulência. Apenas uma pequena minoria de todos os microrganismos, presentes na terra, atua como patogênica quanto aos seres humanos. Os *patógenos* são definidos como microrganismos capazes de causar danos ao hospedeiro em níveis celular, tecidual ou orgânico. Quando o dano ao hospedeiro alcança uma certa extensão, ele pode se manifestar como uma doença e, se houver dano suficiente, causar a morte do hospedeiro. Este dano pode ser resultado de vários mecanismos e pode ser mediado pelo microrganismo, pelo hospedeiro ou ambos. Entre os mecanismos de danos mediados por microrganismos estão a produção de toxinas, apoptose celular, resultando na depleção de células imunológicas, e a produção de enzimas que causam necrose tecidual. Os mecanismos de danos mediados pelo hospedeiro incluem a inflamação destrutiva, fibrose e autoimunidade. A conscientização de que o dano ao hospedeiro é o parâmetro relevante que caracteriza o resultado da interação patógeno-hospedeiro fundamenta o *arcabouço resposta-lesão*, recentemente proposto, da patogênese microbiana. Nesse arcabouço, a doença ocorre quando a presença do microrganismo no hospedeiro resulta em dano suficiente para produzir sintomas clínicos. De acordo com esse arcabouço conceitual, o termo *patogenicidade* é definido como a capacidade de um microrganismo causar dano a um hospedeiro, e *virulência* é a capacidade relativa de um microrganismo causar dano ao hospedeiro. Virulência e patogenicidade não são propriedades microbianas singulares, já que podem ser manifestadas somente em hospedeiros suscetíveis e refletem as complexas interações

Immunology: A Short Course, Sixth Edition, By Richard Coico and Geoffrey Sunshine
Copyright © 2009 John Wiley & Sons, Inc.

entre hospedeiros, microrganismos e os muitos fatores ambientais, sociais e humanos.

Os seres humanos abrigam várias espécies de microrganismos. Quando um hospedeiro humano encontra um microrganismo, a interação pode resultar em um dos dois resultados: eliminação ou infecção. A *eliminação* do patógeno do corpo pode ocorrer quando o encontro hospedeiro-microrganismo não resulta no estabelecimento do microrganismo no hospedeiro. A *infecção* é a aquisição de um microrganismo pelo hospedeiro. Note-se que apesar de o termo infecção ser comumente usado como sinônimo de doença, as duas palavras não têm o mesmo significado. A infecção é seguida por um dos cinco resultados: eliminação, comensalismo, colonização, persistência (ou latência) e doença. Nos últimos quatro resultados, a relação entre hospedeiro e microrganismo é mantida, mas o nível de dano suportado pelo hospedeiro é diferente (Fig. 20.1). A eliminação pode ser subsequente à infecção como resultado da ação dos mecanismos de defesa do hospedeiro ou intervenção terapêutica. Nem o comensalismo, nem a colonização, raramente, se é que ocorre, resulta em dano ao hospedeiro, sintomático ou clinicamente evidente, mas essas condições podem variar em intensidade de lesão no hospedeiro e na capacidade de progredir para doença. Quando não há dano ao hospedeiro, tanto o comensalismo quanto a colonização tornam-se condições indistinguíveis.

Colonização é um termo normalmente utilizado em relação a microrganismos com alto potencial patogênico que podem instalar-se no hospedeiro sem provocar qualquer sintoma. A colonização pode causar a eliminação, persistência ou doença, dependendo da competência das defesas do hospedeiro, da virulência do microrganismo e da eficácia da resposta imunológica. Muitos acontecimentos de colonização estimulam a resposta imunológica e impedem futuras infecções e/ou doenças causadas por microrganismos relevantes. Desta forma, um microrganismo com alto potencial patogênico pode se instalar nas mucosas, desencadear insuficiente dano para causar sintomas clínicos, e provocar uma resposta imunológica que o erradique. Assim, a colonização foi capaz de imunizar o hospedeiro contra a reinstalação deste microrganismo.

Na *persistência* (ou latência), os microrganismos instalam-se no hospedeiro e não podem ser erradicados, apesar de causarem danos. Por exemplo, em vários seres humanos, uma infecção por *Mycobacterium tuberculosis* é assintomática, mesmo quando o microrganismo se instala no hospedeiro e é capaz de sobreviver nele por muito tempo em um granuloma (ver Capítulo 16). Nesse estado de persistência ocorrem dano tecidual local e alterações no tecido normal devido à formação do granuloma, mas o dano não é suficiente para produzir doença clínica. Entretanto, diferentemente da colonização, os mecanismos de defesa do hospedeiro não conseguem erradicar a micobactéria e a infecção se torna persistente. Na maioria dos indivíduos, esta condição é mantida com a infecção confinada ao granuloma. Todavia, em alguns indivíduos, esta condição pode progredir para a tuberculose, a doença causada por *M. tuberculosis*.

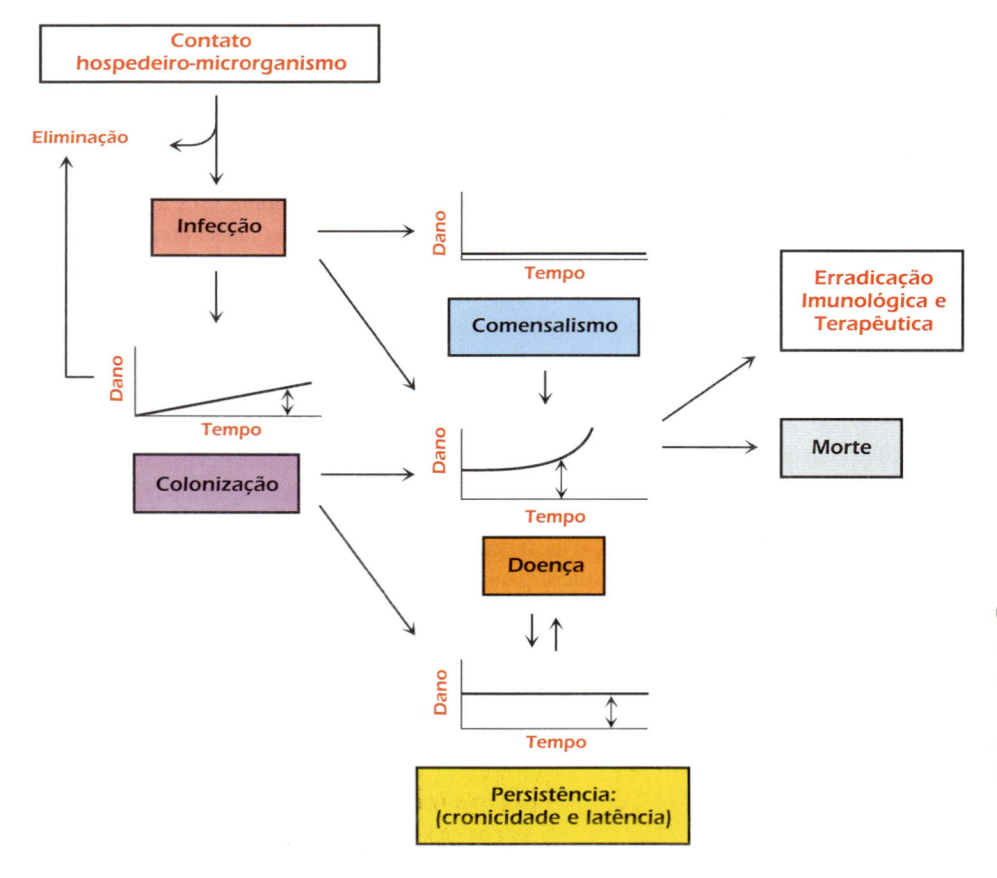

● Figura 20.1 Resultados possíveis da interação entre hospedeiros e microrganismo. As *setas com duas cabeças* representam situações nas quais o nível de dano pode ser variável, dependendo da interação específica hospedeiro-microrganismo. (Adaptado de Casadevall e Pirofski, 2000.)

Em indivíduos com sistemas imunológicos intactos, os microrganismos devem ser suficientemente virulentos para se instalar e causar infecção. Contudo, em indivíduos com imunidade comprometida, microrganismos com baixa virulência podem causar sérias infecções. Microrganismos que são patogênicos para indivíduos com imunidade enfraquecida são comumente definidos como **patógenos oportunistas**. Portanto, as propriedades microbianas de patogenicidade e virulência estão associadas com a, e parcialmente dependentes da, condição imunológica do hospedeiro. Com as funções imunológicas normais, os microrganismos comensais não são perigosos e podem exercer importantes papéis para o hospedeiro, como a produção de vitamina K por bactérias do trato intestinal. Entretanto, os comensais podem se tornar patógenos quando há uma ruptura das defesas naturais do hospedeiro. Por exemplo, tanto *Staphylococcus epidermitis* quanto *Candida albicans* fazem parte da microbiota normal da pele, mas podem causar infecções potencialmente fatais em pacientes com cateteres endovenosos, que permitem um acesso inapropriado ao sistema circulatório devido à ruptura da pele. Algumas terapias para o câncer acarretam imunossupressão imunológica, o que deixa o paciente em risco de desenvolver infecções sérias causadas por microrganismos com baixa virulência, como, por exemplo, os comensais.

Neste capítulo iremos discutir como os hospedeiros mamíferos se protegem contra os diversos tipos de patógenos e como o sistema imunológico pode ser capacitado para a defesa antimicrobiana por meio de imunizações passiva e ativa.

DEFESA DO HOSPEDEIRO CONTRA VÁRIAS CLASSES DE PATÓGENOS MICROBIANOS

A resposta imunológica mais eficiente a um determinado microrganismo varia com o tipo de patógeno e a estratégia microbiana para sua patogênese. Já que vírus, bactérias, parasitas e fungos utilizam diferentes estratégias para se instalar no hospedeiro, uma resposta imunológica eficaz para cada classe é diferente. Todavia, há alguns aspectos em comum.

Imunidade aos Vírus

Todos os vírus são **patógenos intracelulares obrigatórios**. Como tal, eles só conseguem existir e se reproduzir no interior das células que infectam. Muitos vírus desenvolveram mecanismos bastante sofisticados de invasão celular, replicação e evasão do sistema imunológico. As defesas do hospedeiro contra infecções virais buscam inicialmente diminuir a replicação viral e, a seguir, erradicar a infecção. A resposta antiviral pode ser complexa, pois diversos fatores influenciam o resultado da interação patógeno-hospedeiro, incluindo a porta de entrada, o sítio de ligação, aspectos da patogênese do vírus infectante, indução de citocinas, resposta em anticorpo e imunidade mediada por células. Um importante mecanismo de defesa imediata é a produção de diferentes tipos de interferons, incluindo IFN-α pelos leucócitos, IFN-β pelos fibroblastos e IFN-γ pelas células T e NK. Os interferons são proteínas antivirais produzidas por diferentes tipos de células do hospedeiro mamífero em resposta à infecção viral. Eles funcionam como um dos primeiros mecanismos de proteção. IFN-α e IFN-β produzidos por células infectadas por vírus difundem-se para células adjacentes e ativam genes que interferem na replicação viral. Esses interferons também estimulam a produção de moléculas de classe I do MHC e proteínas de proteossomas, que aumentam a capacidade de as células infectadas com vírus apresentarem os peptídios virais às células T. O IFN-α e o IFN-β também ativam as células NK que reconhecem e destroem células infectadas por vírus, limitando assim a produção viral.

As células NK, que são caracterizadas por sua capacidade de destruir *in vitro* determinadas células tumorais sem prévia sensibilização, constituem uma defesa celular imediata contra vírus. Posteriormente, no decorrer da infecção, quando os anticorpos contra os antígenos virais já estiverem disponíveis, as células NK poderão eliminar as células do hospedeiro, infectadas pelos vírus, por meio da ADCC. As células NK também produzem IFN-γ, um potente ativador da função do macrófago que auxilia o sistema imunológico a produzir uma resposta imunológica adaptativa. As proteínas do sistema complemento causam lesões no envelope de alguns vírus, o que pode oferecer algum grau de proteção contra determinadas infecções virais.

Apesar da atuação dos mecanismos de imunidade natural, que retardam e contêm parcialmente várias infecções virais, a infecção pode progredir, com replicação viral e lesões, desencadeando uma resposta imunológica adaptativa. A resposta humoral resulta na produção de anticorpos contra as proteínas virais. Alguns anticorpos, denominados **anticorpos neutralizantes**, podem impedir que os vírus invadam outras células. A IgG parece ser o anticorpo neutralizante mais eficaz contra os vírus. A opsonização representa uma convergência dos mecanismos da imunidade humoral e celular. A IgG, que se combina com antígenos virais na superfície das células infectadas do hospedeiro, através de sua região Fab, também se liga a receptores Fc presentes em diversos tipos celulares, incluindo células NK, macrófagos e células polimorfonucleares. Essas células podem assim fagocitar e/ou lesionar a célula infectada pelo vírus através da ADCC.

Os anticorpos contra as proteínas virais podem impedir a infecção interferindo na ligação dos vírus às células do hospedeiro. A produção de IgA secretora pode proteger o hospedeiro prevenindo a infecção de células epiteliais nas superfícies mucosas. Os anticorpos também podem interferir na progressão da infecção viral aglutinando partículas virais, ativando o complemento na superfície viral e promovendo a fagocitose das partículas virais por macrófagos. A produção de uma resposta em anticorpo limita a disseminação do vírus e facilita a destruição das células infectadas pela ADCC. Em resumo, respostas eficazes em anticorpo contra vírus incluem a produção de anticorpos com as seguintes características:

- Neutralizar (ou impedir) a infectividade dos vírus por células suscetíveis do hospedeiro.
- Fixar o complemento e promover lesões, nos vírions, mediadas pelo complemento.
- Inibir as enzimas virais.
- Promover a opsonização das partículas virais.
- Promover a ADCC das células infectadas por vírus.

Diferentes tipos de anticorpos podem ser necessários para o controle de tipos específicos de infecções virais. Considerar as infecções com o vírus da influenza e do sarampo. A infecção do epitélio de trato respiratório pelo vírus influenza leva à produção do vírus nas células epiteliais e à disseminação do vírus nas células epiteliais adjacentes. Uma resposta imunológica suficiente e apropriada envolveria a ação de anticorpos na superfície epitelial. Esta ação poderia ser efetuada pela secreção local de IgA ou extravasamento local de IgG ou IgM. Por outro lado, doenças virais, como sarampo, se iniciam pela infecção do epitélio das mucosas (respiratória e intestinal, respectivamente), mas exibem seus efeitos patogênicos mais importantes após disseminarem-se pela via hematogênica para outros tecidos alvos. Neste caso, tanto os anticorpos presentes na superfície epitelial quanto os anticorpos circulantes poderiam proteger o organismo contra o vírus.

Contudo, uma vez que o vírus tenha se ligado à célula do hospedeiro, ele normalmente não é mais deslocado pelo anticorpo. Portanto, uma resposta eficaz em anticorpos é normalmente insuficiente para eliminar a infecção viral, principalmente quando o vírus já se instalou no interior das células do hospedeiro. A erradicação de uma infecção viral estabelecida requer normalmente uma eficiente resposta mediada por células. A resposta celular adaptativa resulta na produção de células T CD4$^+$ e CD8$^+$ específicas que são essenciais para a eliminação da infecção viral. Acredita-se que as células T CD4$^+$ estejam intimamente envolvidas na geração de respostas eficazes em anticorpos facilitando a mudança de isotipo do anticorpo e a maturação da afinidade (ver Capítulo 7). As células T CD4$^+$ também produzem importantes citocinas que estimulam as respostas inflamatórias nos sítios da infecção viral e ainda ativam as funções dos macrófagos. As células T CD8$^+$ citotóxicas (CTLs) constituem a principal forma de células T efetoras contra os vírus. Elas são geradas no início da infecção viral e normalmente aparecem antes dos anticorpos neutralizantes. As células T CD8$^+$ podem reconhecer antígenos virais no contexto das moléculas de classe I do MHC e, a seguir, eliminar as células que abrigam os vírus. Já que as moléculas de classe I do MHC são expressas pela grande maioria dos tipos celulares no hospedeiro, as células T CD8$^+$ podem reconhecer diversos tipos de células infectadas e, desta forma, representam um componente decisivo da resposta adaptativa do hospedeiro contra infecções virais. Todavia, para alguns vírus não citopáticos, como o da hepatite B, as células T CD8$^+$ podem ser responsáveis por lesões aos tecidos. Infecções crônicas por hepatite B resultam em uma inflamação persistente e danos às células hepáticas, resultando em fibrose que pode progredir até a falência do órgão.

Resumindo, os mecanismos da imunidade natural interferem na infecção viral através da produção de IFNs e destruição das células infectadas pela ação de células NK. Essas defesas iniciais ganham tempo até que sejam geradas respostas imunológicas adaptativas patógeno-específicas poderosas. As respostas imunológicas adaptativas produzem anticorpos neutralizantes, que reduzem o número de partículas virais e CTLs, que destroem as células infectadas. A presença de anticorpos neutralizantes teria então a função de proteger o hospedeiro contra exposições subsequentes pelo mesmo vírus.

Imunidade às Bactérias

A proteção do hospedeiro contra patógenos bacterianos é feita por inúmeros mecanismos que incluem tanto a imunidade humoral quanto a mediada por células. As defesas antibacterianas incluem a lise bacteriana, via anticorpo e complemento, opsonização e fagocitose, com eliminação da bactéria fagocitada, pelo fígado, baço e outros componentes do sistema reticuloendotelial. As bactérias e seus produtos são internalizados pelas APCs, tais como macrófagos e células dendríticas, e processados para a apresentação do antígeno às células T. Os peptídios resultantes desses processamentos são apresentados às células T CD4$^+$ no contexto das moléculas de classe II do MHC (Capítulo 8). O hospedeiro responde com as células T produzindo citocinas que ativam macrófagos e facilitam o recrutamento de outras células inflamatórias. A eficácia relativa dos vários mecanismos imunológicos depende do tipo de bactéria e das propriedades de sua superfície celular. Patógenos bacterianos podem ser basicamente divididos em quatro classes — *Gram-positivas*, *Gram-negativas*, *micobactérias* e *espiroquetas* — dependendo da composição de sua parede e membrana celular. Algumas bactérias Gram-positivas e Gram-negativas têm cápsulas polissacarídicas. Acredita-se que essa adaptação evolutiva surgiu como um mecanismo de defesa, já que bactérias encapsuladas são resistentes à fagocitose. Entretanto, conforme já foi esclarecido, quando esses patógenos bacterianos produzem uma resposta em anticorpos opsonizantes anticápsula, as bactérias são prontamente fagocitadas. Outra distinção importante entre os patógenos bacterianos é o fato de serem patógenos intracelulares ou extracelulares. Patógenos bacterianos *intracelulares* residem no interior de células e são parcialmente protegidos de todas as armas imunológicas de defesa do hospedeiro. Patógenos bacterianos *extracelulares* são encontrados fora das células. Em geral, a imunidade humoral é bastante importante na proteção contra bactérias extracelulares, enquanto a imunidade celular é o mecanismo imunológico primário para o controle e erradicação de bactérias intracelulares. Acredita-se que as recém-descobertas células T T$_H$17 exerçam um papel fundamental nestes mecanismos de defesa do hospedeiro.

Bactérias Gram-positivas. As bactérias Gram-positivas dispõem de uma parede celular espessa e eletrondensa composta por um ***peptidoglicano*** complexo e apresentando ligações cruzadas, o que permite que essas bactérias retenham o corante cristal violeta (daí o nome de Gram-positiva). Além de uma camada espessa de peptidoglicano, a parede celular das bactérias Gram-positivas contém ácidos teicoicos, carboidratos e proteínas. Os *ácidos teicoicos* são imunogênicos e constituem determinantes antigênicos importantes das bactérias Gram-positivas. Esse tipo de parede celular dá às bactérias Gram-positivas uma camada espessa de proteção que as torna *resistentes à lise pelo sistema complemento*. As defesas contra bactérias Gram-positivas incluem a produção de opsoninas e células fagocíticas, como neutrófilos e macrófagos, que as ingerem e destroem. A *opsonização* e a *fagocitose* envolvem a ação de IgG e IgM, sozinhas ou em conjunto com C3b. A via alternativa do complemento pode ser ativada diretamente pela parede celular das bactérias Gram-positivas, resultando na deposição de opsoninas do complemento em sua superfície celular e na produção de mediadores da resposta inflamatória. Embora o sistema complemento não lise diretamente as bactérias Gram-positivas, ele produz opsoninas e mediadores inflamatórios que são decisivos para a defesa do hospedeiro.

Bactérias Gram-negativas. As bactérias Gram-positivas e Gram-negativas têm diferenças importantes na estrutura das paredes celulares. As bactérias Gram-negativas não retêm o corante cristal violeta e contam com uma estrutura de parede celular em camadas, composta por membranas interna e externa separadas por uma fina camada de peptidoglicano no espaço periplasmático. A membrana externa das bactérias Gram-negativas contém LPS, que é também conhecido como *endotoxina*. A porção polissacarídica do LPS tem determinantes antigênicos que lhe conferem especificidade antigênica. Diversas espécies de bactérias Gram-negativas possuem variantes com diferentes estruturas de LPS, que podem ser identificadas sorologicamente como sorotipos. O LPS é altamente tóxico para os seres humanos e pode levar ao colapso cardiovascular, hipotensão e choque. A via alternativa do complemento pode ser ativada diretamente pelo LPS, encontrado na parede celular das bactérias Gram-negativas, ou pela atuação da cápsula polissacarídica dessas bactérias sobre o C3. A ativação da via alternativa leva à produção de moléculas quimiotáticas, C3a e C5a, e da opsonina C3b, que pode desencadear a ação bacteriolítica pelo complexo de ataque à membrana C5C9 (ver Capítulo 13). Diferentemente das bactérias Gram-positivas, que são imunes à lise mediada pelo complemento devido a uma espessa camada de peptidoglicano, as bactérias Gram-negativas podem ser lisadas diretamente pelo sistema complemento. As defesas contra bactérias Gram-negativas incluem o *sistema complemento*, os *anticorpos específicos* e as *células fagocíticas*.

Micobactérias. As micobactérias possuem paredes celulares diferentes das bactérias Gram-positivas e negativas. A parede celular das micobactérias é caracterizada pela presença de grande quantidade de lipídios, o que torna a bactéria difícil de ser corada. Uma propriedade microbiológica diagnóstica importante da parede celular das micobactérias é a *acidorresistência*, ou seja, a retenção de certos corantes após tratamento com ácido. As micobactérias são de crescimento lento e sua superfície é hidrofóbica, o que faz com que elas aglomerem-se. Os componentes da parede celular das micobactérias provocam fortes respostas imunológicas durante a infecção, incluindo reações DTH que constituem a base do *teste tuberculínico* (Capítulo 16). As reações de hipersensibilidade às proteínas micobacterianas podem estar envolvidas na patogênese da infecção dessas bactérias. As micobactérias induzem fortes respostas em anticorpos, mas o papel protetor da imunidade humoral é incerto. Os principais mecanismos de defesa contra micobactérias são os *macrófagos* e a *imunidade mediada por células*.

Espiroquetas. Os espiroquetas, microrganismos finos e helicoidais, incluem os agentes etiológicos da sífilis (*Treponema pallidum*) e da doença de Lyme (*Borrelia burgdorferi*). Diferentemente de bactérias Gram-positivas, Gram-negativas e micobactérias, os espiroquetas não têm parede celular. Em vez disso, eles dispõem de uma fina membrana externa que tem poucas proteínas. Os espiroquetas são finos e frágeis, o que requer técnicas especiais para que seja possível sua visualização ao microscópio, como a microscopia de campo escuro e imunofluorescência. Dentre as defesas importantes do organismo contra os espiroquetas estão o sistema complemento, os anticorpos específicos e a imunidade mediada por células.

Imunidade aos Parasitas

Os parasitas são um grupo diversificado de patógenos complexos que incluem os *helmintos* multicelulares e os *protozoários* unicelulares. Diversos parasitas possuem uma variedade de estágios tissulares que podem diferir na localização celular e composição antigênica, o que torna a tarefa do sistema imunológico mais difícil. Devido à diversidade dos parasitas, é difícil generalizar os mecanismos de defesa do hospedeiro, que os protegem contra as doenças parasíticas. Contudo, é claro que tanto os *mecanismos de defesa natural* quanto *adaptativa* são decisivos para a proteção contra essas infecções.

Protozoários. Os protozoários podem existir em uma forma metabolicamente ativa, chamada *trofozoíta*, ou como uma forma tissular inativa, conhecida como *cisto*. Dentre as doenças causadas por protozoários estão a amebíase, malária, leishmaniose, tripanossomíase e toxoplasmose. As defesas do hospedeiro contra os protozoários incluem tanto mecanismos de defesa natural e adaptativa quanto mecanismos celulares, todavia sua importância pode variar de acordo com o patógeno envolvido. Alguns protozoários parasitas, como os tripanossomas, são capazes de ativar o sistema complemento pela via alternativa.

A *ativação do complemento* aliada à *fagocitose* por neutrófilos e macrófagos, membros da imunidade natural, fornece ao hospedeiro importantes linhas de defesas contra muitos parasitas. Para algumas infecções por protozoários — como amebíase, malária e tripanossomíase — a imunidade humoral na forma de anticorpos mostrou mediar proteção contra tais infecções. Contudo, para outras infecções — como leishmaniose e toxoplasmose — a imunidade celular possui maior importância.

Helmintos.   Ao contrário dos protozoários patogênicos, os vermes multicelulares, chamados helmintos, são patógenos macroscópicos que podem variar de 1 a 10 metros de comprimento. Devido ao seu grande tamanho, que ocasiona problemas singulares para as defesas do hospedeiro, o controle das infecções por helmintos necessita de uma complexa rede de interação entre os tecidos e as respostas imunológicas. Os helmintos são notórios por causar infecções crônicas que podem provocar intensas respostas imunológicas contra os antígenos do verme. Há concordância geral de que os componentes da imunidade inata, como ***eosinófilos*** e ***mastócitos,*** constituem importantes células efetoras contra os helmintos, mas em vários aspectos a resposta do hospedeiro permanece obscura. Acredita-se que a IgE específica para os antígenos dos helmintos seja importante para a defesa do hospedeiro, através da sensibilização de eosinófilos para a ADCC (ver Fig. 14.8). Infecções por helmintos são normalmente acompanhadas por um aumento de eosinófilos sanguíneos e de níveis séricos de IgE.

Imunidade aos Fungos

Os patógenos fúngicos são eucariotos que tendem a causar infecções sérias em indivíduos com imunidade deficiente. Os fungos causam danos ao tecido pela liberação de enzimas proteolíticas, induzindo respostas inflamatórias. O fungo patogênico mais comum é a *C. albicans*. Este microrganismo é normalmente encontrado como comensal sem representar perigo ao organismo, contudo ele pode causar doença quando os mecanismos normais de defesa estão comprometidos, como na ruptura da pele, resultante de cateteres endovenosos ou cirurgias. Outro grupo de risco para doenças sérias, relacionadas à *C. albicans*, é constituído por pessoas com depleção transitória de neutrófilos, resultante de quimioterapia. O fato de os principais casos de infecções graves por *Candida* necessitarem de ruptura da pele ou depleção de neutrófilos sugere que os mecanismos da defesa natural são altamente responsáveis pela prevenção de doenças fúngicas sistêmicas. Entretanto, pacientes com infecções avançadas por HIV sofrem de candidíase nas mucosas, realçando a importância da imunidade mediada por células na proteção contra esse microrganismo nas superfícies mucosas.

Outros fungos, como *Histoplasma capsulatum* e *Cryptococcus neoformans*, são adquiridos do meio ambiente pela inalação em regiões onde o microrganismo existe no solo. O *Cryptococcus neoformans* possui uma cápsula polissacarídica necessária para a virulência. Estudos de prevalência de indivíduos assintomáticos em tais regiões mostraram uma alta incidência de infecção com baixa incidência de doenças, evidenciada por respostas em anticorpos ou teste cutâneo positivo. Nesses casos, provavelmente a aquisição inicial do microrganismo resultou em uma resposta imunológica adaptativa que conseguiu controlar a infecção. Alguns fungos, como o *H. capsulatum*, conseguem sobreviver no interior de macrófagos e atuam como patógenos intra-

celulares. Acredita-se que a linhagem de células T_H17 da célula T $CD4^+$ desempenhe um importante papel na defesa do hospedeiro contra infecções fúngicas intracelulares.

As paredes celulares dos fungos, compostas por polissacarídios com ligações cruzadas, diferem das paredes das bactérias. As células fúngicas são geralmente resistentes à lise pelo sistema complemento. A resposta do hospedeiro às infecções fúngicas inclui tanto imunidade humoral quanto celular. Acredita-se que a primeira forma de defesa do hospedeiro contra fungos patogênicos seja a imunidade mediada por células. A necessidade da função intacta das células T é evidente pela predisposição de pacientes com AIDS para desenvolver infecções potencialmente fatais com fungos como o *H. capsulatum* e o *C. neoformans*. Historicamente, a imunidade mediada por anticorpos não era considerada importante contra infecções fúngicas, contudo, recentemente, diversos anticorpos monoclonais protetores contra *C. albicans* e *C. neoformans* têm sido descritos. Logo, é provável que tanto a ***imunidade celular*** quanto a ***humoral*** contribuam para a proteção contra os fungos.

MECANISMOS DE EVASÃO DE PATÓGENOS ÀS RESPOSTAS IMUNOLÓGICAS

Alguns microrganismos conseguem se estabelecer no hospedeiro e causar infecções potencialmente fatais apesar dos formidáveis mecanismos de defesa do sistema imunológico. O aprendizado sobre os mecanismos utilizados pelos patógenos microbianos para escapar da resposta imunológica do hospedeiro é importante já que isso pode nos ensinar sobre a eficácia e limitações dos mecanismos de defesa do hospedeiro. Além disso, um melhor entendimento das estratégias utilizadas pelos microrganismos para sobreviver ao ataque imunológico pode ser utilizado para criar novas terapias e vacinas para combater a infecção.

Bactérias Encapsuladas

As cápsulas polissacarídicas constituem importantes fatores de virulência para diversos patógenos humanos, incluindo *Streptococcus pneumoniae* (pneumococos), *Haemophilus influenzae*, *Neisseria meningitidis* (meningococos) e *C. neoformans*. Essas cápsulas são antifagocíticas e consequentemente protegem o patógeno da ingestão e eliminação pelas células fagocíticas do hospedeiro. Algumas cápsulas também interferem na ação do sistema complemento. As moléculas de polissacarídio são em geral fracamente imunogênicas e infecções por patógenos encapsulados não necessariamente induzem a produção de respostas com alto título de anticorpos. Lactentes e crianças de pouca idade são particularmente vulneráveis a infecções graves por bactérias encapsuladas, pois seu sistema imunológico imaturo não consegue estabelecer uma resposta adequada em anticorpos. Outros indivíduos com alto risco de desenvolver doenças são os portadores de deficiências, genéticas ou adquiridas, na produção de anticorpos, e aqueles com deficiência das funções esplênicas.

Considerando que as bactérias são removidas pelo sistema reticuloendotelial no baço e no fígado, estes órgãos são decisivos para a proteção contra patógenos encapsulados. Indivíduos com a função reticuloendotelial comprometida como resultado de doença (por exemplo, anemia falciforme), ou de remoção cirúrgica do baço, são particularmente vulneráveis às bactérias encapsuladas. O mecanismo de ação do anticorpo contra patógenos encapsulados envolve as opsoninas para fagocitose e destruição por neutrófilos e macrófagos. Os anticorpos, contra o polissacarídio capsular, atuam promovendo a fagocitose, tanto diretamente por receptores Fc quanto indiretamente pela ativação do complemento. A geração de C3b após ativação do complemento também facilita a opsonização para fagocitose — outro exemplo da redundância das defesas do hospedeiro.

Toxinas

Em algumas infecções bacterianas, a doença manifesta-se por fatores de virulência denominados *toxinas*. As toxinas bacterianas são proteínas que produzem seus efeitos fisiológicos em mínimas concentrações. Dentre as bactérias produtoras de toxinas estão *Corynebacterium diphtheriae*, *Vibrio cholerae* e *Clostridium tetani*, que causam respectivamente difteria, cólera e tétano. No caso da difteria, a replicação e produção de toxina por *C. diphtheriae* na nasofaringe resulta na formação de uma membrana persistente na garganta que pode causar asfixia no paciente. A cólera é uma doença diarreica, causada por *V. cholerae*, que é resultado da alteração da absorção de água pelas células da mucosa intestinal, mediada pela toxina. No tétano, a toxina produzida pelo *C. tetani* produz excitação involuntária dos músculos periféricos, daí resultando espasmos intensos. A relação da toxina com a invasão bacteriana e sua evasão da resposta imunológica é variável e pode diferir para cada patógeno. Algumas toxinas, como as toxinas tetânica e botulínica, aparentemente não danificam o sistema imunológico diretamente. Já a toxina diftérica pode promover a infecção bacteriana danificando a mucosa. O agente etiológico do antraz, o *Bacillus anthracis*, produz toxinas patogênicas que levam macrófagos à apoptose. O principal mecanismo para evasão imunológica, no caso do antraz, envolve uma toxina chamada toxina letal (LT). A LT inibe uma proteína quinase de macrófago que é necessária para a transcrição dos genes antiapoptóticos, após a ativação celular.

A maioria das toxinas é altamente imunogênica e produz intensas respostas imunológicas tanto celulares quanto humorais. Os anticorpos específicos podem se ligar e neutralizar as toxinas bacterianas. A proteção contra as toxinas é predominantemente associada à IgG, embora a IgA também seja importante na neutralização de certas exotoxinas (por exemplo, toxinas secretadas) como a enterotoxina colérica. Já que as exotoxinas se ligam fortemente aos seus tecidos-alvo, elas em geral não podem ser deslocadas pela administração subsequente de *antitoxinas* (imunização passiva utilizando anticorpos específicos contra a toxina; discutido posteriormente neste capítulo). Assim, em doenças mediadas por toxinas (por exemplo, difteria) a rápida administração de antitoxina é crucial para

QUADRO 20.1 Proteção de Seres Humanos pela Antitoxina Diftérica Administrada no Dia Indicado da Doença

Dia	Número de Casos	Taxa de Fatalidade
1	225	9,0
2	1.445	4,2
3	1.600	11,1
4	1.276	17,3
5 (ou mais)	1.645	18,7

Fonte: de Pappenheimer (1965).

impedir a ligação (adicional) de exotoxinas e assim reduzir o dano causado pela toxina. A eficácia da antitoxina diftérica, por exemplo, varia de acordo com o momento de sua administração (Quadro 20.1); conforme a infecção progride, a eficiência da antitoxina diftérica é reduzida de forma significativa. Algumas toxinas bacterianas são enzimas, como a lecitinase da bactéria *Clostridium perfringens* e do veneno de cobra. Todavia, os anticorpos que conseguem se ligar às toxinas não necessariamente inibem a ação enzimática dos sítios ativos das mesmas. Quando isto ocorre, a toxina mantém sua atividade tóxica.

Superantígenos

A interação de certas toxinas com TCRs de um grande número de células T pode resultar em importantes consequências imunológicas. Essas toxinas, conhecidas como *superantígenos*, incluem a toxina da *síndrome do choque tóxico* dos estafilococos (ver Capítulo 10). No início da década de 1980, vários casos de síndrome do choque tóxico causados por estafilococos foram associados ao uso de absorventes internos pelas mulheres em período de menstruação. Desde então, a frequência da doença diminuiu significativamente em consequência das mudanças na fabricação dos absorventes. Os superantígenos estimulam uma grande quantidade de células T a proliferar-se, sintetizar citocinas e, a seguir, morrer por apoptose, resultando na perda de células imunológicas importantes. Esse fenômeno está associado com *hipotensão*, *hipovolemia* e *falência de órgãos*, que podem levar ao óbito. Já foi descrito que alguns superantígenos, que se ligam às células B, podem alterar a expressão de certos genes da família das imunoglobulinas.

Variação Antigênica

Os patógenos podem escapar do sistema imunológico gerando variantes com diferentes composições antigênicas. Esse mecanismo de evasão das defesas do hospedeiro é conhecido como *variação antigênica*. Exemplos clássicos de patógenos que escapam das respostas do hospedeiro por variação antigênica são o vírus influenza, HIV, *S. pneumoniae*, tripanossomas e *Streptococcus* do grupo A. Cada um desses patógenos ilustra algum mecanismo de variação antigênica. No caso dos *Streptococcus* do grupo A, a proteína M é necessária para a virulência e impede a fagocitose pela deposição de fibrinogênio na superfície bacteriana. Anticorpos protetores podem ser produzidos contra a proteína M, mas como são antigenicamente variáveis, a infecção por uma cepa de estreptococos não gera imunidade contra outras cepas.

O vírus influenza possui um genoma segmentado de RNA que pode ser rearranjado para gerar vírions expressando novas combinações dos dois principais antígenos de superfície: as proteínas superficiais hemaglutinina e a neuraminidase. A variação antigênica para o vírus influenza ocorre tanto por derivação quanto por alteração antigênica. A ***derivação antigênica*** (*drift*) é o resultado de mutações pontuais no genoma do vírus influenza, que produzem mudanças antigênicas na hemaglutinina e na neuraminidase. A ***alteração antigênica*** (*shift*) ocorre quando o vírus influenza expressa um novo alelo da proteína hemaglutinina ou neuraminidase que resulta em uma mudança antigênica maior e no surgimento de uma nova cepa viral. O resultado da derivação e alteração antigênicas para o vírus influenza é que o vírus muda rapidamente, e uma infecção por influenza não confere proteção contra infecções subsequentes. Assim, uma vez que cada epidemia é antigenicamente diferente, uma nova vacina contra influenza deve ser reformulada todo ano.

O HIV sofre rápida variação antigênica *in vivo*, pois ele possui uma transcriptase reversa que é propensa a erro e por isso gera mutações, o que é traduzido em alterações antigênicas nas proteínas de superfície. Esse problema de variação antigênica no HIV se tornou a principal barreira para o desenvolvimento de uma vacina eficaz.

Outros patógenos, como o *S. pneumoniae* (pneumococos), têm sorotipos múltiplos, cada qual com sua composição antigênica diferente. Existem 80 sorotipos conhecidos de pneumococos e a infecção por um sorotipo não confere proteção contra uma infecção por outro sorotipo. Assim, o hospedeiro deve lidar com a infecção de cada sorotipo de pneumococo como se fosse uma infecção por outro microrganismo.

Os patógenos também podem ter a variação antigênica codificada em seu genoma. Os ***tripanossomas*** causam infecções crônicas devido ao aparecimento de novos tipos antigênicos durante a infecção, cada um expressando diferentes glicoproteínas de superfície (VSGs — *variant surface glycoproteins*). Em infecções por tripanossomas, o hospedeiro desenvolve uma resposta em anticorpo à VSG que é expressa pela maioria dos parasitas, o que elimina grande parte deles. Todavia, em toda infecção por tripanossomas, há um pequeno número de microrganismos que expressa uma VSG diferente, que não é reconhecida pela resposta em anticorpo. Na medida em que os anticorpos ajudam a eliminar a população original, os microrganismos que estão expressando uma VSG diferente conseguem proliferar-se e gerar uma nova subpopulação de variantes antigênicas, que podem sobreviver a uma nova resposta em anticorpos. Este ciclo se repete várias vezes devido a uma grande quantidade de genes de VSG.

Sobrevivência Intracelular

Alguns microrganismos são capturados por ***células fagocíticas***, mas conseguem sobreviver no meio intracelular. Esses patógenos incluem as bactérias *M. tuberculosis* e *Listeria monocytogenes*, o fungo *H. capsulatum* e o protozoário *Toxoplasma gondii*. *Mycobacterium tuberculosis* é o agente etiológico da tuberculose, uma infecção pulmonar. *Listeria monocytogenes* é um contaminante alimentar que pode causar meningite em indivíduos imunossuprimidos. *Histoplasma capsulatum* é um fungo, comum no solo dos vales dos rios Ohio e Mississipi, que geralmente causa uma pneumonia autolimitante em indivíduos normais. Contudo, em indivíduos com imunidade prejudicada, o *H. capsulatum* pode causar infecções disseminadas e potencialmente fatais. O *Toxoplasma gondii* é um parasita adquirido após a ingestão de alimentos mal-cozidos, que geralmente causa infecções assintomáticas. Entretanto, em mulheres grávidas o *T. gondii* pode infectar o feto, causando-lhe graves defeitos ao nascer. Pacientes com infecção avançada por HIV são particularmente vulneráveis à toxoplasmose. Esses microrganismos causam diferentes tipos de doenças, mas todos têm em comum a capacidade de sobreviver no interior das células do hospedeiro.

A residência dos patógenos no meio intracelular proporciona aos mesmos um ambiente rico em nutrientes que está fora do alcance de fatores humorais e neutrófilos. Em geral, a proteção contra os microrganismos intracelulares é de domínio da imunidade mediada por células, embora para muitos patógenos a resposta em anticorpos também contribua para a defesa do hospedeiro. Esse conceito é demonstrado pelo fato de que *M. tuberculosis*, *L. monocytogenes*, *H. capsulatum* e *T. gondii* causam doenças graves em indivíduos com deficiência nas funções das células T, como no caso de pacientes com AIDS. Além disso, as células NK podem desempenhar um importante papel, durante os estágios iniciais da infecção, destruindo as células infectadas antes do desenvolvimento de uma resistência específica. A inflamação granulomatosa é uma manifestação tecidual da imunidade mediada por células associadas à contenção de diversos patógenos intracelulares.

Apesar de que as funções antimicrobianas das células fagocíticas são geralmente eficazes, os microrganismos capazes de sobreviver no meio intracelular utilizam métodos estratégicos variados para escapar da eliminação por fagocitose. O *Mycobacterium tuberculosis* bloqueia a fusão de lisossomas com vacúolos fagocíticos, impedindo assim a liberação de substâncias antimicrobianas para o fagossoma (ver Capítulo 2). O *Histoplasma capsulatum* interfere na acidificação do vacúolo fagolisossômico, um fenômeno que se acredita interferir para a destruição de células leveduriformes no interior de macrófagos. A *Listeria monocytogenes* produz produtos bacterianos que a permitem escapar do vacúolo fagolisossômico para o citoplasma, derrotando os mecanismos antimicrobianos intracelulares e fornecendo um nicho que é presumivelmente mais favorável nutricionalmente. O *Toxoplasma gondii* é capaz de gerar seu próprio vacúolo que o protege dos lisossomas do hospedeiro, o que evita que as células infectadas sejam reconhecidas pelo sistema imunológico. Outras bactérias — como *Shigella flexneri*, um microrganismo que causa doença diarreica — podem alcançar a sobrevivência no interior de células fagocíticas desencadeando a apoptose e morte das referidas células.

Supressão do Sistema Imunológico

Alguns patógenos asseguram sua sobrevivência em um hospedeiro mamífero pela supressão ativa das respostas imunológicas. Diversos vírus têm genes capazes de modular a resposta imunológica. Assim, um gene codificado pelo EBV, que infecta células B, produz uma proteína homóloga à IL-10 que inibe a resposta imunológica. Outros vírus, como o vírus do herpes simples, codificam proteínas virais que mimetizam a região Fc de imunoglobulinas e receptores do complemento, interferindo assim nas funções de anticorpos e do sistema complemento. O vírus herpes simples pode também interferir no reconhecimento de células infectadas, pelo sistema imunológico, através da inibição da expressão de moléculas de classe I do MHC nessas células infectadas, impedindo a capacidade de as células do hospedeiro apresentarem peptídios derivados dos vírus. Os adenovírus codificam genes que inibem as respostas inflamatórias do hospedeiro. O fungo *C. neoformans* desprende grandes quantidades de polissacarídio capsular, que interfere na formação de uma resposta inflamatória tecidual. Pelo fato de que o HIV é capaz de infectar inúmeras células, incluindo as células T CD4+, ele pode interferir diretamente nas células necessárias para uma resposta imunológica eficiente. A depleção das células T CD4+ induzida pelo HIV leva a uma crescente deterioração da função imunológica que culmina com a AIDS e deixa o paciente vulnerável a diversas infecções oportunistas.

Enzimas Extracelulares

Algumas bactérias produzem enzimas que degradam moléculas imunológicas, como por exemplo, *N. meningitidis* e *Neisseria gonorrhoeae*, que causam meningite meningocócica e gonorreia, respectivamente, e produzem IgA proteases que destroem as IgA nas superfícies mucosas. Estreptococos, como o *Streptococcus* do grupo A (que causa infecção na garganta), sintetizam hemolisinas que auxiliam a disseminação do microrganismo; alguns elaboram uma peptidase que cliva a proteína C5a do complemento.

Expressão de Proteínas Ligantes de Anticorpos

Algumas bactérias, como o *Staphylococcus aureus*, expressam proteínas de superfície celular que podem se ligar às imunoglobulinas através da porção Fc. Exemplos dessas ***proteínas ligantes de Fc*** são a ***proteína A*** e a ***proteína G***. A capacidade que têm essas proteínas de se ligar às moléculas de imunoglobulinas é explorada em pesquisas imunológicas por meio de seu uso para purificar IgG por cromatografia de afinidade (ver Capítulo 5).

 ## PRINCÍPIOS DE IMUNIZAÇÃO

A proteção contra doenças infecciosas pelo uso de vacinas representa uma imensa, se não a maior, conquista da ciência biomédica. Uma doença, a varíola, foi totalmente eliminada pelo uso da va-

 QUADRO 20.2 Exemplos de Imunização Ativa e Passiva

Tipo de Imunidade	Forma de Aquisição
Ativa	
Natural (não intencional)	Infecção
Artificial (deliberada)	Vacinação
Passiva	
Natural	Transferência de anticorpos da mãe para a criança pela circulação placentária ou pelo colostro
Artificial	Terapia passiva com anticorpos (soroterapia, administração de imunoglobulina humana)

cinação, enquanto a incidência de outras doenças diminuiu significativamente — pelo menos em áreas do mundo onde as vacinas estão disponíveis e são administradas apropriadamente.

Se um determinado número de indivíduos puder ser imunizado, a ***imunização coletiva*** será alcançada e a transmissão da doença entre as pessoas será interrompida. Ainda que a imunização deliberada sozinha possa reduzir em alguns casos a incidência de uma doença a um nível bastante baixo, os programas eficazes de imunização requerem a prática inteligente de outras medidas, tanto higiênicas quanto sanitárias, que contribuam para a melhoria geral da saúde pública.

A imunização pode ser tanto ativa quanto passiva. A ***imunização ativa*** geralmente se refere à administração de uma vacina que pode acarretar uma resposta imunológica protetora. A ***imunização passiva*** se refere à administração de anticorpos ou linfócitos que podem promover a proteção do hospedeiro (Quadro 20.2).

 ## OBJETIVOS DA IMUNIZAÇÃO

O objetivo da imunização ativa é garantir ao indivíduo uma proteção imunológica duradoura contra a exposição a agentes infecciosos. Diversas vacinas são aplicadas, durante a infância, para proteger contra infecções normalmente adquiridas no início da vida. O objetivo da imunização passiva é proporcionar uma proteção temporária contra uma determinada infecção. Assim, por exemplo, um indivíduo que foi mordido por um animal com raiva pode ser inoculado com imunoglobulina contra o vírus da raiva. A proteção contra o desenvolvimento da doença também pode ser conferida por imunização pós-exposição. Um indivíduo exposto ao vírus da raiva, por exemplo, pode ser protegido contra essa infecção letal pela administração tanto da vacina contra raiva quanto de imunoglobulinas contra o vírus da raiva. Outros exemplos de imunização pós-exposição incluem o uso de toxoide e antitoxina contra a difteria, vacinação com toxoide tetânico pós-traumatismo e a administração de imunoglobulinas séricas contra o vírus da hepatite A (HAV) e vírus da hepatite B (HBV) pós-exposição. Atualmente, há uma forte tendência direcionada ao desenvolvimento de vacinas terapêuticas que prevenirão a progressão inflexível da AIDS em indivíduos infectados pelo HIV.

O potencial para o uso de vacinas para prevenção de certos cânceres em seres humanos foi discutido no Capítulo 19. Alguns cânceres podem ser prevenidos por vacinas que impedem infecções associadas com o desenvolvimento subsequente do carcinoma. Há, por exemplo, uma forte associação entre o carcinoma primário de fígado e infecção por HBV. Assim sendo, o uso de uma vacina de HBV recombinante em grupos de alto risco pode fornecer proteção tanto contra hepatite como contra o desenvolvimento subsequente de hepatoma.

IMUNIZAÇÕES ATIVAS

Como discutido no Capítulo 1, os termos vacinação e vacina tiveram origem no trabalho de Edward Jenner que, há mais de 200 anos, demonstrou que a inoculação de pessoas com o fluido obtido de lesões cutâneas de vacas infectadas com o vírus da varíola bovina conferia proteção contra a varíola, uma doença altamente contagiosa e frequentemente fatal. O procedimento de Jenner veio a ser chamado de vacinação, por causa do termo *vacca*, a palavra que em latim significa "vaca", e a substância utilizada para vacinar foi chamada de vacina. A varíola bovina (vírus vaccinia) induz respostas imunológicas protetoras contra o vírus da varíola humana porque os dois vírus compartilham epítopos antigênicos, levando assim a uma resposta imunológica protetora. O Quadro 20.3 relaciona alguns dos diferentes tipos de vacina que estão em uso no momento. Mais adiante, neste capítulo, discutiremos algumas abordagens mais recentes no desenvolvimento de vacinas.

Imunizações Recomendadas

O esquema geralmente recomendado para imunização ativa nos Estados Unidos, em diferentes idades, é apresentado no Quadro 20.4. É importante notar que em outras partes do mundo o esquema de imunização pode ser diferente. Recentemente, o conjugado do polissacarídio de *H. influenzae* do tipo b com o toxoide diftérico foi adicionado ao esquema de vacinação de lactentes (primeira dose aos dois meses de idade). A *Haemophilus influenzae* do tipo b constitui a principal causa de meningite em crianças não imunizadas. A utilização dessa vacina resultou em uma acentuada redução no número de infecções por *H. influenzae* do tipo b nas crianças vacinadas. Recentemente, uma vacina pneumocócica conjugada heptavalente foi aprovada para o uso em crianças na prevenção de doenças invasivas, incluindo otite média.

A tecnologia de DNA recombinante contribuiu significativamente para o desenvolvimento de vacinas seguras e eficazes. Dentre elas estão vacinas para prevenir infecções por HBV e formas oncogênicas de HPV. A vacina para HPV é também conhecida por ***vacina contra o câncer cervical***.

Utilização de Vacinas em Populações Selecionadas

Além do esquema usual de imunização apresentado no Quadro 20.4, alguns indivíduos recebem vacinações adicionais (apresentadas no Quadro 20.5). O vírus da influenza (inativado)

 QUADRO 20.3 Vacinas Utilizadas em Imunização Ativa

Tipo de Vacina	Composição da Vacina	Exemplos
Microrganismo morto inteiro	Feita de microrganismo inteiro, morto para torná-lo inofensivo	Tifoide
Bactéria atenuada	Microrganismo cultivado para reduzir sua patogenicidade, mas ainda manter alguns antígenos de sua forma virulenta	Bacilo Calmette-Guérin (BCG), vacina contra *M. tuberculosis* usada em vários países europeus, mas raramente nos EUA
Toxoides	Toxinas bacterianas tratadas (por exemplo, com formaldeído) para desnaturar a proteína para que ela não seja mais perigosa, mas ainda retenha alguns epítopos que possam induzir respostas em anticorpos protetores	Difteria, tétano
Moléculas de superfície	Moléculas de superfície purificadas, isoladas de diversos patógenos (por exemplo, hemaglutininas do vírus influenza)	Influenza, antígeno de superfície de hepatite B, polissacarídio capsular de *S. pneumoniae* e oligossacarídio capsular de *H. influenzae* do tipo b (os últimos são formulados como proteínas conjugadas)
Vírus inativado	Partículas virais inteiras tratadas (por exemplo, com formaldeído) para que não possam mais infectar as células do hospedeiro, mas que ainda contenham alguns epítopos inalterados	Vacina Salk para poliomielite
Vírus atenuado	Vírus vivos que estão enfraquecidos, não patogênicos	Vacina oral contra poliomielite, de Sabin, e vacinas contra sarampo, caxumba e rubéola
Proteínas virais recombinantes	Principais proteínas do capsídio	Hepatite B, HPV

QUADRO 20.4 Esquema de Imunização Ativa em Crianças nos EUA

Idade	Vacina
Ao nascimento	Hepatite B (Hep B), primeira dose
14 meses	Hep B, segunda dose
2 meses	Vacina com toxoides diftérico e tetânico, e pertussis acelular (DTP); *H. influenzae* do tipo b (Hib); vacina pólio inativada (IPV); e vacina pneumocócica conjugada (PCV), primeira dose
4 meses	DTP, Hib, IPV e PCV, segunda dose
6 meses	DTP, Hib e PCV, terceira dose
6-18 meses	Hep B e IPV, terceira dose
12-15 meses	Sarampo, caxumba e rubéola (MMR), primeira dose e vacina para catapora
15-18 meses	DTP, quarta dose
4-6 anos	DTP, quinta dose; IPV, quarta dose; MMR, segunda dose
11-12 anos	Reforço do toxoide tetânico
11-12 anos (meninas)	HPV

Fonte: adaptado do Centers for Disease Control and Prevention (www.cdc.gov/vaccines).

 QUADRO 20.5 Vacinações Adicionais

Vacina	População(ções)
Antraz	Militares; manipuladores de couro, pelo, adubo de ossos e cerdas de animais; pesquisadores que trabalham com *B. anthracis*; veterinários expostos a essas condições
Bacilo Calmette-Guérin	Profissionais da saúde em contato próximo a pacientes com tuberculose
Encefalite B japonesa	Viajantes em áreas de alto risco
Febre amarela	Viajantes em áreas de alto risco
Febre tifoide	Viajantes em áreas de alto risco
Hepatite A	Crianças e adultos em áreas de alto risco
Hepatite B	Todas as crianças, profissionais de saúde suscetíveis, homens homossexuais, usuários de drogas endovenosas, indivíduos expostos a derivados de sangue
Influenza	Lactentes com idade > 6 meses, adultos (especialmente > de 50 anos)
Meningococo	Militares, adultos jovens residentes em dormitórios de faculdades
Peste	Pessoas em contato regular com roedores; pesquisadores trabalhando com *Yersinia pestis*
Raiva	Veterinários, manipuladores de animais, vítimas de mordidas animais
Sarampo, caxumba, influenza, catapora e rubéola	Profissionais de saúde suscetíveis

Fonte: adaptado do Centers for Disease Control and Prevention (www.cdc.gov/vaccines).

é administrado a crianças com idade inicial de seis meses. Imunizações anuais em adultos são recomendadas e fortemente encorajadas em pessoas com idade igual ou superior a 50 anos. A vacina contra hepatite B (proteína viral produzida por tecnologia de DNA recombinante) é administrada em trabalhadores da área de saúde e emergência que são expostos ao sangue humano. O vírus da hepatite A (inativado) foi aprovado para ser utilizado em crianças e adultos. Vacinas para adenovírus são usadas para prevenir surtos de infecções respiratórias em recrutas militares. A vacina para o antraz é usada em militares, devido à ameaça do uso de esporos de *B. anthracis* em armas biológicas. A vacinação contra varíola já não é mais recomendada para civis, no entanto ainda é dada a militares selecionados. Contudo, há um grande debate quanto ao uso dessa vacina, diante da preocupação acentuada sobre o uso da varíola como uma arma biológica.

Diversas vacinas contra infecções bacterianas também são usadas em populações específicas. Uma vacina polivalente constituída por diversos tipos antigênicos de polissacarídios capsulares de *S. pneumoniae* é administrada a indivíduos com complicações cardiorrespiratórias, a indivíduos com deficiência esplênica anatômica ou funcional e a pacientes com anemia falciforme, insuficiência renal, cirrose alcoólica ou diabetes melito. Esses indivíduos possuem capacidade limitada de desencadear a atividade de anticorpo/complemento/fagocitose necessária contra bactérias encapsuladas como *S. pneumoniae*. Infelizmente, essa vacina pode não ser tão eficiente em pessoas com alto risco de contrair pneumonia pneumocócica quanto em indivíduos normais, uma vez que as imperfeições imunológicas não permitem a geração de uma forte resposta em anticorpos. A vacina para *Neisseria meningitidis* (diversos sorogrupos de polissacarídios capsulares) é administrada a recrutas militares e a crianças em regiões de alto risco. Essa vacina é também recomendada para adultos jovens, residentes em dormitórios de faculdades, com alto risco de contrair meningite meningocócica. Tanto vacinas atenuadas quanto polissacarídicas estão disponíveis para proteção contra *Salmonella typhi*, o agente etiológico da febre tifoide. Em função de necessidades singulares ou de eficácia restrita, algumas vacinas somente são recomendadas em algumas circunstâncias limitadas. Essas vacinas e as circunstâncias apropriadas estão no Quadro 20.5.

 ## MECANISMOS BÁSICOS DE PROTEÇÃO

Importância das Respostas Imunológicas Primárias e Secundárias

A rapidez de uma resposta anamnéstica (ver Capítulo 14) a um encontro subsequente com um antígeno garante ao hospedeiro uma proteção em potencial contra novas exposições a um agente infeccioso. É dupla a relevância da resposta anamnéstica na aplicação de imunoprofilaxia. Primeiro, pode ser de particular importância em infecções com um período de incubação relativamente longo (> 7 dias), como apresentado na Fig. 20.2. Um indivíduo infectado pelo agente A, que causa doença após um período de incubação de 3 dias, produziria uma resposta imunológica primária algum tempo (digamos, 7-14 dias) após o início da infecção. Em um segundo encontro com o agente A, o indivíduo pode novamente desenvolver a doença, pois a

resposta anamnéstica ocorre após o período de incubação. O indivíduo infectado com um agente B, que cause doença após um período de incubação de 14 dias, também produziria uma resposta primária, novamente 7-14 dias após a infecção. Em um segundo encontro com o agente B, a resposta anamnéstica ocorrendo no intervalo de 7 dias seria suficiente para reduzir a gravidade da doença ou ainda preveni-la inteiramente dentro do período de incubação de 14 dias.

A segunda influência da resposta secundária se refere ao nível ao qual a resposta imunológica conseguiu atingir. No exemplo citado anteriormente, o agente A, que causa doença em 3 dias, pode ser impedido de causar doença após uma nova exposição se houver um nível suficientemente alto de anticorpos persistentes. Tal nível pode ser alcançado intencionalmente por uma série de imunizações (especialmente aplicáveis com antígenos não viáveis). Assim, é comum administrar diversas injeções de toxoide tetânico (como a vacina combinada DTP), por um período de 6 meses, em imunizações durante a infância. Esta série primária de injeções gera uma resposta secundária ou anamnéstica que efetivamente aumenta a concentração de antitoxina em níveis protetores, que é mantida no soro por 10-20 anos.

Idade e Período de Imunizações

Os vários mecanismos envolvidos na proteção por imunizações podem ser afetados por diversos fatores, incluindo o estado nutricional, presença de doença subjacente (que afeta os níveis de globulina e imunidade mediada por células) e idade. O período de imunizações na infância é direcionado principalmente pelo fato de que a eficácia de certas vacinas depende da idade da criança.

In utero, o feto humano normalmente parece bem isolado de antígenos e da maioria dos agentes infecciosos, embora

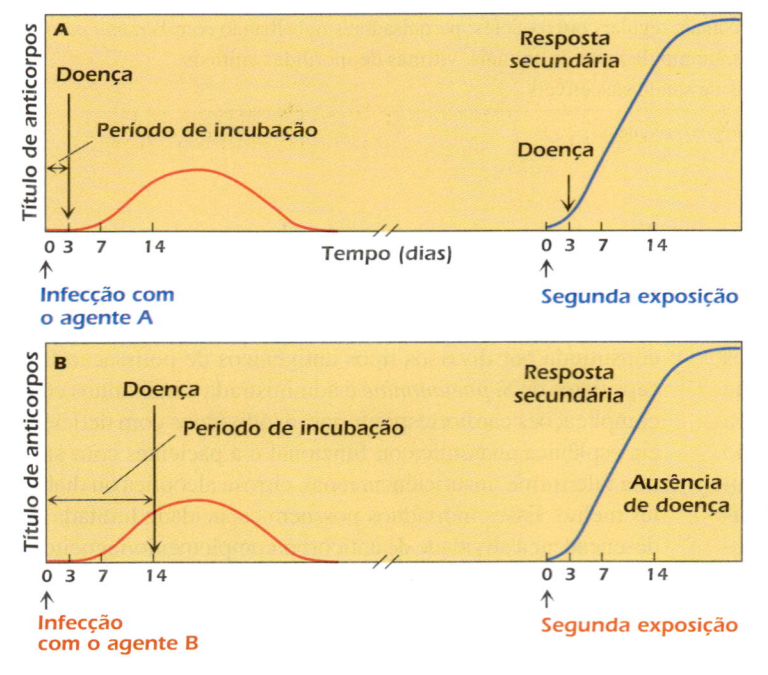

● Figura 20.2 Relação entre as respostas imunológicas primária e secundária e doença produzida pela infecção com os agentes A e B. A infecção causada pelo agente A tem um período de incubação mais curto do que o da infecção causada pelo agente B.

certos patógenos (como o vírus da rubéola e *T. gondii*) possam infectar a mãe e lesar gravemente o feto. A imunidade da mãe protege o feto, permitindo a interceptação e remoção de agentes infecciosos antes que eles possam penetrar no útero; ela também pode proteger o recém-nascido com anticorpos transplacentários ou da glândula mamária.

O feto e o neonato possuem órgãos linfoides pouco desenvolvidos, com exceção do timo, que no momento do nascimento é maior, em relação ao tamanho do corpo, do que ele será em qualquer idade subsequente. O feto parece ser capaz de sintetizar primeiramente IgM, que se torna aparente após 6 meses de gestação. Os níveis de IgM elevam-se gradualmente para cerca de 10% do nível adulto, por ocasião do nascimento.

A IgG de origem materna torna-se detectável no feto por volta do segundo mês de gestação. Há um aumento significativo no nível de imunoglobulinas por volta do quarto mês de gestação e novamente no último trimestre. No momento do nascimento, a concentração de IgG do lactente excede levemente à concentração materna. Assim, o feto é provido de anticorpos da classe IgG sintetizados pela mãe, os quais fornecem proteção antitóxica, antiviral e contra algumas bactérias. Os níveis desses anticorpos maternos declinam gradualmente à medida que a criança começa a sintetizar seus próprios anticorpos, de maneira que aos 23 meses de idade a IgG total é < 50% do nível ao nascimento. As concentrações séricas de imunoglobulinas durante o desenvolvimento humano são apresentadas na Fig. 20.3.

Alguns aspectos da resposta imunológica do recém-nascido não estão bem desenvolvidos, tais como aqueles contra alguns agentes infecciosos (*T. gondii, L. monocytogenes*, HSV) para os quais a imunidade mediada por células é decisiva. Todavia, o recém-nascido pode produzir anticorpos contra vários antígenos como toxoides administrados parenteralmente, vírus da poliomielite inativado, antígenos de hepatite B e outros. Contudo, a administração da vacina pertussis após o nascimento não somente deixa de induzir uma resposta protetora como ainda cria uma resposta prejudicada (tolerância) para a vacina quando ela é novamente administrada na infância. Portanto, com exceção do HBV, que é dado logo após o nascimento, na maioria dos países industrializados a administração inicial de vacinas é protelada até que a criança esteja com dois

meses de idade. Nos países em desenvolvimento, porém, a Organização Mundial de Saúde (OMS) recomenda que o começo da imunização seja antes (com seis semanas).

Mesmo sendo capazes de proporcionar proteção ao neonato contra inúmeros agentes infecciosos ou suas toxinas, os anticorpos maternos podem também reduzir a resposta ao antígeno. Assim, pelo fato de uma quantidade suficiente de anticorpos maternos contra o sarampo persistir nas crianças de até 1 ano de idade e poder interferir na resposta ativa da criança à vacina, a vacinação contra sarampo é normalmente deixada para quando a criança já tem pelo menos 1 ano.

Crianças com idade inferior a 2 anos são incapazes de produzir níveis adequados de anticorpos em resposta à injeção de polissacarídios capsulares bacterianos, como os de *H. influenzae* tipo b, vários sorogrupos de *N. meningitidis* e sorotipos de *S. pneumoniae*. Foi sugerido que essa incapacidade surge porque os lactentes não conseguem responder a antígenos T-independentes, apesar de sua capacidade precoce (*in utero*) de produzir IgM. A ligação química de polissacarídios a antígenos T-dependentes (como o toxoide diftérico), ou à proteína da membrana externa de *N. meningitidis*, melhorou a imunogenicidade de forma que crianças com idade inferior a 2 anos conseguem responder aos polissacarídios. Uma vacina conjugada eficiente já está disponível contra *H. influenzae*, o que praticamente eliminou essa infecção em crianças vacinadas. Para *S. pneumoniae*, uma vacina heptavalente, contendo polissacarídios de sorotipos de pneumococos comuns em infecções infantis, já está sendo rotineiramente utilizada.

No outro lado do espectro de idade (pessoas com mais de 60 anos), também parece haver uma capacidade reduzida de desencadear uma resposta primária a alguns antígenos, tais como a vacina para o vírus influenza; contudo, os idosos ainda possuem a capacidade de desencadear uma resposta secundária a antígenos que já tenham sido previamente encontrados. Os idosos saudáveis também respondem bem aos polissacarídios bacterianos, de modo que a administração de vacinas com polissacarídios bacterianos normalmente leva a uma resposta com níveis protetores de anticorpos. Outros grupos que são especialmente suscetíveis à pneumonia por pneumococos (ver a cobertura no começo desse capítulo) também

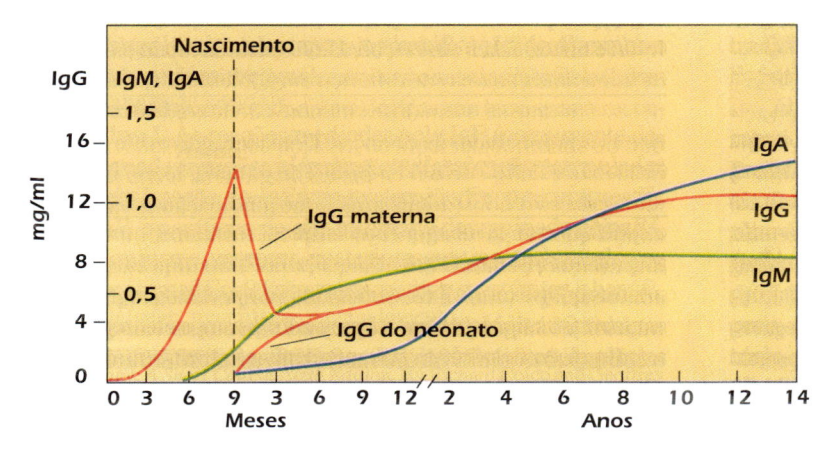

Figura 20.3 Concentração de imunoglobulina no soro durante o desenvolvimento humano. (Reimpresso com a permissão de Benich e Johanssen, 1971.)

deveriam ser imunizados. Grupos que possuam suscetibilidade aumentada ao patógeno respiratório encapsulado *S. pneumoniae* e aqueles com alto risco de exposição (como os residentes de casas de repouso e profissionais da saúde) também devem receber vacinas contra o vírus da influenza.

PRECAUÇÕES COM VACINAS

Sítio de Administração do Antígeno

O sítio normal de administração parenteral de vacinas em adultos (seja intradérmica, subcutânea ou intramuscular) é o braço, mais especificamente o músculo deltoide. Em crianças, a coxa é comumente utilizada. Estudos demonstraram uma boa resposta à vacina contra hepatite B quando administrada via injeção intraglútea em vez de no braço. A administração parenteral de vacina contra poliomielite inativada (Salk) pode induzir uma resposta com títulos mais altos de anticorpos no soro do que a vacina atenuada oral para pólio (Sabin), embora a resposta contra esta última, que inclui IgA secretora, garanta proteção adequada. Entretanto, o uso de vacina oral atenuada para pólio foi interrompido, pois o vírus vivo pode, em casos excepcionalmente raros, causar a doença.

Algumas vacinas podem proporcionar uma resposta maior em anticorpos quando administradas pela via respiratória em vez de administradas por injeção (como a vacina atenuada contra sarampo); no entanto, a administração por via respiratória ainda é um método experimental.

Perigos

Existem alguns perigos potenciais associados ao uso de algumas vacinas. Vacinas preparadas com agentes atenuados (como sarampo, caxumba, rubéola, pólio oral e BCG) têm o potencial de causar doença progressiva em *pacientes imunocomprometidos* ou em pacientes sob *terapia imunossupressora*. Em alguns raros casos, a reversão à virulência do poliovírus atenuado no intestino do indivíduo vacinado já acarretou paralisia decorrente de poliomielite. A preocupação com paralisias associadas à vacina para pólio resultou em uma mudança na recomendação da vacinação; a vacina com o poliovírus inativado é atualmente a vacina recomendada nos Estados Unidos. Esta situação ilustra a necessidade de um monitoramento da prevalência de doença infecciosa em uma determinada população e o balanceamento dos riscos da doença contra os riscos da vacinação. Embora as vacinas sejam normalmente associadas a uma baixa toxicidade, elas são administradas a um grande número de indivíduos; quando a prevalência de uma doença infecciosa é reduzida, os riscos da vacinação tornam-se mais aparentes. Paradoxalmente, uma vacina eficiente pode reduzir a prevalência de uma doença infecciosa para níveis tão baixos que as complicações relacionadas à vacina passam a ser mais frequentes do que a doença. Quando isso ocorre, a ansiedade despertada em torno da vacinação pode resultar em apreensão sobre o uso da vacina e pode comprometer sua aceitação.

Microrganismos vivos atenuados não devem ser normalmente administrados em *mulheres grávidas* já que pode haver dano potencial ao feto. Já foi demonstrado que os vírions na vacina para rubéola são transmissíveis ao feto, apesar de não haver nenhum efeito danoso reconhecido. Além disso, vacinas vivas atenuadas são normalmente contraindicadas para *pacientes com distúrbios imunológicos graves* que podem não ser capazes de controlar o patógeno enfraquecido usado na preparação vacinal. A vacinação contra varíola não é mais praticada (exceto em alguns militares) já que a doença foi essencialmente erradicada. Todavia, como mencionado anteriormente, as inquietações sobre o uso em potencial do vírus da varíola como uma arma biológica levantaram a questão sobre se a vacinação mundial deveria ser reiniciada. No momento, o plano é vacinar apenas indivíduos que estejam mais expostos a um ataque biológico. Estoques adicionais desses vírus estão guardados para uso na profilaxia pós-exposição. Um argumento contra a vacinação universal é o de que a inoculação do vírus da vaccinia contém riscos significativos, não somente para indivíduos imunocomprometidos, mas também para indivíduos com certas lesões cutâneas. O contato entre pessoas vacinadas e vulneráveis deve ser evitado até que as lesões da vaccinia estejam curadas.

Artrite e *artralgia* são complicações comuns, porém transitórias, após a vacinação com o vírus atenuado da rubéola, principalmente em mulheres adultas. Das vacinas inativadas, a vacina bacteriana com *Bordetella pertussis* morta, na DTP, já foi associada com alguns efeitos colaterais sérios, incluindo *encefalopatia* em crianças. Apesar de os sérios efeitos colaterais serem relativamente raros e os benefícios da vacina para coqueluche serem maiores do que qualquer risco alegado, a vacina com a bactéria morta foi substituída por uma vacina acelular contendo toxina pertussis inativada e um ou mais componentes antigênicos (por exemplo, hemaglutinina filamentosa e fímbrias). A vacina acelular contra coqueluche mantém a eficácia da vacina anterior e causa bem menos efeitos colaterais.

Os toxoides tetânico e diftérico podem provocar *reações de hipersensibilidade locais*. Como uma série inicial, e adequada, de imunizações durante a infância parece conferir uma imunidade que perdura por cerca de 10 anos, o uso de injeções de reforço de toxoide tetânico deve ser orientado pela natureza da lesão e história da imunização. Devido a uma hipersensibilidade aumentada ao toxoide diftérico em adolescentes e adultos, é necessário que se usem doses menores do toxoide diftérico do que as administradas às crianças. Considerando que o vírus da influenza é cultivado em embriões de galinha, alergias às proteínas do ovo constituem uma contraindicação à vacinação contra a gripe. A vacina com vírus da influenza inteiro produz efeitos colaterais em crianças e por isso uma vacina com componentes virais é recomendada para crianças com idade inferior a 13 anos. Algumas vacinas têm conservantes, como o composto orgânico de mercúrio timerosal (Merthiolate), ou antibióticos, como neomicina ou estreptomicina, aos quais os indivíduos vacinados podem ser alérgicos.

RECENTES ABORDAGENS PARA PRODUÇÃO DE VACINAS

Avanços na tecnologia de DNA recombinante, síntese rápida e automatizada de proteínas e outras áreas da bioengenharia (como a de anticorpos monoclonais) asseguram melhores possibilidades para as vacinas disponíveis e para novas abordagens na produção de vacinas.

Vacinas Produzidas por DNA Recombinante

A tecnologia de DNA recombinante proporciona os meios para a produção de antígenos proteicos em grandes quantidades para uso em vacinas. Como citado anteriormente, um exemplo da aplicação bem-sucedida da tecnologia de DNA recombinante na produção de vacinas é a vacina para hepatite B. A hepatite B, principal causa de infecção hepática, está associada, a longo prazo, com risco de carcinoma hepatocelular. Uma vacina eficiente contra a hepatite B foi desenvolvida na década de 1970 pela purificação de antígenos virais do sangue de doadores com infecções crônicas. Na década de 1980, a epidemia pelo HIV chamou a atenção para a transmissão de patógenos pelo sangue provocando uma apreensão geral quanto à possibilidade de que essa vacina pudesse transmitir a doença. Embora diversos estudos demonstrassem que a vacina derivada de plasma era segura, foi desenvolvida uma alternativa usando a tecnologia de DNA recombinante, e o antígeno de hepatite B foi expresso em levedura. Essa vacina recombinante simplificou a produção do antígeno, evitando a dependência do plasma sanguíneo humano e eliminando qualquer perigo potencial que pudesse surgir da contaminação inadvertida da vacina com patógenos transmitidos pelo sangue.

Em 2006, a primeira vacina recombinante contra HPV foi aprovada para uso em meninas com idades entre 11-12 anos. Essa foi a primeira vacina desenvolvida para prevenir o câncer cervical e outras doenças femininas causadas pelo HPV. Outra vacina recombinante eficiente já foi desenvolvida para o combate à doença de Lyme. Também outras vacinas produzidas pela tecnologia de DNA recombinante estão em diferentes estágios de testes clínicos, algumas das quais podem vir a ser meios de imunização mais práticos, seguros e eficientes do que os atualmente disponíveis.

Polissacarídios Conjugados

Vacinas com polissacarídios conjugados revolucionaram a abordagem para vacinação contra patógenos bacterianos encapsulados. A imunidade humoral é decisiva para a proteção contra patógenos encapsulados, contudo a maioria dos polissacarídios microbianos é antígeno T-independente e por isso tem, geralmente, baixa imunogenicidade. Outro problema com as vacinas polissacarídicas é que crianças de pouca idade não conseguem desenvolver uma resposta em anticorpos a este tipo de antígenos. As crianças estão no grupo de alto risco de contrair infecções por bactérias encapsuladas tais como *S. pneumoniae* e *H. influenzae*. A conjugação do polissacarídio a uma proteína (como os toxoides tetânico e diftérico) resulta em uma molécula que se comporta como um antígeno T-dependente e induz uma forte resposta em anticorpos contra a porção polissacarídica. A conjugação forneceu vacinas que são eficientes neste grupo etário. As vacinas com polissacarídios conjugados estão atualmente disponíveis contra *H. influenzae* do tipo b e certos sorotipos de *S. pneumoniae*. Vacinas com polissacarídios conjugados estão sendo desenvolvidas contra outros patógenos, incluindo meningococos, estreptococos do grupo B, *S. typhi* e *Shigella* spp.

Vacinas com Peptídios Sintéticos

A ideia básica no desenvolvimento de vacinas com peptídios sintéticos é usar peptídios imunogênicos para gerar uma resposta imunológica protetora. As vacinas com peptídios sintéticos são desenvolvidas utilizando-se o conhecimento da sequência de aminoácidos do antígeno que leva a uma resposta imunológica protetora. Em tese, peptídios altamente purificados podem ser produzidos em grandes quantidades e sua composição antigênica menos complexa confere proteção com menos efeitos colaterais. A abordagem geral é no sentido de identificar epítopos potenciais, em um antígeno proteico que garanta proteção, usando algoritmos variados, e sintetizar uma série de peptídios correspondentes à sequência de aminoácidos e verificar sua atividade imunogênica. Um problema com as vacinas peptídicas é que os peptídios são fracamente imunogênicos devido ao seu pequeno tamanho e necessitam conjugação a proteínas carreadoras. Atualmente, diversas vacinas com peptídios sintéticos estão sob testes clínicos. As vacinas com peptídios mostraram-se promissoras contra o vírus da febre aftosa e malária.

Vacinas Anti-idiotipo

Um anticorpo induzido para um epítopo específico de um antígeno tem um sítio adequado de combinação (idiotipo) que se encaixa estruturalmente no epítopo. Se, por outro lado, esse anticorpo for utilizado como um imunógeno para induzir outro anticorpo (um anti-idiotipo) a reagir com o sítio de combinação ao antígeno do idiotipo, o anti-idiotipo pode estruturalmente mimetizar o epítopo original. Esse mimetismo estrutural é conhecido como *imagem interna*. Devido à similaridade entre o anti-idiotipo e o epítopo antigênico original, sua imagem interna (anticorpo anti-idiotipo) pode ser usada como um imunógeno para provocar a produção de anticorpos contra o epítopo original (Fig. 20.4). Atualmente, várias vacinas anti-idiotipo estão sendo pesquisadas para determinar sua eficácia no tratamento de cânceres humanos.

Um exemplo é um imunógeno que consiste de anticorpos contra um anticorpo monoclonal murino para um antígeno de superfície do vírus da hepatite B. A imunização com esses anticorpos anti-idiotipos, que possuem a imagem interna do epítopo do antígeno de superfície do vírus da hepatite B, induz a

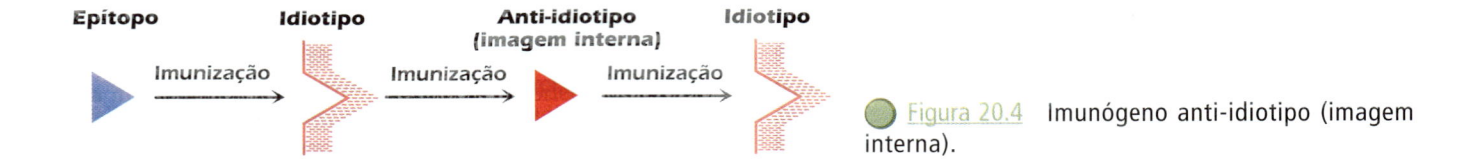

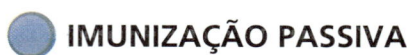 Imunógeno anti-idiotipo (imagem interna).

produção de anticorpos contra esse epítopo. Quando os efeitos negativos de certas toxinas biológicas impedem seu uso como antígenos, anticorpos anti-idiotipo podem ser usados para desenvolver uma resposta contra a toxina.

Vacinas com Vírus Carreador

É possível, utilizando um vetor, introduzir em um vírus vivo (como vaccinia, adenovírus ou poliovírus), um gene de outro microrganismo, que contenha o código para o antígeno desejado. O vírus da vaccinia constrói réplicas no hospedeiro, expressa o gene estranho e age como uma vacina para aquele determinado antígeno. Essa abordagem pode ser muito útil se o vírus não se revelar perigoso para o hospedeiro (como no caso de indivíduos imunocomprometidos). Essa vacina com vírus carreador tem a vantagem adicional de induzir tanto imunidade mediada por células quanto imunidade mediada por anticorpos ao antígeno incorporado.

Vacinas com Bactérias Carreadoras

Bactérias atenuadas, tais como as cepas de *Salmonella typhimurium*, *Escherichia coli* e BCG, também podem atuar como carreadoras de genes de patógenos como uma forma de desenvolver respostas específicas contra esses patógenos. Essas bactérias são alteradas por tecnologia recombinante, que introduz um gene estranho que expresse os antígenos do microrganismo patogênico e induza respostas imunológicas. No futuro, a *S. typhimurium*, um patógeno entérico, poderá ser usada para induzir imunidade na mucosa para antígenos estranhos.

Vacinas de DNA

A vacinação usando um plasmídio contendo a sequência de DNA para um antígeno protetor ligado a um promotor forte de mamífero pode levar ao desenvolvimento de uma resposta imunológica a essa proteína. Acredita-se que as vacinas de DNA funcionam permitindo a expressão do antígeno microbiano no interior das células do hospedeiro que capturam o plasmídio. As vacinas de DNA funcionam gerando o antígeno desejado no interior das células, o que facilita a apresentação do MHC. Outras vantagens das vacinas de DNA incluem a ausência do risco de infecção, maior estabilidade em relação às vacinas proteicas e a possibilidade de levar o antígeno às células que normalmente não são infectadas pelo patógeno, o que acarretaria uma modulação mais eficiente da resposta imunológica. As vacinas de DNA também podem ser úteis para a imunização de crianças que ainda possuem anticorpos maternos. Atualmente, a imunização com DNA

em animais de laboratório já foi demonstrada contra diversas infecções virais, bacterianas e por protozoários. Diversas vacinas de DNA estão em testes em seres humanos para determinar sua utilidade na prevenção ou tratamento da malária e da hepatite B. Entretanto, ainda não existem vacinas de DNA sendo usadas em seres humanos. Uma triagem clínica recente para examinar a eficácia de uma vacina contra HIV baseada em DNA, consistindo em um vetor de adenovírus não replicante e dos genes *gag*, *pol* e *nef* do HIV, infelizmente teve de ser interrompida de forma abrupta. Descobriu-se que a administração da vacina a pessoas não infectadas estava associada com um aumento significativo de infecções por HIV, em comparação com indivíduos que recebiam a vacina controle, ou seja, constituída por placebo. A aparente explicação para esse resultado desapontador foi que uma infecção prévia por adenovírus (vírus comum de resfriado) ativou as células T CD4$^+$ de memória — o alvo ideal do HIV. Outra preocupação é a possibilidade de que as vacinas de DNA possam ser mutagênicas se elas se integrarem ao DNA do hospedeiro. Atualmente, as vacinas de DNA continuam sendo objeto de profundos estudos experimentais.

Toxoides

As toxinas podem ser inativadas para produzir toxoides não patogênicos que possam ser utilizados em vacinações. Os toxoides estão entre as vacinas mais antigas e eficientes. A administração de toxoides preparados de toxinas tetânica, botulínica ou diftérica inativadas é capaz de gerar uma resposta em anticorpos que impede a doença. Apesar do fato de que a infecção natural nem sempre confere imunidade duradoura, os toxoides são eficientes, provavelmente porque a quantidade de toxina produzida durante a infecção pode não ser suficiente para gerar uma forte resposta imunológica. Essa é a razão pela qual a exposição ao tétano ou difteria não confere imunidade a infecções recorrentes, mas a vacinação com o toxoide garante proteção completa.

IMUNIZAÇÃO PASSIVA

A imunização passiva é resultado da transferência de anticorpos ou células imunológicas de um indivíduo, que já respondeu a um estímulo direto pelo antígeno, para outro indivíduo. Diferentemente da imunização ativa, a imunização passiva não depende de que o sistema imunológico do hospedeiro desencadeie uma resposta apropriada. Assim sendo, a imunização passiva resulta na disponibilidade imediata de anticorpos que possam conferir proteção contra os patógenos. A imunização passiva pode ocorrer naturalmente, quando os anticorpos são transferidos através da placenta ou do colostro, ou terapeuticamente, quando anticorpos preformados são administrados na profilaxia ou terapia de doenças infecciosas.

Imunização Passiva pela Transferência de Anticorpos via Placenta

O feto em desenvolvimento é passivamente imunizado com IgG materna como resultado da transferência transplacentária de anticorpos. Tais anticorpos estão presentes no momento do nascimento e protegem o neonato contra infecções que possam ser combatidas pela IgG oriunda da imunidade materna. Por exemplo, a transferência de anticorpos contra toxinas (tétano, difteria), vírus (sarampo, poliovírus, caxumba etc.) e para determinadas bactérias (*H. influenzae* ou *Streptococcus agalactiae* do grupo B) pode dar proteção à criança nos primeiros meses de vida. Logo, imunizações ativas e adequadas da mãe constituem um meio simples e eficiente de garantir proteção passiva ao feto e ao lactente. (Notar, porém, que alguns bebês prematuros podem não adquirir anticorpos maternos na proporção que bebês com gestação completa o fazem.) A vacinação com toxoides pode desencadear uma resposta por IgG que atravessa a placenta e protege o feto e o recém-nascido. Essa proteção é extremamente importante em áreas do mundo onde o ambiente obstétrico insalubre pode resultar em *tetanus neonatorum* (tétano em recém-nascidos).

Imunização Passiva via Colostro

O leite humano contém inúmeros fatores que podem influenciar a resposta do lactente a agentes infecciosos. Alguns desses fatores são seletivos naturais que podem afetar a microbiota intestinal, o que é alcançado pelo aumento do crescimento de bactérias desejáveis e pela inibição inespecífica de alguns microrganismos — através da ação de lisozima, lactoferrina, interferon e leucócitos (incluindo macrófagos, células T, células B e granulócitos). Durante as primeiras duas ou três semanas após o parto, os anticorpos (IgA, IgM e IgG) são encontrados no leite materno; a concentração de IgA é maior no colostro (primeira lactação) produzido logo após o parto (Quadro 20.6). O anticorpo é produzido pelas células B que são estimuladas

por antígenos intestinais e migram para a mama onde produzem imunoglobulina (sistema enteromamário). Assim, se microrganismos colonizarem ou infectarem o trato alimentar da mãe, pode ocorrer a produção de anticorpo no colostro, que garante proteção à mucosa do bebê lactente contra patógenos que penetram via trato intestinal. Anticorpos contra os enteropatógenos *E. coli*, *S. typhi*, *Shigella* spp., vírus da poliomielite, vírus Coxsackie e vírus ECHO já foram demonstrados. A alimentação com uma mistura de IgA (73%) e IgG (26%), derivada de soro humano, fornecida a crianças de baixo peso ao nascer, que não tiveram acesso ao aleitamento materno, conseguiu protegê-las contra enterocolite necrosante. Anticorpos contra patógenos de origem não alimentar já foram encontrados no colostro — como, por exemplo, antitoxinas tetânica e diftérica e anti-hemolisina de estreptococos.

Linfócitos T sensíveis à tuberculina também são transmitidos ao lactente através do colostro, todavia o papel dessas células na transferência passiva da imunidade mediada por célula é incerto.

Terapia Passiva com Anticorpos e Terapia Sérica

A administração de preparações específicas de anticorpos foi uma das primeiras terapias antimicrobianas bem-sucedidas. Anticorpos contra um patógeno em particular poderiam ser produzidos em animais como cavalos e coelhos (anticorpos heterólogos) e administrados, como soroterapia, a seres humanos no tratamento de diversas infecções. O soro de indivíduos que estão se recuperando de infecções é rico em anticorpos e pode também ser usado para a terapia passiva com anticorpos (anticorpos homólogos). Nos últimos anos, alguns anticorpos monoclonais produzidos em laboratório têm sido usados na terapia passiva com anticorpos de doenças infecciosas. Essa é uma área de grande interesse de pesquisa e é provável que outras terapias antimicrobianas baseadas na administração de anticorpos sejam desenvolvidas no futuro.

O agente ativo na soroterapia é o anticorpo específico. Em época anterior à dos antibióticos (antes de 1935), a soroterapia era frequentemente a única terapia disponível para o tratamento de infecções. A soroterapia foi utilizada no tratamento de difteria, tétano, pneumonia pneumocócica, meningite meningo-

🟢 QUADRO 20.6   Níveis de Imunoglobulina no Colostro[a]

Classe	Dias Pós-parto				Adulto Normal Aproximado
	1	2	3	4	
IgA[b]	600	260	200	80	200
IgG[c]	80	45	30	16	1.000
IgM	125	65	58	30	120

[a]Conforme Michael et al. (1971). Valores em mg/100 ml.
[b]Aproximadamente 80% são IgA secretada.
[c]IgG_4 representa 15% das IgG do colostro e 3,5% da IgG do soro.

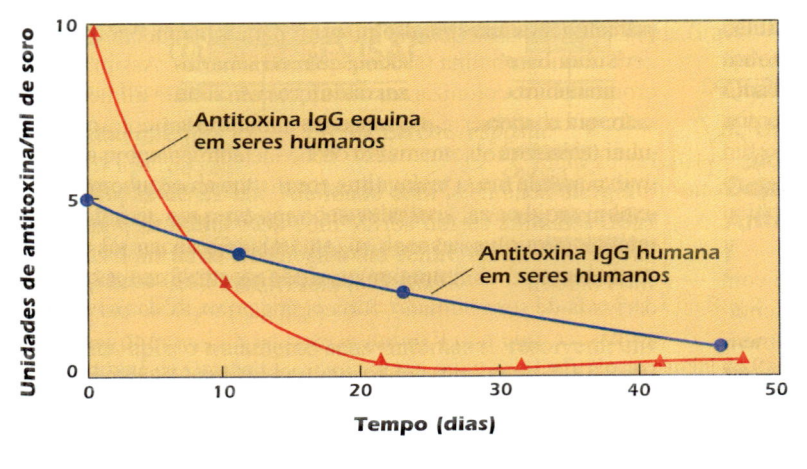

Figura 20.5 Concentração sérica de IgG humana e equina antitoxina após administração em seres humanos.

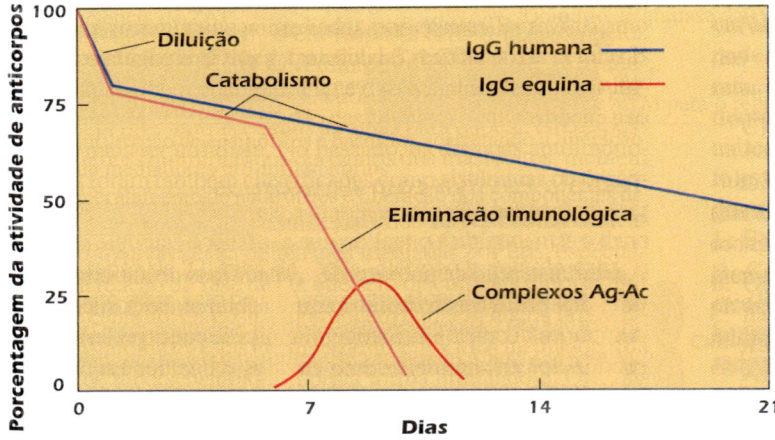

Figura 20.6 Destino da IgG humana e equina após administração em seres humanos.

cócica, escarlatina e outras graves infecções. Durante a primeira guerra mundial, por exemplo, a antitoxina tetânica produzida em cavalos inoculados com toxoide tetânico foi usada no tratamento de tropas britânicas e resultou imediatamente na redução de casos de tétano. Essa experiência permitiu a determinação da concentração mínima de antitoxina necessária para proteção do indivíduo e mostrou que o período de proteção nos seres humanos era pequeno (ver Figs. 20.5 e 20.6). Os anticorpos equinos heterólogos sofrem diluição, catabolismo, formação de complexos imunológicos e eliminação imunológica nos seres humanos. Em contrapartida, os anticorpos homólogos humanos, que alcançam seu ápice no soro 2 dias após injeção subcutânea, sofrem diluição e catabolismo com uma redução para metade de sua concentração máxima em cerca de 23 dias (a vida média de IgG_1, IgG_2 e IgG_4 é de 23 dias; a de IgG_3 é de 7 dias). Os níveis protetores de anticorpos humanos são consequentemente mantidos por muito mais tempo. Anticorpos heterólogos, como aqueles produzidos em cavalos, podem causar, pelo menos, dois tipos de reações de hipersensibilidade: tipo I (imediata, anafilaxia, ver Capítulo 14) ou tipo III (doença do soro por imunocomplexos, ver Capítulo 15). Caso não haja outro tratamento, é possível utilizar antissoro heterólogo em indivíduos com sensibilidade do tipo I através da administração de pequenas quantidades do soro estranho, mas gradual-

mente aumentando sua concentração, de forma repetida durante várias horas. Algumas preparações de anticorpos heterólogos [como antitoxina diftérica equina e soro antilinfócito (ALS)] ainda são utilizadas em humanos. Nos últimos anos, avanços na tecnologia de DNA recombinante e de hibridomas permitiram a síntese de imunoglobulinas humanas para terapia, eliminando a dependência de fontes animais na terapia com anticorpos. Além da vida média significativamente mais longa, os anticorpos humanos são muito menos tóxicos.

Anticorpos Monoclonais e Policlonais

A tecnologia de hibridomas, que permite a produção de anticorpos monoclonais, foi desenvolvida em 1975 (ver Capítulo 5). Preparações policlonais resultam da resposta em anticorpos à imunização ou de recuperação de uma infecção por um hospedeiro. Em geral, o anticorpo contra um agente específico é apenas uma pequena fração do total de anticorpos em uma preparação policlonal. Além disso, as preparações policlonais geralmente dispõem de anticorpos contra diferentes antígenos e incluem anticorpos de diversos isotipos. Ao contrário dos policlonais, uma preparação de anticorpo monoclonal tem uma única especificidade e um único isotipo. Como resultado, a atividade das preparações de anticorpos monoclonais é consideravelmente maior em relação à quantidade de proteínas presentes. Outra vantagem das preparações monoclonais é que elas são equivalentes e não apresentam a variabilidade de lote para lote associada às preparações policlonais, que dependem, para sua potência, de aspectos quantitativos e qualitativos da resposta imunológica. Contudo, já que elas têm anticorpos com múltiplas especificidades e isotipos, as preparações policlonais contam com uma maior diversidade biológica. Nos últimos cinco anos, pelo menos uma dúzia de anticorpos monoclonais foi licenciada para uso clínico. A maioria deles foi desenvolvida para o tratamento de câncer, embora atualmente exista um licenciado para a prevenção de infecção pelo vírus sincicial respiratório em crianças pequenas. Atualmente, diversas preparações, com anticorpos monoclonais e policlonais, estão sendo utilizadas para terapia humana.

Preparação e Propriedades de Imunoglobulina Sérica Humana

O uso de imunoglobulinas do soro humano começou no início do século 20, quando o soro de pacientes convalescentes de sarampo foi administrado a crianças previamente expostas ao sarampo, mas que ainda não haviam desenvolvido os sintomas. Outras tentativas em 1916 e posteriores demonstraram que a administração precoce de soro de pacientes recuperados poderia proteger contra o surgimento de sarampo clinicamente aparente. Em 1933, a placenta humana foi também reconhecida como fonte de anticorpos contra o sarampo. Um problema com o uso de soro na terapia passiva é que ele tem relativamente pouco anticorpo em um grande volume. No começo da década de 1940, Cohn e seus colaboradores desenvolveram um método para separação da fração γ-globulina do soro humano por precipitação com etanol a frio. Essa técnica, denominada *fracionamento de Cohn*, representou um método prático e seguro para a produção de anticorpos homólogos humanos para uso clínico.

Plasma e soro são coletados de doadores saudáveis, misturados e usados para preparar imunoglobulina sérica (ISG) ou imunoglobulina normal humana (HNI). Caso o plasma e o soro sejam de doadores que foram especialmente selecionados após imunização ou dose de reforço do antígeno, ou ainda após convalescença de uma infecção específica, a preparação de imunoglobulina específica é orientada de acordo com a infecção: imunoglobulina tetânica (TIG), imunoglobulina para hepatite B (HBIG), imunoglobulina para varicela-zoster (VZIG) e imunoglobulina para raiva (RIG). Grandes quantidades podem ser obtidas por *plasmaférese*, remoção do plasma e devolução das células sanguíneas ao doador. A fração que contém globulina(s) com função de anticorpo é precipitada por etanol a frio. A preparação resultante (1) é teoricamente livre de vírus como o da hepatite ou HIV, (2) concentra muitos anticorpos de IgG em cerca de 25 vezes, (3) é estável durante anos e (4) pode resultar em concentrações de pico no sangue em aproximadamente dois dias após injeção intramuscular. Preparações que são seguras quando administradas por via endovenosa (chamadas IVIG ou IVGG) envolvem precipitação a frio com etanol, seguidas por vários outros tratamentos, incluindo fracionamento com polietilenoglicol ou trocas iônicas; acidificação do pH para 4–4,5; exposição à pepsina ou tripsina; e estabilização com maltose, sacarose, glicose ou glicina. Tal estabilização reduz a agregação das globulinas que podem desencadear reações anafilactoides (ver adiante). Nessas preparações endovenosas mais recentes, a concentração de IgG é de um terço a um quarto da concentração de preparações com imunoglobulinas para via intramuscular e há somente uma quantidade muito pequena de IgA e IgM (Quadro 20.7).

Indicações para o Uso de Imunoglobulinas

Anticorpos contra o antígeno RhD (***Rhogam***) são administrados a mães Rh− no intervalo de 72h do período perinatal para prevenir sua imunização por eritrócitos Rh+ do feto, que poderia prejudicar gestações posteriores. Como discutido no Capítulo 15, a administração de Rhogam promove a remoção de eritrócitos fetais Rh+, aos quais a mãe tenha sido exposta durante o parto, e dessa forma evita que haja uma sensibilização da mãe Rh− aos antígenos Rh+. A TIG (antitoxina) é usada para promover proteção passiva após certas feridas e na ausência de imunização ativa adequada com toxoide tetânico. Imunoglobulina antivaricela-zoster (VZIG) é administrada a pacientes com leucemia que são altamente suscetíveis ao vírus da varicela-zoster (catapora) e a mulheres grávidas e seus lactentes expostos ou infectados pelo vírus. Imunoglobulinas humanas para citomegalovírus (CMV-IGIV) são utilizadas profilaticamente para receptores de transplante de medula óssea ou rim. Imunoglobulina para raiva (RIG) é administrada conjuntamente à imunização ativa com a vacina contra raiva com células diploides humanas para indivíduos mordidos por animais potencialmente rábicos (RIG humana não está universalmente disponível, de modo que os anticorpos de cavalo podem ser necessários em algumas áreas). Imunoglobulina para hepatite B (HBIG) pode ser administrada aos recém-nascidos

● QUADRO 20.7 Comparação de Imunoglobulina Sérica Humana

Fonte	Imunoglobulina (mg/100 ml)		
	IgG	IgA	IgM
Soro total	1.200	180	200
Imunoglobulina sérica	16.500	100.500	25.200
Imunoglobulina endovenosa	30.005.000	Traço	Traço
Imunoglobulina sérica placentária	16.500	200.700	150.400

cujas mães mostrem evidências de infecção por hepatite B, aos profissionais médicos após uma picada acidental com agulha hipodérmica ou após contato sexual com indivíduos com hepatite B. Imunoglobulina para vaccinia é administrada a indivíduos imunocomprometidos, ou com eczema, expostos intimamente a outros que tenham sido vacinados contra varíola pela vacina viva atenuada. Esses indivíduos comprometidos podem desenvolver doença destrutiva progressiva a partir da vacina atenuada. A IVIG já foi usada em certas circunstâncias devido a suas propriedades antimicrobianas e teve sucesso significativo contra infecções por estreptococos do grupo B em neonatos prematuros, meningoencefalite crônica induzida por vírus ECHO e doença de Kawasaki (uma condição de causa desconhecida). A administração endovenosa de imunoglobulinas pode reduzir infecções bacterianas em pacientes com malignidades hematopoiéticas, tais como leucemia linfocítica crônica de células B e mieloma múltiplo. A administração crônica de IVIG tem sido muito útil em crianças que apresentam condições imunossupressoras e em lactentes prematuros; em hipogamaglobulinemia e em doença por imunodeficiência primária, injeções repetidas de IVIG são necessárias. A IVIG também tem valor terapêutico em inúmeras condições autoimunológicas, como, por exemplo, na púrpura trombocitopênica idiopática (ITP), em que provavelmente bloqueia os receptores Fc nas células fagocíticas e impede a fagocitose e destruição de plaquetas revestidas com autoanticorpos. A IVIG também tem sido usada com sucesso em outras citopenias.

Precauções no Uso da Terapia com Imunoglobulina Sérica Humana

As preparações de globulinas diferentes de IVIG devem ser administradas por via intramuscular; a administração endovenosa é contraindicada, pois podem ocorrer reações anafilactoides. Elas se devem provavelmente aos agregados de imunoglobulinas que são formados durante o fracionamento por precipitação com etanol. Esses agregados ativam o complemento e resultam na produção de anafilatoxinas (IgG_1, IgG_2, IgG_3 e IgM pela via clássica; IgG_4 e IgA pela via alternativa) ou ligação cruzada diretamente de receptores Fc, causando a liberação de mediadores inflamatórios. O uso seguro de IVIG para administração endovenosa vem crescendo, particularmente quando administrações repetidas são necessárias, como em agamaglobulinemia.

Uma contraindicação singular para o uso das preparações de imunoglobulinas usuais é em casos de deficiência congênita de IgA. Como esses pacientes não a possuem, eles a reconhecem como uma proteína estranha e respondem formando anticorpos contra ela, incluindo o anticorpo IgE, o que pode causar uma reação anafilática subsequente. As preparações de IVIG com ínfimas quantidades de IgA podem ser menos problemáticas.

Fatores de Estimulação de Colônia

Como discutido no Capítulo 11, os fatores de estimulação de colônia são citocinas que estimulam o desenvolvimento e maturação de leucócitos. O fator de estimulação de colônias de granulócitos (G-CSF), o fator de estimulação de colônias de granulócitos-macrófagos (GM-CSF) e o fator de estimulação de colônias de macrófagos (M-CSF) já foram clonados através da técnica de DNA recombinante e estão atualmente disponíveis para uso clínico. Os CSFs têm se mostrado úteis na aceleração da recuperação de células da medula óssea em pacientes sob terapia mielossupressora em função de câncer ou transplante de órgãos. Nesses pacientes, a depleção de neutrófilos (neutropenia) constitui o principal fator de predisposição para infecções graves. Diminuindo-se o período de neutropenia, os CSFs podem reduzir a incidência de infecções graves em pacientes sob terapia mielossupressora. Os CSFs também estimulam as funções de leucócitos e há dados preliminares encorajadores sugerindo que essas proteínas podem ser úteis na melhoria das defesas do hospedeiro contra diversos patógenos.

Várias outras citocinas são ativadoras poderosas do sistema imunológico e há um grande interesse em saber como usá-las como terapia adjuvante contra doenças infecciosas. O IFN-γ é um potente ativador das funções de macrófagos que reduzem a incidência de infecções graves em pacientes com doença granulomatosa crônica. O IFN-γ mostrou resultados encorajadores como terapia adjuvante para algumas infecções, incluindo *M. tuberculosis* resistente a fármacos e diversas infecções fúngicas.

RESUMO

1. Para causar doença, os microrganismos precisam provocar danos ao hospedeiro.

2. As defesas eficientes do hospedeiro contra patógenos individuais dependem do tipo de patógeno. Em geral, uma proteção bem-sucedida contra a maioria dos patógenos envolve tanto componentes humorais quanto celulares dos sistemas imunológicos natural e adaptativo.

3. Os patógenos utilizam inúmeras estratégias para escapar das defesas do hospedeiro, incluindo cápsulas polissacarídicas, variações antigênicas, sobrevivência intracelular, enzimas proteolíticas e supressão ativa da resposta imunológica.

4. Em geral, uma resposta eficiente do hospedeiro contra um patógeno utiliza componentes tanto da imunidade humoral quanto da celular. Todavia, para alguns patógenos, um ramo do sistema imunológico pode fornecer proteção primária.

5. A proteção contra doenças infecciosas pode ser obtida por imunizações tanto ativas quanto passivas.

6. A imunização ativa pode ser resultado de uma infecção prévia ou de vacinação, enquanto a imunização passiva pode ocorrer por meios naturais (como a transferência de anticorpos da mãe para o feto, via placenta, ou para o lactente, via colostro) ou por meios artificiais (como a administração de imunoglobulinas).

7. A imunização ativa pode ser obtida pela administração de um imunógeno ou por uma combinação de imunógenos.

8. O período de incubação de uma doença e a rapidez do desenvolvimento de títulos de anticorpos protetores influenciam tanto a eficácia da vacinação quanto o efeito anamnéstico de uma injeção de reforço.

9. O sítio de administração de uma vacina pode ser de grande importância; várias vias de imunização levam à síntese de IgM e IgG séricas; a administração oral de algumas vacinas leva à indução de IgA secretora no trato digestivo.

10. A imunoprofilaxia obteve sucesso marcante contra infecções subsequentes; a imunoterapia obteve sucesso limitado nas doenças infecciosas.

REFERÊNCIAS

Barr E, Tamms G (2007): Quadrivalent human papillomavirus vaccine. *Clin Infect Dis* 45:609.

Bijker MS, Melief CJ, Offringa R, van der Burg SH (2007): Design and development of synthetic peptide vaccines: Past, present and future. *Exp Rev Vaccines* 6:591.

Carruthers VB, Cotter PA, Kumamoto CA (2007): Microbial pathogenesis: Mechanisms of infectious disease. *Cell Host Microbe* 2:214.

Casadevall A, Pirofski L (2000): Host-pathogen interactions: Basic concepts of microbial commensalism, colonization, infection, and disease. *Infect Immun* 68:6511.

Casadevall A, Scharff MD (1994): "Serum therapy" revisited: Animal models of infection and the development of passive antibody therapy. *Antimicrob Agents Chemother* 38:1695.

Centers of Disease Control and Prevention (2006): Recommended childhood immunization schedule—United States. *Ann Pharmacother* 40: 369.

Deitsch KW, Moxon ER, Wellems TE (1997): Shared themes of antigenic variation and virulence in bacterial, protozoal, and fungal infections. *Microbiol Molec Biol Rev* 61:283.

Doherty PC, Turner SJ (2007): The challenge of viral immunity. *Immunity* 27: 363.

Hanke T (2006): On DNA vaccines and prolonged expression of immunogens. *Eur J Immunol* 36: 806.

Hemming VG (2001): Use of intravenous immunoglobulins for prophylaxis and treatment of infectious diseases. *Clin Diag Lab Immunol* 8: 85963.

Hubel K, Dale DC, Liles WC (2002): Therapeutic uses of cytokines to modulate cytokine function for the treatment of infectious diseases: Current status of granulocyte colony-stimulating factor, granulocyte-macrophage colony-stimulating factor, macrophage colony-stimulating factor, and interferon-gamma. *J Infect Dis* 185:1490.

Letvin NL (2007): Correlates of immune protection and the development of a human immunodeficiency virus vaccine. *Immunity* 27:366.

Mirza A, Rathore MH (2007): Immunization update. *Adv Pediat* 54:135.

Park JM, Greten FR, Li ZW, Karin M (2002): Macrophage apoptosis by anthrax lethal factor through p38 MAP kinase inhibition. *Science* 297:2048.

Reichert JM (2001): Monoclonal antibodies and the clinic. *Nat Biotech* 19:819.

Robinson HL (2007): HIV/AIDS vaccines. *Clin Pharmacol Ther* 82:686.

Schiffman M, Castle PE, Jeronimo J, Rodriguez AC, Wacholder S (2007): Human papillomavirus and cervical cancer. *Lancet* 370:890.

 ## QUESTÕES DE REVISÃO

Para cada questão, escolha A MELHOR resposta.

1. A sequência normal de eventos no desenvolvimento de uma resposta imunológica eficiente para uma infecção viral é:

A) secreção de interferon, síntese de anticorpos, resposta imunológica celular, células NK–ADCC

B) síntese de anticorpos, secreção de interferon, células NK–ADCC, resposta imunológica celular

C) células NK–ADCC, secreção de interferon, síntese de anticorpos, resposta imunológica celular

D) secreção de interferon, resposta imunológica celular, síntese de anticorpos, células NK–ADCC

E) resposta imunológica celular, secreção de interferon, síntese de anticorpos, células NK–ADCC

2. Diferenças entre bactérias Gram-positivas e Gram-negativas incluem:

A) coloração com cristal violeta
B) capacidade de o complemento lisar células
C) espessura da camada de peptidoglicano
D) endotoxina na parede celular de bactérias Gram-negativas
E) todas as respostas anteriores

3. A variação antigênica é um mecanismo de evasão do sistema imunológico que resulta em:
A) interferência na ligação com receptores do hospedeiro
B) indução de supressão imunológica
C) alterações em antígenos de superfície importantes de maneira que variantes que escapam surgem como resultado de seleção imunológica
D) mutações em antígenos de superfície
E) destruição de antígenos por enzimas proteolíticas

4. A melhor maneira de fornecer proteção imunológica contra o tétano neonal (tétano em recém-nascidos) é:
A) injetar no lactente a antitoxina tetânica humana
B) injetar no recém-nascido o toxoide tetânico
C) injetar na mãe o toxoide tetânico no intervalo de 72h após o nascimento da criança
D) imunizar a mãe com toxoide tetânico antes ou no começo da gravidez
E) dar à criança a antitoxina e o toxoide através de imunização passiva e ativa

5. Imunização ativa e duradoura contra poliomielite pode ser alcançada por administração oral de vacina atenuada (Sabin) ou por injeção parenteral da vacina inativada (Salk). Essas vacinas são igualmente eficazes na prevenção da doença, porque:
A) ambas induzem adequada IgA na mucosa intestinal, o sítio de entrada do vírus
B) anticorpos no soro protegem contra a viremia que acarreta a doença
C) o antígeno viral se liga a células do corno frontal na medula espinhal, impedindo a ligação do vírus virulento
D) ambas as vacinas induzem a formação de interferon
E) ambas as vacinas causam uma infecção branda que pode induzir a produção de anticorpos

6. A administração de vacinas não é isenta de riscos. Das seguintes opções, qual é a menos provável de afetar negativamente um hospedeiro imunocomprometido?
A) vacina para sarampo
B) vacina para pneumococos
C) bacilos Calmette-Guérin (BCG)
D) vacina para caxumba
E) vacina Sabin para poliomielite

7. A administração de uma antitoxina estranha (equina, por exemplo,) para proteção passiva em seres humanos pode acarretar a doença do soro, que é caracterizada por todas as opções abaixo, exceto:
A) produção de anticorpos pelo hospedeiro contra o anticorpo estranho
B) início em 24-48h
C) uso de antitoxina homóloga
D) deposição de complexos antígeno-anticorpo em diferentes locais do hospedeiro
E) embora tardia, uma reação que não é a resposta imunológica tardia mediada por célula tipo IV.

8. A vacina com polissacarídios pneumocócicos deve ser administrada a todos os indivíduos a seguir, exceto:
A) indivíduos com doença cardiorrespiratória crônica
B) idosos (> 60 anos)
C) crianças (< 2 anos)
D) pessoas com insuficiência renal crônica
E) indivíduos com anemia falciforme

9. Qual das seguintes afirmações sobre imunoglobulina sérica humana é *falsa*?
A) A fonte é a placenta humana.
B) As globulinas são obtidas por precipitação a frio com etanol.
C) A concentração de IgG é mais de 10 vezes maior do que no plasma.
D) IgA e IgM estão presentes em concentrações ligeiramente inferiores às do plasma.
E) A precipitação com etanol não resulta em uma preparação de globulina livre do vírus da hepatite.

RESPOSTAS ÀS QUESTÕES DE REVISÃO

1. D A sequência normal de eventos em uma resposta imunológica do hospedeiro contra uma infecção viral é a secreção de interferon, resposta imunológica celular e síntese de anticorpos seguida por células NK–ADCC. O interferon é produzido no início da infecção viral e serve para retardar a infecção de células adjacentes. A resposta imunológica celular na forma de células T $CD8^+$ citotóxicas ocorre também no início da infecção viral e normalmente precede o aparecimento de anticorpos neutralizantes no soro ou ADCC mediada por células NK (que requerem anticorpos específicos).

2. E Diferenças entre as bactérias Gram-positivas e Gram-negativas incluem a coloração com cristal violeta. Bactérias Gram-negativas podem ser lisadas pela ação do complemento, contudo as Gram-positivas são resistentes ao complemento devido à espessa

camada de peptidoglicano. As bactérias Gram-negativas possuem endotoxinas em sua parede celular, que podem causar comprometimento hemodinâmico e choque séptico, em pacientes com sepse, por essas bactérias. As bactérias Gram-positivas não possuem endotoxinas, entretanto têm ácidos teicoicos que são imunogênicos.

3. C A variação antigênica é comum a vários patógenos e é um mecanismo pelo qual eles são capazes de escapar do sistema imunológico. A variação antigênica pode ser o resultado de diversos mecanismos, incluindo mutação, mudanças na expressão de proteínas de superfície e variação natural entre cepas como ocorre com os pneumococos. O potencial de um microrganismo para variação antigênica é o principal fator a ser levado em conta na preparação de uma vacina.

4. D O meio mais simples e eficiente de proteger o recém-nascido contra doenças exotóxicas, como tétano e difteria, é estimular a produção de anticorpos na mãe. A IgG antitóxica que atravessa a placenta proverá a proteção necessária. Embora a antitoxina tetânica possa ser usada para conferir proteção passiva de curta duração, ela seria mais onerosa e exigiria uma injeção dolorosa e, de certa maneira, desnecessária. A injeção do toxoide na mãe, no intervalo de 72h após o parto, não iria conferir tempo suficiente para a produção de anticorpos. Embora a antitoxina e o toxoide possam fornecer proteção passiva imediata e proteção ativa no futuro, a última precisa ser acompanhada de injeções posteriores do toxoide, enquanto a anterior é cara; ambas necessitariam de injeções indesejadas.

5. B Tanto a vacina atenuada quanto a inativada provocam a formação de anticorpos circulantes, que fornecem proteção pela interceptação do vírus infectante antes que ele alcance o tecido alvo no sistema nervoso central. Enquanto a vacina Sabin induz IgA de mucosa intestinal que pode interceptar o vírus em sua porta de entrada, a vacina parenteral Salk não tem a mesma eficiência em induzir a produção de IgA na mucosa. O antígeno viral na vacina pode se ligar às células do corno frontal no sistema nervoso, contudo, isso provavelmente não produziria uma imunidade duradoura. A indução de interferon representaria, potencialmente, apenas uma proteção a curto prazo. Apenas a vacina Sabin, sendo atenuada e viva, induziria uma infecção leve.

6. B A vacina pneumocócica consiste de polissacarídios capsulares de *S. pneumoniae* e representa uma vacina inviável que não pode levar à infecção. As vacinas contra sarampo, caxumba e a vacina Sabin antipólio são exemplos de vacinas que têm vírus atenuados, e o bacilo de Calmette-Guérin é uma bactéria atenuada. Esses microrganismos atenuados são capazes de proliferar-se no hospedeiro humano. O hospedeiro normal limita sua replicação; contudo, o hospedeiro imunocomprometido pode não ser capaz de fazer o mesmo, tornando possível uma infecção progressiva.

7. B As reações que constituem a doença do soro ocorrem após a administração da substância estranha no intervalo de 6-12 dias. Durante esse período, o hospedeiro produz anticorpo que reage com a(s) substância(s) estranha(s), que persiste(m) no hospedeiro e leva à formação de complexos antígeno-anticorpo que podem se depositar nas articulações, linfonodos, pele e outros locais. As manifestações da reação imunológica, apesar de aparecerem de forma mais tardia, são classificadas como hipersensibilidade do tipo III em vez da hipersensibilidade tardia mediada por célula (tipo IV), já que há o envolvimento de anticorpos e não de células T.

8. C Crianças com menos de dois anos de idade não respondem adequadamente à imunização com vacinas de polissacarídio purificado de cápsula bacteriana. Por isso, vaciná-las pode ser inútil. Os demais indivíduos mencionados são particularmente vulneráveis a infecções por *S. pneumoniae*. Embora alguns possam produzir uma resposta subótima à vacina, eles devem, contudo, ser vacinados.

9. E O perigo potencial do vírus da hepatite no plasma humano é contornado pela separação de globulinas precipitadas com etanol. A concentração de IgG é cerca de 16.500 mg/dl, comparada com 1.200 mg/dl no plasma. A IgG se torna assim altamente concentrada em imunoglobulinas séricas, mas IgA e IgM são relativamente depletadas, e suas concentrações nas imunoglobulinas séricas precipitadas pelo etanol estão próximas a suas concentrações no plasma.

GLOSSÁRIO

acompanhante Uma molécula que se liga a uma outra molécula recentemente sintetizada garantindo seu deslocamento para o correto compartimento no interior da célula.

ADCC Ver citotoxicidade mediada por célula anticorpo-dependente.

aderência imunológica Aderência de antígeno particulado revestido com C3b às células expressando receptores de C3b; resulta em potencialização da fagocitose de bactérias pelos macrófagos.

adjuvante Substância administrada juntamente com o antígeno que potencializa a resposta.

adjuvante de Freund completo (CFA) Óleo contendo micobactérias mortas e um emulsificador que forma uma emulsão quando misturado com um imunógeno em solução aquosa. A inoculação da emulsão aumenta a resposta imunológica ao imunógeno. É denominado adjuvante de Freund incompleto se micobactérias não forem incluídas.

adressinas Glicoproteínas expressas em vênulas de endotélio alto do endotélio vascular junto aos nódulos, as quais ligam moléculas de adesão expressas nos leucócitos.

afinidade Medida da constante de ligação de um único sítio de combinação ao antígeno com um determinante antigênico monovalente.

agamaglobulinemia Ver agamaglobulinemia ligada ao X.

agamaglobulinemia de Bruton Ver agamaglobulinemia ligada ao X.

agamaglobulinemia ligada ao X Doença de meninos (também conhecida como agamaglobulinemia de Bruton) na qual a diferenciação das células B ocorre somente até o estágio pré-B e, desta maneira, se manifesta pela ausência de células B maduras; uma btk tirosina quinase mutante é observada nestes indivíduos.

aglutinação Agregação de antígenos particulados por anticorpos.

AIRE Ver regulador autoimunológico.

alelos Duas ou mais formas alternativas de um gene, que ocupam a mesma posição ou lócus em um determinado cromossomo.

alérgeno Antígeno responsável por produzir reações alérgicas em consequência da indução da síntese de IgE.

alergia Reação a antígenos ambientais não patogênicos. Ver reação alérgica.

alergia atópica ou atopia Expressão utilizada para descrever respostas alérgicas mediadas por IgE, evidenciando-se normalmente, em seres humanos, uma predisposição genética.

aloantígenos Antígenos do MHC expressos na célula de um indivíduo e que diferem dos antígenos do MHC expressos pelas células de um indivíduo geneticamente distinto. Estas diferenças entre os aloantígenos estimulam uma potente

Immunology: A Short Course, Sixth Edition, By Richard Coico and Geoffrey Sunshine
Copyright © 2009 John Wiley & Sons, Inc.

resposta de célula T quando um tecido é transplantado de um indivíduo para outro. O polimorfismo do lócus do MHC estimula intensa reação aos tecidos dos aloenxertos.

aloenxerto Tecido transplantado (enxerto) entre dois membros geneticamente diferentes de uma espécie.

alogeneico Adjetivo que descreve variações genéticas ou diferenças entre membros ou linhagens de uma mesma espécie. O termo se refere aos enxertos de órgãos ou tecidos entre seres humanos geneticamente diferentes ou entre membros não relacionados da mesma espécie.

alótipos Determinantes antigênicos presentes nas formas alélicas (alternativas). Quando utilizados em associação às imunoglobulinas, descrevem variantes alélicas das imunoglobulinas detectadas por anticorpos induzidos entre membros da mesma espécie.

alvo Uma célula morta por uma das células citocidas (*killer*) do corpo, tal como uma CTL ou célula NK.

anafilatoxina Substâncias como C3a ou C5a capazes de liberar a histamina de mastócitos e basófilos e induzir resposta inflamatória.

anafilaxia Resposta por hipersensibilidade imediata ao desafio por um antígeno, mediada por IgE e mastócitos. A anafilaxia é uma reação alérgica potencialmente fatal causada pela liberação de agentes farmacologicamente ativos.

anafilaxia cutânea passiva (PCA) Transferência passiva da sensibilidade anafilática pela injeção intradérmica de soro de um doador sensível.

anamnéstica Termo utilizado para descrever a memória imunológica, que acarreta um aumento rápido na resposta após reexposição ao antígeno.

anel de vacinação Estratégia de saúde pública para imunizar um grupo selecionado de indivíduos, geralmente numa localização geográfica relativamente pequena que tenha sido exposta ou potencialmente exposta a um microrganismo infeccioso e que possa constituir uma ameaça para a saúde pública, tal como uma arma biológica.

anergia Estado de ausência de resposta a um antígeno-específico na qual a célula T ou B está presente mas funcionalmente incapaz de responder ao antígeno.

angioedema hereditário Distúrbio no qual ataques recorrentes de edema ocorrem na pele e tratos gastrintestinal e respiratório devidos à diminuição ou ausência do inibidor de C1 (C1 INH). A consequência mais grave deste distúrbio é o edema de glote que pode acarretar sufocamento.

anticorpo Proteína sérica formada em resposta à imunização; os anticorpos são tipicamente definidos em termos de sua ligação específica ao imunógeno.

anticorpo bloqueador Expressão funcional usada para designar uma molécula de anticorpo capaz de bloquear a interação do antígeno com outros anticorpos ou células.

anticorpo citofílico Anticorpo que se prende, via sua região FcR, a uma célula expressando um receptor Fc; por exemplo, moléculas de IgE se ligando ao receptor FCε expresso na superfície dos mastócitos e basófilos.

anticorpo fluorescente Anticorpo conjugado a um corante fluorescente utilizado para detectar antígenos em células, tecidos ou microrganismos.

anticorpo monoclonal Anticorpo produzido por um hibridoma de célula B (linhagem celular derivada da fusão de uma única célula B normal e uma célula B imortal de linhagem tumoral) que é específica para um antígeno. Os anticorpos monoclonais são amplamente utilizados em pesquisa, diagnóstico clínico e terapia.

anticorpos anti-imunoglobulina Anticorpos específicos para domínios constantes de imunoglobulinas úteis para a detecção de moléculas de anticorpo ligadas em imunoensaios e para outras aplicações.

antígeno Qualquer material estranho capaz de se ligar especificamente a anticorpos ou linfócitos; também utilizado para descrever materiais de uso na imunização.

antígeno carcinoembrionário (CEA) Epítopo glicoproteico de membrana encontrado, em condições normais, no trato gastrintestinal de fetos. Os níveis de CEA são elevados em quase um terço dos pacientes com carcinoma colorretal, hepático, pancreático, pulmonar, de mama, de cabeça e pescoço, cervical, de bexiga, tireoide medular e de próstata.

antígeno de diferenciação Determinantes antigênicos de superfície celular encontrados apenas em células de uma determinada linhagem e em um determinado estágio de desenvolvimento; utilizado como marcador imunológico.

antígeno de grupo sanguíneo Rh Complexo sistema de aloantígenos proteicos expressos na membrana dos eritrócitos. Diferenças entre os antígenos Rh materno e paterno são a causa de reações transfusionais e doença hemolítica do recém-nascido.

antígeno de transplantação específico do tumor (TSTA) Antígenos unicamente expressos por certas células tumorais.

antígeno endógeno Antígeno que é sintetizado no interior da célula hospedeira.

antígeno exógeno Antígeno que é capturado para o interior da célula, particularmente por uma APC.

antígeno heterófilo Antígeno de reação cruzada expresso por espécies altamente diferentes tal como o ser humano e as bactérias.

antígeno leucocitário comum (LCA) (CD45) Antígeno compartilhado pelos linfócitos T e B.

antígeno leucocitário humano (HLA) Complexo principal de histocompatibilidade dos seres humanos; contém os genes que codificam as moléculas polimórficas das classes I e II do HLA e muitos outros genes importantes.

antígeno linfocítico cutâneo (CLA) Molécula de superfície celular envolvida no endereçamento de linfócitos para a pele, nos seres humanos.

antígeno oncofetal Proteínas expressas em altos níveis em alguns tipos de células cancerosas e nos tecidos do feto normal em desenvolvimento mas não nos tecidos dos adultos. Os anticorpos específicos para estas proteínas são utilizados como ferramenta histológica de diagnóstico para identificar tumores ou monitorar a progressão do crescimento do tumor nos pacientes. CEA (CD66) e a α-fetoproteína constituem dois antígenos oncofetais comumente expressos por certos carcinomas.

antígeno T-dependente Antígeno capaz de estimular a resposta de anticorpo mas somente quando as células B respondedoras recebem ajuda das células T CD4+. Os antígenos T-dependentes são antígenos proteicos que contêm epítopos reconhecidos pelas células B. As células T auxiliares produzem citocinas e expressam moléculas de superfície que estimulam o crescimento e diferenciação das células B em células secretoras de anticorpos. As respostas imunológicas humorais a antígenos T-dependentes são caracterizadas pela troca de isotipos, maturação por afinidade e memória.

antígeno T-independente Imunógeno que induz os linfócitos B a gerarem respostas de anticorpo na ausência de células T ou de seus produtos; geralmente estimulam apenas a resposta de IgM (sem troca de classe) e sem resposta de memória.

antígenos de histocompatibilidade secundários Antígenos codificados fora do MHC que estimulam rejeição de enxerto, mas não tão rapidamente como as moléculas do MHC.

antígenos MIs Antígenos não MHC que provocam intensa resposta linfocitária mista primária.

antissoro Componente líquido do sangue coagulado, obtido de um indivíduo imunizado, que contém uma coleção heterogênea de anticorpos contra a molécula utilizada para a imunização. Tais anticorpos se ligam ao antígeno utilizado para a imunização. Cada um tem sua própria estrutura, seus epítopos próprios sobre o antígeno, e seu próprio conjunto de reações cruzadas. Esta heterogeneidade torna cada antissoro único.

antitoxina Anticorpos específicos para as exotoxinas produzidas por certos microrganismos tal como os agentes etiológicos da difteria e do tétano.

APC Ver célula apresentadora de antígeno.

apêndice Tecido linfoide associado ao intestino, localizado no início do cólon.

apoptose Forma de morte celular programada causada pela ativação de moléculas endógenas que acarretam a fragmentação do DNA.

apresentação cruzada Uma via na APC, particularmente das células dendríticas, para a geração de peptídios derivados de antígenos proteicos exógenos e posterior apresentação às células T CD8+.

apresentação do antígeno Exposição do antígeno como fragmentos peptídicos ligados a moléculas do MHC na superfície de uma célula; somente desta maneira as células T reconhecem os antígenos.

área paracortical (ou paracórtex) Área dos linfócitos T em um linfonodo.

artrite reumatoide Doença autoimunológica, inflamatória, das articulações.

asma Doença dos pulmões caracterizada (na maioria dos casos) pela obstrução reversível das vias respiratórias, inflamação das vias respiratórias com participação ativa dos eosinófilos, e aumentada capacidade de resposta, pelas vias respiratórias, a vários estímulos. Alguns casos de asma são alérgicos (ver asma alérgica) e são mediados, em parte, pelos anticorpos IgE a alérgenos ambientais. Outros casos são provocados por fatores não alérgicos.

asma alérgica Fenômeno clínico causado pela constrição da árvore brônquica devido a uma reação alérgica a antígenos inalados.

ataxia telangiectasia Distúrbio caracterizado por ataxia cerebelar, telangiectasia oculocutânea, e imunodeficiência variável que afeta a função tanto dos linfócitos B quanto dos linfócitos T, o desenvolvimento de neoplasias linfoides e infecções sinopulmonares recorrentes.

ativação da via das lectinas do complemento Via de ativação do complemento desencadeada, na ausência de anticorpo, pela ligação de polissacarídios microbianos a lectinas circulantes como a lectina de ligação à manose (MBL). A MBL é encontrada na circulação complexada a proteases, as serina proteases associadas à manose (MASPs). Uma vez ligada ao patógeno, uma das proteases, MASP-2, cliva sequencialmente C4 e C2 para formar C4b2a na superfície da bactéria. As etapas seguintes da via das lectinas, que se inicia com a clivagem de C4, são idênticas às da via clássica do complemento.

ativador policlonal Substância que induz ativação de muitos clones individuais de células T ou B. Ver também mitógeno.

autoanticorpo Anticorpo produzido em um indivíduo específico para um antígeno próprio. Os autoanticorpos podem causar danos às células e aos tecidos.

autóctone Pertencente ao próprio.

autoenxerto Tecido transplantado de uma área para outra no mesmo indivíduo.

autofagia Via que transporta proteínas do citoplasma para os lisossomos para degradação e possível associação com moléculas de classe II do MHC.

autoimunidade Resposta imunológica aos tecidos próprios ou a seus componentes. Estas respostas podem ter consequências patológicas ocasionando as doenças autoimunológicas.

autólogo Derivado do mesmo indivíduo, próprio.

autotolerância Incapacidade dos linfócitos T e B de responder aos antígenos próprios, como resultado da inativação ou destruição dos linfócitos autorreativos, induzida pela exposição àqueles antígenos próprios. A autotolerância é uma característica do sistema imunológico normal e um distúrbio do processo acarreta as doenças autoimunológicas.

avidez Somatório de várias afinidades como, por exemplo, quando um anticorpo polivalente se liga a um antígeno polivalente.

azatioprina Potente fármaco imunossupressor que, *in vivo*, é convertido em sua forma ativa destruindo rapidamente células em proliferação, inclusive linfócitos que respondem a tecidos transplantados.

β_2 microglobulina Cadeia leve extracelular da molécula de classe I do MHC que se associa com a cadeia α transmembrânica.

B7 Proteína da superfamília de imunoglobulinas coestimuladora cuja expressão está restrita à superfície de APC que ativa linfócitos T (por exemplo, células dendríticas, células B, macrófagos). O ligante de B7 é CD28.

baço O maior dos órgãos linfoides secundários; retém e concentra substâncias estranhas transportadas no sangue; composto de polpa branca, rica em células linfoides, e polpa vermelha que contém muitos eritrócitos e macrófagos.

bactéria encapsulada Bactéria com espesso revestimento de carboidrato que a protege da fagocitose. Pode causar infecções extracelulares e é eficazmente ingerida e destruída pelos fagócitos apenas quando previamente revestida por anticorpos e/ou componentes do complemento produzidos pela resposta imunológica adaptativa.

bainha linfoide periarteriolar (PALS) Parte da região interna da polpa branca do baço contendo principalmente células T.

BALT Ver tecido linfoide associado aos brônquios.

basófilos Leucócitos contendo grânulos que se coram com corantes básicos. Acredita-se que tenham função semelhante à dos mastócitos.

BCG (bacilo Calmette-Guerin) Cepa do *Mycobacterium bovis* que tem sido utilizada como vacina contra a tuberculose, fora dos Estados Unidos.

BCR Ver receptor da célula T.

BLK Ver tirosina quinase.

bradicinina Peptídio vasoativo que é produzido como resultado de lesão tissular e atua como mediador inflamatório.

bursa de Fabricius Local de desenvolvimento das células B nas aves; de localização próxima à cloaca.

C (região constante) Sequência do DNA do gene do receptor da imunoglobulina ou do receptor da célula T que codifica a porção invariável das cadeias leves ou pesadas da Ig ou a cadeia do TCR.

C1 Componente do complemento que inicia a via clássica de ativação se ligando à região Fc de IgG ou IgM.

C1q Subcomponente de C1 constituído por 18 cadeias polipeptídicas, o primeiro componente da via clássica de ativação do complemento.

C1r Subcomponente de C1, o primeiro componente da via clássica de ativação do complemento. Uma serina esterase.

C1s Serina esterase que é um subcomponente de C1. O Ca^{2+} liga duas moléculas de C1s à haste de C1q.

C2 Terceira proteína do complemento na via clássica de ativação. C2 é constituído por uma única cadeia polipeptídica que se liga a moléculas de C4b na superfície celular, na presença de magnésio.

C3 Componente do complemento constituído por uma glicoproteína heterodimérica ligada por pontes dissulfeto. É o quarto componente do complemento a reagir na via clássica e é também um componente da via alternativa. C3 contém cadeias polipeptídicas alfa e beta e uma ligação tioéster interna que permite que o componente se ligue covalentemente a superfícies celulares e proteínas.

C3a Fragmento peptídico de baixo peso molecular (9-kDa) do componente C3; é uma anafilatoxina.

C3b Principal fragmento produzido quando o componente C3 do complemento é quebrado por convertases tanto da via clássica quanto da alternativa, isto é, C4b2a ou C3bBb, respectivamente. Resulta da digestão de C3 pela C3 convertase. Uma opsonina importante.

C3 convertase Enzima que quebra C3 em C3a e C3b. Existem dois tipos: um da via clássica de ativação do complemento, denominado C4b2a, e outro da via alternativa, denominado C3bBb.

C3 *tickover* C3 convertase da via alternativa gerando continuamente C3b. A hidrólise da ligação tioéster interna de C3 é o evento inicial.

C4 Na via clássica de ativação do complemento, C4 reage imediatamente após C1.

C5 Componente da cascata do complemento que se liga a C5 convertase na via clássica e alternativa de ativação do complemento.

C5a Pequeno fragmento peptídico liberado na fase líquida após a clivagem de C5; uma anafilatoxina.

C5b Maior fragmento molecular de C5 que permanece ligado ao complexo antígeno-anticorpo-C14b2a3b após a clivagem do referido componente pela convertase. Possui um sítio de ligação para o componente C6 e se integra a ele na superfície celular dando início à formação do complexo de ataque à membrana (MAC).

C5 convertase Complexo molecular que quebra C5 em C5a e C5b tanto na via clássica quanto na via alternativa de ativação do complemento.

C6 Componente do complemento que participa do complexo de ataque à membrana (MAC).

C7 Componente do complemento que se liga a C5b e C6 para formar C5b67 na superfície da célula como parte do MAC. O complexo tem a aparência de uma haste como uma estrutura do tipo folha.

C8 Componente do complemento que se liga a C5bC6C7 e participa do complexo de ataque à membrana (MAC).

C9 Componente do complemento que se liga ao complexo C5b678 na superfície celular. A interação de 12-15 moléculas de C9 com um complexo C5b678 constitui a etapa final da produção do complexo de ataque à membrana (MAC).

cadeia H Ver cadeia pesada.

cadeia invariante ou invariável (I_i) Proteína não polimórfica que se liga a moléculas de classe II do MHC recém-sintetizadas no retículo endoplasmático. A cadeia invariante impede o preenchimento da fenda de ligação do peptídio da molécula de classe II do MHC com peptídios presentes no retículo endoplasmático. A cadeia invariante também favorece o dobramento e o arranjo de moléculas de classe II e direcionam as moléculas de classe II recém-formadas para o compartimento endossômico especializado do MHC, onde ocorre a ligação com o peptídio.

cadeia J (de junção) Polipeptídio envolvido na polimerização das moléculas de imunoglobulina IgM e IgA.

cadeia L Ver cadeia leve.

cadeia leve (L) Cadeia leve da molécula de imunoglobulina; ocorre em duas formas: κ ou λ.

cadeia leve da imunoglobulina Uma das duas unidades estruturais básicas de uma molécula de anticorpo. Um anticorpo inclui duas cadeias leves idênticas, cada uma ligada por ponte dissulfeto a uma das duas cadeias pesadas também idênticas. Cada cadeia leve é composta por um domínio variável (V) e um constante (C). Existem dois isotipos de cadeia leve, denominados κ e λ, funcionalmente idênticos. Cerca de 60% dos anticorpos humanos apresentam cadeia leve do tipo κ e 40% possuem cadeia leve do tipo λ.

cadeia pesada (H) A maior dos dois tipos de cadeias que formam uma imunoglobulina ou molécula de anticorpo normal.

cadeia pesada da imunoglobulina Uma das duas unidades estruturais básicas de uma molécula de anticorpo que inclui duas cadeias pesadas idênticas unidas por ponte dissulfeto e duas cadeias leves também idênticas. Cada cadeia pesada é composta de um domínio variável (V) e três ou quatro constantes (C) que definem o isotipo do anticorpo: IgM, IgD, IgG, IgA ou IgE. Cada uma dessas imunoglobulinas se caracteriza por diferenças estruturais na região constante de sua cadeia pesada. A região constante da cadeia pesada também intermedeia funções efetoras, como fagocitose e ativação do complemento.

cadeias leves substitutas Cadeias não rearranjadas ($V\lambda_5$ e V pré-B) expressas em conjunto com a cadeia μ na célula pré-B; fazem parte do pré-BCR.

calcineurina serina/treonina fosfatase citossólica que desempenha um importante papel na sinalização via TCR. Ciclosporina A e o tracolimus (FK506), fármacos imunossupressores, formam complexos com proteínas celulares denominadas imunofilinas que inativam a calcineurina, suprimindo, consequentemente, a resposta da célula T.

calnexina Proteína do retículo endoplasmático (RE) que se liga a moléculas parcialmente dobradas de proteínas da superfamília das Ig, retendo-as no RE até que o dobramento seja complementado.

calreticulina Acompanhante molecular que se liga inicialmente às moléculas de classe I e classe II do MHC e a outras proteínas contendo domínios semelhante aos da imunoglobulina tais como TCR e BCR.

CAM Molécula de adesão da superfície celular. Ver moléculas de adesão.

camundongo desnudo Camundongo no qual o timo não se desenvolve, de modo que ele carece de células T; e também tem poucos pelos.

camundongo *knockout* Camundongo com disfunção de um ou mais genes criada por técnicas de recombinação homóloga. Os camundongos *knockout* carecem de genes funcionais que codificam citocinas, receptores de superfície, moléculas de sinalização e fatores de transcrição fornecendo informações importantes sobre a função dessas moléculas no sistema imunológico.

camundongo transgênico Camundongo que expressa um gene exógeno que foi introduzido no genoma por injeção de uma sequência específica de DNA no pró-núcleo de óvulos fertilizados de camundongo. Os transgenes inserem aleatoriamente pontos de quebra cromossômicos e são, subsequentemente, herdados como traços mendelianos simples.

caspases Família de cisteínas proteases estritamente relacionadas que clivam proteínas em resíduos de ácido aspártico. Apresentam importante papel na apoptose.

CD Ver grupos de diferenciação.

CDR Ver regiões de determinação da complementaridade.

CEA Ver antígeno carcinoembrionário.

célula acessória Célula necessária para iniciar as respostas imunológicas, frequentemente utilizada para descrever uma célula apresentadora de antígeno. Ver também célula apresentadora de antígeno.

célula apresentadora de antígeno (APC) Células como as células dendríticas, macrófagos e células B que expressam moléculas de classe II do MHC e estão envolvidas na apresentação do antígeno às células T.

célula B Ver linfócito B.

célula B imatura Célula IgM positiva da linhagem de célula B; mais sensível à exposição ao antígeno.

célula B madura Células B com IgM e IgD na superfície.

célula de Langerhans Célula da família celular monócito/dendrítica que captura e processa antígenos na camada epidérmica da pele; migra através dos vasos linfáticos para os linfonodos que drenam o local de exposição ao antígeno, onde se diferencia em célula dendrítica.

célula dendrítica imatura Célula apresentadora do antígeno nos tecidos, que captura e processa antígenos.

célula pré-B Célula da linhagem de células B que possui os genes das cadeias pesadas mas não os genes das cadeias leves rearranjados; expressam cadeias leves substitutas e cadeia pesada μ em sua superfície juntamente com Igα e Igβ; todas essas moléculas constituem o receptor da célula pré-B.

célula pré-T Célula da diferenciação do linfócito T no timo, que rearranjou genes da cadeia β do TCR e expressa o polipeptídio β do TCR na superfície juntamente com a molécula pT-α (gp33), formando o receptor da célula pré-T.

célula pró-B Estágio mais inicial de diferenciação da célula B. O primeiro rearranjo que ocorre numa célula pró-B con-

siste na junção dos segmentos gênicos D e J nos genes da cadeia pesada.

célula pró-T Célula T em desenvolvimento no córtex tímico, que não expressa moléculas TCR, CD3, cadeias ζ, nem CD4 ou CD8. As células pró-T são também denominadas timócitos duplo-negativos (CD4⁻, CD8⁻).

célula T citocida (T *killer*) Célula que destroi a célula alvo expressando antígenos estranhos ligados a moléculas do MHC na superfície da célula alvo. Também chamada célula T citotóxica.

célula Tc Célula T citotóxica.

célula-tronco Célula indiferenciada que origina células-tronco adicionais e células de múltiplas linhagens diferentes. Por exemplo, todas as células sanguíneas se originam de uma célula-tronco hematopoiética comum.

célula-tronco hematopoiética (HSC) Célula indiferenciada da medula óssea que serve como precursor para múltiplas linhagens celulares hematopoiéticas. Estas células são também encontradas em estruturas saculares formadas durante o desenvolvimento embrionário e, posteriormente, no fígado do feto.

células citocidas (*killer*) ativadas por linfocinas (LAK) População heterogênea de linfócitos, incluindo células NK, derivada da ativação *in vitro*, dirigida pela citocina, de linfócitos do sangue periférico provenientes de um paciente portador de tumor.

células citocidas naturais (NK – natural *killer*) Grandes células granulares, semelhantes a linfócitos, que destroem várias células tumorais *in vitro* e podem desempenhar um papel importante na resistência aos tumores; também participam da ADCC.

células dendríticas Células reticulares interdigitantes, derivadas de precursores da medula óssea, encontradas nas áreas das células T nos tecidos linfoides. Apresentam estrutura ramificada ou dendrítica e constituem os mais potentes ativadores das respostas das células T inocentes. As células dendríticas presentes nos tecidos não linfoides não parecem estimular as respostas das células T até que sejam ativadas e migrem para os tecidos linfoides.

células dendríticas foliculares Células localizadas no interior dos folículos linfoides que, durante a resposta de anticorpo, são de grande importância na seleção das células B que se ligam ao antígeno. Possuem receptores Fc que não são internalizados pela endocitose mediada pelo receptor; desta maneira são capazes de segurar complexos antígeno-anticorpo, em sua superfície, por longos períodos.

células dendríticas interdigitantes (IDCs) Células derivadas da medula óssea, encontradas em todas as zonas de células T dos órgãos linfoides; desempenham um importante papel na seleção negativa de timócitos em desenvolvimento.

células efetoras Linfócitos que podem mediar a remoção de patógenos ou antígenos do corpo sem necessidade de sofrer diferenciação. Os linfócitos efetores são diferentes dos linfócitos "inocentes" que devem proliferar e diferenciar-se antes que possam mediar as funções celulares efetoras. As células efetoras são também diferentes das células de memória, as quais devem diferenciar-se e algumas vezes proliferar antes de se tornarem células efetoras.

células epiteliais tímicas Células epiteliais encontradas no estroma cortical e medular do timo e que desempenham um papel decisivo no desenvolvimento das células T. Secretam citocinas, como a IL-7, que é necessária para os estágios iniciais de desenvolvimento da célula T. No processo de seleção positiva, as células T devem reconhecer peptídios próprios ligados às moléculas do MHC na superfície das células epiteliais corticais tímicas para que elas sejam salvas da morte celular programada. As células epiteliais medulares têm função na seleção negativa (ver gene AIRE).

células LAK Ver células citocidas (*killer*) ativadas por linfocinas.

células M Células epiteliais especializadas sobre as placas de Peyer, no intestino, que fornecem antígenos para as placas de Peyer.

células NK Ver células citocidas naturais (natural *killer*).

células NKT Pequena subpopulação de células T que expressam marcador NK1.1, molécula normalmente encontrada nas células NK assim como nos TCR, de limitada diversidade, e que rapidamente produzem citocinas na resposta aos patógenos. São consideradas como tendo características tanto da resposta imunológica natural quanto adaptativa. Acredita-se que desempenhem função reguladora em várias doenças e condições patológicas.

células (profissionais) apresentadoras de antígeno (APCs) APCs capazes de apresentar o antígeno aos linfócitos T auxiliares "inocentes" (naïve); frequentemente utilizadas para se referir às células dendríticas, fagócitos mononucleares e linfócitos B, todos capazes de expressar moléculas de classe II do MHC e coestimuladoras. As mais importantes APCs profissionais para dar início às respostas primárias da célula T são as células dendríticas.

células Reed-Sternberg Grandes células B malignas encontradas na doença de Hodgkin.

células T Ver linfócito T.

células T auxiliares Classe de célula T que coopera com a célula B na produção de anticorpos, na resposta a antígeno timo-dependente.

células T reguladoras (T$_{reg}$) População de células T, a maioria CD4$^+$, que regula a ativação de outras células T e é necessária para manter a tolerância periférica aos antígenos próprios. Muitas células T$_{reg}$ expressam constitutivamente CD25, a cadeia α do receptor de IL-2, e o fator de transcrição FoxP3.

células T$_H$1 Subpopulação de células T CD4$^+$ que sintetizam citocinas dos tipos IL-2, IFN-γ e TNF-β; estão envolvidas principalmente na ativação das células da imunidade mediada por células e na estimulação de células B para a produção de anticorpos IgG$_3$.

células T$_H$2 Subpopulação de células T CD4$^+$ que sintetizam citocinas dos tipos IL-4, IL-5, IL-10 e IL-13; estão principalmente envolvidas na ativação de células efetoras que participam das respostas a vermes parasitas e a alérgenos.

células T$_H$17 Subpopulação de células T CD4$^+$ que secretam IL-17, uma família de citocinas pró-inflamatórias, bem como IL-22 e outras citocinas. São protetoras contra certas infecções bacterianas e fúngicas e também medeiam as respostas patogênicas nas doenças autoimunológicas.

células T$_{reg}$ Subpopulação de células T CD4$^+$ que regula ou inibe a função de outras subpopulações de linfócitos. Sintetizam citocinas inibidoras TGF-β e IL-10. Ver também células T reguladoras.

centroblastos Grandes células que se dividem rapidamente, são encontradas nos centros germinativos; sofrem hipermutação somática e originam células B secretoras de anticorpos e células B de memória.

centros germinativos Estruturas linfoides secundárias que constituem sítios de intensa proliferação, seleção, maturação e morte das células B, durante a resposta de anticorpo. Elas se formam em torno de redes de células dendríticas foliculares após a migração das células B e das células T auxiliares para os folículos linfoides.

cepa Conjunto de animais (particularmente camundongos e ratos) nos quais cada animal é cruzado para ser geneticamente idêntico.

CFU Ver unidade formadora de colônias.

choque séptico Complicação frequentemente fatal causada por uma grave infecção com bactérias Gram-negativas com disseminação para a corrente sanguínea (sepse) que é caracterizada por colapso vascular, coagulação intravascular disseminada, e perturbações metabólicas. O choque séptico é geralmente desencadeado pelos lipopolissacarídios bacterianos (LPS ou endotoxinas) que podem provocar uma torrente de citocinas caracterizada pela produção, por células imunológicas, de níveis perigosos de citocinas específicas, incluindo IL-1, IL-12 e TNF. O choque séptico também é chamado de choque por endotoxinas.

ciclofosfamida Fármaco imunossupressor mais tóxico para os linfócitos B do que para os linfócitos T. Consequentemente, é um supressor mais eficaz para a síntese de anticorpos humorais do que para as reações imunológicas mediadas por células.

ciclosporina Fármaco imunossupressor que inibe a sinalização nas células T, impedindo, assim, a ativação e a função efetora das células T. Atua associando-se à ciclofilina e criando um complexo que se liga e inativa a calcineurina serina/treonina fosfatase.

citidina desaminase induzida por ativação (AID) Enzima que desempenha um importante papel na iniciação das três principais vias que geram a diversidade dos anticorpos: troca de classe por recombinação, hipermutação somática e conversão gênica. Nas células B ativadas, esta enzima remove os grupos citidina do DNA, para formar uridina.

citocinas Substâncias solúveis secretadas pelas células, com variados efeitos em outras células.

citotoxicidade mediada por célula anticorpo-dependente (ADCC) Fenômeno no qual as células alvo, revestidas por anticorpo IgG, são destruídas por células citocidas (células *killer*) especializadas (células NK e macrófagos) que apresentam receptores para a porção Fc do anticorpo que reveste a célula (receptores Fc). Estes receptores permitem que as células citocidas se liguem ao antígeno-alvo recoberto pelo anticorpo.

citotoxicidade mediada por células Destruição (lise) de uma célula alvo por um linfócito efetor.

citotoxinas Proteínas produzidas pelas células T citotóxicas que participam da destruição das células alvo. As perforinas e as granzinas ou fragmentinas constituem as principais citotoxinas definidas.

c-myc Proto-oncogene celular que codifica um fator nuclear envolvido na regulação do ciclo celular. Translocações do gene *c-myc* no lóci da Ig estão associados com malignidades de célula B.

complemento Mecanismo efetor-chave tanto da imunidade inata quanto da adaptativa para a eliminação de patógenos microbianos.

complexo de ataque à membrana Componentes terminais da cascata do complemento (C5b-C9) que formam um poro na superfície da célula alvo, resultando em lesão ou morte celular.

complexo principal de histocompatibilidade (MHC) Conjunto de genes que codificam moléculas polimórficas de superfície celular (MHC de classe I e classe II) envolvidas na interação com as células T. Estas moléculas também desempenham um importante papel na rejeição de transplante. Inúmeras proteínas não poliméricas são codificadas nesta região.

complexo receptor da célula T Complexo constituído de várias proteínas expresso na membrana plasmática dos linfócitos T, composto pelo TCR heterodimérico de ligação ao antígeno clonalmente distribuído e às proteínas de sinalização invariantes CD3 δ, ε, e γ e a cadeia ζ.

componente secretor Componente clivado do receptor poli de Ig que se prende ao dímero de IgA e o protege da clivagem proteolítica à medida que ele é transportado através da célula epitelial.

concanavalina A (Con A) Lectina do feijão (*Canavalia ensiformis*) que causa aglutinação dos eritrócitos e é mitogênica para os linfócitos T, isto é, eles sofrem mitose e proliferam.

congênico (também coisogênico) Descreve dois indivíduos que diferem apenas nos genes de um determinado lócus e são idênticos em todos os outros lóci.

conversão genética somática Troca não recíproca de sequências entre genes: parte do gene, ou genes, do doador é copiada em um gene aceptor, mas somente o gene aceptor é alterado; mecanismo para geração do repertório diversificado de Ig em muitas espécies não humanas.

convertase Atividade enzimática que converte, por clivagem, uma proteína do complemento em sua forma reativa. A geração de C3/C5 convertases é um acontecimento-chave na ativação do complemento.

correceptor Proteína específica de superfície celular que aumenta a sensibilidade de um receptor antigênico ao seu antígeno; aumenta a sinalização através do complexo BCR ou TCR.

córtex Região externa de uma glândula, como a glândula suprarrenal ou o timo.

corticosteroides Hormônios esteroidais que são linfolíticos e derivados do córtex da suprarrenal. Os glicocorticoides (por exemplo, prednisona, dexametasona) podem diminuir o tamanho e a quantidade dos linfócitos nos linfonodos e no baço, embora poupem a proliferação de células-tronco mieloides e eritroides da medula óssea.

CR Ver receptores do complemento.

crioaglutinina Anticorpo que aglutina antígeno particulado, como bactérias ou eritrócitos, em condições ideais em temperaturas inferiores a 37°C. Na medicina clínica, o termo geralmente se refere a anticorpos contra antígenos eritrocíticos como na síndrome da crioaglutinina.

cromatografia de afinidade Purificação de uma substância por meio de sua afinidade a outra substância imobilizada em um suporte sólido; por exemplo, um antígeno pode ser purificado por cromatografia de afinidade em uma coluna contendo moléculas de anticorpo antígeno-específicas, covalentemente ligadas a uma matriz particulada.

cromoglicato sódico Fármaco que bloqueia a liberação de mediadores farmacológicos dos mastócitos e diminui os sintomas e reações tissulares da hipersensibilidade do tipo I (isto é, anafilaxia) mediada por IgE.

CTLA-4 Receptor de alta afinidade para moléculas B7 expresso pelas células T.

deficiência de adenosina desaminase (ADA) Forma grave de imunodeficiência combinada (SCID) na qual as células B e T não se desenvolvem. Os indivíduos afetados não apresentam a enzima, adenosina desaminase (ADA), que catalisa a desaminação da adenosina, bem como da desoxiadenosina, para produzir inosina e desoxi-inosina, respectivamente.

deficiência de adesão dos leucócitos (LAD) Um dos raros grupos de doença por imunodeficiência com complicações infecciosas; causada pela expressão errônea das moléculas de adesão do leucócito necessárias para o recrutamento de fagócitos e linfócitos para os tecidos.

deficiência de C1 Pacientes com deficiência de C1 podem desenvolver lúpus eritematoso sistêmico, glomerulonefrite ou infecções piogênicas bem como apresentar incidência aumentada de doenças por hipersensibilidade do tipo III (imunocomplexos). Foram relatados apenas poucos casos de deficiência de C1q, C1r ou C1r e C1s.

deficiência de C1q Pode ser encontrada em associação a síndromes semelhantes ao lúpus.

deficiência de C2 Deficiência rara; em geral sem qualquer sintoma. É herdada como uma característica autossômica recessiva; podem aparecer manifestações semelhantes à autoimunidade que lembram características de certas doenças colágeno-vasculares, como o lúpus eritematoso sistêmico.

deficiência de C5 Distúrbio genético incomum que possui herança autossômica recessiva. Indivíduos com essa deficiência apresentam capacidade diminuída de formar o complexo de ataque à membrana (MAC), necessário para a lise eficiente dos microrganismos invasores. Possuem suscetibilidade aumentada a infecções disseminadas por *Neisseria*.

deficiência de C6 Distúrbio genético incomum. Possui herança autossômica recessiva. Os indivíduos afetados têm apenas traços de C6 no plasma e apresentam pequena capacidade de formar o complexo de ataque à membrana (MAC), o que aumenta a suscetibilidade a infecções disseminadas por *Neisseria*.

deficiência de C7 Raro distúrbio genético, com forma de herança autossômica recessiva, associado a uma capacidade diminuída de formar o complexo de ataque à membrana (MAC) e incidência aumentada de infecções disseminadas causadas por *Neisseria*.

deficiência de C8 Raro distúrbio genético, com forma de herança autossômica recessiva, associado a uma capacidade diminuída de formar o complexo de ataque à membrana (MAC) e uma propensão aumentada de desenvolver infecções disseminadas causadas por microrganismos do gênero *Neisseria*, tal como meningococos.

deficiência de C9 Raro distúrbio genético com forma de herança autossômica recessiva. Está associada a uma capacidade diminuída de formar o complexo de ataque à membrana (MAC).

deficiência do inibidor de C1 (C1 INH) Deficiência mais comumente encontrada na via clássica de ativação do complemento e caracterizada pela ausência de C1 INH; pode ser observada em pacientes com angioedema hereditário.

deficiência seletiva de imunoglobulina Imunodeficiências caracterizadas pela incapacidade de produzir uma ou mais classes ou subclasses de Ig. A deficiência seletiva de IgA é a mais comum, seguida pela deficiência de IgG_3 e IgG_2. Os pacientes com esses distúrbios podem apresentar risco aumentado de infecções bacterianas, mas muitos são normais.

deleção clonal Remoção de linfócitos de uma determinada especificidade após contato com antígenos estranhos ou próprios.

dermatite de contato Reação de hipersensibilidade do tipo IV, mediada por linfócitos T, que se desenvolve em resposta a um alérgeno aplicado na pele.

desgranulação Mecanismo pelo qual os grânulos citoplasmáticos nas células se fusionam com a membrana celular para eliminar seu conteúdo. O exemplo clássico é a desgranulação dos mastócitos ou basófilos na hipersensibilidade imediata (tipo I).

desoxinucleotidil transferase terminal (TdT) Enzima que insere novos nucleotídios nas junções dos segmentos gênicos V, D e J do DNA nos lócus de Ig e TCR; esses N-nucleotídios aumentam a diversidade dos receptores antígeno-específicos.

dessensibilização Procedimento no qual um indivíduo alérgico é exposto a doses crescentes do alérgeno com a finalidade de inibir suas reações alérgicas. O mecanismo envolve troca do padrão de resposta passando de células T_H2 $CD4^+$ para células T_H1 ou T_{reg} alterando assim a produção de anticorpos de IgE para IgG.

determinante Parte de uma molécula antigênica que se liga a um sítio de ligação do anticorpo ou a um receptor de célula T; também denominado epítopo (ver hapteno e epítopo).

determinante antigênico Sítio antigênico ou epítopo característico localizado em uma molécula antigênica complexa ou em uma partícula.

diapedese Movimento de células sanguíneas, particularmente leucócitos, passando do sangue para os tecidos através da parede dos vasos sanguíneos.

diversidade Existência, em um indivíduo, de um grande número de linfócitos com diferentes especificidades antigênicas. É uma propriedade fundamental do sistema imunológico adaptativo e resulta da variação nas estruturas dos sítios de ligação ao antígeno dos receptores de antígeno dos linfócitos (anticorpos e TCRs).

diversidade juncional Diversidade no repertório de Ig e TCR atribuída à adição ou remoção aleatória de sequência de nucleotídios nas junções entre os segmentos gênicos V, D e J.

doença autoimunológica Doença causada pela quebra da autotolerância, de modo que o sistema imunológico adaptativo passa a responder aos antígenos próprios com consequente lesão celular e tissular. As doenças autoimunológicas podem ser sistêmicas (por exemplo, lúpus eritematoso sistêmico) ou órgão-específicas (por exemplo, tireoidite ou diabete).

doença de Graves Doença autoimunológica na qual os anticorpos contra o receptor do hormônio estimulador da tireoide causam uma superprodução do hormônio da tireoide e, consequentemente, hipertireoidismo.

doença de Hodgkin Doença maligna na qual as células apresentadoras de antígenos, que são semelhantes às células dendríticas, parecem ser um tipo celular transformado. O linfoma de Hodgkin constitui uma forma da doença na qual ocorre predominância de linfócitos.

doença de Lime Infecção crônica por *Borrelia burgdorferi*, um espiroqueta que pode escapar da resposta imunológica.

doença do soro Reação de hipersensibilidade do tipo III resultante da deposição de complexos antígeno anticorpo solúveis, circulantes, acarretando a ativação do complemento e neutrófilos nos tecidos tal como o rim; ocorre tipicamente após terapia com grandes doses de anticorpo de origem estranha, como anticorpos monoclonais produzidos em camundongos (ou, originalmente, pelo tratamento de pacientes com soro de cavalo).

doença granulomatosa crônica (CGD) Defeito enzimático associado à NADPH oxidase, herdado como um distúrbio ligado ao X. A deficiência desta enzima faz com que os neutrófilos e monócitos passem a apresentar um consumo diminuído de oxigênio e diminuída utilização da glicose pela derivação da via de hexose monofosfato.

doença hemolítica do recém-nascido (HDN) Também conhecida como eritroblastose fetal; a HDN é causada pela resposta de anticorpo IgG materno a antígenos paternos expressos nos eritrócitos do feto. O alvo desta resposta é o antígeno de grupo sanguíneo Rh. Os anticorpos IgG maternos anti-Rh atravessam a placenta e se ligam aos eritrócitos fetais desencadeando sua destruição.

doenças por hipersensibilidade Doenças imunologicamente mediadas que incluem doenças autoimunológicas, nas quais as respostas imunológicas estão direcionadas contra antígenos próprios, e doenças que resultam de uma resposta incontrolada ou excessiva contra antígenos estranhos, como microrganismos ou alérgenos. A lesão tissular que ocorre nas doenças por hipersensibilidade é devida aos mesmos mecanismos efetores utilizados pelo sistema imunológico para proteger o indivíduo contra microrganismos.

domínio Segmento compacto de uma cadeia de imunoglobulina ou TCR, constituída de aminoácidos ao redor da ligação S-S.

domínio da imunoglobulina Motivo estrutural globular tridimensional encontrado em muitas proteínas no sistema imunológico, incluindo Igs, TCRs e moléculas do MHC. Os domínios das Igs contêm cerca de 110 resíduos de aminoácidos de comprimento, incluindo uma ponte dissulfeto interna, contendo ainda folhas β pregueadas.

domínio de homologia Src 2 (SH2) Domínio de estrutura tridimensional com cerca de 100 resíduos de aminoácidos, presentes em muitas proteínas de sinalização, que permite interações não covalentes específicas com outras proteínas, pela ligação às fosfotirosinas. Cada domínio SH2 tem uma especificidade de ligação única que é determinada pelos resíduos de aminoácidos adjacentes à fosfotirosina, na proteína alvo. Várias proteínas envolvidas nos acontecimentos iniciais de sinalização dos linfócitos T e B interagem uma com a outra através dos domínios SH2.

domínio de homologia Src 3 (SH3) Domínio estrutural de cerca de 60 resíduos de aminoácidos presente em muitas proteínas de sinalização que medeiam ligações proteína-proteína. Os domínios SH3 se ligam a resíduos de prolina e funcionam cooperativamente com os domínios SH2 da mesma proteína.

domínio de morte Originalmente definido nas proteínas codificadas pelos genes envolvidos na morte celular programada, mas atualmente sabe-se que este domínio está envolvido nas interações proteína-proteína.

DTH Ver hipersensibilidade do tipo tardio.

ECAM Molécula de adesão da célula endotelial; ver moléculas de adesão.

edição do receptor Processo pelo qual os genes rearranjados da cadeia leve da imunoglobulina, da célula da linhagem B, podem sofrer um rearranjo secundário, gerando uma diferente especificidade antigênica.

ELISA Ver ensaio do imunossorvente ligado à enzima.

encefalomielite alérgica experimental (EAE) Doença inflamatória experimental do sistema nervoso central que se desenvolve após roedores serem imunizados com antígenos do sistema nervoso juntamente com um adjuvante. É utilizado como modelo de esclerose múltipla.

endereçamento Migração direcionada de diferentes tipos de leucócitos para um determinado local em um tecido; é regulada pela expressão seletiva de moléculas de adesão e receptores de quimiocinas. Ver também endereçamento de linfócitos.

endereçamento de linfócito Migração direcionada de subpopulações de linfócitos circulantes, para sítios teciduais particulares, regulada pela expressão seletiva de moléculas de adesão e receptores de quimiocinas. Tais receptores de endereçamento são expressos nos linfócitos e ligantes de complementaridade ("adressinas") expressos nos leitos vasculares teciduais. Por exemplo, alguns linfócitos T migram preferencialmente para as placas de Peyer (tecido linfoide intestinal) e outros para os nódulos periféricos (diferentes da mucosa).

endocitose Mecanismo pelo qual as substâncias são captadas para o interior da célula a partir do líquido extracelular através de vesículas originárias da membrana plasmática. Realiza-se por pinocitose ou por endocitose facilitada por receptores.

endossoma Vesícula ácida intracelular ligada à membrana no interior da qual as proteínas extracelulares são internalizadas durante o processamento do antígeno. Os endossomas contêm enzimas proteolíticas que degradam as proteínas em peptídios (epítopos) permitindo que esses peptídios se liguem às moléculas de classe II do MHC.

endotoxinas Toxinas bacterianas liberadas quando as células das bactérias são danificadas ou destruídas. A endotoxina mais importante é o lipopolissacarídio das bactérias Gram-negativas, que induz a síntese de citocinas.

ensaio de TUNEL Identifica células apoptóticas *in situ* pela fragmentação característica de seu DNA. Utiliza marcação de extremidade com dUTP-biotina dependente de TdT.

ensaio do imunossorvente ligado à enzima (ELISA) Ensaio no qual uma enzima é ligada a um anticorpo. Um substrato colorido é utilizado para medir a atividade da enzima ligada e, consequentemente, a quantidade do anticorpo ligado.

ensaio ELISPOT Adaptação do ELISA em que as células são colocadas sobre anticorpos e antígenos presos a uma superfície. O antígeno ou o anticorpo captura os produtos secretados pelas células, que podem, a seguir, ser detectados utilizando-se um anticorpo ligado a enzima que cliva o substrato formando mancha colorida localizada.

eosinófilos Granulócitos derivados da medula óssea, importantes na defesa contra infecções por parasitas, incluindo helmintos. Encontrados em grande quantidade nos infiltrados inflamatórios das reações de fase tardia da hipersensibilidade imediata, os eosinófilos contribuem para muitas das consequências patológicas das doenças alérgicas.

epítopo Porção específica de um antígeno macromolecular ao qual o anticorpo ou o TCR se liga. Termo alternativo para determinante antigênico.

epítopos conformacionais Epítopos descontínuos em um antígeno proteico que são formados a partir de inúmeras regiões separadas na sequência primária de uma proteína e reunidas devido ao dobramento da molécula. Os anticorpos específicos para epítopos conformacionais ligam-se apenas às proteínas nativas mas não às proteínas desnaturadas.

erva dos cancros Mitógeno que ativa policlonalmente as células B.

esclerose múltipla Doença do sistema nervoso central que se acredita ser autoimunológica, na qual uma resposta imunológica resulta em desmielinização e perda da função neurológica.

especificidade Termo utilizado em imunologia para indicar que as respostas imunológicas adaptativas são dirigidas para e capazes de distinguir entre antígenos distintos ou regiões pequenas de antígenos. Esta grande especificidade é atribuída à capacidade de BCRs e TCRs das células B e T, respectivamente, se ligarem a uma molécula mas não a outra com apenas diferenças estruturais mínimas entre si.

espondilite ancilosante (espondilite anquilosante) Doença inflamatória crônica afetando a coluna vertebral, as articulações sacroilíacas e as extensas articulações periféricas. Nos Estados Unidos existe uma grande predisposição genética, em que aproximadamente 90% dos pacientes com espondilite ancilosante são positivos para HLA-B27 quando comparados com 8% entre os indivíduos negativos para este determinante HLA.

estimulação inicial Ativação dos linfócitos "inocentes" pela exposição ao antígeno.

exclusão alélica Capacidade de células linfoides heterozigotas produzirem apenas uma forma alélica do receptor antígeno-específico (Ig ou TCR), embora tenham capacidade genética de produzir ambas. Genes diferentes daqueles dos receptores antígeno-específicos são, em geral, expressos codominantemente.

exocitose Liberação do conteúdo de vesículas intracelulares para o exterior da célula. As vesículas se deslocam em direção à membrana plasmática com a qual se fusionam para permitir que os conteúdos sejam liberados para o meio externo.

éxon Região do DNA que codifica uma proteína ou um segmento proteico.

expansão clonal Aumento do número de linfócitos específicos para um antígeno que resulta da estimulação antigênica e proliferação de células T inocentes. A expansão clonal ocorre nos tecidos linfoides e é necessária para gerar suficientes linfócitos efetores antígeno-específicos a partir de raros precursores "inocentes" com a finalidade de erradicar infecções.

explosão respiratória Processo pelo qual intermediários reativos do oxigênio, tais como o ânion superóxido, peróxido de hidrogênio e radical hidroxila, são produzidos nos macrófagos e leucócitos polimorfonucleares. A explosão respiratória é mediada pela enzima fagócito oxidase e é frequentemente acionada por mediadores inflamatórios, tais como TNF, LTB_4, e PAF, ou por produtos produzidos unicamente por bactérias, como o peptídio *N*-formilmetionil.

Fab Fragmento da molécula do anticorpo contendo um sítio de ligação ao antígeno; gerado pela clivagem do anticorpo com a enzima papaína, que corta N terminalmente, na região da dobradiça, anteriormente à ponte dissulfeto entre as cadeias pesadas gerando dois fragmentos Fab a partir de uma molécula de anticorpo.

F(ab′)₂ Fragmento de uma molécula de anticorpo contendo dois sítios de ligação ao antígeno; gerado pela clivagem da molécula de anticorpo com a enzima pepsina, que corta C terminalmente na região da dobradiça após a ponte dissulfeto entre as cadeias pesadas.

FACS Ver separador de células ativado por fluorescência.

fagocitose Englobamento de partículas ou microrganismo pelos leucócitos como macrófagos e neutrófilos.

fagossoma Vesícula intracelular ligada à membrana contendo material particulado, incluindo microrganismos provenientes do meio extracelular. Os fagossomas são formados durante o processo de fagocitose e fusão com outras estruturas vesiculares tal como os lisossomas. Acarretam a degradação enzimática do material ingerido.

Fas (CD95) Membro da família dos receptores TNF encontrado em muitos tipos celulares tornando-os suscetíveis à morte pelas células que expressam Fas ligante. A ligação do Fas ligante ao Fas desencadeia a apoptose das células que expressam Fas.

Fas ligante (CD95 ligante) Membro da superfície celular da família de proteínas TNF (CD178). A ligação do Fas ligante ao Fas desencadeia a apoptose das células que expressam Fas.

fator B Componente da via alternativa do complemento que se combina com C3b e é clivado pelo fator D para produzir a C3 convertase da via alternativa.

fator β de necrose tumoral (TNF-β) Ver linfotoxina.

fator de aceleração da dissociação (DAF) Uma glicoproteína de membrana dos eritrócitos, leucócitos e plaquetas normais dos seres humanos que está ausente nas hemácias de pacientes com hemoglobinúria paroxística noturna. Facilita a dissociação da C3 convertase (C4b2a) da via clássica de ativação do complemento em C4b e C2a.

fator de necrose tumoral (TNF) Citocina pró-inflamatória com várias funções incluindo a morte seletiva de células tumorais; a toxicidade pode ser resultado da produção de radicais livres após a ligação dos receptores de superfície de alta afinidade.

fator estimulador de colônias granulócito macrófago (GM-CSF) Citocina envolvida no crescimento e diferenciação de linhagens celulares mieloide e monocítica, incluindo células dendríticas, monócitos e macrófagos teciduais e células da linhagem granulocítica.

fator H Regulador-chave da ativação do complemento; compete com o fator B pela ligação ao C3b na superfície celular; também se liga a C3b quando ele faz parte da C3b convertase, C3bBb, promovendo a dissociação da convertase.

fator I Regulador das vias clássica e alternativa de ativação do complemento; uma serina protease que quebra C3b e C4b.

fator nuclear de células T ativadas (NFAT) Fator de transcrição; constitui o complexo formado por uma proteína denominada NFATc, a qual fica mantida no citosol pela fosforilação de serina/treonina, e o dímero Fos/Jun denominado AP-1. Após a clivagem de resíduos de fosfato do NFAT pela calcineurina, ele se desloca do citosol para o núcleo.

fator nuclear κB (NF-κB) Família de fatores de transcrição composta por homodímeros ou heterodímeros de proteínas, importantes na transcrição de muitos genes tanto na resposta imunológica natural quanto na adaptativa.

fator P (properdina) Participante-chave da via alternativa de ativação do complemento que se combina com C3b e estabiliza a C3 convertase (C3bB) da via alternativa para produzir C3bBbP.

fator reumatoide Autoanticorpo (geralmente IgM) que reage com a IgG do próprio indivíduo; presente na artrite reumatoide.

fatores de estimulação de colônias (CSFs) Glicoproteínas que comandam a formação, diferenciação e função das células progenitoras hematopoiéticas. Os CSFs promovem o crescimento, maturação e diferenciação das células-tronco para produzir colônias de células progenitoras *in vitro*.

Fc Fragmento da molécula de anticorpo desprovida de sítio de ligação ao antígeno, gerado pela clivagem com papaína; o fragmento Fc contém o domínio C terminal das cadeias pesadas da imunoglobulina.

febre reumática Causada por anticorpos produzidos por infecção com algumas espécies de *Streptococcus*. Alguns desses anticorpos reagem de maneira cruzada com os antígenos dos rins, articulações e coração.

fenda de ligação do peptídio Porção de uma molécula do MHC que liga peptídios derivados do processamento do antígeno. A fenda é composta por α-hélices pareadas sobre uma estrutura β de folha pregueada de oito fitas. Os resíduos polimórficos que correspondem aos diferentes alelos do MHC estão localizados no interior e em torno da fenda de ligação do peptídio.

fenótipo Expressão física do genótipo de um indivíduo.

FITC Ver isotiocianato de fluoresceína.

fito-hemaglutinina (PHA) Mitógeno que ativa policlonalmente as células T.

FK506 Ver tacrolimus. Fármaco imunossupressor polipeptídico que inativa as células T através da inibição da transdução de sinal do receptor da célula T.

focalização isoelétrica Técnica de identificação de proteínas; as proteínas migram em um campo elétrico em um gradiente de pH em direção ao pH no qual sua carga líquida é zero (seu ponto isoelétrico).

folículo linfoide Região rica em células B de um linfonodo ou do baço, que constitui o local de proliferação e diferenciação de células B induzidas pelo antígeno. Nas respostas de célula B dependente de célula T a antígenos proteicos, forma-se um centro germinativo no interior dos folículos.

folículo primário Região do órgão linfoide secundário contendo predominantemente linfócitos B não estimulados; desenvolve-se em centro germinal após a estimulação pelo antígeno.

folículos Áreas linfocíticas circulares ou ovais observadas no tecido linfoide, ricas em células B. Estão presentes no córtex dos linfonodos e na polpa branca do baço. Os folículos primários contêm linfócitos B que apresentam tamanho pequeno e médio. A estimulação com o antígeno provoca o desenvolvimento dos folículos secundários que contêm linfócitos B grandes nos centros germinativos onde estão presentes macrófagos com corpúsculos corados (aqueles fagocitando partículas nucleares) e células dendríticas foliculares.

fosfatase Enzima que remove grupos fosfatos das cadeias laterais de aminoácidos específicos das proteínas.

fosfolipase C-γ (PLC-γ) Enzima envolvida nas vias de ativação das células T e B; quebra o fosfatidilinositol bifosfato em diacilglicerol (DAG) e trifosfato de inositol, acarretando a ativação das duas principais vias de sinalização.

FYN Ver tirosina quinase.

GALT Ver tecido linfoide associado ao intestino.

gene D Pequeno segmento do DNA da cadeia pesada da imunoglobulina e do receptor da célula T, que codifica a terceira região hipervariável da maioria dos receptores.

gene J Segmento gênico que codifica a cadeia J, ou de junção, encontrado na imunoglobulina ou no receptor de célula T.

genes da ativação da recombinação Ver *RAG-1* e *RAG-2*.

genótipo Todos os genes de um indivíduo; na prática, refere-se a alelos presentes em um determinado *lóci*.

glomerulonefrite Doença caracterizada por lesão glomerular. Os pacientes geralmente apresentam, nos glomérulos, depósitos de imunoglobulinas frequentemente associados com componentes do complemento.

granulócitos Ver leucócitos polimorfonucleares.

granuloma Estrutura, na forma de massa, de células mononucleares no local de inflamação persistente; as células são, principalmente, macrófagos com alguns linfócitos T na periferia. Uma reação comum de hipersensibilidade do tipo tardio associada à presença contínua de um corpo estranho ou infecção.

granzima Enzima serina protease encontrada nos grânulos dos CTLs e células NK que são liberados por exocitose; penetram nas células alvo e clivam proteoliticamente as caspases ativando-as a induzir apoptose.

grupos de diferenciação (CD) Grupos de antígenos com os quais os anticorpos reagem, caracterizando as moléculas de superfície celular.

GVH Ver reação enxerto *versus* hospedeiro.

H-2 Complexo principal de histocompatibilidade dos camundongos, situado no cromossoma 17. Os haplótipos são designados por letras minúsculas sobrescritas, como no H-2^b. O H-2 contém as sub-regiões K, I, D e L.

haplótipo Conjunto de genes ligados associados a um genoma haploide. O termo é utilizado principalmente em conexão com os genes ligados do complexo principal de histocompatibilidade (MHC), que são, em condições normais, herdados como um haplótipo fornecido por cada progenitor. Alguns haplótipos de MHC estão bastante representados na população, um fenômeno conhecido como desequilíbrio de ligação.

hapteno Composto, em geral de baixo peso molecular, que por si só não é imunogênico mas que após sua conjugação a uma proteína ou célula carreadora torna-se imunogênico e induz a resposta de anticorpo. O hapteno sozinho pode se ligar aos anticorpos na ausência do carreador.

HAT Hipoxantina-aminopterina-timidina, em geral utilizada como um conjunto de substâncias em meio seletivo para cultura de células na geração de hibridomas.

hemaglutinação passiva Técnica para quantificar anticorpos na qual os eritrócitos revestidos pelo antígeno são aglutinados pela adição do anticorpo antígeno-específico.

hemaglutinina Substância que provoca a aglutinação dos eritrócitos. As hemaglutininas no sangue humano constituem os anticorpos que reconhecem os antígenos de grupo sanguíneo ABO. O vírus influenza e alguns outros vírus possuem hemaglutininas que se ligam às glicoproteínas das células hospedeiras para iniciar o processo infeccioso.

hematopoiese Geração de elementos celulares do sangue, incluindo os eritrócitos, leucócitos e plaquetas.

hemorragia Escape de líquido e componentes celulares do sangue, a partir dos vasos sanguíneos, para o interior dos tecidos.

hera venenosa Planta cujas folhas contêm pentadecacatecol, um potente agente de sensibilização de contato, causa frequente de hipersensibilidade de contato.

heterodímero Molécula constituída por dois componentes diferentes juntos em uma estrutura tal como uma proteína contendo duas cadeias separadas. O exemplo inclui o TCR que possui cadeias α e β ou γ e δ e as moléculas do MHC de classe I ou II.

heterozigoto Refere-se a indivíduos com dois diferentes alelos de um determinado gene.

HEV Ver vênulas de células endoteliais altas.

hibridoma Célula híbrida imortal resultante da fusão, *in vitro*, de uma célula B secretora de anticorpos com uma célula de mieloma; o hibridoma secreta anticorpos sem estimulação e prolifera continuamente, tanto *in vivo* quanto *in vitro*. O termo é também usado para as células T híbridas resultantes da fusão de um linfócito T com um timoma (célula T maligna); o hibridoma de célula T prolifera continuamente e secreta citocinas sob ativação de antígeno e APC.

hipergamaglobulinemia Elevados níveis de imunoglobulina no soro. Um aumento policlonal das imunoglobulinas no soro ocorre em muitas condições onde há contínua estimulação do sistema imunológico, tal como uma infecção crônica, doença autoimunológica, lúpus eritematoso sistêmico etc. A hipergamaglobulinemia também pode resultar de uma produção aumentada de imunoglobulinas monoclonais como no mieloma múltiplo, macroglobulinemia de Waldenstrom ou outras condições associadas com a formação de imunoglobulinas monoclonais.

hiperimune Descrição para um animal com alto nível de imunidade induzida por repetidas imunizações com a finalidade de gerar grande quantidade de anticorpos funcionalmente eficazes, em comparação com animais submetidos a protocolos rotineiros de imunização, geralmente com baixas doses de reforço.

hipermutação somática Mudança na sequência da região variável do anticorpo produzido por uma célula B após estimulação antigênica, resultando em maior afinidade do anticorpo pelo antígeno.

hipersensibilidade Estado de reatividade ao antígeno maior que o normal; denota um resultado mais prejudicial do que protetor. São definidos quatro tipos (ver tipos I-IV) de hipersensibilidade.

hipersensibilidade de contato Forma de hipersensibilidade do tipo tardio na qual as células T respondem a antígenos introduzidos pelo contato com a pele. A hipersensibilidade à hera venenosa é uma reação de hipersensibilidade de contato que resulta da exposição ao pentadecacatecol encontrado nas folhas da hera. As substâncias químicas que induzem hipersensibilidade de contato tipicamente se ligam e modificam uma proteína ou molécula própria na superfície da APC, que são, em seguida, reconhecidas pelas células T CD4$^+$ ou CD8$^+$.

hipersensibilidade do tipo imediato Reação de hipersensibilidade (Tipo I) que ocorre minutos após a interação do antígeno com o anticorpo IgE.

hipersensibilidade do tipo tardio (DTH) Forma de imunidade mediada por células e desencadeada pelo antígeno presente na pele. A reação, mediada pelas células T_H1 CD4 positivas, envolve a liberação de citocinas e recrutamento de monócitos e macrófagos. É denominada DTH pelo fato de a reação aparecer horas ou dias após a injeção do antígeno.

hipersensibilidade tipo I Reações de hipersensibilidade imediata envolvendo respostas de IgE e a desgranulação de mastócitos.

hipersensibilidade tipo II Reações de hipersensibilidade envolvendo anticorpos IgG contra antígenos de superfície celular que resultam na morte da célula.

hipersensibilidade tipo III Reações de hipersensibilidade envolvendo a deposição de complexos antígeno-anticorpo em órgãos filtrantes e o desencadeamento de reações citotóxicas.

hipersensibilidade tipo IV Reações de hipersensibilidade tardia, mediada por células T, envolvendo células T_H1 e monócitos.

histamina Amina vasoativa estocada nos grânulos dos mastócitos, que é liberada pela ligação do antígeno às moléculas de IgE encontradas na membrana dos mastócitos, causando dilatação dos vasos sanguíneos locais e contração da musculatura lisa. A histamina liberada produz alguns dos sintomas das reações de hipersensibilidade imediata.

histocompatibilidade Literalmente, a capacidade de os tecidos prosperarem; em imunologia, significa identidade em todos os antígenos transplantados. Estes antígenos, por sua vez, são coletivamente referidos como antígenos histocompatíveis ou de histocompatibilidade.

HIV Ver vírus da imunodeficiência humana.

HLA Ver antígeno leucocitário humano.

homodímero Proteína constituída por duas cadeias polipeptídicas idênticas.

humanização Termo utilizado para descrever a engenharia genética realizada com as alças hipervariáveis do anticorpo de camundongo, de desejada especificidade, para transportá-la para anticorpos humanos. O DNA que codifica as alças hipervariáveis do anticorpo monoclonal, ou da região V do anticorpo do camundongo apresentando os genes desejáveis, é selecionado em um fago sendo posteriormente inserido em um plasmócito para expressão. O processo permite a produção de anticorpos de desejada especificidade que não causam resposta imunológica nos seres humanos com eles tratados.

Ia (região I associada) Designação antiga para genes I-A e I-E da classe II das moléculas do MHC de camundongo.

IDC Ver células dendríticas interdigitantes.

idiotipo Determinantes antigênicos (idiotipos) expressos na região variável dos anticorpos de um indivíduo, direcionados para um determinado antígeno.

Ig Ver imunoglobulina.

Igα Ver receptor da célula B.

Igβ Ver receptor da célula B.

IgA Classe de imunoglobulina caracterizada pelas cadeias pesadas α. Os anticorpos IgA são secretados principalmente pelo tecido linfoide das mucosas.

IgD Classe de imunoglobulina caracterizada pelas cadeias pesadas δ. A IgD é a imunoglobulina de superfície celular coexpressada nas células B "inocentes" (células não estimuladas) juntamente com a IgM. Pode ter a função de um correceptor que liga os receptores de IgD expressos na célula T.

IgE Classe de imunoglobulina caracterizada pelas cadeias pesadas ε. A IgE está envolvida nas reações alérgicas.

IgG Classe de imunoglobulina caracterizada por cadeias pesadas γ. É a classe de imunoglobulina mais abundante no plasma.

IgM Classe de imunoglobulina caracterizada por cadeias pesadas μ. A IgM é a primeira imunoglobulina a aparecer na superfície da célula B e a primeira a ser secretada após a estimulação da célula B pelo antígeno.

ignorância clonal Forma de incapacidade de resposta dos linfócitos na qual os autoantígenos são ignorados pelo sistema imunológico mesmo se linfócitos com receptores específicos para estes antígenos permanecerem viáveis e funcionais.

IL Ver interleucinas.

imunidade Termo geral para definir resistência a um patógeno.

imunidade coletiva Proteção conferida a indivíduos não vacinados em uma população quando a maioria foi vacinada com sucesso.

imunidade humoral Refere-se à resposta imunológica que envolve anticorpos (em contrapartida à resposta mediada por células: resposta da célula T na ausência de anticorpos). Pode ser transferida de um indivíduo para outro utilizando-se soro contendo anticorpos.

imunidade mediada por células (CMI) Reação imunológica mediada pelas células T, ao contrário da imunidade humoral que é mediada por anticorpos. Também referida como hipersensibilidade do tipo tardio.

imunidade natural Mecanismos não específicos ao antígeno envolvidos na fase inicial de resistência ao patógeno, incluindo células fagocíticas, citocinas e complemento; não aumenta de intensidade por repetidos estímulos com o patógeno.

imunidade neonatal Imunidade mediada por anticorpos produzidos pela mãe, transportados através da placenta para a circulação fetal antes do nascimento, ou derivados da ingestão de leite materno e transportados através do epitélio.

imunidade tumoral Expressão utilizada para descrever a proteção pelo sistema imunológico contra o desenvolvimento de tumores.

imunização genética Nova técnica para induzir resposta imunológica adaptativa pela inoculação, em geral no músculo, de um plasmídio DNA que codifica uma proteína de interesse; a proteína é, a seguir, expressa *in vivo* e produz resposta de anticorpo e de células T.

imunização passiva Imunização de um indivíduo pela transferência de anticorpo sintetizado em outro indivíduo.

imunocomplexo Moléculas formadas pela interação de um antígeno solúvel (isto é, não particulado) com moléculas do anticorpo. Grandes imunocomplexos são rapidamente eliminados, porém os complexos menores formados por excesso de antígeno podem se depositar nos tecidos resultando em lesão tecidual (doença por imunocomplexo).

imunodeficiência Decréscimo na resposta imunológica que resulta da ausência ou defeito de alguns componentes do sistema imunológico.

imunodeficiência combinada grave, doença por (SCID) Doença resultante do bloqueio inicial nas vias de diferenciação tanto de linfócitos B quanto T.

imunodeficiência primária Defeito genético no qual uma deficiência herdada em algum aspecto do sistema imunológico natural ou adaptativo acarreta um aumento da suscetibilidade às infecções. As imunodeficiências primárias com frequência se manifestam cedo, na infância, mas algumas vezes são clinicamente detectadas mais tarde.

imunodeficiência variável comum (CVID) Imunodeficiência congênita ou adquirida relativamente comum que pode ser familiar ou esporádica. A forma familiar pode ter um modo variável de herança. A hipogamaglobulinemia é comum a todos estes pacientes e geralmente afeta todas as classes de imunoglobulinas, mas em alguns casos somente a IgG é afetada.

imunodifusão Identifica antígenos ou anticorpos pela formação de complexos antígeno-anticorpo em um gel.

imunógeno Substância capaz de induzir uma resposta imunológica (bem como reagir com o produto da resposta). O mesmo que antígeno.

imunoglobulina (Ig) Termo geral para todas as moléculas de anticorpo (IgM, IgD, IgG, IgA e IgE); cada unidade de Ig é constituída por duas cadeias pesadas e duas cadeias leves e possui dois sítios de ligação ao antígeno.

imunoglobulina A Ver IgA.

imunoglobulina D Ver IgD.

imunoglobulina E Ver IgE.

imunoglobulina G Ver IgG.

imunoglobulina M Ver IgM.

imunomoduladores Substâncias que controlam o nível da resposta imunológica.

imunossupressão Inibição de um ou mais componentes do sistema imunológico adaptativo ou natural, quer como resultado de uma doença subjacente ou intencionalmente induzido por fármacos com o propósito de impedir ou tratar a rejeição de enxerto ou doença autoimunológica. Um fármaco imunossupressor comumente utilizado é a ciclosporina, que bloqueia a produção de citocinas pelas células T.

imunoterapia Tratamento de uma doença com agentes terapêuticos que potencializam ou inibem as respostas imunológicas. A imunoterapia contra o câncer, por exemplo, envolve o aumento da resposta imunológica ativa para os antígenos do tumor ou a administração de anticorpos antitumor ou células T com a finalidade de estabelecer imunidade passiva.

imunotoxinas Anticorpos que podem ser quimicamente ligados às proteínas tóxicas; são, em geral, derivadas de plantas ou microrganismos. Estão sendo analisadas como agentes anticâncer e como fármacos imunossupressores.

incapacidade de resposta Incapacidade de responder à estimulação antigênica. Pode ser específica para um determinado antígeno (ver tolerância) ou amplamente inespecífica, como resultado de dano total ao sistema imunológico, como a que ocorre após a irradiação de todo o corpo.

inflamação Resposta aguda ou crônica à lesão tecidual ou à infecção envolvendo acúmulo de leucócitos, proteínas plasmáticas e líquidos.

inibidor de C1 (C1 INH) Proteína sérica que bloqueia a ativação de C1r. Impede a clivagem de C1s por C1r e inibe a clivagem de C4 e C2 por C1s.

inibidor de C1 esterase Proteína sérica que neutraliza a atividade de C1. O processo acarreta diminuição da geração de C2b, facilitando o desenvolvimento de edema.

integrinas Família de moléculas de adesão constituídas por duas cadeias, encontradas na superfície celular, presentes nos leucócitos; são importantes na adesão das APCs e linfócitos e na migração dos leucócitos para os tecidos.

interferons (IFNs) Grupo de proteínas tendo atividade antiviral, são capazes de potencializar e modificar a resposta imunológica.

interleucinas (ILs) Glicoproteínas secretadas por inúmeros leucócitos que atuam em outros leucócitos.

intermediários do oxigênio reativo (ROIs) Metabólitos do oxigênio altamente reativos, incluindo o ânion superóxido, peróxido de hidrogênio e radical hidroxil, que são produzidos pelos fagócitos ativados. Os fagócitos utilizam os ROIs para formar oxi-halides que destroem as bactérias ingeridas. Os ROI também podem ser liberados das células e promover respostas inflamatórias ou causar lesão tecidual.

íntron Segmento do DNA que não codifica proteínas: sequência interveniente de nucleotídios entre sequências de codificação ou éxons.

ISCOMs Complexos imunoestimulatórios de antígenos mantidos no interior da matriz lipídica que atua como adjuvante e permite que o antígeno sejam capturado para o citoplasma após a fusão com a membrana citoplasmática.

isoemaglutininas Anticorpos IgM de ocorrência natural, específicos para os antígenos dos eritrócitos dos grupos sanguíneos ABO; acredita-se que sejam o resultado da imunização por bactérias dos tratos gastrintestinal e respiratório.

isoenxerto Tecido transplantado entre dois indivíduos geneticamente idênticos (o mesmo que singeneico).

isotiocianato de fluoresceína (FITC) Corante fluorescente que emite coloração amarelo-esverdeada; pode ser conjugado ao anticorpo ou a outras proteínas.

isotipos Também conhecidos como classes de anticorpo, os isotipos são anticorpos que diferem na região constante da cadeia pesada: IgM, IgG, IgD, IgA e IgE. Estas diferenças resultam em atividades biológicas diferentes dos anticorpos; podem também ser diferenciados com base na reação com antissoros preparados em animais de outra espécie.

ITAM Ver motivo de ativação baseado na tirosina do imunorreceptor.

ITIM Ver motivo de inibição baseado na tirosina do imunorreceptor.

JAK Ver Janus quinases.

janus quinases (JAKs) Tirosina quinases ativadas pela ligação de citocinas a seus receptores celulares.

junção combinatória Junção dos segmentos V, D e J dos genes da Ig e do TCR para gerar informações genéticas essencialmente novas durante o desenvolvimento de células B e T. A junção combinatória permite oportunidades múltiplas para dois conjuntos de genes combinarem-se de diferentes maneiras.

KIR Ver receptor inibitório *killer*.

***Knockout* genético** Expressão usada para designar a quebra do gene por recombinação homóloga.

Lck Família Src de tirosina quinase não receptora que se associa não covalentemente às extremidades citoplasmáticas de moléculas de CD4 e CD8 nas células T. A Lck está envolvida nos eventos iniciais de sinalização da ativação da célula T induzida por antígeno e medeia a fosforilação da torisina das extremidades citoplasmáticas de CD3 e proteínas ζ do complexo TCR.

lectina de ligação à manana (MBL) Proteína plasmática que se liga a resíduos de manose na parede celular das bactérias e ativa o complemento na ausência de anticorpo.

Leishmania Protozoário parasita intracelular obrigatório que infecta macrófagos podendo causar doença inflamatória crônica envolvendo inúmeros tecidos. As respostas de T_H1 e a produção associada de IFN-γ controlam as infecções por *Leishmania major*, enquanto as respostas de T_H2 e a produção de IL-4 acarretam uma doença letal disseminada.

leucemia Proliferação descontrolada de leucócitos malignos.

leucemia linfocítica crônica (CLL) Leucemia de célula B na qual os pequenos linfócitos de vida longa são continuamente coletados no baço, linfonodos, medula óssea e sangue. A maioria é constituída por células B-1 transformadas e expressam CD5.

leucócitos Células brancas do sangue; compreendem os monócitos/macrófagos, linfócitos e células polimorfonucleares.

leucócitos PMN Ver leucócitos polimorfonucleares.

leucócitos polimorfonucleares (PMN) Leucócitos contendo grânulos citoplasmáticos e núcleo com característica multilobulada; os três principais tipos são os neutrófilos, eosinófilos e basófilos.

leucotrienos Classe de mediadores inflamatórios lipídicos derivados do ácido araquidônico e produzidos pela via lipoxigenase em inúmeros tipos celulares. Os mastócitos produzem quantidades abundantes de leucotrienos C_4 (LTC_4) que são degradados a LTD_4 e LTE_4, que se ligam a receptores das células dos músculos lisos causando intensa broncoconstrição. Os leucotrienos contribuem significativamente para o processo patológico da asma brônquica.

ligação A ligação de uma molécula ou parte dela a um receptor.

ligação de reconhecimento Requisito para que as células T auxiliares e células B, envolvidas na resposta de anticorpo a um antígeno timo-dependente, possam interagir com diferentes epítopos fisicamente ligados na mesma molécula.

ligante Molécula ou parte de uma molécula que se liga a um receptor.

linfa Líquido extracelular que banha os tecidos; contém produtos tissulares, antígenos, anticorpos e células (predominantemente linfócitos).

linfoblasto Linfócito que potencializou sua velocidade de síntese de RNA e proteínas.

linfocina Citocina secretada pelos linfócitos.

linfócito B Linfócito que expressa imunoglobulina na sua superfície. É o precursor da célula plasmática que sintetiza e secreta anticorpos sendo, consequentemente, o componente celular central da resposta imunológica humoral. Os linfócitos B se desenvolvem na medula óssea, e células B maduras são encontradas principalmente nos folículos linfoides no tecido linfoide secundário, na medula óssea e em baixos números na circulação.

linfócitos Células que expressam receptores antígeno-específicos. Pequenos leucócitos praticamente sem citoplasma, encontrados no sangue, tecidos e órgãos linfoides tal como os linfonodos, baço e placas de Peyer. Responsáveis pela especificidade, diversidade, memória e discriminação do próprio e não próprio.

linfócitos B da zona marginal Subpopulação de linfócitos B encontrados exclusivamente na zona marginal do baço, que respondem rapidamente aos antígenos microbianos transportados pelo sangue produzindo anticorpos IgM de limitada diversidade.

linfócitos de memória Linfócitos B ou T que medeiam respostas de memória rápidas e intensas por ocasião de uma segunda ou subsequente exposição aos antígenos. As células B e T de memória são produzidas por estimulação antigênica de linfócitos "inocentes" e sobrevivem em um estado funcionalmente quiescente por longos períodos de tempo (anos) após o antígeno ser eliminado.

linfócitos infiltrantes do tumor (TIL) Células mononucleares derivadas do infiltrado inflamatório de tumores sólidos.

linfócitos "inocentes" (não sensibilizados) Linfócitos que ainda não encontraram seu antígeno específico e consequentemente nunca responderam a ele. Todos os linfócitos encontrados nos órgãos linfoides centrais (medula óssea e timo) são "inocentes".

linfócitos T População de linfócitos (também denominados células T) que requer o timo para diferenciação expressa um receptor antígeno-específico, o TCR, e medeia as respostas imunológicas mediadas por células no sistema imunológico adaptativo. São definidas várias subpopulações pela expressão de diferentes marcadores de superfície e função: $CD4^+$ (sintetiza citocina), $CD8^+$ (citotóxico) γδ, e NKT.

linfócitos T citotóxicos (ou citolíticos) (CTL) Um tipo de linfócito T cuja principal função efetora é reconhecer e destruir células hospedeiras infectadas por vírus ou outros microrganismos intracelulares. Os CTLs geralmente expressam CD8 e reconhecem peptídios microbianos apresentados por moléculas de classe I do MHC. A destruição das células infectadas pelos CTLs envolve a liberação de grânulos citoplasmáticos cujo conteúdo inclui proteínas formadoras de poros e enzimas que iniciam a apoptose da célula infectada.

linfoma Tumor linfocítico nos tecidos linfoides, ou outros tecidos, mas geralmente não encontrado no sangue.

linfonodo de drenagem Qualquer linfonodo posterior ao local de uma infecção ou de inoculação do antígeno que recebe microrganismos e antígenos desse local via sistema linfático. Os linfonodos de drenagem frequentemente aumentam de tamanho durante a resposta imunológica e podem ser palpados (um fenômeno originalmente denominado "glândulas inchadas").

linfonodos Órgãos linfoides secundários nos quais os linfócitos B e T maduros interagem com o antígeno e um com o outro.

linfotoxina (LT, TNF-β) Citocina produzida pelas células T_H1 e CTL que destroem células T e células tumorais e também possuem efeitos pró-inflamatórios, incluindo ativação endotelial e dos neutrófilos; são importantes ainda para o desenvolvimento normal dos órgãos linfoides.

linhagem germinativa Refere-se aos genes nas células germinais em oposição às células somáticas. Em imunologia, refere-se aos genes das imunoglobulinas ou TCR em seus estados não rearranjados.

lipopolissacarídio (LPS) Componente da parede celular das bactérias Gram-negativas; também conhecido como endotoxina.

lisossoma Organela ácida ligada à membrana, abundante nas células fagocíticas, contendo enzimas proteolíticas que degradam proteínas derivadas tanto do ambiente extracelular quanto do interior da célula. Os lisossomas estão envolvidos no processamento de antígeno via classe II do MHC.

LPS Ver lipopolissacarídio.

lúpus eritematoso sistêmico (SLE) Doença autoimunológica que afeta muitos órgãos do corpo e causa febre e dores articulares. Os pacientes produzem altos níveis de anticorpos contra os componentes do núcleo celular, particularmente DNA, e formam complexos antígeno-anticorpo solúveis circulantes. Esses complexos se depositam nos tecidos, tal como os rins, e ativam a cascata do complemento resultando em lesão tecidual.

macrófago alveolar Macrófago encontrado nos alvéolos pulmonares capaz de remover material inalado.

macrófagos Grandes leucócitos fagocíticos encontrados nos tecidos; são derivados dos monócitos sanguíneos.

MALT Ver tecido linfoide associado à mucosa.

mastócitos Célula derivada da medula óssea, contendo grânulos, encontrada no tecido conjuntivo; após a ativação celular libera mediadores tal como a histamina e citocinas; desempenha um papel importante na resposta alérgica.

maturação da afinidade Aumento, com o tempo, da afinidade dos anticorpos por um antígeno, após a imunização. Os genes que codificam as regiões variáveis do anticorpo sofrem hipermutação somática com concomitante seleção dos linfócitos B cujos receptores expressam alta afinidade pelo antígeno.

maturação de linfócitos Processo pelo qual as células precursoras da medula óssea se desenvolvem em células T e B maduras, "inocentes", expressando o receptor de antígeno que povoa os tecidos linfoides periféricos. O processo ocorre em ambientes especializados da medula óssea (para as células B) e do timo (para as células T).

medula Região interna de uma glândula tal como o timo ou a glândula suprarrenal.

medula óssea Local da hematopoiese, onde as células-tronco originam os elementos celulares do sangue, incluindo os eritrócitos, monócitos, leucócitos polimorfonucleares, plaquetas e linfócitos.

memória Refere-se à segunda interação dos linfócitos B ou T com antígenos ou peptídios antigênicos e acarreta uma resposta mais rápida e mais eficaz do que a primeira interação (resposta primária).

MHC Ver complexo principal de histocompatibilidade.

miastenia grave Doença autoimunológica na qual os anticorpos específicos para o receptor de acetilcolina, expresso no músculo, bloqueiam a função na junção neuromuscular.

microscopia de fluorescência Método microscópico que utiliza luz ultravioleta para iluminar um tecido, ou célula, corado com uma substância marcada com um fluorocromo tal como um anticorpo contra um antígeno de interesse no tecido.

mieloma Tumor de célula plasmática geralmente secretando uma única imunoglobulina monoclonal.

mieloma múltiplo Tumor maligno de clones de células B produtoras de anticorpos que frequentemente secretam imunoglobulinas ou partes de moléculas de imunoglobulinas. Os anticorpos monoclonais produzidos pelo mieloma múltiplo foram decisivos para o início das análises bioquímicas da estrutura dos anticorpos.

migração de linfócitos Movimento dos linfócitos ao redor do corpo (ver também endereçamento de linfócitos).

mimetismo molecular Identidade ou similaridade de epítopos expressos por um patógeno e por uma molécula própria. O mimetismo molecular pode explicar como se desenvolve a resposta autoimunológica.

mitógeno Substância que estimula a proliferação de diferentes clones de linfócitos.

MLR Ver reação linfocitária mista.

molécula de classe I do MHC Molécula codificada por genes do MHC que liga peptídios no retículo endoplasmático e interage com células T $CD8^+$.

moléculas acessórias Moléculas diferentes dos receptores de antígenos e do complexo principal de histocompatibilidade (MHC) que participam da ativação e das funções efetoras dos linfócitos T.

moléculas coestimuladoras Moléculas ligadas à membrana, expressas pela APC, que interagem com a superfície da célula T fornecendo um estímulo (sinal secundário) além do necessário ao antígeno para a total ativação das células T inocentes. Os coestimuladores mais bem definidos constituem as moléculas B7 expressas pela APC profissional que se liga à molécula CD28 expressa nas células T. Elas ativam os eventos da transdução de sinal além daqueles induzidos pelas interações MHC/TCR.

moléculas de adesão Intermediam a ligação de uma célula a outra ou a proteínas da matriz extracelular. Incluem as integrinas, selectinas e membros da superfamília de genes de imunoglobulinas.

moléculas de adesão intercelular (ICAMs) 1, 2 e 3 Moléculas de adesão encontradas na superfície de inúmeros tipos celulares, incluindo APC e células T, que interagem com as integrinas; membros da superfamília das imunoglobulinas.

moléculas de classe II do MHC Molécula codificada por genes do MHC que liga peptídios em compartimentos ácidos da célula e participa da apresentação do antígeno às células T CD4$^+$.

moléculas de classe III do MHC Componentes do complemento incluindo C2, C4 e fator B são codificados por genes no MHC.

moléculas DP, DQ e DR Moléculas da classe II do MHC dos seres humanos expressas nas células B e APC.

monócito Leucócito fagocítico encontrado no sangue; precursor dos macrófagos dos tecidos.

monoclonal Derivado de um único clone, descendente de uma única célula. Geralmente se refere a uma população homogênea de células T, ou B, ou a um anticorpo que é reativo a apenas um epítopo antigênico.

morte celular programada Ver apoptose.

motivo Padrão de aminoácidos na sequência de uma molécula crítica para a ligação de um ligante.

motivo de ativação baseado na tirosina do imunorreceptor (ITAM) Padrão de aminoácidos na cauda citoplasmática de muitas moléculas transmembrânicas de receptores, incluindo as cadeias Igα, e Igβ e CD3, que são fosforiladas e, a seguir, associadas com moléculas intracelulares como uma consequência inicial da ativação celular.

motivo de inibição baseado na tirosina do imunorreceptor (ITIM) Motivo com efeitos opostos ao do motivo de ativação baseado na tirosina do imunorreceptor (ITAM). Recruta fosfatase para o sítio do receptor que remove os grupos fosfatos adicionados pela tirosina quinase.

mucinas Proteínas de superfície celular altamente glicosiladas. As moléculas de mucina se ligam à L-selectina nos órgãos linfoides.

mudança antigênica Rearranjo do genoma segmentado do vírus influenza com outro vírus influenza levando à mudança radical de antígenos superficiais.

neutralização Capacidade de um anticorpo bloquear ou inibir os efeitos de um vírus.

neutrófilos (leucócitos polimorfonucleares, PMN) Célula fagocitária morfologicamente caracterizada por um núcleo lobular segmentado e grânulos citoplasmáticos repletos de enzimas degradativas. Os PMNs são células de vida curta (< 1 dia) e o tipo celular mais abundante de leucócitos na circulação. São as principais células da resposta imunológica natural, mediando as respostas inflamatórias agudas, às infecções bacterianas.

neutropenia Situação na qual há uma quantidade menor de neutrófilos no sangue em comparação com uma taxa normal.

NO sintase induzível (INOS – óxido nítrico sintase induzível) Produzida pelos macrófagos e muitos outros tipos celulares. É induzida por muitos estímulos para ativar a síntese de NO, desempenhando, consequentemente, uma importante função na resistência do hospedeiro às infecções intracelulares.

nucleotídios CpG Sequência guanina-citidina não metilada encontrada no DNA bacteriano que estimula a resposta imunológica natural. Os nucleotídios CpG são reconhecidos pelo TLR-9 e possuem propriedades adjuvantes para o sistema imunológico dos mamíferos.

oncogenes Genes envolvidos na regulação do crescimento celular, os quais, quando alterados na estrutura ou expressão, podem provocar o crescimento celular contínuo para formar um tumor.

opsonina Macromolécula que se prende à superfície de um microrganismo através dos neutrófilos e macrófagos aumentando a eficiência da fagocitose do microrganismo. As opsoninas incluem anticorpos IgG cujas regiões Fc são reconhecidas pelos receptores Fcγ nos fagócitos. Também incluem fragmentos de proteínas do complemento, particularmente C3b, que são reconhecidas pelo CR1 (CD35) e pela integrina Mac-1 do leucócito.

opsonização Revestimento de uma partícula, como uma bactéria, com anticorpo e/ou um componente do complemento (uma opsonina) causando a potencialização da fagocitose pelas células fagocíticas.

órgãos linfoides centrais Sítios de desenvolvimento de linfócitos. Nos seres humanos, os linfócitos B se desenvolvem na medula óssea, enquanto os linfócitos T se desenvolvem no timo a partir de progenitores derivados da medula óssea.

órgãos linfoides periféricos Órgãos linfoides diferentes do timo; incluem o baço, linfonodos e tecido linfoide associado à mucosa.

órgãos linfoides primários Órgãos nos quais ocorrem as etapas iniciais de diferenciação dos linfócitos T e B, quando os receptores antigênicos são expressos pela primeira vez.

órgãos linfoides secundários Órgãos tais como o baço e linfonodos nos quais, após o reconhecimento do antígeno, ocorre a proliferação e diferenciação dos linfócitos T e B, comandadas pelo antígeno.

óxido nítrico Molécula vasoativa e efetor microbicida produzidos pelos macrófagos a partir da L-arginina.

óxido nítrico sintase Membro da família das enzimas que sintetizam óxido nítrico a partir da L-arginina. Os macrófagos expressam uma forma induzida desta enzima (ver INOS) após a ativação por inúmeros microrganismos ou citocinas.

padrões moleculares associados aos patógenos (PAMP) Estruturas moleculares tal como lipopolissacarídio, ácido teicoico e RNA de fita dupla expressos pelos patógenos (vírus, bactérias, fungos), mas não pelas células dos mamíferos, e que ativam células do sistema imunológico natural.

pápula e eritema Reação urticariforme, em um indivíduo alérgico, em um local da pele onde o antígeno foi injetado; caracterizada por eritema (vermelhidão causada por dilatação dos vasos sanguíneos) e edema (edema produzido pela liberação de soro no interior do tecido).

patógeno Agente que causa doença.

PCA Ver anafilaxia cutânea passiva.

PCR Ver reação em cadeia da polimerase.

peptídio de cadeia invariante associado à classe II (CLIP) Peptídio de comprimento variável, clivado por protease, da cadeia invariante. O CLIP permanece associado com as moléculas de classe II do MHC, de uma forma instável, até ser removido pela proteína DM-HLA.

peptídios agonistas Antígenos peptídicos que ativam as células T com TCRs específicos, induzindo-as a fabricar citocinas e a proliferar.

perforina Molécula sintetizada pelas células T citotóxicas e células NK, que se polimeriza na superfície de uma célula alvo criando um poro na membrana, resultando na morte da célula alvo.

PHA Ver fito-hemaglutinina.

pinocitose Captação de líquido ou partículas muito pequenas pela formação de vesículas na célula.

piogênico Refere-se à produção de pus no local da resposta às bactérias com grandes cápsulas.

pirógeno Substância que causa febre.

pirógenos endógenos Citocinas (por exemplo, IL-1, TNF-α) que podem provocar aumento da temperatura do corpo. São diferentes das substâncias exógenas como as endotoxinas das bactérias Gram-negativas que induzem febre por desencadear a síntese do pirógeno endógeno.

placas de Peyer Grupos de linfócitos distribuídos no revestimento do intestino delgado.

plaquetas Células derivadas da medula óssea, importantes na coagulação do sangue.

plasma Componente líquido do sangue não coagulado.

plasmócito Estágio final da diferenciação da célula B produtora de anticorpos.

polimorfismo Literalmente, tendo muitas formas; em genética, a existência de múltiplos alelos em determinado lócus genético, resultando em variantes do gene e seus produtos entre os diferentes membros da espécie.

polivalência Presença de múltiplas cópias idênticas de um epítopo em uma única molécula de antígeno, superfície celular ou partícula; os exemplos incluem o polissacarídio capsular das bactérias. Os antígenos polivalentes são frequentemente capazes de ativar os linfócitos B, independentemente da ajuda da célula T.

polpa branca Região do baço composta predominantemente de linfócitos, dispostos em camadas linfoides periarteriolares e folículos, além de outros leucócitos. O restante do baço (polpa vermelha) contém sinusoides revestidos com fagócitos e cheios de sangue.

polpa vermelha Compartimento anatômico e funcional do baço composto de sinusoides vasculares nos quais estão dispersos grande número de eritrócitos, macrófagos, células dendríticas, linfócitos esparsos e plasmócitos. Os macrófagos no interior da polpa vermelha retiram do sangue os microrganismos, outras partículas estranhas e eritrócitos danificados.

portador Grande molécula ou partícula imunogênica à qual um hapteno ou outra molécula não imunogênica, contendo um epítopo, pode se ligar tornando-se imunogênica.

prednisona Esteroide sintético com potente atividade anti-inflamatória e imunossupressora, utilizado no tratamento da rejeição aguda de enxertos, doença autoimunológica e tumores linfoides.

processamento do antígeno Degradação de proteínas em peptídios que podem ligar-se às moléculas do MHC para apresentação às células T.

profilaxia Proteção.

progenitores linfoides comuns Células-tronco que originam todos os linfócitos.

promotor Sequência de DNA imediatamente 5′ ao sítio do começo da transcrição de um gene onde se ligam as proteínas que iniciam a transcrição. O termo promotor é utilizado frequentemente para indicar a região reguladora 5′ inteira do gene incluindo incrementadores, que são sequências adicionais que ligam fatores de transcrição e interagem com o complexo de transcrição basal para aumentar a taxa de iniciação transcricional. Outros incrementadores podem estar localizados a uma distância significativa do promotor tanto na extremidade 5' do gene, em íntrons, quanto na extremidade 3' do gene.

properdina (fator P) Regulador positivo da via alternativa de ativação do complemento; estabiliza C3bBb.

prostaglandinas Produtos lipídicos do metabolismo do ácido araquidônico que, como os leucotrienos, possuem inúmeros efeitos (por exemplo, mediadores inflamatórios) em vários tecidos.

protease Enzima que cliva ligações peptídicas e consequentemente quebra proteínas em peptídios. Diferentes espécies de proteases apresentam diferentes especificidades para ligações entre determinados resíduos de aminoácido. As proteases no interior dos fagócitos são importantes para destruir os microrganismos ingeridos durante a resposta imunológica natural. No interior da APC, as proteases geram fragmentos peptídicos de antígenos proteicos que se ligam às moléculas do MHC durante as respostas imunológicas mediadas pela célula T. Finalmente, quando liberadas dos fagócitos em sítios inflamatórios, as proteases podem causar lesão ao tecido.

proteína A Componente de membrana do *Staphylococcus aureus* que se liga à região Fc de IgG. Acredita-se que proteja a bactéria dos anticorpos IgG inibindo sua interação com o complemento e receptores Fc. É utilizada na purificação de IgG.

proteína C reativa Proteína encontrada no soro; produzida pelos hepatócitos como parte da resposta de fase aguda. Inflamação induzida pela infecção bacteriana, necrose do tecido, traumatismo ou tumores malignos podem causar um aumento na concentração sérica no intervalo de 48 h após a condição estimuladora.

proteína de ativação 1 (AP-1) Família de fatores de transcrição de ligação ao DNA que se associam um ao outro através de um motivo estrutural compartilhado denominado zíper de leucina. Fos e Jun são membros importantes da família AP-1.

proteína de Bence Jones Dímeros de cadeia leve da imunoglobulina encontrados na urina de pacientes com mieloma múltiplo.

proteína quinase C Enzima ativada pelo cálcio e diacilglicerol durante a ativação dos linfócitos T e B.

proteína tirosina quinases (PTKs) Enzimas que medeiam a fosforilação de resíduos de tirosina nas proteínas e consequentemente promovem interações proteína-proteína fosfotirosina dependentes. As PTKs estão envolvidas em muitas vias de transdução de sinal nas células do sistema imunológico.

proteínas adaptadoras Ligantes-chave entre receptores e membros subsequentes das vias de sinalização. Todas utilizam um domínio semelhante conhecido como domínio SH2.

proteínas de fase aguda Encontradas no sangue após o início de uma infecção, participam da fase inicial da defesa do hospedeiro. Incluem citocinas como IL-1, IL-6, TNF e interferons, bem como a proteína C reativa.

proteínas G Proteínas que se ligam à GTP convertendo-a em GDP no processo de transdução de sinal celular.

proteossoma Complexo citoplasmático de múltiplas subunidades contendo várias enzimas; caboliza proteínas a peptídios.

proto-oncogenes Genes celulares que regulam e controlam o crescimento; mutações, ou expressão aberrante, podem causar transformação maligna da célula.

protozoários Organismos unicelulares, eucarióticos, muitos dos quais são parasitas humanos causando doença. Exemplos de protozoários patogênicos incluem *Leishmania*, que causa leishmaniose, *Entamoeba histolytica*, que causa disenteria amebiana; e *Plasmodium*, que causa malária.

provírus Forma de DNA de um retrovírus integrado no DNA do hospedeiro.

pseudogene Sequência de DNA semelhante a um gene mas contendo códons que impedem a transcrição em espécies de RNA de comprimento total.

pulmão de fazendeiro Doença por hipersensibilidade causada pela interação, na parede alveolar dos pulmões, de anticorpos IgG com grande quantidade de alérgenos inalados, causando inflamação da parede alveolar e dificultando as trocas gasosas.

pus Mistura de restos celulares e neutrófilos mortos, presente em ferimentos e abscessos infectados com bactéria extracelular encapsulada.

quimera Animal místico possuindo a cabeça do leão, o corpo da cabra e a cauda da cobra. Refere-se a um indivíduo contendo componentes celulares derivados de outro indivíduo geneticamente diferente.

quimiocinas Citocinas de peso molecular relativamente baixo, liberadas por várias células; estão envolvidas nas respostas inflamatórias e na migração e ativação de células principalmente fagocíticas e linfócitos.

quimiotaxia Migração de células segundo um gradiente de concentração de um atrativo.

Rac Pequena proteína de ligação ao nucleotídio de guanina que é ativada pelo fator Vav de troca GDP-GTP, durante os eventos iniciais de ativação da célula T. A GTP-Rac desencadeia uma cascata da proteína quinase de três etapas que culmina na ativação da proteína quinase ativada pelo estresse (SAP), quinase N-terminal *c-jun* (JNK), e p38 quinase, que são similares às MAP quinases.

radioimunoensaio (RIA) Técnica para a quantificação do nível de uma substância biológica em uma amostra, através da medida da ligação do antígeno a um anticorpo marcado radioativamente (ou vice-versa).

RAG-1 e RAG-2 Genes de ativação da recombinação; seus produtos estão envolvidos na recombinação V(D)J nas células B e T.

rapamicina Agente imunossupressor usado para impedir a rejeição de transplante; bloqueia a produção de citocina.

Ras Membro da família de proteínas de ligação a nucleotídios com atividade GTPase intrínseca as quais estão envolvidas em muitas diferentes vias de transdução de sinal em diversos tipos celulares. Os genes Ras mutantes estão associados com transformação neoplástica. Fisiologicamente, durante a ativação da célula T, o Ras é recrutado para a membrana plasmática pelas proteínas adaptadoras de tirosina fosforilada, aí passando por ativação pelos fatores de troca GDP-GTP. O Ras ativado inicia então a cascata de MAP quinase, que leva à expressão do gene *fos* e organização do fator de transcrição AP-1.

reação alérgica Resposta aos antígenos ambientais, ou alérgenos, que envolve mais comumente respostas mediadas por IgE e células $T_H 2$ CD4+.

reação de Arthus Reação de hipersensibilidade produzida pela formação local de agregados antígeno-anticorpo que ativam a cascata do complemento causando trombose, hemorragia e inflamação aguda.

reação de fase tardia Componente da reação de hipersensibilidade imediata que se desenvolve 2 a 4 horas após os mastócitos e basófilos desgranularem, é caracterizada por um infiltrado inflamatório de neutrófilos, eosinófilos, basófilos e linfócitos. A recorrência de reações inflamatórias de fase tardia pode causar lesão tecidual.

reação de precipitação Mistura de antígeno solúvel e anticorpo em diferentes proporções, que pode resultar na precipitação de complexos antígeno-anticorpo insolúveis.

reação em cadeia da polimerase (PCR) Reação que produz grandes quantidades de DNA de uma determinada sequência, por repetidos ciclos de síntese.

reação enxerto *versus* hospedeiro (GVH) Consequência patológica de uma resposta geralmente iniciada pelo transplante de linfócitos T imunocompetentes em um hospedeiro alogeneico imunoincompetente. O hospedeiro é incapaz de rejeitar as células T transplantadas, tornando-se seu alvo. A doença mais frequentemente afeta pele, fígado e intestinos.

reação linfocitária mista (MLR) Resposta proliferativa que ocorre quando linfócitos de dois indivíduos são misturados *in vitro*; as células T de um indivíduo (respondedor) são ativadas pelos antígenos MHC expressos pela APC do outro indivíduo (estimulador).

reação transfusional Reação imunológica contra derivados sanguíneos transfundidos, geralmente mediada por anticorpos pré-formados no receptor, que se ligam aos antígenos celulares do sangue do doador, como antígenos de grupo sanguíneo ABO ou a antígenos de histocompatibilidade. Nos casos graves as reações transfusionais podem causar coagulação intravascular disseminada, lesão renal, febre e choque.

reagina Anticorpo IgE que medeia a reação de hipersensibilidade imediata.

reatividade cruzada Capacidade de um anticorpo específico para um antígeno reagir com um segundo antígeno; uma medida do parentesco entre duas diferentes substâncias antigênicas.

receptor Em geral uma molécula transmembrânica que se liga a um ligante na superfície externa da célula, acarretando alterações bioquímicas no interior da célula.

receptor γδ de célula T (TCR) Forma de TCR diferente da forma αβ de TCR mais comum, expressa em um subpopulação de células T encontrada principalmente nos tecidos da barreira epitelial.

receptor ativador *killer* (KAR) Receptor, expresso nas células NK ou citotóxicas, que pode ativar a morte por estas células.

receptor da célula B (BCR) Receptor de superfície das células B específico para um antígeno; é constituído por uma molécula de imunoglobulina transmembrânica associada às cadeias invariantes Igα e Igβ em um complexo não covalente.

receptor da célula pré-B Complexo proteico que quando expresso nas células pré-B faz com que elas entrem no ciclo celular e desliguem os genes *RAG*. Uma vez completado o processo, as células pré-B estão prontas para rearranjar suas cadeia leves.

receptor da célula pré-T Expresso na superfície das células pré-T, consistindo de cadeia β do TCR e uma cadeia α substituta complexada com CD3.

receptor de antígeno Receptor de ligação a um antígeno específico encontrado nos linfócitos T e B; estes receptores são transcritos e traduzidos por rearranjos e translocação de genes V, D e J.

receptor de célula T (TCR) Heterodímero de duas cadeias distribuído clonalmente sobre a célula T que reconhece o antígeno. Cada cadeia contém um domínio variável (V) semelhante ao da Ig, um domínio constante (C) semelhante ao da Ig, uma região transmembrânica hidrofóbica, e uma pequena região citoplasmática. A forma mais comum é αβ. Ela interage com complexos de peptídios estranhos ligados às moléculas do MHC-próprio na superfície das células do hospedeiro. Uma população menor de células T utiliza as cadeias γ e δ como seu TCR. As células T γδ são encontradas principalmente em tecidos de barreiras epiteliais.

receptor de Fc (FcR) Receptor de superfície celular com específica afinidade de ligação para a porção Fc da molécula de anticorpo. Os receptores Fc são encontrados em muitos tipos celulares.

receptor de manose Receptor que se liga a carboidrato (lectina), expresso pelos macrófagos, e combina-se com resíduos de manose e fucose na parede celular de microrganismos e medeia a fagocitose desses organismos.

receptor inibitório *killer* (KIR) Receptor expresso nas células NK que se liga às moléculas de classe I do MHC nas células alvo; a ligação das moléculas de classe I do MHC inibe a sinalização que, de outra forma, acarretaria a morte da célula alvo.

receptor poli de Ig Liga-se à IgA na superfície de uma célula epitelial, a transporta através da célula, e a libera na superfície oposta (lúmen); a IgA pode agora participar da proteção das mucosas.

receptores de citocina Receptores celulares para citocinas. A ligação da citocina aos receptores de citocina estimula a transdução de sinal, resultando em novas atividades na célula, como crescimento, diferenciação ou morte.

receptores de reconhecimento de padrões Receptores expressos pelas células do sistema imunológico natural que reconhecem padrões moleculares associados aos patógenos (PAMP) expressos por microrganismos facilitando as respostas imunológicas naturais contra o microrganismo.

receptores do complemento (CRs) Proteínas de superfície celular em inúmeras células que reconhecem e se ligam a proteínas do complemento que se ligaram a patógenos ou a outros antígenos. Os CRs nos fagócitos permitem que estas células identifiquem os patógenos revestidos com proteínas do complemento para captação e destruição. Os receptores do complemento incluem CR1, o receptor para C1q, CR2, CR3 e CR4.

receptores semelhantes a Toll (TLRs) Família de receptores de reconhecimento de padrões que identificam microrganismos e desencadeiam resposta de defesa do hospedeiro bem como o desenvolvimento de imunidade adaptativa por meio da produção de citocinas inflamatórias e expressão de moléculas coestimulatórias.

recirculação de linfócitos Movimento contínuo dos linfócitos através do sangue e dos vasos linfáticos, entre os linfonodos e baço e, se ativados, para os sítios inflamatórios periféricos.

recombinação Ver recombinação V(D)J.

recombinação somática Processo de recombinação do DNA pelo qual os genes funcionais que codificam as regiões variáveis dos receptores de antígeno são formados durante o desenvolvimento do linfócito. Este processo ocorre apenas nos linfócitos B ou T em desenvolvimento e é denominado, algumas vezes, de rearranjo somático.

recombinação V(D)J Mecanismo de geração de receptores antígeno-específicos das células T e B. O processo é mediado pelo complexo enzimático V(D)J recombinase e produtos dos genes *RAG-1* e *RAG-2* e envolve a junção dos segmentos gênicos V, D e J.

região C Ver região constante.

região constante (C) Porção carboxiterminal invariante de uma molécula de Ig ou TCR, em oposição às regiões variáveis no lado aminoterminal da cadeia.

região da dobradiça Segmento flexível de uma molécula de anticorpo que permite o dobramento da molécula. A região da dobradiça está localizada entre as regiões Fab e Fc da molécula do anticorpo e é suscetível à clivagem enzimática.

região de troca Região do DNA da cadeia pesada da célula B cuja recombinação ocorre na célula antígeno estimulada; permite a troca de isotipo (por exemplo, IgM para IgE).

região V Ver região variável.

região variável (V) Porção N-terminal de uma Ig ou TCR que contém a região de ligação ao antígeno da molécula; as regiões V são formadas pela recombinação dos segmentos gênicos V(D) e J.

regiões de determinação da complementaridade (CDRs) Regiões hipervariáveis das imunoglobulinas e receptores das células T que determinam sua especificidade e fazem contato com o específico ligante. As CDRs constituem a parte mais variável da molécula e contribuem para a diversidade destas moléculas. Existem três regiões deste tipo (CDR1, CDR2 e CDR3) em cada domínio V.

regiões hipervariáveis Porções das cadeias leves e pesadas das imunoglobulinas altamente variáveis na sequência de aminoácidos de uma para outra molécula de imunoglobulina e que juntas constituem o sítio de ligação do antígeno de uma molécula de anticorpo. Da mesma forma, porções do receptor da célula T que constituem o sítio de ligação do antígeno. Ver também região de determinação da complementaridade.

regulador autoimunológico (AIRE) Produto genético AIRE, codifica uma proteína que controla, pelo menos parcialmente, a expressão de moléculas próprias nas células epiteliais medulares do timo. Se o produto genético AIRE estiver ausente, a deleção dos linfócitos autorreativos é prejudicada, resultando em respostas incompletas e autoimunológicas em vários tecidos.

rejeição aguda Forma de rejeição de enxerto envolvendo lesão mediada por células T, macrófagos e anticorpos, que geralmente se inicia após a primeira semana do transplante.

rejeição crônica Forma de rejeição de aloenxerto caracterizada por fibrose com perda da estrutura normal dos órgãos, ocorrendo durante um prolongado período. Em muitos casos, o principal acontecimento patológico na rejeição crônica é a oclusão arterial do enxerto.

rejeição hiperaguda Forma de rejeição de enxerto que se inicia em minutos ou horas após o transplante, particularmente de um xenoenxerto, e é caracterizada por oclusão trombótica dos vasos do enxerto. É mediada por anticorpos preexistentes na circulação do hospedeiro, que se ligam aos antígenos do endotélio do doador, tal como os antígenos de grupo sanguíneo ou moléculas do MHC, e ativam o sistema-complemento e a cascata da coagulação sanguínea, acarretando obstrução, isquemia do enxerto e rápida perda do órgão.

rejeição secundária Rejeição acelerada de um aloenxerto em um receptor sensibilizado.

repertório Biblioteca completa de especificidades antigênicas, gerada tanto pelos linfócitos B quanto pelos linfócitos T ao responderem aos antígenos estranhos.

repertório de linfócitos Coleção completa de receptores de antígenos (e consequentemente de especificidades antigênicas) expressos pelos linfócitos B e T de um indivíduo.

RES Ver sistema reticuloendotelial.

resíduos de ancoração Compreendem os resíduos de aminoácidos de um peptídio cujas cadeias laterais se encaixam em espaços na fenda de ligação do peptídio de uma molécula do MHC. As cadeias laterais se ligam a aminoácidos complementares na molécula do MHC servindo, consequentemente, para ancorar um peptídio na fenda da molécula do MHC.

resposta de fase aguda (APR) Fase inicial (dentro de horas) da resposta sistêmica à infecção (ver também proteínas de fase aguda).

resposta imunológica adaptativa Ver resposta imunológica adquirida.

resposta imunológica adquirida Resposta ao antígeno realizada pelos linfócitos antígeno-específicos, incluindo o desenvolvimento da memória imunológica; também conhecida como resposta imunológica adaptativa.

resposta imunológica secundária Resposta imunológica adaptativa que ocorre por ocasião de uma segunda exposição ao antígeno. A resposta secundária é caracterizada por uma cinética mais rápida e de maior intensidade em comparação com a resposta imunológica primária, que ocorre após a exposição inicial ao antígeno.

resposta primária Resposta imunológica adaptativa resultante do primeiro encontro com o antígeno; geralmente de pequena intensidade com uma longa fase de indução ou *lag* fase. Na resposta primária da célula B, são produzidos principalmente os anticorpos IgM.

restrição ao MHC-próprio Restrição de antígenos, que podem ser reconhecidos pelas células T do indivíduo, em complexos de peptídios ligados às moléculas do MHC que estavam presentes no timo durante a maturação das células T (isto é, moléculas do MHC-próprio). O repertório de células T é restrito ao MHC-próprio como resultado do processo conhecido como seleção positiva, que ocorre no interior do timo durante o desenvolvimento das células T.

restrição pelo MHC Propriedade que têm os linfócitos T de responder a antígenos peptídicos somente quando eles são apresentados em associação com moléculas de classe I ou de classe II do MHC-próprio.

rinite alérgica Reação alérgica na mucosa nasal, também conhecida como febre do feno, que provoca coriza, espirros e lágrimas.

sarcoma de Kaposi Tumor maligno de células vasculares que surge frequentemente em pacientes com AIDS; associado à infecção pelo herpes vírus 8 ligado ao sarcoma de Kaposi.

SCID Ver doença por imunodeficiência combinada grave.

segmentos de junção (J) Sequências de codificação curtas, nos lóci de Ig, e de TCR, localizadas entre os segmentos gênicos variável (V) e constantes (C). Junto com o segmento D, os segmentos da região J são somaticamente recombinados com os segmento V durante o desenvolvimento do linfócito. O resultante DNA com VDJ recombinado codifica as extremidades carboxiterminal das regiões V receptoras do antígeno. O uso aleatório de diferentes segmentos J contribui para a diversidade do repertório de receptores de antígeno.

segmentos gênicos da diversidade Ver gene D.

seleção negativa Etapa do desenvolvimento das células B e T na qual as células com potencial de reatividade às moléculas próprias são funcionalmente inativadas.

seleção positiva Processo pelo qual as células B e T em desenvolvimento recebem sinais dos órgãos linfoides primários nos quais elas estão em desenvolvimento para continuar sua diferenciação; na ausência destes sinais a célula morre.

selectinas Família de moléculas de adesão de superfície celular encontrada nos leucócitos e nas células endoteliais; se ligam aos açúcares nas glicoproteínas.

sensibilização Imunização pelo antígeno; geralmente desencadeada pelo primeiro encontro com o alérgeno.

separador de células ativado por fluorescência (FACS) Instrumento que utiliza o *laser* para separar diferencialmente células ligadas a anticorpos marcados com fluorocromo, formando assim populações de células com fluorescência positiva e células com fluorescência negativa.

sepse Infecção na corrente sanguínea.

sinapse imunológica Área de contato entre as superfícies de uma célula T e uma APC tal como uma célula dendrítica ou uma célula B.

síndrome da hiper-IgM ligada ao X Doença de meninos manifestada pela incapacidade de sintetizar isotipos de Ig diferentes de IgM; resulta de defeitos tanto de CD40 ou de CD154 (CD40 ligante).

síndrome da imunodeficiência adquirida (AIDS) Doença infecciosa causada pelo vírus da imunodeficiência humana (HIV), caracterizada pela depleção das células T CD4$^+$ acarretando uma profunda deficiência na imunidade mediada por células. Clinicamente a AIDS se manifesta com infecções oportunistas, tumores malignos, encefalopatia e definhamento.

síndrome da resposta inflamatória sistêmica (SIRS) Alterações sistêmicas observadas em pacientes que apresentam infecções bacterianas disseminadas. Existem formas leves caracterizadas por neutrofilia, febre e aumento dos reagentes da fase aguda no plasma, assim como formas graves que se manifestam como coagulação intravascular disseminada, síndrome de angústia respiratória e choque séptico. A SIRS é estimulada por produtos bacterianos como o LPS e mediada por citocinas do sistema imunológico natural.

síndrome de Bloom Doença causada por mutação na estrutura do DNA e caracterizada por baixos números de células T, reduzidos níveis de anticorpos e aumentada suscetibilidade a infecções respiratórias, câncer e lesão por radiação.

síndrome de Chediak-Higashi Distúrbio da infância caracterizado por um defeito na fusão do lisossomo acarretando a morte intracelular imperfeita dos microrganismos.

síndrome de DiGeorge Imunodeficiência na qual observa-se uma incapacidade de desenvolvimento do epitélio tímico e, em consequência, as células T não se desenvolvem; está associada à ausência das glândulas paratireoides e anomalias nos grandes vasos.

síndrome de Goodpasture Doença autoimunológica na qual os autoanticorpos são produzidos contra a membrana basal ou colágeno tipo IV, causando intensa vasculite. É rapidamente fatal.

síndrome de Guillain-Barré Um tipo de polineurite idiopática no qual a autoimunidade à mielina dos nervos periféricos acarreta uma condição caracterizada por desmielinização crônica da coluna vertebral e dos nervos periféricos.

síndrome de Wiskott-Aldrich Doença por imunodeficiência ligada ao X caracterizada por eczema e trombocitopenia (plaquetas reduzidas). Os indivíduos com essa doença são altamente suscetíveis a infecções bacterianas. O gene defeituoso codifica uma proteína citosólica envolvida na cascata de sinalização e regulação do citoesqueleto de actina.

síndrome do choque tóxico Reação sistêmica produzida pela toxina derivada da bactéria *Staphylococcus aureus*; a toxina atua como um superantígeno, que ativa uma alta proporção de células CD4$^+$ a produzir citocinas.

síndrome do linfócito desnudo Imunodeficiência caracterizada pela incapacidade de expressar os produtos gênicos das classes I ou II do HLA.

sinenxerto O mesmo que isoenxerto.

singeneico Literalmente, geneticamente idêntico; por exemplo, gêmeos monozigóticos ou camundongos da mesma cepa.

sistema de Grupo Sanguíneo ABO Antígenos expressos nos eritrócitos, utilizados na tipagem de sangue humano para transfusão. Os indivíduos que não expressam os antígenos A e B em seus eritrócitos formam naturalmente anticorpos que interagem com eles.

sistema imunológico da mucosa Parte do sistema imunológico que responde e protege contra microrganismos que penetram no corpo através das superfícies mucosas no interior dos tratos gastrintestinal e respiratório. O sistema imunológico das mucosas é composto de tecido linfoide associado à mucosa apresentando vários linfócitos e células acessórias no epitélio e lâmina própria das superfícies mucosas.

sistema linfático Sistema de vasos, dotados de estruturas organizadas, por onde a linfa se desloca no organismo, com linfonodos na interseção dos vasos. São três as suas principais funções: concentrar o antígeno oriundo de todas as partes do corpo em poucos órgãos linfoides; promover a circulação dos linfócitos através dos órgãos linfoides de modo que o antígeno possa interagir com raras células antígeno-específicas; e transportar produtos da resposta imunológica (anticorpos e células efetoras) para a corrente sanguínea e tecidos.

sistema reticuloendotelial (RES) Designação geral para a rede de células fagocitárias.

sítio de ligação ao antígeno Local em uma molécula de anticorpo onde um determinante antigênico ou epítopo se liga. O sítio de ligação ao antígeno está localizado em uma fenda circundada pelas regiões variáveis N-terminais de partes das cadeias leves e pesadas da região Fab.

SLE Ver lúpus eritematoso sistêmico.

soro Fluido residual derivado de sangue coagulado; contém anticorpos.

soroconversão Produção de anticorpos detectáveis no soro, específicos para um microrganismo, durante o curso de uma infecção ou em resposta à imunização.

sorologia Utilização de anticorpos para detectar antígenos.

sorotipo Subgrupo antigenicamente distinto de uma espécie ou subespécie de um microrganismo infeccioso que se diferencia de outros subgrupos por testes sorológicos (isto é, anticorpo sérico). As respostas em anticorpo contra um sorotipo de microrganismos (por exemplo, vírus influenza) podem não oferecer proteção contra outro sorotipo.

STATs Ver transdutores de sinal e ativadores da transcrição.

substância de reação lenta da anafilaxia (SRS-A) Grupo de leucotrienos liberados por mastócitos durante a anafilaxia que induz contração prolongada do músculo liso.

superantígeno Molécula que ativa todas as células T com um determinado segmento gênico Vβ, independentemente de sua expressão Vα.

superfamília das imunoglobulinas Proteínas estruturalmente e geneticamente relacionadas às imunoglobulinas, envolvidas no reconhecimento e interações celulares.

supressão Mecanismo de produção de um específico estado de incapacidade de resposta imunológica pelo qual uma célula ou seus produtos inibem a função de outra.

tacrolimus Fármaco polipeptídico imunossupressor (também denominado FK506) que inativa as células T, inibindo a transdução de sinal do receptor da célula T.

TAP-1 e TAP-2 Ver transportador associado com o processamento do antígeno.

tapasina Proteína associada à TAP, que constitui a molécula chave para a organização das moléculas de classe I do MHC. As células deficientes desta proteína são incapazes de expressar moléculas de classe I do MHC em sua superfície.

T-bet Fator de transcrição da família T-box que promove a diferenciação das células T_H1 a partir das células T "inocentes".

TCR Ver receptor de célula T.

tecido linfoide associado à mucosa (MALT) Sistema que conecta estruturas linfoides encontradas nos tratos gastrintestinal e respiratório; inclui tonsilas, apêndice e placas de Peyer do intestino delgado.

tecido linfoide associado ao intestino (GALT) Tecido linfoide situado na mucosa e submucosa gastrintestinal constituindo o sistema imunológico gastrintestinal. O GALT está presente nas placas de Peyer, no apêndice e nas amígdalas.

tecido linfoide associado aos brônquios (BALT) Órgãos linfoides secundários conectados à árvore brônquica.

teoria da seleção clonal Conceito prevalente de que a especificidade e diversidade de uma resposta imunológica são o resultado da seleção pelo antígeno dos clones especificamente reativos a partir de um grande repertório de linfócitos préformados, cada um com especificidades individuais.

terapia antirretroviral altamenta ativa (HAART) Quimioterapia combinada para a infecção com o HIV composta de um inibidor de protease viral e inibidores da transcriptase reversa. A HAART pode diminuir, até níveis indetectáveis, o título de vírus no plasma, reduzindo, consequentemente, a progressão da doença pelo HIV.

terapia gênica Correção de um defeito genético pela introdução de um gene normal na medula óssea ou em outras células. Também conhecida como terapia gênica somática pelo fato de não afetar a linhagem germinativa do indivíduo.

teste de captação do antígeno O antígeno se liga ao anticorpo específico e sua presença é detectada utilizando-se um segundo anticorpo que se liga a um epítopo diferente.

teste de Coombs Denominação em homenagem a seu criador, R. R. A. Coombs; é utilizado para detectar anticorpos pela adição de um anticorpo anti-imunoglobulina.

teste radioalergossorvente (RAST) Radioimunoensaio de fase sólida para a detecção de anticorpos IgE específicos para um determinado alérgeno.

teste tuberculínico Injeção subcutânea de antígenos derivados do microrganismo causador da tuberculose; os indivíduos expostos ao microrganismo, bem como os previamente vacinados com BCG, desenvolvem uma resposta de hipersensibilidade tardia no local da injeção 24-48 horas após.

TIL Ver linfócitos infiltrantes do tumor.

timo Órgão linfoide primário, local de diferenciação das células T, compreendendo um córtex externo e uma medula interna; os timócitos em desenvolvimento interagem com as células epiteliais tímicas e macrófagos derivados da medula óssea, além de células dendríticas.

timócito duplo-negativo Células T imaturas no interior do timo, que carecem da expressão de CD4 e CD8.

timócito duplo-positivo Estágio intermediário no desenvolvimento da célula T no timo, caracterizado pela expressão tanto de CD4 quanto de CD8.

timócitos Células T em diferenciação no timo.

tipagem de tecido Método laboratorial para determinar os alelos do MHC expressos por um indivíduo com o propósito de comparar aloenxerto de doadores e receptores. Frequentemente denominada tipagem de HLA, pode ser realizada testando-se se o soro sabidamente reativo com certos produtos dos genes MHC intermedeiam a lise, complemento dependente, dos linfócitos de um indivíduo. Mais comumente, as técnicas de PCR são utilizadas para determinar a expressão alélica do HLA.

tireoidite de Hashimoto Doença autoimunológica caracterizada pela persistência de altos níveis de anticorpos contra antígenos específicos da tireoide. Estes anticorpos recrutam, para os tecidos, células NK, acarretando lesão e inflamação.

tirosina quinase Família de enzimas que fosforila proteínas nos resíduos de tirosina, uma etapa crítica na ativação dos linfócitos. As principais tirosinas quinases que atuam na ativação das células T são Lck, Fyn e ZAP-70, enquanto nas células B a ativação depende de Blk, Fyn, Lyn e Syk.

tirosina quinase da célula B (Btk) Tirosina quinase da família Src envolvida na maturação da célula B. Mutações nos genes que expressam Btk causam agamaglobulinemia ligada ao X, na qual as células B não se desenvolvem além do estágio células pré-B.

título Usado geralmente como uma medida empírica da avidez de um anticorpo; constitui a recíproca da última diluição de uma titulação dando um efeito mensurável; por exemplo, se a última diluição de um anticorpo apresentando aglutinação significativa é 1:128, o título é 128.

TNF Ver fator de necrose tumoral.

tolerância Células T e B antígeno-específicas sem capacidade de resposta.

tolerância central Autotolerância induzida nos órgãos linfoides centrais como consequência do reconhecimento de antígenos próprios pelos linfócitos imaturos autorreativos acarretando, posteriormente, sua morte ou inativação. A tolerância central impede o aparecimento de linfócitos com receptores de autoafinidade para os antígenos próprios ubíquos que estão provavelmente presentes na medula óssea e no timo.

tolerância periférica Incapacidade fisiológica de responder a antígenos, induzida em linfócitos maduros fora dos tecidos linfoides centrais.

toxoide Derivado não tóxico de uma toxina, utilizado como imunógeno em vacinas para induzir a produção de anticorpos capazes de realizar uma reação cruzada com a toxina.

toxoide diftérico Preparação imunizante gerada pela inativação da exotoxina do *Corynebacterium diphtheriae* pelo formol. Tal toxoide, utilizado na imunização de crianças contra difteria, geralmente é administrado na forma de uma vacina tríplice, junto com microrganismos pertussis e toxoide tetânico (DPT).

transcriptase reversa Enzima que transcreve o RNA genômico dos retrovírus em DNA; utilizada em biologia molecular para converter RNA em DNA complementar (cDNA).

transdução de sinal Processos envolvidos na transmissão do sinal recebido na superfície mais externa da célula (por exemplo, pela ligação de antígeno ao seu receptor) para o núcleo, o que acarreta a expressão alterada do gene.

transdutores de sinal e ativadores de transcrição (STATs) Proteínas intracelulares fosforiladas por Janus quinases como consequência da ligação do receptor de citocina-citocina.

transferência adotiva Transferência da capacidade de desenvolver resposta imunológica por transplantação de células imunocompetentes.

transfusão Transplante de células sanguíneas, plaquetas ou plasma de um indivíduo para outro. As transfusões são realizadas para tratar perdas sanguíneas por hemorragia ou para tratar deficiência de um ou mais tipos de células sanguíneas resultante da inadequada produção ou excesso de destruição.

translocação cromossômica Anormalidade cromossômica na qual um segmento de um cromossomo é transferido para outro. As neoplasias dos linfócitos estão associadas a translocações cromossômicas envolvendo um lócus de Ig ou TCR e um segmento cromossômico contendo um oncogene celular.

transplante Enxerto de tecido sólido (como rim ou coração) ou células (particularmente medula óssea) de um indivíduo para outro. Ver aloenxerto e xenoenxerto.

transplante de medula óssea Procedimento utilizado para tratar inúmeras condições incluindo neoplasias que não são sensíveis a outras formas de terapia. Tem sido utilizado, especialmente, nos casos de anemia aplástica, leucemia linfocítica aguda e leucemia não linfocítica aguda.

transportador associado com o processamento do antígeno (TAP) Transportador de peptídios de cadeia dupla (TAP-1 e TAP-2) que medeia o transporte ativo de peptídios do citosol para o local de formação das moléculas de classe I do MHC, no interior do retículo endoplasmático.

troca de classe Ver troca de isotipo.

troca de isotipo A troca, que ocorre quando uma célula B para de secretar anticorpos de um isotipo ou classe e começa a produzir anticorpos de um diferente isotipo mas com a mesma especificidade antigênica, envolve a junção de uma unidade gênica VDJ rearranjada para a formação de um diferente gene de região constante de cadeia pesada.

troca por recombinação Mecanismo molecular subjacente de troca de isotipo da Ig no qual um segmento gênico rearranjado VDJ em uma célula B produtora de anticorpos se recombina com um gene C jusante e os genes C intervenientes são deletados. O mecanismo envolve a sequência de nucleotídios denominada regiões de troca localizada nos íntrons da extremidade $5'$ de cada lócus C_H. A troca por recombinação é desencadeada pela ligação de CD40 e exposição das células B às citocinas derivadas da célula T.

unidade CH50 Quantidade de complemento (diluição do soro) que induz 50% de lise dos eritrócitos revestidos com anticorpo específico.

unidade formadora de colônia (CFU) Célula-tronco hematopoiética e as células que dela se derivam. As células hematopoiéticas maduras no sangue se desenvolvem de uma CFU.

urticária Edema e vermelhidão da pele causados pelo extravasamento localizado e transitório de líquidos e proteínas plasmáticas a partir dos pequenos vasos no interior da derme durante uma reação de hipersensibilidade imediata.

vacina sintética Vacina composta de antígenos derivados de DNA recombinante; também denominada vacina recombinante. Estão sendo atualmente utilizadas vacinas sintéticas para o vírus da hepatite B e para o vírus herpes simples.

vacinação Qualquer imunização protetora contra um patógeno. Originalmente se refere à imunização contra a varíola com o vírus da varíola bovina (*vaccinia*) menos patogênico.

vacinação com DNA Procedimento de vacinação no qual plasmídios DNA são utilizados para iniciar uma resposta imunológica adaptativa para a proteína codificada.

variação antigênica Variações na antigenicidade de microrganismos (por exemplo, vírus, parasitas) resultantes de mutações pontuais de genes originando diferenças superficiais pequenas na expressão de antígeno.

varíola Doença infecciosa causada pelo vírus *Variola*.

varíola do gado Denominação comum para a doença de gado causada pelo vírus vacínia; usado por Edward Jenner na vacinação bem-sucedida contra a varíola humana.

vênulas de células endoteliais altas (HEV) Vênulas especializadas encontradas nos tecidos linfoides. Os linfócitos migram do sangue para os tecidos linfoides, ligando-se e migrando através das células endoteliais altas desses vasos.

via alternativa do complemento Mecanismo de ativação do complemento, na ausência do anticorpo, realizado por algumas substâncias estranhas. É iniciada pela deposição de C3b na superfície celular.

via clássica do complemento Mecanismo de ativação do complemento iniciado pelo componente C1 ao se ligar ao agregado antígeno-anticorpo.

via de sinalização JAK/STAT Via de sinalização iniciada pela ligação da citocina aos receptores de citocina do tipo I e tipo II. A via JAK/STAT sequencialmente envolve a ativação de tirosina quinases tipo Janus quinase (JAK) associado a receptor, fosforilação de tirosina de extremidade citoplasmática de receptores de citocinas mediada por JAK, ancoragem de transdutores e ativadores de sinal de transcrição (STATs) a cadeias de receptores fosforilados, fosforilação de tirosina de STATs associados mediada por JAK, dimerização,

translocação nuclear de STATs, e ligação de STAT a regiões reguladoras de genes alvo específicos, causando a ativação transcricional desses genes.

via Toll Via de sinalização que ativa o fator de transcrição NF-κB pela degradação de seu inibidor I-κB.

vigilância imunológica Corresponde ao conceito de que a função fisiológica do sistema imunológico é reconhecer e destruir clones de células transformadas antes que eles se desenvolvam em tumores.

vírion Partícula viral completa.

vírus Organismo que compreende um revestimento de proteína e genoma de DNA ou RNA; requer uma célula hospedeira para replicação.

vírus da imunodeficiência humana (HIV) Retrovírus que infecta as células humanas CD4$^+$ causando a AIDS.

Western blotting Técnica para identificar uma determinada proteína em uma mistura; proteínas separadas por eletroforese em gel são colocadas em uma membrana de nitrocelulose, enquanto a proteína de interesse é detectada pela adição de anticorpo radiomarcado, específico para a proteína.

xenoantígeno Antígeno expresso por um enxerto de outra espécie.

xenoenxerto Tecido transplantado entre indivíduos pertencentes a duas espécies diferentes.

xenogeneico Originário de espécie diferente.

ZAP-70 Tirosina quinase específica para a célula T envolvida na ativação da célula T.

zona marginal Região periférica dos folículos linfoides esplênicos contendo macrófagos. As zonas marginais estão associadas com a captura de antígenos polissacarídios que podem permanecer localmente por longos períodos de tempo no interior dos macrófagos, permitindo que eles sejam reconhecidos pelas células B antígeno-específicas ou transportados para o interior do folículo.

Lista Parcial de Antígenos CD

Antígeno CD	Outro(s) Nome(s)	Expressão Celular	Função/Comentários	Ligante
CD1		Células de Langerhans, células dendríticas, células B, timócitos	Molécula semelhante ao MHC de classe I, apresenta lipídios e glicolipídios às células T	Lipídios, glicolipídios
CD2	T11, LFA-2	Células T, células NK	Molécula de adesão da célula T	CD58
CD3	T3	Células T	Transdução de sinal do TCR	
CD4	T4	Timócitos, principal conjunto de células T maduras (restrito ao MHC de classe II), monócitos, macrófagos	Correceptor de célula T, transdução de sinal	MHC de classe II, HIV-1 e HIV-2, gp 120
CD5	T1, Tp67	Subpopulação de célula B, células T	Expressão da célula B associada com a produção de IgM polirreativa	
CD8	T8	Timócitos, principal subpopulação de células T maduras (restrita ao MHC de classe I) = células T citotóxicas	Correceptor de célula T, transdução de sinal	MHC de classe I
CD11a	Cadeia do LFA-1	Leucócitos	Subunidade da molécula de adesão CD11a/CD18 (LFA-1)	ICAM-1, -2, -3
CD18		Leucócitos	Cadeia de integrina que se associa com CD11a, b, c ou d	

Immunology: A Short Course, Sixth Edition, By Richard Coico and Geoffrey Sunshine
Copyright © 2009 John Wiley & Sons, Inc.

Antígeno CD	Outro(s) Nome(s)	Expressão Celular	Função/Comentários	Ligante
CD19		Células B	Transdução de sinal da célula B	
CD20		Células B	Ativação do canal de Ca^{2+} da célula B	
CD21	CR2	Células B, células dendríticas foliculares	Envolvido na ativação da célula B	Componente C3d do complemento e EBV
CD25	TAC	Células T ativadas, células B	Receptor da cadeia α de IL-2	IL-2
CD28	Tp44	Subpopulação de células T	Molécula coestimuladora de célula T	B7 (CD80 e CD86)
CD32	FcγRII	Monócitos, granulócitos, células B, eosinófilos	Receptor de baixa afinidade para IgG	IgG agregada e complexos antígeno-anticorpos
CD34		Células endoteliais, precursores hematopoiéticos	Marcador para células-tronco primitivas	Selectina-L (CD62L)
CD40		Células B, macrófagos, células dendríticas	Envolvido nas interações de célula T com APC e troca de classe; receptor para sinal de coestimulação	CD154 (CD40L)
CD44	Pgp-1, H-CAM	Leucócitos, eritrócitos	Adesão de linfócito a HEV	Ácido hialurônico
CD50	ICAM-3	Ampla (não nas células endoteliais)	Molécula de adesão	LFA-1
CD54	ICAM-1	Ampla	Molécula de adesão	CD11a/CD18, rinovírus
CD55	DAF	Ampla	Dissocia a C3 convertase da cascata do complemento	C3b, C4b, CD97
CD58	LFA-3	Leucócitos, células endoteliais, células epiteliais, fibroblastos	Molécula de adesão	CD2
CD62L	Selectina-L, MEL-14	Células B, células T, monócitos, células NK	Adesão da célula T a HEV	CD34
CD74	Cadeia invariante	Células B, macrófagos, monócitos, células T ativadas	Associada com MHC de classe II no retículo endoplasmático	
CD79a, CD79b	Igα, Igβ	Células B, células pré-B	Moléculas de transdução de sinal associadas com a Ig no BCR	
CD80	B7.1	Células B, macrófagos, células dendríticas	Molécula coestimulatória na APC	CD28, CD152 (CTLA-4)
CD81	Alvo do anticorpo antiproliferativo (TAPA-1)	Ampla	Associado com CD19 e CD21 nas células B para formar o correceptor da célula B	
CD86	B7.2	Células B ativadas, macrófagos, células dendríticas	Molécula coestimulatória na APC	CD28, CD152 (CTLA-4)
CD95	Fas, Apo-1	Células T, B e NK ativadas	Induz apoptose após ligação com Fas ligante (CD178, CD95L)	CD178 (Fas ligante, CD95L)

Antígeno CD	Outro(s) Nome(s)	Expressão Celular	Função/Comentários	Ligante
CD97	GR1	Granulócitos, macrófagos, células T e B ativadas	Contrarreceptor para CD55	CD55
CD102	ICAM-2	Células endoteliais, linfócitos em repouso, plaquetas	Molécula de adesão	CD11a (LFA-1)
CD152	CTLA-4	Células T ativadas	Regulador negativo para a ativação da célula T	CD80 (B7.1) e CD86 (B7.2)
CD154	CD40L	Células T ativadas	Ligação a CD40 nas células B induz a proliferação e troca de classe da célula B	CD40
CD178	Fas ligante, CD95 ligante	Células T e NK	Induz apoptose nas células expressando CD95; seres humanos e camundongos KO com mutação de CD178 mostram grave doença autoimunológica	CD95 (Fas)
CD210	Receptor de IL-10	Células T, B, células NK, monócitos, macrófagos	Receptor para IL-10; liga IL-10 e inibe a produção de citocinas por macrófago, monócito e células dendríticas	IL-10
CD212	Cadeia β do receptor de IL-12	Maioria das células T, células NK, algumas linhagens de células B	Dimeriza e se associa com uma cadeia desconhecida para formar o receptor de IL-12; IL-12 direciona a resposta imunológica preferentemente para o tipo T_H1	IL-12
CD213	Receptor de IL-13	Amplamente expresso nos tecidos hematopoiéticos, sistema nervoso e outros tecidos	Liga-se à IL-13 e medeia sinais para suprimir a produção de citocinas inflamatórias por monócitos e macrófagos; a IL-13 induz proliferação de célula B e produção de Ig	IL-13
CD217	Receptor de IL-17	Ampla distribuição nos tecidos, linfócitos do cordão umbilical, linfócitos do sangue periférico, timócitos	Liga IL-17 com baixa afinidade; IL-17 induz secreção de citocinas pró-inflamatórias	IL-17
CD220	Receptor de insulina	Ubíquo, incluindo eritrócitos, fígado, músculo, tecido adiposo	Receptor celular para insulina; mutação em CD220 causa diabete melito insulinorresistente	Insulina
CD247	Receptor de cadeia ζ da célula T, CD3 ζ	Todas as células T	Parte do complexo CD3; conjuga o reconhecimento do antígeno a vias de transdução de sinal intracelular	Não aplicável
CD281	Receptor semelhante a Toll 1, TLR1, TIL	Monócitos e neutrófilos; detectável no leite materno	Desempenha função na imunidade natural; indução de cascata de sinais leva à liberação de citocina pró-inflamatória	Reconhece a proteína A da lipoproteína da superfície externa de *Borrelia burgdorferi*, lipoproteína de micobactéria e lipopeptídios triacilados

Antígeno CD	Outro(s) Nome(s)	Expressão Celular	Função/Comentários	Ligante
CD282	Receptor semelhante a Toll 2, TLR2, TIL4	Leucócitos do sangue periférico; alta expressão nos monócitos na medula óssea, linfonodos e baço; detectável em outros tecidos	Desempenha função na imunidade natural; indução de cascata de sinais leva à liberação de citocina pró-inflamatória	Reconhece padrões moleculares em fungos, protozoários patogênicos e bactérias
CD283	Receptor semelhante a Toll 3, TLR3	Fibroblastos, células dendríticas mieloides, micróglia e astrócitos; principalmente intracelular	Resposta ao RNA viral de duplo filamento; ativação acarreta o início da cascata apoptótica dependente de caspase	
CD284	Receptor semelhante a Toll 4, TLR4	Monócitos, macrófagos, granulócitos, células dendríticas e células T $CD4^+$ ativadas	Ativação de vias de sinalização pela ligação ao ligante de LPS resulta na produção de citocina inflamatória que favorece a resposta de T_H1	LPS, taxol, proteína de fusão de RSV; ligantes endógenos incluem fibronectina, ácido hialurônico
CD288	Receptor semelhante a Toll 8, TLR8	Compartimentos endossômicos de macrófagos e subpopulação de células dendríticas	Parte da defesa natural contra vírus RNA. A ligação desencadeia a secreção de citocinas inflamatórias e reguladoras.	RNA viral de fita simples rico em GU
CD289	Receptor semelhante a Toll 9, TLR9	Alto nível de expressão pelas células dendríticas plasmocitoides, pelos órgãos linfoides primários e secundários e em baixos níveis nos leucócitos do sangue periférico	Receptor para o DNA presente nos endossomas durante a infecção bacteriana e viral; desencadeia respostas adaptativas em direção a T_H1	Motivos CpG do DNA não metilados

ÍNDICE ALFABÉTICO

- haptenos, 30
Éxons, 82, 85
Expansão clonal, 147
Exploração terapêutica de citocinas e receptores de citocinas, 178-180
- inibidores de citocinas/antagonistas, 178
- revertendo deficiências celulares, 179
- tratamento
- - de alergias e asma, 180
- - de câncer e pacientes transplantados, 179
- - de imunodeficiências, 179
Explosão respiratória, 13
Expressão
- codominante, 119
- de proteínas ligantes de anticorpos, 321
- de um padrão genético, 82
- genética, análise da, 77, 78
Extravasamento, 17, 24

F

Fabricius, bursa de, 20
FADD (domínio de morte associado ao Fas), 187
Fagocitose, 7, 13, 14
Falência de órgãos, 319
Família B7, 128
Família de moléculas CD1, 118
Fanconi, anemia de, 261
Fármacos e desencadeadores hormonais de autoimunidade, 193, 194
Fase, reações alérgicas
- de ativação, 223, 224
- de sensibilização, 222, 223
- efetora, 225, 226
Fases, imunoedição do câncer
- eliminação, 303, 304
- equilíbrio, 303, 304
- escape, 303, 304
Fases, resposta primária
- de declínio, 56
- de latência, 56
- estacionária, 56
- exponencial, 56
Fator(es)
- B, 208
- C3 nefrítico, 217
- D, 208
- de aceleração do decaimento (DAF), 83, 210, 215, 268
- de ativação
- - da célula B da família do fator de necrose tumoral (BAFF), 187
- - de plaquetas (PAF), 226
- - do linfócito (LAF), 165, 166
- de crescimento hematopoiéticos, 181
- de estimulação de colônias (CSFs), 173, 332
- - de granulócito (G-CSF), 171
- de transcrição
- - AP-1, 146
- - Foxp3 (forkhead box P3), 188
- - NF-AT, 146
- H, 211
- I, 210
- P, 209
- quimiotáticos eosinofílicos (ECF), 226
- reumatoide (RF), 200
Febre, 17
- do feno, 222, 228
- reumática, 193, 243
Feto como um aloenxerto tolerado, 295
Ficoeritrina (PE), 70
Fixação do complemento, IgM e, 53
FK506, fármaco, 201, 292
Fluorocromo, 77
Folículos linfoides, 22

Forças
- de van der Waals, 35, 62
- eletrostáticas, 62
- hidrofóbicas, 62
Fosfatase alcalina, 266
Fosfato de alumínio (alúmen), 36, 37
Fosfolipase C-γ (PLC-γ), 146
Fracionamento de Cohn, 331
Fragmento
- F(ab)'2, 43
- Fab, 42, 43, 45, 53
- Fc, 43, 45, 53
Freund, adjuvante completo de, 37
Função coestimulatória, 117
Fungos, imunidade aos, 318
Futuro da imunologia, 9, 10

G

Géis, reações de precipitação em, 65, 66, 78
Gene(s)
- bcl-1, 276
- bcl-2, 276
- BTK, 263
- complexo, 108, 118
- da cadeia L, rearranjo, 104
- da cadeia pesada, organização e rearranjo dos, 84, 85
- da região HLA, 118, 119
- de fusão bcr/abl, 301
- de região constante (C), 81
- de região inicial, 302
- do anticorpo, rearranjo, 81
- LYST, 266
- polimórficos de classe I e II do MHC, 118, 119
- polimorfismo dos, 122
- principal de histocompatibilidade, 108
- relacionado à família de receptor TNF induzido por glicocorticoide (GITR), 188
Genoma do HIV, 270
Genoma humano, 81
- sequenciamento do, 2
Genotipagem molecular, 290
Genótipo, imunogenicidade e, 31
Geração de células T CD8+ efetoras, 154
Glicolipídios apresentados pelo CD1 às células NKT, 118
Glicoproteína rica em histidina (HRG), 240
Glicoproteínas de superfície (VSGs), 320
Glicose-6-fosfatase desidrogenase, 266
Globulina antitimócito de coelho (ATG), 293
Glomerulonefrite, 197
Gm, grupo de marcadores alotípicos, 47
Gonadotrofina coriônica humana (HCG), 65
Good, Robert A., 6
Goodpasture, síndrome de, 240, 243
Gp41, glicoproteína, 269
Gp120, glicoproteína, 269
Granulisina, 155
Granulócito-macrófagos CSF (GM-CSF), 173, 174
Granulócitos, 14
Granuloma, 250
Granzimas, 155, 238
Graves, doença de, 196
Grupos de repetição ricos em leucina C-terminal (LRRs), 18

H

H-2 (MHC de camundongo), 121
Haemophilus influenzae b, 158
Haplótipo, 120
Hapteno(s), 29, 239
- imunogenicidade e, 30

Hashimoto, tireoidite de, 197, 198, 276
Helicobacter pylori, 276
Helmintos, 318
Hematopoiese, citocinas que estimulam a, 173, 174
Hematúria, 197
Hemoglobinúria, 194
- paroxística noturna (PNH), 217, 268
Heparina, 226
Hepatite B
- imunoglobulina para, HBIG, 331
- vacina contra, 323
Hepatoesplenomegalia, 266
Hera venenosa, 249
Herança dos genes do MHC, 120
Herpes-vírus humano 8 (HHV-8), 272
Hibridomas
- de célula B, 73, 74
- de células T, 74, 75
- tecnologia de, 330
Hidrogênio, ligações de, 35
Hidróxido de alumínio, 36, 37
Hiper-IgM, síndrome da, 152, 153
Hipermutação somática, 88
Hipersensibilidade
-classificação da, segundo Coombs e Gell, 221, 222
-cutânea por basófilos, 252
- de contato, 247
- do tipo tardio (DTH), 221, 247
- - características gerais e fisiopatologia da, 247-249
- - exemplos de, 249-252
- - mecanismos envolvidos na, 248, 249
- - tratamento da, 252
- do tipo tuberculina, 251, 252
- granulomatosa, 247, 250, 251
- imediata, 221
- tipo
- - I, 221-235
- - II, 237-240
- - III, 221, 237, 240-244
- - IV, 247-254
Hipertireoidismo, 196
- neonatal transitório, 196
Hipocalcemia, 261
Hipoestesia, 198
Hipogamaglobulinemia transitória, 263
Hipoparatireoidismo, 261
Hipossensibilização, 231
Hipotensão, 319
Hipótese
- de imunoedição, 303
- do perigo de Matzinger, 8
Hipotireoidismo, 197
Hipovolemia, 319
Hipoxantina guanina fosforribosil transferase (HGPRT), 74
Histamina, 225
Histocompatibilidade, 108, 296
HIV
- com tropismo para o macrófago, 269
- genoma do, 270
- linfotrópico, 269
- vacina para, 273
HLA complexo, 191
HLA, tipagem do, 290
HLA-A, molécula, 109
HLA-A2, molécula, 156
HLA-B, molécula, 109
HLA-C, gene, 119
HLA-C, molécula, 109
HLA-DM, molécula, 121
HLA-DP, molécula, 109
HLA-DQ, molécula, 109